몸이 보내는 적색 경고등, 전조증상!

전/조/증/상과 자연치유

전/조/증/상과
자연치유

초판인쇄 2017년 10월 16일
초판발행 2017년 10월 16일

지은이 박수용
펴낸이 채종준
펴낸곳 한국학술정보㈜
주소 경기도 파주시 회동길 230(문발동)
전화 031) 908-3181(대표)
팩스 031) 908-3189
홈페이지 http://ebook.kstudy.com
전자우편 출판사업부 publish@kstudy.com
등록 제일산-115호(2000. 6. 19)

ISBN 978-89-268-8143-9 93510

일반인도 알기 쉽게 풀어쓴

· 내 몸 증상 진단 총서 ·

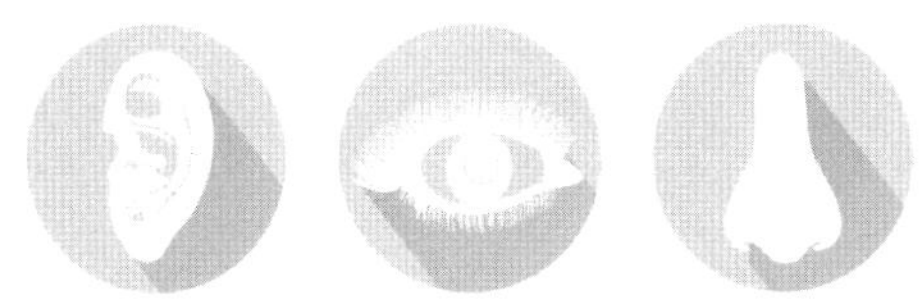

몸이 보내는 적색 경고등, 전조증상!

전/조/증/상과 자연치유

자연치유 연구가

중의학 박사 박 수 용

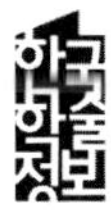

글을 쓰면서

이 글은 평범한 내용이다. 살아가면서 가지고 있는 아픔에 대하여, 얼마든지 자연 치유(自然治癒)를 할 수 있음에도 불구하고, 아픔 발생에 대한 원인과 구조를 잘 모른 채, 서양의학적인 치료만이 살길 인 것처럼 매달려 집착하는 모습에 조금이나마 도움을 되었으면 하는 마음에 정리하게 되었다.

또한 자신의 병에 대한 원인(原因)을 본인을 중심으로 깊게 알려고 해야 함에도 불구하고, 오로지 좋은 결과(結果)만 나오기를 성급하게 바라는 것 같아 제대로 된 치유(治癒)를 위해서는 어떤 것들이 선행되어야 하는지를 이야기 하고자 한다.

많은 아픔을 가지고 있는 분들과 이런저런 시간들을 보내면서 치유를 위한 조언을 해주고, 또 실천해서 좋은 결과를 얻은 것들을 토대로 정리한 것이라, 아픔이 있는 사람들에게 소중하고 값진 보물(寶物)상자 같은 건강한 삶의 지침서가 되길 바라는 마음이다.

특히 생활 습관병(성인병)을 가지고 있는 분들은 지푸라기라도 잡고 싶은 심정이 대다수라 좋은 것이 곁에 있거나, 내게 맞는 치유(治癒)방법이 있어도, "또 다른 것이 있을 거야!" 하는 심정이라 헛보기로 넘어간다. 그러다 보면 개인에 맞는 맞춤식 치유법이 곁에 있음에도 모르고 시기를 놓쳐, 깊고 깊은 아쉬움을 가슴에 담는 결과를 많이 보았다.

가슴 아픈 아쉬움을 당하기 전에, 이 글을 마음으로 읽어보고, 열심히 실천한다면, 아름다운 결과와 새로운 인생의 창문을 열수 있을 것이라 생각한다.

또한 대체의학(代替醫學)이요! 동양의학(東洋醫學)이네! 하고 책을 본지도 꽤나 오랜 시간이 흐르는 동안 아쉬웠던 것은 아주 쉬우면서도 가까이 있는데도 불구하고 생각의 차이나 인식부족으로 인해 어렵게만 느껴졌던 방법들에 대해 아주 쉬운 방법, 열린 마음만 함께라면, 각 가정(家庭)의 건강필독서(健康必讀書)로서 '이런 책 한 권 쯤 있으면 좋겠다.' 하는 바람에서 시작한 일이라 더욱더 의미 있는 일이라 생각된다.

이 글이 세상에 태어나서 많은 사람들에게 읽힘으로서, 건강한 삶에 대하여 연구(研究)하고 활용(活用)되어, 건강을 유지하고 증진 할 수 있었으면 하는 바람이고, 나아가서 병(病)을 예방(豫防)하거나, 치유(治癒) 또는 치료(治療)하는 데에도 조금이나마 도움이 되었으면 하는 마음이다.

무엇보다도, 다양한 방법의 대체요법들이 난무하고, 옳고 그름에 대한 올바른 선택을 할 권리마저도 흔들리는 즈음에, 누구나가 손쉽게 건강을 증진시키고, 질병(疾病)을 예방할 수 있는 내용들을 모아서 엮었으므로, 무엇을 선택해야 하는지에 대한 갈등을 조금이나마 줄 일 수 있으리라 생각한다.

이글은 치유를 하는 것보다 생활 습관병의 예방(豫防)에 중점을 두고 썼다. 또한 건강하게 천수(天壽)를 다할 수 있도록, 참 인생의 지혜(智慧)가 샘솟는 마르지 않는 샘물같은 존재가 되었으면 하는 마음이다.

부디 이 글을 통하여, 많은 사람들이 아픔이 오기 전에 예방하고, 또 아픔을 이겨내고, 건강한 삶을 살아가는데 널리 이롭게 활용되기를 희망(希望)해 본다.

2017년 아침에

관악산 기슭에서 中醫學 博士 朴 壽 龍

책을 보는 요령

내 몸에 나타나는 증상, 증상을 발생케 한 원인음식과 치유 음식을 수록하였고, 생식요법으로 치유하고자 할 때 증상/체질에 맞는 1:1맞춤식 생식 배합을 수록하였다.

예) 오행상 화(火)로 분류하며 매운맛과 짠맛을 줄이고, 쓴맛과 단맛의 음식을 자주 먹으면 자연 치유할 수 있다.

- 생식요법은 목 + 화2 + 토 + 상화 + 표준생식이면 된다.
- 증상이 개선되면 체질에 맞게 처방해야 된다.

※ 맥상에 대한 용어

- 현맥: 간/ 담낭 기능이 약할 때 나타나는 오계맥의 이름
- 구맥: 심/ 소장 기능이 약할 때 나타나는 오계맥의 이름
- 홍맥: 비/ 위장 기능이 약할 때 나타나는 오계맥의 이름
- 모맥: 폐/ 대장 기능이 약할 때 나타나는 오계맥의 이름
- 석맥: 신장/방광 기능이 약할 때 나타나는 오계맥의 이름
- 구삼맥: 심포/ 삼초(면역력) 기능이 약할 때 나타나는 오계맥의 이름

※ 생식 이름과 효능

- 목: 목생식의 줄임말이며 간장과 담낭의 기능을 보강하는 효과를 가진다.
- 화: 화생식의 줄임말이며 심장과 소장의 기능을 보강하는 효과를 가진다.
- 토: 토생식의 줄임말이며 비장과 위장의 기능을 보강하는 효과를 가진다.
- 금: 금생식의 줄임말이며 폐장과 대장의 기능을 보강하는 효과를 가진다.
- 수: 수생식의 줄임말이며 신장과 방광의 기능을 보강하는 효과를 가진다.
- 상화: 상화생식의 줄임말이며 심포장과 삼초부의 기능을 보강하는 효과를 가진다.
- 표준: 표준생식의 줄임말이며 모든 장부의 기능을 보강하는 효과를 가진다.

※ 좀 더 의학적으로 전문적인 조언이나 알고 싶은 사항은 각 분야별 전문의와 상담하고 조치 받길 바란다.

뒤로 연구하다 보면 나오는 용어를 정리한다.

※ 생식요법 처방

예) 간 기능 저하 시 생식요법 처방

목2+화+토+상화+표준이라고 표현한 것은 간/담낭의 기능 저하로 인해 나타나는 정신적 육체적 증상을 개선시키기 위한 생식의 배합 비율을 의미한다.

목2: 목생식을 2 (다른 생식보다 2배로 많게 하라는 의미다.)
화: 화생식을 1, 토: 토생식을 1, 상화: 상화 생식을 1
표준: 표준 생식을 1로 하여 배합하라는 의미로 이해하면 된다.
생식은 (주)오행생식에서 생산하는 체질 생식을 기준으로 하였다.

※ 목 20-, 수 20+라는 표현이 나오는데 이것은 오장육부를 백분율로 나타낼시 각각 20%가 정상이나 20-는 기능 저하, 20+는 기능 항진을 의미한다.

※ 생식 먹는 방법

- 암과 같은 악성인 경우: 1일 3끼 모두 체질생식을 먹으면 좋다.
- 성인질환인 경우 : 1일 2끼 치유식으로 먹으면 좋다.
- 건강유지를 위한 경우 : 1일 1끼 건강식으로 먹으면 좋다.

차 례

제1부 서양의학적으로 본 내 몸의 이상 신호

PART 1 신체 부위별로 나타나는 내 몸의 이상 신호

PART 2 증상별로 알아본 내 몸의 이상 신호

제2부 동양의학적으로 본 내 몸의 이상 신호

PART 1. 신체 부위별로 나타나는 내 몸의 이상 신호

제4부 내 몸은 내가 고치는 자연 치유법

제5부 내 건강을 지키는 건강의 3대 원칙

제1부

서양의학적으로 본
내 몸의 이상 신호

PART 1 신체 부위별로 나타나는 내 몸의 이상 신호

우리 몸은 병 발생 전에 어떤 형태로는 반드시 증상을 나타낸다. 그것이 발열, 부종, 통증, 혈담, 감기, 대변, 소변, 땀, 침, 언어, 떨림, 마비, 결림, 소리, 닳아 오름, 차가움, 저림, 식욕, 두근거림, 어지럼증, 호흡곤란, 호르몬의 변화/생리 불순, 피로, 수면 상태(꿈), 색깔, 어혈 어(瘀: 병든 피로 인해 혈관이 막힌다는 의미로 보아야 함), 손발톱, 불안, 초조감 등 각자 발생하고 있는 부위와 정도에 따라 모두 다르게 증상을 나태내고 있다.

이렇게 우리 몸내부에서 발생하고 있는 비정상적인 문제점들이 외부로 나타난 증상들에 대하여 짧게는 어제 내 몸속에서 이상이 발생한 것에서부터 오래 된 것은 약 10여년에 걸쳐 진행되고 있는 이상에 대하여 외부로 나타내고 있는 것을 알아차리고 문제점을 제거함으로써 큰 병이 되기 전에 미리 예방하고, 숨겨져 진행되고 있는 병을 찾을 수 있도록 하는데 활용하기 위함이다.

물론 서양의학적으로나 동양의학적, 대체 의학적으로 볼 때 어느 한 분야만이 "최고다." 라고 하는 어리석음을 저지르지 않기를 바라는 마음 또한 함께 한다.

세 가지 방법으로 병 발생의 원인을 정확하게 찾고 분석하여 원인을 제거하는데 중점을 두면서 치료나 치유는 동양의학적인 방법 중에서 음식을 위주로 하여 체질에 맞게 처방하여 부작용을 최소화하는데 또한 중점을 둔 책이다.

우리 몸에서 증상이 나타날 때는 무엇이 문제인지를 서양의학적인 소견, 동양의학적인 소견/민중 의술적으로 본 소견을 정리하였다.

전체적으로 보기 쉽게 때로는 부분적으로 보기 쉽게 신체 부위별로 정리하였으니 입맛에 맞게 찾아보는 재미도 쏠쏠하다.

01 얼굴을 변화를 읽자: 혈액의 변화가 질병을 알려준다.

얼굴은 오행상 화(火)로 분류하며 심장과 소장의 기능과 연계되어 있다고 본다. 심장과 소장이 연계된 우리 신체부위는 다음과 같다.

증상이 나타나는 부위 : 심장, 소장, 심장경락, 소장경락, 독맥, 상완(알통 있는 부분), 혀, 팔꿈치 관절, 얼굴, 피, 혈관, 땀과 연관이 있다.

일상생활을 하다 보면 누구나 말을 한다. "너 어디 아프니!" 하면서 "얼굴색이 안 좋아!" 하는 말을 듣는 경우가 있다. 그런 말을 하는 사람이 의사가 아니더라도 말이다.

옛말에 관용찰색(觀容察色)이란 말이 있다. 얼굴색을 살펴보면 질병을 알 수 있다는 말이다. 우리 몸 내부의 오장육부의 상생 상극관계(오장육부의 서로 돕고 견제하는 관계)의 순행과 역행을 몸 밖으로 나타나내는데 (전조증상) 이런 증상을 식별하는 사람이 있고 식별하지 못하는 사람이 있다.

동/서양의학을 연구한 사람은 찾을 수 있고, 일반인은 찾기가 수월하지 않다. 그러나 일반인이라고 하더라도 오랜 시간을 관찰하면 쉽게 식별할 수 있다. 이 책을 읽기 전에 음양/오행론을 연구하신 분들은 아주 흥미롭게 책장을 넘길 때마다 흥미가 더할 것으로 본다.

얼굴은 음양론상 양(陽) 부분에 해당한다. 얼굴에 나타난 원인을 찾으려면 음(陰)으로 분류하는 몸 하체에서 찾아야 한다. [사람은 배꼽을 기준으로 상체는 양(陽), 하체는 음(陰)으로 분류한다.]하나씩 알아보기로 한다.

1. 얼굴빛의 색깔과 피부 상태로 빈혈, 폐질환, 간장병, 신장병을 알 수 있다.

1) 얼굴이 붉고 자주 화끈거리면 혈액순환 장애와 혈액 오염을 의심한다.

얼굴피부에서 나타나는 모세혈관(거미줄같은 붉은 핏줄) 도출, 술을 즐기는 사람의 간경화증이 있는 사람은 광대뼈, 콧등에 어혈이 있다는 증거다.

어혈이 있으면 어깨 결림, 어지럼증, 냉증, 머리에 피가 쏠리는 현상, 생리 불순, 생리통 외에 치질, 정맥류, 뇌경색을 주의해야 한다. 밤에 저림 증상이나 쥐나는 증상과 손발톱이 두꺼워진다면 간질환을 점검해야 한다.

오행상 화(火: 심장/ 소장)로 분류하며 심장기능 저하로 인해 혈액순환 장애가 발생하니 매운맛과 짠맛을 줄이고, 신맛과 쓴맛의 음식을 자주 먹으면 혈액순환 장애로 인해 나타나는 증상들을 자연 치유할 수 있다.

생식요법은 목+화2+토+상화+표준생식이면 된다.

증상이 사라지면 체질에 맞게 처방하면 된다.

부항사혈로 혈전을 제거하여 혈액순환을 원활하게 하는 것이 좋다.

2) 얼굴이 하야면 빈혈이나 폐질환을 의심한다.

폐렴이나 천식, 폐암, 만성 기관지염, 몸 어딘가 심한 통증이나 충격이 있어도 핏기가 없어진다. 얼굴이나 피부색이 너무 하야면 폐질환이나 피부암을 의심해야 한다. 변(똥)을 볼 때 하얀색 물질이 변 외부를 둘러싸고 있다면 피부암을 정밀 진단해야 한다.

오행상 금(金: 폐/대장)으로 분류하며 폐 기능 저하로 인해 폐질환이 발생하니 쓴맛, 단맛을 먹지 말아야 하며, 매운맛, 짠맛을 자주 먹으면 폐질환을 자연 치유할 수 있다.

생식요법은 금2+수+목+상화+표준생식이면 된다.

증상이 사라지면 체질에 맞게 처방하면 된다.

부항사혈로 혈전을 제거하여 혈액순환을 원활하게 하는 것이 좋다.

3) 얼굴이 노란색이거나 피부가 거무스름하면 간장병을 의심한다.

눈 흰자위와 온몸의 피부가 노랗게 되는 것은 간이나 담낭에 어떤 질병이 있기 때문이다. 피부가 거무스름한 것은 간경화나 간암과 같은 만성 간 기능 장애가 많다.

해독기관인 간 기능이 저하되어 몸속에 있는 노폐물과 유해물이 원활하게 해독되지 못해 오염된 혈액이 흐르고 있는 상태다. 흰자위는 노랗지 않고 손이 노란 것은 카로틴혈증이라 하여 황색색소가 많은 음식을 과식한 것이다. 특이한 경우는 여성들은 피임기구를 자궁 내 삽입했거나 팔에 이식했을 때도 손만 노랗게 나타날 수 있다.

오행상 목(木: 간장/ 담낭)으로 분류하며 간장/ 담낭기능 저하로 인해 황달증상이 발생하며, 매운맛, 짠맛을 줄이고 신맛, 쓴맛을 자주 먹으면 간장 질환을 자연 치유할 수 있다.

생식요법은 목2+화+토+상화+표준생식이면 된다.

증상이 개선되면 체질에 맞게 처방하면 된다.

부항사혈로 혈전을 제거하여 혈액순환을 원활하게 하는 것이 좋다.

4) 얼굴이 엷은 누런색이고 꺼칠꺼칠하며 부어 있다면 빈혈 징조다.

경증 빈혈은 안색이 창백하지만, 중증 빈혈이나 영양부족이라면 오히려 안색이 노래진다. 빈혈이 조금 심해지면 적혈구 색소(헤모글로빈)를 반영하는 얼굴의 붉은 기가 사라지고 피부가 누렇게 된다. 신장기능이 저하되면 혈액생산 기능이 저하되어 빈혈이 발생하는 것이 주원인으로 작용하기 때문이다.

오행상 수(水: 신장 /방광)기능 저하로서 빈혈이 발생하기에 단맛, 매운맛의 음식을 줄이고, 짠맛과 신맛의 음식을 자주 먹으면 빈혈을 자연 치유할 수 있다.

생식요법은 수2+목+화+상화+표준생식이면 된다.

증상이 개선되면 체질에 맞는 처방을 하면 된다.

5) 얼굴이 거무스름한 흙빛이라면 신장병을 의심한다.

혈중 노폐물의 대부분을 여과해 배설하는 신장 기능이 떨어지면 혈액이 노폐물로 오염되어 안색은 특유의 검은빛을 띈다. 피부가 얇아서 혈액색깔이 잘 보이는 눈 주위부터 검은색을 띈다. 이럴 경우는 아랫잇몸을 함께 보는 것이 좋다. 아랫잇몸이 짙은 감자색이나 검은색을 나타내면 신장기능이 저하되어 투석직전인 경우를 볼 수 있다.

오행상 수(水: 신장/방광)기능이 저하되면 얼굴이 검은색이 나타난다. 단맛, 매운맛의 음식을 줄이고 짠맛, 신맛의 음식을 자주 먹으면 자연 치유할 수 있다.

생식요법은 수2+목+화+상화+표준생식이면 된다.

증상이 개선되면 체질에 맞는 처방을 하면 된다.

부항사혈로 혈전을 제거하여 혈액순환을 원활하게 하는 것이 좋다.

6) 나비모양의 빨간색 발진이 생기면 루푸스병을 의심한다.

코를 중심으로 나비가 날개를 편 모양으로 빨갛게 발진하는 나비 모양 발진은 전신홍반성낭창을 의심해야 한다.

이럴 경우도 아랫잇몸을 함께 보는 것이 좋다. 아랫잇몸이 짙은 감자색이나 검은색을 나타내면 신장기능이 저하되어 있다는 징조다.

오행상 수(水: 신장/방광)기능 저하 시 루푸스병이 발생할 수 있어 단맛, 매운맛의 음식을 줄이고, 짠맛과 신맛의 음식을 자주 먹으면 자연 치유할 수 있다.

생식요법은 수2+목+화+상화2+표준생식이면 된다.
증상이 개선되면 체질에 맞는 처방을 하면 된다.
부항사혈로 혈전을 제거하여 혈액순환을 원활하게 하는 것이 좋다.

7) 얼굴뿐만 아니라 온몸의 피부가 검은색이라면 부신 피질의 기능이 저하되었다는 신호다.

부신 피질의 기능이 저하되는 병인 에디슨병이 발생하면 얼굴 피부뿐만 아니라 온몸의 피부가 흑갈색이 되는 것이 특징이다. 부신 피질은 콜레스테롤을 이용하여 약 70여 종의 이르는 거의 모든 스테로이드를 합성하지만 그중 몇 개 정도만 인체에 유용하다. 알도스테론은 체액의 산성도를 낮추는 기능을 하며, 코르티솔은 인체의 스트레스반응에 중요한 역할을 한다. 부신피질의 기능 저하로 인해 발생하는 질환을 보면 다음과 같다.

① 부신기능부전증(에디슨병): 자가 항체에 의해 부신이 파괴되는 병으로 극도의 피로감과 식욕부진, 체중 감소가 나타난다.
② 부신피질 기능 항진증(쿠싱 증후군): 뇌하수체 세포에 종양이 생겨 발생하는 질병으로 피부색소 침착, 비만, 혈당량증가, 여성은 배란 억제, 남성형 다모증이 나타난다.
③ 저알도스테론증: 알도스테론 합성 및 분비에 이상이 생긴 질병으로 저혈압과 신장 질환 등이 나타난다.
④ 고알도스테론증(콘 증후군): 부신사구체층 세포에 종양이 생긴 질환으로 알도스테론이 과다 분비하여 생기는 질병으로 고혈압, 소변 양이 증가하는 증상이 나타난다. 또한 부신피질에 이상이 발생하면 잇몸, 입술, 입천장이나 뺨의 점막, 혀도 검게 변하는 점이 선천적으로 피부가 검은 사람과 다른 점이다.

이런 경우는 신장 기능 저하와 호르몬의 불균형을 함께 찾아보아야 한다. 생리 불순이나 엄지발가락 중앙 부위에 각질이나 피부염, 점이나 속안에 무엇인가 만져지는 것을 확인해야 한다. 귀가 검거나 턱이 차가운 증상이 나타난다.

오행상 수(水: 신장/방광)기능 저하로서 부신피질의 질환이 발생하기에 단맛, 매운맛의 음식을 줄이고 짠맛, 신맛의 음식을 자주 먹으면 자연 치유할 수 있다. 육젓(새우젓)에 청양고추와 청양고춧가루를 넣고 살짝 볶아서 장복하면 신장과 간 기능이 개선되면서 혈색도 정상으로 돌아오고 기(氣)와 혈(血)의 순환이 정상적으로 순행하면서 에디슨 병이 개선될 것이다.

생식요법은 수2+목+화+상화+표준생식이면 된다.
증상이 개선되면 체질에 맞는 처방을 하면 된다.
부항사혈로 혈전을 제거하여 혈액순환을 원활하게 하는 것이 좋다.

8) 얼굴이 암자적색(자주 감자색)이면 심장병이나 폐질환이다.

치아노제(zyanose: 피부나 점막 등 보통 불그스름하게 보이는 부분이 남빛을 띤 보라색으로 변한 상태)가 발생하면 피부나 점막이 암자적색을 띈다. 이는 선천성 심장병이나 심부전, 만성폐질환을 의심해야 한다. 입술, 뺨, 코끝, 귓불, 조상(爪床: 손톱으로 덮인 부분) 등 피부(점막)가 얇은 부위에 뚜렷하게 나타난다.

이런 경우는 가슴의 통증과 좌측 팔의 저림 증상이 함께 나타나는지 확인해야 한다.

오행상 화(火: 심장/ 소장)기능 저하 시 심장병이 발생하며 짠맛, 신맛의 음식을 줄이고, 쓴맛, 단맛의 음식을 자주 먹으면 심장질환이 자연 치유된다. 생수수를 가루로 내어 1일 3회 물에 타서 미숫가루처럼 타서 마시면 좋다.

생식요법은 화2+토+금+상화+표준생식이면 된다.
증상이 개선되면 체질에 맞는 처방을 하면 된다.
부항사혈로 혈전을 제거하여 혈액순환을 원활하게 하는 것이 좋다.

9) 얼굴에 갈색기미(주근깨)가 나타나면 간이 약해진 경우다.

갱년기 여성의 얼굴이나 팔, 목 부분에 갈색의 색소침착을 기미 혹은 간반(肝斑)이라고 한다. 나이를 먹어감에 따라 혈액 속의 노폐물을 해독하는 간 기능이 떨어지면 노폐물(리포푸린 등)이 피부에 쉽게 침착하게 된다. 활성산소를 제거하는 능력이 떨어져도 생길 수 있다.

이런 사람들을 보면 스트레스의 과다로 인해 몸 안에 화(분노)가 가득하여 수분이 부족한 증상을 나타낸다. 물을 적게 먹는 것이 특징이다. 물을 자주 먹어 담즙분비가 원활하도록 하여 체내의 노폐물을 분해/배출 하는 기능을 향상시켜주면 주근깨가 사라진다.

오행상 목(木: 간장/담낭)기능 저하 시 주근깨가 생기므로 매운맛, 짠맛의 음식을 줄이고 신맛, 쓴맛의 음식을 자주 먹으면 간 기능이 보강되면서 자연 치유된다. 물을 자주 먹는 것이 좋은 이유는 담즙의 대부분이 수분이기 때문이다. 수분을 충분히게 보충해 주면 담즙의 활성도를 높여주기 때문이며, 오행상 수생목(水生木)의 관계를 형성하게 되기 때문이다.

생식요법은 수2+목2+화+상화+표준생식이면 된다. (수+목+화+상화+표준생식)
증상이 개선되면 체질에 맞는 처방을 하면 된다.
부항사혈로 혈전을 제거하여 혈액순환을 원활하게 하는 것이 좋다.

10) 얼굴에 거미다리 같은 붉은색의 선이 있다면 만성 간 기능장애가 있다는 신호다.

중심부가 표면에서 붉게 올라와 있고, 그 중심부에 머리카락 모양의 실이 몇 밀리미터 또는 1㎝ 정도로 주변에 뻗쳐 있어서 마치 '거미다리처럼 보이는 병이다. 이를 거미상혈관종(spider angionma)이라고 부른다. 얼굴이나 목 이외에 팔, 가슴 등에서 많이 볼 수 있다.

이런 증상은 간경변증, 만성간염과 같은 만성 간 기능장애가 있을 때 나타난다. 원래는 간세포 내에서 파괴되는 여성호르몬(남성에게도 존재하고 있음)이 완전히 파괴되지 않아 혈액 속에 많아졌기 때문이다.

이와 동시에 수장홍반(손바닥이 붉은 증상, 하얗고 붉은 점들이 촘촘히 밝혀있으면 지방간 증상이다.), 여성유방(남성의 가슴이 여성의 유방처럼 부풀어 오르는 상태), 고환 위축이 있다면 간장병을 의심해야 한다.

오행상 목(木: 간장/ 담낭)기능 저하 시 거미상혈관종이 발생하므로 매운맛, 짠맛을 줄이고 신맛과 쓴맛을 자주 먹는 것이 좋다.

이럴 때는 우선적으로 스트레스를 줄이고 술을 끊어야 한다. 간 기능을 개선시키기 위해 부추녹즙(부추7+사과 1/2+바나나1/2)을 먹는 것이 좋다. 헛개차를 꾸준히 장복하는 것도 좋다. 간 기능 회복은 신장이 좋아져야 하기에 콩/ 두부/ 콩나물국이나 미역국, 젓갈류 등을 장복하는 것도 좋다.

생식요법은 목2+화+토+상화+표준생식이면 된다.
증상이 개선되면 체질에 맞는 처방을 하면 된다.
부항사혈로 혈전을 제거하여 혈액순환을 원활하게 하는 것이 좋다.

2. 안면의 붓기와 크기, 마비의 유무로 암, 갑상선, 뇌혈관 장애를 알 수 있다.

얼굴만 부종은 신장기능 저하,
다리/종아리만 부종은 심장기능 저하,
전신 부종은 신장기능 저하다.

1) 얼굴이 붓는다 ➡ 갑상선 기능 저하를 의심한다.

점액수종(갑상선 기능 저하증)은 얼굴이 붓는 것 외에도 다양한 특징을 가지고 있다. 입술과 혀가 부어서 두텁다. 모발과 눈썹(특히 눈썹 꼬리 쪽의 3분의 1이 빠진다.) 눈꺼풀이 붓고 코가 평평해진다. 피부가 거칠고 메마르는 증상이 있다. 여성의 경우 생리 양이 많아진다. 건강 검진결과표를 자세히 관찰하여 찾아낼 수 있다.

간장으로 인해 문제가 발생하는 갑상선 질환에 대해 알아본다.

갑상샘호르몬(T3, T4)은 거의 모든 세포에 관여한다. 에너지 생성을 증가시키고, 정상 발육을 촉진한다. 또한 몸의 체온을 조절하는 역할을 한다.

갑상샘 기능은 갑상샘 호르몬과 갑상샘 자극호르몬(TSH)의 수치를 따져야 한다. 예를 들면 갑상샘 기능 저하증이면 호르몬 수치는 떨어지고, 자극호르몬 수치는 증가한다.

또한 호르몬 수치는 정상인데 자극호르몬 수치만 오르는 사람이 있다. 바로 무증상 갑상샘 기능 저하증이다. 이것은 호르몬 수치가 정상이라서 증상이 나타나지 않는다.

약물 치료를 하지 않지만 기능 저하나 기능 항진증으로 발전할 수 있는 잠재성을 가진다. 재검사를 받아야 한다.

〈갑상선 기능 검사 및 남성 호르몬 (예)성인 남성〉

단위 생략

검사항목	정상 범위	2014.6	2015.4	차이
T3(갑상선 호르몬)	0.69~2.10			
T4(갑상선 호르몬)	0.74~1.8	1.38	1.10	−0.28
TSH(갑상선자극호르몬)	0.25~5.0	1.23	2.79	+1.56
테스토스테론	1.93~8.36	3.63	3.04	

위의 도표를 보면 2014년도와 2015년도의 검사결과를 비교해 볼 때 갑상선 호르몬은 1.38에서 1.10으로 (-0.28) 줄어들었지만, 갑상선자극호르몬수치는 1.23에서 2.79로 (+1.56) 증가했다. 두 가지 호르몬의 수치가 모두 정상치의 범위 안에 들어 있지만 이 남성은 갑상선 기능 저하증이 있어 서서히 이유 없이 살이 찌거나 피곤함을 자주 느낄 것이다. 자세한 재검사를 받아야 한다.

앞에서 설명한 것처럼 갑상선 기능 저하증이면 호르몬수치는 떨어지고, 자극호르몬 수치는 증가한다.

반대로 갑상선 기능 항진증인 경우는 호르몬 수치는 증가하거나 높고, 자극호르몬수치는 낮아지거나 낮다.

오행상 목(木: 간장/담낭)기능 저하로 분류하며 매운맛, 짠맛을 줄여야 하며, 신맛을 자주 먹어야 한다. 기능 저하증인 경우는 짠맛과 신맛을 자주 먹고, 기능 항진증인 경우는 신맛과 쓴맛을 자주 먹어야 한다.

구분	갑상선 기능 저하증	갑상선 기능 항진증
질병 발생원인	신장/간장 기능 저하	간장/심장 기능 저하

생식요법은 수+목2+화+상화+표준생식이면 된다.
증상이 개선되면 체질에 맞는 처방을 하면 된다.

구분	갑상선 기능 저하증	갑상선 기능 항진증
생식 처방	수2+목+화+상화+표준 수+목2+화+상화+표준	목2+화+토+상화+표준 목+화2+토+상화+표준

2) 얼굴이 보름달처럼 둥그레진다 ➡ 부신피질기능 항진증이라는 신호이다.

부신피질 호르몬이 과잉 분비되어 일어나는 쿠싱 증후군은 팔다리는 정상인데도 얼굴과 몸통이 뚱뚱해져서 보름달 같은 얼굴(문 페이스)이 되고 팔다리는 가늘고 몸집이 버펄로 같은 체형이 된다. 그래서 팔다리가 더욱 가늘게 보인다. 천식이나 류머티즘 같은 병에도 처방하는 스테로이드 호르몬제를 장기간에 걸쳐 복용하면 부작용으로 이와 같은 증상이 나타난다.

이런 증상이 나타나는 근본 원인은 단맛을 과식하여 신장 기능이 저하될 때 나타난다. 단맛을 줄이는 식습관을 가지는 것으로도 개선시킬 수 있다. 천일염이나 죽염을 상복하는 습관을 가지고 천일염으로 만든 음식을 먹는 식습관을 가지는 것이 중요하다. 필요하다면 3끼 모두 짠맛의 음식(주식-부식-후식)을 먹는 식습관을 가지는 것이 좋다. 특히 검은 쥐눈이콩을 갈아서 1일 3회 미지근한 물에 타서 먹는 습관을 가지는 것이 좋다.(물200cc+ 검은콩가루 3숟가락) 검사결과 호르몬 수치가 정상이라면 체질에 맞는 식습관으로 돌아와야 한다.

오행상 수(水: 신장/방광)기능 저하 시 부신피질 기능 이상 질환이 발생하므로 단맛, 매운맛을 줄이고, 짠맛과 신맛을 자주 먹으면 좋다. 물론 신장기능 저하의 원인 중에 크게 작용하는 것이 스트레스도 포함된다. 스트레스를 줄이기 위해 따스한 마음을 가지도록 여행도 다니고 호기심을 자극하는 생활 습관을 가지는 것이 많은 도움이 된다.

생식요법은 수2+목+화+상화+표준생식을 먹으면 된다.
증상이 개선되면 체질 처방을 해야 한다.
부항사혈로 혈전을 제거하여 혈액순환을 원활하게 하는 것이 좋다.

3) 턱, 코, 입, 귀가 커진다 ➡ 말단비대증이라는 신호이다.

뇌하수체 전엽의 기능이 지나쳐 성장호르몬이 과잉 분비되는 병이다. 뼈의 성장기에 발병하면 거인증이 되고, 뼈의 성장이 멈춘 후에 발병하면 말단비대증이 된다. 이 병에 걸리면 눈 위의 뼈가 도출되거나 아래턱이 도출되거나 비대해진다. 또 귀, 코, 입술이 비대해지는 증상이 나타난다. 이런 증상은 임산부가 임신 전·중에도 단맛의 음식을 과식하는 식습관을 가지면서 발생하는 질환이라 본다. 그래서 임산부는 임신 전부터 고른 영양을 섭취하는 식습관을 가지는 것이 중요하고 편식하는 식습관을 바로잡아야 한다. 미국의 유명 여배우 브룩 쉴즈나 격투기 선수인 최홍만도 이 병으로 고생하고 있다.

이런 질환은 유전적이라고 하지만 약 3%만 유전된다고 한다. 주로 후천적으로 스트레스 과잉으로 인한 신장 기능 저하로 인하여 호르몬의 혼란이 더 많은 비중을 차지할 것으로 본다. 호르몬의 정상을 위한 식습관과 생활 습관을 가지는 것이 무엇보다 중요하다.

오행적으로 볼 때 말단비대증은 수(水: 신장/방광)기능 저하 시 나타나는 질환이다. 음식으로는 단맛, 매운맛의 과식을 줄이고, 짠맛과 신맛의 음식을 자주 먹으면 좋다.

뇌하수체는 신장과 연관이 깊으며, 뇌하수체에서 관여하는 호르몬은 다음과 같다.

- **뇌하수체 전엽: 성호르몬, 성장 호르몬, 유즙분비호르몬, 부신피질자극호르몬, 갑상선 자극호르몬**
- **뇌하수체 후엽: 유즙분비호르몬, 자궁수축호르몬, 항이뇨호르몬**

생식요법은 수2+목+화+상화2+표준생식을 먹으면 된다.
증상이 개선되면 체질 처방을 해야 한다.

4) 안면신경이 마비된다 ➡ 암이나 감염증, 뇌혈관장애라는 신호이다.

동양의학적으로 보면 구안(口眼) 와사증과 유사하다. 구안와사란 눈과 입이 한쪽으로 돌아가는 증상을 말한다. 이것은 오행상 토(土: 비/위장)로 분류하며 비장기능 저하 시 나타나는 증상이다.

① 안면신경마비 증상(12개 신경 중 제7신경이 마비된 증상)
　가) 눈꺼풀이 완전히 감기지 않거나 전혀 감기지 않는다.
　나) 코 옆에서 입술 양끝 부분에 걸쳐 '팔자'로 퍼지는 선이 얇다.
　다) 입술 양끝 부분이 처졌다.
　라) 휘파람을 불면 마비되어 있는 쪽에서 공기가 샌다.
　마) 이마에 주름이 잡히지 않는다.

(얼굴을 찡그려 주름을 잡아도 잡히지 않는다.)

② 안면신경마비의 분류: 안면신경마비는 '말초성 마비'와 '중추성 마비'로 나눌 수 있다.

가) 말초성 마비의 원인은 외상, 암, 중이염, 수막염과 같은 감염증, 헤르페스(대상포진), 한랭(寒冷)자극 등이 있다.

나) 중추성 마비는 뇌경색이나 뇌출혈과 같은 뇌혈관 장애가 원인이다.

동/서양의학적으로 검진하여 치료/치유하는 조치가 필요하다. 구안와사라고 진단이 되면 스트레스와 신맛의 음식을 줄이고, 단맛을 집중(주식-부식-후식)해서 먹으면 치유된다.

〈증상에 맞는 적절한 처방〉

암	중풍	구안와사
정밀검사 후 결정	침, 뜸, 부항사혈	침, 뜸, 부항사혈
혈액, 심장기능 저하	간장 기능 저하	비장 기능 저하
암 종에 따른 처방	짠맛, 신맛 집중 섭취	단맛, 매운맛 집중 섭취
암종에 따라 달리 처방	수2+목+화+상화+표준 수+목2+화+상화+표준	토2+금+수+상화+표준 토2+금2+수+상화+표준

위 도표에서처럼 증상에 맞게 먹고 보조요법을 실행하면 된다.

5) 귀밑샘이 붓는다 ➡ 당뇨병이라는 신호

침샘을 분비하는 선(腺)조직의 하나로 귀밑샘(이하선/耳下腺)이 있다.
귀밑샘은 귓바퀴 앞의 아래쪽에 있다.

유행성 이하선염은 귀밑샘이 붓는 대표적인 질환이다.
급성이하선염 귀밑샘이 붓는다.(열이 나는 것이 특징이다.)
이하선 종양도 귀밑샘이 붓는다.

이들 질환은 모두 한쪽만 붓는 것이 특징이다.
그러나 중년 이후에 특히 비만한 사람이 양쪽 귀밑샘이 발열과 통증 없이 조금씩 붓는다면 당뇨병을 의심해야 한다.
귀밑샘과 췌장의 기능은 어떤 면에서 비슷하다. 췌장의 기능이 떨어지면 분비되는 인슐린의 양이 부족한 상태가 당뇨병인데 당뇨병에 걸리면 췌장의 기능을 보충하기 위해 **귀밑샘**이 대신 붓는다.

■ 귀밑샘이란?

주성분은 파로틴으로서 음식물을 씹으면 귀밑샘에서 분비되는 호르몬으로 근육, 뼈, 치아 등을 튼튼하게 해주고 노화를 방지한다. 뇌를 활성화시키고 성장을 촉진한다. 정면에서 보아 귀가 온전하게 보이지 않으면 당뇨병을 의심한다.

침의 역할을 정리하면 다음과 같다. 소화효소의 일종으로 알파 아밀라아제이며 귀밑샘에서 분비되는 침의 주단백질이며 탄수화물 소화에 주로 작용한다. 사람의 소화기관에서 1일 분비되는 아밀라아제 양은 1.6㎎으로서 이 중 60%는 췌장에서 분비되고, 40%는 침샘에서 분비된다. 침샘내의 분비량의 70%는 귀밑샘에서 분비된다.

침은 기계적 보호 작용, 충지 예방/항균 작용, **항 신생물** 작용을 한다.

■ 항(抗) 신생물이란?

암과 같은 돌연변이를 막아주는 것을 의미한다.

동양의학적으로는 수(水: 신장/방광)로 분류한다. 즉 신장 기능이 저하되면 나타나는 증상이다. 신장 기능을 저하시키는 단맛의 음식(주로 액상과당을 비롯한 식품첨가물중 아스파탐이나 스테비오사이드 등 단맛을 내는 감미품등)을 줄이고, 짠맛의 음식을 자주 먹으면 치유된다.

동의보감(東醫寶鑑)에 의하면 인체는 여러 가지 분비물이 잘 나와야 건강하며 분비가 잘되지 않고 고갈되면 병이 생긴다. 그런 분비물을 진액이라고 하는데 눈물, 콧물, 정액, 위액, 장액, 침(타액/唾液) 등이 그것이다. 침은 옥천(玉泉)이라 하여 입안에 생긴 침은 인삼, 녹용보다 좋은 보약이라고 강조한다.

침은 인체 내에서 분비되는 여러 가지 분비물 중에서 재활용이 가능한 소중한 물질이다. 침은 하루에 약 700~1500cc 정도 배출되는데 건강이 나쁘거나 노쇠하여 분비가 적어지면 입안이 마른다. (예: 당뇨병이 걸리면 입안이 침이 마른다.) 때때로 입을 움직여 우물거리고 혓바닥을 놀려 입속을 여기저기 더듬어 침이 나오게 하여 삼키는 것이 건강에 좋고, 구취(口臭)를 없애는데도 좋다고 되어 있다. 옛사람들은 침을 옥천이라고 말하며 "사람이 언제나 침을 삼키면 장수하며 얼굴에 광택이 생긴다."고 강조하며 옛 양생법에서는 침을 절대로 뱉어내지 말고 삼켜야 한다고 되어 있다.

침도 수분으로 이루어져 있어 수분을 주관하는 신장 기능이 정상화되면 개선된다. 양치질은 소금으로 하는 생활 습관을 가지며 천일염이나 죽염으로 만든 음식이나 해조류, 젓갈류 같은 짠맛의 음식을 주로 먹으면 개선된다.

오행상 침샘의 이상은 수(水: 신장/방광)기능 저하 시 나타나는 증상이며 단맛, 매운맛의 음식들을 과식했을 때 나타나는 증상이다. 그래서 가능한 단맛, 매운맛의 음식을 줄이고, 짠맛과 신맛의 음식을 자주 먹는 것이 좋다.

구분	한쪽 귀밀샘이상	양쪽 귀밀샘 이상
장부 이상	신장 기능 이상	비장 기능 이상
질병 이름	신장병	당뇨병
과잉 음식	단맛, 매운맛 과식	신맛, 쓴맛 과식
부족 음식	짠맛	단맛
보충할 음식	짠맛, 신맛	단맛, 매운맛

위의 도표에서 보듯이 하나의 귀밑샘의 이상으로 인해 발생하는 질환이라 할지라도 과식한 음식에 따라 나타나는 질환도 다르고, 병명도 다르다. 물론 치유를 위한 음식도 다르게 처방해야 한다.

생식요법은 다음과 같이 처방하면 된다.
1)의 경우는 증상이 심하게 나타나는 경우 처방이고
2)의 경우는 증상이 심하지 않은 경우 처방이다.

한쪽 귀밀샘이상 질환(신장병)	양쪽 귀밀샘 이상 질환(당뇨병)
1) 수2+목+화+상화+표준생식 2) 수+목2+화+상화+표준생식	1) 토2+금+수+상화+표준생식 2) 토+금2+수+상화+표준생식

3. 얼굴 표정의 매끈함과 주름으로 파킨슨 증후군과 강피증을 알 수 있다.

1) 표정이 딱딱하고 번들번들 윤이 나면 ➡ 파킨슨 증후군을 의심한다.

파킨슨 증후군은 신경변성 질환의 일종이다. 표정이 딱딱하고 마치 가면은 쓴 것처럼 매끈매끈한 얼굴(가면 안)을 보이는 것 외에, 안면의 피지선분비가 활발해져 마치 기름을 바른 듯 번들번들 윤이 나는 경우가 많다.

① 파킨슨 증후군의 특징

가) 자세가 앞으로 굽어진다.
나) 지면을 끌듯이 작은 보폭으로 걷는다. 이때 팔은 거의 흔들지 않는다.
다) 머리를 작게 흔든다(두부(頭部)/진전증이라고 한다)
라) 타액 분비가 많아진다.
마) 총총걸음을 걷는다.(보폭이 짧아진다.)
바) 물을 적게 먹는다.

동양의학적으로 보면 신장기능이 떨어지면 파킨슨병이 발생하다고 보고 있다. 실제 인삼(오행상 토(土)로 분류)을 장기간 복용한 결과 파킨슨병이 발생한 사람과 단맛의 음식을 장시간 과식하면 신장기능이 저하되면서 파킨슨병이 발생한다고 서양의학적인 발표도 있다.

오행상으로 보면 토극수(土克水: 토20+, 수20-)하여 토(土)가 항진되면(비/위장 기능이 항진됨을 의미) 비/위장과 신장/방광의 관계에서 조화와 균형이 깨지기 때문에 파킨슨병이 발생하는 것이다. (신장 기능 저하)

파킨슨병은 뇌기능의 이상으로 인해 떨림증상과 행동장애가 발생하는 질환으로서 우리 몸의 오장육부 중에서 뇌와 연관이 있는 신장 기능이 저하되면 뇌 기능에 이상이 생겨 떨림증(차가운 것을 이겨내려고 열을 발생 시키고자하는 생명활동)이 발생하게 된다.

단맛의 음식을 과식하게 되면 혈액 내 당도가 높아져 끈적거림이 많아져 혈액순환 장애가 발생하여 뇌 속의 종횡으로 분포되어 있는 수많은 모세혈관에 혈액 공급 장애로 인하여 뇌 속의 세포들이 먹이를 공급받지 못하며 산소를 공급받지 못하여 서서히 기능 이상이 발생하여 발생하는 뇌질환 중의 하나가 파킨슨병이다.

② 파킨슨 증후군의 예방/치유법

혈액순환 장애를 해소시키는 첫 번째가 맑은 혈액을 생산하여 순환하도록 하고 정상적인 체온을 유지시켜주는 데 중요한 역할을 하는 장기가 바로 신장이다.

그래서 신장 기능을 보강하는 먹을거리가 짠맛을 가진 음식들이다. 알기 쉽게 정리하면 단맛의 음식을 줄이고, 짠맛의 음식을 자주 먹는 식습관을 가지면 파킨슨병을 예방하거나 치유할 수 있다.

〈파킨슨병 예방과 치유를 위해 먹지 말아야 할 단맛의 음식들〉

식품(맛)	단맛, 향내 나는 맛, 곯은 내 나는 맛
곡식	기장, 피, 찹쌀
과일	참외, 호박, 대추, 감
야채	고구마 줄기, 미나리, 시금치
육류	소고기, 토끼, 동물의 비장/위장/췌장
조미료	엿기름, 꿀, 설탕, 잼, 우유, 버터, 포도당
차	인삼차, 칡차, 식혜, 두충차, 구기자차, 대추차
근과류	고구마, 칡, 연근

〈파킨슨병 예방과 치유를 위해 자주/많이 먹어야 할 짠맛의 음식들〉

식품(맛)	짠맛, 고린내 나는 맛, 지린내 나는 맛
곡식	콩, 서목태(쥐눈이콩)
과일	밤, 수박
야채	미역, 다시마, 김, 파래, 각종 해초류, 콩떡 잎
육류	돼지, 해삼, 개구리, 지렁이, 동물의 신장/방광/생식기, 굼벵이, 뱀, 새우젓, 명란젓, 조개젓, 기타젓갈류
조미료	소금, 된장, 두부, 간장, 치즈, 젓갈류
차	두향 차, 두유
근과류	마

모든 병의 원인을 보면 잘못된 식습관이 중요한 몫을 차지하고 있다는 점을 알고 평상시 자신의 체질과 건강에 맞는 식습관을 가지는 것이 건강한 삶을 살아가는 지혜라 할 수 있다.

오행상 수(水: 신장/방광)기능 저하로 발생하는 질환이기에 단맛, 매운맛의 음식을 줄이고, 짠맛, 신맛의 음식을 자주 먹는 것이 좋다. 물을 자주 먹는 것도 잊지 말아야 할 처방이다.

생식요법은 수2+목+화+상화+표준생식(또는 수+목2+화+상화+표준)을 먹으면 좋다.
증상이 개선되면 체질 처방을 해야 한다.
부항사혈로 혈전을 제거하여 혈액순환을 원활하게 하는 것이 좋다.

일반적으로 인삼이 만병통치약인 것처럼 알려져 있는데 어찌 파킨슨병을 발생케 하는 음식으로 분류하는지 궁금하다.

일반적인 시각으로 볼 때 인삼을 왜 만병통치약을 보는지 정리해본다.

■ 인삼(人蔘)을 왜 만병통치약이라고 부르고 활용하고 있는 것인가?

인삼은 우리 동양인들에게는 다름 어떤 음식보다도 좋은 영향을 미치는 음식임에는 틀림이 없다. 그 이유는 황색인들은 목 기운이 강한 땅의 기운을 받고 살아가기에 근본적으로 목극토(木克土)라는 관계를 형성하면서 비/위장이 약할 때 나타나는 황색피부를 가지고 있다.

인삼 또한 외부의 색깔을 보면 누런색을 띄어 비/위장 기능을 보강하는 색깔로 구분되며, 맛으로 분류 시는 단맛을 가지기에 비/위장을 보강하는 맛으로 분류한다. 그래서 황색피부를 가진 동양인들은 누구나 먹어도 비/위장의 기운을 보강하는 효과를 가지기에 동양인들에게는 만병통치약으로 통용되고 있는 것이다.

그러나 백색을 가진 유럽인들이나 아프리카 흑인들에게는 별다른 의미를 가지는 먹을거리가 아니다.

동양인들이 그렇게 관심이 많고 왜 인삼을 만병통치약인 것처럼 홍보하고 연구하는지를 미국의 아인슈타인대학의 연구팀이 밝혀낸 내용을 인용 정리한다.

미국의 아인슈타인대학 연구팀은 전 세계 항노화식품들을 연구한 결과 13종을 발표했다. 그중에서 1~5위까지의 순서를 보면 ① 인삼 씨앗 ② 녹차 ③ 마늘 ④ 쓴 메밀 ⑤ 인삼몸통이다. 이들이 어떻게 이런 순위를 밝혀냈는지 자세한 데이터를 제시하지 않아 밝힐 수는 없지만 동양의학적으로 보면 다음과 같이 말할 수 있다.

① 인삼 씨앗: 몸통보다 진세노사이드(사포닌)성분을 뿌리보다 훨씬 많이 함유하고 있다는 것이다. 사포닌 성분은 라틴어로 "비누거품"이라는 의미로서 혈관 속의 노폐물들을 깨끗하게 씻어 내주는 역할을 하여 혈액순환을 원활하게 하는 효과를 가지에 노화를 지연시키는 물질이라고 말하고 있다. 특히 인삼뿌리와 열매의 주요 사포닌(진세노사이드)의 종류와 효능을 비교한 결과를 보면 다음과 같다. (단위 ㎎/g)

구분	효능	열매	뿌리
RB1	뇌기능 개선, 항산화 촉진, 간 보호	8	10
RB2	당뇨병개선, 동맥경화 개선, 콜레스테롤 저하	17	3
RC	중추신경보호, 단백질 합성	20	8
RD	면역조절, 항산화, 신경세포보호	17	2.5
RE	인슐린저항성 감소, 신경세포보호, 정자 수정력 증진	103	3
RG1	기억력 증진, 면역력조절, 혈소판 응집억제	18	3
RG2	기억력증진, 뇌혈관 손상으로 인한 기억 감퇴개선	9	2

인삼열매의 항산화 물질은 "시링가레시놀"이라는 성분이 노화를 늦춘다고 발표했다. 위의 도표를 보면 인삼은 만병통치약으로 불릴 만큼 다양한 효능을 가지고 있는 것이 밝혀졌다.

특히 RE 성분은 정자 수정력에서 뿌리보다 무려 30배 정도 높은 효과를 나타내는 것을 밝혀졌다. 정자수정능력이 높다는 것은 호르몬의 활성도가 높다는 것을 의미한다. 호르몬의 활성도가 높으면 전신 조직의 활성도가 높아져 노화가 서서히 진행된다는 것을 의미하기도 한다.

쉽게 말하면 젊은 사람들은 정자 생산력이 왕성하지만 나이를 먹으면 정자 생산력이 떨어지는 것을 비교해 보면 될 것이다.

그러나 인삼씨앗은 얻기가 힘들다. 씨앗을 파종한 후 4년이 지난 후 7월에 1주일동안만 열리기 때문에 이때 따야만 하기에 귀한 값을 더한다. 또한 24시간 뒤에는 시들기 때문에 보관 및 유통이 힘든 먹을거리라 더욱 귀한 것이다.

② 녹차: 떫은맛과 쓴맛이 강하여 강력한 이뇨효과를 가지기에 몸 안의 노폐물을 씻어 내리고 막힌 곳을 뚫어주는 기운을 가지고 있는 먹을거리다. 또한 쓴맛은 오행상 심장 기능을 보강하여 혈관 확장기능과 혈관을 튼튼하게 하는 기능이 있어 혈액순환 장애를 해소하는 효과를 가진다. 그래서 항 노화물질에서 높은 순위를 얻었을 것이다.

③ 마늘: 알리신 성분이 몸 안에서 따스한 열을 발생 시키는 역할을 하기에 몸이 차가워서 발생하는 성인 질환을 예방하고 치유하는 효과를 가지기에 높은 순위를 차지했던 것이다. 물론 항암식품 1위를 차지한 이유이기도 하다.

④ 쓴 메밀: 메밀이 가지고 있는 루틴이라는 성분은 우리 몸속에서 모세혈관의 기능을 보강하는 효과를 가지기에 수족 냉증이나 몸이 차가워서 발생하는 모든 성인질환을 예방하거나 치유하는 효과를 가지기에 항 노화식품으로 높은 자리를 차지한 것이다.

⑤ 인삼몸통: 동양인에게는 만병통치약으로서 더없이 좋은 효과를 주는 부분들이다. 그러나 체질을 고려하여 활용하는 지혜를 가진다면 좀 더 높은 약효를 기대할 수 있을 것이다.

동양의학적으로 볼 때 아무리 좋은 먹을거리라 할지라도 체질에 맞게 활용하면 더 없이 좋은 명약(名藥)이 되지만, 체질을 무시하고 마구잡이로 활용한다면 맹독(猛毒)으로 작용하여 결국은 질병을 부른다는 것을 알고 지혜롭게 활용하기를 바란다.

2) 표정이 별로 없고, 주름이 사라지고 이가 돌출하면 ➡ 경피증을 의심한다.

교원병의 일종인 강피증 환자도 표정이 별로 없고 가면을 쓴 것처럼 매끈매끈한 가면얼굴(masked face)을 보인다. 그 밖의 특징으로는 다음과 같다.

온몸의 피부가 딱딱해지고 위축된다.
얼굴의 주름이 사라진다.
입을 완전히 다물지 못하기 때문에 항상 이가 돌출된 상태로 있다.

동양의학적으로 보면 경피증도 자가 면역질환의 일종으로 신장 기능 저하에서 시작되는 질환이다. 파킨슨병에 대한 설명을 참고하여 식습관을 개선한다면 좋은 결과를 얻을 것이다.

오행상 수(水: 신장/방광)기능 저하로 발생하는 질환이기에 단맛, 매운맛의 음식을 줄이고 짠맛, 신맛의 음식을 자주 먹는 것이 좋다. 물을 자주 먹는 것도 잊지 말아야 할 처방이다.

생식요법은 수2+목+화+상화+표준생식(또는 수+목2+화+상화+표준)을 먹으면 좋다.
증상이 개선되면 체질 처방을 해야 한다.
부항사혈로 혈전을 제거하여 혈액순환을 원활하게 하는 것이 좋다.

4. 두통의 강도와 주기를 통해 뇌출혈, 뇌경색, 수막염을 알 수 있다.

1) 맥박에 맞춰 지끈지끈 아프다 ➡ 혈관성 두통을 의심한다.

두개골 내외의 혈관확장으로 인해 일어나는 두통이다.

동양의학적으로 볼 때는 냉두통(冷頭痛)이라 하여 머리가 차가워도 두통이 생긴다. 추운 곳에 머리가 노출되어도 머리가 아픈 증상이 나타난다. 고산지대를 등반할 때 머리가 아픈 증상이 나타나는 것도 일종이다. 다른 하나는 발이 차가우면 머리에 두통이 생긴다. 이것은 발과 머리는 음양관계를 가지고 있는 음양론에서 음양의 조화가 깨졌기 때문으로 본다. 두통이 있을 때 발을 따뜻하게 하면 두통이 즉시 사라지는 경우도 있다.

발이 따뜻하면 혈액순환이 원활해지면서 머릿속의 혈관들이 수축과 이완작용을 정상적으로 할 수 있기 때문이다.

오행상으로 화(火: 심장/소장)기능 저하로 발생하는 혈관성 두통질환은 짠맛의 음식을 줄이고, 쓴맛의 음식을 먹으면 개선된다. 그래서 두통약으로 활용하고 있는 아스피린, 게보린, 펜잘 등이 쓴맛을 나타내는 것이다. 쓴맛의 기능이 혈관을 일시적으로 확장시키거나 혈류량을 증가시키는 효과도 가지고 있기 때문이다.

생식요법은 화2+토+금+상화+표준생식이면 된다.
증상이 개선되면 체질 처방을 해야 한다.
부항사혈로 혈전을 제거하여 혈액순환을 원활하게 하는 것이 좋다.

2) 근육 긴장성 두통

높은 베개를 사용하거나 스트레스 따위로 목에서 어깨에 걸친 근육이 긴장하여 일어나는 두통이다.

정상적인 베개의 높이는 본인의 가운에 손가락 길이정도가 이상적인 베개의 높이다.
누었을 때 베개 높이는 약 6~8㎝가 좋고, 옆으로 누웠을 때는 9~14㎝가 적당하다. 가장 좋은 것은 본인이 편안한 높이가 적당하다.
옛말에 고침단명(高枕短命)이란 말이 있다. 이 말은 베개를 높이 베고 잘수록 수명이 짧다는 말이다. 즉 베개를 높게 베는 사람일수록 혈압이 높기 때문이다. 평상시 운동하는 습관을 가져 혈압을 정상화시키도록 하는 생활 습관을 가지는 것이 더 중요하다 하겠다.

3) 팔다리와 얼굴 한쪽이 마비되면 ➡ 뇌출혈, 뇌경색, 뇌동맥류, 거미막하 출혈이다.

뇌 속 혈관 이상으로 인해 일어나는 두통으로서 뇌출혈이 생길 때는 머리에 극심한 통증이 생긴다. 뇌출혈이 발생하면 우측 엄지발가락 족문(지문) 가운데를 살짝 눌러 만져보면 속안에 작은 모래알 같은 것이 만져지는 것도 확인해야 한다.

뇌경색이 발생하면 갑자기 눈앞이 안 보이면서 두통이 발생하는 것이 특징이다.
뇌동맥류인 경우는 혀끝에 작은 돌기가 생기는 것도 확인해야 한다.

오행상으로 화(火)기능 저하로 발생하는 질환으로 짠맛의 음식을 줄이고, 쓴맛의 음식을 먹으면 개선된다. 쓴맛의 기능이 혈관을 일시적으로 확장시키는 효과도 가지고 있기 때문이다.

생식요법은 화2+토+금+상화+표준생식이면 된다.
증상이 개선되면 체질 처방을 해야 한다.
부항사혈로 혈전을 제거하여 혈액순환을 원활하게 하는 것이 좋다.

4) 구토를 동반한 두통 ➡ 뇌염, 수막염, 뇌종양이다.

뇌 속 압력이 높아져서 일어나는 두통이다.
뇌에 이상이 생기면서 나는 구토는 분수처럼 쫙쫙 뿜어내는 형태의 구토를 하는 것이 다른 구토와 구별된다. 이때는 정밀 진단을 해야 한다.
단맛, 매운맛을 줄이고, 짠맛, 신맛을 자주 먹으면 좋다.

생식요법은 수2+목+화+상화+표준생식(또는 수+목2+화+상화+표준)을 먹으면 좋다.
증상이 개선되면 체질 처방을 해야 한다.
부항사혈로 혈전을 제거하여 혈액순환을 원활하게 하는 것이 좋다.

5) 통증이 간헐적으로 일어난다면 ➡ 삼차 신경통, 대후두(大後頭) 신경통이다.

신경통을 동반하는 두통이다. 과도한 스트레스 누적으로 인하여 신장/방광 기능이 저하되고 후두부(뒷목)가 뻣뻣하고, 안면 광대뼈 있는 부분도 통증이 심해진다. 또한 면역력이 저하되면서 함께 나타나는 것을 삼차 신경통이라 한다.

이런 사람은 엄지발가락 안쪽 마디 부분에 각질이나 점, 습진, 가려움증 등이 나타난다. 그곳을 자극해서 이상 현상을 제거해 주면 삼차신경통이 해소된다.

물론 스트레스를 줄이고 낙천적으로 생활 습관을 바꾸는 것도 중요하다. 음식은 단맛, 매운맛을 줄이고, 짠맛과 신맛의 음식을 자주 먹는 것이 좋다.

생식요법은 수2+목+화+상화+표준생식(또는 수+목+화2+상화+표준)을 먹으면 좋다.
증상이 개선되면 체질 처방을 해야 한다.
부항사혈로 혈전을 제거하여 혈액순환을 원활하게 하는 것이 좋다.

6) 눈, 코, 귀, 부비강, 치아, 구강의 염증에 의해 일어나는 두통

발을 따뜻하게 하면서 음식은 짠맛의 음식을 자주 먹으면 예방하거나 치유할 수 있다. 육젓 새우젓에 청양고추와 청양 고춧가루를 8:1:1정도의 비율로 섞어서 살짝 볶아서 비린내를 제거한 후 매끼 식사 시 주 반찬으로 먹으면 자연스럽게 해소된다.

7) 혈압 이상(고혈압, 저혈압), 수면부족, 빈혈에 의한 산소부족으로 인해 발생하는 두통

발 관리나 경침베개 밟기, 발목펌프, 족욕 등을 생활화하면 발이 따뜻해지면서 두한족열(頭寒足熱)의 건강원칙이 지켜지면 기혈(氣血)의 순환이 원활해지면서 서서히 모든 증상들이 사라지게 된다.

단맛, 매운맛을 줄이고, 짠맛, 신맛을 자주 먹으면 좋다.

생식요법은 수2+목+화+상화+표준생식(또는 수+목2+화+상화+표준)을 먹으면 좋다.
증상이 개선되면 체질 처방을 해야 한다.
부항사혈로 혈전을 제거하여 혈액순환을 원활하게 하는 것이 좋다.

02 눈의 변화를 읽자: 돌출된 뇌(腦)인 눈을 통해 뇌의 생태를 파악한다.

동양의학상으로 눈은 목(木)으로 분류하며 간장/담낭과 연관이 있다고 분류한다. 눈은 신장 기능이 좋아야 간장 기능이 좋아진다.

오행상 수생목(水生木)의 관계이다.

'눈은 마음의 창'이라고 말하는데 그 이유가 무엇인지 알아본다.

또한 '눈은 입만큼 말을 한다.'고 표현한다. 몸과 마음이 건강 할 때는 눈에 생기가 넘치고 반짝이지만, 병에 걸렸을 때나 기분이 우울할 때는 눈에 힘이 없다. 눈은 뇌의 앞부분에 있기 때문에 안저검사를 통해 뇌동맥경화의 상태나 뇌출혈, 뇌경색, 뇌종양의 유무도 추측할 수 있는 곳이다.

눈은 발생학적으로 봤을 때 뇌의 일부가 도출하여 생긴 것이다. 눈에는 무수히 많은 모세혈관이 형성되어 있으며, 얼굴 중에서 가장 많은 에너지를 소비하는 곳이기도 하다.

동양의학의 고전인 황제내경에서도 12경락이 눈에 집중되어 있다는 말이 나온다. 이는 오장육부의 상생상극(서로 돕고 견제하는)관계가 원활해야 눈이 빛난다는 말과 상통한다.

1. 눈의 시력과 건조의 여부로 녹내장, 쇼그렌 증후군을 알 수 있다.

1) 눈이 피로하다, 침침하다, 흐릿하게 보인다, 시력이 저하되었다고 느낄 때는 뇌(腦)나 간(肝)이 피로하다는 신호다.

동양의학에서는 간(肝)과 눈의 기능은 서로 밀접한 관련이 있다고 보고 있다. 또한 간은 혈액저장고라고 부르며 몸속의 모든 장기들에게서 운반되어 오는 노폐물을 해독하고 혈액을 정화하는 기능을 가지고 있다.

또한 단백질, 지방, 당분, 비타민, 미네랄 같은 영양소를 온몸에 공급하는 기능도 가지고 있다. 그래서 피로나 노화(老化), 질병으로 간 기능이 저하되면 크기에 비해 혈액을 가장 많이 필요로 하는 눈에 다양한 증상이 나타나는 것이다.

따라서 침침하거나 피로한 눈, 야맹증, 시력 저하, 안구건조증과 같이 눈에 생기는 이상은 간 기능을 개선하는 것이 무엇보다 중요하다 하겠다.

과음으로 간을 혹사한 다음 날은 눈이 흐릿해 앞이 잘 보이지 않는 상태가 된다는 점을 보아도 간(肝)과 눈은 관계가 있음을 알 수 있다.

눈을 오행상 목(木)으로 분류한 이유를 알아본다. [목(木)과 수생목(水生木)의 관계]

서양의학에서는 우리 몸의 각 부위를 오장육부와 연관 지어 분류하지 않는다. 그렇기 때문에 신체 어느 곳이 아프면 그곳을 중점적으로 치료(대증요법)를 한다. 동양의학에서처럼 신체 각 부위가 오장육부와 상관관계를 가지고 있어 신체 한 부분이 아프거나 병들면 오장육부의 기능 이상이 발생한 것이라 하여 근원이 되는 곳은 치료(원인요법)하는 이론과는 다소 거리가 있다.

동양의학적인 소견을 중점적으로 알아본다. 동양의학에서는 우리 몸을 다음과 같이 오행상으로 분류한다.

■ 오행상 분류란?

우리 몸속의 장부를 오장육부로 분류하여 신체 각 부위를 오장육부와 연관이 있다고 하여 임의적으로 12경락과 반사구 개념으로 분류한 이론이다.

우리 몸 전체를 오행상으로 분류해보면 다음과 같다.

오행구분	목(木)	화(火)	토(土)	금(金)	수(水)
관련장부	간장/담낭	심장/소장	비장/위장	폐장/대장	신장/방광
신체부위	목 부위	얼굴	배(중앙)	가슴	하체(생식기)

우리 몸을 오장육부로 연관 지어 간장/담낭을 목(木)이라 분류하였고, 심장과 소장은 화(火), 비/위장은 토(土), 폐/대장은 금(金), 신장/방광은 수(水)로 부른다.

얼굴은 오행상 화(火)로 분류하지만 세부적으로 오행분류하면 다음과 같다.

목(木)	화(火)	토(土)	금(金)	수(水)
눈	이마	입	코	귀

앞에서 보듯이 대관소찰(大觀小察)하는 눈을 가져야 이해하기 쉽다. 우리 몸의 전체를 보면 얼굴은 화(火)로 분류하지만, 얼굴에 국한하여 다시 분류해 본다면(화(火)속에서 다

시 오행상으로 분류 시 눈은 목(木)으로, 이마는 화(火), 입은 토(土), 코는 금(金), 귀는 수(水)로 분류한다.

그렇다면 오행상으로 눈을 왜 목(木)으로 분류하였으며, 간장/담낭과 연관 지어 분류한 것인가를 알아본다.

현대에 들어 질병도 **다양한 변화**를 꾀하고 있다.

과거 60~70대가 되어서야 나타나던 질환들이 요즘은 30~40대에 나타나고 있다는 점이 변화 중 하나인데, 그중에 하나가 바로 눈 질환이다.

시력이 점차적으로 떨어지는 현상은 눈에도 갱년기가 있다는 점이다.

시력이 저하되는 이유는 수정체가 딱딱해져 두께를 조절하지 못하고 이로 인해 촛점이 흐려진다. 눈물이 마르고 건조하고, 때로는 비문증(눈에 무엇인가 날아다니는 잔영이 생기는 증상)이 나타나기도 한다.

과거 나이가 들면서 나타나는 증상들 중에는 황반변성, 녹내장/ 백내장, 당뇨병성 망막증 같은 3대 실명질환들이 이제는 젊은 나이에도 나타난다는 점이다.

그러나 이제는 이런 증상들이 40대부터 시작된다는 점이 더 무섭다. 이러한 증상들은 초기에 아무런 증상이 없어 알아채기도 어렵다는 점이 또한 무섭다.

우리는 노년을 대비한 눈 건강에 대하여 관리를 해야 한다. 이것은 심/뇌혈관 질환 예방을 위해 고혈압관리를 하듯이 말이다.

예를 들면 고혈압이나 당뇨병들은 눈 건강에 상당한 영향을 미친다. 눈에 공급하는 혈류량을 감소시켜 영양공급을 막아 눈의 노화를 촉진시킨다. 눈이 기능이 저하될 때는 전조증상을 보낸다. 눈이 피로하다는 것이다.

흔들리는 곳에서 장시간 스마트폰이나 책을 보는 행동은 눈을 피로하게 만든다. 눈이 뻑뻑하면 눈을 쉬게 하는 것이 좋다. 잠을 자거나 먼 곳을 보고 가까운 곳을 번갈아 보는 망원훈련(望遠訓練)을 하는 것도 좋다.

동의보감(東醫寶鑑)에 의하면 안병소인(眼病所因)이라 하여 "건강이 좋아야 눈도 밝게 빛난다."라는 말이 있다. 사람이 늙는 징조가 어디서 제일 먼저 나타나는가 하면 시력에서 나타난다. 40이 넘으면 서서히 잔글씨를 보는데 눈과 글자와의 거리를 멀리 떼어 놓아야 하는 현상이 나타난다. 사람의 원기, 그 중에서도 특히 간 기능과 정력 및 시력이 밀접한 관계가 있기 때문이다. 눈은 마음의 창이라고 하지만 눈은 건강의 바로미터라고도 할 수 있다. 명모(明眸: 맑은 눈동자)가 미인의 조건이지만 건강이 넘쳐야 눈도 맑게 빛나게 마련인 것이다.

평상시 눈 건강을 위해 눈 건강을 위한 좋은 음식을 먹는 것도 눈 건강에 많은 도움이 된다.

예를 들면 산머루, 포도, 버찌, 오디 등에 들어 있는 안토시안성분이나 당근, 달걀, 토마토, 견과류 등을 먹어 비타민A, E 등을 보충해주는 것이 좋다. 이러한 먹을거리들은 루테인(메밀에 풍부함)이나 비타민 A를 풍부하게 함유하고 있기 때문이다.

이러한 성분들이 눈에 어떤 영향을 주는지 알아본다.

루테인은 우리 몸속에서 ① 망막 보호 효과, ② 노화로 인해 감소하는 황반 색소밀도를 유지하는 효과를 가지기에 눈 건강에 좋고, ③ 비타민 A는 야맹증 예방효과와 피부와 점막 생성에 도움을 준다. ④ 비타민 E는 유해 산소로부터 세포를 보호하는 효과를 가지기에 눈 건강에 좋다.

여기서 잠깐 루테인 성분이 풍부한 메밀에 관하여 동양의학적으로 알아본다.

메밀은 오행상 목(木)으로 분류하여 간장/ 담낭 기능을 보강하는 먹을거리로 분류한다. 이러한 메밀은 봄/가을로 두 번 파종하여 수확을 한다.

구분	봄 메밀	가을 메일
파종	4월초 파종	7월초 파종
수확	7월초 수확	10월초 수확

여기서 우리는 왜 7월 초에 수확하게 하고, 10월 초에 수확하게 하는 이유가 무엇인지 알아야 자연의 위대함에 놀란다.

한 가지 더 봄 메밀 씨앗을 가을에 파종하면 알곡을 맺지 못하다는 것도 놀랍다.

봄 메밀을 7월 초에 수확하는 이유는 다음과 같다.

7월이 넘어가면서 우리는 진짜 여름(삼복더위)으로 접어든다. 무더위가 시작된다는 점이다. 이렇게 더운 여름철에는 외부 기온이 오르면 반대로 우리 몸의 내부는 차가워지게 된다. 이렇게 차가워지면 몸속에 분포되어 있는 혈관들이 수축하면서 혈액순환 장애가 발생하게 된다.

그래서 사실은 여름철에 질병이 더 많이 발생하게 된다. 속안이 차가워지면 우리 몸은 외부가 덥게 느껴진다. 우리는 외부의 온도만을 느낄 수 있기에 덥게만 느끼는 것이다. 그래서 날씨가 더운 여름철에는 찬 음식과 음료들을 더 찾게 되는 것이다. 이렇게 찬 음식들을 즐겨 먹고 냉방기에 의존하는 생활을 하다 보면 어느 새 우리 몸은 더운 여름인데도 불구하고 속이 냉해지면서 냉병에 걸리게 되는 것이다. 덥다고 하여 우리는 시원한 물로 샤워를 하고 계곡의 물에서 물놀이를 하면서 여름을 보낸다. 더우면 더운 대로 살아가는 것이 자연의 이치인데도 불구하고 말이다.

차가운 곳에 노출되면 우리 몸에서 외부에 노출된 조직이 눈과 외부에 노출된 골(骨) 조직인 치아가 손상되기 쉽다.

몸내부도 차가워서 혈액순환이 안 되는 계절에 또 차가운 물이나 냉방상태에 노출되다 보면 치아조직도 오그라들고 눈 속의 모세혈관 역시 오그라들어 혈액순환 장애가 발생하게 된다.

여름에 시력을 보호하기 위해서는 찬물로 세수하는 것을 삼가 해야 한다고 옛 어른들은 충고하기까지 했다. 찬물로 세수하고 샤워하고 냉방기 좋아하고 하는 것으로 인해 여름에 시력 저하가 다른 계절보다 더 많다 하겠다.

그래서 동의보감에 보면 하난장섭(夏難將攝)이라 하여 “여름 건강지키기가 어렵다.”고 하는 말이 나온 것이다.

이렇게 여름이 시작되기 전에 메밀을 생산하여 체내의(눈) 모세혈관의 기능을 좋게 함으로써 (혈관의 탄력유지) 시력을 보호하는 효과를 가지는 먹을거리로 칭찬할 만하다는 것이다.

겨울철이 되면 외부로 노출된 조직인 눈도 외부의 찬 기운으로 인해 혈관이 오그라들어 다른 장기에 비해 더 혈액순환 장애가 발생하기 쉽다.

그래서 찬바람이 불기 시작하는 10월에 메밀을 수확하여 먹음으로서 겨울철 찬바람에 노출되는 눈의 혈관에 탄력성을 유지시켜 시력을 보호하기 위한 조치라 하겠다.

다시 말하면 아무리 눈에 좋은 먹을거리를 먹는다 해도 영양소가 눈까지 공급되지 못한다면 무슨 소용이 있겠는가 하는 것이다. 한마디로 말하면 혈액순환이 잘 되어야 한다는 말이다.

혈액순환이 원활해지려면 오메가-3성분이 많이 들어 있는 음식을 먹어야 한다. 이러한 오매가-3는 혈액순환을 개선시켜 눈에 영양을 공급하는 효과를 나타낸다. 또한 망막조직의 주요구성 성분인 EPA, DHA가 풍부하기 때문이기도 하다. 이러한 오메가-3는 새싹에 풍부 하게 들어 있다. 봄철에 돋아나는 새싹들은 거의 모두가 오메가-3가 풍부하기에 눈 건강에 필수 먹을거리라 할 수 있다.

또한 안토시안이 풍부한 토마토 등 붉은색소를 가진 먹을거리들은 눈 속의 로돕신의 재합성을 돕는 효과를 가지기에 눈 건강을 위한 좋은 먹을거리 할 수 있다.

사람이 살아가면서 나타나는 눈 질환에 대하여 정리해 본다.

시기	증상
유 년	약시, 사시, 부안검(눈썹이 눈을 찌름)
청소년	근시, 안구건조증, 시력 저하 시작
청 년	안구건조증, 녹내장(고도근시) 스마트폰, 컴퓨터 장시간 과다사용이 원인
중장년	노안, 당뇨병성망막증, 녹내장
노 년	황반변성, 백내장, 안검이상

동양의학적인 소견을 정리해 본다.

동의보감에 보면 노인안흔(老人眼痕)이라는 말이 나온다. 이 말은 망원훈련을 하면 눈의 노화를 방지할 수 있다는 말이다.

망원훈련(望遠訓練)이란? 가까운 곳만을 장시간 쳐다보지 말고, 눈이 침침할 때는 먼 곳과 가까운 곳을 번갈아 보는 훈련을 하라는 것이다.

나이를 먹으면서 눈이 침침해지는 원인을 찾아본다.

노인이 되면서 눈이 어두워지는 것은 늙어서 어두워지는 것이 아니라 기혈(氣血)이 쇠퇴하여 간(肝)이 약해지면서 담즙의 분비가 감소되면서 눈이 어두워진다.

여기서 왜 담즙이 감소되는가를 알아보고 넘어가자.

① 담즙은 간(肝)에서 생성하여 담낭에 저장하고 있는 물질로서 음식을 먹은 후 30분이 지나면 십이지장으로 배출되어 소화활동을 돕는 물질이다. 이때 담즙 량이 감소하면 지방의 소화력이 감소하여 소화불량과 흡수 장애가 발생하면서 설사가 발생하기도 한다.

담즙 감소의 주원인은 탈수이다. 탈수가 진행되면 담즙의 대부분은 수분으로 되었기 때문에 수분이 부족하면 당연히 담즙이 부족해진다.

담즙은 1일 약 500㎖를 생산하며 구성성분의 대부분은 수분이다. 수분이 부족하면 담즙 량이 줄어드는 것은 당연하다. 수분이 부족해지면 담즙의 점도는 증가하여 끈적끈적해진다. 이렇게 되면 담관의 굵기가 가늘어지게 된다. 이어서 압력이 증가되고 담즙이 역류하기 쉬워진다.

우리 몸은 병원균의 침투를 방어하고 살균하는 기능이 있다. 바로 물과 소금(오행상 수(水)로 분류)이다. 그런데 물이 부족해지는 탈수(脫水)는 간세포의 기능을 저하시키며 결국 담즙의 생산 기능이 저하되는 결과를 초래한다.

간 기능이 저하되는 다른 원인으로는 노폐물 과다가 원인이다. 이러한 노폐물은 수분에 의해 조절된다. 이러한 수분을 조절하는 장부는 신장이다. 신장 기능에 따라 노폐물과 수분이 조절이 안 되면서 신장 기능 저하와 연계하여 간 기능 저하로 이어진다. 간 기능이 저하되면 역시 시력 저하로 나타난다.

오행상으로 설명하면 수생목(水生木)이 원활하면 즉 수분공급이 원활해지면 간 기능도 좋아지고 정상적으로 담즙을 생산/운용하므로 오래도록 좋은 시력을 유지할 수 있다는 이론이다.

시력은 간 기능만 좋다고 해서 유지할 수 있는 것이 아니고, 신장 기능이 정상화 되어 간 기능을 도와 줄때 가능한 것이다.

다시 정리하면 우리 몸의 눈(시력)은 오행상 분류 시 목(木: 간장/ 담낭)으로 분류함이 타당하고, 상생상극(서로 돕고 견제하는)관계로 표현 할 때는 수생목(水生木)의 관계가 원활해져야 한다는 이론이다. 그래서 동양의학에서 눈을 오행상 목(木: 간장/ 담낭)으로 분류한 이유다.

하나 더 보너스로 알아본다.

변비가 있는 사람은 담석이 생기기 쉽다는 말을 정리해 본다.

"황금 똥을 누는 아이는 건강하다."라는 말이 있다. 이것은 담즙 때문이다. 변의 누런색은 담즙 색소 때문이다. 매일매일 담즙이 모두 배설되고 있다는 증거다.
변비가 발생하게 되면 담즙 배설장애가 발생하면서 변속에 있던 담즙은 다시 혈액을 타고 돌다가 다시 담낭으로 흘러든다. 이렇게 되면 담낭은 수용능력이 초과되어 제한되기에 수분을 짜내어 담즙을 더욱 농축하게 된다.(평상시 농축은 6배, 과잉 시 10배까지 농축할 수 있음)
이러한 과정이 반복되면서 담즙 내에 담즙은 딱딱하게 굳는 현상이 발생하게 되면서 담석이 발생하게 되고, 또한 담석이 담관을 막아 황달이 발생하고 오랫동안 시간 경과 시 담도 암으로 발전하는 경우가 발생하는 것이다.
담즙은 수명을 다한 적혈구(120일을 살며 수명이 다하면 담즙으로 재활용함)로 담즙을 생성하여 담낭에 저장하고 식사 시에 십이지장과 소장으로 분비하여 섬유질에 흡수시켜 대변으로 배출하는 과정을 겪는다.
매일 변으로 미배출시(변비) 재 역류하여 담낭으로 되돌아간다. 담낭에 담즙이 과잉되어(수분 배출) 담낭에 담즙이 과잉되어 있다는 신호가 바로 통증으로 나타나는 것이다.
담즙을 정상적으로 배출하고자 한다면 섬유질이 풍부한 거친 음식을 먹어 담즙을 정상적으로 배출시키는 것이다. 또 다른 하나는 물을 충분하게 보충하여 탈수(脫水)를 예방하는 조치가 필요하다.
탈수를 예방하기 위해서는 탈수를 조장하는 먹을거리인 쓴맛의 음식이나 단맛의 음식들을 줄이는 것이다. 물론 이뇨제를 먹지 않는 것도 중요한 예방법이다.
탈수를 예방하고 물을 체내에 머금게 하는 음식을 자주 먹는 것이 좋다. 바로 소금(오행상 수(水)로 분류)이다. 소금이 체내에서 물을 머금는 효과를 가지고 수분을 조절하는 기능을 한다. 이것을 주관하는 장기가 신장이다. 그래서 신장과 간은 서로 돕고 도와주어야 하는 관계다.
일본에서 소금과 수분과의 관계를 실험한 결과에 의하면 물 1,000㎖를 먹고 소변 양을 측정한 결과 거의 수분 1,000㎖를 배출하고 있으나, 물 1,000㎖를 먹고 소금을 먹게 한 후에 소변 양을 측정한 결과 소변 양이 800㎖ 정도 배출되는 결과를 도출했다. 이 결과에서 소금이 체내에 수분을 머금게 하는 효과를 가지고 있다는 것을 증명한 셈이다.
앞에서도 알아봤듯이 동양의학에서는 이런 관계(서로 돕고 도움을 받는 관계)를 상생관계라고 한다. 바로 수생목(水生木)관계다. 즉 간 기능이 좋아지려면 신장 기능이 건강해야 한다는 말이다.

사람이 살아가면서 늙어가는 징조는 다음과 같이 나타난다. 제일먼저 나타나는 것이 눈이고 그다음이 치아, 세 번째가 신장이다.

② 어린아이는 수분이 풍부하여 눈이 밝고, 노인이 되면 화(분노, 스트레스)가 위로 떠올라 눈이 침침해진다.

청소년/ 젊은이	노년
체내 수분 풍부(70~80%)	체내 수분 부족(60%)

동의보감에 보면 다음과 같은 말이 나온다.

목능원시(目能遠視) 책기유화(責其有火)
불능근시(不能近視) 책기무수(責其無水)

쉽게 설명하면 원시(遠視)의 원인은 화(火)에 있고, 근시(近視)의 원인은 수(水)에 있다는 의미다.

원시(遠視)	근시(近視)
먼 곳이 잘 보인다.	가까운 곳이 잘 보인다.
스트레스 과다로 심장기능 저하	수분 부족으로 인한 신장 기능 저하
노년기 발생	청소년기 발생

결론적으로 말하면 서양의학적으로 볼 때 탈수(체내수분 부족)와 담즙의 감소가 시력저하의 주원인으로 작용하는 것과 동양의학적 관점에서 오행상 눈을 목(木)으로 분류한 것과는 표현은 다르나 내용은 같다.

결국 눈을 목(木)으로 분류한 것이 맞느냐 틀리느냐를 논하는 것보다 평상시 눈을 보호하기 위해서는 나이 들어 허둥대지 말고 젊어서부터 내 체질에 맞게 고른 영양을 섭취하는 식습관을 가짐으로서 시력 저하를 예방하는 것이 지혜로운 삶을 살아가는 방법일 것이다.

시력 보호를 위한 식이처방은 다음과 같다. [(예) 오행생식제품 기준)]

① 정상적인 시력을 가지고 있으며 시력 보호를 위한 생식 처방
A: 수+목2+화+상화+표준생식, 크리스탈정, 목 셀렌
B: 수2+목+화+상화+표준생식, 크리스탈정, 목 셀렌

② 시력이 낮아 생활에 불편함이 있는 사람
A: 수+목2+화+상화2+표준생식, 크리스탈정, 목 셀렌

B: 수2+목+화+상화2+표준생식, 크리스탈정, 목 셀렌

C: 수2+목2+화+상화+표준생식, 크리스탈정, 목 셀렌

③ 일반적인 식사 시는 짠맛과 신맛의 음식을 주로 먹는 식습관을 가지면 좋다. 취향에 맞게 골라 먹으면 된다.

- 새우젓, 각종장류, 절임음식

■ **자주 먹으면 시력에 좋은 신맛과 짠맛의 음식들**

〈간장/담낭 기능을 보강하는 식품(신맛의 음식)〉

식품(맛)	신맛, 고소한 맛, 누린내 나는 맛
곡식	팥, 밀, 귀리, 메밀, 보리, 동부, 강낭콩, 완두콩
과일	귤, 딸기, 포도, 모과, 사과, 앵두, 유자, 매실
야채	부추, 신 김치, 깻잎
육류	개, 닭고기, 계란, 메추리알, 동물의 간/쓸개
조미료	식초, 참기름, 들기름, 마가린
차	오미자차, 땅콩 차, 유자차, 들깨 차, 오렌지주스
근과류	땅콩, 들깨, 잣, 호두

〈신장/방광 기능을 보강하는 음식들(짠맛의 음식)〉

식품(맛)	짠맛, 고린내 나는 맛, 지린내 나는 맛
곡식	콩, 서목태(쥐눈이콩)
과일	밤, 수박
야채	미역, 다시마, 김, 파래, 각종 해초류, 콩떡 잎
육류	돼지, 해삼, 개구리, 지렁이, 동물의 신장/방광/생식기, 굼벵이, 뱀, 새우젓, 명란젓, 조개젓, 기타젓갈류
조미료	소금, 된장, 두부, 간장, 치즈, 젓갈류
차	두향 차, 두유
근과류	마

■ 자주 먹으면 시력을 저하시키는 단맛과 매운맛의 음식들

〈단맛의 음식〉

식품(맛)	단맛, 향내 나는 맛, 곯은 내 나는 맛
곡식	기장, 피, 찹쌀
과일	참외, 호박, 대추, 감
야채	고구마 줄기, 미나리, 시금치
육류	소고기, 토끼, 동물의 비장/ 위장/ 췌장
조미료	엿기름,꿀,설탕,잼,우유,버터,포도당
차	인삼차,칡차,식혜,두충차,구기자차,대추차
근과류	고구마, 칡, 연근

〈매운맛의 음식들〉

식품(맛)	매운맛, 비린내 나는 맛, 화한 맛
곡식	현미, 율무
과일	배, 복숭아
야채	파, 마늘, 고추, 달래, 무, 배추, 겨자추
육류	말, 고양이, 조개, 생선류, 동물의 허파/대장
조미료	고춧가루,고추장,후추,박하,생강,겨자,와사비
차	생강차, 율무차, 수정과
근과류	양파, 무릇

결국 젊은 나이에 발생하는 시력 저하도 평상시 나의 식습관과 생활 습관의 잘못으로 인해 발생하는 질환임을 알고 미연에 방지하는 노력을 하여야 노년에 밝은 세상을 보면서 행복한 삶을 살아갈 수 있으리라 본다.

행복한 노년을 준비하는 것도 역시 본인의 몫이다.

아쉬움에 한 가지 첨언한다.

“맵지 않게 그리고 저염식을 하라”고 하는 현대의 식습관으로는 앞으로의 시대에는 시력 저하로 고생하는 젊은이들이 대량 발생할 것은 뻔하다.

체내에 염분이 부족하면 수분을 머금을 수 없기 때문에 담즙이 부족해지면서 시력 저하를 더 가속화시킬 것이며, 커피나 녹차를 즐기는 젊은이들은 이뇨효과 때문에 역시 체내에 수분이 고갈되어 결국에는 담즙의 부족으로 인한 시력 저하가 발생할 것이다. 이뿐만이 아니다. 간장과 담낭의 기능 이상으로 인해 발생하는 다양한 질환들이 더욱더 증가할 것으로 예상된다. 젊은이들 안경 착용자가 증가하고 있어 안타까울 뿐이다.

지금부터라도 우리 고유의 식습관인 매콤하고 짭짤한 식습관으로 바꾸어 건강하고 밝

은 세상을 만들고 유지하는 노력이 필요하다 하겠다.

2) 눈이 건조한(안구건조증) 증상은 쇼그렌 증후군이 말없이 진행되고 있음을 의미한다.

눈물의 분비가 적어 안구가 건조해 눈이 따끔따끔하거나 눈앞이 가물가물할 때가 있다. 이런 증상은 장시간 컴퓨터 작업을 하거나 운전, 과도하게 가깝게 TV를 시청하거나, 오랜 시간 시청할 때 눈을 깜빡이는 횟수가 줄어드는 생활이 주원인이다. 그밖에 수면부족이나 과로로 안구 건조가 생기는 경우도 있다.

해마다 수분이 부족해지는 고령자들도 이와 같은 현상이 나타날 수 있다. 또한 쇼그렌 증후군(Sjogern's syndrome: 원인 불명의 전신성 염증질환으로 난치병의 일종)에 걸렸을 때 나타나는 증상이기도 하다.

때로는 입이 마르는 증상으로도 쇼그렌 증후군을 진단하기도 한다.

동양의학적으로 보면 간 기능이 저하되면 안구건조증이 발생하게 된다. 이럴 때는 매운맛의 음식들을 적게 먹고, 신맛의 음식들을 많이 먹으면 개선된다. 발을 보면 엄지와 4지가 휘거나 틀어져 있고, 무좀이나 각질이 발생하기도 한다. 발 엄지와 4지를 마사지 해주면 좋은 결과를 얻는다. 집에서 팥죽을 쑤어 먹거나 팥을 삶아서 그 물을 항상 먹으면 안구건조증이 해소된다.

오행상 목(木: 간장/담낭)기능 저하로 분류하며 단맛과 매운맛을 줄이고, 신맛과 쓴맛을 자주 먹으면 개선된다. 물론 수분의 부족에 관여하는 장기인 신장 기능을 보강하기 위해서는 짠맛의 음식을 먹어 수분을 유지하는 것도 중요하다.

우리 몸에서 스트레스는 신장에서 받고, 간에서 보관하는데 과도한 스트레스는 이 두 장기의 기능을 저하 시켜 결국에는 쇼그렌 증후군이 발생하는 것이다. 스트레스를 적게 받는 것도 치유법중의 하나다.

생식요법은 수+목2+화+상화+표준생식을 먹으면 된다.
증상이 개선되면 체질 처방 해야 한다.
부항사혈로 혈전을 제거하여 혈액순환을 원활하게 하는 것이 좋다.

3) 안구가 돌출된다면 갑상선 기능이상이나 종양이라는 신호이다.

안구 양쪽이 모두 튀어나왔다면 갑상선 기능 항진증(바세도병)을, 안구가 한쪽만 튀어나왔다면 안와종양(암)을 의심할 필요가 있다.

갑상선인 경우는 피곤이 누적되고, 성격의 기복이 심하고, 게을러진다. 손톱을 보면 숟가락처럼 살과 손톱이 끝나는 부분이 들리게 되는 점이 안와종양과 다르다. 안와종양은 맥박이 80회 이상으로 빠르게 뛰고 수족냉증을 동반한다.

구분	갑상선 기능 항진	안와종양(암)
안구돌출	양쪽이 튀어나온다.	한쪽만 튀어나온다.
맥박동	분당 60~72회 정상이다.	분당 80회 이상 빠르다.
손톱형태	손톱 밑이 뜬다.(들린다)	손톱 밑이 안 뜬다.(안 들린다)
식욕여부	식욕이 왕성하다.	식욕이 부진하다.

위의 도표에서처럼 안구가 돌출되는 증상이 나타난다 하더라도 병명이 다르다. 그러나 치유하는 과정은 같다.

오행상 목(木)기능 저하로 분류하며 단맛과 매운맛을 줄이고 신맛, 쓴맛(스트레스 해소효과)을 자주 먹으면 개선된다. 물론 호르몬에 관여하는 장기인 신장 기능을 보강하기 위해서는 짠맛의 음식을 먹어 호르몬의 정상 분비를 유도하는 것도 중요하다.

우리 몸에서 스트레스는 신장에서 받고, 간에서 보관하는데 과도한 스트레스는 이 두 장기의 기능을 저하 시켜 결국에는 갑상선 기능 항진증이나 안와종양을 발생케 하는 원인으로 작용되었다. 스트레스를 적게 받는 것도 치유법 중의 하나다.

생식요법은 수+목2+화2+상화+표준생식(또는 수+목+화2+상화+표준생식)
증상이 개선되면 체질 처방 해야 한다.
부항사혈로 혈전을 제거하여 혈액순환을 원활하게 하는 것이 좋다.

4) 안압이 올라가면 녹내장(綠內障)을 의심해야 한다.

가볍게 눈을 감고 좌우의 둘째손가락 안쪽을 눈꺼풀에 대며 살며시 안구를 눌러보자. 이때 '딱딱하다'고 느껴지면 안압이 상승해 있고 녹내장이라고 생각해도 좋다.
(정상인 안압은 10~21㎜/hg, 이 범위를 넘으면 녹내장),

녹내장은 두통, 구역질, 눈물분비, 결막충혈, 동공산대(교감신경의 지배를 받는 동공 확대근이 작용하여 동공이 지름4㎜이상으로 커지는 일), 시력장애와 같은 증상을 동반한다. 이는 수정체를 씻는 방수(房水)가 늘어나서 생기는 병으로 동양의학에서는 몸속에 수분이 쌓인 수독증(水毒症)으로 본다.

녹내장은 사물의 중앙부분은 보이지만 외곽의 사물은 보이지 않는 증상이 나타난다. 대개는 야맹증을 동반하는 경우가 많다.

동양의학적으로 보면 간 기능이 저하되어 근육이 오그라들어 발생하는 질환으로 본다. 안구 뒤에 있는 시신경이 곧게 뻗은 것이 정상이나 몸이 차가워지면서 시신경이 휘어지거나 수그러져 굽어진 경우 녹내장이 발생하게 된다.

이것은 간장의 기능을 보강해주면 시신경이 개선될 수 있다. 스트레스를 줄이고 신맛의 음식을 즐겨 먹는 식습관을 가지는 것이 좋다.

전체적으로 보면 혈액순환 장애에서부터 시작되므로 발을 따뜻하게 하는 운동을 하는 것을 병행해야 한다.

오행상 목(木)기능 저하로 분류하며 단맛과 매운맛을 줄이고 신맛, 쓴맛을 자주 먹으면 개선된다. 물론 수분의 부족에 관여하는 장기인 신장 기능을 보강하기 위해서는 짠맛의 음식을 먹어 수분을 유지하는 것도 중요하다.

우리 몸에서 스트레스는 신장에서 받고, 간에서 보관하는데 과도한 스트레스는 이 두 장기의 기능을 저하 시켜 결국에는 녹내장이 발생하게 된다. 스트레스를 적게 받는 것도 치유법 중의 하나다.

생식요법은 수+목2+화+상화+표준생식을 먹으면 된다.
증상이 개선되면 체질 처방 해야 한다.
부항사혈로 혈전을 제거하여 혈액순환을 원활하게 하는 것이 좋다.

2. 눈 다래끼는 몸에 저항력이 떨어졌다는 신호다.

대부분 세균 감염에 의한 것으로 보며 피로, 위생 불량, 영양실조, 면역계의 기능 저하를 눈 다래끼의 원인으로 본다.

눈의 면역력이 저하가 원인이다. 눈은 간과 연관이 있기에 간의 피로에 따라 다래끼가 생기고 낫고 한다.

치유를 위해서는 신맛과 떫은맛이 나는 음식을 먹고 푹 휴식을 취하는 것이 좋다. 피로한 눈의 회복을 위해 소금물 온찜질을 해주면 빠르게 치유할 수 있다.

생식요법 금+수2+목+상화+표준생식(또는 금+수+목2+상화2+표준)
증상이 개선되면 체질 처방을 해야 한다.
부항사혈로 혈전을 제거하여 혈액순환을 원활하게 하는 것이 좋다.

3. 흰자위의 색깔과 출혈로 간, 담낭, 췌장의 상태를 알 수 있다.

1) 흰자위가 노랗다면 간, 담낭, 췌장의 병변이 발생하고 있다는 신호다.

간에서 십이지장으로 운반되는 담즙의 통로인 담도의 흐름이 나빠져 담즙색소인 빌리루빈이 혈액 속에 흡수되어 고빌리루빈 혈증이 되면 초기에는 흰자위가 그러다가 점차 온몸의 피부가 노란색을 띈다. 이러한 황달은 간장병이나 담낭, 췌장에 생기는 병의 원인이 된다.

황달(黃疸)은 피부보다 먼저 흰자위가 노랗게 되는 것이 특징이다. (간염, 간경변증, 간암, 담석, 담낭염, 담낭암, 췌장염, 췌장암 등)

귤이나 당근, 호박 등은 지나치게 많이 먹으면 일어나는 '카로틴혈증'은 피부(특히 손의 피부)가 노랗게 변하지만, 흰자위는 결코 노랗게 변하지 않는다. 카로틴혈증은 건강에 아무런 해가 없다. 또 고지혈증 환자는 흰자위에 지방이 침착해 약간 노란기를 띄기도 한다.

이런 증상이 나타나는 사람들은 물을 적게 먹는 것이 특징이다. 물을 자주 먹어 담즙의 정상 배출과 순환 구조를 가지게 하면 황달증상이 해소된다. 맥상을 고려하며 맥상에 나타나는 것을 기준으로 음식과 생식처방을 달리하여야 한다.

황달은 간(오행상 목(木)과 췌장(오행상 토(土)의 기능에 이상이 발생 시 발생하는 증상이기 때문에 정확한 원인을 찾고 처방하여야 한다.

2) 흰자위에 출혈이 있으면 혈액순환이 좋지 않다는 신호다.

흰자위의 출혈은 심한 재채기나 기침을 할 때, 배변 시 힘을 너무 주었을 때(노책/怒責), 그리고 고혈압 환자에게 일어나기 쉽다. 이런 증상을 동양의학에서는 멍과 마찬가지로 어혈의 한 증상으로 본다.

이 증상이 나타나면 본인도, 주위 사람들도 깜짝 놀라 허둥지둥 병원으로 달려가는 경우가 많다.

하지만 대부분 의사에게서 조금도 걱정할 필요 없다는 말을 듣게 된다. 핏발이 선 눈은 눈의 충혈을 말하며 눈을 지나치게 혹사한 탓에 생기는 혈액순환 장애라고 보면 된다.

화를 내거나 정신적으로 극도로 긴장했을 때도 눈이 충혈되는데 이는 스트레스에 의한 간 기능 저하와 관계가 있다.

이런 사람들은 귓바퀴를 병행 확인해야 한다. 귀 외부 바퀴부분이 맑은 색을 띄며 빨간 것은 혈액순환 장애임을 나타내기 때문이다. 눈에 핏발이 서는 경우도 피곤이 누적된 상태이거나 잠을 자지 못한 경우도 발생할 수 있기 때문에 반드시 귀의 붉은 상태를 병행 확인해야 한다. 귀가 빨갛다면 혈압으로 인한 혈액순환 장애로 인해 안압이 높아진 결과라고 보면 된다.

오행상 목(木)기능 저하로 분류하며 단맛과 매운맛을 줄이고 신맛, 쓴맛을 자주 먹으면 개선된다. 물론 수분의 부족에 관여하는 장기인 신장 기능을 보강하기 위해서는 짠맛의 음식을 먹어 수분을 유지하는 것도 중요하다.

우리 몸에서 스트레스는 신장에서 받고, 간에서 보관하는데 과도한 스트레스는 이 두 장기의 기능을 저하 시켜 결국에는 담즙의 이상현상으로 인한 황달로부터 간염, 간경변증, 간암, 담석, 담낭염, 담낭암, 췌장염, 췌장암 등의 원인으로 작용한다.

- 간 기능 저하가 원인(현맥)일 때는 매운맛을 줄이고 신맛을 자주 먹으며, 생식은 수+목2+화+상화+표준으로 처방한다.
- 췌장의 기능 저하가 원인일 때(홍맥)는 신맛을 줄이고 단맛을 자주 먹으며, 생식은 토2+금+수+상화+표준생식을 먹어야 된다.

  증상이 개선되면 체질 처방을 해야 한다.

  부항사혈로 혈전을 제거하여 혈액순환을 원활하게 하는 것이 좋다.

4. 각막에 흰 테두리가 있으면 동맥경화증이 진행 중이다.

1) 각막에 흰 테두리가 있으면 동맥경화가 진행 중이다.

각막 주위를 둥글게 둘러싸고 있는 흰색 테두리를 노인환(老人環)이라고 부른다. 이는 노화(老化)의 신호로 본다. 노인환의 정체는 콜레스테롤이 침착(沈着: 밑으로 가라앉아 들러붙음)했기 때문이다. 혈관 내벽에 콜레스테롤이 침착한 것은 동맥경화증으로 노인환과 동맥경화증은 거의 함께 나타난다. 즉 노인환이 있는 사람은 동맥경화증도 있다는 말이다.

때때로 열 살 이하의 소아에게서도 이런 노인환이 나타나기도 한다. 이 점에 대하여 일본의 전 니혼대학 소아과 교수이자 소아성인학과의 권위자인 오쿠니 마사히코 박사는 "요즘 아이들은 유아기 때부터 동맥경화증이 있다."는 사실을 밝혔다.

① 눈꺼풀이 부었다: 간 기능 저하
② 한쪽 눈꺼풀이 처졌다: 뇌 이상(흉선 암인 경우는 한쪽 눈꺼풀이 처진다.)
③ 눈이 침침하다: 뇌나 간의 이상
④ 안구가 돌출되었다: 갑상선 이상
⑤ 다래끼: 면역력 저하
⑥ 눈을 감고 안구를 누르면 딱딱하게 느껴진다: 녹내장
⑦ 눈꺼풀에 노란 물집: 콜레스테롤 과다
⑧ 눈 밑에 다크서클: 혈액순환 장애, 과식이나 찬 음식을 즐기는 사람(반달 형태), 간장병, 신장 기능 저하(길게 밑으로 형성된다.)
⑨ 눈썹이 성기거나 빠진다: 갑상선 기능 이상
⑩ 각막에 흰 테두리: 동맥경화증
⑪ 안구건조: 간 이상, 수면부족, 피로
⑫ 흰자위 출혈: 혈액순환 장애
⑬ 흰자위가 노란색: 간장, 담낭, 췌장의 이상

오행상 각막의 흰 테두리(동맥경화)는 화(火: 심장/소장)로 분류한다. 심장기능을 저하시키는 것으로는 짠맛, 매운맛의 음식을 과식하는 경우에 발생할 수 있다. 수극화(水克火)의 관계에서 수기능 항진(20+)으로 인한 화기능의 저하(20-)다. 쓴맛, 단맛의 음식을 자주 먹으면 개선된다.

생식요법은 목+화2+토+상화+표준생식을 먹으면 된다.(화+토2+금+상화+표준)

증상이 개선되면 체질 처방해야 한다.

부항사혈로 혈전을 제거하여 혈액순환을 원활하게 하는 것이 좋다.

5. 동공의 크기를 통해 동맥 출혈 여부를 알 수 있다.

1) 한쪽 동공만 커지면 긴급수술이 필요하다.

한쪽 동공만 커져 있을 때는(일측성 산동) 중경막 동맥이 출혈해서 뇌신경인 동안신경이 압박을 받아 마비가 일어나고 있음을 나타나고 있기에 병원을 찾아야 한다. 홍채를 볼 수 있는 사람이거나 아니면 안과 전문의에게 진단을 받아야 한다.

동양의학적으로는 동공이 커진 쪽의 맥상이 크고 빠르게 박동하는 현상을 찾을 수 있다. 이것은 너무 긴장한 탓으로 혈액순환 장애가 좌우가 극심함을 나타내고 있다.

혈당도 높아지고 혈압도 높아져 있어 좌우의 신체 불균형이 나타나고 있음을 암시하는 증상이다. 이런 경우는 갑자기 중풍이나 편고 마비가 발생할 수 있고, 한쪽의 행동이 불편함이 전조증상으로 나타날 수 있으니 즉시 병원에서 진단을 받아야 한다.

이런 증상이 발생하게 된 원인을 보면 쓴맛을 자주 먹어 강력한 이뇨효과로 인한 신장기능 저하와 단맛의 과잉으로 인한 혈액의 끈적거림의 과도로 인한 혈액순환 장애로 인해 발생하게 된다. 눈은 외부로 들어난 장기로서 모세혈관이 많이 분포된 중요한 곳이기에 몸이 차가워지면서 가장 먼저 혈액순환 장애가 나타나는 것이기도 하다.

물론 과도하고 오랜 동안 스트레스의 누적이 가장 큰 원인으로 작용된 점도 간과할 수 없다. 이런 증상이 나타나지 않게 하려면 평소의 생활 습관이나 식습관을 바르게 가지는 것이 우선일 것이다. 비교하는 습관과 욕심을 줄이고, 항상 즐겁고 타인을 배려하는 마음과 작은 일에도 감사하는 마음을 가지는 것이 좋다. 음식으로는 단맛을 줄이고 짠맛과 신맛을 자주 먹는 것이 좋다.

생식요법은 수2+목+화+상화+표준생식이면 된다. (수+목2+화+상화+표준)

증상이 개선되면 체질 처방을 해야 한다.

부항사혈로 혈전을 제거하여 혈액순환을 원활하게 하는 것이 좋다.

6. 눈꺼풀의 색깔, 붓기, 늘어짐의 상태로 콜레스테롤 과다, 뇌질환을 알 수 있다.

1) 아침에 눈꺼풀이 붓는다는 것은 신장기능이 저하됐다는 신호다.

아침 잠자리에서 일어났을 때 '눈꺼풀' 주위가 부어 있는 것은 급성신장염이나 당뇨병성 신장질환 등을 비롯한 신장 기능 저하가 주원인이다. 이 같은 신증후군(nephrotic syndrome)은 눈꺼풀뿐만 아니라 온몸이 붓는 증상을 보인다. 좌측 눈이 부으면 좌측 신장 기능 저하, 우측 눈이 부으면 우측 신장이 기능 저하다.

참고로 심장병으로 인한 부종은 다리에서부터 시작되고, 오후가 되면 더욱 심해지는 것이 특징이다. 간장병으로 인한 부종은 배 속에 장액성(漿液性) 액체가 고이는 복수(腹水)부터 시작하는 경우가 많다.

동양의학에서는 고창증(鼓脹症)이라 하며 복수가 찬다는 것은 간경화가 꽤 진행 됐음을 나타내는 징조다. 피부 색깔이 검붉은색이나 특히 귀가 검붉은색이면 신장과 간장의 기능이 동시에 저하됐음을 나타낸다.

또 눈꺼풀이나 입술(때로는 손발이나 외음부)에 발작성이나 일과성으로 그 부위에 한해 생기는 부종은 '퀸케부종(quincke's edema)'이라고 한다. 이는 알레르기 반응에 의한 모세혈관의 투과성 항진을 원인으로 본다.

구분	얼굴 부종	다리 부종
증상	신장 기능 저하 ※ 점차 전신부종이 생긴다.	심장 기능 저하 ※ 오후에 더 심해진다.
원인 음식	쓴맛, 단맛	매운맛, 짠맛
치유 음식	짠맛, 신맛	쓴맛, 단맛

① **얼굴 부종**: 수(水)기능 저하로 본다. 즉 신장 기능이 저하되면 얼굴에 부종이 발생한다. 이런 증상이 발생하는 이유는 단맛과 쓴맛의 과식에서 오므로 줄이고, 짠맛, 신맛의 음식을 자주 먹으면 개선된다.

생식요법은 수2+목+화+상화+표준생식이면 된다.

증상이 개선되면 체질 처방을 해야 한다.

부항사혈로 혈전을 제거하여 혈액순환을 원활하게 하는 것이 좋다.

② **다리(종아리)부종**: 화(火)기능 저하로 본다. 즉 심장 기능이 저하되면 종아리에 부종이 발생한다. 이런 증상이 발생하는 이유는 매운맛과 짠맛의 과식에서 오므로 줄이고, 쓴맛과 단맛의 음식을 자주 먹으면 개선된다.

생식요법은 화2+토+금+상화+표준생식이면 된다.

증상이 개선되면 체질 처방을 해야 한다.

부항사혈로 혈전을 제거하여 혈액순환을 원활하게 하는 것이 좋다.

2) 아래 눈꺼풀 안의 붉은 기가 엷으면 빈혈이라는 신호다.

아래 눈꺼풀을 잡아당겨 보았을 때 붉은 기가 흰빛을 띄거나 엷을 때는 빈혈이다.

눈꺼풀 안쪽에는 모세혈관들이 많이 뻗어 있어 이를 통해 혈액의 양을 판단할 수 있다. 적혈구 수 (정상은 400~500만개/㎣)가 적든가 적혈구의 색을 내는 혈색소(헤모글로빈 12~16g/dl)가 적으면 본래 붉게 보이는 눈꺼풀 안의 색이 엷어진다.

동양의학에서는 이런 증상을 해소시키기 위해 미역국을 장복하라고 조치한다. 즉 신장기능을 보강해 줌으로서 골수기능으로 튼튼하게 하여 맑은 혈액을 생산하는 기능(조혈기능)을 보강하도록 한 조치다.

미역국이나 해조류 음식을 자주 먹으면 빈혈을 정상화시킬 수 있다. 물론 단맛의 음식(특히 식품첨가물이나 액상과당이 들어간 음식들)을 줄이는 것이 우선이다.

생식요법은 수2+목+화+상화+표준생식이면 된다.

증상이 개선되면 체질 처방을 해야 한다.

3) 눈꺼풀에 노란색 사마귀 같은 알갱이가 있으면 콜레스테롤이 많다는 신호다.

눈꺼풀에 생기는 사마귀와 같은 노란색 알갱이(종괴)는 콜레스테롤이 침착해서 생긴 것으로 총 콜레스테롤이 260㎎/dl(정상은 130~220㎎/dl)가 되면 나타나는 경우가 많다. 그밖에 손바닥, 손가락 관절의 안쪽과 같은 주름부위에 잘 생긴다.

건강 검진 결과표를 보면 콜레스테롤수치, 저밀도 콜레스테롤, 중성지방수치가 매우 높다. 생활 습관을 보면 음주와 흡연도 남보다 많이 하고 있다.

이런 사람들은 공통적으로 수족냉증을 가지고 있다. 발이 차가워 수승화강이 이루어지지 않는 것이다. 발을 따스하게 하는 운동을 하면 자연스럽게 노란색 알갱이가 사라진다.

생식요법은 금+수2+목+상화+표준이면 된다.

증상이 개선된 후에는 체질 처방을 해야 한다.

부항사혈로 혈전을 제거하여 혈액순환을 원활하게 하는 것이 좋다.

4) 눈꺼풀이 늘어지면 뇌병변이라는 신호다.

윗 눈꺼풀(상안검)은 제3뇌신경인 동안(動眼)신경이 움직임을 조절한다. 한쪽 꺼풀만 늘어지는 경우와 양쪽 꺼풀이 모두 늘어지는 경우로 나뉘며 다음과 같은 병을 의심할 수 있다.

① 한쪽 눈꺼풀만 늘어지는 경우(단안 안검하수)는 동안신경을 마비시킨 병변으로 거미막하출혈, 뇌염, 수막염, 뇌종양 등을 의심할 수 있다. 이중 어떤 병이든 뇌신경외과의 진료를 받아야 한다. 일반적으로 흉선 암이 진행돼도 한쪽 눈(주로 우측 눈)이 감기는 증상이 나타난다.

② 양쪽 눈꺼풀이 늘어지는 경우(양안 안검하수)에는 온몸의 근력이 저하되는 난치병인 중증근무력증을 의심할 수 있다.

아침보다 저녁에 증상이 더 심해지고 피로하거나 눈 깜빡거림을 반복하면 악화된다.

눈꺼풀이 한쪽만 늘어진다.	눈꺼풀이 양쪽 다 늘어진다.
거미막하출혈, 뇌염, 수막염, 뇌종양, 흉선암	중증근무력증

이런 사람들은 엄지발가락의 족문(지문)이 있는 곳을 살짝 눌러서 만져보면 모래알 같은 것이 만져진다. 그곳을 자주 자극해주면 모래알 같은 것이 풀어진다. 이것이 풀어지면 뇌기능이 정상화되고 있음을 나타낸다.

오행상 눈꺼풀은 수(水)기능과 연관이 있다. 즉 신장 기능이 저하되면 눈꺼풀이 늘어지는 증상이 나타난다. 물론 오행상 토(土)기능이 저하 시도 나타날 수 있다. 이때는 양쪽 눈꺼풀이 모두 늘어지며 위하수나 위무력 증상, 그리고 피부가 누런색을 띠면서 나타난다.

한쪽 눈만 나타나는 증상: 신장 기능과 연관이 있다. 좌측 눈은 좌측 신장, 우측 눈은 우측 신장과 연관이 있다. 신장은 뇌수와 연관이 있어 뇌 속에서 문제 발생 시는 신장 기능 저하 시 발생한다. 또한 혈관의 문제는 심장과 연관이 있기도 하다. 오행상 수극화(水克火)의 부조화에서 발생할 수 있으나 근본적인 문제는 혈액의 탁(濁)함으로 인한 혈액순환 장애로 인해 혈관 내 혈전의 생성과 누적으로 인한 것이다. 혈전의 생성 원인은 몸이 차가워지면서 혈액의 점도가 높아지는 것이다.

쓴맛이나 단맛의 과잉은 혈액을 탁하게 하고 신장 기능을 저하시키기 때문이다. 그래서 음식은 이런 음식을 줄이고 매운맛(체내에서 열을 발생 시키는 효과)과 짠맛(신장 기능을 보강하여 맑은 혈액생성 여건 보장)의 음식을 자주 먹는 것이 좋다.

생식요법은 금+수2+목+상화2+표준생식이면 된다.

증상이 개선되면 체질 처방을 해야 한다.

부항사혈로 혈전을 제거하여 혈액순환을 원활하게 하는 것이 좋다.

③ 양쪽 눈꺼풀이 감기는 것은 중증근무력증(근육 내 수분 과잉으로 수축과 이완작용이 어렵고 중력을 이기지 못할 때 근육이 무력해지는 증상이 나타난다.)으로서 오행상 목(木: 간장/담낭)기능 저하 시 나타나는 증상이다. 즉 간 기능 저하 시 발생한다. 간 기능을 저하시키는 음식은 단맛과 매운맛의 과잉이다. 그러므로 단맛과 매운맛을 줄이고 짠맛과 신맛의 음식을 자주 먹는 것이 좋다.

생식요법은 수2+목2+화+상화+표준생식이면 된다.

증상이 개선되면 체질 처방을 해야 한다.

부항사혈로 혈전을 제거하여 혈액순환을 원활하게 하는 것이 좋다.

짠맛은 근육 내 수분을 조절하고, 신맛은 근육의 수축과 이완작용을 보강하여 근육의 탄력을 강화시키는 효과를 가진다.

5) 눈이 잘 감기지 않으면 안면신경이 마비되었다는 신호다.

눈이 잘 감기지 않는 것은 안면신경이 마비되었을 때 나타나는 증상이다. 이것은 제 7 뇌신경(안면신경)의 지배를 받는 안륜근(眼輪筋)이 수축할 수 없기 때문에 나타나는 증상이다.

이런 때는 중풍이나 구안와사 증상도 함께 진단해야 한다.

아-에-이-오-우가 잘 안되면서 물을 먹을 때 흘리거나 침을 흘리면 중풍이고, 이때 나타나는 맥상은 대개 현맥(간 기능이 약할 때 나타나는 맥상)이 나타나고, 눈과 입이 한쪽으로 돌아가며 손이 같이 떨리면 구안와사 증상으로서 이때는 비/위장의 기능이 약 할 때 나타나는 홍맥이 나타난다. 이런 두 가지 증상이 없으면서 눈이 감기지 않는 것은 안면근육의 손상이라 보면 된다.

구분	안면근육 손상	중풍	구안와사
차이점	신경손상	침, 물을 흘린다. 상하, 좌우 편고마비가 나타난다.	눈과 입이 한쪽으로 돌아간다.
발생원인	신장 기능 저하	간장 기능 저하	비장 기능 저하
발생음식	강한스트레스, 단맛	냉하고 달고 매운맛	냉하고 신맛, 쓴맛
치유 음식	짠맛/떫은맛	짠맛, 신맛, 쓴맛	단맛, 매운맛, 짠맛
생식처방	금+수2+목+ 상화2+표준	수+목2+화+상화+ 표준	토2+금+수+상화+ 표준

생식은 증상이 개선되면 체질 처방을 해야 한다.

6) 상/하 눈꺼풀이 크게 벌어지는 것은 갑상선 기능 항진증이라는 신호다. (바제도병)

바제도병에서는 교감신경이 지나치게 긴장한 탓에 눈꺼풀을 들어 올리는 근육인 안검거근이 연축(작게 경련해 수축함)되어 위 눈꺼풀이 들려져서 안검렬(眼瞼裂: 위 눈꺼풀과 아래 눈꺼풀의 사이)이 확대 된다.

이 때문에 눈을 깜빡거리는 횟수가 줄어들고 속도도 느려진다.

일부는 눈알이 튀어나오는 것 같다고 표현하기도 한다.

오행상 목(木)으로 분류하며 간장 기능 저하 시 나타나는 질환이다. 수생목(水生木)이 잘 안될 때, 목기능 저하, 목생화(木生火)가 동시에 기능 저하 시 나타나는 증상이다. 목생화(木生火)의 부조화가 차지하는 비중이 큰 질환이다. 즉 스트레스 과다 누적으로 인해 간장, 심장 기능이 저하되었을 때 나타난다. 물론 호르몬을 주관하는 신장의 부신 기능 저하가 근본적인 원인이다.(뇌하수체 전엽 기능 이상 시)

평상시 스트레스를 많이 받으면서 단맛이나 매운맛의 과잉으로 인해 신장, 간장, 심장 기능이 동시에 저하되면서 발생하는 질환이기에 단맛, 매운맛을 줄이고, 신맛과 쓴맛의 음식을 자주 먹으면 된다.

생식요법은 수+목2+화+상화2+표준생식이면 된다.
증상이 개선되면 체질 처방을 해야 한다.
부항사혈로 혈전을 제거하여 혈액순환을 원활하게 하는 것이 좋다.

7. 눈썹이 빠지면 갑상선 기능 저하증이 진행 중이다.

갑상선 기능 저하증(점액수종)의 증상으로는 머리카락뿐만 아니라 눈썹 털도 빠진다. 특히 눈썹 꼬리의 3분의 1이 먼저 빠져 성기게 되는 것이 특징이다. 피곤이 누적되며 체중이 증가한다.

이 특징은 점액수종을 진단하는 결정적인 근거중의 하나가 된다. 앞에서도 알아봤듯이 건강검진표를 자세히 살펴보아 찾을 수 있다.

갑상샘호르몬(T3, T4)은 거의 모든 세포에 관여한다. 에너지 생성을 증가시키고, 정상 발육을 촉진한다. 또한 몸의 체온을 조절하는 역할을 한다. 갑상샘 기능은 갑상샘 호르몬과 갑상샘 자극호르몬(TSH)의 수치를 따져야 한다.

예를 들면, 갑상샘 기능 저하증이면 호르몬 수치는 떨어지고, 자극호르몬 수치는 증가한다. 또한 호르몬 수치는 정상인데 자극호르몬 수치만 오르는 사람이 있다. 바로 무증상 갑상샘 기능 저하증이다. 이것은 호르몬 수치가 정상이라서 증상이 나타나지 않는다.

약물 치료를 하지 않지만 기능 저하나 기능 항진증으로 발전할 수 있는 잠재성을 가진다. 재검사를 받아야 한다.

〈갑상선 기능 검사 및 남성 호르몬 (예) 성인 남성〉

단위 생략

검사 항목	정상 범위	2014. 6	2015. 4	차이
T3(갑상선 호르몬)	0.69~2.10			
T4(갑상선 호르몬)	0.74~1.8	1.38	1.10	−0.28
TSH(갑상선자극호르몬)	0.25~5.0	1.23	2.79	+1.56
테스토스테론	1.93~8.36	3.6	3.04	

위의 도표를 보면 2014년도와 2015년도의 검사결과를 비교해 볼 때 갑상선 호르몬은 1.38에서 1.10으로 (-0.28) 줄어들었지만, 갑상선자극호르몬수치는 1.23에서 2.79로 (+1.56) 증가했다. 두 가지 호르몬의 수치가 모두 정상치의 범위 안에 들어 있지만 이 남성은 갑상선 기능 저하증이 있어 서서히 이유 없이 살이 찌거나 피곤함을 자주 느낄 것이다. 자세한 재검사를 받아야 한다.

앞에서 설명한 것처럼 갑상선 기능 저하증이면 호르몬수치는 떨어지고, 자극호르몬 수치는 증가한다. 반대로 갑상선 기능 항진증인 경우는 호르몬 수치는 증가하거나 높고, 자극호르몬수치는 낮아지거나, 낮다.

갑상선 기능 이상의 잠재성 있는 사람도 재검사를 받아 예방해야 할 것이다.

오행상 목(木)으로 분류하며 간장 기능 저하 시 나타나는 질환이다. 수생목(水生木)이 될 인될 때, 목기능 저하, 목생화(木生火)가 동시에 기능 저하 시 나타나는 증상이다. 수생목(水生木)의 부조화가 차지하는 비중이 큰 질환이다. 즉 스트레스 과다 누적으로 인한 신장, 간장 기능이 저하되었을 때 나타난다. 물론 호르몬을 주관하는 신장의 부신 기능 저하가 근본적인 원인이다.(뇌하수체 전엽 기능 이상)

평상시 스트레스를 많이 받으면서 단맛이나 매운맛의 과잉으로 인해 신장, 간장, 심장 기능이 동시에 저하되면서 발생하는 질환이기에 단맛, 매운맛을 줄이고 짠맛, 신맛의 음식을 자주 먹으면 된다.

생식요법은 수2+목2+화+상화+표준생식이면 된다.
증상이 개선되면 체질 처방을 해야 한다.
부항사혈로 혈전을 제거하여 혈액순환을 원활하게 하는 것이 좋다.

8. 눈 밑의 색깔을 통해 신장병을 알 수 있다.

오행상 수(水: 신장/방광)기능 저하 시 나타난다. 차가운 음식이나 단맛, 쓴맛의 음식을 줄이고 따뜻하게 매운맛, 짠맛, 신맛을 자주 먹으면 된다.

눈 밑에 반달형(다크서클)은 위장 기능 저하 시 나타나고, 세로로 길게 검은 것은 신장 기능 저하 시 나타난다. 차가운 음식이나 단맛을 과식하면 나타나는 증상이다. 스트레스를 받으면 과식을 하여 혈당을 올리려하기에 과식을 하게 된다. 스트레스를 적게 받는 생활 습관이 우선이고, 식사는 즐겁게 하도록 해야 한다.

생식요법은 금+수2+목+상화+표준생식이면 된다.
증상이 개선되면 체질 처방을 해야 한다.
부항사혈로 혈전을 제거하여 혈액순환을 원활하게 하는 것이 좋다.

9. 동양의학적으로 보는 눈의 전조증상에 대해 알아본다.

1) 음양론적으로 정리하면 다음과 같다.

동양의학에서는 우리 몸은 배꼽을 중심으로 상체는 양(陽)이요, 하체는 음(陰)으로 분류한다. 눈은 상체에 위치하고 있기에 양에 해당한다. 눈과 관련된 질환은 양의 병으로 분류함이 타당하다.

물론 양의 병인 눈의 질환이 발생하는 원인을 찾으려면 음(陰)에서 그 원인을 찾아야 한다.

여기서 음(陰)이라고 하는 것인 허리를 중심으로 반으로 접었을 때 마주치는 부분인 발에서 그 원인을 찾으면 쉽게 찾을 수 있다는 것이다. 눈과 관련된 질환들은 음중의 음으로 분류하는 발에서 그 원인을 찾으면 된다는 이야기다.

2) 오행론적으로 정리해 본다.

눈은 오행상 목(木)으로 분류하고, 부가적으로 수(水)와 연관이 있다고 본다. 이렇게 보는 이유는 양의학적으로 근시(近視)와 원시(遠視)는 신장 기능 저하 시 나타나는 증상이고, 사시(斜視)는 간 기능이 약할 때 나타나는 증상이기 때문이다.

발은 오행상으로 분류 시 목(木)으로 분류하고 있다.

발전체	발등	발 옆날	발바닥
목(木)	토(土)	목(木)	수(水)

두 번째는 경락상으로 분류하면 엄지발가락은 간 경락이 시작되는 곳이고, 4지는 담낭 경락이 끝나는 지점이다. 그래서 눈은 오행상 목(木)으로 분류한다. 오행상 목(木)은 간장과 담낭을 말하며 간장/담낭의 기능 저하 시 눈에 이상 현상이 발생하기 때문이다. 발에서 불편함이 나타나면(1지와 4지) 역시 눈에도 불편한 증상이 나타나기 시작한다.

눈과 관련된 상극관계를 보면 하나는 금극목(金克木)이요, 하나는 목극토(木克土)의 관계다. 상생(相生)관계를 보면 수생목(水生木)을 못해도 간장/담낭에 질환이 발생할 것이요, 목생화(木生火)가 지나쳐도 간장/담낭과 연관이 있는 눈에 질환이 발생하게 된다.

■ 금극목(金克木)이란?

음식의 맛으로 분류하면 매운맛의 음식을 자주 먹으면 폐기능이 항진되면서 금극목(金克木: 금20+, 목20-)하여 간 기능이 저하되어 눈과 관련된 질환이 발생할 수 있다.

■ 목극토(木克土)란?

음식의 맛으로 분류하면 단맛을 너무 많이 먹으면 비/위장의 기능이 항진되면서 토극수(土克水: 토20+, 수20-)하여 신장 기능이 약해지면서 수생목(水生木)을 하지 못하여 간 기능이 약해져 눈과 관련된 질환이 발생하게 되는 것을 의미한다.

3) 눈에 나타나는 다양한 관련 질환들, 어떻게 치유할 것인가?

눈에 나타나는 질환들뿐만 아니라 우리 몸의 어느 부분에서 나타나는 질환들의 발생 원인을 보면 잘못된 식습관과 생활 습관에서 비롯된다는 점이다. 몸에 나타나는 어떠한 질환들이 나타내는 전조증상을 알고 미리 예방하거나 개선시키면 된다. 물론 병이 깊어진 뒤에도 그 원인을 찾고 잘못된 식습관과 생활 습관을 바꿔야 한다는 것이다.

지금까지의 잘못된 식습관과 생활 습관으로 인하여 발생한 질환을 올바른 식습관과 생활 습관으로 바꾸지 않고 병원신세를 지거나 약으로 고치려 하기에 잘 치료되지 않고 만성병이 되는 것이다.

병을 고치거나 자연 치유를 하려면 식습관과 생활 습관을 바꿔야 한다는 점을 명심해야 한다.

① 개인별 1:1맞춤식 생식 처방법을 알아본다.
체질과 증상에 맞게 수생식, 목생식, 화생식, 상화생식, 표준생식을 처방하면 된다.
가) 일반 성인: 수+목2+화+상화+표준생식
나) 어린이: 수+목2+화+상화2+표준생식
다) 안경 착용자: 수+목2+화+상화2+표준생식

수: 신장 기능 보강, 맑은 혈액 공급(적혈구) 및 수분 조절 개선
(비장과 신장의 조화를 이루며 신장과 간장의 기능을 보강함)
목: 간장 기능 보강, 노폐물 배출로 혈관근육 기능 개선
(폐와 간장, 비장의 조화와 균형을 이룸)
화: 심장/혈관 및 혈액순환 장애 개선
(심장과 폐 기능을 조절하여 조화와 균형유지)
상화: 기혈의 순환 원활/정상 체온유지/면역력 향상
(오장육부의 상생상극(서로 돕고 견제하는)관계 개선)
표준: 고른 영양을 공급하면서 각 영양소의 조화와 균형 유지

② 음식의 맛과 관계를 알아본다.
신장 기능을 보강하기 위해서는 단맛을 먼저 줄여야 한다.
간장의 기능을 보강하려면 신장기능이 보강되어야 한다.
가) 짠맛을 자주 먹어 신장 기능을 보강한다.
나) 신맛의 음식을 먹어 간장의 기능을 보강하는 대책이 필요하다.

〈水: 맑은 혈액생산과 수분 조절을 개선하는 음식들(짠맛의 음식)〉

식품(맛)	짠맛, 고린내 나는 맛, 지린내 나는 맛
곡식	콩, 서목태(쥐눈이콩)
과일	밤, 수박
야채	미역, 다시마, 김, 파래, 각종 해초류, 콩떡 잎
육류	돼지, 해삼, 개구리, 지렁이, 동물의 신장/방광/생식기, 굼벵이, 뱀, 새우젓, 명란젓, 조개젓, 기타젓갈류
조미료	소금, 된장, 두부, 간장, 치즈, 젓갈류
차	두향 차, 두유
근과류	마

〈木: 노폐물 배출과 근육을 보강하는 음식들(신맛의 음식)〉

식품(맛)	신맛, 고소한 맛, 누린내 나는 맛
곡식	팥, 밀, 귀리, 메밀, 보리, 동부, 강낭콩, 완두콩
과일	귤, 딸기, 포도, 모과, 사과, 앵두, 유자, 매실
야채	부추, 신 김치, 깻잎
육류	개, 닭고기, 계란, 메추리알, 동물의 간/쓸개
조미료	식초, 참기름, 들기름, 마가린
차	오미자차, 땅콩 차, 유자차, 들깨 차, 오렌지주스
근과류	땅콩, 들깨, 잣, 호두

〈火: 혈액순환과 혈관을 보강하는 음식들(쓴맛의 음식)〉

식품(맛)	쓴맛, 단내/불내나는 맛
곡식	수수
과일	살구, 은행, 해바라기 씨, 자몽
야채	풋고추, 냉이, 쑥갓, 상추, 샐러리, 취나물, 고들빼기
육류	염소, 참새, 칠면조, 메뚜기, 동물의 염통/곱창/피
조미료	술, 짜장, 면실류
차	홍차, 녹차, 커피, 영지 차, 쑥차
근과류	더덕, 도라지

자신의 취향에 맞게 음식을 골라먹으면 된다.

③ 음식의 색깔과 오장육부와의 관계를 알아본다.
신장 기능을 보강하기 위해서는 검은색 먹을거리들을 먹는다.
간장 기능을 보강하기 위해서는 푸른색의 먹을거리들을 자주 먹으면 기능이 보강되는 효과를 가진다. (붉은색은 심장/소장, 하얀색은 폐/대장, 노란색은 비/위장 기능을 보강한다.)

앞에서 알아본 눈에 나타나는 증상들은 공통적으로 정리하면 신장과 간장의 기능이 저하되면서 발생하는 질환들로 정리할 수 있다.

서양의학적으로는 다양한 이름으로 불리고 있지만 오장육부와 연관이 있는 질환으로 분류해 보면 신장, 간장, 심장기능 저하 시 발생하는 질환들이라는 점이다. 그래서 세 가지 장부의 기능을 보강하는 식습관으로 바꾼다면 다양한 질환들을 예방하거나 치유할 수 있다. 이와 함께 몸을 항상 따스하게 유지하여 면역력을 보강할 수 있는 동양의학의 건강 원칙인 두한족열(頭寒足熱)을 여건을 강구한다면 현재 나타난 증상을 개선시킬 수 있을 것이다.

모든 병 발생이 어느 날 갑자기 발생한 것이 아니고 어느 형태로든 전조증상을 반드시 보낸다. 이런 전조증상을 알고 더 깊어지기 전에 증상을 개선시키는 것 역시 자연 치유의 한 방법이다.

이런 전조증상은 잘못된 식습관과 생활 습관에서 발생하니 전조증상이 나타나면 두 가지를 바꿔야 한다.

개선해야할 식습관과 생활 습관 중에서 굳이 어느 것이 먼저냐고 한다면 식습관을 먼저 바꾸는 것이 우선이라 하겠다. 그래서 히포크라테스도 "음식으로 못 고치는 병은, 약으로도 못 고친다."라고 강조한 것이다.

병이 발생하면 의사에게 달려갈 것이 아니라 자신의 식습관과 생활 습관을 되돌아보는 것이 우선일 것이다.

지금 '바꾸지 않으면, 어느 것도 변하지 않는다.'는 말의 속내를 엿보면서 무병장수를 꿈꾸어 보자.

03 귀, 코의 변화를 읽자:
귀와 코의 건강 상태로 생명력의 건강을 찾는다.

귀를 보면 신장을 볼 수 있다고 한다.

동기상구(同氣相求)란 말이 있듯이 생김생김이 귀와 신장이 비슷하다. 실제로 해부를 한 것을 보면 비슷하다. 그래서인지 신장기능이 좋으면 목소리가 맑지만 신장 기능이 약하면 말소리도 힘이 없고 맑지도 못하다.

동기상구에 대하여 알아본다.

동기상구란 말은 서양에는 없는 동양에서만 활용하는 말 중의 하나다. 크게 나누면 자연과 인간, 동적(動的)인 것(움직이는 것: 동물)과 정적(靜的)인 것(움직이지 않는 것: 식물)으로 구분할 수 있다. 이런 자연의 것들 중에서 인간의 형체를 닮은 생활 습관이나 신체의 부분들은 인간의 형체에 해당하는 부분에게 유효한 효과를 준다는 말이다. 예를 들면 생선의 눈은 인간의 눈에 좋고, 우슬(牛膝)이라고 하는 식물은 소의 무릎 뼈같이 생겼다. 이런 우슬은 인간의 무릎통증이나 불편함을 개선시키는데 효과가 있다는 말이다. 또한 인간의 척추는 많은 마디를 가지고 있다. 이런 인간의 척추질환을 개선시키는 데는 역시 마디를 많이 가지고 있는 먹을 것들이 좋다는 것이다. 지네, 뱀장어, 또는 각종 생선류의 빼를 먹으면 좋다는 이론이다. (중국에서는 사류치류(似類治類)라고 표현하기도 한다.)

사람의 배꼽 아래에 있는(음으로 구분) 신장 기능 저하 시는 땅속으로 생장하는 식물이나 동물을 먹으면 기능을 보강할 수 있다는 것이다. 예를 들면 동물이나 곤충으로는 지렁이(토룡이라 함), 땅강아지, 뱀, 두더지, 쥐가 좋고, 식물로서는 땅속으로 길게 생장하는 하수오, 마, 우엉, 도라지, 더덕, 각종 뿌리 근경식물들이 신장 기운을 보강해준다. 또한 사람의 체액 중에서 염분 농도(0.9%)가 부족해서 발생하는 질환에는 바다에서 생장하는 미역, 다시마, 김, 톳을 비롯한 해초들이 최고의 보약으로 효과를 나타낸다.

지상 식물에서는 콩은 사람의 두뇌를 좋게 한다고 한다. 생긴 것이 사람의 얼굴과 비슷하게 둥글게 생겼기 때문이며, 호두는 사람 뇌의 주름과 유사하게 생겨서 머리를 맑게 해주는 음식으로 알려져 있다.

공을 반쪽으로 쪼개면 신장과 유사하게 생겼고 우리 몸에서 귀와 비슷하게 생겼다. 그래서 신장 기능을 보강하는 음식으로 활용하고 있는 것이다.

이렇듯이 동양에서 활용하는 동기상구라는 말은 서양의학에서는 이해하기 어려운 점들을 가지고 있으나 실제 이런 이론을 가지고 민간에서는 우리 몸에서 발생하는 불편함을 개선시키고 있다.

더 나아가서 동물과 식물의 음양의 기운이나 오행의 기운을 배합하거나 동물끼리의 배합, 식물끼리의 배합 등을 적절하게 활용하여 질병을 개선하는 사례들이 무수히 많다. 이런 점들이 서양의학에서 이해하기 어려운 동양의 신비로움이요, 민중 의술의 신비로움이라 할 것이다.

예를 하나 들면 앞서 알아본 우슬 하나만으로도 무릎의 불편함을 개선시킬 수 있으나 동물(양)과 식물(음)의 음양 기운을 배합한다면 목(木: 간장/담낭)기운을 가지고 있는 닭(동물이기에 양으로 분류함) 중에서 사계절 관절을 항상 사용하는 닭발과 사람의 관절과 유사한 우슬(식물이기에 음으로 분류함)을 함께 불에 고아서 달여(양 기운 보강)먹으면 무릎관절의 불편함을 개선시킬 수 있다. 이런 것을 동기상구의 의미라 한다.

신장은 우리 몸에서 생식비뇨기계와 상호관계를 갖고 있다. 신장 기능이 약하면 생식비뇨기계 질환이 발생하는 것을 볼 수 있다.

동양의학에서 신장은 우리 몸에서 음(陰)중의 음(陰)으로 분류한다. 또한 신체의 하체는 음(陰)으로 분류하여 신장 기능이 약하면 하체(下體)가 부실한 것과도 상통한다.

코는 폐하고 연결되어 있다고 분류한다. 공기를 코로 흡입하면 이것이 폐로 들어가 산소를 공급하는 역할을 하기에 코와 폐는 상호 연결되어 있다고 보는 것이다. 오행상 공기는 보이지 않는 양(陽)을 의미하기도 한다. 하나씩 알아본다.

1. 귓바퀴의 혹으로 통풍을 알 수 있다.

1) 귀에 혹이 났다면 통풍이 진행 중이다.

귀 연골(귓바퀴 둘레)을 따라 요산이 침착되어 '혹'이 생긴다. 보통 통풍(痛風)은 엄지발가락 관절에 요산이 침착되어 발생하는 것이 대부분이다. 그렇지만 귀에 생기는 통풍결절(혹)을 통해 진단하기도 한다. 주로 귀의 윗부분을 만져보면, 살 안쪽에 쌀알이나 팥알만 한 작은 알갱이가 만져지는데 이것이 요산이다. 이런 것이 귀에서 만져지면 통풍이 있는 것이다.

오행상 귀는 수(水)로 분류한다. 요산(尿酸)의 생성은 신장에서 하기 때문이기도 하지만 몸 안에 과잉되고 있는 요산을 걸러서 배출하는 역할도 신장이 한다.

이러한 과정에서 이상이 발생하고 있음을 귀에 나타내주는 것도 그리 이상한 일도 아니다. 관련된 부분에 증상을 나타내주는 것은 당연한 일이다. 또한 간장에서는 이러한 잉여 물질들을 분해 배출하는 역할을 하는데 간장 기능이 저하되면 체내에 요산이 축적되는 것이다.

요산은 신장과 간장의 두 장기와 연관이 있는 물질이다. 요산이 생성되면서 쓴맛과 단맛의 과식으로 인해 신장기능이 저하되고 요산량을 조절하지 못하며 간장의 기능도 저하되어 결국 통풍을 유발케 하는 것이다.

이를 예방하기 위해서는 쓴맛과 단맛을 줄이고 짠맛과 신맛을 자주 먹으면 된다. 팥을 삶아서 그 물을 수시로 먹어도 좋은 결과를 얻을 수 있다.

생식요법은 금+수2+목2+상화+표준생식이면 된다.
증상이 개선되면 체질 처방을 해야 한다.
부항사혈로 혈전을 제거하여 혈액순환을 원활하게 하는 것이 좋다.

2. 귓불 주름을 통해 심장병을 알 수 있다.

1) 귓불에 주름이 생기면 심장병이 진행되고 있음을 의미한다.

발생학적으로는 귀와 심장은 모양도 비슷해 가까운 존재라고 본다.

시카고 대학 의학부 월리엄 j. 엘리엇 조교수가 발표한 '귓불과 심장병과의 관련성 연구'에 의하면 매우 흥미롭다. 엘리엇 박사는 54~72세에 속하는 108명을 다음의 네 집단으로 나누어 8년간 추적 관찰했다.

① 귓불에 주름이 있고, 관상동맥 질환(협심증, 심근경색 등)이 있는 집단(27명)
② 귓불에 주름이 있지만, 관상동맥 없는 집단(27명)
③ 귓불에 주름은 없지만, 관상동맥이 있는 집단(27명)
④ 귓불에 주름이 없고, 관상동맥도 없는 집단(27명)

위와 같은 분류로 8년간 추적 관찰하면서 사망자의 사망 원인을 분석한 결과 다음과 같은 사실을 알 수 있었다.

귓불에 주름이 있는 사람이 심장발작과 같은 심장 질환으로 사망한 건수는 귓불에 주름이 없는 사람의 약 3배에 해당한다. 귓불에 주름이 있지만 관상동맥이 질환이 있는 사람의 심장 질환 사망률은 귓불 주름이 없고, 관상동맥 질환도 없는 사람의 약 6배에 해당했다.

귓불에 생기는 주름은 35세의 사람에게서나 볼 수 있어 단순한 노화 현상인 경우도 있지만 이 연구에서는 심장병의 전조임을 시사한다.

귓불에는 동맥의 모세혈관이 많이 뻗어 있고, 또 지방도 매우 많다. 몸속에서 동맥경화가 진행되면, 우선 귓불의 동맥경화가 가장 먼저 나타나 귓불 속의 혈류가 감소한다. 그러면 귓불 속의 지방도 영양 부족으로 위축되어 주름이 된다.

① 연골을 따라 주름이 생겼다: 통풍
② 귓불에 생긴 주름: 심장병
③ 콧망울이 작게 실룩거린다: 폐/심장 이상
④ 코피: 혈액 질환, 간장병
⑤ 묽은 콧물: 몸속의 수분 과다, 몸이 차갑다.
⑥ 콧마루의 폭이 넓다: 갑상선
⑦ 코 옆에서 입가로 이어지는 선(비순구)이 얇다: 뇌신경의 병변

동양의학적으로 보면 귀는 신장과 연관이 있다. 사람의 뇌는 신장과 연관이 있다고 분류한다. 그래서 뇌에 주름이 생긴다는 것은 뇌의 혈관 속에 어느 곳인가는 차가워지면서 혈액순환 장애가 발생하고 있음을 나타내는 증상이다. 귀에 주름이 있으면 혈압이 생기는 이유이고, 신장기능이 저하되어 생기는 혈압으로서 목덜미가 당기는 혈압(혈압이 오르면 목뒤가 뻐근해지는 현상)이 생긴다. 또한 귓불이 붉거나 두툼해지는 현상이 나타나면 발기부전이 진행되고 있으며 귓불안에 톡 불거지는 부분이 딱딱해지고 있다면 후일 치매가 발생할 수 있고, 이미 조금씩 진행되고 있는 증상이다. 이침(耳針)에서는 이곳을 머리(뇌)반사구로 하는 곳이다. 치매(癡呆)가 진행되고 있는 사람들은 뺄셈이 되지 않는 것이 특징이다.

오행상 수(水)기능 저하 시 나타난다. 물론 수극화(水克火)의 부조화로 볼 수 있다. 혈액이 탁하여 혈액순환 장애가 발생하면서 뇌혈관질환이 발생한 것이다. 뇌 속의 작은 모세혈관들 속에 혈전들이 쌓이면서 혈액순환 장애가 생기고, 이어서 저체온 증상이 발생하게 되는 구조로 되어 뇌 속의 혈관 상태를 나타내는 귓불 부분에 작은 주름에서부터 굵은 주름이 나타나게 되는 것이다. 그래서 귓불에 주름이 생기는 사람들의 대부분은 고혈압을 가지고 있는 것이 특징이다.

오행상 혈관과 혈액의 문제는 화(火)기능의 저하 시 나타나는 증상으로 구분한다. 그래서 크게는 수기능 저하지만, 작게는 화(火)기능 저하로 분류할 수 있다. 그래서 수극화(水克火: 수20-, 화20-)의 부조화로 보는 것이다.

근본적인 문제는 맑은 혈액을 생산하는 신장기능이 건강해야 하고, 혈액이나 혈관을 운영하는 심장도 건강해야 하는 두 가지 문제점을 해결하여야 한다.

① 맑은 혈액을 생산하는 문제의 해결은 좋은 원료와 짠맛의 음식을 자주 먹는 것이고, ② 혈액 내 혈전이나 찌꺼기들과 노폐물은 인위적으로 배출하는 보조요법(부항사혈)을 실시하여야 한다. 침이나 뜸도 좋지만 시간이 오래 걸린다는 점도 고려하여야한다. 신장 기능을 보강하기 위해서는 단맛을 줄이는 것이 우선시되어야 할 것이다.

생식요법은 수2+목+화+상화+표준생식이면 된다.(또는 수+목+화2+상화2+표준)
증상이 개선되면 체질 처방을 해야 한다.
부항사혈로 혈전을 제거하여 혈액순환을 원활하게 하는 것이 좋다.

〈동양의학적으로 보는 혈압의 종류〉

구분	신장성 고혈압	심장성 고혈압
증상	뒷목이 뻐근하다.	얼굴이 붉게 달아오른다.
원인	신장 기능 저하	심장 기능 저하
줄여야 할 맛	단맛	짠맛
보강할 맛	짠맛	쓴맛
생식 처방	수2+목+화+상화+표준생식 수+목2+화+상화+표준생식	화2+토+금+상화+표준생식 화+토2+금+상화+표준생식

3. 콧망울 실룩거림으로 호흡기의 상태를 알 수 있다.

1) 콧망울이 실룩거리면 호흡곤란 또는 호흡기의 이상 신호다.

콧망울(비익)이 호흡할 때 작게 실룩거리는 경우가 있다. 이는 호흡이 힘들다는 신호로 폐렴, 천식, 기관지염, 심장병의 전조증상으로 볼 수 있다. 또 죽기 직전의 사람에게서 나타나기도 하며 호흡기의 기능이 저하되었음을 의미한다.

동양의학에서는 코는 오행상 금(金: 폐/대장)으로 분류하며 폐 기능과 연관이 있다고 본다. 콧망울이 실룩거리거나 폐질환은 쓴맛과 신맛의 음식을 과식하는 경우에 발생할 수 있다. 이런 증상이 나타나는 사람들은 쓴맛과 단맛의 음식들을 줄이고, 매운맛과 짠맛의 음식을 자주 먹으면 좋다.

생식요법은 금2+수+목+상화2+표준생식이면 된다. (금+수2+목+상화+표준)
증상이 개선되면 체질 처방을 해야 한다.
부항사혈로 혈전을 제거하여 혈액순환을 원활하게 하는 것이 좋다.

4. 코끝 색깔로 혈액순환 장애를 알 수 있다.

1) 코끝이 붉으면 혈액순환이 잘되지 않는다는 신호다.

'코끝이 붉다'는 것은 모세혈관에 혈액이 고여 있는 상태로 '어혈'의 한 징후다. 치질, 정맥류, 뇌경색이나 심근경색에 걸리기 쉽다는 사실을 나타난다. 또 술을 많이 먹는 사람의 코끝이 붉은 증상(주사비)도 간 기능 장애로 인해 혈액순환이 원활하지 못하기 때문이다.

동양의학상으로 보면 코끝은 비장의 반사구이며 양쪽 콧망울(비익)은 위장의 반사구이다. 코끝이 붉다는 것은 비장기능이 저하되었음을 나타내는 증상이다. 비장의 기능이 저하되면 소화효소와 호르몬 분비(인슐린과 글루카곤 호르몬) 기능이 조화롭지 못하여 혈액 내 혈당 조절 기능이 저하된다.

이로 인하여 혈액이 끈적거리면서 혈액순환 장애로 인해 혈압이 상승하고, 혈관 내 과도한 찌꺼기 누적으로 인해 정맥혈관질환이나 모세혈관이 막히는 증상으로 인해 다양한 혈관질환이 발생하게 된다. 이런 사람들은 치질이나 하지정맥류, 당뇨병, 뇌경색이나 심근경색이 발생하기 쉽다. 이때는 반드시 입술이 파랗거나 잇몸이 자주색으로 변하고 있는지 병행 검사해야 한다.

심근경색(심장마비)이 진행되는 사람은 새벽에 가슴이 빠개지는 것 같은 통증을 호소하면서 호흡이 곤란하고, 이마에서 식은땀이 흐른다. 갑자기 이런 증상이 나타나면 급성 심근경색(심장마비)증상이다. 지체 없이 119를 불러야 한다.

5. 코피가 나면 간장병과 혈액 질환을 의심할 수 있다.

특별하게 코를 자극하지 않았음에도 코피가 난다면 심각한 병에 걸렸다는 신호일 수 있다.

동양의학상으로 보면 콧등은 간장, 코 양옆은 담낭의 반사구로 본다. 이 부분에 혈압이 증가해서 코피가 날 수 있다. 또한 방광에 열이 차 있어도 코피가 터진다. 폐가 건조해도 코피가 날 수 있다.

민중 의술로 코피가 날 때는 의자에 낮아서 목뒤를 무릎으로 받치고 고개를 뒤로 젖힌 상태에서 인영맥이 있는 부분을 5초간 눌렀다 놨다를 3회 반복하면 코피가 멎는다. 이유는 경동맥을 눌러 일시적으로 혈액의 흐름을 차단하는 효과를 갖기 때문이다.

다른 방법으로는 종아리 알통이 생겨 갈라지는 부분을 지압을 해도 코피가 맞는다. 이유는 종아리에 지압하는 부분이 심장 반응구이기 때문이다.

어쨌든 코피가 난다는 것은 모세혈관 부분에 수분이 부족하여 혈관이 갈라지는 현상이 나타난다는 것이다. 일시적이라면 문제되지 않지만 지속적이라면 병원에서 진단을 받아야 한다.

1) 혈액 질환

백혈병, 재생불량성 악성빈혈, 특발성 혈소판감소성 자반증과 같은 혈액 질환으로 지혈작용을 하는 혈소판이 감소한 경우에는 코피가 나기도 한다. 신부전증 환자도 이유 없이 코피가 나기도 한다.

이유 없이 코피가 자주 터진다면 혈소판수치가 낮아져 있음을 의미하고, 간경화가 많이 진행되어 혈소판이 낮아도 코피가 터진다. 이런 사람은 병원에서 코피 터짐에 대한 정밀검사를 한 후에 조치를 받아야 한다.

2) 만성 간장병

간경변증이나 간암과 같은 만성간장병일 때 간에서 생성되는 응고인자(단백질)의 생산이 부족해도 코피가 난다. 만성 간장병인 경우도 혈액 검사를 해보면 혈소판 수치가 낮다. 이런 경우도 코피가 자주 터진다.

체형이 마른 사람은 부추녹즙이 좋고, 뚱뚱한 사람은 붉은 팥을 삶아서 그 물을 자주 마시면 좋다. 검은색 팥을 가루로 내어 1일 3회 물에 3숟가락씩 타서 먹어도 좋다.

생식요법은 수+목2+화+상화+표준생식이면 된다. (목2+화+토+상화+표준)
증상이 개선되면 체질 처방을 해야 한다.
부항사혈로 혈전을 제거하여 혈액순환을 원활하게 하는 것이 좋다.

3) 어혈(瘀血)

혈액 내에 혈전(血栓)이 과다 축적되면 우리 몸은 이러한 혈전을 밖으로 내보내려는 노력을 한다. 모세혈관이 많이 분포되어 있는 코에서 코피가 나기도 한다.

부항사혈요법을 실시하여 체내 어혈을 제거하여 혈액순환을 원활하게 하는 것도 코피를 예방하는 방법이다.

생식요법은 수+목2+화+상화+표준생식이면 된다.
증상이 개선되면 체질 처방을 해야 한다.
부항사혈로 혈전을 제거하여 혈액순환을 원활하게 하는 것이 좋다.

4) 고혈압, 알레르기, 약물 부작용으로 코피가 나기도 한다.

간 기능이 저하되고 있음을 알려주는 전조증상에 대해 알아본다.

간 기능을 저하시키는 원인들을 보면 먹고 마시는 것들, 음주 흡연과 각종 스트레스나 과로, 분노 등이 원인으로 작용된다. 그런데 우리가 살아가는 동안에 수많은 독성물질들이 유입되면서 간의 기능과 역할은 점점 더 증가하게 된다. 그러나 위에서와 같은 원인들로 인하여 우리의 간은 점점 지쳐만 간다.

간에서 우리 몸의 독성을 **75%**정도 해독을 한다. 그러나 지속적이고 독성물질이 과다누적 시 세포가 손상된다. 세포가 손상되면 우리 몸은 피로가 발생하게 된다. 그래서 만성 간염환자는 항상 피곤을 달고 사는 것이다.

이렇게 세포가 손상되면 우리 몸은 해독력(解毒力)과 면역력(免疫力)이 저하된다. 정상적이라면 우리 몸의 세균들은 간을 통과 하면서 약 **1%**만 생존을 한다. 그러나 간이 손상되어 해독력과 면역력이 저하되면 우리 몸의 세균 수는 점점 증가하게 된다.

세균 수가 증가하게 되면 면역체계에 이상이 발생하게 되어 소화효소분비가 줄어들게 되어 속이 더부룩한 증상이 나타나게 되고, 식욕이 저하되는 증상이 나타나게 된다. 식욕 저하는 입으로 들어오는 공기나 음식물속의 세균이나 음식물을 차단하려는 생존을 위한 생존 본능에서 나오는 조치다.

그래서 동물들은 배탈이 나거나 몸의 이상이 생기면 스스로 굶은 행동을 취하는 것이다. 그런데 이러한 이유도 모른 채 강아지를 자식인 것처럼 대하며 계속 무엇인가를 계속 먹이는 개만도 못한 일들을 벌이고 있다. 인간은 만물의 영장이라는 말이 누구에게나 적용되는 말은 아니라는 것을 일깨워주는 행동이다.

이렇듯이 우리 몸은 속에서 무엇인가 이상현상, 즉 항상성(恒常性)이 깨지면 다양한 형태로 외부로 알리는 것이 전조증상이다. 전조증상을 알고 적절한 조치를 취해준다면 큰 병을 오는 것을 예방할 수 있을 것이다.

간의 손상 정도는 피부로도 알 수 있다. 피부가 노랗거나 칙칙하고 가려운 증상이 나타난다. 항간에 피로할 때는 비타민을 먹으면 피로가 해소된다고 말들을 하지만 과연 그럴까? 하는 의문이 들 것이다.

비타민 성분은 오히려 간을 지치게 한다. 비타민을 먹으면 몸에서 흡수되기 전에 간을 통과해야 하기 때문에 간을 더 지치게 만드는 원인이 된다. 가능한 비타민제와 같은 영양제를 섭취하지 않는 것이 간 기능을 회복시키는 일이다.

어떻게 하면 낮아진 간 기능을 회복시킬 수 있는가?

① 독소들이 우리 몸 안에 유입되지 못하도록 하는 것이다. 즉 독소유입을 차단하는 것이다. 알코올, 흡연, 식품첨가물(액상과당류), 살충제, 당분, 탄수화물 과식 등을 줄이는 것이다. 아예 끊는 것도 좋다.

② 간에 있는 지방간을 처리하자. 즉 운동(유산소운동)을 하여 지방간을 처리하면 된다.

③ ①+②를 강력히 실천하는 것이다. 그렇게 하면 건강한 간으로 회복시킬 수 있다.

도정하지 않은 현미 쌀이나 잡곡, 섬유소가 풍부한 야채나 과일을 자주 먹는 것이다. 가능한 자연의 먹을거리들을 최소한의 조리를 하여 일물전체식으로 먹는 것이다.

예를 들면 곰과 같이 겨울잠을 자는 동물들은 3~4개월 동안 겨울잠을 자면서도 어떻게 몸 안의 노폐물들을 처리할까? 하는 생각이 들것이다.

그것은 몸 안에 UDCA(우루소데옥시콜린산)이라고 하는 해독물질이 나와 해독 능력을 향상시키기 때문이다.

겨울잠을 자는 동물들은 풍부하지만 사람은 자연 상태에서 약 3%정도 가지고 있다. 그래서 사람은 약 5일 정도만 독소를 배출하지 않는다면 독소로 인하여 사망하고 만다.

우리는 간(肝)이 하는 해독력에 대하여 평상시에는 대수롭지 않게 생각하고 있지만 간 기능이 손상되어 해독력을 잃는다면 약 5일정도 밖에 살수 없는 지경에 이르게 된다. 그렇다면 평상시에 간에 해로운 음식을 줄이고 간을 이롭게 하는 음식을 자주 먹는 것도 무병장수하는 길일 것이다. 이러한 식습관이란 바로 체질에 맞는 식습관이라는 것이다.

앞으로 건강한 삶을 살아가고자 한다면 체질을 연구하고 체질에 맞는 식습관을 연구하고 실천해야 할 것이다.

■ 우루소데옥시콜린산(Ursodeoxycholic acid, UDCA)이란?

간에서 합성되어 담즙으로 배설된 뒤 장내 미생물에 의해 대사를 받은 후 간으로 재흡수되는 3차 담즙산이다.

웅담에는 담즙산의 알칼리 금속염, 콜레스테롤, 빌리루빈이 들어 있다. 담즙에는 약 20%의 타우로우루소데옥시콜산이 주성분이다.

웅담의 효능은 만성간염, 지방간, 간경화, 담낭염, 담결석, 동맥경화로 인한 심장병, 협심증, 고혈압, 경풍과 산후풍, 고지혈증 혈전증, 당뇨병, 기관지염, 어혈 등에 활용한다.

현재 한국에서는 [대한 약전]에 수록된 130 품목과 [대한약전 외 생약 규격집]에 수록된 388품목을 합쳐 총 518 품목의 한약재가 한약의 원로로 지정되어 활용되고 있다. 이외에도 민간에서는 각 지방마다 구전되어 내려오는 다양한 처방전의 약재로 활용하고 있기도 하다.

6. 콧물과 코막힘으로 세균 감염을 알 수 있다.

콧물과 코막힘은 오행상 금(金: 폐/대장)으로 분류한다. 폐기능이 저하되면 비염 증상인 콧물과 코막힘 증상이 나타나게 된다.

이런 콧물과 코막힘이 생기는 원인으로는 커피나 녹차 같은 쓴맛의 과식과 장시간 찬 기운에 노출되는 경우에 발생하게 된다. 물론 매운맛을 부족하게 먹어도 콧물이나 코막힘 증상이 나타나기도 한다.

이러한 증상을 개선시키고자 한다면 쓴맛의 음식을 줄이고, 매운맛의 음식을 자주 먹으면 좋다. 주식, 부식, 후식을 모두 매운맛으로 먹는다면 빠른 시간 내에 개선시킬 수 있다.

매운맛을 가지는 현미밥에 카레를 넣은 카레 밥과 고추장, 마늘장아찌를 먹어도 좋다. 후식으로 차는 생강차를 먹는 것이 좋다.

찬 기운을 피하고 따스한 기운이 있는 생활여건을 가진다면 쉽게 개선시킬 수 있다.

1) 맑은 콧물: 몸속에 수분이 많은 수독(水毒)으로 몸이 차가운 경우다.

2) 맑은 콧물과 코막힘 증상: 비염이나 부비강염 같은 세균감염 시 나타나다.

3) 과식이나 운동 부족으로 인해 몸이 차가워서 발생한다. 운동으로 몸의 체온을 올리면 사라진다.

생식요법은 금2+수+목+상화+표준생식이면 된다.(또는 금+수2+목+상화+표준)
증상이 개선되면 체질 처방을 해야 한다.
부항사혈로 혈전을 제거하여 혈액순환을 원활하게 하는 것이 좋다.

04 입의 변화를 읽자: 다양한 염증과 세균의 유무로 건강을 판단한다.

동양의학에서는 오행상 입은 토(土)로 분류한다. 즉 비/위장과 연관이 있다고 본다. 경락상으로 보면 좌우 입가는 비/위장 경락이 흐르기 때문이기도 하다. 입가에 나타나는 질환이나 증상들은 신맛의 과잉 시 목극토(木克土: 목 20+, 토 20-)로 간 기능 항진 시 위장 기능 저하로 나타난다. 신맛(오행상 목(木)으로 분류함)을 줄이고 단맛을 자주 먹으면 개선된다.

우리 몸에서 혈액 속의 노폐물이나 독성물질들 중에 수성(水性)인 것은 소변으로 배출된다. 그러나 물에 녹지 않는 유성(油性)이나 휘발성 물질은 폐를 통하여 호흡으로 내보낸다. 입안에 있는 침은 세균이 번식하지 못하도록 막아주는 기능을 하기도 한다.

■ 침의 주요 기능을 보면 다음과 같다.

- **기계적 보호 작용**
- **충치예방 작용**
- **항균 작용**
- **항 신생물 작용(암세포 생성 억제)**

그러나 체력이 떨어지거나 면역력이 저하되면 유익균과 유해균 사이의 균형이 깨져 입안에 염증이 발생하게 된다.

입안의 염증은 치아가 무너지면서 심장, 폐, 췌장의 기능도 위험해진다. 30대 중반의 75%, 40대 이상의 80~90%가 치주 질환을 앓는다. 치아 건강이 무너지면 안 되는 이유는 잇몸병 세균이 치아뿐만 아니라 온몸 곳곳에 영향을 미치기 때문이다.

① 입속 세균과 췌장암과의 관계를 알아본다.

입속에 세균이 많으면 췌장암 위험성이 높아진다. 미국의 브라운대학의 연구팀은 성인 8,000명을 조사 분석한 결과 잇몸병을 일으키는 "포르 피로 모나스 진지발리스균"에 대한 항체비율이 정상치보다 높은 경우 췌장암 발병비율이 일반인보다 2배 높다.

일반세균이 진지발리스균보다 높은 상태라면 췌장암 발병률이 45% 낮아진다. 또한 입속의 세균이 음식속의 초산을 "니트로소아민"으로 바꾸는 것이라 추측된다.

② 당뇨병 발생과의 관계를 알아본다.

진지발리스균이 혈액을 타고 돌아 혈관에 염증을 유발시킨다. 이로 인해 포도당 대사 장애가 발생하면서 췌장으로 들어가 인슐린분비 세포를 파괴한다.

미국의 콜롬비아 대학 연구팀이 당뇨병이 없던 일반인 9,296명을 대상으로 17년간 추적 조사한 결과 치주질환이 생긴 사람이 당뇨병 발생이 2배 높게 나타났다고 발표하였으며 당뇨환자가 치주 질환이 있다면 합병증 발병위험은 4배, 혈당관리조절을 못할 확률이 6배나 된다고 발표했다.

위의 ① ②를 보면 동양의학에서 말하는 입이 오행상 토(土)로서 비/위장과 연관이 있다는 점이 증명된 셈이다.

③ 치질질환이 있으면 노화를 촉진시킨다.

치주질환이 있으면 활성산소 제거 효소인 "페록시다아제"효소가 잘 나오지 않는다. 몸속 활성산소가 많아도 치아가 부실해도 노화가 빠르게 진행된다.

④ 소화불량도 자주 발생한다.

침은 세균 사멸작용을 위해 평균 염기농도를 맞추려고 노력한다. 그러나 싱겁게 먹는 식습관을 가진다면 위장의 위산역시 염기 농도가 낮아져 위장내의 산도 조절기능이 저하되면서 산성도가 높은 음식이나 음성기운을 가지고 있는 음식들을 거부하는 것이 소화 장애로 표현한다.

⑤ 저체중아 출산 및 조산의 위험도 높아진다.

잇몸병이 있는 임산부는 일반인에 비해 저체중아 출산 및 조산위험이 7배나 높다. 침은 신장 기능과 연관이 있어 염기농도가 낮으면 자궁 내 양수 역시 염분이 낮아지는 결과가 된다. 그래서 태아가 성장하지 못하여 저체중아가 되고, 양수가 염분이 부족하면 자궁 근육이 늘어지면서 태아가 조산되는 경우가 발생하게 된다.

단맛을 줄이고, 쓴맛도 가능한 줄이는 것이 좋다. 체내의 염기 농도가 낮아지면 유산의 위험이 높아진다. 짠맛을 자주 먹으면 좋다. 출산 후에 미역국을 먹을 것이 아니라 임신 상태에서부터 미역국을 즐겨 먹으면 오히려 건강한 아이를 생산 할 수 있다.

평상시 새우젓(6젓+청양고추+청양고춧가루를 넣고 살짝 볶아주면 비린내가 제거되고 고소하다. 풍부한 단백질 보충효과)을 장복하면 자궁도 튼튼해지고 건강해져서 건강한 아이를 생산할 수 있다.

생식요법은 금+수2+목+상화+표준생식이면 된다. (금2+수+목+상화2+표준생식)
증상이 개선되면 체질 처방을 해야 한다.
부항사혈로 혈전을 제거하여 혈액순환을 원활하게 하는 것이 좋다.

⑥ 혈관질환을 유발한다.

잇몸병이 있으면 잇몸에서 피가 나는데 이는 말초혈관이 파괴됐다는 의미다. 입속 세균은 말초혈관을 타고 온몸을 흘러 다닌다. 심장이나 뇌에 들어가면 혈관 벽이 손상돼 염증이 발생하게 된다. 또한 혈관을 좁히면서 심장병이나 중풍을 유발하게 된다.

입속세균과 프라그가 잇몸을 파괴하면 TGF -베타 같은 염증물질이 만들어 지는데 심혈관 질환자에게서 이런 물질이 발견된다. 치주염이 있는 사람은 없는 사람보다 동맥경화, 중풍, 심장병 같은 혈관질환 발생을 2~3배 높인다.

잇몸의 세균이 번식하지 못하도록 하는 것은 짠맛을 자주 먹어 신장 기능을 보강하는 것이다. 신장 기능이 보강되면 침샘기능이 보강되어 잇몸병이 발생하지 않는다. 잇몸병은 신장 기능 건강여부와 연관이 있다는 점이다. 신장은 짠맛과 연관이 있고 결국은 짠맛의 음식을 먹으면 잇몸병이 예방되며 혈관질환을 예방할 수 있다. 잇몸 질환을 자주 앓는 사람들은 단맛을 줄이고, 짠맛을 자주 먹으면 좋다.

생식요법은 금+수2+목+상화+표준생식이면 된다.
증상이 개선되면 체질 처방을 해야 한다.
부항사혈로 혈전을 제거하여 혈액순환을 원활하게 하는 것이 좋다.

⑦ 류마티스 관절염을 악화시킨다.

잇몸병은 류마티스 관절염을 악화시킨다. 강직성 척추염환자 84명 중 50% 이상이 만성치주염을 앓고 있다. 만성 치주염이 있는 강직성척추염 환자의 척추와 흉곽운동범위가 특히 떨어져 있다.

오행상 자가 면역질환으로 분류하는 류마티스 관절염은 수(水)기능 저하로 볼 수 있다. 이런 사람들은 단맛을 줄이고, 매운맛과 짠맛을 자주 먹으면 좋다.

생식요법은 금+수2+목+상화+표준생식이면 된다.(금+수2+목+상화2+표준생식)
증상이 개선되면 체질 처방을 해야 한다.
부항사혈로 혈전을 제거하여 혈액순환을 원활하게 하는 것이 좋다.

⑧ 인지(認知)기능 저하를 가져온다.
턱이 움직이면 인지기능이 발달한다. 약하면 인지기능이 저하된다.
일본 도호쿠 대학의 연구팀의 연구 결과에 의하면 70대 이상 노인 1,167명을 조사한 결과 인지기능이 정상인 사람은 치아가 14.9개였고, 치매환자의 치아는 9.4개였다고 발표했다.
오행상 인지기능과 치아는 수(水: 신장/방광)로 분류한다. 인지기능이 저하되거나 치아가 부실한 원인은 단맛의 과잉이다. 이런 사람들은 단맛을 줄이고, 매운맛과 짠맛을 자주 먹으면 좋다. 특히 단맛을 가진 인공적으로 만든 식품첨가물이나 청량음료나 액상과당이 들어간 음식들은 신장기능을 저하시키는 주원인들이다.
자연에서 생산되는 먹을거리들을 자주 먹어 고른 영양을 섭취하여 오장육부의 기능을 보강하는 식습관을 가질 때 신장 기능이 보강되면서 뇌기능이 보강되고 역시 인지기능도 보강되는 효과를 얻을 수 있다. 인공적으로 만든 먹을거리들로는 뇌기능을 보강하기 어렵다. 치매를 예방하고 인지기능을 보강하려면 자연의 음식을 즐기는 식습관을 가지는 길뿐이다. 특별하게 인지 기능을 보강하고자 할 때는 지상으로 생장하는 음성기운을 가진 먹을거리보다는 땅속으로 생장하는 양 기운을 가진 먹을거리들(근경식품) 자주 먹는 것이 좋다.
동양에서는 사람은 배꼽을 기준으로 상체는 양(陽)으로, 하체는 음(陰)으로 분류한다. 인지기능에 관여하는 뇌(腦)는 머리에 있는 부분으로서 기능의 저하가 발생했다면 양 기운이 부족하다 하겠다. 그렇다면 양 기운을 보강하면 된다. 그런데 어떻게 보강하느냐 하는 점이다. 바로 양 기운이 가득한 먹을거리들을 먹는 것도 양 기운을 보강하는 효과를 얻을 수 있다.
지구에서 음양을 나누는 기준은 지표면을 기준으로 지상으로 생장하는 것은 음성 기운을 가지고 있고, 땅속으로 또는 지표면보다 낮은 곳에서 생장하는 것들은 양 기운이 가득한 먹을거리로 분류한다.
그렇다면 뇌에 기능이 저하되었다면 양으로 분류하는 땅속으로 생장하는 살아있는 기운을 가지고 있는 근경식물들을 먹으면 된다. 이것이 동양의 음양론이다.
예를 들면 마, 하수오, 우엉, 연근, 고구마, 칡, 감자, 양파, 마늘, 더덕,

도라지, 토란, 무, 당근 등 얼마든지 있다. 이뿐만이 아니다. 바다에서 생장하는 생선이나 해초들은 사람의 뇌기능을 건강하고 튼튼하게 해주는 귀중한 먹을거리들이다. 치매나 인지기능이 저하되었다면 신장 기능이 같이 저하됨을 알고 위에서 알아본 먹을거리들을 스스로 찾아먹으면 된다. 병원에서 주는 약이나 약물 치료로는 더 진행을 늦추는 것일 뿐 건강하게 되돌려 놓기는 어렵다는 점을 알아야 한다.

그래서 '내 병은 내가 고치는 것'이라고 강조하는 것이다.

앞에서 알아본 동기상구(同氣相求)라는 말을 상기하면서 뇌와 비슷한 먹을거리인 호두나 콩류를 즐겨 먹는 것도 인지기능의 퇴화를 예방하는 식습관이라 하겠다.

콩은 한자로는 두(豆: 콩 두)라고 쓴다. 사람의 머리는 두(頭: 머리 두)자를 쓴다. 두 글자에 공통으로 들어간 글자를 보면 두(豆)자이다. 그래서 콩이 뇌기능에 좋은 먹을거리라고 말하는 것이다. 실제로 콩류 음식인 두부, 된장, 간장, 고추장, 콩나물과 같은 음식들을 즐겨 먹는 사람들은 뇌혈관질환이나 치매, 인지기능에 이상발생이 다른 사람에 비해 적은 것을 알 수 있다. 치아가 부실하다면 콩류로 만든 부드러운 두부나 장류의 음식들을 찾아 먹으면 된다.

생식요법은 금+수2+목+상화+표준생식이면 된다.

증상이 개선되면 체질 처방을 해야 한다.

부항사혈로 혈전을 제거하여 혈액순환을 원활하게 하는 것이 좋다.

⑨ 만성폐쇄성질환(COPD)을 발생 시킨다.

잇몸 세균이 기관지와 폐로 가면 COPD와 폐렴을 1.5배 정도 증가시킨다고 발표했다.

이런 잇몸질환을 동양의학적으로 보면 신장과 연관이 있다고 본다.

신장 기능이 약하면 잇몸 질환이 발생하게 된다. 싱겁게 먹는 식습관이나 쓴맛, 단맛의 음식들을 과식하면 잇몸 질환이 자주 발생한다.

간단하게 정리하면 잇몸질환을 예방 및 치유하려면 쓴맛과 단맛의 음식을 적게 먹고 매운맛과 짠맛을 자주 먹으면 좋아진다. 특히 양치질을 소금으로 하는 생활 습관을 가지면 잇몸질환을 예방 하거나 치유할 수 있다. 잇몸 질환이 잘 발생하는 시간은 침의 분비가 적은 밤에 주로 발생한다. 그래서 저녁에는 반드시 소금으로 양치질을 하는 것과 소금으로 가글하는 생활 습관을 가지면 잇몸질환을 예방할 수 있다

생식요법은 금2+수+목+상화+표준생식이면 된다.(금2+수2+목+상화+표준생식)

증상이 개선되면 체질 처방을 해야 한다.

부항사혈로 혈전을 제거하여 혈액순환을 원활하게 하는 것이 좋다.

1. 입 냄새로 당뇨병, 폐질환, 위장의 이상을 알 수 있다.

1) 입 냄새가 심하면 혈액 오염과 폐질환을 의심할 수 있다.

서양의학에서는 입 냄새가 나면 우선 충치나 치조농루가 있는지 살핀다. 그다음으로 위염이나 위궤양 등이 없는지 위 검사를 통해서 이상이 없으면 원인을 모르겠다고 한다. 그러나 혈액 속의 노폐물과 유독물질중 물에 녹는 것은 소변으로 배출되지만 물에 녹지 않는 유성이나 휘발성이 있는 물질은 폐를 통해 숨으로 나온다.

술 마신 다음 날 술 냄새가 나는 까닭도 이 때문이다.

이런 점에서 담배를 피우지 않는 사람도 혈액이 오염되면 폐암에 걸릴 수 있다는 사실을 이해 할 수 있다. 왜냐하면 폐는 혈액 속의 오염물질을 직접 정화하는 장치이기 때문이다. 따라서 입 냄새가 나는 원인으로서 대부분은 혈액 오염이나 폐질환에 있다고 보면 된다.

2) 혈액 오염에 따라 입 냄새가 다르다.

입 냄새에 따라 요독증, 당뇨병, 간 기능 중증장애를 의심할 수 있다.

요독증이나 투석을 받는 사람이 내쉬는 숨은 암모니아 냄새나 지린내가 난다. 이는 혈액 속에 있는 노폐물인 암모니아가 소변을 통해 배출하지 못하고 폐를 통해 숨으로 배출되기 때문이다.

당뇨병 환자가 심한 아시도시스(acidosis / 산혈증: 혈액 속의 산이 비정상적으로 증가하거나 알칼리가 비정상적으로 감소하는 경우) 상태에 빠지면 내쉬는 숨에서 약간 달콤한 과일 향이 난다.

간경변증이나 간암 등 중증의 간 기능 장애 말기에는 쥐 사육실 안의 냄새와 같은 입 냄새가 난다. 이를 간성(肝性) 구취라고 부르며 예후가 좋지 않음을 암시하는 냄새다.

동양의학적으로 보는 입 냄새는 장부의 기능 저하와 연관이 있다고 보며 다음과 같이 분류한다.

시큼한 냄새	쓴 냄새	달콤한 냄새	비린냄새	지린내 / 변 냄새
간 기능 저하	심장 기능 저하	위장 기능 저하	폐 기능 저하	신장 기능 저하

위의 도표처럼 오장육부와 연계하여 입 냄새를 구분하여 기능이 정상화되도록 음식으로 보강하면 된다.

시큼한 냄새	쓴 냄새	달콤한 냄새 / 사과냄새	비린 냄새	지린내 / 변 냄새
간 기능 저하	심장 기능 저하	위장 기능 저하	폐 기능 저하	신장 기능 저하
간 질환	심혈관질환	비/위장질환	폐질환	신장질환
예) 간경화	예) 심장성 고혈압	예) 당뇨병	예) 폐렴/피부염	예) 요독증
신맛음식 보충	쓴맛음식 보충	단맛음식 보충	매운맛음식 보충	짠맛음식 보충

※ 입 냄새에 맞게 치유하는 음식을 먹어 입 냄새가 사라지면 음식을 중단하면 된다. 생식요법은 다음과 같다.

- 시큼한 냄새: 목2+화+토+상화+표준생식(수2+목+화+상화+표준)

- 쓴 냄새: 화2+토+금+상화+표준생식

- 단 냄새 / 사과 냄새

췌장 기능 저하 시(1형 당뇨): 토2+금+수+상화+표준생식

신장 기능 저하 시(2형 당뇨): 수2+목+화+상화+표준생식

- 비린 냄새: 금2+수+목+상화+표준생식

- 지린 냄새/썩은 냄새: 수2+목+화+상화+표준생식

증상이 개선되면 체질 처방을 해야 한다.

부항사혈로 혈전을 제거하여 혈액순환을 원활하게 하는 것이 좋다.

3) 폐질환(폐화농증)

화농균으로 폐 조직이 급속하게 파괴되면 생선내장이나 야채가 썩는 냄새와 같은 입 냄새가 난다. 폐렴이나 폐암, 뇌졸중 등으로 폐로 음식물이 잘못 흘러 들어간 경우 등이 원인이다. (생선비린내)

오행상 금(金: 폐/대장)기능 저하 시 발생하며 쓴맛의 과잉이나 차가운 환경에서 생활하면 발생한다. 쓴맛의 음식을 줄이고 매운맛, 짠맛의 음식을 자주 먹으면 좋다. 짠맛의 새우젓(새우젓+청양고추+청양 고춧가루를 8:1:1로 섞어서 살짝 볶아서 상시 반찬으로 활용하면 좋다.)을 먹어도 폐기능이 보강되어 폐질환이 개선된다.

생식요법은 금2+수+목+상화+표준생식이면 된다.(금+수2+목+상화+표준)
증상이 개선되면 체질 처방을 해야 한다.
부항사혈로 혈전을 제거하여 혈액순환을 원활하게 하는 것이 좋다.

4) 위장의 이상

위장 기능이 원활하지 않거나 과식으로 음식물이 위 속에 오래 머물러 있으면 이상 발효해 썩은 냄새나 시큼털털한 산취(酢臭)가 난다. 또 과식이나 화학물질(약품이나 유산, 염산 등을 잘못해서 마심)로 인해 위염이 생겨 위벽 일부가 괴사하면 날고기 썩는 냄새와 같은 악취가 나기도 한다.

오행상 토(土: 비/위장)기능 저하 시 나타난다. 위장에 이상이 나타나는 원인은 찬 음식을 자주 먹거나 신맛의 음식을 자주 먹거나 과식 시 원인으로 작용한 것이다. 차갑고 신맛의 음식을 가능한 줄이고 단맛(위장기능 보강), 매운맛의 음식(금극목(金克木: 금20+,목20-하여 목극토를 강하게 하지 못하게 하여 토기능을 보강하는 효과)을 자주 먹으면 좋아진다.

생식요법은 토2+금+수+상화+표준생식이면 된다.(또는 토+금2+수+상화+표준)
증상이 개선되면 체질 처방을 해야 한다.
부항사혈로 혈전을 제거하여 혈액순환을 원활하게 하는 것이 좋다.

5) 잇병

치내염이나 치조농루처럼 잇몸에 세균감염이 생기면 썩은 내가 난다.

동양의학적으로 보면 신장 기능 저하 시 나타나는 증상이다. 신장 기능 보강을 위해서는 단맛을 줄이고, 짠맛의 음식을 자주 먹으면서 소금으로 양치질을 하면 쉽게 개선된다.
※ 잇몸병을 참고하면 된다.

6) 콧병

축농증, 만성비염, 감기를 동반하는 급성비염에 걸렸을 때는 세균감염에 의해 생긴 콧물이 썩은 고름 같은 냄새를 풍기기도 한다.

동양의학적으로 오행상 금(金)기능 저하 시 (폐 기능) 나타나는 증상이다. 폐 기능의 저하는 신장 기운 저하 시 동반된다. 매운맛과 짠맛의 음식을 주로 먹으면서 마늘장아찌나 새우젓을 상복하면 쉽게 개선시킬 수 있다.

3생식요법은 금2+수+목+상화+표준생식이면 된다.(금+수2+목+상화+표준생식)
증상이 개선되면 체질 처방을 해야 한다.
부항사혈로 혈전을 제거하여 혈액순환을 원활하게 하는 것이 좋다.

2. 입술 크기와 건조 여부로 호르몬의 이상, 빈혈, 급성비염을 알 수 있다.

1) 입술이 크고 두툼해지면 단순한 부종 또는 호르몬의 이상이다.

점액수종(갑상선 기능 저하증)이나 말단비대증과 같은 호르몬의 분비에 이상이 생긴 병 외에 신장 기능 저하증후군처럼 단순한 부종이 원인이 되어 입술이 크고 두툼해지기도 한다.

2) 입술이 하얗거나 지나치게 붉으면 빈혈이 있거나 피로하다는 신호다.

입술은 구강이나 안검결막과 마찬가지로 점막이기에 혈액색깔을 잘 반영해 붉은색을 나타난다. 그러므로 입술이 하얗게 보일 때는 빈혈이 있음을 나타내고, 반대로 지나치게 붉으면 열(熱)이 있음을 나타낸다.

단 열이 없어도 피로하거나 몸이 쇠약하면 몸속에 수분 부족 현상이 일어나 입술이나 혀가 국소적으로 열을 지녀 붉게 되기도 한다.

입술에 분포되어 있는 모세혈관이나 뇌, 눈, 심장, 신장, 생식비뇨기계, 피부에 분포된 모세혈관들이 모두 비슷하다. 그래서 입술에서 식별할 수 있는 모세혈관 내의 혈액량을 보면 식별할 수 있는 것이다. 하얀 것은 적혈구가 부족함을 의미하고, 지나치게 붉은 것은 혈액량이 부족하여 적혈구가 증식되었음을 의미하기 때문이다.

높은 산을 오를 때면 입술이 유난히 붉어지는 것과 같은 증상이다. 고산지대에서는 산소가 부족해지는 것을 보완하기 위한 우리 몸의 변화라 할 수 있다.

3) 입술이 건조한 것은 체내에 수분이 부족하다는 신호다.

입술은 타액에 의해 일정한 수분을 유지한다. 발열, 당뇨병, 위장의 염증, 피로, 노화에 의한 몸속의 수분 부족 상태에 빠지면 타액분비도 저하되어 입술이 마른다.

동양의학적으로는 수분이 부족하다는 것은 오행상 수(水: 신장/방광)기능 저하에서 발생한다. 비/위장에 열이 있어도 입술이 마르고, 신장 기능이 저하되어도 마른다. 주로 수 기능 저하의 원인으로는 쓴맛(강한 이뇨작용으로 인해 수분 소실)과 단맛(혈액내 당도가 높아지면서 혈액이 끈적거림으로 인한 혈액순환 장애로 인해 수분 조절이 어려워진다.)의 음식을 과식해도 신장 기능이 저하되면서 수분 조절이 저하되어 입술이 건조해진다.

이런 사람들은 쓴맛과 단맛을 줄이고 매운맛, 짠맛을 자주 먹으면 좋다. 입술 순(脣)자와 여성들의 성기 용어 중에 소음순(小陰 脣)자가 같은 글자를 쓰는 이유와 같다.

생식요법은 금+수2+목+상화+표준생식이면 된다.
증상이 개선되면 체질 처방을 해야 한다.
부항사혈로 혈전을 제거하여 혈액순환을 원활하게 하는 것이 좋다.

4) 구각 균열이나 구내염, 입 주위에 뾰루지가 있다면 위/대장에 이상이 있다는 신호다.

서양의학에서는 비타민b2의 결핍으로 입가에 균열(구각염)이 생긴다고 본다. 그러나 입은 위장의 일부라는 점을 고려하면 구각염이나 입주위에 나는 뾰루지, 구내염은 과식이나 과음에 따른 위의 염증이나 변비로 인한 대장이상이 원인이 되어 발생하는 경우가 많다.

동양의학에서 오행상 토(土: 비/위장)기능 저하로 분류하며 즉 구각염이 생기는 것은 비장기능 저하 시 발생하는 것으로 본다. 양쪽 입가에 하얗게 침이 고이거나 말을 할 때 침이 튀면서 말을 하는 것도 해당되며, 입가에 염증이 생기는 것도 마찬가지다.

이렇게 구각염이 발생하는 원인으로는 신맛의 과잉으로 인해 목극토(木克土: 목 20+, 토20-)를 강하게 하여 토(土)기능 저하 시 구각염이 발생하게 된다. 이런 사람들은 신맛을 줄이고 단맛(부족했던 비/위장 기능 보강), 매운맛(금극목: 금20+, 목20-여건을 만들어 목극토를 정상적으로 하도록 유도하는 효과를 가진다.)을 자주 먹으면 좋다.

생식요법은 토2+금+수+상화+표준생식이면 된다.(또는 토+금2+수+상화+표준)
증상이 개선되면 체질 처방을 해야 한다.
부항사혈로 혈전을 제거하여 혈액순환을 원활하게 하는 것이 좋다.

5) 단순성 헤르페스 바이러스 증후군은 고열 후유증을 고민하라.

입술이나 코의 가장 자리에 작은 물집이 생기고 물집 주변이 붉게 부어올라 약간의 통증을 동반한다. 그러다가 마침내 물집이 터져 딱지를 만든다면 헤르페스 바이러스를 원인으로 본다. 이런 증상은 장염이나 감기로 고열이 난후에 잘 생긴다.

동양의학에서는 면역력이 낮아도 생기는 것으로 본다. 피부가 약해서 면도기를 잘못 사용해도 생길 수 있고, 몸이 피곤해도 발생할 수 있다.

단백질이 부족해도 생길 수 있어 잘 먹고 휴식을 취하면 사라진다.

고단백 영양식을 보충하면서 충분한 휴식을 하면 쉽게 개선된다.

생식요법은 토+금+수2+상화+표준생식이면 된다.(토+금2+수+상화+표준생식)
증상이 개선되면 체질 처방을 해야 한다.

3. 침이 분비되는 양으로 수독(水毒), 교원병을 알 수 있다.

1) 입이 마르면 쇼그렌 증후군을 의심하라.

입 마름증이 눈물의 분비 저하(안구건조증과 같이 눈이 뻑뻑하다고 하는 증상)와 동시에 일어나면 교원병의 일종인 쇼그렌 증후군을 의심해야 한다. 단순하게 입만 마르는 것은 당뇨병의 진행이다. 한마디로 말하면 체내의 방어기전이 눈물, 침 등을 분비하는 분비샘을 파괴하여 병을 일으키는 것이다.

① **개요: 쇼그렌 증후군이란 타액선, 눈물샘 등에 림프구가 침입해 만성염증이 생겨 분비장애를 일으켜 입이 마르고 눈이 건조해지는 증상을 보이는 자가면역성 전신질환이다. 이 병명은 질환을 처음으로 기술한 스웨덴 의사 헨릭 쇼그렌의 이름을 따서 지은 것으로, 남자보다 여자에게 9배 정도 많이 발생하는데 특히 30~50세 사이의 중년 여성에게서 자주 발생한다.**

가) 증상: 안구건조, 구강건조, 침샘부종, 피부 건조, 비강, 목, 폐, 질 건조 피로감, 관절염, 기타(근력약화 기억장애, 척수염, 사지마비, 경련 등)
나) 진료과: 피부과
다) 질환 분류: 혈액, 조혈기관 및 면역기전 질환
라) 발생 부위: 눈, 입(입술, 치아, 구강, 혀, 타액선, 인두), 전신
마) 다른 이름: 건조 증후군, 쇼그렌병, 쉐그렌, 쉐그렌 증후군,
자가면역 상피염, 자가면역 외분비병증,
몸이 사막화되는 질환, 구강 칸디다증(건조한 구강에 균이 자라면서 점막이 심하게 짓무르는 병)

② **정의: 쇼그렌 증후군은 타액선, 눈물샘 등 외 분비샘에 림프구(건강을 지키는 면역세포)가 침입해 만성염증이 생겨 분비장애를 일으키어, 입이 마르고, 소화액이 안 나오고, 눈이 건조해지는 증상을 보이는 자가면역성 전신질환이다.**

자가면역질환인 쇼그렌 증후군은 숨은 환자가 많은 병이다. 왜냐하면 눈과 입이 마르는 불편함에도 정확한 병명도 모른 채 '완치 없는 고통'을 참는 환자가 적지 않기 때문이다.

동양의학적으로 보면
가) 신장 기능 저하 시 발생하는 증상이다.
나) 침샘은 신장이 관여하며, 눈은 신장과 간장이 관여한다.

다) 염증은 몸 안의 염기농도가 0.9%가 안 되며, 수분의 과잉 시 나타나는 증상이다. 수분 조절은 신장이 관여하기 때문이다.

쇼그렌 증후군 152명 대상 (%) 조사 결과

〈남/여 성별 〉

남자	여자
3%	97%

〈첫 증상 발현 시기〉

20세 이하	20대	30대	40대	50대	60대
3%~6%	15%	28%	25%	18%	5%

〈가장 고통스러운 부분(복수 응답)〉

구강건조/ 구강 작열감	안구건조	관절 및 전신통증	만성피로	기타
58%	47%	28%	16%	21%

③ 질병의 원인: 원인은 잘 알려져 있지 않지만, 유전적인 원인이나, 바이러스 감염, 호르몬 이상 등이 관여되어 나타나는 자가 면역질환으로 생각되고 있다. 체내의 방어기전이 눈물, 침 등을 분비하는 분비샘을 파괴하여 병을 일으키게 된다.

동양의학적으로 보면

가) 신장과 간장의 기능 저하 시 나타나는 증상이다.(침샘, 안구건조증)

나) 음식은 짜고 신맛이 있는 음식을 자주 먹으면 개선될 수 있다.

다) 저체온으로 인한 혈액순환 장애에서 나타난다.

자가 면역질환인 류머티즘의 종류는 100여 가지다. 이중 쇼그렌 증후군의 유병률은 진단 기준과 나이에 따라 0.1%~4.6%로 보고 있다.

미국에서는 환자 발생률은 연간 10만 명당 7명 수준, 레이노이드 증후군이나 전신홍반성 낭창 (루푸스), 전신경화증 등 다른 류머티즘 질환에 비해 크게 높다.

④ 증상: 가장 먼저 나타나는 증상은 심하게 입이 마르고, 눈이 건조해지는 증상이다. 일반적으로 구강, 안구건조증을 일반적인 증상으로 보기 때문에 구분하기 어렵다.

쇼그렌 환우회가 2003~2013년까지 약 10년 동안 신규 가입자 152명을 대상으로 설문조사결과 대표적인 증상으로는 미각저하와 잇몸질환(신장 기능 저하 시 나타나는 증상임), 눈의 충혈, 마른기침을 겪는 시기는 30~40대(53%)가 절반 이상이었다. 20대 이하가 18%에 달했다. 하지만 병원에서 쇼그렌 증후군으로 진단받은 시기는 40~50대(54%) 많았다. 발병 후 평균 10년이 지난 뒤까지 환자들은 병명도 모른 채 입이 타들어가는 듯한 고통(58%)과 뻑뻑해진 눈(47%)을 견디며 산 셈이다.

쇼그렌 증후군을 방치하면 폐의 일부가 굳는 간질성 폐렴으로 발전하거나 콩팥이 망가지는 간질성신염으로 장기가 완전히 망가질 수 있다.

주요 증상에 대하여 알아본다. (동양의학적인 소견과 자연 치유법)

가) 구강 건조: 신장 기능 저하 → 소금으로 양치할 것
정상적으로 구강 내에는 침샘이 있어서 음식물을 씹고 삼키는 작용을 원활하게 하는 역할을 한다. 그러나 쇼그렌 증후군에서는 침샘의 장애로 침 분비가 저하되므로 씹고 삼키거나 말하는 것이 힘들게 된다.

나) 안구 건조: 간장 기능 저하 → 호두나 잣을 상복할 것
눈은 마르고 모래가 들어간 듯 한 느낌을 갖는다. 충혈 되어 빨갛게 보이기도 하고 광선에 예민해진다.

다) 침샘 부종: 신장 기능 저하 → 소금으로 양치할 것
침샘은 혀 밑, 귀 앞의 뺨, 구강 뒤쪽에 위치한다. 쇼그렌 증후군에서는 이들 침샘 부위가 붓고 아프며 열이 나기도 한다.

라) 충치: 신장 기능 저하 → 소금으로 양치할 것
구강 건조로 인해 흔히 나타나는 증상으로 침은 세균에 대항하는 기능이 있다. 따라서 침 분비가 저하되면 쉽게 충치가 생기게 된다.

마) 비강, 목 건조: 폐 기능 저하 → 매운맛의 음식을 자주 먹을 것
목의 건조감과 간지러움을 유발한다. 마른기침, 성대 변성, 후각 감퇴, 코피의 증상이 나타나며, 또한 폐렴, 기관지염이 발생할 수 있다.

바) 피부 건조: 폐 기능 저하 → 매운맛의 음식을 자주 먹을 것
피부의 땀샘과 피지선의 분비도 감소하여 피부가 마르는 것도 특징이다.

사) 질 건조: 신장, 간 기능 저하 → 짠맛, 신맛의 음식을 자주 먹을 것
여성의 경우 질 분비물 감소로 질 염증에 걸리기 쉬우며, 성교통을 일으킨다.

아) 피로감: 신장, 간 기능 저하 → 짠맛, 신맛의 음식을 자주 먹을 것
흔한 증상이며 쉽게 지치고 피로감을 느낀다.

자) 관절염: 신장, 간 기능 저하, 면역력 저하 시 전관절염
1차성 쇼그렌 증후군의 약 50% 정도에서 류마티스 관절염과 유사한 관절 증상을 보인다.

차) 기타 이 질환은 신체의 여러 부분을 침범하므로 근력 약화, 혼돈, 기억 장애, 척수염, 사지 마비, 경련, 감각 장애, 부종 등이 나타날 수 있다.
- 신장과 간장 기능 저하 시 나타나는 증상들이다.
→ 짠맛, 신맛의 음식을 자주 먹을 것

⑤ **진단: 쇼그렌 증후군의 진단은 국제 분류 기준에 바탕을 두고 있다.** 이 기준에는 안구건조 증상, 구강 건조 증상, 안 검사 결과, 조직검사, 침샘 검사, 혈청 내 자가항체 검사 등의 항목으로 이루어져 있으며, 이 중 일정 개수 이상의 조건을 만족하면 쇼그렌 증후군으로 진단하게 된다. 그러나 구강과 안구건조 증상은 다른 질환들에서도 나타날 수 있기 때문에 확진을 위해 타액선 조직검사와 안구 건조 정도를 알아보는 쉬르머 검사를 시행할 수 있다. 또 타액선 조영술을 통해 쇼그렌 증후군을 진단하는 데 도움을 줄 수 있으며, 이하선(귀밑샘) 혹은 악하선(턱밑샘)의 타액 분비를 보기 위해 핵의학 검사도 시행할 수 있다.

⑥ **경과/합병증: 쇼그렌 증후군은 만성적으로 서서히 진행되거나 현 상태를 유지하는 양상을 보인다.** 환자의 일부는 경미한 증상만을 나타낼 수도 있으나 일부에서는 심각한 증상까지 초래하기도 한다. 치료는 대개의 경우 증상에 따른 대증적인 치료를 시행한다.

아주 드물지만 심장이나 폐까지 침범되면 심근염이나 폐섬유화증 등의 합병증으로 사망할 수도 있다. 쇼그렌 증후군이 오래 지속된 경우 림프종이 발생하는 경우도 있다.

쇼그렌 증후군 환자의 약 5% 정도에서 림프종(면역력 저하 시 발생하는 질환임)이 발생하는 것으로 알려져 있다. 증상이 경미한 환자에 비하여 심한 증상을 나타내는 쇼그렌 증후군 환자에서 림프종의 발병이 조금 더 흔하다. 쇼그렌 증후군 환자는 일반인에 비해 2.7배 정도 사망률이 높은 것으로 알려져 있다.

⑦ **진단(서양의학적인 소견): 쇼그렌 증후군은 개인마다 다르게 나타나므로 치료 또한 그에 따라 다르다.** 각 증상에 대한 대증적 치료가 주가 된다.

가) 구강건조증에 대해서는 적절한 구강 위생을 위해 칫솔질을 자주 하고, 방부제가 섞이고 불소가 함유된 구강 세척제로 자주 헹구도록 한다. 자주 물을 마셔 구강건조를 해소하고 당분이 없는 껌이나 사탕을 먹으면 침 분비가 자극이 되므로 도움이 된다.
구강 진균 감염이 발생한 경우 니스타틴 가글을 사용한다. 또 무카페인성, 무가당 음료를 자주 마시도록 한다.

■ **동양의학적 소견/조치**

오행상 토(土)로 분류하는 단맛의 성분들이 함유된 것은 시간이 경과됨에 따라 신장 기능(토극수하여 토20+, 수20-)과 간장의 기능을 저하(목(木克土: 목20-, 토20+하여 목기능 저하를 유발한다.)시킴으로서 더욱 악화시킬 수 있다. 그래서 단맛을 줄이고 짠맛(소금)을 자주 먹는 것은 침샘을 자극하는 결과를 초래하여 신장 기능을 보강하는 효과를 얻을 수 있다.(수20+)

이뇨제, 항우울제, 항히스타민제 등 많은 약이 구강 건조증을 악화시킬 수 있으므로 어떤 약물이든 사용 전에 전문가와 상의하는 것이 좋습니다. 쓴맛의 커피나 녹차등도 이뇨효과가 강하기 수극화(水克火: 수20-, 화20+)에 신장에서 수분 조절기능이 저하되어 구강 건조증을 유발하는 원인으로 작용하게 된다. 쓴맛을 줄이는 것(수극화(水克火: 수20-, 화20+에서 수20+, 화20-로 조절시키는 효과)도 구강 건조증을 개선시키는 효과를 얻는다.

나) 안구건조증은 눈의 불편함을 없애기 위해 인공눈물이나 안약을 수시로 점안해야 한다. 하루에 4번 이상 사용할 때는 방부제가 없는 것으로 사용하도록 한다.

밤 동안 부드럽게 하기 위해 연고나 작은 알약을 사용할 수도 있다. 환경적 요인으로 습도가 낮은 환경이나 담배 연기에 노출되는 것을 피하는 것이 필요하다.

■ **동양의학적 소견/조치**

눈은 간 기능과 연결되어 있기에 평소에 잣이나 호두, 땅콩을 자주 먹으면 안구건조증을 해소시킬 수 있다. 매일 아침에 부추+ 미나리 즙(맥주컵 한잔 정도)을 먹는 것도 효과가 좋다.

다) 피부 건조감은 예민한 피부를 위해 보습 로션을 바르고 건조한 질에는 특별히 제조된 윤활제를 사용하는 것이 도움이 된다.

■ **동양의학적 소견/조치**

피부는 폐기능과 긴밀한 관계가 있어 매운맛의 음식을 먹으면 위산 분비를 촉진함으로써 입안에 침이 고이게 되며 매운맛은 몸 안에서 열을 발생케 하여 저체온증을 해소함과 동시에 혈액순환 장애를 해소하는 효과를 얻는다.

라) 약물치료로는 말라리아 치료제로 쓰였던 클로로퀸제제와 비스테로이드성 소염제를 일차적으로 사용한다. 전신 증상이 있는 경우 스테로이느

와 면역억제제를 사용하기도 한다. 이외에도 필로카핀 투여가 구강 건조증에 효과적이다.

⑧ 결론: 쇼그렌 증후군은 오행상 수(水)와 목(木),즉 신장과 간장의 기능이 저하되어 발생하는 질환이니 두 장부의 기능을 보강하는 음식이나 운동을 하면 개선된다.

신장 기능을 저하시키는 단맛/쓴맛의 음식을 금지하는 것도 많은 도움이 된다. 단맛의 토(土)기능을 줄이고 단맛을 조절하는 목(木)기능을 보강하는 것이 좋다. 목극토를 할 수 있도록(목 20+, 토20-) 함으로써 강한 토극수를 (토20+, 20-) 조절하는 효과를 얻을 수 있다.

단맛을 줄이고 짠맛, 신맛을 자주 먹으면 좋다. 먹지 말아야 할 단맛의 음식들과 도움이 되는 짠맛, 신맛의 음식들은 다음과 같다.

〈신장 기능을 저하시키는 식품(단맛의 음식)〉

식품(맛)	단맛, 향내 나는 맛, 곯은 내 나는 맛
곡식	기장, 피, 찹쌀
과일	참외, 호박, 대추, 감
야채	고구마 줄기, 미나리, 시금치
육류	소고기, 토끼, 동물의 비장/ 위장/ 췌장
조미료	엿기름,꿀,설탕,잼,우유,버터,포도당
차	인삼차,칡차,식혜,두충차,구기자차,대추차
근과류	고구마, 칡, 연근

맛으로 설명하면

- **단맛이 강하면 짠맛이 수그러들고(토극수(土克水: 토20+, 수20-), 신맛이 강하면 단맛이 수그러드는 원리(목극(木克土: 20+, 토20-)를 활용한 것이다. 즉 수(水: 장)기능을 살리려면 목(木: /담낭)기운으로 토(土: 비/위장)기운을 억제하면(목극토(木克土: 20+, 토20-) 토기운이 약해져 토극수를 강하게 하지 못하는(토극수(土克水: 20++, 수20-에서 토20, 수20의 조화와 균형을 맞추는 효과) 효과를 내는 것이다.**
- **짠맛의 음식은 신장 기운을 보강하고, 신맛의 음식은 간 기능을 보강한다. 이러한 음식을 자주 먹는 것이 질병을 개선하는 것이다.**

〈신장/방광 기운을 보강하는 식품(짠맛의 음식)〉

식품(맛)	짠맛, 고린내 나는 맛, 지린내 나는 맛
곡식	콩, 서목태(쥐눈이콩)
과일	밤, 수박
야채	미역, 다시마, 김, 파래, 각종 해초류, 콩떡 잎
육류	돼지, 해삼, 개구리, 지렁이, 동물의 신장/방광/생식기, 굼벵이, 뱀, 새우젓, 명란젓, 조개젓, 기타젓갈류
조미료	소금, 된장, 두부, 간장, 치즈, 젓갈류
차	두향 차, 두유
근과류	마

〈간장/담낭의 기운을 보강하는 식품(신맛의 음식)〉

식품(맛)	신맛, 고소한 맛, 누린내 나는 맛
곡식	팥, 밀, 귀리, 메밀, 보리, 동부, 강낭콩, 완두콩
과일	귤, 딸기, 포도, 모과, 사과, 앵두, 유자, 매실
야채	부추, 신 김치, 깻잎
육류	개, 닭고기, 계란, 메추리알, 동물의 간/쓸개
조미료	식초, 참기름, 들기름, 마가린
차	오미자차, 땅콩 차, 유자차, 들깨 차, 오렌지주스
근과류	땅콩, 들깨, 잣, 호두

- 서양의학적으로는 음식과 오장육부 간의 상관관계를 이해하기 어려우니 동양의학적인 소견으로 참고하여 질병을 치유하는 것도 삶의 지혜라 할 수 있다.

〈면역력을 향상시키는 식품 (떫은맛의 음식)〉

식품(맛)	떫은맛, 생내 나는 맛, 아린 맛
곡식	옥수수, 녹두, 조
과일	오이, 가지, 바나나, 토마토, 덜 익은 감, 생밤, 도토리
야채	콩나물,고사리,우엉,버섯,양배추,우무,아욱
육류	양고기, 오리/알, 꿩, 번데기
조미료	된장, 케첩, 마요네즈
차	요구르트,코코아,덩굴차,로열제리,알로에,이론음료
근과류	감자, 토란, 죽순, 당근

- 발 관리나 족욕, 경침베개 밟는 운동 등으로 정상 체온을 올려 면역력을 향상시키면 혈액순환 장애가 해소되면서 자가 면역질환의 개선 효과도 병행할 수 있다.

자연과 함께하면 내 몸에서 질병은 달아날 것이다.

생식요법은 금+수2+목+상화2+표준이면 된다.
증상이 개선되면 체질 처방을 해야 한다.
부항사혈로 혈전을 제거하여 혈액순환을 원활하게 하는 것이 좋다.

2) 침이 과도하게 분비되면 수독증(수분과다로 인한 혈액순환 장애)을 의심해야 한다.

서양의학에서는 침이 지나치게 많아지는 병으로 파킨슨병을 든다. 하지만 동양의학에서는 이를 수독의 한 증상으로 본다. 물이나 차, 맥주 등 수분을 지나치게 많이 섭취하는 사람으로서 침이 지나치게 많아지거나 재채기, 콧물, 구토, 설사, 두통, 부종 중 어느 한 증상과 같이 나타나는 경우가 많다.

동양의학에서는 수독증을 오행상 수(水: 신장/방광)기능 저하의 질환으로 분류한다. 침의 분비가 적어도 문제이고 많아도 문제라니 의문이다. 침이 생성되기까지는 음식물을 먹고 이것을 영양물질로 변화시키고 하는 과정에서 오장육부가 서로 돕고 도와야 된다는 점이다. 그중에 가장 중추적인 역할을 하는 장부가 바로 신장이다.

우리 몸에서 신장은 수분을 조절하는 역할을 담당하기에 침이 많고 적은 것은 신장기능이 비정상일 때 나타나는 증상이다. 이러한 비정상적인 신장을 정상적으로 되돌려 놓으려면 다른 장부와 조화와 균형을 유지할 때 가능하고, 그 결과 우리 몸에서 질병은 사라진다.

수독증(파킨슨병)은 신장 기능 저하에서 발생하는 병이고 이 병을 치유하기 위해서는 신장 기능을 개선시키고 보강하는 음식인 짠맛을 자주 먹고, 원인이 되는 단맛이나 쓴맛의 음식을 줄이는 식습관을 가진다면 좋은 결과를 얻을 것이다.

서양의학에서는 우리 몸의 기능이 항진(넘쳐도)되어도 병이고, 저하(부족해도)되어도 병이며, 동양의학에서는 오장육부가 서로 돕고 돕는 기능(상생상극관계)의 조화와 균형이 깨질 때, 또는 기와 혈의 순환에 장애가 발생할 때 병이 발생한다고 하는 것이다.

동양의학에서는 오장육부의 조화와 균형을 맞추어 주는 방법 중의 하나로서 음식의 맛으로 가능하다. 짠맛의 음식을 먹으면 신장 기능을 정상으로 되돌려 놓을 수 있어 수독증을 치유할 수 있다.

생식요법은 금+수2+목+상화+표준생식이면 된다.
증상이 개선되면 체질 처방을 해야 한다.
부항사혈로 혈전을 제거하여 혈액순환을 원활하게 하는 것이 좋다.

4. 혀의 표면과 균열 상태로 몸속의 수분량과 빈혈을 알 수 있다.

1) 혀가 붓는 것(거대설)은 몸에 물이 지나치게 많다는 신호다.

서양의학에서는 거대설을 점액수종(갑상선 기능 저하증)이나 말단비대증일 경우 나타나는 증상으로 본다. 몸속에 수분이 많아 비만이나 수독 경향이 있는 사람은 혀의 모양이 붓고 부풀어 오른 것처럼 보인다. 그런 경우에는 혀의 테두리가 대체로 울퉁불퉁하다. 혀가 크기 때문에 아래턱 치아에 눌려 자국이 나타나기 때문이다.(치흔설(齒痕舌))

동양의학에서 혀는 오행상 화(火)로 분류한다. 즉 심장과 연관이 있다고 본다. 심장 기능이 저하되면 혀에 이상 현상이 발생하게 된다. 위의 사항은 신장기능이 항진되어 심장기능이 저하되어 나타나는 증상이다.

① 정상적인 혀보다 커서 입안 가득한 혀를 반대설(胖大舌)이라 말한다. 이러한 현상은 신장염이나 내분비기능 저하증을 앓는 환자에게서 주로 나타난다. 짠맛으로 신장 기능을 보강하면 혀의 부종이 사라진다.

② 혀의 좌우측에 이빨 자국이 나는 것은 치흔설(齒痕舌)이라 하여 체내의 영양불량이나 단백질이 부족 시 나타난다. 고른 영양을 섭취하면 이빨 자국이 사라진다. 고단백의 영양식을 먹고 푹 쉬면 혀 양옆의 이빨 자국(치흔)이 사라진다.

2) 혀에 균열(갈라진 증상)이 있다면 수분이 부족하다는 신호다 [열문설(裂紋舌)].

혀의 중심에 있는 정중선 이외에 균열이 있으면, 몸속에 수분이 부족하여 혀가 건조해진다. 이를 동양의학에서는 열문설(裂紋舌)이라 한다. 혀 표면에 깊이나 숫자가 각기 다른 각종 형태의 선명한 골이 패인 것은 말한다. 이런 현상은 신장과 심장 기능과의 부조화로 인해 발생하며 음혈이 부족(진액이 마른 현상)해서 나타난다. 즉 신장 기능 저하에서 나타난다.

혀가 갈라지는 현상만 나타날 때
생식요법은 토+금+수2+상화+표준생식이면 된다.
증상이 개선되면 체질 처방을 해야 한다.

이빨 자국과 혀가 갈라지는 현상이 동시에 나타나는 것은 비장기능이 약할 때
생식요법은 토2+금+수+상화+표준생식이면 된다.
증상이 개선되면 체질 처방을 해야 한다.

3) 혀의 표면이 반들반들하면 악성빈혈이라는 신호다.

혀 표면에 나 있는 작고 울퉁불퉁한 융기(설유두)가 위축해 혀 표면이 반들반들해지고 광택이 나면 비타민b12의 부족에 따른 악성빈혈이라는 신호다. 설염이 함께 나타나면 혀가 붉어지고 통증을 수반한다.

동양의학에서는 이런 혀를 광활설(光滑舌)이라 한다. 혀의 표면이 거울처럼 매끄럽고 반질거리며 설태가 없는 혀를 말한다. 주로 위장 기능이 저하 또는 고갈되어 곡기(穀氣: 음식물)를 받아들일 수 없는 상태를 나타내며 설색(舌色: 혓바닥 색깔)이 무엇이든 모두 위기(胃氣)가 장차 끊어질 위험한 증상이다.

위장 기능 저하 시 나타나는 증상이다. 신맛과 쓴맛을 줄이고 단맛과 매운맛을 자주 먹으면 좋다.

생식요법은 토2+금+수+상화+표준생식이면 된다.(토+금2+수+상화+표준생식)
증상이 개선되면 체질 처방을 해야 한다.

■ 입에 나타나는 증상을 읽어라.

- 입술색이 파랗다: 빈혈과 피로 누적
- 구각이 쳐졌다: 뇌혈관 질환 진행 중(잇몸 색깔을 확인하라)
- 입술이 건조하다: 당뇨병과 위장에 열이 있다.
- 입술이 크고 두툼해진다: 호르몬의 이상이 생기고 있다.
- 잇몸이 보라색이다: 혈액 오염(부항사혈을 하여 혈전을 제거하라)
- 구내염: 위장, 대장의 이상
- 입안이 건조하다: 교원병/쇼그렌 증후군을 의심하라
- 침이 많아졌다: 파킨슨병을 점검하라.
- 목젖이 휘었다: 뇌 이상
- 입 냄새: 당뇨병, 간 기능 장애, 폐, 위장이상, 잇병, 콧병
- 혀 바닥이 노란색에서 거무스름한 설태: 혈액이 오염되었다.
- 혀가 부었다: 갑상선 기능 저하증
- 혀가 미세하게 떨린다: 치매가 진행되고 있다.
- 혀가 반질반질하다: 악성빈혈
- 혀 일부가 하얗고 불투명하게 솟아올라 있다:
방치하면 암 발생률이 높은 상태/암을 의심하라.
- 혀에 균열: 체내 수분/영양실조를 점검하라.
- 혀 테두리가 암적색: 혈액 오염(부항사혈을 하여 혈전을 제거하라)

위의 증상에 따라 원인 음식을 줄이고, 기능을 보강하는 음식을 자주 먹으면 좋다.

5. 혀의 색깔로 몸의 열 상태를 알 수 있다.

혀는 오행상 화(火)로 분류하며 심장/소장의 기능과 연계가 있다고 본다. 이러한 혀와 관련된 증상을 개선시키기 위해서는 짠맛의 음식을 줄이고, 쓴맛의 음식을 자주 먹으면 쉽게 개선시킬 수 있다.

1) 혀가 붉으면 몸속에 열이 차 있는 신호다.

혀가 눈에 띄게 붉어지고 게다가 설유두가 부어 있으면 성홍열이라는 진단을 내리는 데 중요한 소견이 된다. 설유두가 붓지 않고 단순히 혀 전체가 붉을 때는 몸속에 울열(열이 몹시 심해 속이 답답하고 괴로운 증상)이 있거나 수분 부족을 나타난다.

동양의학적으로는 오행상 수(水: 신장/방광)기능 저하로 본다. 쉽게 말해서 수극화(水克火: 수20-, 화20+)의 부조화로 발생하는 증상이다. 수기능을 보충(수20+)해 주면 쉽게 개선시킬 수 있다. 즉 물을 자주 먹으면 가라앉는다. (장부는 각각 20이 정상)

2) 혀가 하얀색이면 빈혈이 있거나 냉증이 심한 사람이다.

혀 색깔도 혈액의 색깔을 반영하므로 흰빛이 도는 혀는 빈혈경향을 나타낸다. 그밖에 몸속에 수분이 많은 수독증 경향을 보이는 사람이나 냉증이 때문에 혈액순환이 좋지 않는 사람의 혀도 하얗게 되기 쉽다.

동양의학적으로는 몸이 차가운 사람으로 보는 것이 많다. 이런 사람들은 발이 냉(冷)하다.

발을 따뜻하게 족욕 또는 경침베개를 밟거나 발 관리를 받아서 두한족열(頭寒足熱)의 건강 원칙을 지키면 쉽게 해결된다.

오행상 차가우면서 쓴맛과 단맛의 음식들을 과식할 때 나타나는 증상이다. 이런 증상이 나타날 때는 쓴맛과 단맛을 줄이고, 매운맛, 짠맛의 음식을 자주 먹어 몸 내부를 따뜻하게 만든다면 증상이 개선되는 시너지 효과를 얻을 수 있다.

생식요법은 금+수2+목+상화+표준이면 된다.
증상이 개선되면 체질 처방을 해야 한다.
부항사혈로 혈전을 제거하여 혈액순환을 원활하게 하는 것이 좋다.

3) 암적색의 혀는 혈액순환 장애가 있다는 신호다.

혀 전체가 본래의 분홍빛을 띠는 것이 아니라 보랏빛이 들어간 암적색을 띄거나 혀 가장 자리만 보라 빛을 띤 암적색을 보일 때는 어혈(瘀血)이 있다는 신호다. 즉 몸속에 혈액순환이 잘 안되고 있다는 증거다.

이럴 때는 혀를 내밀고 코 방향으로 들어서 혀 뒷면(설하부)을 살펴보면, 혀 아래에 나 있는 두 줄기 정맥이 짙은 보라색으로 기이하게 부풀어 있는 경우가 많다.

어혈(瘀血)이 있으면 어깨 결림, 두통, 냉증, 머리에 피가 쏠리는 증상, 현기증, 이명, 생리 불순, 생리통과 같은 증상이 생기기 쉽다. 심해지면 뇌경색이나 심근경색과 같은 혈전증을 일으킨다.

동양의학적으로 보면 오행상 화(火)로 분류하는 심혈관 질환이 있을 때 나타나는 증상들이다. 코가 좌측으로 휘고 있는지를 병행 관찰해야 한다. 혀가 암적색이고 코가 좌측으로 휘었다면, 중풍 발생을 예고하는 증상이다.

혀와 잇몸이 암적색이라면 급성 심근경색(심장마비)을 예고하는 전조증상이다.

혀가 암적색이면서 간헐적으로 시야가 흐리거나 잘 안 보이는 증상이 나타난다면 뇌경색의 전조증상이다.

주 1회 정도 부항사혈을 통하여 혈전(血栓)을 제거하는 것도 좋은 방법이라 하겠다. 이와 병행하여 발 관리(발마사지), 경침베개 밟기 등 발을 따뜻하게 하는 두한족열의 건강 원칙을 지키는 노력을 기울여야 한다. 짠맛을 줄이고 쓴맛을 자주 먹으면 좋다.

생식요법은 화2+토+금+상화+표준이면 된다.
증상이 개선되면 체질 처방을 해야 한다.
부항사혈로 혈전을 제거하여 혈액순환을 원활하게 하는 것이 좋다.

6. 혀의 휘어짐과 떨림으로 치매(癡呆), 뇌경색, 뇌출혈을 알 수 있다.

1) 혀가 휘어진다면(편위) 뇌에 이상이 있다는 신호다.

뇌경색이나 뇌출혈과 같은 뇌의 어떤 병변으로 인해 제 7 뇌신경인 설하(舌下)신경이 마비되면 혀를 내밀 때 혀가 휘어진다.(마비된 쪽으로 기울어진다)

동양의학적으로 보면 혀가 휜 반대쪽으로 중풍이 발생한다. 이런 사람들은 코가 휜 반대쪽으로 맥상이 크고 빠르게 식별된다. 이런 사람은 침/뜸이나 부항 사혈 등 보조요법을 병행 치료하는 것이 좋다.

앞이 흐리게 보이거나 갑자기 앞이 안 보이면 뇌경색이다. 코가 한쪽으로 휘면서 우측 발가락 족문(지문)이 있는 속을 살짝 눌러서 만져볼 때 속에서 물렁물렁한 것이 느껴진다면 뇌출혈이 발생할 전조증상이다.

딱딱하게 느껴진다면 뇌출혈이 임박한 전조증상이다. 이때는 극심한 두통이 간헐적으로 나타날 수 있고, 갑자기 극심한 두통이 있다면 바로 뇌출혈이 발생할 것을 예고하는 전조증상이다. 병원을 찾아서 정밀 진단을 받아야 한다.

생식요법은 수+목2+화+상화+표준이면 된다.
증상이 개선되면 체질 처방을 해야 한다.
부항사혈로 혈전을 제거하여 혈액순환을 원활하게 하는 것이 좋다.

2) 혀가 미세하게 떨리면 치매(癡呆)로 이어질 수 있다.

정신적 긴장, 갑상선 기능 항진증, 만성 알코올중독증, 치매 등에 걸렸을 때 혀가 미세하게 떨리는 것을 볼 수 있다.

동양의학적으로는 오행상 화(火: 심장/소장)기능 저하로 본다. 혀끝은 오행 분류 시 화(火)로 분류하며 심장 기능 저하 시 혀끝에 이상 현상(돌기, 점, 사마귀, 쥐젖, 임파선 뭉침 등)이 나타난다. 또한 찬 기운이 침습해서 나타난다고 본다. 갑상선 기능 항진증인 경우는 눈이 돌출되는 것을 관찰하고, 치매인 경우는 뺄셈을 시켜보면 된다. 치매는 뺄셈이 안 된다. 신장 기능 저하로 인한 호르몬의 이상으로 발생하는 증상이다.

오행상 쓴맛과 단맛의 음식들을 과식할 때 나타나는 증상이다. 이런 증상이 나타날 때는 쓴맛, 단맛의 음식을 줄이고, 매운맛과 짠맛을 자주 먹어 에너지를 활성화시켜 몸 내부를 따뜻하게 만든다면 증상이 개선되는 시너지 효과를 얻을 수 있다.

생식요법은 금+수2+목+상화+표준생식이면 된다.(금+수2+목+상화2+표준생식)
증상이 개선되면 체질 처방을 해야 한다. (치매예방 및 치유에 우선을 둔 처방)
부항사혈로 혈전을 제거하여 혈액순환을 원활하게 하는 것이 좋다.

갑상선 기능 이상이나 치매는 정신적인 스트레스가 오래도록 지속된 결과로 나타나는 증상이므로 치유를 위해서는 스트레스를 우선적으로 줄이는 것부터 시작해야 한다.

7. 설태 색깔과 부풀어 오름으로 체력 저하와 혈액 오염을 알 수 있다.

혀의 설태는, 서양의학에서는 구강호흡, 급성질환, 타액 감소로 인한 입안 건조, 비강영양이나 링거주사로 입 운동이 없을 경우, 칫솔질을 장기간 소홀히 한 경우, 위장병, 열성질환, 변비, 흡연 과다, 밤새우기 등으로 나타난다고 본다.

또한 단식 중에도 입 냄새, 진한 색의 소변 배설, 더러운 가래나 숙변의 배설과 함께 설태가 두꺼워진다. 설태 색깔이 흰색 → 누런색 → 옅은 갈색 → 갈색→ 진갈색 → 흑색 순으로 진해질수록 몸속에 더 많은 노폐물이 쌓여 있음을 나타난다. 따라서 설태의 색깔과 양은 혈액의 오염 정도와 비례한다고 봐도 좋다.

설태(舌苔)란, 혀 표면에 붙어 있는 이끼 같은 것을 말한다. 설태는 오래돼 벗겨진 혀의 상피, 음식물의 찌꺼기, 세균 등으로 이루어진다.

1) 설태가 누렇거나 거무스름하면 혈액이 오염되었다는 신호다.

설태가 누런색에서 갈색, 갈색에서 거무스름한 색으로 변하는 것은 몸속에 노폐물이 쌓여 간다는 신호다. 즉 혈액이 오염되었다는 신호다. 열이 나면 누런 설태가 끼는 것은 열에 의해 혈중 노폐물이 혀 표면을 비롯해 땀이나 소변 등으로 왕성하게 배출되기 때문이다.

혀의 색깔로 건강을 구분하는 세부적인 방법은 동양의학 편에서 자세하게 다룬다.

① 백태: 만성 기관지염, 천식, 기관지 확장증에서 나타난다.
② 황태: 위염이나 위궤양
③ 회태(옅은 검은색): 소화불량, 장폐색은 갈색설태가 주로 나타난다.
④ 흑태: 위중한 상태, 항생제의 장기간 사용(곰팡이는 대부분 짙은 갈색)
신장 기능 저하, 공암증(恐癌症)이라 하여 자신이 암에 걸렸다고
두려워하면 나타난다.
⑤ 매장태(혀가 붉은색 가운데 검은색을 띄는 혀): 위궤양

2) 설태가 거의 없고 축축하다면 수분이 너무 많다는 신호다.

3) 설태가 균일하지 않고 드문드문 있다면 체력이 저하되었다는 신호다.

소화불량, 체력 저하, 신경증이 있는 사람에게 잘 나타난다.

4) 백반증이라면 전암상태를 의심해야 한다.

혀 상피가 증식해 부풀어 올라 딱딱하고 백색의 불투명한 상태를 말한다.

담배를 많이 피는 사람에게 나타나지만 방치하면 암이 될 확률이 높은 전암상태(방치하면 암이 발생할 수 있는 상태)인 경우도 있으므로 주의가 필요하다.

실제 임상에서 보면 한곳에 집중해서 백반증이 나타나면 설암의 전조증상이다.

동양의학에서 혀는 오행상 화(火)로 분류한다. 심장기능 저하 시 혀에 이상 현상이 발

생하게 된다. 짠맛을 줄이고, 쓴맛을 자주 먹는 것이 좋다.

생식요법은 화2+토+금+상화+표준이면 된다.(화+토2+금+상화+표준생식)
증상이 개선되면 체질 처방을 해야 한다.
부항사혈로 혈전을 제거하여 혈액순환을 원활하게 하는 것이 좋다.

물론 혀의 이상은 불안, 초조, 긴장된 생활이 오래도록 지속된 결과물이다. 불안요소를 제거하고 호기심 많은 생활을 하도록 서서히 생활 습관의 변화를 주는 것도 치유에 굉장히 큰 몫을 차지한다. 그래서 모든 병은 스스로의 잘못으로 생기고, 스스로 고치는 것이지 의사가 고쳐주는 것이 아니라는 의식을 가지는 것도 중요하다.

8. 잇몸의 색소침착과 붓기로 혈액순환 장애, 치조농루를 알 수 있다.

1) 잇몸이 보라색이면 혈액이 오염되었다는 신호다.

어혈이 있다는 신호이며 치아가 흔들리거나 시린 것도 피로 등으로 혈액순환 장애가 발생하고 있다는 신호다.

동양의학에서는 잇몸이 보라색이면 심장 기능이 저하되고 있는 증상이다. 간헐적으로 말이 어눌하고 호흡이 힘들며 이마에서 식은땀이 난다면 급성 심근경색(심장마비)의 전조증상이다. 담이 자주 결리거나 잠잘 때 경련도 발생한다.

이런 증상이 있는 사람들은 기름기 있는 음식을 줄이고 삶거나 쪄서 먹고 싱싱한 자연 그대로 조리하지 않은 음식을 자주 먹는 것이 좋다. 보조요법으로 부항사혈을 하여 어혈을 제거하는 것이 무엇보다 효과적이고 좋다. 소금으로 양치질을 하는 습관을 가지면 좋다.

생식요법은 수2+목+화+상화+표준생식이면 된다.(수+목+화2+상화+표준생식)
증상이 개선되면 체질 처방을 해야 한다.
부항사혈로 혈전을 제거하여 혈액순환을 원활하게 하는 것이 좋다.

2) 잇몸출혈, 붓기, 퇴축(잇몸이 드러나는 것)은 치조농루의 시작이다.

치조농루에 걸리면 잇몸이 붓고 피가 나오며 고름을 동반한다. 또한 잇몸이 적어져서 치아와 치아사이에 틈이 생겨 이도 길어 보인다. 많은 경우 입 냄새를 동반한다.

동양의학에서는 수(水)기능 저하로 본다. 신장 기능이 저하되면 이런 현상이 나타난다. 소금으로 양치질을 하면 빠르게 개선된다. 이런 증상이 있는 사람들은 칫솔을 자주 교체하여 사용하면 좋다. 대개 뻣뻣한 칫솔을 장시간 사용하는 사람들에게서 나타난다.

단맛을 줄이고 짠맛을 자주 먹으면 좋다.

생식요법은 금+수2+목+상화+표준생식이면 된다.
증상이 개선되면 체질 처방을 해야 한다.
부항사혈로 혈전을 제거하여 혈액순환을 원활하게 하는 것이 좋다.

9. 입안의 기울어짐을 통해 뇌질환, 폐 이상을 알 수 있다.

1) 목젖이 기울어진 것은 뇌(腦)에 이상이 생겼다는 신호다.

뇌출혈, 뇌경색, 뇌종양과 같은 뇌질환에 의해 제10 뇌신경인 미주(迷走)신경에 마비가 오면 구개수(목젖)는 좌우 한쪽으로 끌어당겨져 기울어진다.

왼쪽 뇌에 병변이 있으면 건강한 쪽인 오른쪽으로 끌어 당겨지고, 오른쪽 뇌에 병변이 있으면 건강한 쪽인 왼쪽으로 기울어진다.

얼굴부분에서 이렇게 반대쪽으로 증상이 나타나는 이유는 얼굴 정중앙을 기점으로 하여 좌우측에서 서로 끌어당기는 근육의 힘이 형평을 유지하다가 어느 한쪽이 차가워지면서 기운이 약해지면 반대쪽으로 끌려가기 때문이다. 예를 들면 본인 기준으로 입이 오른쪽으로 당겨졌다면 왼쪽의 근육의 힘이 약해져서 당기는 힘이 약해서 끌려갔기 때문이다.

동양의학에서는 뇌출혈은 우측엄지발가락 족문(지문) 부분을 손톱으로 살짝 눌러 긁어 보면 물방울 같은 것이 느껴지면 뇌출혈 위험증상이고, 딱딱한 모래알 같은 것이 만져지면 위급한 상황이다.

뇌경색은 간헐적으로 눈앞이 뿌옇게 흐려지는 증상이 있다면 전조증상이고 안 보인다면 뇌경색이다.

뇌종양이나 뇌동맥류는 혀끝에 좁쌀 같은 혹이나 사마귀 같은 것이 느껴진다.

목젖은 오행상 수(水: 신장/방광)로 분류하며 좌/우로 기울어진 것은 좌우측 경락의 한열(寒熱)차이로 발생한다. 주로 신장 기능 저하에서 나타나며 뇌는 신장과 연관이 있기에 목젖이 기울어진 근본 원인은 신장 기능 저하에서 나타난다.

예를 들면 신풍(腎風)이라 하여 신장에 중풍이 들면 말을 못하는 것과 같은 의미라 할 수 있다. 그러므로 뇌는 신장과 연관이 있고 신장 기능이 저하되면 뇌기능도 저하됨을 간파 할 수 있어야 한다. 대개 신장 기능이 저하되면 건망증이나 인지기능이 저하되는 것도 일맥상통하는 이야기다.

동양의학에서는 목젖은 오행상 수(水)로 분류하며 목젖의 기능 저하의 원인은 차가우면서 쓴맛과 단맛의 과식에서 발생한다고 본다. 목젖에 이상이 발생한 사람은 쓴맛과 단맛을 줄이고, 매운맛과 짠맛의 음식을 자주 먹어 몸 내부를 따뜻하게 만든다면 증상이 개선되는 시너지 효과를 얻을 수 있다.

생식요법은 금+수2+목+상화+표준생식이면 된다.

증상이 개선되면 체질 처방을 해야 한다.

부항사혈로 혈전을 제거하여 혈액순환을 원활하게 하는 것이 좋다.

2) 사성(쉰 목소리)은 폐에 이상이 생겼다는 신호다.

쉰 목소리는 후두염, 후두종양, 반회신경(反回/ 후두 속에 있으며 양쪽 성대 사이에 있는 좁은 틈인 성문을 열고 닫는 근육을 지배하는 신경)마비 등에 원인이 있다. 반회신경은 뇌 속의 경부에서 많은 기관들과 접해 있으므로 폐암과 같은 악성종양에 의한 압박으로 마비를 일으켜 쉰 목소리가 나오기도 한다.

간혹 갑상선 질환이 발생해도 쉰 목소리나 날카로운 목소리로 변성된다. 이때는 양쪽 눈썹 끝부분이 탈모가 진행되는 것을 병행 확인해야 한다.

동양의학에서는 오행상 금(金: 폐/대장)기능 저하에서 발생하는 증상으로 본다. 이런 증상이 발생하는 주원인으로는 쓴맛의 과식에서 발생하는 것으로 본다. 화극금(火克金: 화20+, 금20-)의 항진으로 폐기능이 저하된 것으로 본다.

생식요법은 오행상 차가우면서 신맛과 쓴맛의 음식들을 과식할 때 나타나는 증상이다. 이런 증상이 나타날 때는 쓴맛과 단맛을 줄이고, 매운맛, 짠맛의 음식을 자주 먹어 몸 내부를 따뜻하게 만든다면 증상이 개선되는 시너지 효과를 얻을 수 있다.

후두는 공기의 길이므로 오행상 금으로 분류하며 매운맛을 음식들을 자주 먹는 것이 도움이 된다. 매운맛의 먹을거리들은 몸속에서 열을 내기에 후두 근육의 탄력성을 유지할 수 있어 사성을 개선시킬 수 있다.

생식요법은 금2+수+목+상화+표준생식이면 된다.

(증상이 약하게 나타난다면 금+수2+목+상화+표준생식)

증상이 개선되면 체질 처방을 해야 한다.

부항사혈로 혈전을 제거하여 혈액순환을 원활하게 하는 것이 좋다.

3) 구내염은 면역력이 떨어졌다는 신호다.

혀, 잇몸, 구강 내 점막에 염증이 생겨 빨갛게 부어오르거나 짓무름, 부종, 백태 등이 발생하는 사람은 변비나 설사를 비롯한 위장장애, 피로 등으로 면역력이 저하되었다는 신호다.

동양의학에서는 오행상 토(土)로 분류한다. 비/위장 기능 저하 시 구내염이 발생한다고 본다. 이런 증상을 가지고 있는 사람들은 신맛의 음식을 과(過)하게 섭취하는 경우 발생한다. 예를 들면 비타민c를 과하게 섭취하면 목극토(木克土)를 강하게 하여 토기능 저하(목 20+, 토20-)가 발생한 결과이다.

이런 구내염을 가지고 있는 사람은 신맛과 쓴맛을 줄이고, 단맛과 매운맛을 자주 먹는 것이 좋다.

생식요법은 토2+금+수+상화2+표준생식이면 된다.(토+금2+수+상화2+표준생식)
증상이 개선되면 체질 처방을 해야 한다.
부항사혈로 혈전을 제거하여 혈액순환을 원활하게 하는 것이 좋다.

4) 아프타성 구내염은 난치병을 의심해야 한다.

아프타성 구내염이란, 혀, 입술, 구강 내 점막에 직경 1㎜에서 1㎝미터의 작은 물집이 생기고, 그 물집이 터져 2차 감염을 일으켜 궤양을 만들며 백태로 뒤덮이는 병이다. 이 아프타성 구내염은 계속 재발하고 동시에 외음부에 궤양이나 눈에 생기는 포도막염이 있다면 베체트병(bechet's disease)일 가능성이 크다.

동양의학에서는 오행상 수(水: 신장/방광)기능 저하 시 발생하는 질환으로 본다. 수 기능 저하의 원인으로는 근본적으로 스트레스도 있지만 단맛의 과잉이 크다.

이런 증상이 나타나는 사람은 쓴맛과 단맛을 줄이고, 짠맛과 신맛을 자주 먹는 것이 좋다. 새우젓+청양고추+청양고춧가루(8:1:1)를 넣고 살짝 볶아서 장복하면 좋은 결과를 얻을 수 있다.

생식요법은 금+수2+목+상화2+표준생식이면 된다.(토+금+수2+상화+표준)
증상이 개선되면 체질 처방을 해야 한다.
부항사혈로 혈전을 제거하여 혈액순환을 원활하게 하는 것이 좋다.

05 목, 등, 가슴의 변화를 읽자 : 체력과 상반신의 이상을 파악한다.

우리가 살면서 목과 어깨 결림은 해당 부위의 근력이 저하되었거나 혈액순환 장애로, 어혈(瘀血)이 누적되면 나타난다.

또 등에 통증이 있으면 폐나 늑막, 췌장 쪽에 병이 있을 수도 있다. 가슴 통증이 쥐어짤 듯이 아프거나 무엇이 누르는 것처럼 아프다면 협심증을 의심할 수 있다.

1. 림프절 통증으로 염증성인지 종양성인지를 알 수 있다.

1) 부은 곳을 눌렀더니 아프다면 그래도 안심해도 된다.

목 림프절이 부어서 커지는 것은 염증성이나 종양성 중 어느 한 가지 병변으로 일어난다.

① 염증성 질환으로는 급성 단순성 림프절염(세균 감염에 의함), 풍진, 수두, 홍역, 결핵, 매독, 사르코이도시스(sarcoidosis: 원인 불명 전신성 육아육종 질환) 등이 있다.

② 종양성 질환으로는 암의 림프절 전이, 백혈병, 악성 림프종, 림프육종 등을 들 수 있다.

부어 있는 림프절을 세게 눌러서 통증이 있으면 염증성이고, 반대로 통증이 없으면 종양성이라고 생각하면 된다. 따라서 통증이 있으면 오히려 안심해도 된다. 단 염증성 림프절로 부었다고 해도 결핵성림프절염이나 매독, 사르코이도시스와 같은 만성으로 발전한 경우는 눌러도 통증이 없다.

목에 생긴 종괴는 때로는 갑상선인지 림프절인지 구분하는 것이 어렵다. 그럴 때는 침을 삼키면서(연하운동) 목 부분을 살펴보면 금방 알 수 있다.

갑상선은 연하운동을 하면 상하로 움직이고, 림프절은 상하로 움직이지 않는다.

갑상선으로 인한 목의 불편함	림프절로 인한 목의 불편함
목 복숭아씨가 상하로 움직인다.	목 복숭아씨가 움직이지 않는다.
간 기능 저하가 원인(스트레스 과다)	면역력 저하가 원인
신맛을 자주 먹으면 좋다.	떫은맛을 자주 먹으면 좋다.
생식: 수+목2+화+상화2+표준생식	생식: 토+금+수2+상화2+표준생식

2. 갑상선의 단단함으로 갑상선 질환을 알 수 있다.

정상적인 갑상선은 무게가 약 20g이고 목 기관 앞에 있다. 투구(甲) 모양을 하고 있어서 갑상선(甲狀腺)이라고 부른다. 이 갑상선에서는 신진대사를 원활하게 하는 티록신이라고 하는 호르몬이 분비된다.

갑상선이상은 모양이나 강도 등은 원래 그대로지만 단지 크기만 커져 있을 때가 있다. 이런 경우는 미만성 갑상선종이라고 한다. 또 결절을 만져야 알 수 있는 경우를 결절성 갑상선종이라고 부른다.

갑상선에서 호르몬의 합성과 분비가 증가해 발열, 발한, 설사, 떨림, 초조, 고혈압, 안구돌출 등 신진대사가 지나치게 왕성해지는 병을 갑상선 기능 항진증이라고 하는데 대개가 바제도병이라 한다.

바제도병은 미만성 갑상선종으로 부어서 만져 보면 딱딱하고 탄력이 있고, 경계도 명확하다. 그리고 눌러도 통증이 없다.

갑상선암은 결절성도 보이고, 돌처럼 딱딱하다. 일반적으로 양성이면 부드럽거나 고무덩어리를 만지는 것 같은 강도를 느낄 수 있다.

악성이면 매우 딱딱하고 주위와 유착해 있는 경우가 많다.

한편 갑상선 호르몬의 합성과 분비가 저하돼 신진대사가 떨어져 추위를 잘 타고, 피부가 희고 차갑게 부은 상태가 되며 동작이나 사고가 느려지는 상태를 갑상선 기능 저하증이라고 한다.

이는 대체로 자가면역질환에 의한 만성 갑상선염 때문에 생긴다.

'만성 갑상선염'과 거의 비슷한 질환이 '하시모토갑상선염'이다.

이 병은 하시모토 하카루 박사팀이 1912년에 발표한 '미만성갑상선종'의 증례에서 이름을 따왔다. 하시모토 갑상선염에서는 갑상선 기능 저하증을 일으키는 경우가 많지만 혈중 갑상선 호르몬이 농도는 정상인 경우도 있다.

그 밖의 사춘기 소녀나 임신 중인 여성에게 때때로 볼 수 있는 미만성 갑상선종과 단순 갑상선종이 있다.

① 미만성 갑상선종은 형태에 따른 구분으로 갑상선 표면만이 아닌 전체가 부은 경우다.
② 단순성 갑상선종은 갑상선 기능의 이상 정도에 따른 구분으로 갑상선의 기능이 거의 정상에 가깝다.

이들 질환은 부은 갑상선이 부드럽고, 눌러도 통증이 없으며, 시간이 지나면서 자연히 없어지는 경우가 많다.

■ 목과 등에 나타나는 증상들

- 누르면 아픈 림프절: 염증성
- 눌러도 아프지 않은 림프절: 종양성
- 결절도 통증도 없이 커진 갑상선: 바제도병
- 결절이 있고 부드럽거나 고무를 만지는 것 같은 갑상선: 양성종양
- 결절이 있고 돌처럼 딱딱한 갑상선: 악성종양
- 등의 통증: 폐/ 흉막(어깨위쪽 통증), 췌장(허리 중간, 어깨부분 통증)의 이상
- 목이 잘 돌아가지 않는 증상: 수막염

동양의학적으로는 갑상선 이상은 오행상 목(木: 간장/담낭)으로 분류한다. 즉 간장과 담낭의 기능 저하 시 갑상선에 이상이 발생한다. 스트레스가 과다 누적되면 오행상 목(木)기능의 저하가 발생하게 된다. 결국 갑상선 질환은 스트레스 누적으로 발생하는 질환이라 할 수 있다. 목 기능 저하 시에는 반드시 신장 기능 저하가 선행된다.

근본적인 치유는 스트레스를 받지 않도록 해야 하며 자연 치유를 위한다면 우선적으로 신장 기능을 보강하면 간장기능은 자연스럽게 보강되어 치유된다. 왜 이런 이론이 형성되는가 하면 스트레스를 받는 장부는 신장이고, 스트레스를 보관하는 장부는 간장이기 때문이다.(울혈(鬱血), 울화증(鬱火症))

이런 갑상선 질환이 발생하는 원인을 보면 단맛(스트레스 해소를 위한 과식)과 매운맛(금극목(金克木: 금20+, 목20-)의 과식에서 발생할 수 있다. 갑상선 질환이 있는 사람들은 단맛과 매운맛을 줄이고 짠맛, 신맛, 쓴맛을 자주 먹는 것이 좋다.

(짠맛은 신장 기능을 보강하고, 신맛은 간장의 기능을 보강하는 효과를 가지기에 이 두 가지 맛을 꾸준하게 섭취하면 좋은 결과를 얻을 수 있다. 쓴맛은 화극금(火克金: 화20+, 금20-하게 하여 금극목(金克木: 금20+, 목 20-)을 강하게 하지 못하는 효과를 얻는다.)

생식요법은 수+목2+화+상화+표준생식이면 된다.
증상이 개선되면 체질 처방을 해야 한다.
매일 108배를 하는 것이 많은 도움이 된다.

갑상선 기능 저하증	갑상선 기능 항진증
수+목2+화+상화2+표준생식	수+목+화2+상화2+표준생식

3. 목이 돌아가지 않는 것으로 수막염을 알 수 있다.

1) 목이 돌아가지 않는다면 수막염을 의심한다.

발열과 심한 두통을 동반하고 게다가 목을 앞으로 숙이려고 해도 숙여지지 않을 정도로 뒷목이 뻣뻣하게 굳어서 움직일 수 없는 상태라면 '수막염'일 가능성이 크다.

목과 어깨 결림은 해당 부위의 근력 저하나 혈액순환 장애를 나타난다. 또 등에 통증이 있을 때는 근육통일 수도 있지만 폐나 늑막, 췌장의 병을 의심할 수 있다.

동양의학에서는 목을 오행상 목(木: 간장/담낭)으로 분류한다. 목에 발생하는 질환은 대체적으로 간장/담낭의 기능에 이상이 발생하면서 나타난다.

뒷목이 뻣뻣한 경우는 경락상으로 방광 경락이 흐르는 곳이다. 눈 양옆에서(정명혈) 시작하여 정수리를 통과하여 목뒤로 내려간다. 이때 방광기능이 저하되면 경락으로 흐르는 기(氣)의 흐름이 원활하지 않아 뒷목이 뻐근한 증상이 나타난다. 이럴 경우는 방광 기능을 보강하는 침이나 뜸, 체질에 맞는 식이요법으로 보강하면 개선시킬 수 있다.

목의 양쪽 옆 중앙부는 담낭경락+소장경락+삼초경락이 교회하는 곳이다. 이 세 경락 중 어느 한 경락에 이상이 발생해서 기혈의 흐름에 장애가 발생한다면 역시 목이 좌우로 잘 돌아가지 않는 현상이 나타난다.

그러나 오행상 분류 시 간장/담낭의 기능 이상 시 주로 목에 이상 증상이 발생한다. 간장/담낭의 기능을 보강해 주어 기혈(氣血)이 원활한 순행을 보이면 개선된다.

오행상 간장/담낭의 기능이 저하되는 원인으로는 단맛과 매운맛의 과잉 시 나타날 수 있으므로 단맛과 매운맛을 줄이고 짠맛, 신맛, 쓴맛의 음식을 자주 먹는 것이 좋다.

어혈(瘀血)이 원인이라면 부항사혈을 통해 어혈을 제거하는 것도 빠른 치유를 위한 대체 요법이다.(어혈은 서양의학에서 혈전(血栓) 또는 피떡이라 표현함)

생식요법은 수+목2+화+상화+표준생식이면 된다.
증상이 개선되면 체질 처방을 해야 한다.
부항사혈로 혈전을 제거하여 혈액순환을 원활하게 하는 것이 좋다.

4. 가슴 통증의 형태에 따라 협심증, 심근경색을 알 수 있다.

1) 심장 질환

협심증은 심장 근육에 영양이나 산소를 공급하는 관상동맥이 동맥경화나 추위, 스트레스 등으로 좁아져 일시적으로 혈액순환이 나빠진 탓에 가슴 중앙의 흉골 언저리가 아픈 증상이다.

통증은 흉골을 위, 가운데, 아래 세 부분으로 나뉘었을 때 위 3분의 1과 가운데 3분의 1지점에서 일어나는 경우가 많다. 가슴을 쥐어짤 듯이 아프거나 무엇이 짓누르는 것처럼 아프기도 하며 때로는 살을 에는 듯한 통증이 엄습해 숨이 막히는 질식감을 동반하기도 한다. 그러나 안정을 취하면 몇 분 내로 사라지기도 한다.

심근경색은 관상동맥에 혈전(피떡)이 생겨서 그 부근에 있는 심장 근육이 괴사를 일으키는 상태를 말한다. 후유증을 남긴다.

이른바 급성심부전증에 빠져 최초의 발작이 시작되면 3분의 1은 목숨을 잃는다. 이 발작은 안정을 취할 때나 자고 있을 때 혈류가 나빠지면 잘 일어난다. 찢어질 것 같이 아프거나 타는 것 같은 극심한 통증이 흉골 언저리에 느껴져 환자는 죽을 것 같은 공포감에 휩싸여 가슴 부근을 움켜쥐는 동작을 취하기도 한다. 통증이 왼쪽 어깨나 왼쪽 팔에 미치는 경우도 있다. 심장의 반사구가 주로 좌측에 나타나기 때문이다.

또 심장 신경증이라는 증상도 있다. 이 경우는 흉골부가 아닌 심장이 있는 좌전 흉부와 왼쪽 유두 부근에 몇 초간 찌르는 것 같은 통증이 오거나 몇 초에 걸쳐 가벼운 둔통을 호소하는 것이 특징이다. 심장 신경증이란 협심증, 심근경색, 심근증과 같은 기질적인 심장병이 없는데 자신이 심장병으로 죽을지도 모른다고 생각하면서 불안과 공포를 가지는 신경증이다. 가슴통증 외에 가슴 두근거림, 부정맥, 피로감, 질식감 등을 호소한다.

이러한 질환들이 진행되면 제일 먼저 손바닥이 붉어진다. 즉 고혈압이 진행되고 있는 증상이다. 좀 더 진행하게 되면 지방간 증상인 손바닥에 붉은 점과 흰 점들이 촘촘하게 나타나는 것을 쉽게 식별할 수 있다. 지방간과 다르게 부정맥이나 협심증이 진행되면 손바닥에 나타나는 붉고 흰 점들이 크게(팥알 크기의 붉은 점과 흰 점이 나타난다.) 나타난다.

협심증은 서양의학적으로는 심장질환으로 분류하지만 동양의학에서는 오행상으로 상화(심포장/삼초부)와 연관이 있는 것으로 분류한다. 즉 스트레스가 오랫동안 누적 됐을 때 나타나는 증상으로 분류한다. 영양의 불균형과 면역력을 보강해주는 떫은맛의 음식이 부족할 때 나타난다.

이런 협심증이 나타나는 사람들은 스트레스를 줄이도록 노력하고 떫은맛의 음식을 자주 먹으면 좋다. 떫은맛의 음식 중에서 비교적 효과가 좋은 음식으로는 옥수수를 가루로 내어 한 끼에 3~4스푼을 미지근한 물에 타서 1일 3회 먹으면 좋다.

생식요법으로는 토+금+수+상화2+표준생식이면 된다.

증상이 개선되면 체질 처방을 해야 한다.

부항사혈로 혈전을 제거하여 혈액순환을 원활하게 하는 것이 좋다.

2) 흉막 질환

폐 조직에는 통증을 느끼는 감각기관이 없다. 따라서 폐질환이 폐를 감싸고 있는 막 조직인 흉막(늑막)에 미치거나 흉막자체에 병변이 생기면 흉통이 온다. 즉 흉(늑)막염, 흉(늑)막폐염, 암성 흉(늑)막염, 폐경색 등이 원인이다.

■ 가슴에 나타나는 증상들

- 가슴 가운데 통증: 협심증

- 좌전 흉부와 왼쪽 가슴의 통증: 심장 신경증

- 점액성이고 무색의 투명한 가래: 급성 기관지염

- 끈적끈적하고 점성이 강한 붉은색 가래: 폐렴

- 끈적임이 없고 분홍빛이 가래: 폐수종

- 피가 섞인 가래: 폐암, 폐결핵, 백혈병

- 남성의 유방이 부풀어 오를 때: 간장병

- 늑골 언저리의 한쪽에만 느껴지는 통증: 대상포진

- 머리로 피가 쏠리거나 호흡이 곤란한 경우:
호흡기 질환, 바제도병, 고혈압, 갱년기 장애

동양의학에서 흉막 질환은 오행상 금(金: 폐/대장)으로 분류한다. 흉막 질환이 발생하는 주원인으로는 냉(冷)한 음식이나 냉(冷)하고 쓴맛의 음식을 과식한 경우나 찬 곳이나 냉한 곳/습한 곳 에서 생활함으로 인해 폐에 드나드는 공기의 습도와 온도가 맞지 않아서 폐 기운이 저하되어 나타나는 증상이다. 따뜻하고 매운맛의 음식을 자주 먹는 것이 좋다.(때로는 위장이 차가워지면서 토생금(土生金)을 못할 때도 발생할 수 있다.)

생식요법은 토+금2+수+상화+표준생식이면 된다.

증상이 개선되면 체질 처방을 해야 한다.

부항사혈로 혈전을 제거하여 혈액순환을 원활하게 하는 것이 좋다.

5. 늑골 언저리의 통증으로 대상포진, 수독증을 알 수 있다.

늑간 신경이나 좌골 신경과 같이 몸통에 있는 신경 외에도 삼차 신경이나 대후두 신경과 같은 안면과 머리 부분에 있는 신경세포에 헤르페스 바이러스가 침투하면 신경을 따라 극심한 통증이 온다. 이것이 대상포진(헤르페스)이다. 대상포진은 척추를 중심으로 한 쪽만 나타난다. 피부병과 구분되는 것은 발진과 가려움이 나타나는 부분 외부에 좁쌀 같은 돌기가 나란히 나타나고 아프다는 것이 다른 피부병과 구분된다.(외부 증상이 없어도 속으로 아픈 경우도 있다.) 여성들이 유방 밑에서부터 겨드랑이까지 아프다고 호소하는 것도 대상포진의 증상이다.

서양의학에서는 소아기에 걸렸던 수두바이러스가 몸속(척추 속)에 잠복해 있다가 암이나 다양한 만성병에 걸려 면역력이 떨어지면 발생하는 것으로 본다.

그러나 자연의학 입장에서 보면 몸속의 과잉 수분을 수포라는 형태로 배설하는 현상이며, 수독증(水毒症)의 하나로 볼 수 있다.

동양의학에서 대상포진은 오행상 상화(相火)로 분류하며 면역력이 저하 시 나타나는 증상이다. 스트레스를 과하게 받거나 피곤이 오랜 동안 누적되어 신장과 간 기능이 저하되면 나타나는 증상이다.

또한 단맛의 음식을 과식하다 보면 서서히 신장과 간 기능이 저하 되면서 면역력도 저하되어 대상포진이 나타난다. 단맛을 줄이고 짠맛과 신맛을 자주 먹으면 좋아진다. 물론 스트레스를 적게 받고 충분한 휴식을 하면 쉽게 개선된다.

여행도 좋고 좋아하는 맛있는 음식을 먹는 것도 좋다. 스트레스를 빠르게 해소시킬 수 있는 음식 중에 비교적 좋은 것은 떫은맛을 가지고 있는 옥수수다.

옥수수를 가루로 내어 1일 3회 한 번에 옥수수가루 3스푼 정도를 미지근한 물에 타서 먹으면 좋다. 이와 함께 대상포진이 나타나는 피부에 따스한 물에 소금을 진하게 타서 그 물을 바르거나 수건에 적셔 온찜질을 해주면 시너지 효과를 얻을 수 있다.

즐거운 마음과 호기심을 가지고 생활하면 빠르게 개선시킬 수 있다.

생식요법은 금+수2+목+상화2+표준생식이면 된다.

증상이 개선되면 체질 처방을 해야 한다.

부항사혈로 혈전을 제거하여 혈액순환을 원활하게 하는 것이 좋다.

6. 가래, 기침으로 다양한 기관지, 폐 관련 질환을 알 수 있다.

기침은 폐, 기관지 속의 노폐물을 배출하기 위한 생체방어 중의 하나다.

동양의학에서는 폐 관련 질환을 오행상 금(金: 폐/대장)으로 분류하며 이런 증상이 원인은 쓴맛을 과식하거나 차가운 환경에서 장시간 생활한 경우에 나타날 수 있다고 본다.

쓴맛을 줄이고 매운맛과 짠맛을 자주 먹으면 좋다. 깨끗한 환경을 만들고 그곳에서 생활하는 것도 좋다.

생식요법은 금2+수+목+상화+표준생식이면 된다.
증상이 개선되면 체질 처방을 해야 한다.
부항사혈로 혈전을 제거하여 혈액순환을 원활하게 하는 것이 좋다.

1) 급성 기관지염

급성 기관지염일 때 가래는 끈적끈적한 점액성이 있고, 무색투명하다. 단 증상이 오래 지속되면 기관지 분비물이 증가해 가래는 물과 같은 맑은 액체가 된다. 발열을 동반하기도 한다.

2) 만성 기관지염

만성 기관지염이 발생하면 기침과 악취가 나지 않는 끈적끈적한 가래가 나오고 종종 호흡곤란 증세를 보인다. 발열을 동반하기도 한다.

3) 기관지 확장증

기관지 확장증은 악취가 나는 고름 같은 가래가 나온다. 또 손가락 끝이 곤봉처럼 뭉툭해지는 '곤봉지'를 보이는 경우가 많다. 손톱 표면과 손톱 바탕 부분이 이루는 각이 평평할 정도로 180도 이상이 되면 곤봉지라고 정의한다. 세균 감염이 있으면 열이 난다.

4) 폐렴

폐렴은 세균 감염의 증상으로 고름 같은 가래를 뱉어 내지만 때로는 점성이 강한 끈적끈적한 붉은색 가래가 나오기도 한다. 폐렴은 갑작스럽게 발병하며 오한과 고열을 동반하기도 한다.

5) 폐수종

심부전 등으로 폐에 수분이 쌓이면 물과 같이 액체로 약간 분홍빛을 띤 거품 같은 가래가 나온다. 호흡곤란, 치아노제(피부나 점막, 특히 입술, 손톱으로 덮인 부분이 불그스름하게 보이는 부분), 식은땀을 동반하기도 한다.

6) 기관지 천식

기관지 천식은 호흡곤란, 발한, 치아노제, 빈맥을 동반한다. 가래는 끈적끈적해서 처음에는 잘 나오지 않지만 발작이 끝나면 가래를 많이 뱉어 낸다.

7) 폐기종

폐 속의 공기를 충분히 배출 할 수 없는 상태로 대부분 기관지 천식이나 만성 기관지염에 이어서 발병한다. 호흡곤란을 일으키고, 가벼운 치아노제(혈액 속의 산소가 줄고 이산화탄소가 증가하여 피부나 점막이 파랗게 보이는 증세)를 보이기도 한다.

8) 폐암

폐암에는 특징적인 소견이 없다. 단 폐암이 진행되면 대체로 피가 섞인 가래가 나온다. 바짝 마르는 현상이 병행 나타나며 피부색이 회색을 띈다.

9) 폐결핵

폐결핵의 특징은 피 섞인 가래가 나오거나 식은땀이 나온다.

10) 폐색전, 폐경색

큰 혈전이 생기면 급사하지만 반대로 작은 혈전으로는 증상이 나타나지 않는다.

경색이 심해지면 가슴통증, 호흡곤란, 치아노제, 가래에 피가 섞여 나오는 혈담(血痰) 같은 증상이 나타난다. 최근에는 '이코노미클래스 증후군'으로 주목을 받고 있다.

11) 기흉

흉벽과 폐 사이에 있는 흉강 안에 공기가 들어가 폐가 압박을 받아 위축된 상태를 기흉(氣胸)이라고 한다. 대개 폐기종에 의해 폐 표면에 생긴 '농포(고름집)'가 파열된 것이 원인이다. 그 외에는 늑골 골절이나 폐결핵으로도 일어난다. 아주 마른 사람에게 잘 생긴다.

12) 혈담(血痰)

혈담은 가래에 피가 섞여 나오는 증상으로서 기관지 확장증, 급성 또는 만성 기관지염, 폐결핵, 폐 경색, 폐혈관 손상과 같은 폐질환 외에도 백혈병이나 재생불량성 빈혈, 간경병증과 같은 출혈 경향을 보이는 병에서도 자주 나타난다.

폐암인지 아닌지 알아보기 위해 조기 진단할 때 혈담의 유무는 매우 중요한 증상이다.

앞에서도 언급했지만 동양의학에서는 폐 관련 질환을 오행상 금(金)으로 분류하며 이런 증상은 쓴맛을 과식하거나 차가운 환경에서 장시간 생활한 경우에 나타날 수 있다. 쓴맛을 줄이고 매운맛과 짠맛을 자주 먹으면 좋다.

생식요법은 금2+수+목+상화+표준생식이면 된다. (금+수2+목+상화+표준)
증상이 개선되면 체질 처방을 해야 한다.
부항사혈로 혈전을 제거하여 혈액순환을 원활하게 하는 것이 좋다.

7. 호흡곤란으로 호흡기 질환과 신장 이상을 알 수 있다.

1) 누우면 호흡하기가 괴롭다면 신장 이상을 의심할 수 있다.

호흡곤란은 기관지 천식, 폐렴, 폐기종, 폐결핵, 폐암, 기흉 같은 호흡기 질환이나 울혈성심부전 때문에 발생한다. 그밖에 비만이나 복수, 고장(鼓腸: 배에 가스가 차서 배가 붓는 경우), 임신 등 복부 팽만으로 횡격막이 압박되거나 빈혈일 때도 나타난다. 또 울혈성심부전은 누우면 호흡이 곤란해져 앉거나 몸 앞에 이불을 주고 상반신을 엎드리는 것 같은 자세를 취한다. 이를 기좌호흡(起坐呼吸)이라고 부른다.

맥박이 빠른 경우에는 빈혈이나 갑상선 기능 항진증(바제도병), 맥박이 강한 경우는 고혈압이나 바제도병, 맥박이 약한 경우는 저혈압이나 갑상선 기능 저하를 생각할 수 있다. 머리에 피가 몰리는 증상이 나타나면 갱년기 장애나 고혈압인 경우가 많다.

동양의학에서 오행상 폐질환은 금(金)기능 저하로 본다. 그러나 수(水)기능 저하로 인한 문제도 폐질환을 발생 시킨다. 화극금(火克金: 화20+, 금20-)의 조건이 아닌 경우 신장기능 저하로 폐기능이 저하되는 경우는 신장 경락을 보면 가슴에 있는 욱중(彧中)이라는 혈(穴)에서 폐로 갈라진다. 여기서 신장의 찬 기운이 폐로 갈라지면서 유입되면 폐질환이 발생하게 된다. 그래서 폐질환으로 사망하는 사람들의 사망확인서를 보면 신부전으로 인한 폐렴으로 사망이라고 기록한다.

이것은 신장 기능 저하로 인해 폐 기능에 문제가 생겨 사망했다는 의미다.

생식요법은 금2+수+목+상화+표준생식이면 된다. (금+수2+목+상화+표준)
증상이 개선되면 체질 처방을 해야 한다.
부항사혈로 혈전을 제거하여 혈액순환을 원활하게 하는 것이 좋다.

8. 가슴이 부풀어 오르는 여성형 유방을 통해 간경변증, 만성간염을 알 수 있다.

1) 가슴이 부풀어 오르면 간 기능 이상을 의심할 수 있다.

간경변증이나 만성간염 같은 간 기능장애를 가진 남성들 중 일부는 가슴이 여성처럼 부풀어 오르기도 한다. 이를 여성형 유방이라고 부른다.

남성의 몸속에도 여성호르몬인 에스트로겐이 나오는데 보통 간세포로 파괴된다. 그러나 간에 이상에 생겨서 간세포의 기능이 떨어지면 여성호르몬이 파괴되지 않아 몸속에 여성 호르몬이 증가해 여성형 유방을 보이기도 한다. 전립선암을 치료하기 위해 전립선과 고환을 절제한 후 치료 때 여성호르몬제를 투여해도 여성형 유방이 나타난다.

동양의학에서 유방은 오행상 토(土: 비/위장)로 분류한다. 즉 비/위장의 기능이 저하와 관련이 있다고 본다. 그러나 오행상 상극관계를 보면 ① 목극토(木克土: 목20+, 토20-)를 하면 홍맥(비/위장 기능이 약할 때 나타나는 맥상)이 나타나면서 비/위장에 문제가 발생하지만, ② 목극토(木克土: 목20-, 토20+)를 못하면 금극목(金克木: 금20+, 목20-)하여 현맥(간장/담낭기능이 약할 때 나타나는 맥상)이 나타난다. ③ 수생목(水生木)을 못하는 경우도 간장/담낭이 기능이 약해진다.

위와 같이 남자가 여성형 유방이 나타나는 것은 ②+③의 경우라 할 수 있다. 신장 기능(호르몬 주관하는 장기)이 약하여 간 기능이 약해지면서 간장과 상극관계를 가지는 장부인 토(土: 비/위장)기능과 연관이 있는 호르몬 관련기관인 유방에 문제가 발생하는 것이다.

동양의학적으로 간장 질환 문제는 오행상 목(木: 간장/담낭)으로 분류한다. 간 기능을 저하시키는 원인으로는 과도한 스트레스와 매운맛의 과식이다. 단맛과 매운맛의 음식을 줄이고 짠맛과 신맛, 쓴맛의 음식을 자주 먹는 것이 좋다.

정상적인 경우라면 오행상 토(土: 비/위장)기능 저하로 인해 발생하는 유방 문제로 판단하여 단맛을 보충한다면 목극토를 못하는 경우를 부추기는 결과를 초래하여 더욱더 여성형 유방을 키우는 결과를 초래하게 된다. 그래서 어떠한 질환을 치유하고자 한다면 정확한 원인을 알고 올바른 처방을 하여야 한다.

생식요법은 수+목2+화+상화+표준생식이면 된다.
증상이 개선되면 체질 처방을 해야 한다.
부항사혈로 혈전을 제거하여 혈액순환을 원활하게 하는 것이 좋다.

06 배의 변화를 읽자: 온도로 몸 전체의 체질을 가늠한다.

배가 따뜻한 사람은 몸 전체가 건강한 사람이다. 손발에 열이 나고 운동을 하면 땀이 많이 나서 열이 많은 체질이라고 생각할지 모르지만 배가 차가운 사람은 건강하지도 않지만 냉한 체질이라 말한다.

동양의학에서는 배의 뜨겁고 찬 것을 기준으로 병이 많고 적음을 표현했다.

동의보감에 의하면 하월감한(夏月感寒)라는 말이 있다. 이 말은 '뱃속이 따뜻하면 병이 없다.'는 말이다. 이렇듯이 뱃속이 따뜻해야 건강함을 표현한 것은 뱃속에 오장육부가 모두 위치해 있고 이들 오장육부가 서로 상생상극(서로 돕고 견제하는 관계)관계를 유지해야 건강을 유지할 수 있기 때문이다. 그러나 뱃속이 차가우면 이러한 오장육부가 서로 돕고 견제하는 기능이 떨어져 병이 발생한다는 이론이다.

배에 나타나는 여러 가지 증상을 알아본다.

동양의학적으로는 배(복부)는 오행상 토(土: 비/위장)로 분류한다. 배에 관한 질환은 대개 복부가 차가워서 주로 발생하는 것으로 본다. 배가 차가운 사람은 발 역시 차갑다.

1. 배가 불룩해지면 물혹, 자궁암, 난소암을 의심할 수 있다.

1) 비만, 복수, 고장, 난소낭종, 임신 등으로 배가 불룩해진다.

단 위암, 간암 등에서는 명치끝에서 몸의 오른쪽 윗부분이 불룩해진다. 수신증(水腎症: 신장, 아랫배가 확장하여 그곳에 오줌이 고여 있는 상태), 물혹(신장낭종) 등에서는 측복부가 불룩해지고, 자궁암이나 난소암에서는 각각 말기(末期)에 그 부위가 부풀어 오르지만 현실적으로 그렇게 부풀어 오를 때까지 내버려 두는 일은 거의 없다. 단, 복수(腹水)는 측복부가, 난소낭종은 배 중앙 부위가 부풀어 오르는 점이 이 둘을 구별하는 감별 포인트다.

동양의학에서 물혹은 몸속 어디나 또는 장기 부분이 차가워지면서 생기는 것으로 본다. 즉 음(陰)의 병이다. 양기(陽氣)가 부족해서 발생하는 결과물이다. 원인을 양(陽)에서 찾아야 한다. 양(陽)이 함은 즉 마음, 스트레스를 의미한다.

물혹이나 암 등은 스트레스 과다, 또는 희(喜),노(怒),우(憂),사(思),비(悲),공(恐),경(驚)등 칠정의 과다(過多)에서 발생한다고 보는 것이다. 그래서 스트레스도 적당하게 받으면 약이 될 수 있다고 보는 것이다. 즉 사람이 너무 할 일이 없어도 병이 발생한다는 점이다.

이러한 스트레스나 칠정의 총괄적이고 직접적인 관여는 신장에서 하고 관리는 간에서 한다. 물론 발생하는 원인은 오장육부 모두가 관여한다. 그래서 물혹이나 암이 생겼다는 것은 오장육부 모두의 문제라고 보는 것이다.

물혹이나 암 등을 치유하기 위해 우선적으로 해야 할 일은 스트레스를 최대한 적게 받는 것부터 시작해야 한다. 그런데 암이 발생하면 마음 상태를 보는 것이 아니라 수술부터 하기 시작하니 얼마 못 가서 죽는 결과를 보는 것이다. 무조건 잘라내는 것이 능사는 아니다.

동양의학에서 병을 치유하는 요령을 보면 놀랄 일이 하나 있다.

사상체질을 체계화하고 세상에 널리 펼치신 동무 이제마 선생의 이론을 보면 다음과 같은 이야기가 나온다. 동무 이제마 선생은 "명맥실수(命脈失壽)"라는 말을 강조했다.

명맥(命脈)이란 목숨을 이어 가는 근본 생명력을 말한다. 현재의 건강 수준을 평가하고, 그에 따라 남은 수명을 평가하는 것이다. 큰 질병에 이르기 전에 가벼운 단계의 전조 증상을 정리해 놓은 것이다.

사람에게서 현재 나타나는 질병의 증상을 보고 현대사회에서 말하는 건강수명과 평균 수명을 예측해 보는 기준을 제시한 점이다.

명맥(命脈)은 크게 건강상태 4단계, 질병상태 4단계로 나뉜다.

〈질병의 4단계〉

구분	증상
외감 (外感)	외부 환경에 따라 종종 감기도 걸리고 배탈도 나며, 잔병치레하는 단계. ※ 다만 아픈 정도가 가볍고, 아픈 상태가 1년 중 3개월 이내다.
내상 (內傷)	내부 장기가 손상을 입은 단계 ※ 아파서 자리에 눕거나 활동에 지장이 있는 기간이 1년 중 3~6개월 이내다.
뇌옥 (惱獄)	병이 몸속 깊이 자리를 잡아 몸이 감옥에 갇힌 상태 ※ 1년 중 건강한 기간보다 아픈 기간이 더 길다.
위경 (危痙)	생명이 위태로운 단계로 1년 내내 아픔.

우리 인간은 64세 이전에는 생명력을 스스로 보충할 수 있는 여력이 있기에 설사 명맥이 안 좋은 상태라도 회복이 가능하다. 하지만 64세가 지나면 명맥실수가 정해진다.

예를 들면 64세를 기준으로

외감인 사람	내상인 사람	뇌옥이나 위경인 사람
80세까지 살 수 있다.	70세까지 살 수 있다.	나이와 관계없이 남은 수명을 보장 할 수 없다.

그러므로 64세 이전에 명맥을 잘 길러 놓아야 건강하게 살수 있다는 것이다. 아마도 이 64는 남자의 수명을 기준으로 한 것 같다. 남자는 8의 배수로 변화를 하기 때문이다. (8×8=64가 나온다.)

이제마 선생은 명맥에 따른 건강 회복(생명력 보충) 방법을 제시하고 있다.

〈생명력 보충 방법 4단계〉

구분	증상
외감(外感)	약은 필요 없고, 체질에 맞는 음식과 운동 등 체질 건강법만 잘 지키면 손상된 생명력을 보충할 수 있다.
내상(內傷)	생활 관리를 위주로 하되 보조적으로 약을 써야 한다.
뇌옥(惱獄)	약을 위주로 치료하되 마음을 다스려야 한다.
위경(危痙)	약을 쓰지 않고 먼저 마음을 다스린다. ※ 중병(重病)은 마음부터 다스려야 한다는 것이다.

위의 도표에서 알아보았듯이 모든 병은 마음 쓰기에 따라 다르게 나타날 수 있고 병의 깊이도 다르게 나타난다는 것을 알 수 있다.

더 간단하게 구분한다면 다음과 같이 구분할 수 있다.

외감 / 내상	뇌옥 / 위경
육체의 병	마음의 병
음(陰)의 병	양(陽)의 병

위의 내용을 보면 스트레스가 깊을수록 수명이 단축된다는 결론이다. 그렇다면 명맥실수를 이겨내고 건강을 바로 잡으려면 어떻게 하는 것이 좋은가 하는 것에 관심이 집중된다.

바로, 체질에 맞는 식습관과 생활 습관을 바로 가지는 것뿐이다.

2. 복부 통증 위치로 30여 가지의 질병을 식별할 수 있다.

복통은 소화기(위장, 간장, 췌장, 담낭)의 염증, 천공, 괴사, 허혈(혈액순환 장애)로 일어나는 경우가 많다. 협심증, 심근경색과 같은 허혈성 심장병이나 요로결석, 자궁이나 난소의 기능부전(생리통), 자궁 외 임신 등으로 복부 통증이 올수 있다.

1) 복통의 위치에 따른 구분

명치	위염, 위궤양, 십이지장궤양, 식도염, 췌장염, 심근경색 등
우상복부	담낭염, 담석증, 간염, 우측 요로결석, 우측 신우염
좌상복부	위궤양, 위속 가스로 인한 선통(간헐적으로 나타나는 쑤심 증상) 췌장질환, 좌측 요로결석, 췌장병일 때는 통증은 종종 왼쪽 등, 어깨로 퍼진다.
우하복부	충수염, 우측 요로결석, 우측 난소 염증이나 종양
좌하복부	대장염, 게실염, 과민성대장증후군, 좌측 요로결석, 좌측 난소 염증이나 종양
하복부 전체	요로결석, 방광염
서혜부	서혜부 탈장
복부전체	복막염, 장폐색(일레우스)위염, 과민성대장증후군, 만성변비, 복부의 통증위치가 이동할 때는 변비나 위염에 의한 선통을 의심하라

이렇게 많은 복부 통증들을 사라지게 하는 방법은 배를 따뜻하게 하면 가능한 일이다. 배가 따뜻하려면 먼저 발이 따뜻해야 한다.

복부에 나타나는 질병의전조증상

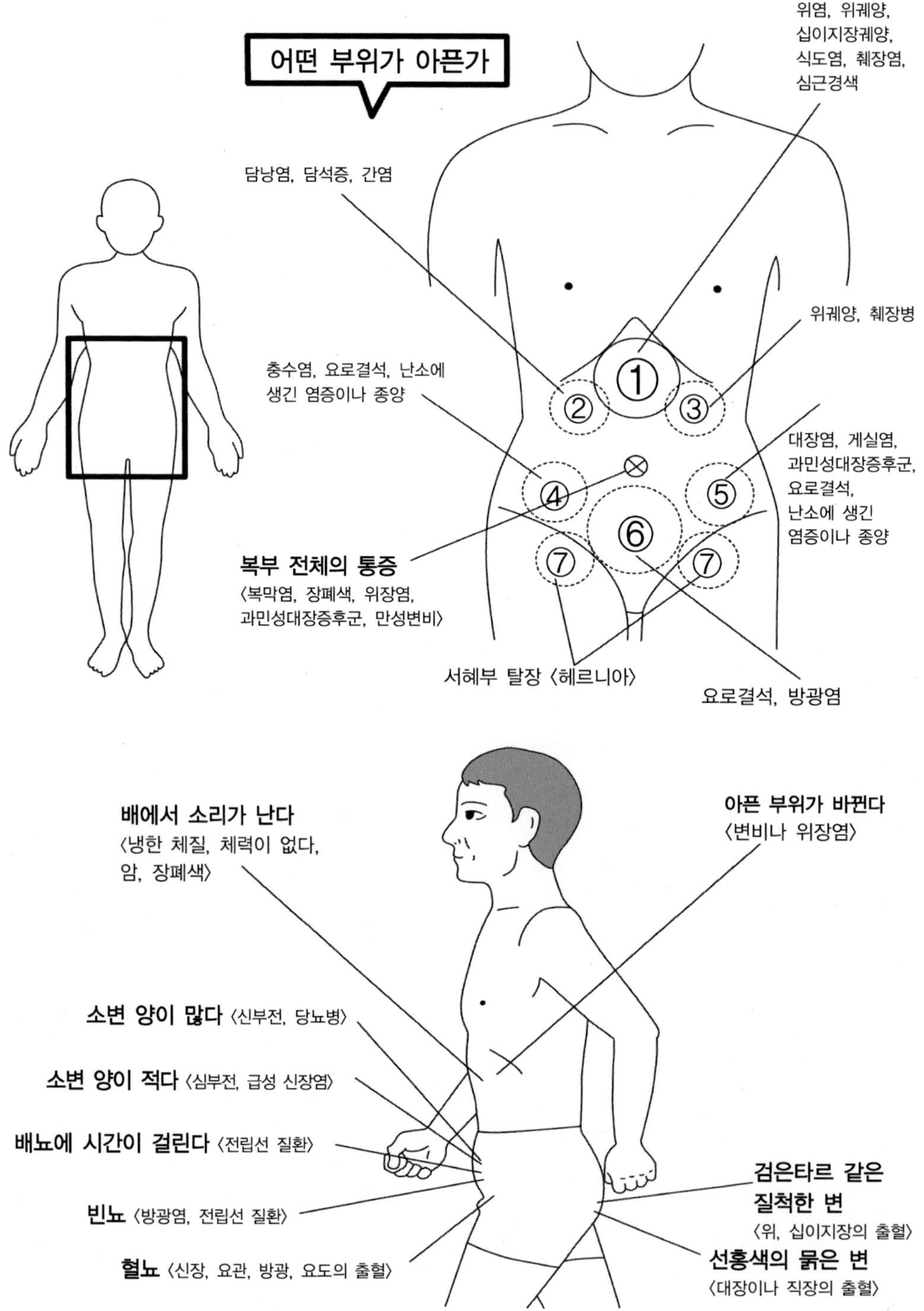

어떤 부위가 아픈가
위염, 위궤양,
십이지장궤양,
식도염, 췌장염,
심근경색
담낭염, 담석증, 간염
위궤양, 췌장병
충수염, 요로결석, 난소에
생긴 염증이나 종양
대장염, 게실염,
과민성대장증후군,
요로결석,
난소에 생긴
염증이나 종양
①
②
③
④
⑤
⑥
⑦
⑦
복부 전체의 통증
〈복막염, 장폐색, 위장염,
과민성대장증후군, 만성변비〉
서혜부 탈장 〈헤르니아〉
요로결석, 방광염
배에서 소리가 난다
〈냉한 체질, 체력이 없다,
암, 장폐색〉
아픈 부위가 바뀐다
〈변비나 위장염〉
소변 양이 많다 〈신부전, 당뇨병〉
소변 양이 적다 〈심부전, 급성 신장염〉
배뇨에 시간이 걸린다 〈전립선 질환〉
빈뇨 〈방광염, 전립선 질환〉
혈뇨 〈신장, 요관, 방광, 요도의 출혈〉
검은타르 같은
질척한 변
〈위, 십이지장의 출혈〉
선홍색의 묽은 변
〈대장이나 직장의 출혈〉

2) 갑작스러운 복통의 종류

갑작스러운 복통으로 급히 수술이 필요한 경우를 '급성복증'이라고 하며 다음과 같은 것들이 있다.

염증	복막염, 췌장염, 담낭염, 충수염, 난관염 등 자궁 부속기 염증
폐색	장폐색
천공이나 파열	위/십이지장천공, 자궁 외 임신, 외상에 의한 장/간/신장의 손상
혈액순환 장애	장간막 혈전증, 난소의 경염전(난소의 맨 줄기에 해당하는 부분이 꼬이는 것)

복통이 심할 때는 이와 같은 병들로 인한 급성복통일 가능성이 있으므로 의사의 진단을 받을 필요가 있다.

단 의학적으로는 이렇다 할 소견이 없는데도 이런 증상이 나타난다면 과식이나 과음, 냉증으로 인해 발생할 수 있으므로 전날 어떤 음식을 먹었는가를 확인하는 것도 좋다.

또한 배를 따뜻하게 하는 것도 통증을 사라지게 하는 효과적인 방법일수 있다.

동의보감에 의하면 하월감한(夏月感寒) 이라 하여 "뱃속이 따뜻하면 병이 없다."라는 말이 있다. 복부가 따뜻하면 즉 오장육부가 따뜻하면 기와 혈의 순환이 원활해짐과 함께 면역력이 상승하기에 질병이 발생하지 않는다는 것이다.

오행상으로 말하면 오장육부의 상생상극관계가 순행 할 수 있는 조건이 되기 때문이다.

■ 배에 나타나는 증상을 구분해 본다.

- 소변량이 많다: 신부전증, 당뇨병

- 소변량이 적다: 심부전증, 급성 신장염. 유주신(遊走腎: 콩팥 처짐증)

- 배뇨에 시간이 걸린다: 전립선 질환

- 빈뇨(소변을 자주 본다): 방광염, 전립선 질환

- 혈뇨: 신장, 요관, 방광, 요도의 출혈

- 아픈 부위가 바뀐다: 변비나 위장염

- 검은 타르 같은 질척한 변: 위/십이지장의 출혈

- 선홍색의 묽은 변: 대장이나 직장의 출혈

- 뱃속을 만보면 딱딱한 것이 있다: 뱃속이 차갑고, 무엇인가 뭉친 것 같은 물렁물렁하거나 딱딱하게 만져지는 유동기(流動氣) 적취(積聚딱딱한 것과 물렁물렁한 것)가 있다.

증상에 따른 음식 처방과 생식 처방으로 개선시키면 된다.

3. 배에서 나는 소리로 체력 저하, 장폐색을 알 수 있다.

1) 장관 안의 연동운동과 함께 장관 안에서 가스와 장액이라는 수분이 섞여 '꾸르륵꾸르륵' 하는 소리를 복명(腹鳴)이라고 한다.

서양의학적인 견해로는 복명(腹鳴)이 크면 장관에 협착(암)이나 폐색이 있을 때다. 복명이 없어지면 급성 복막염이나 마비성 장폐색(일레우스)으로 장관의 연동운동이 안 되는 것을 원인으로 본다.

그러나 냉한 체질로 위장이 아주 약한 사람이나 말라서 체력이 약한 사람을 복명이 커지는 경향이 있다. 동양의학에서는 복명이 큰 사람이나 몸이 차서 복통이나 장폐색을 일으키기 쉬운 사람에게 인삼, 산초, 건강으로 만든 대건중탕(大建中湯)을 처방하기도 한다.

동양의학에서는 꾸르륵꾸르륵하고 나는 소리는 오행상 금(金: 폐/대장)기운이 약할 때 나타나는 증상이고, 출렁거리는 소리는 오행상 토(土: 비/위장)로 분류하며 위장에 위액이나 물이 차있는 경우에 나는 소리로 구분한다.

이런 증상이 나타나는 사람은 매운맛의 음식들을 먹으면 금기운이 보강되면서 꾸르륵 소리가 사라진다. 쓴맛의 커피나 녹차를 자주 먹어도 이런 소리가 난다. 쓴맛의 음식들은 폐/대장 기운을 약하게 만들기 때문이다.(화극금(火克金)의 관계로서 화 20+, 금20-)

그래서 쓴맛의 음식을 줄이고 매운맛의 음식(마늘, 고추, 양파, 무, 배추, 생강 등)을 자주 먹는 것이 좋다.

생식요법은 금2+수+목+상화+표준생식이면 된다. (금+수2+목+상화+표준)
증상이 개선되면 체질 처방을 해야 한다.
부항사혈로 혈전을 제거하여 혈액순환을 원활하게 하는 것이 좋다.

4. 대변에 비치는 출혈 여부로 정맥류를 알 수 있다.

1) 하혈이란 소화관에서 피가나 그 출혈이 항문으로 배설되는 상태다.

위나 십이지장, 소장, 상부와 같은 몸의 위쪽 소화관에서 출혈이 일어나면 검은 타르 같은 질척한 변이 나온다. 항문 가까운 대장이나 직장에서 나온 출혈을 선홍색을 띈다. 이때는 변이 비릿한 냄새가 난다.

위암이나 위궤양 등 상부소화관에서 조금씩 나오는 출혈은 육안으로는 혈변임을 알 수 없고 검사지 또는 그 밖의 화학적인 검사를 해야 증명되므로 잠혈(潛血)이라 부른다.

치질이 있어도 대변에 자주 피가 섞여 나온다. 치질은 치정맥의 혈액순환 장애로 정맥류가 형성된 것이다. 한방에서는 어혈(瘀血)이라고 부른다.

하혈은 아니지만 입에서 나오는 토혈(吐血)은 구토물에 대량의 혈액이 섞여 있는 상태로 위/십이지장궤양인 경우가 반 이상이다.

그밖에 식도정맥류 파열이 약 10%, 위암이 약 5% 정도이다.

토혈(吐血)은 요독증이나 혈액 질환(백혈병, 재생불량성악성 빈혈)으로 나타난다.

동양의학에서는 혈변은 장 내부에서 출혈이 있는 것을 제외하고 치질로 인한 출혈이나 혈변은 오행상 금(金: 폐/대장)기운이 약할 때 나타나는 증상으로 본다.

이런 치질이나 혈변이 나타나는 사람은 매운맛의 음식을 자주 먹거나 항문 주변이 차가워서 혈액순환 장애가 발생하고 있다고 본다. 항문을 따뜻하게 좌욕을 하거나 반신욕을 해도 개선된다.

민간요법으로는 율무를 가루로 내어 무즙과 섞어서 항문에 붙여두면 치질이 개선된다.

앞에서도 언급했지만 동양의학에서는 폐 관련 질환은 오행상 금(金)으로 분류하며 이런 증상이 원인은 쓴맛을 과식하거나 차가운 환경에서 장시간 생활한 경우에 나타날 수 있습니다. 쓴맛을 줄이고 매운맛과 짠맛을 자주 먹으면 좋다.

생식요법은 금2+수+목+상화+표준생식이면 된다.(금+수2+목+상화+표준)
증상이 개선되면 체질 처방을 해야 한다.
부항사혈로 혈전을 제거하여 혈액순환을 원활하게 하는 것이 좋다.

5. 소변에 양, 주기, 피를 통해 각종 요도 관련 질환을 알 수 있다.

1) 소변 양이 알려 주는 정보

정상적인 배뇨 횟수는 하루 7~8회 정도이고, 배뇨량은 1,000~1,500㎖ 정도다. 이보다 양이 많거나 적으면 이상 신호다.

소변 양의 증가로 의심되는 질병	신부전(만성), 당뇨병, 요붕증(소변 양이 증가하고 갈증이 심한 병)
야간에 소변 양 증가로 의심되는 질병	신부전이나 심부전 초기
소변 양의 감소로 의심되는질병	울혈성심부전, 부종을 동반하는 병, 급성 신장염, 신증후군
극도의 핍뇨(乏尿)나 무뇨(無尿)로 의심되는 질병	급성 심부전(소변 양이 400㎖ 이하)인 위독한 증상

2) 배뇨 이상이 알려 주는 정보

배뇨통(排尿痛)	방광, 요도질환
배뇨 지연(요의를 느끼지만 소변이 늦게 나온다)	전립선 질환
소변이 방울방울 떨어짐, 뇨점적(尿點滴)	전립선비대, 요도 협착
빈뇨 (배뇨 횟수가 증가하는 것으로 다뇨와는 다름)	방광염, 전립선 질환

3) 혈뇨가 알려 주는 정보

배뇨를 시작 할 때의 출혈	요도의 출혈
배뇨를 시작부터 끝까지 출혈	신장, 방광, 요관의 출혈
배뇨를 끝낼 때의 출혈	방광 또는 전립선 질환
간헐적으로 일어나는 통증 없는 혈뇨	신장암/방광암
복부에서 하복부에 걸쳐서 옥죄는 듯 선통(先通) 을 동반하는 혈뇨	요로(신장~요도) 결석

혈뇨는 신장, 요관, 방광, 요도 중의 어떤 부위의 이상으로 나타날 수 있다.

이상의 정보가 서양의학에서 판단할 수 있는 배의 증상에 따른 진단이다. 그러나 동양의학에서는 더 많은 정보를 배에서 나타나는 이상 현상을 통하여 많은 정보를 얻을 수 있다.

동양의학에서 소변은 오행상 수(水: 신장/방광)기능의 이상으로 본다. 즉 방광의 문제는 신장과 연관이 있다. 주요 원인으로는 단맛의 과식이나 짠맛의 부족 시 나타나는 증상이다. 쓴맛(강한 이뇨 역할)과 단맛(혈액의 점도를 높여 혈액순환 장애 발생원인)을 줄이고 매운맛과 짠맛, 신맛을 자주 먹는 것이 좋다.

생식요법은 금+수2+목+상화+표준생식이면 된다.
증상이 개선되면 체질 처방을 해야 한다.
부항사혈로 혈전을 제거하여 혈액순환을 원활하게 하는 것이 좋다.

6. 배의 차가운 위치를 통해 하반신의 혈액순환 장애, 간장병을 알 수 있다.

손바닥을 배에 댔을 때 배 전체가 따뜻한 사람은 몸 전체도 따뜻하다. 반대로 배전체가 차가운 사람은 몸 전체가 차가운 사람이다. 아무리 손발이 뜨겁다든가 식사를 하거나 몸을 조금만 움직여도 땀이 난다는 하는 것은 열이 많은 체질처럼 보여도 배가 차가우면 냉한 체질이요, 저체온이라고 말할 수 있다.

정상 체온(36.5~37.2℃)보다 체온이 1℃ 내려가면 면역력이 30% 이상 떨어지고, 신진대사도 약 12%가 저하된다. 따라서 배가 차가운 사람은 면역력이 떨어진 상태이므로 어떤 병에 걸린다 해도 이상하지 않다. 또 신진대사가 저하되어 있어 쉽게 살이 찐다.

1) 배꼽 아래가 차가운 사람

손바닥을 배꼽보다 위에 대면 따뜻하지만 배꼽보다 아래에 대면 차가운 증상은 대부분의 여성에게서 나타난다. 이는 하반신 전체가 냉할 때 나타나는 증상이다.

하반신이 냉하면 하반신에 있어야 할 혈액과 열, 기(氣)가 하반신에 있을 수 없게 되어 몸 위쪽으로 향해 밀려 올라간다.

따라서 심장이 위쪽으로 밀려 올라가는 느낌으로 두근두근하고, 폐도 압박을 당하는 느낌으로 숨이 차다. 목에 무엇인가 막힌 느낌이 나고, 얼굴이 붉어진다. 발진이 난다, 안절부절 못한다, 불안, 초조, 긴장, 불면증이 생기는 등 다양한 증상이 나타난다. 또 상반신으로 피가 몰리기 때문에 혈압도 상승한다. 이런 증상을 승증(昇症)이라고 한다.

이처럼 혈액이나 기(氣), 열이 위로 향하면 몸 아래쪽으로 향하는 기능이나 증상을 강증(降症)이라 부른다. 이때 나타나는 증상으로는 변비, 생리 불순이나 소변 양이 적어지거나 소변줄기가 약해진다.

동양의학적으로 보면 하복 부분은 오행상 수(水)로 분류하며 신장/방광과 연계되어 있다고 보고 있다. 실제로 하복부에는 방광, 자궁, 질, 난소등 기관이 위치해 있다.

경락상으로는 음의 대표맥이라 하는 임맥과 신장 경락이 위치해 있다. 하복이 차가우면 음 기운과 신장 기운이 저하되어 있음을 의미한다. 그래서 여성인 경우는 생식비뇨기계의 다양한 질환이 발생하게 된다. 하반신이 냉하면 임맥과 신장 기운이 위로 상승하는 데 장애가 발생하여 음 기운이 오르지 못하고 정체되어 있는 상태가 된다. 그래서 하복부분이 차가워지면서 점점 더 지방이 과적되어 정상 체온을 유지하려고 비만해지는 것이다. 그래서 하복이 비만해지는 사람은 다양한 생식비뇨기계 질환이 발생할 것으로 예측할 수 있다.

하복(아랫배)이 차가운 사람들에게서 발생할 수 있는 다양한 질환은 하복부가 차가운 사람에서 자세하게 알아본다.

오행상 신장/방광이 차가워지는 원인을 보면 단맛의 과잉과 발을 차갑게 하는 생활 습관을 가지면 하복이 차가워진다.

쓴맛과 단맛을 줄이고 매운맛, 짠맛의 음식을 자주 먹으면 좋다. 물론 발을 따뜻하게 하는 족욕이나 발 관리, 경침베개 밟기 등 운동을 병행하면 시너지 효과를 얻을 수 있다. 수시로 하복치기(단전치기)를 하거나 윗몸일으키기, 수영, 계단 오르기, 훌라후프 운동, 암벽타기 등 하복의 근육을 활용하는 운동을 병행하면 하복이 따스해지면서 다양한 냉증들이 사라지게 된다.

민간요법으로 아랫배에 따스한 물에 소금을 타고 수건을 적셔서 꼭 짜서 아랫배에 올려놓는 온찜질을 해도 하복냉증을 개선시킬 수 있다.

생식요법은 금+수2+목+상화+표준생식이면 된다.
증상이 개선되면 체질 처방을 해야 한다.
부항사혈로 혈전을 제거하여 혈액순환을 원활하게 하는 것이 좋다.

2) 배가 부분적으로 차가운 사람

① 명치가 차가운 사람

명치 쪽이 차가운 것은 명치 안에 있는 위장이 차갑기 때문이다. 즉, 위의 혈액순환이 좋지 않은 것이다. 따라서 이 부위가 차가운 사람은 이런 증상을 방치해 두면 앞으로 위염, 위궤양, 위암 같은 위장 관련 질환에 걸리기 쉽다.

동양의학적으로 보면 명치는 오행상 화(火)로 분류한다. 이런 증상이 나타나는 사람은 찬 음식을 먹거나 급하게 먹는 사람들에게서 나타나는 증상이다.

찬 기운을 가지고 있는 음식물들은 위장으로 들어가면 위장이 차가워지기에 다른 부분의 장기에게서 온기(溫氣)를 빼앗으려 한다. 이때 위장은 가까운 곳에 위치해 있는 심장의 열기를 빼앗으려하기에 명치 부분이 차가워지는 증상이 나타나나게 된다.

찬 음식을 줄이고 따스한 음식을 먹는 것이 좋고, 신맛을 줄이고 단맛을 자주 먹는 것이 좋다.

생식요법은 토2+금+수+상화+표준생식이면 된다.
증상이 개선되면 체질 처방을 해야 한다.
부항사혈로 혈전을 제거하여 혈액순환을 원활하게 하는 것이 좋다.

② 우측 옆구리에서 명치가 차가운 사람

우측 옆구리에서 명치 부위에는 인체에서 가장 큰 장기인 간이 들어 있다. 그래서 복부의 다른 부위보다 이 부위가 차가운 사람은 간장병을 앓을 가능성이 있으며, 설사 아직 발병하지 않았다 하더라도 방치하면 간장병에 걸리기 쉽다. 매운맛을 과식하거나 신맛이 부족하면 나타난다. 오행상 목(木: 간장/담낭)기능 저하 시 나타난다.

매운맛을 줄이고 신맛을 자주 먹는 것이 좋다,

생식요법은 수+목2+화+상화+표준생식이면 된다.(목2+화+토+상화+표준생식)

증상이 개선되면 체질 처방을 해야 한다.

부항사혈로 혈전을 제거하여 혈액순환을 원활하게 하는 것이 좋다.

③ 하복부가 차가운 사람

하복부가 차가운 사람은 여성에게서 많이 볼 수 있다. 하복부에 있는 자궁, 난소, 방광, 신장, 대장 하부에서 직장에 걸쳐 혈액순환이 좋지 않음을 의미한다. 그래서 하복부가 차가운 사람은 자궁근종, 자궁암, 생리 불순, 생리통, 난소낭종, 난소암, 방광염, 신장염이나 요로의 염증이나 결석, 암, 대장암에 걸리기 쉽다. 단맛을 과식하거나 짠맛이 부족하면 나타난다.

오행상 수(水: 신장/방광)기능 저하 시 나타난다.

단맛을 줄이고 짠맛을 자주 먹으면 좋다.

생식요법은 금+수2+목+상화+표준생식이면 된다.(수2+목+화+상화+표준생식)

증상이 개선되면 체질 처방을 해야 한다.

부항사혈로 혈전을 제거하여 혈액순환을 원활하게 하는 것이 좋다.

7. 복근(배근육)의 탄력성으로 건강 상태, 생명력을 알 수 있다.

배를 손바닥으로 눌러도 쉽게 들어가지 않는 사람이나 누르면 복근에 반발력이 있는 사람은 체력이 좋은 사람이라고 판단해도 좋다.

반대로 손바닥으로 배를 압박하면 아무런 저항 없이 쑥 들어가는 사람이나 심한 경우 손바닥을 통해 배 너머로 등골이 닿는 느낌이 날 만큼 배에 힘이 약한 사람이 있다. 위를 보고 누우면 배가 들어가는 사람이 이런 타입이다. 이처럼 복근이 약한 사람은 그 밖의 어떤 자각증상/타각증상이 없이도 체력이 저하된 상태로 보면 된다.

캐나다 요크대학의 연구자가 20~69세사이의 사람들을 대상(8,000명)으로 13년간 추적해 복근운동, 팔굽혀펴기, 손아귀 힘, 팔과 종아리 근력, 체지방률 등을 측정했다.

그 결과 검사가 진행되는 13년 동안에 사망한 238명 중 복근운동 횟수가 하위였던 사람들, 손아귀 힘이 약한 순으로 아래에서 전체의 4분의 1에 들어가 있던 사람들이 사망률이 높았다는 자료가 있다. 이 결과를 통해서 복근의 강약은 건강이나 생명력과 비례하는 것이라고 말해도 좋을 것이다.

복근이 탄력이 있다는 것은 항상 탄력을 유지할 수 있도록 복근의 수축과 이완을 반복해왔다는 것이다. 우리 몸에서 근육이 수축과 이완이 반복되면 열이 발생하게 된다.

특히 복근이 탄력이 있다는 것은 복부가 열이 있다는 것이며 복부에는 오장육부가 모두 위치해 있는 곳이기에 오장육부가 따뜻해져 상생상극의 순행이 이루어져 건강을 유지하고 질병을 치유시킬 수 있는 조건이 된다.

그래서 동의보감에서 하월감한(夏月感寒)이라 하여 "배가 따뜻하면 병이 없다."라고 한 말이 일리가 있다고 본다.

우리 몸에서 근육은 오행상 목(木)과 연관이 있다. 간장과 담낭의 기능이 건강한 사람들이 근육의 탄력이 있다. 간장 기능이 저하되면 근육이 생기지 않으며 몸이 차가워진다. 즉 열이 발생하지 않는다는 것이다. 근육이 없는 마른 사람은 몸이 차다.

간이 우리 몸에서 하는 기능 중에서 중요한 것은 단백질에 관여한다는 것이다. 그래서 헬스장에서 근육을 늘리려는 사람들이 단백질 제품을 먹으면서 알통이나 복근을 만드는 것이다. 즉 근육이 많은 사람은 추위에 강하다고 말을 하고 서양의학에서도 근육량에 따라 추위를 느끼는 것이 다르다고 밝히고 있다. 즉 근육량이 많으면 열을 발생하기 쉽기 때문에 추위를 덜 타는 것이다. 간 기능이 정상 체온을 유지할 수 있다는 말도 된다. 정상 체온을 유지할 수 있다는 것은 항상 면역력을 정상으로 유지할 수 있다는 이야기도 된다. 면역력이 정상이라면 건강하다는 이야기다. 그래서 항상 운동하는 사람이 건강하다는 것을 강조하는 것이다.

8. 명치 소리를 통해서 수독증을 알 수 있다.

위를 향해 누어서 명치 쪽을 인지 약지, 중지의 세 손가락 끝으로 가볍게 두드리면 출렁거리는 물소리가 나는 사람이 있다. 이 소리를 진수음(振水音)이라 한다. 이 소리는 아래로 처진 위 속에 수분인 위액이 많이 차있을 때 난다. 복명이라 하여 출렁거리는 소리를 말한다.

이런 사람은 몸속 모든 곳에 수분이 과다하게 있다. 예를 들어 위속, 콧물이 쌓여있는 비강속, 공기나 가래가 쌓여있는 폐포 속, 내이 속(림프액이나 수분)이나 피하에도, 몸속의 세포와 세포 사이에도 물이 차있다.

따라서 명치에서 출렁출렁하는 물소리가 나는 사람은 두통, 편두통(이와 동반한 구토), 어지럼증, 이명, 메니에르증후군(프랑스의 이비인후과 의사 p. 메니에르가 처음 발견함. 회전감이 있는 어지럼증과 청력 저하, 이명, 귀 충만감/귀가 꽉 찬 느낌 등이 동시에 발현되는 질병), 결막염, 비염, 천식, 아토피와 같은 알레르기성 질환, 빈맥, 부정맥, 신경통, 류머티즘과 같은 통증질환 등 동양의학에서 말하는 수독(水毒)질환에 걸리기 쉽다.

동양의학에서는 이런 배에서 출렁거리는 소리 증상은 토(土: 비/위장)기능 저하로 분류한다. 즉 위장이 과식이나 과음으로 인해 늘어진 경우에 해당한다. 이런 사람은 얼굴에서 눈 밑에 밤톨 크기의 물주머니가 늘어져 있거나, 코 양옆에 팔자 주름(관상용어로 법령선이라 함)이 생겨 있다. 위하수(과식으로 인한 위장이 늘어진 상태) 증상이다.

양쪽 입가에서 턱 양옆에 이런 주름이 있다면 그것은 위무력(위장 기능 저하) 증상이다. 위하수와 위무력의 차이는 위무력은 평상시에도 끅끅하는 트림이 나오는 것이 다른 점이다.

똑바로 누워서 아랫배에서부터(음부 털이 나있는 선) 명치 부분으로 위로 오르면서 쿡쿡 찌르는 운동을 하면 움찔 움찔하면서 늘어졌던 위장 근육이 수축하면서 위하수 증상이 개선된다. 그러면 얼굴의 팔자 주름도 서서히 사라져 간다. 이렇게 늘어진 위장근육의 탄력성을 복구하지 않고 보톡스 주사만으로는 일시적일 뿐이다.

근본적으로 소식하면서 운동을 하여 늘어진 위장 근육을 탄력을 갖게 하는 것이 최선이다.

동양의학에서 복명(腹鳴: 출렁거리는 소리)은 오행상 토(土)로 분류한다. 위장 기능 저하의 원인은 신맛이나 쓴맛의 음식이나 찬 음식의 과식이다.

신맛과 쓴맛의 음식을 줄이고, 따스한 음식을 먹는 식습관으로 바꾸고 단맛, 매운맛(금극목(金克木: 금20+, 목20-하여 신맛을 억제하는 효과와 소화액을 분비시키는 효과), 짠맛(위산의 원료가 되는 염분의 보충 효과)의 음식을 자주 먹으면 좋다.

민중 의술로서 수시로 배를 시계방향으로 60회를 돌려 주어 열을 발생케 하면 위장 기능이 좋아진다.

생식요법은 토2+금+수+상화+표준생식이면 된다.(토+금2+수+상화+표준생식)
증상이 개선되면 체질 처방을 해야 한다.
부항사혈로 혈전을 제거하여 혈액순환을 원활하게 하는 것이 좋다.

9. 배꼽 위 박동여부로 정신적 피곤, 기(氣)의 강약을 알 수 있다.

배꼽 위나 아래에 손가락을 대면 펄떡펄떡하고 박동이 느껴지는 사람이 있다. 이는 복부대동맥의 박동이다. 동양의학에서는 제상동계(臍上動悸)라고 부른다. 이 박동은 불안이나 불면, 정신적으로 피곤한 사람, 심장병이 있는 사람, 기(氣)가 약한 사람에게 나타난다.

서양의학에서는 각각의 질병, 증상에 대하여 전혀 다른 처방을 내리지만 동양의학에서는 제상동계가 있으면 계지가(桂枝加) 용골(龍骨) 모려탕(牡蠣湯)을 처방한다.

용골이란 오래된 화석의 뼈를 말하고, 모려는 굴껍데기를 말한다. 칼슘을 보충하는 효과를 낸다.

동양의학에서는 유동기(流動氣) 적취(積聚)라고 한다. 이러한 유동기 적취는 오랜 시간 스트레스로 인한 냉기가 복부에 머물러 혈액순환 장애로 인해 나타나는 증상이다.

〈유동기 적취가 나타나는 위치에 따라 오장육부와 상관관계〉

증상 구분	원인 (스트레스와 냉기 누적)
명치 부분 유동기 적취	심장/소장에 냉기 침습으로 기능 저하
배꼽 주변 유동기 적취	비/위장에 냉기 침습으로 기능 저하
배꼽 좌측 유동기 적취	간장/담낭에 냉기 침습으로 기능 저하
배꼽 우측 유동기 적취	폐/대장에 냉기 침습으로 기능 저하
명치와 배꼽사이(1/2위치) 유동기 적취	심포장/심초부에 냉기 침습으로 기능 저하
하복부 유동기 적취	신장/방광에 냉기 침습으로 기능 저하

동양의학에서는 모든 증상을 오장육부와 연관 지어 반사구개념으로 진단한다. 서양의학적으로 보면 비과학적이라 할지 몰라도 기와 혈, 경락관계를 보사관계로 조치하면 쉽게 증상을 개선시킬 수 있다는 점에 놀란다.

질병이나 증상을 개선시키는 데는 과학, 비과학을 따질 필요가 없는 것 같다. 어떤 방법으로든 증상을 개선시켜 부작용 없이 건강한 상태로 되돌려 놓으면 되는 것이라고 생각한다. 질병을 고치는데 꼭 자격증이 필요한가? 하는 생각이 든다.

▸ 증상에 맞는 음식과 생식요법으로 유동기 적취를 개선시키면 된다.
이때는 복부 근육을 보강하는 운동을 하면 시너지 효과를 얻을 수 있다. 근육이 생기면서 열을 발생 시켜 혈액순환을 원활하게 해주기 때문이다.

10. 배꼽 아래 강한 통증으로 혈액순환 장애를 알 수 있다.

배꼽에서 왼쪽으로 비스듬하게 2~3㎝ 아래 부위를 중지와 약지로 강하게 눌렀을 때 통증을 느끼는 사람은 동양의학에서 말하는 어혈이 있는 사람이다. 즉 혈액순환 장애가 있는 사람이다.

위의 도표에서 알아봤듯이 동양의학에서는 오랫동안 스트레스로 인해 또는 간장/담낭에 냉기가 침습해서 나타나는 증상이다.

맥상을 식별하면 보사관계를 고려하여 침 치료를 하면 쉽게 개선된다. 이런 증상을 가진 사람들은 발 엄지와 4지가 굽어 있거나 틀어져 있다. 발가락을 따뜻하게 하거나 자주 마사지를 해주면 개선시킬 수 있다.

음식으로는 신맛의 음식을 오전에 먹으면 좋은 결과를 얻는다. 특히 부추약간 +미나리 +사과 반개를 갈아서 만든 부추 즙을 식전에 마시면 개선시킬 수 있다.

그밖에 어혈이 있는 사람은 잇몸에 색소가 침착되어 있거나 혀 뒷면에 정맥이 크게 부풀어 있다. 또는 손바닥이 붉은 증상(지방간)도 함께 보이는 경우가 많다.

생식요법은 수+목2+화+상화+표준생식이면 된다.

증상이 개선되면 체질 처방을 해야 한다.

부항사혈로 혈전을 제거하여 혈액순환을 원활하게 하는 것이 좋다.

■ 복부에 나타나는 증상을 알아본다.

- 우측 옆구리에서 명치 부위가 차다: 간장병

- 명치가 차다: 위염, 위궤양, 위암

- 하복부가 차다: 신장, 방광, 요로, 대장, 자궁, 난소의 질환

- 우 상복부의 위화감: 간장, 담낭, 폐, 위, 췌장의 만성병

- 배꼽 위에서 박동이 느껴진다: 심장병, 정신불안

- 명치를 두드리면 소리가 난다: 알레르기성 질환, 빈맥, 부정맥, 신경통, 류머티즘

- 배꼽에서 왼쪽으로 비스듬하게 2~3센티 옆을 누르면 아프다: 혈액순환 장애

증상에 맞는 맛을 고려하여 먹고 생식요법을 처방해서 먹으면 개선시킬 수 있다. 증상이 개선되면 체질에 맞는 음식이나 생식 처방을 해야 한다.

07 팔다리의 변화를 읽자: 뇌의 이상과 노화의 문제를 가늠한다.

팔다리는 관절로 연결되어 있는 부위이므로 류머티즘 관절염의 증상이 나타나는 부위다. 흔히 팔다리가 저리거나 마비증상이 오기도 하는데 이때는 뇌의 문제나 노화의 현상으로 보아야 한다.

1. 거친 피부의 건조함/축축함으로 당뇨병, 갑상선 이상을 알 수 있다.

1) 건조한 피부가 나타나는 것은 당뇨병일 가능성이 높다.

피부 건조는 점액수종, 당뇨병, 만성신부전증, 강피증 등의 질환 외에도 탈수 상태이거나 고령자일 때 나타난다. 또 빈혈 경향을 보이는 어혈이 있는 여성에게도 나타난다. 겨울이 되면 피부가 가려워지는 것도 노인성피부 건조증상이다.

동양의학에서는 폐는 오행상 금(金: 폐)기능 저하로 본다. 폐기능이 저하되면 피부가 거칠어지고 탄력도 떨어진다. 이런 증상이 나타나는 이유는 쓴맛을 과식했을 때 나타난다. 즉 커피나 녹차를 상복해도 폐기능이 저하되면서 나타난다. 매운맛을 보충해주 면 폐기능이 보강되면서 체내의 산소량(20.99%가 정상)을 충분히 공급함으로써 피부의 탄력이 생기면서 거친 피부가 개선된다.

당뇨병인 경우는 피부가 스펀지를 만지는 것처럼 푸석푸석한 느낌이 드는 것이 특징이다. 1형 당뇨병(인슐린주사를 맞는 당뇨)인 경우는 마른 체형을 나타내며, 2형 당뇨병(인슐린 주사를 맞지 않는 당뇨)인 경우는 약간 통통한 체형을 가지며 건조한 피부와 푸석푸석한 느낌을 갖는다.

증상에 맞는 식이처방이나 생식 처방을 하면 개선된다. 증상이 개선되면 체질 처방을 해야 한다.

생식요법은

1형 당뇨병(인슐린 주사를 맞는 당뇨병)의 경우 토2+금+수+상화+표준생식,

2형 당뇨병(인슐린 주사를 맞지 않는 당뇨병)의 경우 수2+목+화+상화+표준생식이면 된다.

증상이 개선되면 체질 처방을 해야 한다.

부항사혈로 혈전을 제거하여 혈액순환을 원활하게 하는 것이 좋다.

2) 축축한 피부는 갑상선이상 신호다.

갑상선 기능 항진증이나(바제도병) 여러 가지 발열질환, 더위나 열에 의한 발한으로(병을 다스리기 위한 스스로 몸에 땀을 내는 일) 피부가 축축해지기도 한다. 말초순환 장애를 겪는 냉한 체질의 사람이 식은땀을 흘려 피부가 축축해지기도 한다. 땀이 많거나 식은땀을 흘리는 것은 수독(水毒)을 나타낸다.

동양의학에서는 축축한 피부는 상화(相火: 면역기능) 기능 저하로 본다. 우리 인체는 면역력이 저하되면 몸이 축축한 느낌이 든다. 이런 증상이 나타나는 사람들은 성격이 예민하고 집중력이 떨어지며 행동이 부산하다. 한열왕래(체/내외 온도조절) 조절이 잘 안 되는 경우다.

이런 사람의 특징은 손 가운뎃손가락이 4지 쪽으로 휘는 현상이 있거나 틀어지는 증상이 나타난다. 또한 손발이 잘 저린 다거나 각종 신경성 질환을 가지고 있다. 예를 들면 삼차 신경통이라 하여 신경질적인 성격을 가지고 있다. 이런 증상이 나타나는 사람은 엄지발가락 안쪽에 습진이나 티눈, 각질, 점 등이 생긴다.

몸에서 열이 생겼다 내렸다 하거나 여름과 겨울의 날씨에 잘 적응하지 못해 여름에 겨울옷을 입고 다니거나 겨울에 반팔/반바지를 입고 다니는 등 체온조절 능력이 떨어지는 현상이 나타난다.

이런 증상이 나타나는 근본적인 원인은 스트레스 과다 누적으로 인한 면역력의 저하이다. 어찌 보면 갑상선 기능 이상도 스트레스 과다 누적으로, 신장과 간 기능의 저하에서 시작된다 볼 수 있다. 이런 사람들은 손가락 끝을 항상 주물러 주는 습관을 가지면 개선될 수 있다.

생식요법은

갑상선 기능 저하증의 경우 수+목2+화+상화2+표준생식,

갑상선 기능 항진증의 경우 수+목+화2+상화2+표준생식이면 된다.

증상이 개선되면 체질 처방을 해야 한다.

부항사혈로 혈전을 제거하여 혈액순환을 원활하게 하는 것이 좋다

3) 탈수 상태는 신장 기능의 이상 신호다.

혼수상태나 신부전을 앓는 투석 환자나 심한 구토와 설사 증상이 있을 때 탈수증상이 나타난다. 우리 체중의 60% 전후가 수분으로 되어 있고, 탈수 정도에 따라 몸에 나타나는 증상이 다르다.

〈수분 결핍 정도에 따른 증상〉

체중의 5%	피부 탄력이 떨어져 위팔, 아래팔, 허벅지 등 인체 부위 어디라도 손가락으로 꼬집었을 때 피부가 매우 천천히 복원하는 현상이 나타난다.
체중의 10%	입술건조, 눈의 함몰 등 한눈으로 보아도 '탈수' 임을 알 수 있다.
체중의 15%	오줌 양의 감소, 혈압 저하, 빈맥(정상보다 빠름)
체중의 20%	사망

동양의학에서는 오행상 수(水: 신장/방광)로 분류하는 신장이 우리 몸의 수분을 조절하는 기능을 하기 때문에 신장기능이 저하되면 수분 조절이 잘되지 않아 위의 도표와 같은 증상들이 나타나게 된다. 그런데 우리 체내에 물을 보유하도록 하는 역할을 하는 것이 바로 소금이다.

실례로 일본에서 건강한 사람을 대상으로 물 1,000ml 먹게 하고 소변 양을 측정한 결과 약 1,000ml가 배출되었으나, 물을 1,000ml 먹게 한 후 소금을 먹게 하고 나서 소변 양을 측정한 결과 약 800ml가 소변으로 배출되었다.

물 1,000cc	물 1,000cc + 소금 섭취
소변 배출 1,000cc	소변 배출 800cc
체내 잔류량 거의 없음	물 200cc를 체내에 보관하는 효과

이 결과에서 소금이 우리 몸속에서 수분을 머금게 하는 효과가 있음을 증명한 셈이다. 소금 역시 신장을 이롭게 하는 음식이다. 그래서 신장 기능을 좋게 하려면 소금과 물을 먹어야 하는 것이 동양의학 이론이다.

동양의학에서 탈수증상은 오행상 수(水)기능 저하로 본다. 신장 기능 저하 시 수분 조절 기능이 저하되어 체내 수분 부족 현상이 발생하는 것이다. 탈수를 부추기는 음식으로는 쓴맛과 단맛이다. 커피나 녹차를 마시면 바로 소변이 마려운 현상이 나타나는 것과 같다.

탈수를 예방하려면 쓴맛과 단맛을 줄이고, 매운맛과 특히 짠맛을 자주 먹어(새우젓+청양고추+청양고춧가루(8:1:1)를 섞어서 살짝 볶은 음식) 신장 기능을 보강해 주면 체내에 필요한 만큼의 수분을 유지할 수 있을 것이다.

생식요법은 금+수2+목+상화+표준생식이면 된다.
증상이 개선되면 체질 처방을 해야 한다.
수시로 수분을 보충해 주는 것이 좋다.

2. 팔의 딱딱함과 형태로 간장 이상, 강피증, 난치병을 알 수 있다.

동양의학에서는 손은 오행상 상화(相火)로 분류한다. 심포장/삼초부와 깊은 상관관계를 갖는다. 즉 면역력과 깊은 관계가 있다.

1) 가래손은 점액수종 증상의 손이다.

딱딱한 손바닥과 굵은 손가락이 마치 농기구인 가래처럼 보인다. 말단비대증, 점액수종의 증상이다.

동양의학에서는 이런 손은 근골이 튼튼하고 건강 상태는 양호하지만 성격이 급하고, 고혈압과 당뇨병 등의 질병을 앓기 쉬우며 손등에 청근(푸른색의 핏줄이 비치는 상태)이 굵게 붉어진다. 일종의 혈액순환 장애다. 신장 기능이 저하되면 가래손이 형성된다.

단맛을 줄이고 짠맛을 자주 먹으면 좋다.
생식요법은 수2+목+화+상화2+표준생식이면 된다.
증상이 개선되면 체질 처방을 해야 한다.
부항사혈로 혈전을 제거하여 혈액순환을 원활하게 하는 것이 좋다.

2) 거미 손가락증은 심장의 이상이다.

엄지손가락을 다른 네 손가락의 안쪽에 넣고 주먹을 쥐었을 때 엄지손가락이 손바닥 사이로 빠져나와 보일 정도로 엄지손가락을 비롯해 다른 네 손가락이 아주 길다면 거미 손가락증이다. '큰 키'와 '심장의 선천적 이상'을 동반하는 '마판 증후군(marfan syndrome)'일 때 나타나는 증상이다.

동양의학에서는 이런 손은 오행상 화(火)/상화로 분류한다. 일정한 나이에 이르면 심장과 뇌혈관 질환에 걸리기 쉽다. 쓴맛이 부족한 경우 발생할 수 있다. 짠맛을 줄이고 쓴맛을 자주 먹어 심장 기능을 보강한다면 더 진행하는 증상을 완화시킬 수 있을 것이다.

생식요법은 목+화2+토+상화2+표준생식이면 된다.
증상이 개선되면 체질 처방을 해야 한다.
부항사혈로 혈전을 제거하여 혈액순환을 원활하게 하는 것이 좋다.

3) 원숭이손(ape hand)이나 갈퀴손(claw hand)는 난치병일 가능성이 크다.

엄지손가락 뿌리 쪽의 두툼한 부위(모지구/대어제 부분), 새끼손가락 뿌리 쪽의 두툼한 부위(소지구/소어제 부분)기 위축되어 손바닥에 두툼하게 올라온 부위가 사라지고 평평해진다. 손가락이 손바닥 쪽으로 굽어진다.

근위축성 측색경화증(운동신경세포가 파괴되어 근위축, 근력 저하를 일으키는 난치병인 ALS), 척추성 진행성 근위축증(척추의 운동신경세포가 변성되어 온몸의 근위축, 근력 저하를 일으키는 난치병인 SPMA)의 증상이다.

동양의학에서 근육의 측색경화증은 오행상 목(木: 간장/담낭)기능 저하 시 나타난다. 근육은 간과 연관이 있기 때문이다. 손바닥이 오그라드는 것은 손바닥 쪽에 있는 근육이 차가워지면서 근육이 수축한다고 보면 된다.

차가운 것은 따뜻하게 열을 주면 개선된다. 즉 간장 기능이 저하되면 몸이 차가워지면서 열을 발생 시키기 어렵기 때문이다. 간 기능을 보강하기 위해서 외부에서 양질의 단백질을 보충해 주면 체내에서 단백질을 보충하지 않아도 되고, 고유의 기능인 해독과 노폐물을 분해/배출시켜 몸을 따뜻하게 만드는 데 전력할 수 있는 여건을 만들어 주면 되는 것이다.

매운맛을 줄이고 신맛을 자주 먹으면 좋다.
생식요법은 목2+화+토+상화+표준이면 된다.(목+화2+토+상화+표준)
증상이 개선되면 체질 처방을 해야 한다.

4) 붉은 손바닥은 간장의 이상 신호다.

서양의학에서는 만성간염, 간경화증, 간암처럼 간 기능에 만성 장애가 있으면 손바닥이 붉어지는 것으로 본다. 분명 그런 점도 있지만 반대로 손바닥이 붉은(수장홍반)사람 중에 만성 간 장애가 있는 사람은 약 10~20%밖에 안 된다.

동양의학에서는 수장홍반이 있는 사람은 거의 100% 어혈, 즉 혈액순환 장애가 있다. 손바닥이 전체가 붉은 것은 고혈압이 있는 증상이고, 작은 흰 점과 붉은 점이 나타나면 지방간이고, 굵은 콩 형태의 붉고 흰 점이 나타난다면 협심증이다.

손바닥 전체가 붉은 사람	손바닥에 작은 흰 점+붉은 점	손바닥에 큰 흰 점+붉은 점
고혈압	지방간	협심증
신장 기능 저하	간 기능 저하	심포/삼초(면역력) 기능 저하
단맛을 줄이자	매운맛을 줄이자	떫은맛 부족하다
생식: 수2+목+화+상화+표준	생식: 목2+화+토+상화+표준	생식: 토+금+수+상화2+표준

증상이 개선되면 체질 처방을 해야 한다.

5) 손 피부의 경화는 강피증이다.

면역계가 자신의 정상적인 조직이나 세포를 이물질로 인식하고 공격하는 자가면역질환의 하나이다. 강피증(혈관 주위로부터 시작하여 피부가 굳어져 탄력이 없어지는 증상)에 걸린 사람의 손은 손등, 특히 손가락 피부가 딱딱해져 손을 쥘 수가 없게 된다. 증세가 더욱 악화되면 손끝이 짧아져 지문이 거의 없어지기도 한다.

동양의학에서 강피증은 오행상 상화(相火: 면역력)기능의 저하로 인해 발생하는 질환으로 분류한다. 즉 스트레스로 인한 면역기능 저하 시 발생하는 질환으로 본다. 또한 스트레스를 받는 곳은 신장이요, 보관은 간장에서 하는데 신장 기능과 간장기능, 심장기능이 동시에 기능 저하가 복합적으로 나타나면 자가 면역질환인 강피증이 나타나는 것으로 본다.

강피증(强皮症)의 예방이나 치유를 위해서는 스트레스 받는 것을 최소화하기 위해 즐거운 마음과 적극적이고 호기심 많은 생활 습관을 갖는 것이 우선시되어야 한다. 그리고 혈액순환을 원활하게 하기 위해서 손발을 따스한 소금물에 담그는 생활 습관을 갖는 것이 좋다.

또한 고른 영양 섭취(체질에 맞는 1:1맞춤식 체질생식)로 오장육부의 상생상극이 순행하도록 하는 식습관을 가지는 것도 중요하다. 그래야 심포/삼초의 근본 기능인 상하 순환 즉 기(氣)와 혈(血)의 순환이 원활하도록 하는 것이 되어야 한다. 이런 이유로 강피증은 스트레스의 근원을 제거하는 것부터 시작되어야 한다.

생식요법은 토+금+수2+상화2+표준생식이면 된다.
증상이 개선되면 체질 처방을 해야 한다.
부항사혈로 혈전을 제거하여 혈액순환을 원활하게 하는 것이 좋다.

손을 따스한 소금물에 1일 20분 정도 담그는 것도 양기를 보충하는 좋은 민중요법이다.

6) 손등에 생긴 농포는 양성종양이다.

손목의 관절 배부(背部: 손등 부분)나 발등, 무릎관절 등에 엄지손가락 첫마디 정도의 크기로 탄력 있는 종괴(강글리온)가 있을 때 양성종양으로 볼 수 있다. 종괴(腫塊)는 쉽게 말해 점액이 들어 있는 농포(고름집)로 양성종양의 일종이다. 만약 너무 커서 아프거나 관절이 운동 장애를 보인다면 성형외과에서 수술하면 된다. 임파선 뭉침 증상이다.

동양의학에서는 이런 증상은 오행상 상화(相火: 심포장/삼초부)기능 이상으로 발생하다고 본다. 손등 부분은 음양상으로 양(陽: 삼초부)으로 분류한다. 양에 문제가 발생할 때는 음(陰: 심포장)에서 원인을 찾아야 한다. 즉 면역력이 떨어지면 전신에 분포되어 있는 림프절에 순환장애가 생기거나 차가워지면서 뭉침 현상이 발생한다고 본다.

면역력이라고 하는 것은 다른 것이 아니라 바로 체온(體溫)이다. 체온이 낮아지기 시작하면 추워서 몸이 오그라드는 것처럼 림프절이 오그라들거나 뭉쳐지면서 순환장애가 발생한 결과 뭉침 현상이 나타난다.

오행상 상화는 무형적인 장부로서 마음과 연관이 되어 있다. 사람인 이상 살아가면서 스트레스를 받지 않고 살아갈 수 없다. 스트레스를 받는다 해도 스트레스를 받는 양과 배출하는 양을 비교해서 받는 양이 배출하는 양보다 많을 때 이런 림프절 뭉침 현상이 나타나기에 스트레스를 줄이는 것이 우선과제라 할 수 있다.

즐겁게 살아가는 생활 습관을 가지는 것이 무엇보다 중요하다. 식습관과 생활 습관을 보면 고른 영양 섭취가 필요하며 긍정적이고 호기심이 많은 생활을 하면 좋다. 혼자서 가는 여행이나 새로운 등산, 악기 배움이나 탭댄스 같은 열정적으로 움직이면서 스트레스를 날려 버릴 수 있는 운동이면 좋다. 또한 떫은맛을 중심으로 골고루 즐겁게 먹는 식습관을 가지면 좋다.

생식요법은 토+금+수2+상화2+표준생식이면 된다.
증상이 개선되면 체질 처방을 해야 한다.
부항사혈로 혈전을 제거하여 혈액순환을 원활하게 하는 것이 좋다.

7) 창백한 손가락은 난치병을 주의해야 한다.

레이노 증후군은 손가락의 동맥(動脈)이 경련을 일으키고 수축할 뿐만 아니라 혈액순환 장애로 인해 손바닥이 차가워지고 창백해진다. 이 같은 증상과 함께 혈액순환도 나빠지면 마비나 통증을 일으킨다.

버거병(suerger's disease)과 같은 폐색성 동맥질환은 팔다리의 동맥이 닫히고 막히는 난치병이다. 그러나 류머티즘, 전신성홍반성낭창, 쇼그렌 증후군과 같은 교원병의 한 증상으로 나타나기도 한다.

동양의학적으로는 몸이 차가워서 발생하는 증상으로 본다. 손은 오행상 상화(相火)로 분류한다. 즉 스트레스를 많이 받아 누적되면서 기(氣)와 혈(血)의 순환장애로 인해 발생하는 질환이다. 치유(治癒)를 위해서는 스트레스를 줄이고 즐거운 마음과 호기심 많은 생활을 하고 마음의 휴식을 가져야 한다.

이와 병행하여 신장, 간장, 심장기능을 보강해 주면 쉽게 개선시킬 수 있다.

- 신장: 맑은 피 생산 및 혈액순환 장애 개선
- 간장: 손 근육 기능 보강으로 열 발생
- 심장: 스트레스해소와 모세혈관/혈액순환 장애 개선
- 상화(면역력) 보강: 정상 체온 유지와 기와 혈의 순환 개선

음식은 짠맛, 신맛, 쓴맛, 떫은맛을 중심으로 골고루 먹는 것이 중요하며 무엇보다도 즐겁게 식사하는 것이 중요하다.

생식요법은 금+수2+목+상화2+표준생식이면 된다.
증상이 개선되면 체질 처방을 해야 한다.
부항사혈로 혈전을 제거하여 혈액순환을 원활하게 하는 것이 좋다.

8) 손이나 손가락떨림은 신경의 문제를 의심할 수 있다(수전증/手顫症).

① 바제도병이나 신경질적인 사람에게 나타나는 증상이다. 양손, 양팔을 몸 앞쪽으로 내밀고 온힘을 다해야 손가락을 펼 수 있다.

② 1, 2, 3지를 마치 환약을 만들듯 비벼대는 증상
파킨슨병에 나타나는 증상으로 가만히 쉬면서 손의 움직임을 멈추고 있을 때 나타난다. 그러다 손을 다시 움직이면 증상이 사라진다. 따라서 '안정시 진전/resteng tremor'이라고 부른다.
낮에는 손 떨림이 있으나 밤에 잠은 잘 때는 손을 떨지 않는 것이 특징이다.

③ 기도진전(intenion tremor)
소뇌질환이나 중추신경의 신경섬유가 파괴되어 다양한 신경증상을 일으키는 난치병인 다발성 경화증으로 나타나기도 한다. 손을 움직이려고 하면 떨림증상이 나타나고 멈춰 있을 때는 떨림증상이 사라진다.

④ 수지진전(flapping tremor)
중증 간장병 환자의 혼수(昏睡) 전에 일어나는 증상으로 손목이나 손가락 또는 아래팔, 위팔 전체가 파닥파닥 불규칙적으로 움직인다.

동양의학적으로 보면 손은 상화기능(면역력) 저하로 본다. 손 떨림 증상은 다음과 같이 구분할 수 있다.

① 오행상 목(木)으로 분류하는 갑상선 기능 이상 시 손 떨림 증상이 나타난다 이때는 눈썹 양쪽 끝부분에 눈썹이 빠지는지 확인해서 눈썹이 성기고

빠진다면 갑상선 기능 이상으로 인한 손 떨림이다.

② 오행상 토(土)로 분류하는 비장기능 저하 시 손 떨림 증상(수전증)이 나타난다. 물건을 쥐면 안 떨린다. 양손이 떨린다.

③ 오행상 수(水)로 분류하는 신장 기능 저하 시 손 떨림 증상이 나타난다. 물건을 쥐어도 떨린다. 양손이 떨린다.

④ 오행상 수(水)/목(木) 기능 저하 시 발생하는 중풍발생 시 떨림이다. 이때는 맥상이 크고 빠르다. 좌/우측 맥이 뛰는 크기가 다르다. 떨림이 심한 쪽의 맥이 크고 빠르면 중풍으로 인한 떨림이다. 한쪽만 떨린다.

⑤ 간혹 틱 장애나 신경손상으로 인한 손 떨림도 있을 수 있다.

구분	증상	비고 (생식처방)
갑상선 기능 이상	양손 끝이 떨린다.	양쪽 눈썹 끝이 빠진다. (수+목2+화+상화+표준생식)
비장 기능 저하	손 전체를 떤다.	물건을 잡으면 더 떨린다. (토2+금+수+상화+표준생식)
신장 기능 저하	손 전체를 떤다.	물건을 잡아도 떨린다. (수2+목+화+상화+표준생식)
중풍(中風)	한쪽만 떤다.	팔/다리가 같이 떨린다. (수2+목2+화+상화+표준생식)
파킨슨병	낮엔 손이 안 떨리고, 잠잘 때는 떤다.	물건을 잡으면 떨린다. (수2+목+화+상화2+표준생식)
틱 장애	동일하게 반복적으로 떤다.	반복적으로 떤다. (수+목2+화+상화2+표준생식)

식이요법이나 생식요법은 증상에 맞게 1:1 맞춤식으로 처방하여 먹으면 된다. 증상이 개선되면 체질 처방을 해야 한다.

9) 저림 증상은 뇌 문제를 고려해야 한다.

저림 증상은 부종으로 나타나기도 하지만 뇌 또는 척추에 문제가 있을 때 나타나기도 한다.

동양의학에서 저림 증상은 오행상 목(木)으로 분류하는 간장기능 저하 시 근육 내 혈액 공급이 원활하지 못하여 근육이 차가워지면서 저림 증상이 나타나는 것으로 본다.

저림 증상이 발생하는 원인으로는 매운맛을 과식하거나 단맛의 과식 시 나타나는 증상으로 본다. 매운맛보다는 단맛의 과식이 직접적인 영향을 줄 수 있다. 단맛의 과식은 혈액의 당도를 높여 끈적거림이 심해짐으로 인해 혈액순환 장애가 발생하게 된다. 이때 근육 내 혈액순환 장애가 발생하면서 저림 증상이 발생하게 된다. 이렇게 저림 증상이 나타나는 사람은 단맛을 줄이고 신맛과 쓴맛을 자주 먹으면 좋다.

생식요법은 수+목2+화+상화+표준생식이면 된다.
증상이 개선되면 체질 처방을 해야 한다.
부항사혈로 혈전을 제거하여 혈액순환을 원활하게 하는 것이 좋다.

이와 병행하여 발을 따뜻하게 하는 족욕이나 발 관리, 경침베개 밟기 등 발을 따뜻하게 하는 운동을 병행하면 혈액순환이 원활해져 저림 증상 해소에 시너지 효과를 얻을 수 있다.

3. 손톱의 색깔/선으로 단백질 부족, 철 결핍, 간암을 알 수 있다.

손톱은 단백질의 일종인 케라틴으로 이루어져 있다. 하루에 약 0.15㎜씩 자란다. 손톱 뿌리 쪽에 있는 반달 모양의 흰 부분이 새 손톱을 만든다.

동양의학적으로 손톱은 오행상 목(木: 간장/담낭)으로 분류한다. 간 기능이 저하되면 손발톱에 이상 현상이 나타난다. 손발톱이 두꺼워지고 부서지고 갈라지고 하는 등 조갑백선이라는 다양한 증상들이 나타난다. 이러한 손톱은 간에서 합성하는 단백질로 구성되며 손톱에도 오장육부의 건강상태가 반영되는 곳이기도 하다.

① 손톱 색깔
손톱이 분홍색이면 건강한 상태를, 창백하면 빈혈을, 암자적색이면 치아노제나 어혈을 타나낸다.

② 손톱에 난 선으로 알 수 있는 것들

세로선	손톱으로 덮인 부분인 조상(爪床)의 근육이나 손톱자체가 위축하여 생기는 노화의 한 종류다.
가로선	신증후군 등으로 혈액 속 알부민(단백질)이 오랫동안 부족했거나 여러 가지 만성질환, 빈혈, 심한 피로 등으로 생긴다.
스푼 형 손톱	철 결핍성 빈혈은 손톱이 약하고 얇아지고 넓고 평평해진다. 그러나 증상이 악화되면 움푹 들어가서 마치 숟가락처럼 된다.
손톱이 잘 부서진다.	빈혈이나 간염, 간경변증, 간암과 같은 만성 간 장애일 때 잘 생긴다.
곤봉지	손가락 끝이 곤봉처럼 부어 옆으로 퍼지고, 손톱도 시계유리처럼 활 모양으로 굽어져 폭이 넓어진 상태라면 손톱아래에 있는 모세혈관이 증가한 이유다. 기관지 확장증, 폐기종과 같은 만성호흡기 질환이나 선천성 심장 질환과 같은 심장병에서 나타난다. 그밖에 간경변증과 같은 만성 간질환이나 궤양성 대장암에서도 나타난다.
손톱이 잘 벗겨진다.	손톱속의 지방이나 수분 부족으로 일어나는 손톱 건조현상으로 마치 운모처럼 부서지나. 빈혈로 피부가 건조한 경향을 보이는 사람에게 잘 나타난다.

속손톱이 없다.	속손톱은 손톱을 새로 만드는 근원이 되는 손톱뿌리 쪽에 있는 반달 모양의 흰 부분이다. 이 부분이 없다면 영양부족이나 체력 저하를 나타낸다.
손톱이 두꺼워 지거나 약하다.	손톱의 곰팡이인 진균증으로 세로로 그어진 선이 보인다.

손에 나타나는 증상을 알아본다.

- 손톱의 가로선: 만성질환, 피로누적, 비/위장 기능 저하

- 손톱의 세로선: 노화진행

- 손톱색이 창백하다: 빈혈

- 손톱색이 암자적색: 혈액 오염

- 손바닥이 저리다: 뇌의 이상

- 손바닥이 붉다: 혈액 오염, 고혈압, 지방간(손바닥에 희고 붉은 점)

손은 오행상 상화(相火: 면역력)로 분류하지만 손톱은 목(木: 간장/담낭)으로 분류한다. 그러므로 손톱의 건강상태를 알아볼 때는 스트레스와 연관 지어 원인을 찾아보아야 한다.

발과 발톱은 모두 오행상 목(木: 간장/담낭)으로 분류한다. 손과 마찬가지로 스트레스와 연관 지어 건강상태를 보는 눈을 가져야 한다.

손발톱에 관한 문제를 개선하기 위해서는 매운맛을 줄이고 신맛의 음식을 자주 먹는 것이 좋다. 집에서 할 수 있는 민간요법으로는 붉은 팥을 삶아서 그 물을 자주 마시는 것이 좋다.

싱싱한 부추+미나리+사과 반개를 넣고 즙을 내서 매일 아침 식전에 먹는 습관을 가지면 쉽게 개선시킬 수 있다.

생식요법은 수+목2+화+상화+표준생식이면 된다.

증상이 개선되면 체질 처방을 해야 한다.

부항사혈로 혈전을 제거하여 혈액순환을 원활하게 하는 것이 좋다.

4. 팔의 부종으로 울혈성심부전증, 정맥혈전, 림프액 순환장애를 알 수 있다.

1) 양팔의 부종으로 몸속 수분 과잉 현상을 식별할 수 있다.

양팔의 부종은 울혈성심부전, 신증후군으로 온몸이 붓는 증상이 나타난다.

2) 한쪽 팔의 부종은 혈전이 있다는 신호다.

한쪽 팔만 붓는 까닭은 부은 쪽에 정맥혈전이 있거나 액와(겨드랑이) 림프절의 부종으로 정맥혈에 장애가 생겼기 때문이다. 또 유방암 수술 시 주위 조직인 액와림프절을 절제했을 때 림프액의 순환에 장애가 와도 한쪽 팔이 붓는다.

부항사혈을 하여 혈전을 제거하는 것이 자연 치유를 위해 좋은 효과를 얻을 수 있다.

생식요법은 화2+토+금+상화+표준생식이면 된다.
증상이 개선되면 체질 처방을 해야 한다.
부항사혈로 혈전을 제거하여 혈액순환을 원활하게 하는 것이 좋다.

팔/다리에 나타나는 증상을 알아본다.

- **한쪽 팔에 부종: 뇌졸중, 림프액 순환장애**
- **양팔에 부종: 수분과다**
- **장딴지에 나는 쥐: 하반신 냉증, 노화, 심장기능 저하**
- **한쪽다리에 부종: 뇌졸중, 림프액 순환장애**
- **양쪽다리 부종: 심부전, 간경변증**
- **지면을 쓸듯이 좁은 보폭으로 총총걸음을 걷는다: 파킨슨병**

5. 관절 통증, 부종, 발적으로 다양한 관절염을 알 수 있다.

1) 류마티스 관절염

20대에서 40대 여성에게 자주 발생한다. 한쪽 팔 관절, 손가락 관절에 잘 생기며 팔꿈치 관절, 무릎 관절, 다리 관절 등 큰 관절로 진행하는 경우가 있다. 통증, 부종, 발적, 국소 발열이 있고, 좋아졌다 재발했다가를 되풀이하다가 마침내 관절 연골의 파괴, 변형, 뻣뻣하게 굳어져 움직일 수 없는 상태가 된다.

동양의학에서는 손목을 가볍게 살짝 쥐었을 때 통증을 느끼면 류마티스 관절염이 진행되고 있는 증상이라 본다. 이러한 류마티스 관절염은 양(陽: 신체 전 부분 관절을 의미함) 부분에 나타나는 증상으로서 음(陰)에서 원인을 찾으라고 하고 있다. 여기서 음이라고 하는 것은 발에서 시작되는 근원점을 갖고 있는 오행상 목(木), 토(土), 수(水)가 상호 조화와 균형이 부조화를 이룰 때 나타난다고 보고 있다. 양이라 함은 오행상 화(火), 상화(相火), 금(金)을 의미한다. 그래서 류마티스 관절염은 어느 한 장부의 기능 저하로 나타나는 질환이 아닌 오행상의 질환이기에 크게 음장부와 양장부의 불균형으로 인해 발생하는 장부이므로 고치기 어려운 자가면역질환이라 부르는 것이다. 대개 서양의학적으로 자가면역질환이라고 부르는 질환들의 대부분은 음과 양의 부조화에서 발생하는 경우가 대부분이다.
이러한 류머티즘을 개선하고자 한다면 다음과 같은 분야를 관심 있게 조치하여야 한다.

구분	목(木)	토(土)	수(水)
보강할 장부	간장/담낭 기능 보강	비/위장 기능 보강	신방/방광 기능 보강
보강할 맛	신맛	단맛	짠맛
효과	정상 체온 유지 해독기능 정상화	좋은 원료 공급	맑은 혈액 생산 호르몬 기능 정상화

도표에서처럼 세 가지 맛을 보강하고 다른 장부의 기능을 보강하기 위해서는 침이나 뜸, 부항사혈 등 보조요법을 병행하는 것이 좋다.

2) 변형성 관절염

중년이후에 특히 고령자에게 많이 나타난다. 넓적다리, 무릎, 어깨, 척추 외에 손가락이나 발가락 등에 관절이 생긴다.

뼈의 형성 과잉을 동반해 운동장애도 함께 온다. 같은 관절에 생기는 통증이라도 류마티스성 관절염과 같은 발적, 부종, 국소 발열 등은 거의 없다.

민중 의술로는 유향(乳香)+우슬(牛膝)+토종꿀을 섞어서 환(丸)을 지어서 먹어도 좋고, 유향+당귀를 넣은 차로 끓어서 먹어도 효과가 좋다. 유향은 한약재로 주로 쓰이며 기혈(氣血)을 순환케 하며, 통증을 해소시키고, 해독작용을 한다. 주로 활용하는 분야는 염증유발물질 생성을 억제하며 무릎연골세포의 생존율을 증가시킨다고 활용하고 있다.

유향은 맵고 맛이 쓰며 따스한 성질을 가지고 있다. 한약재상에서 구입하여 활용 할 수 있고, 필요시 전문가에게 조언을 받는 것이 좋다.

닭발과 우슬(약초)를 넣고 함께 달여 먹어도 좋다. 또한 통증이 있는 관절에는 현미가루와 무즙을 개어서 환부에 붙이면 통증이 사라진다.

3) 헤베르덴 결절

손가락의 말단부에 작은 결절 모양의 뼈 돌기가 있다.

주로 갱년기 여성들에게서 주로 나타나는 증상들이다. 특히 손가락 끝 관절이 부으면 헤베르덴 결절이라고 부른다. 헤베르덴 결절은 손에 증상이 나타나는 변형성관절중에서 발병빈도가 매우 높다. 초기 증상은 손가락 부종과 통증이지만 눈에 띄는 증상이 하나 더 있다.

류마티스 관절염은 관절이 부은 부분을 만지면 말랑말랑한데, 헤베르덴 결절은 뼈가 튀어나왔나 싶을 정도로 단단하다. 환부가 단단한 것이 특징이다. 증상은 반년정도 지속되다가 서서히 사라지기도 한다. 손가락이 다소 변형되기도 한다.

헤베르덴 결절이 손가락 끝에 나타나지만 똑같은 증상이 손가락 두 번째 관절에 나타나면 부사르 결절이라고 한다.

류마티스 관절염은 손가락 두 번째 세 번째 관절과 손목이 붓는다. 두 번째 관절이 부어서 류마티스 관절염인가 하고 병원을 가면 부사르 결절이라고 진단하기도 한다.

부사르 결절은 증상부터 회복까지 헤베르덴 결절과 유사한 과정을 거친다. 모두가 노화에 의한 결절이므로 특별한 치료제가 없다는 점이 아쉽다.

변형성 관절증이란?

나이가 들수록 관절연골이 마모되어 통증과 부종을 일으키는 질환이다. 특히 변형성 무릎관절과 변형성 고관절증은 비교적 큰 관절에서 발생하기 때문에 잘 알려져 있다. 손가락처럼 작은 관절에 발생할 때는 부위에 따라 헤베르덴 결절 혹은 부사르 결절이라고 부른다.

이러한 결절이 발생하는 원인을 보면 영양제 마그네슘과 칼슘의 길항작용에 불균형이 발생하거나 이런 영양제를 먹으면서 전기장판을 켜고 오랜 시간 생활을 하면 나타나는 증상이다.

영양제를 중단하고 정상적인 우리 고유의 식생활과 생활 습관으로 돌아오면 치유할 수 있다. 돌기가 나온 부분 역시 차가움이 있기에 손끝으로 자주 만져 줘도 치유할 수 있다. 저녁에 뜨거운 물에 천일염을 진하게 타서 그물에 손을 30분 정도 담그는 습관을 가지면 좋다.

동양의학적으로 보면 오행상 수(水: 신장/방광), 목(木: 간장/담낭), 상화(相火: 면역력) 세 가지 장부가 동시에 기능 저하가 발생하면 나타나는 증상이다. 신장 기능이 저하되면 관절 자체와 주변에 수분 조절 능력이 저하되어 관절에 이상 현상이 발생하게 되고, 간장 기능이 저하되면 관절을 보호하고 있는 근육의 수축과 이완작용이 원활하지 못해 관절의 변형이 발생하는 원인으로 작용하며, 스트레스로 인해 면역력이 저하되면 손 관절에 혈액순환 장애가 발생하면서 손 관절에 이상 현상(류마티스 관절염, 헤베르덴 결절, 부사르 결절)이 발생하게 된다.

헤베르덴 결절이나 부사르 결절은 단맛을 줄이고 짠맛, 신맛, 떫은맛을 자주 먹으면 개선시킬 수 있다.

생식요법은 수2+목+화+상화2+표준생식이면 된다.

증상이 개선되면 체질 처방을 해야 한다.

부항사혈로 혈전을 제거하여 혈액순환을 원활하게 하는 것이 좋다.

4) 통풍성 관절염

① 통풍

통풍의 대부분은 엄지발가락 관절에서 일어난다. 그러나 다른 발가락이나 무릎, 손가락, 손 관절에서 일어나기도 한다. 발적, 부종, 국소발열이 심하고, 산들바람을 쐬는 것만으로도 아파서 통풍(痛風)이라고 부른다.

동양의학에서는 오행상 수(水: 신장/방광), 목(木: 간장/담낭)의 기능 저하에서 발생한다고 본다. 통풍이란 요산(尿酸)이라는 결정체가 체내에 과잉 누적 시 나타나는 증상이다. 우리 체내에서 요산의 생성은 신장에서 만들고, 간장에서 활용하고 배출하는 구조로 되어 있다.

경락상으로 보면 신장/방광 경락과 간장/담낭 경락이 생식기/방광을 통과한다. 이러한 경락들이 통과하는 과정에서 어느 한 경락이 차가워져 통과하기 어려워지면서 기혈(氣血)의 순환장애가 발생하다고 보는 것이다.

알기 쉽게 말해서 우리 몸에서 불필요한 노폐물을 거르는 역할을 하는 신장에서 정상적으로 요산을 걸러내서 소변으로 배출하면 되지만, 다른 면으로 보면 우리 몸에서 피로물질을 분해/배출하는 기능을 가지고 있는 간장 역시 기능이 정상적이라면 요산의 수치가 정상이겠지만 간장의 이런 기능이 저하되면 요산을 분해/배출하는 기능이 떨어지면 체내에 요산이 누적되어 요산 양이 증가하면서 통풍이 발생하는 것이라 본다. 그래서 오행상 수(水), 목(木)의 기능이 정상화되면 통풍이 개선된다.

요산(尿酸)이란?

파충류와 조류가 단백질을 소화/분해하여 배설하는 질소의 주요 형태이다. 사람은 핵산단백질(모든 조직에서 발견되는 복잡한 물질)의 성분인 퓨린의 분해 산물로 적은 량(하루에 0.7 g)을 배설한다. 그러나 사람의 혈액 중에 요산의 수치가 높으면 통풍에 걸린다.

통풍은 관절 속이나 주위에 요산염이 쌓여서 일어나는데 몸 전체에 요산이 두드러지게 증가한다. 요산은 퓨린의 대사 작용에서 생기는 최종물질이며, 끊임없이 소변으로 배설되는 것이 정상이다. 이 물질이 몸속에 비정상적으로 쌓이는 생화학적 원인은 아직 밝혀지지 않고 있다. 특이한 것은 여성이 통풍에 걸리는 경우는 드물다. 남성과 여성의 비율이 무려 20:1 정도다.

통풍이 진행되고 있는 사람들의 귀를 보면 귓바퀴의 윗부분에 작은 혹 같은 것이밖으로 돌출된다. 체내에 요산이 축척되면 귀에 전조증상을 나타내기 때문이다. 그러면 왜 엄지발가락에 통풍 증상이 나타나는가 하는 문제에 대해 알아본다.

발은 오행상 분류 시 목(木: 간장/담낭)으로 분류하고, 발을 주관하는 중심장부는 용천혈을 가지고 있는 신장이다. 그러면 왜 엄지발가락 관절 부분에서 통풍이 발생하는가하면 목극토(木克土)를 못하는(목20-, 토20+) 현상이 가장 크게 작용하기 때문이다.

발은 우리 몸에서 음 중의 음 부분이다. 음의 병은 음이 가장 큰 부분에 먼저 발생하는 것이 특징이다. 예를 들면 얼음은 가장 차가운 곳이 먼저 얼기 시작하는 것과 같다. 그리고 엄지발가락은 중심이동의 법칙을 주관하는 발가락이다. 중심이 이동한다는 것은 양기(陽氣)의 발생을 의미하기도 한다. 그런데 음과 양의 부조화를 이룬 상태라면 양이 발생하는 곳인 엄지발가락이 가장 먼저 어떠한 음의 현상(통증)이 발생하기 때문이다.

왜 통풍 발작은 야간에 많이 일어나는가? 이유는 야간이 되면 우리 몸은 기초대사만 이루어지기 때문에 저체온 증상이 발생하게 된다. 즉 몸이 차가워진다는 것이다. 몸이 차가워지면 곳곳에서 근육이 수축되면서 혈액순환 장애도 발생하게 된다.

혈액순환 장애가 발생하게 되면 혈액을 타고 떠다니던 요산 결정체가 관절 부분의 혈관을 통과하기가 어려워진다. 또한 관절은 항상 열이 발생하는 곳이기에 수분을 충분히 확보하려 한다. 그래서 관절 주변에는 수분뿐만 아니라 요산도 같이 모여들게 마련이다. 우리 몸은 밤에 잠을 자고 있지만 이리 뒤척 저리 뒤척이면서 잠을 잔다. 이때 관절이 가동되면서 주변에 있던 요산의 자극으로 인해 통증을 더 심하게 느끼는 것이다.

그러면 주간에는 통증을 적게 느끼는 것일까? 주간에는 발과 전신의 근육들이 수축과 이완을 하는 과정에서 몸 안에서 열이 발생하기에 요산배출이 야간보다 수월하기 때문이다. 결국 통풍은 몸이 차가워지면서 몸 안의 노폐물을 배출하는 기능을 담당하는 신장과 간장의 기능이 저하될 때 나타나는 증상이라 할 수 있다.

단일적으로 말한다면 근육의 수축과 이완이 열을 발생한다면 근육을 담당하는 장부인 간 기능 저하로 인해 통풍이 발생하다고 보는 견해도 있다. 그래서 통풍의 자연 치유를 위해서 통풍이 있는 사람들은 간 기능을 좋게 하는 먹을거리로 분류하는 팥죽을 먹고 팥 삶은 물을 장복하면 간 기능이 좋아지면서 요산을 포함한 체내의 노폐물을 분해/배출하는 기능이 좋아져 통풍을 개선시키고 있다. 쓴맛과 단맛을 줄이고 짠맛과 신맛을 자주 먹는 것이 좋다.

생식요법은 수+목2+화+상화+표준생식이면 된다.

증상이 개선되면 체질 처방을 해야 한다.

부항사혈로 혈전을 제거하여 혈액순환을 원활하게 하는 것이 좋다.

동양의학에서 관절질환에 대한 오행상 분류 내용을 요약, 정리한다.

〈관절별로 원인과 치유를 위한 식이요법〉

구분 (오계맥상)	발병 원인 음식들/ 잘못된 식습관	자주 먹어야 할 음식 (생식처방)
고관절과 발전체 관절의 병(약한 현맥)	매운맛, 짠맛의 음식들/신맛을 적게 먹는 식습관	신맛의 음식들 목2+화+토+상화+표준
팔꿈치 관절의 병 (약한 구맥)	짠맛, 신맛의 음식들/ 쓴맛을 적게 먹는 식습관	쓴맛의 음식들 화2+토+금+상화+표준
견관절과 손 전체 관절의병 (약한 구삼맥)	쓴맛, 단맛의 음식들/ 떫은맛을 적게 먹는 식습관	떫은맛의 음식들 토+금+수+상화2+표준
무릎 관절의 병 (약한 홍맥)	신맛, 쓴맛의 음식들/ 단맛을 적게 먹는 식습관	단맛의 음식들 토2+금+수+상화+표준
손목관절의 병 (약한 모맥)	쓴맛, 단맛의 음식들/ 매운맛을 적게 먹는 식습관	매운맛의 음식들 금2+수+목+상화+표준
발목관절의 병 (약한 석맥)	단맛, 매운맛의 음식들/ 짠맛을 적게 먹는 식습관	짠맛의 음식들 수2+목+화+상화+표준
전관절의 병 (구삼맥 인영촌구4~5성)	쓴맛, 단맛의 음식들/ 떫은맛을 적게 먹는 식습관	떫은맛의 음식들 토+금+수2+상화2+표준

증상이 개선되면 체질 처방을 해야 한다.

② 관절염(關節炎)(서양의학상)

관절은 두 개 또는 그 이상의 뼈들이 맞닿는 곳을 말하며 관절을 이루는 뼈들의 끝은 연골이라는 부드러운 재질로 싸여 있다.

연골은 쿠션 역할을 하여 관절이 쉽게 움직이도록 도와주는 역할을 하고, 활막이라 불리는 섬유질 막으로 싸여 마찰하는 것을 방지해 주는 활액을 분비한다. 이곳에 염증이 생기면 흔히 말하는 관절염이 되는 것인데, 관절인 경우에는 부종, 통증, 관절이 뻣뻣한 증상 등을 동반한다. 대개 관절염의 경우 생기는 염증은 일시적인 것이 많지만 때로는 장기적이면서 영구적인 문제를 일으키기도 한다.

관절염에는 여러 종류가 있으며, 그 원인은 서로 다르다.

가) 골관절염(퇴행성 관절염)

이 중에서 가장 흔한 것은 골관절염(퇴행성 관절염)으로, 노화, 관절에 생기는 상처나 감염 등이 원인이 되어 발생한다. 주로 몸무게가 많이 실리는 무릎이나 엉덩이, 척추 관절에서 발생되고, 외상이나, 골절, 과도한 운동 등으로 인해 발생하는 경우에는 모든 관절 부위에 발생될 수 있다. 퇴행성 관절염의 경우, 뼈끝을 감싸고 있는 연골이 닳아 발생하며 통증과 부종을 일으킨다.

나) 류마티스성 관절염

두 번째로 많은 류마티스성 관절염은 자가면역성 질환으로 관절뿐만 아니라 인체 여러 부분에 영향을 주는 질병이다. 주로 손과 발의 관절에서 발생되고 엉덩이, 무릎, 팔꿈치 등의 관절에서 발생되기도 하며 부종, 통증, 뻣뻣한 증상이 나타난다.

관절염이란 완충 역할을 해 주는 연골이 파괴되고 관절에 염증성 변화가 일어나는 질병이다.

- **관절염(Arthritis) 증상으로는 뻣뻣함, 압통, 환부 부종, 발적이 나타난다.**
- **관련 질병으로는 류마티스 관절염, 강직성 척추염, 골관절염, 슬관절 장애, 패혈성 관절염, 슬개건염 등이 있다.**
- **발생 부위는 다리, 전신에 나타날 수 있다.**
- **다른 이름으로는 Arthrosis, Osteo-arthrosis, 골관절증, 관절의 염증, 관절증, 뼈마디염, 손가락관절염으로 불린다.**

동양의학적으로 본 관절염은 병명이 아니라 관절의 어떤 상태를 의미한다. 사람의 관절에는 6개의 큰 관절이 있는데 이 6개의 관절은 육장육부와 연관이 되어 있으며 염증이 있는 경우도 있고, 시리고 찬 경우도 있고, 통증이 있는 경우도 있고, 물이 괸 경우도 있는 등 다양한 증상이 나타나고 있는 것일 뿐이다. 식습관과 생활 습관을 바르게 하면 치유할 수 있는 증상들이다.

체내에 수분이 부족하면 관절 주변에 수분을 모아두어 관절 가동 시 발생하는 열 발생을 줄이고자 하는 하나의 증상으로서 수분을 충분히 보충하면 관절염을 자연스럽게 개선시킬 수 있다.

6. 다리의 출혈, 색깔로 고콜레스테롤, 영양부족, 혈전을 알 수 있다.

다리는 발진이나 전신의 피하나 점막출혈로 인해 보라색의 작은 반점이 생기는 자반병(purpura)이 제일 먼저 생기는 부위다. 혈관(동맥, 정맥)질환도 팔보다 다리에 더 잘 생긴다. 이는 혈액이 중력을 거슬러 흐르기 때문이다.

1) 하지정맥류는 혈액 오염의 신호다.

다리(하지)의 피부 표면 가까이에 있는 정맥인 표재정맥이 늘어나서 구불구불 기어가는 것처럼 돌출되어 군데군데 정맥류를 만든다. 이 정맥류에 혈류장애에 따른 염증인 혈전성 정맥염이 생기면 발적, 부종, 통증이 생겨난다.

이런 증상이 되풀이되면 환부가 있는 피부에 갈색의 색소침착이나 궤양이 나타난다. 여성에게 잘 생기는 병으로서 서 있는 상태에서 살펴보면 쉽게 알 수 있다. 하지정맥류도 어혈(瘀血)의 한 종류이다. 부항사혈로 어혈을 제거 하는 것이 좋다.

발목펌프나 경침베개 밟기, 맨발로 걷기운동을 하면 개선시킬 수 있다.

2) 부종은 영양부족이나 혈전의 신호다.

양다리가 붓는 양측성 부종은 울혈성심부전, 신증후군, 간경변증이나 암처럼 체력이나 면역상태가 극도로 저하되는 만성 소모성 질환에 의한 영양(단백질)부족으로 생긴다.

한쪽 다리가 붓는 일측성 부종은 대퇴정맥의 혈전이나 서혜부 림프절의 부종에 따른 정맥압박(전립선암이 전이되었을 때 등)을 원인으로 본다.

부항사혈로 혈전을 제거하는 것이 좋다.

3) 아킬레스건 비대는 고콜레스테롤의 신호다.

콜레스테롤이 정상일 때 아킬레스건의 굵기는 0.9㎝ 이내지만 혈중 콜레스테롤 수치가 300㎎/dl 전후가 되면 그 굵기가 2㎝ 이상이 된다.

이는 나쁜 콜레스테롤인 LDL이 아킬레스건의 콜라겐 섬유와 결합해 굵어지기 때문이다.

동양의학에서는 발목이 두꺼워지는 증상은 오행상 수(水)로 분류한다. 발목에는 안쪽 복숭아뼈 있는 곳에는 신장경락이 휘돌아 지나고, 바깥쪽 복숭아뼈 있는 곳으로는 방광경락이 휘돌아 지나간다. 신장과 방광 기능이 저하되면 휘돌아가는 복숭 뼈 주변에 기와 혈의 흐름에 장애가 생긴다.

쉽게 말해서 날씨가 추워 길이 미끄러우면 굴곡이 있거나 굽은 길, 돌아가는 길에서는 속도가 줄어드는 것과 같다. 속도가 줄면 차들이 도로에 정체현상이 발생하는 것과 같다. 그래서 발목이 두툼하게 굵어진다. 우리 몸은 몸 어느 곳이던 차가운 곳은 그 곳의 조직들을 보호하기 위해 지방이 쌓이게 되면서 두툼해지는 현상이 발생하게 된다.

콜레스테롤 수치가 증가한다는 것은 혈액순환 장애가 발생하고 있다는 의미와 같다. 우리 몸에는 4종류의 지방이 존재한다. 총콜레스테롤, 고밀도콜레스테롤, 저밀도콜레스테롤, 중성지방 등이 있다.

그러면 중성지방과 콜레스테롤은 무엇이 다른가?

중성지방은 에너지원으로 쓰이지만 콜레스테롤(혈관외벽형성과 호르몬생성 구성 물질임)은 에너지원으로 활용하지 못한다는 점이다. 그러나 체내에 정상 이상으로 누적되면 혈액순환 장애의 원인으로 작용한다는 점이다. 운동 부족으로 인해 혈관 내 찌꺼기가 누적되면 발목주변에 지방이 축적되면서 두툼해지는 증상이 나타난다. 콜레스테롤 수치가 높아지면 발목뒤편 아킬레스건 있는 부분에 몽실몽실한 콩알 같은 것이 만져지기도 한다.

쓴맛과 단맛을 줄이고 특히 지지고 볶고, 튀기고 굽고 하는 등의 조리음식과 유제품, 탄수화물들을 줄이고, 고영양 저칼로리 음식을 먹으면서 꾸준하게 운동을 해야 한다.

생식요법은 金+수2+목+상화+표준생식이면 된다.
증상이 개선되면 체질 처방을 해야 한다.
부항사혈로 혈전을 제거하여 혈액순환을 원활하게 하는 것이 좋다.

4) 장딴지에 일어나는 쥐는 하반신이 냉하다는 신호이며, 근력이 저하됐다는 신호다.

밤중에 다리에 쥐가 나는 것은 노화의 신호로 신허(腎虛)의 증상이다.

걸어가다가 비틀거리거나 넘어지는 것도 마찬가지로 하반신 냉증이나 근력저하로 본다.

동양의학에서는 방광기능이 저하되면 걸어가다가 발을 접질려서 자주 넘어지는 증상이 나타난다. 이런 증상도 역시 밤에는 저체온 증상이 되면서 혈액순환 장애로 인해 발생하는 증상들이다.

장단지는 방광 경락이 흐르는 곳이며 이곳에서 방광경락의 승산혈이 있는 곳에서 방향이 바뀌게 되는데 이곳에서 속도가 줄어 기혈의 순환장애가 발생하면서 나타나는 증상이다.

쥐가 난다는 것은 혈액량이 줄어 몸이 차가워지면서 근육과 혈관이 오그라들었을 때 나타나는 증상이다. 그래서 장딴지를 주물러 주어 근육을 이완시켜 혈액량을 증가시키면 쥐 나는 증상이 해소된다.

오행상 쓴맛과 단맛을 줄이고 특히 지지고 볶고, 튀기고 굽고 하는 등의 조리음식과 유제품, 탄수화물들을 줄이고, 고영양·저칼로리 음식을 먹으면서 꾸준하게 운동을 해야 한다.

생식요법은 금+수2+목2+상화+표준생식이면 된다.
증상이 개선되면 체질 처방을 해야 한다.
부항사혈로 혈전을 제거하여 혈액순환을 원활하게 하는 것이 좋다.

PART 2 증상별로 알아본 내 몸의 이상 신호

01 내 몸에 생기는 통증(痛症)에 대하여 알아본다.

통증이 있다는 것은 대단히 몸 상태가 좋다는 것을 의미한다. 우리 몸은 신체 어느 부위에 문제가 있으면 바로 통증이라는 것을 통하여 경보를 알린다. 이런 경보는 문제가 완전하게 해소 될 때까지 보낸다.

예를 들어 다리가 부러졌는데 통증을 통해서 알려 주지 않는다면 결국은 병균에 오염돼 죽을 것이다. 뱃속에서 맹장이 터져서 창자가 썩는데 통증이 없다면 우리는 서서히 죽어갈 것이다.

우리 몸에서 통증이 발생하는 이유는 혈액순환 장애가 근본 원인이다. 혈액순환에 장애가 발생하게 되면 우리 몸은 다양한 증상들이 나타나게 된다. 혈관 막힘이나 좁아짐, 염증, 노폐물 누적 등 증상들이 나타나게 된다. 이런 증상들이 나타나게 되면 우리 몸에서는 이런 장애증상들을 해소하려고 프로스타글란딘이라는 생리 활성물질을 분비시켜 혈관을 확장시키고, 혈류량을 증가시켜 혈액순환 장애를 해소시키려 할 때는 발열, 부종, 통증 이 세 가지 증상 중의 하나가 반드시 나타나게 된다. 그런 면에서 보면 통증은 우리 몸에서 어딘가 정상적인 활동을 벗어나고 있으니 잘 돌아보시오! 하고 보내는 몸의 경고다. 이러한 경고에 감사해야 한다.

■ 통증은 4가지 방법으로 자세하게 관찰해야 한다.

- 어떤 방법으로 아픔이 나타나는가?
예리한가? 욱신거리는가? 타는 듯한가? 뻐근한가?

- 언제 아픈가?
하루 중 몇 번, 아니면 밤, 낮으로 아픈가?

- 어떤 증상들과 같이 나타나는가?
메스꺼움, 발열, 구토, 발진이 있는가?

- 어디가 아픈가?
통증은 신경계의 두 가지 구성성분이 합작되어야 나타난다. 대뇌와 척수가 합작으로

만들어 내는 작품이 통증이다.

동의보감(東醫寶鑑)에 의하면 통즉불통(通則不通) 불통즉통(不通則痛)이란 말이 나온다. 막힌 것을 통하게 하면 아픈 것이 없어지며, 막혀서 불통이 되면 통증이 생기느니라 하는 의미다. 신경통이나 류머티스 같은 골칫거리가 없다. 현대의학으로서도 정확한 원인을 찾기도 어려워 잠시 약물로 인해 통증을 멈추게 하는 대증요법(對症療法)으로 치료하는 수준이다. 통(痛)과 통(通)은 음이 같다. 통하지 않으면 통증이 생기고, 통하면 통증이 사라진다는 멋진 표현이다.

예를 들면 머릿속의 혈관이 통하지 않으면 빈혈이 되거나 충혈이 되면 두통이 생기고, 창자가 불통이면 복통이 생기고, 마음이 응어리져서 불통이면 가슴이 아프다. 신경통이 피로 물질인 젖산 또는 노폐물인 뇨산(尿酸) 등이 배설되지 못할 때 생기는 것이기 때문에 신진대사를 활발하게 하여 소변 또는 땀으로 배출시키면 통증을 멈추게 할 수 있다고 되어 있다.

웬만한 신경통은 운동이나 뜨거운 목욕 또는 한증(汗蒸: 땀을 내는 것)등으로 땀을 흘리면 낫게 되고, 잘 주물러서 혈액순환을 좋게 하여 주면 근육의 아픔이 멎고 시원하게 되는 것을 경험할 수 있다. 놀라운 약의 발달로 통증을 대번에 멎게 하는 진통제가 개발되어 있는 것은 기쁜 일이지만 통증의 원인을 찾아서 치료하는 것이 아니라 임시변통으로 아픔만 일시적으로 멈추게 하는 것이라 마음이 아프다. 잘못하면 진통제 중독자만 늘어나게 마련이다. 진통제는 충치라든가 수술 후의 통증처럼 원인이 명확한 경우 이외에는 함부로 사용하는 것을 삼가야 한다.

동양의학에서는 육체의 병은 마음을 고치는 것에 우선하도록 하고 있으며, 육체의 통증은 부항사혈 요법으로 어혈을 제거하여 혈액순환 장애를 해소시켜 통증을 치유하기도 한다.

1. 두통(頭痛)

1) 두통의 원인

① 긴장성 두통: 스트레스가 원인
② 편두통(간 기능 저하): 주로 간 기능이 약해지는 아침에 발생
③ 군발 두통(눈 뒤에 발생): 알코올, 수면 부족, 방광기능 저하
주로 혈액의 탁함과 혈관의 좁아짐으로 인한 혈액순환 장애가 주원인이다. 이러한 원인을 해소하기 위해서는 신장 기능을 우선적으로 보강하는 짠맛을 보충하여 맑은 혈액을 생산하는 조치를 취해야 한다. 이와 함께 발을 따뜻하게 하는 생활 습관을 가지면 시너지 효과를 얻을 수 있다.

2) 뇌종양에 의한 두통의 특징(오행상 수기능 저하)

① 통증의 강도가 심했다 약했다 하지만 시간 경과 시 심해진다.
② 아침에 더 악화된다.
③ 종종 메스꺼움과 구토(쫙 뿌리는 듯한 구토)를 동반한다.
뇌에 종양이 생겼다는 것은 근본적으로 스트레스로 인한 신장 기능 저하가 오랜 시간 진행됐음을 의미한다. 또한 스트레스로 인한 호르몬의 불균형과 혈관의 차가워짐으로 인한 뇌 속 모세혈관에서 혈액순환 장애가 원인이다. 무엇보다도 마음의 상처 치유가 우선적으로 되어야 한다. 자연 속으로 돌아가 자연의 소리를 들으면서 자연 속에서 충분한 휴식을 가질 때 서서히 치유가 시작된다. 뇌 관련 질환이 무섭다면 평상시 자연과 함께하는 시간을 늘리고 비교와 욕심을 버리는 생활을 하는 것이 최선의 예방법이다.

3) 부비동염으로 인한 두통(오행상 폐기능 저하)

① 심한 감기 후
② 콧물이 뒤로 넘어가는 후비루가 있다.
③ 아침에 더 심하다.
④ 따뜻한 곳에서 찬 곳으로 나갈 때 심하다.
쓴맛의 과식으로 인해 폐기능이 저하되었거나 차고 습한 환경에서 오랜 시간 생활을 하면 나타나는 증상이다. 쓴맛을 줄이고 매운맛을 자주 먹어 폐 기능을 보강하면 부비동염으로 인한 두통이 쉽게 사라진다. 또한 찬 공기가 흡입되지 않도록 마스크를 쓰는 단순한 것으로도 부비동염으로 인한 두통을 개선시킬 수 있다.

생식요법은 금2+수+목+상화+표준생식이면 된다. (금+수2+목+상화+표준)
증상이 개선되면 체질 처방을 해야 한다.
부항사혈로 혈전을 제거하여 혈액순환을 원활하게 하는 것이 좋다.

4) 삼차신경통: 찌르는 듯한 통증(오행상 상화기능 저하)

① 발 엄지발가락 안쪽에 물집이나 무좀, 가려움증, 각질증상이 함께 나타난다. 때로는 얼굴 근육이 찢어지듯이 통증을 유발한다.
② 원인을 정확하게 알지 못하는 신경통을 통칭해서 나타내는 말이다. 면역력이 저하되면 얼굴 근육뿐만 아니라 목 주변에 많이 분포되어 있는 림프

절 주변에 찌르는 듯 한 통증이 발생하기도 한다. 때로는 유방 주변과 겨드랑이, 사타구니 주변 등에서도 다양한 통증이 발생하기도 한다.

생식요법은 수2+목+화+상화2+표준생식이면 된다.
증상이 개선되면 체질 처방을 해야 한다.
부항사혈로 혈전을 제거하여 혈액순환을 원활하게 하는 것이 좋다.

5) 잘못된 안경 착용(도수가 맞지 않음)이나 녹내장으로 인한 두통

안경은 안경점이나 안과에서 정확한 시력 검안을 하고 시력에 맞는 안경을 착용하여 두통을 줄이고, 녹내장인 경우는 신장과 간 기능을 보강하는 짠맛과 신맛을 보강하는 식습관을 가지는 것이 좋다. 무엇보다도 발을 자극하여 정상 체온을 유지하는 생활 습관을 가진다면 녹내장으로 인한 두통을 개선시킬 수 있는 시너지 효과를 얻을 수 있다. 체중을 줄여라.

생식요법은 수2+목2+화+상화+표준생식이면 된다.
증상이 개선되면 체질 처방을 해야 한다.
부항사혈로 혈전을 제거하여 혈액순환을 원활하게 하는 것이 좋다.

6) 약물로 인한 두통

협심증 약: 니트로글리세린, 이소소르비드 디니트레이트
(심장 혈관을 확장, 머릿속의 혈관도 넓혀서 두통 발생)

7) 고혈압 두통: 목뒤가 뻐근하고, 아침에 깰 때 심하다. (방광기능 저하)

① 목뒤가 뻐근한 것은 수(水: 방광)기능 저하로 인한 고혈압
② 앞이마에 두통이 있는 것은 화(火: 심장)기능 저하로 인한 고혈압
③ 양쪽눈썹 끝에 나타나는 두통(상화(相火)은 신경성 고혈압
※ 고혈압 부분을 참고하면 된다.

8) 갑자기 어지럽고 넓은 두통: 대뇌 속으로 출혈 발생 의심

① 머리를 압착기로 누르는 듯한 통증은 뇌출혈로 인한 두통이다.
② 우측 발 엄지발가락 지문 부분을 살짝 눌러 긁어 보면 굵은 모래알 같은 것이 느껴지면 뇌출혈의 위험이 크다. (오행상 신장기능 저하)

뇌출혈의 예방을 위해서는 신장, 간장, 심장의 기능을 보강하는 식습관이나 생활 습관을 가지는 것이 중요하다. 단맛의 음식을 줄이고 짠맛의 음식(신장 기능 보강)을 보강하는 것이 우선이다. 동양의학에서 머리는 발관 연관이 깊다. 발이 차가우면 뇌혈관질환이 잘 발생한다. 발을 따뜻하게 하는 생활 습관을 가지면 좋다.(발 관리, 족욕, 경침베개 밟기 등)

생식요법은 수+목+화2+상화2+표준생식이면 된다.
증상이 개선되면 체질 처방을 해야 한다.
부항사혈로 혈전을 제거하여 혈액순환을 원활하게 하는 것이 좋다.

9) 특별한 이유 없이 심한 두통: 목의 강직 수반/뇌수막염

골반-척추-경추가 틀어짐으로 인한 두통이다.
척추가 곧고 바르면 통증이 사라진다. 평상시 골반과 척추를 올바르게 하려면 국민보건체조를 생활하는 것이 좋다. 요즘은 각 지역마다 아파트나 공원내에 설치되어 있는 체육시설을 적극 활용하면 된다. 건강한 자신의 미래 건강을 위해서 시간을 투자해야 한다. 건강은 스스로 지키는 것이지 누가 지켜주는 것이 아니다.

2. 눈 통증

1) 발열, 전신성 바이러스 감염, 결막염(토끼눈, 다래끼), 열상, 편두통

2) 대상포진, 난시, 근시, 원시

3) 부비동염, 녹내장

동양의학에서는 오행상 목(木: 간장/담낭)기능이 저하되면 눈에 통증이 발생할 수 있다. 통증은 양장부에서 주로 나타나기에 눈을 목(木)으로 분류 시 음(陰)장부는 간장, 양(陽)장부는 담낭으로 분류하기에 담낭기능에 이상이 발생하면 눈에 통증이 발생한다.
매운맛을 줄이고 신맛과 쓴맛의 음식을 자주 먹으면 좋다.

생식요법은 수+목2+화+상화2+표준생식이면 된다.
증상이 개선되면 체질 처방을 해야 한다.
부항사혈로 혈전을 제거하여 혈액순환을 원활하게 하는 것이 좋다.

3. 귀 통증

1) 외이의 감염, 고막의 파열, 인후통이나 치아의 염증

2) 턱 관절염(부정교합), 부비동염(체내 산소량 부족)

동양의학에서는 오행상 수(水: 신장/방광)기능이 저하되면 귀에 통증이 발생할 수 있다. 통증은 양장부에서 주로 나타나기에 귀를 수(水)로 분류 시 음장부는 신장, 양장부는 방광으로 분류하기에 방광기능에 이상이 발생하면 귀에 통증이 발생한다.

단맛을 줄이고 짠맛과 신맛을 자주 먹으면 좋다. 부정교합의 원인은 골반 틀어짐에서부터 시작된다. 국민보건체조를 생활화하여 척추를 바르게 하는 것이 좋다.

생식요법은 금+수2+목+상화+표준생식이면 된다.
증상이 개선되면 체질 처방을 해야 한다.
부항사혈로 혈전을 제거하여 혈액순환을 원활하게 하는 것이 좋다.

4. 혀 통증

1) 혀가 커진 것: 갑상선 기능 저하, 뇌하수체 기능 항진

2) 혀 떨림: 갑상선 기능 항진, 다발성 경화증, 치매 진행

3) 매끄럽고 하얀 혀: 영양실조

4) 백태: 탈수, 폭음, 최근 항생제 복용(맥상고려), 간장/담낭기능 저하

5) 한쪽으로 치우친 혀: 뇌졸중 진행

6) 혀의 변색: 황달, 빈혈, 산소부족 증상

① 구강궤양: 면역력 저하

7) 혀가 쓰라린 원인들

① 헤르페스성 미란
② 부정교합(골반 틀어짐으로 인한 척추-경추 틀어짐이 원인)
③ 간질로 인해 혀를 깨문 경우
④ 빈혈: 철분이나 B12 부족 시
※ 혀 아래 암종 진행 시(이유 없는 통증이 지속될 시)

⑤ 신경통이나 협심증

동양의학에서는 혀를 오행상 화(火: 심장/소장)로 분류하며 심장과 상관관계가 있다고 본다. 우선 혈액(끈적거림과 혈당 상승, 노폐물 과다)과 혈관 관계(혈관 경직과 수축으로 인한 혈액순환 장애)에 문제가 발생하면 혀에 이상 증상이 나타나게 된다. 혀에 문제가 발생하면 우선적으로 심장기능을 점검하는 것이 좋다.

짠맛을 줄이고, 쓴맛과 단맛을 자주 먹으면 좋다.

생식요법은 화2+토+금+상화2+표준생식이면 된다.
증상이 개선되면 체질 처방을 해야 한다.
부항사혈로 혈전을 제거하여 혈액순환을 원활하게 하는 것이 좋다.

5. 인후(咽喉) 통증

1) 목에 열 나고, 임파선이 붓고, 만지면 아플 때

① 바이러스성 인두염: 붉게 보인다.
② 감염성 단핵구증: 음식을 삼킬 때 아픈 상태
(항생제를 먹으면 안 된다.)
③ 편도선염: 인후통+ 열이 난다.
④ 임질 감염: 구강성교 시 감염

몸 안이 차가우면 다양한 세균들이 번식하기 쉬운 조건이 된다. 체내를 따뜻하게 만드는 음식 중의 하나가 매운맛을 가진 음식들이다. 쓴맛의 음식을 줄이고, 매운맛의 음식을 자주 먹으면 인후에서 발생하는 세균들의 번식을 예방하거나 치유할 수 있다.

생식요법은 금2+수+목+상화2+표준생식이면 된다.
증상이 개선되면 체질 처방을 해야 한다.
부항사혈로 혈전을 제거하여 혈액순환을 원활하게 하는 것이 좋다.

6. 목 통증

1) 목에 담이 결리는 증상

① 갑상선 염증: 음식물을 삼킬 때 외부에서 앞쪽으로 아픔이 나타난다.
② 경동맥 압통
③ 임파선 통 : 감염에 의한 통증, 암 주의
④ 근육 경축: 누가 목뒤에서 근육들을 꽉 쥐고 비틀어서 매듭을 만드는 것 같은 느낌
⑤ 경추 관절염: 목 통증, 어깨, 팔, 손까지 감각이 둔하고 저리다.
⑥ 목 외상

동양의학에서는 목은 오행상 목(木: 간장/담낭)으로 분류한다. 목에 어떠한 증상과 통증이 발생한 경우는 우선적으로 간장과 담낭의 기능 이상부터 점검해 보는 것이 중요하다. 쉽게 말해서 목에 담(痰: 가래)이 결린다는 것은 목이 차가워서 발생하는 것을 말한다.

담(痰)은 '병들어 기댈 역(疒)' 자와 '불탈 염(炎: 불탈 염)' 자가 합성된 글자다. 쉽게 풀이하면 뜨거운 것이 병들어 벽에 기대고 있다는 의미다. 뜨거운 것이 병들었다는 것은 차가워졌다는 것을 의미한다. 즉 따뜻해야하는데 차가워져서 생기는 것이 담이다. 목 부분은 우리 몸에서 비교적 좁은 부분이며 이곳은 8개의 경락이 흐르는 길목이라서 몸이 조금만 차가워도 다른 곳보다 민감하게 혈액순환 장애가 발생하는 곳이다.

이러한 담(차가운 기운)이 신체 곳곳으로 돌아다는 것이 여기저기 담이 결렸다고 호소하는 증상들이다. 몸을 따뜻하게 만드는 것이 목과 관련된 통증을 해소시킬 수 있다.

단맛과 매운맛을 줄이고 짠맛과 신맛의 음식을 자주 먹는 것이 좋다.

생식요법은 수+목2+화+상화+표준생식이면 된다.
증상이 개선되면 체질 처방을 해야 한다.
부항사혈로 혈전을 제거하여 혈액순환을 원활하게 하는 것이 좋다.

7. 요통(腰痛: 허리의 통증)

요통(腰痛)이란 허리 부위에서 다리까지 광범위하게 나타나는 통증을 말하며 요통 (Low back pain) 증상으로는 요통, 저림 증상이 나타나며 발생 부위는 척추, 등, 허리 부분이다.

1) 다른 이름으로는 lumbago, 아래허리통증, 저배통, 허리통, 허리통증으로 불린다.

의학 보고서에 의하면 직장 생활하는 남성의 1/4은 1년 동안 한 번 이상 요통을 경험하고, 그들 중 1/12은 직장 근무를 못하고 휴식을 취해야 할 정도다. 따라서 직장 남성의 60%는 요통을 경험하게 되며, 45세 이상의 연령층에서 심장질환과 류머티스 관절염 다음으로 요통 환자가 많은 것으로 보고되고 있다.

다양한 형태와 부위에 통증이 나타나는데 하나씩 알아본다.

1) 디스크: 통증이 퍼진다.

2) 척추관 협착증: 앉아 있을 때는 괜찮다가 걸을 때 허리통증/다리 저림이 심해진다.

척추관 협착증	– 허리를 앞으로 구부릴 때 통증이 있다. – 걸을 때 증상이 심하고 쉬면 완화된다.
급성/디스크 파열	– 급성통증이 생긴다. – 갑자기 다리가 저리거나 당긴다. – 누워서 다리를 들기 어렵다.
만성/퇴행성 디스크	– 오래 앉아 있지 못한다. – 허리를 숙이면 힘들고 뒤로 젖히면 통증이 완화된다. – 무거운 물건 들기가 힘들다.

척추 사이의 연골의 크기는 500원짜리 동전크기의 디스크가 존재하며 이 연골이 하중을 분산하거나 몸을 유연하게 만드는 역할을 한다. 이것이 딱딱하게 굳고 튀어나오면 디스크라 부른다. 이때 다리 저림이나 마비, 골반까지 통증이 내려온다.

3) 좌골신경통: 통증이 퍼지지 않고 한곳에 머물러 있다.

4) 골다공증: 키가 작아지고, 등뼈가 굽어진다.

5) 부갑상선 기능 항진증: 뼈의 통증, 골다공증, 신장결석이 잘 생긴다.

6) 중성지방 수치가 400이상인 사람도 신장결석이나 골다공증이 잘 생기기에 병행 확인해야 한다.

7) 골반 틀어짐(자궁의 위치 이상)–척추–경추까지 틀어지면 얼굴까지 비대칭이 된다. 교정운동을 하여 바로잡아야 한다.(인중이 틀어져 있다.)

8) 자궁내막증(자궁내부가 차가워서 생기는 증상)

9) 암(癌)이 척추로 전이되어 요통 발생

· 남자: 전립선암 진행

· 여자: 유방암수술 후 척추로 전이된 상태

10) 복강 내 생긴 병: 게실염, 장염, 종양(腫瘍)

11) 근육경축: 등뼈가 관절염에 걸린 경우

동양의학적으로 보면 요통은 오행상 수(水: 신장/방광)로 분류하지만 다양한 경우에도 요통이 발생할 수 있다. 특별한 외상이나 문제점이 없는 경우에도 요통이 있다면 신장 기능 저하에서 발생하는 통증이라 보면 된다.

각자가 점검할 수 있는 방법으로는 똑바로 누워서 오른쪽 발목을 좌측 무릎 위에 얹어 놓고 우측 무릎을 위에서 직하방으로 불렀을 때 좌측 허리에 통증이 심하다면 디스크나 척추관 협착증이 진행되고 있음이요, 반대로 한 경우 우측허리에 디스크나 척추관 협착증이 진행되고 있다는 것이다.

음양오행론적으로 보는 요통은 원인별로 분석하면 약 10개 정도 된다. 척추 사진을 찍어 보면 척추염이니 뭐니 하는데, 그렇게 된 데는 이유가 있을 것이니 그 원인을 제거하면 척추염이나 척추측만은 정상이 될 것이다. 또 척추가 아닌 부위에 통증이 있는 요통도 있다. 이와 같은 원인은 육장 육부에 있으므로 요통의 원인을 분석하고 식이요법을 하나씩 알아본다.

〈요통별로 나타나는 증상〉

구분(맥상의 종류)	증상
간담에 원인이 있는 요통(현맥)	전후굴신 불가요통 - 허리를 굽히거나 펴기 힘들다.
심/소장에 원인 있는 요통 (구맥이 급하다)	좌골 신경통
심포장 삼초부에 원인 있는 요통(구삼맥)	- 허리 하단부 넓게 통증 - 등 윗부분이 무겁게 짓눌림
비/위장에 원인 요통	없음
폐/대장에 원인이 있는 요통(모맥)	허리 아래 움푹 패인 요안 부분 통증
신장 방광에 원인이 있는 요통(석맥)	신허(腎虛)요통
대맥 요통(현맥 인영4~5성)	배꼽을 중심으로 복부와 등을 한 바퀴 돌아서 아프다.
독맥 요통(구맥 인영4~5성)	척추 전체에 통증
양유맥 요통(구삼맥 인영4~5성)	허리 측면에 통증
양교맥 요통(석맥 인영4~5성)	허리 부분에 통증

※ 원인과 증상에 맞게 식이처방을 하면 통증을 개선시킬 수 있다.

〈요통을 발생 시키는 음식과의 상관관계〉

구분(맥상)		발병 원인 음식들/ 잘못된 식습관	자주 먹어야 할 음식 (생식처방)
간담에 원인이 있는 요통 (현맥이 급하다)		매운맛, 짠맛의 음식들/ 신맛을 적게 먹는 식습관	신맛의 음식들 목2+화+토+상화+표준
심/소장에 원인이 있는 요통 (구맥이 급하다)		짠맛, 신맛의 음식들/ 쓴맛을 적게 먹는 식습관	쓴맛의 음식들 화2+토+금+상화+표준
심포장 삼초부에 원인이 있는 요통 (구삼맥이 급하다)		단맛, 쓴맛의 음식들/ 떫은맛을 적게 먹는 식습관	떫은맛의 음식들 토+금+수+상화2+표준
폐/대장에 원인이 있는 요통 (모맥이 급하다)		쓴맛, 단맛의 음식들/ 매운맛을 적게 먹는 식습관	매운맛의 음식들 금2+수+목+상화+표준
신장/방광에 원인이 있는 요통 (석맥이 급하다)		단맛, 매운맛의 음식들/ 짠맛을 적게 먹는 식습관	짠맛의 음식들 수2+목+화+상화+표준
기경 팔맥 요통	대맥 요통 (현맥 인영4~5성)	매운맛, 짠맛의 음식들/ 신맛을 적게 먹는 식습관	신맛의 음식들 목2+화+토+상화+표준
	독맥 요통 (구맥 인영4~5성)	짠맛, 신맛의 음식들/ 쓴맛을 적게 먹는 식습관	쓴맛의 음식들 화2+토+금+상화+표준
	양유맥 요통 (구삼맥 인영4~5성)	단맛, 쓴맛의 음식들/ 떫은맛을 적게 먹는 식습관	떫은맛의 음식들 토+금+수+상화2+표준
	양교맥 요통 (석맥 인영4~5성)	단맛, 매운맛의 음식들/ 짠맛을 적게 먹는 식습관	짠맛의 음식들 수2+목+화+상화+표준

※ 기경팔맥 요통은 부항사혈을 병행하면 시너지 효과를 얻을 수 있다.

서양의학적인 소견으로 요통에 대하여 알아본다.

1) 요통 발생의 원인

① 긴장된 자세

구부정한 자세는 요추의 정상적인 곡선을 사라지게 하여 평평한 허리가 되게 합니다. 오래 서 있으면 허리가 뒤로 젖혀지는 상태가 되어 허리 뒤쪽으로 통증이 유발된다.

② 근력의 불균형

허리와 복부근육의 불균형은 허리의 통증을 유발시킨다.

③ 근육경련(좌상이나 염좌)

주로 운동 부족으로 허리 근력이 약하거나 피로가 지나칠 때 또는 갑작스럽게 무거운 부하를 감당하지 못할 때 발생한다. 이것은 척추에 가해지는 과도한 힘에 의해 불안정한 힘의 균형을 유지하려고 척추를 지지하는 인대와 근육이 늘어나거나 파열되어 생긴다.

④ 골다공증에 의한 척추 손상
노화 현상과 신체활동의 부족은 인체 내 뼈를 생성하는 반응이 느려져서 뼈의 무게를 정상적으로 유지하지 못하게 된다. 이러한 골다공증의 경우 척추는 다른 뼈와는 달리 부러지기보다는 눌려서 찌그러지는 경우가 많다. 이럴 경우 통증은 곧바로 일어나지 않고 몇 시간이 경과한 후에 심하게 나타나게 된다.
⑤ 척추질환을 가지고 있거나 생리통이나 골반 내에 염증이 있거나 스트레스, 긴장, 불안 등이 있을 때도 요통이 생길 수 있다.

2) 요통의 증상

요통은 심한 통증으로 움직이지 못하거나 심하게 움직이지 않으면 별 다른 이상 증상이 없는 경우 등 증상은 매우 다양하다. 그리고 요통이 나타난 원인에 따라 증상이 다르게 나타난다.

① 허리가 아닌 다리에 저림이나 통증이 나타날 수 있다.
② 체중 감소나 발열 등 전신적인 증상이 나타날 수 있다.

3) 요통의 진단 방법

① 환자의 병력
② 엑스레이
③ 정밀검사 - 척추강내 조영술, 컴퓨터단층촬영, 자기공명영상(MRI)
④ 전기생리학적검사 - 근전도와 피부체성 감각 유발전위 등의 검사를 할 수 있다.

요통은 대부분 자연 치유되고, 보존적 치료로 통증이 완화될 수 있으며, 요통 환자 중 2% 정도만 수술적 치료를 필요로 한다.
보존적 치료로는 급성기에는 물리치료나 약물치료를 할 수 있으며, 만성요통일 경우에는 올바른 자세와 허리를 강화시키는 운동이 필요하다.

4) 동양의학적으로 본 요통에 대한 식이처방

위의 도표를 참고하면서 보기 바란다.
① 간/담에 원인이 있는 요통: 현맥이 약하게 발현되며 다음과 같은 증상이 나타난다. 간장/담낭에 병이 있으면 모든 근육이 긴장하고, 고관절이 약해지면 고관절의 움직임이

부자유스러워진다.

허리를 구부정하게 앞으로 굽혀서 행동함으로써 요통이 발생한다. 즉 아침에 일어나 뻣뻣한 허리를 두드리는 등 운동을 하면서 얼마동안 움직이면 허리가 부드러워지면서 긴장감이 풀려 통증이 가라앉는 요통을 의미한다. 허리를 두드리는 것은 근육에 따스함을 주는 행위다. 이런 증상을 전후굴신 불가요통이라고 표현하며 이런 증상은 간장/담낭의 기능이 허약하여 나타난다.

5) 음양론상으로 알아본 요통

간/담에 원인이 있는 요통은 음의 병이다. 원인을 보면 양이 부족한 것이 원인이다. 양(陽)이라 하는 것은 체온이 낮은 상태(36.5℃~37.2℃) 즉 저체온이거나 높은 경우를 말한다. 발은 두한족열을 할 수 있는, 즉 몸 안의 에너지를 발생 시키는 발전소 같은 역할을 하는 곳인데 이곳에서 열이 발생하지 못하고 있는 것이 주원인이다. 또한 음양상으로 보면 상체 양과 하체 음이 상호순환 되어야 하나 양기가 부족하여 내려오지 못하면 음기가 오르지 못하고 정체되어 있는 상태가 되면 뇌수에 혈액순환 장애로 인해 신경계의 이상이 발생하여 요통 증상으로 나타나게 된다.

간 경락을 보면 발의 엄지발가락안쪽에서 시작하여 상체로 흐른다. 그러나 담낭 경락은 눈가의 동자료에서 시작하여 발 4지에서 머무른다. 이렇게 상하 오르고 내리는 간장과 담낭의 경락이 상호 부조화를 이룬 것이 근본적인 문제다.

두 번째는 강한 금형체질의 금기능 항진으로 인해 목기능이 약한 경우다.(금20+목20-) 또 다른 경우는 매운맛의 음식을 과식하여 목기능이 저하된 경우와 신맛의 부족으로 인한 간장/담낭의 기능 저하가 원인이 된다.

6) 오행상으로 알아본 요통

선천적으로는 금형체질 중에서 금(金: 폐/대장)기능의 항진으로 인해 목(木: 간장/담낭)기능이 저하되면서 발생하는 간장/담낭에 원인이 있는 요통이다.

① 금기능이 너무 강하여 목기능을 억제하여 발생하는 간장/담낭에 원인이 있는 요통이다. (금20+, 목20-)

② 후천적으로는 매운맛의 과식으로 간장/담낭기능이 저하되어 간장 담낭의 기능에 원인이 있는 요통이 발생하게 된다. (금20+, 목20-)

③ 수기능이 항진되어 수극화하면 화기능이 저하되어(수20+, 화20-) 화극금을 못하여(화20-, 금20+) 금기능이 강화하는 결과를 초래하여 결국에는 금극목을 강하게 만들어 목기능의 저하를 가져온 것이다.

정리하면 어떤 이유든 간에 간/담낭이 차가워지거나 기능이 저하되면 요통이 발생할 수 있다.

7) 요통에 대한 식이처방

① 발병 원인 음식들: 매운맛, 짠맛의 음식들

가) 매운맛의 음식을 과식하면 간장, 담낭의 기능이 저하되면서 간장/담낭에 원인이 있는 요통이 발생하기 때문에 매운맛을 적게 먹어야 한다. (금20+, 목20-)

나) 짠맛의 음식을 과식하면 신장/방광 기능이 항진되어 수극화하면 심장/소장기능이 저하되어 (수20+, 화20-) 화극금을 못하여 (화20-, 금20+) 폐/대장 기능을 보강하여 항진시키는 결과를 초래하여 결국에는 폐/대장의 기능이 항진되어 간/담낭 기능을 강하게 억제하여 간/담에 원인이 있는 요통이 발생하는 원인으로 작용하기에 적게 먹어야 한다.

② 잘못된 식습관: 신맛을 적게 먹는 식습관

③ 자주 먹어야 할 음식: 신맛의 음식들

가) 신맛은 간장 담낭의 기능을 보강하는 효과를 가지기에 간/담에 원인이 있는 요통에 좋은 효과를 보게 된다.(목20+)

나) 신맛의 대표 곡물인 팥을 가루로 내어 한 끼에 3~4숟가락을 1일 3회 먹으면서 주식-부식-후식을 모두 신맛으로 먹으면 쉽게 치료된다. 이때 쓴맛을 병행한다면 화기운이 화극금하여(화 20+,금20-) 목기운을 억제하는 금기운을 억제하여 더 빠른 시간 내에 목기운을 보강하는 효과를 가진다. 빠른 시간 내에 좋은 효과를 얻을 수 있다.

다) 간/담에 원인이 있는 요통이 사라진 뒤에도 계속해서 신맛의 음식을 먹으면 목극토하여 비/위장 기능이 약해져(목20+,토20-) 비/위장 질환이 발생하게 되기 때문에 중단하고, 체질에 맞는 처방을 하여야 한다. (각 장부는 20이 정상이다.)

생식요법은 목2+화+토+상화+표준생식이면 된다.

증상이 개선되면 체질 처방을 해야 한다.

부항사혈로 혈전을 제거하여 혈액순환을 원활하게 하는 것이 좋다.

④ 각 장부별로 발생하는 요통에 대한 자세한 설명은 "알기 쉽게 풀어 쓴 체질별 식이요법"에 수록되어 있다.

8. 어깨 통증(견비통)

어깨에 통증이 있는 것과 어깨 관절이 잘 움직이지 않는 것을 견비통이라고 한다. 이러한 병들은 대개 한 번에 잘 치료되지 않고 오래간다. 주로 50세에 많이 발생한다고 하여 오십견이라고 부르기도 한다. 그러나 현대는 20대부터 발생한다.

동양의학적으로 보면 5종류로 분류할 수 있고, 어깨부분이 혈액순환이 안 되어 차가워지면서 발생하다고 보고 있다. 그래서 어깨의 통증이 생기면 우선적으로 어깨를 따뜻하게 해주라고 하는 것이다. 대부분의 사람들이 잘 때 어깨부분이밖으로 내놓고 잔다. 젊을 때는 혈액순환이 잘되어 별 문제가 발생하지 않으나 나이가 들면서 혈액순환이 잘 안되면서 조금만 어깨가 차가워져도 어깨통증이 발생한다. 어깨를 따뜻하게 하는 것이 우선되어야 할 것이다.

1) 서양의학적으로 보는 어깨 통증

견비통(肩어깨 견, 臂: 팔 비, 痛; 아플 통)이란, 어깨에서부터 팔까지 저리고 아파서 팔을 잘 움직이지 못하는 신경통으로 오십견, 회전근개 파열, 염증, 석회질 뭉침 등으로 인해 어깨에서 발생하는 통증을 통칭하는 말이다.

어깨 통증이라 하면 흔히 오십견을 떠올린다. 하지만 상당수는 어깨 힘줄이 손상되거나 찢어진 '회전근개 파열'이다. 예를 들면 어깨가 뻐근하고, 나중에는 드라이기 들기도 힘들다.

무엇보다도 어깨 힘줄이 파열되는 회전근개 파열을 오십견으로 오인하고 방치하는 경우가 대부분이다. 2013년 건강보험심사평가원의 통계자료를 보면 어깨질환으로 진료 받은 약 190만명 가운데 44%가 충돌증후군 및 회전근개 파열 등 어깨 힘줄이 손상된 질환이었다.

회전근개 파열은 어깨 너머에 있는 네 개의 힘줄(회전근개)일부가 손상된 것이다. 어깨관절을 무리하게 사용하면 이를 지지하는 회전근개에 염증이 생기고 파열된다. 어깨는 아프지만 팔을 들 수 있으니 회전근개 파열이 아니라고 생각하는 사람이 대다수다. 하지만 힘줄이 파열돼도 팔을 들 수 있는 경우가 많아 그냥 지나쳐서는 안 된다. 회전근개 파열은 시간이 지나면 범위가 넓어지고 근육이 지방으로 변한다. 이렇게 되면 힘줄을 봉합해도 다시 회복하기 힘들다. 정확한 진단을 하고 적절한 치료를 하는 것이 좋다.

어깨 관절치료는 회전근개 파열, 석회성 건염, 견관절 탈구, 오십견, 충돌증후군, 초기관절염 등 대부분의 어깨질환은 국소마취로 진행하는 내시경치료로서 가능하다. 수술 후에는 적절한 운동으로 어깨관절 기능을 회복시킨다.

2) 회전근개 질환의 자가진단 테스트

① 어깨가 아픈 팔로 머리를 말리거나 옷을 입고 벗기가 힘들다.
② 어깨 통증으로 밤잠을 설치고, 아픈 쪽으로 눕기 힘들다.
③ 팔을 들거나 멀리 뻗을 때도 통증이 있다.
④ 등, 목, 팔꿈치, 손까지도 통증이 뻗친다.
⑤ 무거운 물건을 들어올리기 어렵고 어깨에 힘이 없다.
⑥ 점액낭염: 저절로 생긴 어깨 통증(혈액순환 장애, 혈전, 수독증)
⑦ 염증이나 디스크 이상: 척추 이상으로 신경을 누름
⑧ 협심증이나 심장 발작: 압박감, 중탁함, 흉골 너머 후면의 통증
⑨ 횡격막에 의한 통증: 흉부와 복부를 구분시키는 근육의 통증
⑩ 염증이나 건의 파열 한 지점에서만 느끼며 팔을 특정한 자세로 취했을 때 악화(모자를 벗으려 할 때 통증, 택시 잡으려 할 때 통증)
⑪ 우측 어깨만 통증: 담낭, 간종대, 폐질환
⑫ 좌측 어깨만 통증: 비장, 폐 손상

두 가지 이상 해당되면 전문의 진단을 받아야 한다.

동양의학에서는 어깨 통증은 주로 오행상 상화(相火)기능 저하로 본다. 그러나 일반적인 오행상으로 볼 때 다음과 같이 구분한다.

구분	증상	치유 처방
심/소장 기능 저하 시	어깨너머 견갑골 통증	쓴맛의 음식을 먹어라
심포/삼초 기능 저하 시	어깨가 짓눌리는 통증	떫은맛을 먹어라
폐/대장 기능 저하 시	어깨가 뻐근하고 쑤시는 통증	매운맛을 먹어라
심포/삼초 기능 저하 시 (오랜 시간 경과)	어깨 아래 팔뚝 중간 통증	떫은맛을 먹어라
신장/방광 기능 저하 시	어깨 관절이 빠진다.	짠맛을 먹어라

이렇듯이 오장육부의 기능 저하에 따른 어깨 통증이 다르게 나타날 수 있다. 이때는 맥상을 고려하여 원인을 찾고 원인을 해소시키는 조치를 취하면 통증이 사라진다.

또 다른 방법으로 어깨 통증을 구분하는 방법은 다음과 같다.

① 오십견: 팔을 들어 올리고 내릴 때 모두 아프다.
② 회전 근개 파열 시: 항상 쏙쏙 쑤시는 증상과 열이 나타난다.
③ 석회질 뭉침: 팔을 들고 내리거나 일정한 자세를 취할 시 극심한 통증이 나타난다. 이때는 수건을 들어 먼지를 털 듯한 행동을 취하면 어깨의 통

증이 극심하게 나타난다.(정형외과에서 치료를 받아야 한다.)

3) 견비통의 종류와 증상

구분(맥상)	증상
간/담에 원인이 있는 견비통	없음
심/소장에 원인이 있는 견비통(구맥)	어깨 너머 등 쪽의 견갑골에 통증
심포장 삼초부에 원인 있는 견비통(구삼맥)	어깨가 짓눌리는 견비통
비/위장으로 인한 견비통	없음
폐/대장으로 인한 견비통(모맥)	어깨정상이 뻐근하고 쑤시는 통증
신장/방광에 원인이 있는 견비통	없음
양유맥 견비통(구삼맥 인영4~5성)	고질적인 견비통, 약 효과 없는 견비통
양교맥 요통(석맥 인영4~5성)	어깨 관절이 빠지는 통증, 진통제 효과 없음

견비통을 발생 시키는 음식과의 상관관계는 다음과 같다.

<table>
<tr><th colspan="2">구분(맥상)</th><th>발병 원인 음식들/
잘못된 식습관</th><th>자주 먹어야 할 음식
(생식처방)</th></tr>
<tr><td colspan="2">간담으로 인한 견비통</td><td>없음</td><td>없음</td></tr>
<tr><td colspan="2">심/소장에 원인 있는 견비통
(구맥)</td><td>짠맛, 신맛의 음식들/
쓴맛을 적게 먹는 식습관</td><td>쓴맛의 음식들
화2+토+금+상화+표준</td></tr>
<tr><td colspan="2">심포장 삼초부에 원인 있는
견비통(구삼맥)</td><td>단맛, 쓴맛의 음식들/
떫은맛을 적게 먹는 식습관</td><td>떫은맛의 음식들
토+금+수+상화2+표준</td></tr>
<tr><td colspan="2">폐/대장에 원인이 있는 견비통
(모맥)</td><td>쓴맛, 단맛의 음식들/
매운맛을 적게 먹는 식습관</td><td>매운맛의 음식들
금2+수+목+상화+표준</td></tr>
<tr><td colspan="2">비/위장으로 인한 견비통</td><td>없음</td><td>없음</td></tr>
<tr><td colspan="2">신장/방광으로 인한 견비통</td><td>없음</td><td>없음</td></tr>
<tr><td rowspan="2">기경
팔맥
견비통</td><td>양유맥 견비통
(구삼맥 인영 4~5성)</td><td>단맛, 쓴맛의 음식들/
떫은맛을 적게 먹는 식습관</td><td>떫은맛의 음식들
토+금+수+상화2+표준</td></tr>
<tr><td>양교맥 두통
(석맥 인영4-5성)</td><td>단맛, 매운맛의 음식들/
짠맛을 적게 먹는 식습관</td><td>짠맛의 음식들
수2+목+화+상화+표준</td></tr>
</table>

※ 기경팔맥 견비통은 부항사혈을 병행하면 시너지 효과를 얻을 수 있다.

4) 음양/오행론적으로 알아본 견비통

어깨에 통증이 있는 것과 관절이 움직이지 않는 것을 견비통이라 한다. 대부분의 사람들은 잠을 잘 때 어깨를 내놓고 자는 것이 보통이다. 나이가 들면 내부에서 생성되는 열이 부족하여 어깨로 보내지는 열이 부족하여 어깨가 냉해지고 차가워지면서 혈액순환 장애가 발생하면서 통증이 발생하는 것이 견비통이다.

우리 몸은 오후가 되면 몸의 온도를 최대로 올려놓고 저녁을 보내려고 한다. 왜냐하면 저녁에는 움직이지 않기에 저체온 현상이 나타나는 것을 예방하기 위함이다. 저체온 현상이 나타나면서 혈액순환 장애가 발생하기 때문이다. 이런 현상을 최소화하기 위하여 따뜻하게 이불을 덮고 잠을 자는 것이 좋다. 견비통은 어깨를 따뜻하게 하는 것이 최선의 처방이다.

5) 동양의학상 오행적으로 화(火)와 연관이 있는 어깨 통증

① 심/소장에 원인이 있는 견비통
구맥이 발현되며 다음과 같은 증상이 나타난다. 견비통이라기보다는 어깨너머 등 쪽의 견갑골에 통증이 발생한다. 이유는 소장의 경맥이 견갑골을 통과하기 때문에 소장 기능의 약하면 견비통이 발생한다. 어깨를 따뜻하게 하는 것이 우선이다.

② 음양론상으로 알아본다.
심/소장에 원인이 있는 견비통은 화기운이 약해서 발생한 질환이기에 양중의 양의 병이다. 원인은 음(陰)에 있다. 즉 하체에 있다는 것이다. 음을 중심으로 원인을 찾아보면 음중의 음에서 원인을 찾아야 한다. 즉 음중의 음인 수와(신장) 연관이 있음을 알 수 있다. 물과 불의 부조화로 인하여 심/소장에 원인이 있는 견비통이 발생한 것이다.

③ 오행상으로 알아본다.
선천적으로 수형체질 중에서 수기능의 항진으로 인해 화기능이 약해지면서 심/소장 원인이 있는 요통이 발생한다.
후천적으로는 짠맛 음식의 과식으로 인하여 수극화하여(수20+화20-) 화기능이 약해 발생한다.
여기서 화와 연관이 있는 상극관계를 분석해보면 하나는 수극화(水克火)요, 또 다른 하나는 화극금(火克金)과의 관계다. 그런데 화기능의 저하되는 원인은 화극금보다 수극화가 우선하기에 수극화가 원인으로 작용되었다고 보는 것이 타당하다.
즉 수 기능의 항진으로 화기능이 저하되어(수20+, 화20-) 심/소장 원인이 있는 견비통이 발생한 것이다.

정리하면 어떤 이유든 간에 심/소장이 차가워지거나 기능이 저하되면 어깨 통증이 발생할 수 있다.

④ 견비통에 대한 식이처방

가) 발병 원인 음식들: 짠맛, 신맛의 음식들

나) 짠맛의 음식을 먹지 말아야 하는 이유는 짠맛을 과식하게 되면 신장/방광 기능이 항진되어 심장/소장의 기능을 억제하기 때문이다. 이 결과 심장/소장과 연관이 있는 심/소장 원인이 있는 견비통을 발생 시키는 원인으로 작용하기 때문이다. (수20+,화20-)

다) 신맛의 음식을 먹지 말아야 하는 이유는 목극토를 강하게 하면(목20+,토20-) 토극수를 하지 못하여 수기능이 항진되면서(토20-, 수20+) 수기능이 항진 되어 (20+) 화기능을 강하게 억제하기에(수극화로서 수20+ 화20-) 심/소장 원인이 있는 견비통이 발생하게 되는 것이다. 그래서 신맛의 음식을 적게 먹어야 하는 것이다.

⑤ 잘못된 식습관: 쓴맛을 적게 먹는 식습관

⑥ 자주 먹어야 할 음식: 쓴맛의 음식들

가) 화기능이 저하되어 발생한 심/소장 원인이 있는 견비통은 화기능을 보강하면 좋은 효과를 볼 수 있다. 쓴맛이 강한 곡물인 수수쌀을 가루로 내어 생으로 1일 3회 한 끼에 3~4숟가락을 먹고, 주식-부식-후식을 모두 쓴맛의 음식들로 먹는다면 약 2주~3주 정도 경과하면 좋은 효과를 얻을 수 있다. 이때 단맛을 병행해서 먹으면 토극수하여(토20+, 수20-) 화기운을 억누르는 수기운을 억제하여 더 빠른 시간 내에 화기운을 보강하는 효과를 가진다. 빠른 시간 내에 좋은 결과를 얻을 수 있다.

나) 심/소장 원인이 있는 견비통이 사라진 후에도 쓴맛을 과식하면 화극금하여 (화20+, 금20-) 폐/대장 질환이 발생하기에 체질 처방을 해야 한다.

생식요법은 화2+토+금+상화+표준생식이면 된다.

증상이 개선되면 체질 처방을 해야 한다.

부항사혈로 혈전을 제거하여 혈액순환을 원활하게 하는 것이 좋다.

⑦ 각 장부별로 발생하는 어깨 통증에 대한 자세한 설명은 "알기 쉽게 풀어 쓴 체질별 식이요법"에 수록되어 있다.

9. 다리 통증

1) 다리 통증의 증상들

① 동맥경화: 다리 근육으로 혈액을 공급해 주는 혈관이 굳는 현상
(냉증으로 근육수축, 혈전으로 인한 혈액순환 장애)

② 정맥혈전증: 다리에서 심장으로 돌아오는 혈관(정맥)이 확장되거나 혈괴가 생긴 증상(정맥염)

- 정맥 내 혈전(어혈)이 혈관을 막는 증상(혈액순환 장애)

③ 신경병증: 다리로 가는 신경들이 자극을 받거나 병이 들었을 때
(신경학적 장애, 당뇨병, 음주, 흡연으로 인한 혈액순환 장애)
- 한쪽 다리나 양쪽 다리가 아프고 힘이 빠지는 느낌

④ 통풍이나 관절염: 요산 누적이나 감염과 염증

⑤ 근육 경축: 근육의 피로, 긴장, 상해 또는 칼륨과 마그네슘과 같은 무기질의 결핍으로 인한 근육 경축 현상(이뇨제 복용 시 특히 잘 발생할 수 있다.)

2) 통증 발생의 원인들

① 관절염이나 통풍: 아픈 다리의 관절이 붉고, 붓고, 누르거나 만지면 아프고 게다가 움직일 때 아프다.
가) 통풍: 주로 엄지발가락 부분 통증이 심하면 통풍
나) 관절염: 무릎이나 발목, 발가락 관절 부분이 아프면 관절염

② 표재정맥(表在靜脈)에 일어난 급성 정맥염(정맥에 염증이 생긴 것):
그 부위가 아프고 붉으며, 붓는다.

③ 심부정맥(深部靜脈)에 염증이 생기면 사지는 붉어지지 않지만, 붓고 깊이 누르면 압통을 느낀다.

④ 동맥경화증으로 다리가 아픈 경우 오래 걸으면 종아리에서 쥐가 난다. 걸을 때 당신이 느끼는 근육이 당기는 느낌은 동맥이 막혀 다리 근육이 산소를 쓰지 못하여 산소를 달라고 하는 말 없는 외침이다.

⑤ 척추의 디스크 이상도 다리에 통증이 생긴다.
허리는 아프지 않더라도 다리가 아프거나, 힘이 없거나, 감각이 무뎌진다.

⑥ 신경병증에 의한 통증은 당뇨환자나 골초들은 신경의 질병 또는 신경에 생긴 자극 때문에 다리에 통증이 올수 있다.

발가락이 창백하고 만지면 냉하고, 피부가 약간 헐어서(궤양) 잘 낫지 않거나 피부가

검게 된 부위(괴저)가 있는지 살펴본다. 이 병이 있을 때는 발가락이 아프며, 밤에는 발등이 아플 수 있다.

골초나 당뇨병, 고혈압 같은 질환이 있거나 다른 어느 부위에 동맥경화증의 증거가 있는 경우(과거에 앓았던 뇌졸중 혹은 심장발작)와 같이 혈관질환이 있다면 혈액순환 장애가 또다시 발생할 수 있다.

3) 다리의 통증을 구별하는 요령

① 다리의 통증이 다리를 들어 올리면 감소된다면 정맥염일 것이다.

② 다리를 아래로 내렸을 때 더 편해진다면 중력이 혈액을 다리로 내려 보내는 것을 돕는 것으로서 동맥혈관의 이상으로 인한 통증이다.

③ 통증이 뻣뻣하고 저리는 느낌이 있다면 허리에 원인이 있다.
동양의학에서는 다리는 크게는 음으로 분류하지만 부위별로 볼 때는 다음과 같다. 허벅지는 오행상 토(土), 정강이는 수(水)로 분류하고, 발은 목(木)으로 분류한다.

④ 보행 시나 등산을 할 경우, 계단을 오를 경우 다리를 들어 올릴 때 힘이 들거나 불편한 것은 오행상 토(土: 비/위장)기능 저하 시 나타나는 증상이다.

⑤ 반대로 높은 곳에 아래로 내려 올 때 무릎 뒤쪽이 뻐근하고 보행이 곤란한 경우는 오행상 수(水: 신장/방광)기능 저하 시 나타나는 증상이다.

⑥ 특별한 이유 없이 발이 아픈 것은 오행상 목(木)기능 저하 시 나타나는 증상이다. 발을 좀 더 세부적으로 구분하면 다음과 같다.

발바닥	발등	발날(발바닥과 발등 경계부분)
신장/방광 기능 저하	비/위장 기능 저하	간장/담낭 기능 저하

※ 남성의 경우 보행 시 종아리가 아파서 얼마 걷지 못하고 쉬어 가는 것은 전립선이 진행되고 있다는 증거다. 남자는 전립선이 진행되면 종아리가 아픈 증상이 나타나기 때문이다.

10. 발 통증

1) 통풍: 발이 붓고(엄지발가락) 빨갛고 화끈거리며 만지면 통증이 있다. (급성기)

2) 뼈가시: 걷는 도중 발뒤꿈치의 통증(주로 여자)/자궁이나 난소의 기능 이상

3) 류마티스성 관절염: 관절의 부종과 변형 동반

4) 동맥폐색: 꽉 끼는 신발로 인해 충분한 혈액을 공급받지 못할 때
(충양맥이 없고 체모가 없다면 혈액순환 장애, 고혈압, 중풍, 심장발작과 같은 동맥질환이 있다. 골초나 당뇨병이 있다면 예약상태다.)

5) 혈괴(血塊): 색전이라 하며 갑자기 매우 심한 통증을 느끼며 발이 차갑고 마비되며 창백해진다. 이것은 몸의 위쪽 어느 곳에서 혈전이나 동맥경화반이 떨어져 나와 동맥을 따라 내려와 막힌 것이다.
이렇듯이 색전증이 생긴 다리는 응급실에 가야 한다.

6) 레이노씨병/발의 경축: 발의 동맥들이 차가운 환경에 노출되어 과도하게 수축하여 혈액순환 장애 발생

욱신욱신 쑤시고 처음에는 파랗다가 나중에 하얗게 된다. 따뜻하게 하면 되돌아온다. 자가면역질환으로서 주로 여자에게 많다.

7) 신경종: 발가락에 있는 신경에 생기는 작은 종창

만져지지도 않으며 X-선 촬영에도 안 나타난다.

■ 발에 통증 시 확인할 3가지

- 편한 신발을 신어라.
- 발에 상처 나지 않도록 하라.(몸의 균형은 발에서 한다.)
- 발에 외상이나 신발과 관련이 없다면 다른 질환을 의심하라.
(관절염, 통풍, 순환기계 질환, 신경 이상)

※ 발과 오장육부와의 상관관계와 통증치유를 위한 생식처방은 다음과 같다.

발바닥	발등	발날 (발바닥과 발등 경계부분)
신장/방광 기능 저하	비/위장 기능 저하	간장/담낭 기능 저하
생식: 수2+목+화+상화+표준	생식: 토2+금+수+상화+표준	생식: 목2+화+토+상화+표준

이러한 발의 불편함을 해소시키려면 원인을 알고 원인을 제거하면 된다. 음식으로 불편함을 해소시키려면 발바닥 통증은 짠맛을 먹고, 발등이 아프면 단맛을 먹고, 발 옆날이 아프면 신맛의 음식을 먹으면 해소된다. 증상이 개선되면 체질 처방을 해야 한다.

11. 관절 통증: 쑤시고, 아프고, 부어오르는 통증

1) 관절염

관절이란 말은 그리스어 아르트루스(arthrus)와 염증이라는 이티스(itis)의 합성어다. 관절염이라고 하는 말은 병명이 아니라 다만 관절의 어떤 생태를 표현한 것에 지나지 않는 것이다. 인간의 사지에는 6개의 큰 관절이 있는데 이 6개의 관절은 육장육부와 연관이 있으며 염증이 있는 경우도 있고, 시리고 찬 경우도 있고, 통증이 있는 경우도 있고, 물이 괴는 경우 등 다양한 증상이 나타나고 있다.

〈동양의학적 오행상으로 알아본 관절 구분과 증상〉

구분	관련 장부	치유 음식(유효음식)
고관절과 발전체 관절의 병	간장/담낭기능 저하	신맛음식(팥가루)
팔꿈치 관절의 병	심/소장 기능 저하	쓴맛음식(수수 가루)
견관절과 손 전체 관절의 병	면역력기능 저하	떫은맛음식(옥수수 가루)
무릎 관절의 병	비/위장 기능 저하	단맛음식(기장쌀 가루)
손목 관절의 병	폐/대장기능 저하	매운맛음식(현미쌀 가루)
발목 관절의 병	신장/방광기능 저하	짠맛음식(검은콩 가루)
전관절의 병	면역력 기능 저하	떫은맛음식 (노란옥수수 가루)

치유 음식을 섭취할 때는 유효음식을 생곡물을 분말로 내어 한 끼에 3~4숟가락을 미지근한 물에 타서 먹고(1일 3회) 주식-부식-후식 모두 해당 맛을 중심으로 먹으면 쉽게 치유할 수 있다.

2) 관절에 따른 생식처방

① 고관절과 발전체 관절의 병: 목2+화+토+상화+표준생식
② 팔꿈치 관절의 병: 화2+토+금+상화+표준생식
③ 견관절과 손 전체 관절의 병: 토+금2+수+상화+표준생식
④ 무릎 관절의 병: 토2+금+수+상화+표준생식
⑤ 손목 관절의 병: 금2+수+목+상화+표준생식
⑥ 발목 관절의 병: 수2+목+화+상화+표준생식
⑦ 전관절의 병: 토+금+수2+상화2+표준생식

※ 관절의 증상이 개선되면 치유를 위해 먹던 음식/생식을 중단하고, 체질에 맞는 식이 처방을 해야 한다.

3) 류마티스 관절염

① 꾸준하게 쑤시는 통증, 붓고, 변형된 관절, 빈혈, 이따금씩 생기는 발열, 특히 통증을 동반하는 전신 권태감이 특징이다.
② 전신에 관련된 자가면역질환이기 때문, 때로는 폐와 심장도 공격한다.

4) 골관절염

고통은 있으나 타 장기로 파급되지 않는다. 관절 변형이 없다.

5) 관절염을 발생 시키는 요인들

① 세균 감염: 심장 판막의 감염증인 세균성 심내막염
② 요산: 다양한 인체의 화학물질이 관절 안으로 들어가 관절 자극 (엄지발가락)
③ 건선도 관절 통증 유발인자
④ 암, 출혈과 관련된 문제
⑤ 의사처방약에 의한 통증유발: 불면증 약인 바루비투르산염

6) 관절염의 원인을 결정하는 방법들

① 급성 류마티스 열(acute rheumatic fever)
가) 20세 이하, 한 개 이상의 관절에 통증이 옮겨 다닌다.
나) 20~45세 여자, 통증, 관절의 뻣뻣함, 하나 이상의 관절에 종창이 있다.
다) 모양이 대칭적(한쪽이 아프면 반대쪽도 아프다.)이다.
라) 아침에 심하고 오후에 약해진다.
마) 발열과 통증이 동시에 있다.
바) 손목을 꼭 잡으면 통증이 심하다.

※ 관절통과 발열이 함께 있다면 통풍이나 홍반성 낭창도 고려한다.

② 골관절염
가) 40세 이후에 증상이 발생한다.

나) 통증, 관절의 뻣뻣함, 하나 이상의 관절에 종창, 모양이 대칭적이다.
다) 통증이 무릎과 고관절에 가장 심하다.
라) 통증이 좌우측 대칭을 이루지 않는다. 한쪽만 아플 수 있다.
마) 움직이면 통증이 생기고, 휴식을 하면 통증이 완화된다.
바) 오후에 통증이 더 심해진다.

※ 일반적으로 퇴행성 관절염이라 한다.

③ 통풍: 엄지발가락이 스치기만 해도 통증이 심하다. 특히 이뇨제를 복용한다면 확실하다.

※ 통증이 무릎이나 팔꿈치 같은 단일 관절이라면 임질을 고려한다(최근 요도에서 분비물이 나왔거나 어떤 다른 세균 감염이 생겼을 경우).

④ 류마티스성 관절염: 손목관절이 종종 아프다.(손목을 잡고 꼭 쥐면 통증이 심하다.) 손가락 시작 되는 관절이 아프고 통증이 있다.

⑤ 라이터 증후군(reiter's syndrome)

가) 통증과 종창이 동시에 몇몇 관절, 특히 손과 발에 생겼다면 의심하라.
나) 몇 개의 관절이 아프고, 부어오르며, 또한 눈의 염증과 요도분비물이 있다. 젊은 남자에게서 발견되며 일종의 자가 면역질환으로서 성병의 일종이다.

⑥ 라임병: 진드기에 물려 전파되는 병으로, 발열, 피부발진, 관절통을 일으킨다.

⑦ 크론씨병(궤양성 대장염/염증성 장질환): 설사와 관절통이 함께 나타난다.

12. 팔꿈치 통증

팔꿈치 관절 주위의 힘줄에 생긴 염증을 의미한다. 무릎 관절에도 똑같은 현상이 일어날 수 있는데 이것은 하우스 메이드 니이(house maid's knee)라고 부른다.

동양의학에서 오행상 화(火)로 분류하며 심장과 소장의 기능 저하 시 발생하는 것으로 본다. 짠맛을 줄이고 쓴맛의 음식을 자주 먹으면 좋다. (생식요법은 상기 도표 오행상 관절구분 참고)

1) 염좌

인접한 근육, 건, 혹은 결합조직들이 삐게 되면 나타나는 증상

2) 관절염

골관절염, 류마티스 관절염 등

※ 어느 관절이나 뼈에 이유 없는 통증이 생기고 그 증상들이 잘 사라지지 않는다면 X-선 촬영을 해 본다.(암이 발생할 수 있기 때문이다.)

※ 특히 우측 팔꿈치에 이유 없는 통증이 있다면 폐암의 인자(세포)들이 관절에 달라붙어 증식하면 통증이 발생할 수 있다.

※ 관절결핵이 있을 수 있으니 X-선 촬영을 해 본다.

13. 심장 통증

1) 심장기능 이상 시 나타나는 통증 증상

일반적으로 답답함, 압박감, 숨 막힘, 가슴이 불편한가? 누르는 것 같은가? 숨이 찬가?를 확인해야 한다. 이런 증상은 심장의 이상을 나타내는 현상이다. 또한 얼굴에 식은땀이 흐르고, 호흡이 곤란하며, 흉통이 심하면 급성 심근경색을 의심해야 한다. (지체 없이 119를 불러라.)

2) 심장기능 이상이 아닌 흉통의 원인들

① 폐: 폐 내면의 염증으로 때때로 폐렴을 시사하는 흉막염, 폐의 작은 혈관들 중 하나에 혈괴(어혈. 혈전)가 막힌 것은 심장발작이라 오인할 수 있다.

② 식도: 음식이 식도를 통해 힘들게 내려 갈 때 발생하는 통증이 심장의 통증과 구분이 힘들다.

③ 열공 탈장: 위장의 일부가 흉강으로 밀려 올라가 심장부위에 위산이 자극하여 타는 듯한 느낌이 든다.

④ 흉곽이 외상이나 질병 발생 시 통증

⑤ 신경의 자극으로 척주를 빠져 나갈 때 압박되어 생기는 통증

⑥ 흉벽 근육의 경축으로 인한 통증

⑦ 담낭 질환으로 인한 통증

⑧ 척추 관절염으로 인한 통증

⑨ 협심증

가) 가슴을 누르는 듯 혹은 쥐어짜는 듯, 종종 가슴 한가운데서 시작하여 왼쪽 팔, 어깨 또는 손을 따라 내려간다. 협심증은 증세가 덜 극심하고 무력감이나 발한 등 다른 증상들과 연계되지 않지만 가장 중요한 특징은 증상의 발현시간이 짧다는 것이다. 정신적·육체적으로 긴장상태가 되면 발현되었다가 긴장이 해소되면 사라지는 것이 특징이다.

나) 손바닥을 보면 붉은 팥알 같은 크기의 하얗고 붉은 점들이 나타난다. 손목의 맥박동을 느끼는 곳을 살짝 잡고 있으면 맥박동이 불규칙하

게 뛰는 것을 느낄 수 있다. 항상 불안, 초조하고 집중력이 없으며, 행동이 부산한 것이 특징이다. 오행상 상화(면역력)기능 저하 시 나타난다.

생식요법은 수2+목+화+상화2+표준생식이면 된다.
증상이 개선되면 체질 처방을 해야 한다.
부항사혈로 혈전을 제거하여 혈액순환을 원활하게 하는 것이 좋다.
침 치료를 병행하는 것도 좋다.(합곡, 태충)

14. 폐 통증

동양의학에서 폐는 오행상 금(金: 폐/대장)으로 분류하며 쓴맛의 음식을 과식했거나 매운맛의 음식을 적게 먹어 폐가 차가워지면서 발생한다. 물론 차가운 환경에 장시간 노출되는 생활환경에서도 폐 기능이 저하되고 습한 기운이 많은 곳에서 생활해도 폐가 차가워지면서 다양한 폐질환이 발생하게 된다.

쓴맛의 음식을 줄이고 매운맛과 짠맛의 음식을 자주 먹으면 좋다.

생식요법은 금2+수+목+상화+표준생식이면 된다. (금+수2+목+상화+표준)
증상이 개선되면 체질 처방을 해야 한다.
부항사혈로 혈전을 제거하여 혈액순환을 원활하게 하는 것이 좋다.

1) 흉막염

폐는 흉막이라고 하는 두 겹의 포장지로 덮여 있다. 그 포장지들에 염증이 생기거나 자극을 받거나 감염이 일어난 질병이다.

두 겹의 포장지는 서로 마찰되어 심호흡하는데 매 순간마다 예리한 통증을 느낀다.

폐렴도 흉막염에서 시작되는 경우가 많다.

2) 폐 색전증

혈관 내에 떠다니는 혈전이 폐 속에 머물게 된다. 이 과정에서 통증이 발생하게 된다. 발작의 강도와 혈괴의 크기에 따라 얼마나 많은 폐 조직에 손상을 받았는가에 따라 달라진다.

폐 색전증은 흉부 어디서는 생길 수 있으며 숨 쉴 때 더욱 악화되는 급작스러운 통증에서 객혈, 혈압의 급강하(쇼크), 그리고 사망에 이르기까지 한다.

다리의 하지정맥혈전증이 있는 사람이 혈관내의 혈전 덩어리가 폐에 들어가서 폐 색전증이 발생하는 경우도 있다. 다리를 다치거나 오랜 투병 생활이나 수술 후, 특히 골반수술을 하게 되면 혈전이 발생한 것을 알지 못하여 색전증으로 발생할 수 있는 것을 모르는 경우가 있다.

또한 피임약이 혈전을 생기기 쉽게 한다. 흡연이나 고혈압이 있다면 더욱 주의해야 한다.

3) 기흉

한쪽 폐의 일부분이 허탈한 상태로서 기침이나 발열은 없고, 강한 통증을 느낀다.(폐에 작은 구멍이 생긴 상태)

① 자발성 기흉: 폐 속의 작은 기포가 파열된 상태
② 폐기종: 폐에 너무 많은 공기가 남아 있어 폐포가 과(過)팽창된 병

15. 가슴 통증

1) 가슴 전체에 통증이 생기는 이유

① 디스크가 등뼈에서 흉부로 가는 어떤 신경을 압박할 때 나타나는 통증
② 근육의 경축 현상으로 나타나는 통증
③ 대상포진으로 인해 한쪽만 나타나는 통증

2) 가슴앓이 통증

위장 내의 위산이 식도 안으로 역류하여 생긴다.

3) 열공탈장 통증

위장의 한 부분이 횡격막을 뚫고 올라가서 흉부로 들어온 현상을 말한다.

16. 복통(腹痛)

1) 우상복부 통증

① 담낭의 감염, 기능 부전, 담낭 결석이 주요 요인이다.
가) 간염(hepatits): 헤파르(hepar)는 간을 의미하며 이티스(itis)는 염증을 의미하는 말의 합성어다.

- A형: 더러운 물에 오염된 음식을 먹은 경우
- B형: 동성애자, 정맥주사에서 오염된 경우
- C형: 오염된 혈액의 수혈, 혈액산물이나 주사기 사용 시 감염된 경우
  - 동성 간염: 간에 독성 침입이나 과도한 민감성 반응이 있을 때
  - 심장근육 저하 시

※ 숨이 가쁘고 발목이 부었다면 심부전을 의심해야 한다. 황달이 생기고 짙은 홍차색의 소변을 본다(어떤 형태든 간염에 걸렸다.).

- 담낭의 감염, 기능부전, 담낭에 결석이 생겨도 통증이 나타난다.

■ 담석에 잘 걸리는 사람은 다음과 같다.

- 비만한 자(fat)

- 40대이며 분만을 많이 한 사람(fortyish/fertile)

- 헛배가 잘 부르는 사람(flatulent)

- 피임약을 먹고 있는 사람

- 중성지방 수치가 높은 사람(400㎎/dℓ 이상자)

② 췌장염: 술을 많아 마시는 사람과 담낭 질환을 가진 사람이 잘 걸린다. 급성 췌장염의 발작은 매우 고통스러울 뿐 아니라 발한, 메스꺼움, 그리고 구토를 동반한다.
이러한 증상들은 등을 바로 뚫고 들어가듯 하는 통증이라는 점과 누워 있을 때 심해지고, 똑바로 앉거나 앞으로 숙이면 괜찮아지는 점에서 담낭 질환의 통증과 구분 된다.(혈액검사를 통해 특정 효소 수치 측정)

③ 게실염이나 장염으로 통증이 발생할 수 있다.

④ 폐렴으로 인한 복통이 발생(감기)할 수 있다.

⑤ 대상포진으로 인한 통증은 설명할 수 없는 통증이 어디서든 생길 수 있다.(스트레스나 노화로 인한 바이러스를 억제하고 있던 면역체계가 약할 때 발생)
가) 피부 표면이 민감, 따가움, 통증, 가려움으로 나타난다.
나) 어떤 발진이나 또는 분명한 징후 없이 정상처럼 보인다.
다) 중앙선을 넘지 않고 한쪽으로만 나타난다.
라) 일측성 발진은 대개 대상포진으로 진단할 수 있다.

2) 좌상복부 통증

① 비장(췌장), 위장이 위치하고, 횡격막의 왼쪽부분 비장으로 인한 통증, 수명이 120일 살고 죽는 적혈구를 제거/해체하고 필요한 구성성분은 골수로 보내 재활용할 수 있도록 하여 새로운 적혈구를 만들게 하는 역할 비장은 다양한 질환으로 인해 부풀 수 있다. 피막이 늘어나기 때문이다. 이런 사람들은 과도한 운동을 하지 말아야 한다.

■ **비장의 이상 발생 시(부풀어 오름 증상) 숨길 수 없는 징후**

좌상복부의 통증과 압통이 발생하며, 배꼽 주위가 파랗게 착색이 생긴다. 이렇게 파란색을 띠는 것은 이 부위에 혈액이 축적되었기 때문이다. 피는 공기에 노출되기 전까지는 푸르다.

② 위염/위궤양/기능성 소화불량/궤양

③ 열공탈장

④ 췌장

⑤ 흉막염, 폐렴

3) 우하복부 통증

충수(맹장), 상행결장이 위치해 있다.

① 장의 과민증

② 장의 염증이나 감염증(궤양성 대장염),

③ 크론씨병

④ 설사

⑤ 대상포진

⑥ 신장결석

⑦ 자궁 외 임신의 파열 주의

⑧ 골반 염증성 질환: 임질이나 클라미디아감염과 성병에 의한 골반 내의 감염증

⑨ 난소 낭종이나 낭종이 터졌을 때

⑩ 난소종양

⑪ 자궁내막증: 생리할 때 가장 아플 때

⑫ 맹장에 이상 발생 시(맹장 터짐)

4) 좌하복부 통증

① 장의 과민증

② 장의 염증이나 감염증(궤양성 대장염)
③ 크론씨병
④ 설사
⑤ 대상포진
⑥ 신장결석
⑦ 자궁 외 임신의 파열 주의
⑧ 골반 염증성 질환: 임질이나 클라미디아감염과 성병에 의한 골반 내의 감염증
⑨ 난소 낭종이나 낭종이 터졌을 때
⑩ 난소종양
⑪ 자궁내막증: 생리할 때 가장 아플 때

5) 정면 중앙의 복부 통증(위쪽 정 중앙의 복부 통증)

① 위장이나 십이지장의 궤양
② 위암(악성종양은 대부분 십이지장까지 파급되지 않는다.)
③ 위궤양: 위장의 내벽에 생긴 일종의 헌 상처
(장기간 코르티솔 치료를 받을시 궤양 재발이 많다.)
가) 궤양으로 인한 통증은 위장이 비어있을 때 더 심하다.
나) 대변이 검은색이다.

6) 정면 중앙의 복부 통증(복부 정 중앙 아래쪽 통증)

이곳의 통증은 대개 요로계, 방광, 여성의 생식기관, 장 혹은 직장에 무엇인가 잘못됨을 의미한다.

① 자궁내막증: 자궁내막 조직들이 골반이나 장의 다양한 곳에 존재하는 병은 이 부위에 통증을 일으키는 원인이 될 수 있다. 호르몬의 변화에 반응하며 고통스럽다.
② 골반 염증성 질환: 발열과 대하를 동반하는 통증
③ 자궁 내의 큰 자궁근종(양성종양): 폐경후의 부인과 통증 대부분
④ 자궁암과 난소암
⑤ 과민성 장 증후군
⑥ 장간막 경화증: 식후에 갑자기 혈액 장애로 인한 복통(장간막 안지나에서는 장간막 동맥의 혈액순환량이 부족해지기 때문에 장간막 동맥에 식사

직후와 같이 갑자기 많은 혈류량이 필요한 경우에 허혈 상태가 되어 복통이 발생하게 된다.)

⑦ 대동맥 동맥경화: 고혈압 현상의 장시간 경과 시

가) 심장에서 복부로 주행하는 혈관

나) 콜레스테롤, 칼슘, 기타 물질을 포함하는 동맥 경화반을 형성

다) 부풀어 오르는 현상(복부 동맥류): 심장박동처럼 동시에 펄떡펄떡 뛴다. 동맥류가 계속해서 확장되면 결국 새거나 터지게 되는데 생명을 위협하는 응급상황이다(통증 격심/쇼크에 빠지거나 수분 안에 사망함).

※ 마른 사람에게서는 쉽게 느낄 수 있다.(정상적)

라) 동양의학적으로는 유동기 적취현상이라 부름
장시간 방치 시: 하지순환장애와 만성적인 발기불능 발생 가능

〈복부에 나타나는 증상〉

<table>
<tr><th colspan="2">우상복부</th><th>좌상복부</th><th>우하복부</th><th>좌하복부</th><th>상복부 중앙</th><th>하복부 중앙</th></tr>
<tr><td>1</td><td>간염</td><td>비장종대</td><td>충수염</td><td rowspan="13">충수염을
제외한
좌동</td><td>위궤양</td><td>방광감염증</td></tr>
<tr><td>2</td><td>간종대</td><td>게실염</td><td>장암</td><td>십이지장궤양</td><td>신장결석</td></tr>
<tr><td>3</td><td>담낭질환</td><td>위염</td><td>과민성장
증후군</td><td>위암</td><td>자궁내막증</td></tr>
<tr><td>4</td><td>췌장염</td><td>위궤양</td><td>대장염</td><td>위염</td><td>골반염증</td></tr>
<tr><td>5</td><td>췌장암</td><td>위암</td><td>크론씨 병</td><td></td><td>자궁근종</td></tr>
<tr><td>6</td><td>게실염</td><td>열공탈장</td><td>감염성설사</td><td></td><td>자궁암</td></tr>
<tr><td>7</td><td>대장염</td><td>췌장염</td><td>대상포진</td><td></td><td>난소암</td></tr>
<tr><td>8</td><td>폐렴</td><td>췌장암</td><td>척추디스크</td><td></td><td>과민성 장증후군</td></tr>
<tr><td>9</td><td>대상포진</td><td>흉막염</td><td>신장결석</td><td></td><td>동맥경화증</td></tr>
<tr><td>10</td><td>신장 문제</td><td>폐렴</td><td>자궁 외 임신</td><td></td><td>복부 동맥류</td></tr>
<tr><td>11</td><td></td><td></td><td>골반 염증</td><td></td><td></td></tr>
<tr><td>12</td><td></td><td></td><td>난소 낭종, 난소암</td><td></td><td></td></tr>
<tr><td>13</td><td></td><td></td><td>자궁내막증</td><td></td><td></td></tr>
</table>

7) 옆구리 통증

대부분 신장이라 생각함

① 척추 관절염 및 근육 경축

② 팽륜된 디스크: 척추에서 옆구리로 가는 신경을 누르게 된 경우

③ 대상포진

■ 신장에 생기기 쉬운 몇 가지 장애

- 신장결석
- 감염
- 농양
- 혈전에 의한 색전으로 인한 폐색
- 출혈

· 혈액응고 억제제를 복용하는 사람은 주의할 것

■ 원인 구별 방법

- 옆구리 통증이 신장에 의한 것이라면 소변을 살펴라.
  (핏빛이나 갈색, 감염 시는 흐린 빛깔이 나타난다.)
- 신장결석 증상 : 예리하게 찌르는 듯한 통증, 경련이 파동성으로 나타난다.
- 감염으로 인한 통증 : 고열, 오한, 메스꺼움, 구토 등을 동반한다.
- 신장 내부 출혈이나 감염 시: 통증, 발열, 선홍색 혈뇨가 나타난다.

동양의학에서는 우측 발을 좌측 무릎위에 올려놓고, 우측 무릎을 직하방으로 눌렀을 때 좌측 허리가 아프면 허리디스크나 척추관 협착증이 진행되고 있음이요, 같은 방법으로 반대로 하면 우측 허리가 아프면 우측으로 디스크나 척추관 협착증이 진행되고 있음을 나타낸다.

④ 디스크: 통증이 퍼진다.
⑤ 척추관 협착증: 앉아 있을 때는 괜찮다가 걸을 때 허리통증/다리 저림이 심해진다.

구분	증상
척추관 협착증	- 허리를 앞으로 구부릴 때 통증이 있다. - 걸을 때 증상이 심하고 쉬면 완화된다.
급성/디스크 파열	- 급성통증이 생긴다. - 갑자기 다리가 저리거나 당긴다. - 누워서 다리를 들기 어렵다.
만성/퇴행성 디스크	- 오래 앉아 있지 못한다. - 허리를 숙이면 힘들고 뒤로 젖히면 통증이 완화된다. - 무거운 물건 들기가 힘들다.

8) 직장 및 항문의 통증

직장에 나타나는 증상들은 자가 진단하지 말고 전문의 진단을 받는 것이 좋다. 결장의 암은 종종 양성 질환 같아 보이기 때문이다.

■ 직장 및 항문에 발생하는 통증의 몇 가지 특징

① 결장염, 게실염, 용종, 종양: 통증이 설사와 함께 나타날 때는 상복부에 문제가 있다.

② 전립선 염증: 자주 특정 형태의 불쾌감 발생(골프공 위에 앉은 느낌)한다. (발열을 동반한 빈뇨와 배뇨 곤란)

※ 여자라면 난소낭종(아랫배 중앙이 볼록 나온다.), 골반 염증성 질환

③ 충수의 염증: 복부보다 직장에서 통증이 생기기도 한다.
(충수염 의심 시 항상 직장 수지검사를 받아야 한다.)

9) 서혜부(사타구니) 통증

서혜부란 복부가 끝나고 다리가 시작되는 부분으로, 어느 한쪽이 아플 때는 탈장을 의심해야 한다.

① 탈장: 그 부위를 지지해 주는 근육이 약화되어 장의 구부러진 만곡부가 복부에서 미끄러지듯 들어가게 될 때 통증이 생긴다.
(정상적인 경우: 복부와 사이에 있는 틈은 장의 만곡부가 들어가게 되어 있는 것이 아니라 혈관과 신경들이 음낭 안으로 들어가게 해주는 것이다.)
탈장은 서혜부에 불룩하게 종창이 있을 때 드러나게 된다. 특히 일어설 때 가장 두드러진다.(감돈 탈장: 탈장으로 인한 통증이 심함, 불로 태우는 것 같은 통증==결장으로 가는 혈액 공급이 단단하게 눌려 있는 근육 사이에서 단절되어 탈장된 부위의 괴사를 초래하기 때문이다.)

② 임파선 뭉침: 골반, 발, 다리에서 생기는 거의 모든 감염증은 서혜부에 있는 임파선의 종창과 통증을 일으킬 수 있다.

※ 임파선이 붓고 고통스럽지 않다면 감염보다는 악성종양일 가능성이 많다.

③ 사타구니 통증이 탈장도 아니고, 임파선의 종창도 아니라면 척추 뼈 사이에 있는 디스크가 서혜부로 나가는 신경을 압박하여 생긴 것일 수 있다.

④ 신장결석도 통증을 유발시킬 수 있다.(허리 뒤에서 앞으로 나온다.)

10) 고환의 통증

동양의학에서 고환은 오행상 상화(相火)로 분류한다. 또한 면역력과 연관이 있다고 본다. 고환(睾丸)은 생식/비뇨기계와도 연관이 있어 오행상 수(水: 신장, 방광)와도 연관을 가진다. 경락 상으로 보면 간 경락이 통과하는 길목에 고환이 있다. 면역력을 저하시키는 주원인으로는 스트레스가 가장 많은 비중을 차지하고 있다. 종합해 보면 스트레스를 받으면 신장, 간장, 면역력이 저하된다는 말과 같다.

남자들만 가지고 있는 고환은 다른 신체 부위보다 체온이 약 2~4도 정도 낮다. 스트레스로 인해 혈액순환 장애가 발생하면 남자들은 자신도 모르게 고환에 장애가 발생하게 된다. 그래서 오랜 동안 스트레스를 받는 직업이거나 고통이라고 할 정도의 스트레스를 받으면 고환에 문제가 발생하게 된다.

일본이나 우리나라 젊은이들을 보면 취업이나 삶에 대한 과도한 스트레스로 인해 고환에 문제가 발생하여 정자수가 감소하거나 정자의 활동성이 떨어지거나 기형정자가 생기는 등 다양한 형태의 불임부부가 점점 증가하고 있는 것이다.

고환에 관한 문제점을 하나씩 알아본다.

어느 날 갑자기 고환이 붓는다면?

① 정계정맥류: 음낭에 있는 정맥이 확장되면 날이 지나면서 아프다. 또한 장시간 서 있을 때 나타난다.

② 부고환염: 정자가 몸 밖으로 배출되는 관에 염증이 생기면 고환이 아프다. 음낭으로 들어온 탈장은 복부와 음낭을 갈라놓는 조직이 약해 졌을 때 생긴다.

※ 고환이 쑤시는 통증은 별것 아니다.

③ 볼거리(mumps): 바이러스에 의한 감염, 얼굴의 이하선에 감염 시 간혹 고환까지 파급되기도 한다.

④ 고환 염전(testicular torsion): 고환을 지탱하는 인대가 꼬여서 갑자기 고환으로 가는 혈액 공급을 차단시켜 버리는 증상이다.

⑤ 짝사랑의 열망: 음낭 조직에 울혈이 생기게 되고 통증이 발생(시퍼런 고환이라 부름)한다.(sex를 하면 해소됨)

⑥ 신장결석으로 인한 고환 통증: 외부로 나가는 주요 배뇨관을 따라 천천히 고통이 발생한다.

⑦ 고환암: 20~35세 사이에 있는 남자에게 주로 발생하며, 악성종양은 통증이 없다.

11) 음경(陰莖)의 통증

음경의 표면이나 내부에 통증이 있다면 주의해야 한다.

① 음경통의 원인은 자위행위의 과다도 원인이 될 수 있다.
② 구진이나 음경표면에 생긴 병변도 통증을 유발시킨다.
③ 성기 헤르페스(genital herpes): 종종 5~6일간 작열감, 소양감(가려움증), 또는 통증이 감염된 부위에 먼저 나타나다가 발진이 생기고, 이어서 병변이 뒤따른다. 수포 모양의 발진이 생겼다가 가라앉으면 사라진다.
④ 전립선 염증: 자주 음경통증을 유발한다. 감염이나 자극으로 생길 수 있다.
⑤ 매독(spyhilis): 음경에 궤양이 생기게 할 수 있지만 통증은 없다.
⑥ 비특이성 요도염(대개 클라미디아로 야기되는 요도의 감염증 혹은 염증)
⑦ 임질(gonorrhea)/귀두염(balanitis)(포경수술을 하지 않는 사람)

■ 음경통을 일으키는 비교적 덜 흔한 원인들을 알아본다.

- 음경암: 아프지 않다.

- 음경보형물(protheses)에 의한 감염이나 통증

- 라이터 증후군(reiter' s syndrome/자가면역질환)

음경의 불쾌감은 안구충혈과 관절통과 관련이 있다. 음경이 아프고, 분비물이 흐르며, 가벼운 발열과 관절 통증이 있다면 눈을 보면 빨갛다. 서서히 가라앉는다.

① 음경 지속 발기증(priapism)으로 인한 음경 통증
② 페로니 병(peyronie's disease): 음경 내에 상처 입은 조직이 형성되어 발기 할 때 음경을 휘게 하여 성교를 고통스럽게 하고 때로는 성교를 불가능하게 만든다.(수술치료를 요한다.)

동양의학에서 음경은 오행상 수(水: 신장/방광)로 분류한다. 음경의 문제가 발생하는 원인으로는 스트레스와 단맛의 과식이 주원인이다. 스트레스를 적게 받고, 단맛을 줄이고 짠맛과 신맛을 자주 먹으면 좋아진다.

생식요법은 수2+목+화+상화2+표준생식이면 된다.
증상이 개선되면 체질 처방을 해야 한다.
부항사혈로 혈전을 제거하여 혈액순환을 원활하게 하는 것이 좋다.

12) 유방통

유방암은 통증이 없다. 미국에서는 7명당 1명꼴로 유방암에 걸린다.

유방통의 원인들을 알아본다.

① 만성 낭종 유선염(chronic cystic mastitis): 가장 흔한 유방 통증을 야기하는 원인 중의 하나다. 유방에 덩어리가 잡혔다면 그 덩어리는 에스트로겐 수치가 최고치인 월경과 월경 기간과 또는 중간 또는 월경 전에 만져서 아픈 것이다.

※ 만성 낭종 유선염은 양쪽 유방이 다 아프다.
폐경기가 다가올 때도 아프고, 초경을 시작 할 때도 통증이 있다.
임신 초기에도 울혈이 생기면서 아플 수 있다.

② 여성 호르몬(에스트로겐: estrogen)은 경구피임약 속에 포함되어 피임을 목적으로 사용 시, 골다공증(osteoporosis)을 예방하기 위해서 사용 시에도 통증을 발생 시킨다.

③ 약물 복용 시 통증 발생: (디기탈리스제재: 디지톡신과 디곡신, 고혈압약 알도메트, 부드러운 이뇨제인 알닥톤 등)

④ 남성 알코올 중독자: 남성에게 존재하는 미량의 여성 호르몬을 간이 손상되어 이 호르몬을 분해시키지 못해서 통증이 발생한다. 때로는 간 질환자들에게서 여성형 유방을 가지고 있는 사람들이 나타나고 유방암도 발견된다.

이러한 여성 호르몬인 에스트로겐이 축적됨에 따라 남성들은 '여성화' 되어 성적욕망과 발기력이 감소되며, 면도횟수도 줄어들고, 체모의 분포도 바뀌고, 유방은 커지고 아프게 된다. 고환을 제거하였거나 진행성 전립선암이 있어 에스트로겐 치료를 받을 때도 나타난다.

⑤ 유방을 손상당했을 때도 아프다.(유선염)

⑥ 대상포진: 한쪽 유방만 통증이 나타난다. 바이러스는 절대로 인체의 한가운데를 넘어가지 않기 때문이다.

※ 유방이 아플 때는 유두를 짜 보아 분비물이 나오면 암을 의심할 수 있다.

동양의학에서 유방은 오행상 토(土: 비/위장)로 분류한다. 유방에 문제가 발생하는 것으로는 스트레스는 기본이고 신맛을 과식하는 경우 발생할 수 있다. 유방질환을 줄이려면 스트레스를 적게 받고 신맛을 줄이고, 단맛과 매운맛을 자주 먹으면 좋다.

생식요법은 토2+금+수+상화2+표준생식이면 된다.(토+금2+수+상화+표준)
증상이 개선되면 체질 처방을 해야 한다.
부항사혈로 혈전을 제거하여 혈액순환을 원활하게 하는 것이 좋다.

13) 생리통

매달마다 자궁벽은 영양분이 풍부한 혈액으로 충혈되어 수정란이 도착하기를 기다린다. 임신이 되지 않아 이젠 혈액으로 가득 찬 내막은 더 이상 존재할 필요가 없어지고 그래서 탈락되는 것이 생리다.

① 월경 곤란증(dysmenorrhea): 임신이 되지 않으면 탈락하는 것이 생리다.(임신이 안 돼도 동일함) 이때 생리통이 생긴다. 심신증(心身症)이나 스트레스로 인해 생기기도 한다.

■ **생리통의 원인**

생리혈의 흐름은 자궁으로부터 자궁의 좁은 목 부분인 자궁경부를 통해 밖으로 배출되어야 한다. 몸이 차가워지면서 자궁경부가 좁아져 생리혈이 빠져 나오기 힘들어진다.
그 생리혈의 일부가 역류하여 얼마간 자궁 내에 고여서 덩어리를 형성하게 된다. 그러면 자궁은 이 핏덩이를 쫓아내려 할 때 자궁근육은 수축하게 되고 이러한 수축은 통증을 일으킨다.(태아가 세상으로 나갈 때 자궁을 수축하는 것과 같다.)
이때 자궁경부를 확장시켜 주면 좁아진 내강(內腔)이 넓어질 뿐 아니라 경련성 통증까지 사라진다. 때때로 자궁경부에 하나 이상의 용종(polyp)이 생겨 매달마다 자궁으로부터 혈액의 흐름을 방해해서 생리통이 생기게 할 수 있다.

② 자궁내막증(endometriosis): 이 질환은 자궁 내에서만 발견되어야 할 조직이 골반 내의 다른 곳에서 출현하는데 그 이유는 아직 파악되지 않고 있다. (한의학에서는 어혈(瘀血)과 정기(精氣)가 허약할 때 나타난다고 보고 있다.)그 조직이 호르몬의 작용에 반응함에 따라 생리 때마다 극심한 통증이 발생하게 된다.

③ 골반 염증성 질환: 성 (클라미디아에서 임질 까지 모든 것들) 감염으로 인한 생리통 악화

④ 자궁 내 용종(polyp)이나 자궁근종(fibroids), 자궁의 위치가 너무 뒤로 혹은 앞으로 기울어 비정상적인 자궁인 경우도 생리통이 심하다.

⑤ 양성 낭종(cyst)을 포함한 일부 난소의 장애들도 호르몬 수치의 주기적인 변화에 반응하여 생리통을 유발할 수 있다.

⑥ 자궁 내 피임장치(intrauterine device, IUD)도 심한 월경기의 경련통과 관련이 있다. 이런 것들로 인해 가벼운 골반 염증으로 통증이 발생한다.

■ **자궁 내 피임장치란?**

루프로 잘 알려진 자궁 내 피임장치는 자궁경관 밖으로 도출된 꼬리를 통해 자궁내막과 골반 내부로 감염을 전파하기 쉬울 뿐 아니라 난관 요인에 의한 불임증이나 자궁 외 임신의 위험을 높일 수 있다.

또 생리혈 과다, 비정상 자궁출혈 등을 유발하거나 생리통을 더하게 하기도 한다. 그러므로 성적으로 여러 명의 배우자를 가진 사람이나 그런 배우자를 성적배우자로 가진 사람, 골반 염증성 질환의 병력을 가진 사람, 장래에 임신을 희망하나 아직 분만 경험이 없는 여성 등은 자궁 내 피임장치를 이용한 피임은 좋지 않다.

⑦ 피임약 복용하다가 중단 시 통증이 발생하는데, 이것은 호르몬의 작용 때문이다.

14) 성교 통증: 황홀할 일이 아프기만 할 때

성교 불쾌증의 원인들을 알아본다.

① 질의 기형(인중이 휘어 있으면 질이 기형이다.)

② 감염으로 인한 성교통증(폐경기 여성들)

③ 외음질염: 외음부와 질에 국소적으로 염증이 있을 때 통증이 생긴다.

④ 방광염: 성교 시 마찰로 생기는 요로계의 감염인 방광염 통증도 원인이 된다.

⑤ 만성적인 골반 감염 시 통증을 유발한다.

⑥ 치질도 성교통을 유발한다.

⑦ 종양(腫瘍)도 성교통을 유발할 수 있다.

⑧ 자궁내막증으로 인해 성교통도 발생할 수 있다.

⑨ 출산 후 성관계 시 ➡ 약 8주 후에 성관계를 하는 것이 좋다.
가능한 100일 경과 시 하는 것이 좋다.
(모유 수유 시는 에스트로겐 수치는 낮고, 질의 내벽이 건조한 상태에서의 성관계 시 통증 발생)

⑩ 폐경 후 성관계 시: 여성 호르몬이 적게 분비되기 때문에 질 내벽이 건조해진다.

15) 소변 볼 때 통증

소변을 생산하여 내보내기 까지는 여러 조직들이 관여한다. 중추적인 역할을 하는 신장은 인체의 깔때기로서 노폐물들을 혈액에서 걸러내어 소변으로 만들어 제거한다.

① 비뇨 생식기계의 감염 시(여자라면 방광염 의심): 소변을 배출할 때 통증이 발생한다.
② 간질성 방광염: 난치병 질환 중의 하나지만 침 치료를 통해 비교적 좋은 효과를 거두기도 한다.(주요 경혈로는 곡골, 관원, 태계, 행간, 삼음교, 신문, 백회혈을 활용한다.)
③ 전립선 비대: 통증과 더불어 소변줄기가 가늘어지고, 약해지고, 갈라지고, 일부 폐색 증상, 방광 기능을 조절하는 근육을 마비시키는 신경학적 문제도 통증을 유발시킨다.
④ 신장결석: 소변에 혈뇨가 나오며 통증이 나타나기도 한다.
⑤ 요로계 어디선가에 생긴 종양 혹은 심한 감염증도 통증을 유발한다.

동양의학에서는 생식/비뇨기계의 문제점 발생은 오행상 수(水: 신장/방광)로 분류한다. 소변 볼 때 불편한 증상들은 다음과 같이 분류한다.

구분	원인	증상
야뇨증	간장/담낭 기능 저하 시	밤에 자신도 모르게 소변이 나온다.
찔끔찔끔하는 증세	면역력 저하 시	전립선염이 있을 때 찔끔찔끔
소변 빈삭증(頻數症)	신장/방광 기능 저하 시	소변을 자주 보는 증상
오줌을 지리는 증상	폐 기능 저하 시	소변 후 몇 방울씩 흐른다. (열결 혈에 뜸 치료)
소변 불통 증상	신장 기능 저하 시	소변이 막혀 안 나오는 증상 (대종 혈에 뜸 치료)

이와 같이 소변의 이상 증상의 원인을 찾아서 원인을 제거한다면 쉽게 개선될 수 있다. 단맛을 줄이고 짠맛과 신맛을 자주 먹으면 좋다.

생식요법은 수2+목+화+상화2+표준생식이면 된다.
증상이 개선되면 체질 처방을 해야 한다.
부항사혈로 혈전을 제거하여 혈액순환을 원활하게 하는 것이 좋다.

02 내 몸의 혹(惑)은 혈액순환 장애가 원인이다.

내 몸에는 알게 모르게 다양한 형태의 혹들이 생겨나고 있다. 혹이나 이와 유사한 형태가 나타난다는 것은 어딘가 모르게 혈액순환 장애가 발생하고 있다는 신호다. 내 몸에는 어떤 형태의 혈액순환 장애가 발생하고 있는지 알아본다.

① 외골종증(exostoses): 두피나 이마를 잘 더듬어 내려가다 보면 나도 모르게 만져지는 뼈(통증이나 증상 없음), 뼈가 지나치게 더 자란 것으로 문제되지 않는다.

② 지방종(impoma): 비계가 많은 사람들의 피부 아래에 형성되어 있는 지방의 집합체(부드러운 느낌, 밀려다니기도 함)

③ 섬유종(fibroma): 또 다른 형태의 양성종양, 지방보다는 더 단단한 느낌이 든다.

④ 암(cancer): 인체 어디선가 기원하여 몸 전체로 퍼져 피부 아래에 축적되어 혹이 된다. 그런 경우 혹 위를 덮고 있는 피부는 착색되거나 변색된다. 또한 그 혹 자체는 단단하게 느껴지고 고정되어 양성적인 종양들처럼 자유롭게 움직여지지 않는다. (예: 피부암)

⑤ 농양(abscess): 폐쇄된 공간에서 흐름이 막혀 그 속에서 빠져나올 수 없는 상태에서 감염이 일어난 상태를 말한다.

⑥ 임파절은 부종이 아닌 경우 목, 사타구니, 겨드랑이, 팔꿈치 뒤에서 일반적으로 느껴지지 않는다. 임파선 조직들은 여과지로서의 기능을 한다. 임파절이 자기 역할을 수행하는 도중에 잡아가둔 바이러스, 세균, 혹은 암세포들은 임파절을 부어오르게 한다.

⑦ 단단하고 통증이 없다면 어디선가에서 생긴 악성종양임을 반영할 가능성이 높고, 만약 그것이 연하고 자유롭게 움직여지고 또 만지면 아픈 것은 감염증일 것이 높다.

⑧ 간(肝)은 이러한 악성종양을 잘 이끈다. 악성종양이 이 장기로 퍼졌을 때

는 단단하고 불규칙하며(우툴두툴하게 느껴짐) 통증이 없는 덩어리가 우상복부에 나타난다. 나쁜 결과다.

⑨ 내보내지 못해서 생기는 역류하는 종양: 침샘암(부종이 생긴다.)

⑩ 종기/농양도 혈액순환 장애의 일종이다.

⑪ 췌장암: 보통 통증이 없다. 담낭을 틀어막고 있는 담석은 대개 느낄 만큼 충분히 담낭을 확장시키지 않는다. 담석을 움직여 재배치하여 증상이 완화된다.

1. 병적인 증식 상태는 아닌 혹

1) 정맥과 동맥에서 폐색, 역류, 그리고 종창으로 이어지는 일련의 유사현상들이 발생한다.

정맥류에서 커다란 혈괴가 형성되면 그 혈관으로 부터 혈액배출에 장애가 일어나 역류하게 되어 종창을 초래하게 된다. 이런 현상은 어디서나 일어날 수 있다.
이런 정맥류가 고환에서 나타난다면 정계정맥류가 되는 것이고, 직장에서는 치질, 다리에서 발생하면 하지정맥류가 된다.

2) 대부분의 혹과 종창들은 양성이고, 일부는 암이고, 다른 것은 감염, 염증 혹은 혈류나 어떤 다른 체액의 흐름이 막혀 생긴 것이다.

어떤 특이한 혹들이나 종창들에 관하여 볼 때 한 가지 규칙을 알아야 한다.

3) 어떤 종창이 생기고 아플 때 그것은 아마 상처나 감염임을 시사하는 것이다. 반면에 서서히 그리고 아프지 않게 오는 것은 아마도 암일 수 있다는 것이다.

■ 제7의 법칙

- 혹이 7일 동안 존재한다면 감염일 것이다.

- 혹이 7개월 동안 있었다면 암일 것이다.

- 혹이 7년 동안 있었다면 태어날 때부터 있었던 것이다.

4) 낭종(囊腫)은 내용물이 주기적으로 채워졌다 배출됐다 하기에 커졌다 작아졌다 하는 특징이 있다.

2. 부은 혀

혀의 종창을 일으키는 원인들을 알아본다.

1) 매우 심각한 갑상선 기능 저하증

2) 뇌하수체의 종양

뇌하수체에서 너무 많은 성장호르몬을 생산하여 혀뿐만 아니라 손가락, 발가락, 그리고 턱까지 매우 커지게 만든다.(말단비대증)

3) 구강 내의 연쇄상구균의 감염: 혀가 커지고 통증이 있다.

항생제의 장시간 복용도 혀를 크게 할 수 있다.

4) 아밀로이드증

체내에서 어떤 비정상적인 단백질이 혀에 달라붙어 정상보다 혀를 크게 만든다. 이 물질들은 심장, 간, 신장과 인체의 모든 장기에 영향을 미치는 심각한 질병이다.

5) 백혈병과 다른 악성종양들은 혀에 침투하여 혀의 크기를 증가시킬 수 있다.

동양의학에서는 오행상 혀는 화(火: 심장/소장)로 분류한다. 즉 심장과 연관이 있는 혈관과 혈액순환 장애로 인해 발생하는 질환들이 대부분이다.
짠맛을 줄이고 쓴맛을 가지는 먹을거리를 자주 먹으면 혈액과 혈관질환들이 개선된다. 혈관기능과 혈액순환 기능을 보강하기 때문이다.
커피가 심혈관질환을 예방한다는 결과를 발표하는 이유다.

생식요법은 화2+토+금+상화2+표준생식이면 된다.
증상이 개선되면 체질 처방을 해야 한다.
부항사혈로 혈전을 제거하여 혈액순환을 원활하게 하는 것이 좋다.

3. 부은 잇몸

1) 백혈병: 잇몸을 알아볼 수 있을 만큼 부풀게 된다.

2) 부정교합이나 치아교정기도 잇몸을 붓게 한다.

3) 치은염: 잇몸의 감염증은 피가 나고 닿으면 아프다.

4) 잇몸 농양

5) 딜란틴(간질 치료제)이나 바르비투르산염은 자주 잇몸을 두텁게 만든다.

동양의학에서는 잇몸은 오행상 수(水: 신장/방광)로 분류한다. 신장 기능에 이상이 생기면 잇몸에 질환이 발생한다. 단맛을 자주 먹는 습관이나 몸 안에 염분이 부족 시 잇몸 질환이 발생하게 된다.

그래서 잇몸질환을 예방하거나 치유하려면 오행상 수(水)로 분류하는 소금으로 양치질하는 습관을 가지면 개선된다.

단맛을 줄이고 짠맛을 자주 먹으면 좋다.

생식요법은 수2+목+화+상화+표준이면 된다.
증상이 개선되면 체질 처방을 해야 한다.
부항사혈로 혈전을 제거하여 혈액순환을 원활하게 하는 것이 좋다.

4. 튀어나온 눈

1) 갑상선 기능 항진

한쪽 눈만 튀어나온다면 갑상선 기능 항진증이나 안와종양을 의심해야 한다. 때로는 출혈이 있을 수도 있다.

동양의학에서는 눈을 오행상 목(木: 간장/담낭)으로 분류하며 간장/담낭과 연관이 있다고 본다. 갑상선 기능 항진증은 간장기능 저하 시 발생하는 질환이라고 본다.

자연 치유를 위한 음식으로는 신맛의 음식을 자주 먹어 체내 노폐물을 분해/배출하여 혈액순환을 원활하게 해 주면 스트레스를 해소시키는 효과를 얻어 갑상선 기능 항진증을 개선시키는 효과를 얻는다. 갑상선 기능 항진증은 간장과 심장기능 저하 시 발생하게 된다.

매운맛을 줄이고 신맛과 쓴맛을 자주 먹는 것이 좋다.
생식요법은 수+목2+화+상화2+표준 생식이면 된다.
증상이 개선되면 체질 처방을 해야 한다.
부항사혈로 혈전을 제거하여 혈액순환을 원활하게 하는 것이 좋다.

5. 목에 생긴 혹

목이나 겨드랑이의 혹은 대개 임파절 종대가 대부분이다.

1) 감염성 단핵구증: 임파선은 목 전체, 앞부분 그리고 뒷부분에서 붓게 된다.(풍진이나 알레르기 반응)

2) 갑상선의 이상

갑상(thyriod)이란, 방패 모양을 의미하는 티레오에이데스(thyreoeides)라는 그리스어에서 유래하였다다. 무언가를 삼킬 때 목에서 움직이는 유일한 내분비선이다. 갑상선의 크기는 2인치 정도로, 갑상선은 마른 사람을 제외하고는 잘 촉지되지 않는다.

또한 갑상선종의 크기는 기능과는 무관하다. (정상-저하-항진일 수 있다.)

갑상선 결절 중 냉(冷)결절은 암으로 발전할 수 있으나, 열(熱)결절은 암으로 발전하지 않는다. (갑상선 편을 참고하기 바란다.)

6. 겨드랑이에 생긴 혹

임파절은 악성종양세포나 감염성 미생물들을 걸러 두는 여과장치이기에 임파절이 붓는다는 것은 여과 작업을 하고 있다는 점이다.

임파절은 대개 암세포들이 떠돌다가 여과당하는 곳이 임파절이다.

겨드랑이에서 혹을 발견한다고 해도 걱정할 필요는 없다.

1) 감염이 있을 시는 갑자기 생기고 아프거나 압통이 있다.

2) 암(癌)성 임파선은 크고 딱딱하며 아프지 않다.

한쪽 겨드랑이에서 부은 임파선을 발견했다면 항상 반대쪽 겨드랑이와 사타구니와 목의 임파절도 확인해야 한다.

3) 바이러스성 감염증도 임파선을 비대하게 한다.

4) 호지킨병과 다른 심각한 임파종과 같은 악성종양도 임파선이 커진다.

5) 때로는 유방조직이나 해가 없는 지방종일 수 있다.

동양의학에서는 겨드랑이를 오행상 상화(相火: 면역력)로 분류하며 면역력이 저하되면 겨드랑이의 임파절에 혹이 생긴다.

스트레스를 줄이고 호기심 많고, 적극적이고, 낙천적인 생활 습관을 하다 보면 자연스럽게 체온이 상승하면서 면역력이 향상되어 겨드랑이 혹이 사라지게 된다.

자연 치유를 위한 음식의 맛으로는 떫은맛의 음식을 자주 먹는 것이 도움이 된다. 스트레스를 적게 받는 것도 혹을 없애는 방법 중의 하나이다.

생식요법은 토+금+수+상화2+표준이면 된다.
증상이 개선되면 체질 처방을 해야 한다.
부항사혈로 혈전을 제거하여 혈액순환을 원활하게 하는 것이 좋다.

7. 유방에 생긴 혹

1) 유방암

2) 만성 낭종성 유선염(양성의 종괴성 유방병)

(혹의 크기, 단단한 정도, 아픈지, 파인 것 같은지, 피부가 오렌지 껍질 같은 모양 정도)

■ 유방암을 진단할 수 있는 몇 가지 특징은 다음과 같다.
- 통증이 없다.
- 유방이 아프다면 외상이거나 감염이다.
- 피지성 낭종, 지방종, 고형종양,
그 혹을 덮고 있는 피부가 패였거나 불규칙하고 오렌지 껍질 같다면 암을 의심하라.
(피부는 차가우면 오그라든다.)

동양의학에서는 유방을 오행상 토(土)로 분류하며 비/위장의 기능 이상 시 발생하는 질환으로 본다. 유방질환은 스트레스를 받은 상태에서 식사 할 때 발생하는 질환중의 하나다. 즐겁지 못한 외로운 상태에서 오랜 시간 식사를 하는 것도 원인이 된다.

자연 치유를 위한다면 스트레스를 줄이고 자연의 단맛을 가지고 있는 먹을거리들을 즐거운 마음으로 자주 먹으면 개선된다.

생식요법은 토2+금+수+상화2+표준생식이면 된다.(토+금2+수+상화+표준)
증상이 개선되면 체질 처방을 해야 한다.
부항사혈로 혈전을 제거하여 혈액순환을 원활하게 하는 것이 좋다.

8. 복부 팽만

1) 신경성 위장, 경련성 장, 과민성 장과 같은 기능상 장애에서 발생한다.

2) 무산증: 식후에 팽만감이 생긴다.(오행상 간 기능 저하)

3) 간경화: 복부 내 체액의 축적(복수)을 야기하는 진행성 간질환이다.

복수는 한쪽 방향으로 볼록해지고, 물혹은 가운데가 볼록해진다.

■ **미세한 양의 여성호르몬을 억제시키지 못하면**

- **고환 위축, 성욕 감퇴**
- **유방이 커짐(여성형 유방)**
- **수염이 안 자라고 체모가 없어지는 등 여성화되어 간다.**

4) 심장병으로 인한 체내 복수 축적

심근이 약화되면 온몸에서 환류되는 모든 혈액을 뿜어낼 수 없다.
그 일부는 폐로 들어가고, 후에는 배와 다리를 포함한 몸의 나머지로 간다.
특별히 누웠을 때 심한 호흡곤란을 느낀다면 원인은 심장에 있다.
※ 간경화에서는 배보다 다리가 먼저 붓고, 심부전에서는 다리보다 배가 먼저 붓는다.

구분	간경화	심부전
배	나중에 붓는다.	먼저 붓는다.
다 리	먼저 붓는다.	나중에 붓는다.

5) 수축성 심낭염

혈액이 심장에서 분출되지 못해 복부로 돌아가게 되어 결국 부종을 일으키게 된다.

6) 암(癌)

배에서 암이 자라면 복부에 체액의 축적이 일어난다.
예) 난소암은 특히 두드러지게 체액을 형성한다.

7) 임신/상상 임신, 근종

8) 절개성 탈장: 수술한 부위가 터져서 복부 내용물이 빠져나올 때도 복부가 팽만 된다.

복부에 관한 질환은 오행상 토(土)로 분류하며 비/위장기능 저하에서 발생하게 된다. 이러한 위장기능 저하의 원인은 신맛의 과식이므로 신맛을 줄이고, 치유를 위해서는 단맛을 자주 먹는 것이 좋다.

생식요법은 토2+금+수+상화2+표준생식이면 된다.
증상이 개선되면 체질 처방을 해야 한다.
부항사혈로 혈전을 제거하여 혈액순환을 원활하게 하는 것이 좋다.

9. 서혜부(사타구니)에 생긴 혹

1) 감염증: 임파선 종대처럼 서혜부에 생긴 종창(때로는 성병)일 수 있다.

2) 전신성 약물반응, 바이러스성 질환, 임파절의 종양일 수 있다.

예) 호지킨병이나 인체 다른 부위에서 전이된 암에 의한 임파선 종대

3) 탈장: 서있을 때 커지고 누우면 들어간다.

동양의학에서 서혜부는 오행상 목(木: 간장/담낭)으로 분류한다. 간 기능이 저하되면 서혜부에 다양한 질환들이 발생하게 된다. 경락상으로 볼 때 간경락이 서혜부를 ㄷ자로 돌아 흐르는 특징이 있어 몸이 차가워지면 ㄷ자로 꺾인 부분인 서혜부에 기(氣)와 혈(血)의 흐름이 둔화되어 다양한 증상이 나타나게 된다.

이러한 서혜부의 질환이나 증상들은 간 기능을 개선시켜주는 신맛의 음식을 자주 먹으면 좋아진다. 물론 간 기능을 저하시키는 스트레스나 매운맛을 음식을 줄이는 것도 많은 도움이 된다.

생식요법은 목2+화+토+상화2+표준생식이면 된다.
증상이 개선되면 체질 처방을 해야 한다.(예: 대퇴골무혈 괴사증)
부항사혈로 혈전을 제거하여 혈액순환을 원활하게 하는 것이 좋다.

10. 고환에 생긴 혹

1) 고환의 통증은 약간의 부종과 함께 생긴다.

2) 아프지 않은 고환의 혹이라면 암이 생겼음을 의심해 봐야 한다.

3) 음낭수종일 수 있다.

4) 정계정맥류: 고환의 핏줄이 막혀 생기는 증상일 수 있다.

동양의학에서는 고환을 오행상 상화(相火)로 분류한다. 즉 강한 스트레스를 장기간 받으면 나타나는 질환 중의 하나다. 고환에 혹이 생기는 것을 예방하려면 모든 일에 감사하는 마음과 적극적이고 긍정적인 마음으로 생활하는 습관을 가지면서 음식으로는 떫은맛의 음식을 자주 먹는 것이 좋다.

생식요법은 토+금+수2+상화2+표준생식이면 된다.
증상이 개선되면 체질 처방을 해야 한다.
부항사혈로 혈전을 제거하여 혈액순환을 원활하게 하는 것이 좋다.

11. 직장에 생긴 혹

1) 직장 부위가 묵직한 느낌은 전립선의 염증이다.

2) 잔변감이 있으며 힘을 쓴 후에도 더 나올 것이 없다면 내치질이다.

3) 암(癌): 혹이 있는 듯한 느낌이 들며 배변이 힘들 수 있다.
가느다란 대변, 설사와 변비의 교대 습관, 배변 시 출혈 증상이 나타난다.

동양의학에서는 직장을 오행상 금(金: 폐/대장)으로 분류한다. 대장 기능 이상 시 발생하는 질환으로 본다. 이러한 대장 기능의 이상은 쓴맛이나 신맛(비타민C)의 과잉(과식)이거나 매운맛의 부족 시 대장이 차가워지면서 혹이 생긴다.

자연 치유를 위해서는 쓴맛, 신맛을 줄이고 매운맛, 짠맛의 음식들을 자주 먹으면 직장의 혹(용종)을 사라지게 할 수 있다.

생식요법은 금2+수+목+상화2+표준생식이면 된다. (금+수2+목+상화+표준)
증상이 개선되면 체질 처방을 해야 한다.
부항사혈로 혈전을 제거하여 혈액순환을 원활하게 하는 것이 좋다.

12. 다리 부종

다리가 붓고, 발목과 발이 붓는 질병들을 정리해 본다.

심부전은 다리와 발의 만성적인 부종이 발생하고, 하지정맥염은 한쪽만 부종이 있고 통증이 있는 것이 특징이다.

구분	심부전	하지정맥염
부종(浮腫)	양쪽이 붓는다.	한쪽만 붓는다.
통증(痛症)	통증이 없다.	통증이 있다.

심부전이란?

심장기능이 약해지면 심장은 정맥으로부터 되돌아온 모든 혈액을 폐로 배출할 만큼 강하지 못하게 된다. 그래서 잠시 후 그 혈액은 정맥으로 되돌아가기 시작한다.

그 결과 혈류계통상 심장의 하류에 위치한 간(肝)은 혈액으로 충혈되고 종대된다. 마침내 다리처럼 먼 곳에 있는 정맥들도 팽창하게 된다. 어느 순간 혈액 내의 액체성분은 조직 안으로 스며들어 조직을 붓게 만든다.

다리를 붓게 하는 질환들을 정리하면, 다음과 같다.

1) 정맥염

다리 표면 혹은 심부에 있는 하나 이상의 정맥이 염증을 일으키거나 혈전으로 막힐 때 생긴다. 통증, 종창, 발적을 일으킨다.

2) 중증 신장 질환

다리, 안면, 손 등 온몸이 붓는다. 이런 범발성 부종은 소변을 통해 단백질인 알부민이 대량으로 빠져나간다.

알부민은 간에서 만들어져 혈류를 타고 순환한다. 신장이 건강하면 알부민이 빠져나가지 않는다. 알부민은 혈액과 조직에 고루 분포되어 있다. 그러나 알부민이 많이 소실되면 우리 몸은 평형을 유지하려고 혈중의 체액이 주위조직으로 확산되어 알부민 농도의 균형을 맞추려고 한다. 여기서 남은 체액이 전신 부종을 일으킨다.

3) 간질환에 의한 부종

① 간세포가 충분히 알부민을 만들지 못할 때: 신장 기능 저하로 알부민이 많이 빠져나갈 때처럼 혈중의 알부민을 주위 조직에 우선적으로 채우며

체액이 주변에 스며드는 현상이 부종이다.

② 간에 상처가 생기고, 그래서 다리에서 심장으로 환류되는 혈액이 목적지에 이르지 못하고 되돌아간다. 내분비선의 종대나 복강 내 종양도 이 정맥들을 눌러 발을 붓게 한다.

4) 기아로 인한 복부 종창

음식 중에 단백질이 부족하면 체액이 혈관 밖으로 새어나가 조직으로 흘러드는데 이 경우에 복부로 흘러들어와 신장, 간질환처럼 배가 붓는다.

5) 중증 갑상선 기능 저하

다리를 포함하여 전신에 부종을 일으킨다. 알부민의 평형을 이루기 위해 부종이 생긴다.

6) 약물에 의한 부종

테스토스테론(발기부전 치료제)
지속형 스테로이드요법제(관절염, 천식 치료제)
에스트로겐(여성호르몬)
피임약, 항우울제, 혈압강하제 복용 시 부종이 발생할 수 있다.

■ 부종의 질환별 구별법

– 한쪽만 부종이라면 전신성 장애는 아니다.
– 심부전은 다리만 붓는다.(눈, 얼굴, 손가락은 붓지 않는다.)
– 배와 다리가 붓는다면 간의 문제다.(복부종창이라면 특히)

■ 주의해야 할 사항들

– 다리를 눌렀을 때 함요(陷凹)가 나타나면 갑상선 가능저하가 아니다.
– 남자가 다리부종, 황달, 유방 종대, 수염이 자라지 않는다면 심각한 간질환이다.
– 다리와 얼굴이 붓는다면 갑상선 기능 저하, 신장질환이다.
– 부은 다리가 갈색을 띠고, 특히 발목 주위가 그렇다면 정맥에 만성적인 정맥류다. 색소침착은 혈액이 정맥을 벗어나 조직에 스며든 현상이다.
– 부종 부위가 아프고, 붉어지고 열감이 있다면 급성 정맥염이다. (심부전, 신장질환, 간질환은 통증이 없다.)
– 양쪽 다리가 붓고 호흡곤란이 있다면 심부전을 의심하라.

– 부종이 24시간 내라면 단백질 장애나 정맥의 문제다.

– 잠들 때 악화되면 심부전이다.

– 갑작스러운 부종이라면 정맥의 폐색, 혈전증이다.

– 배가 다리보다 먼저 붓는다면 간질환이다.

– 다리가 먼저 붓고 배가 나중에 붓는다면 심장이나 신장이 원인이다.

심부전이나 하지정맥염 또는 하지정맥류라고 하는 혈관질환은 혈관 내 노폐물의 과다 침착으로 인한 혈액수환장애의 일종이라 보면 된다.

동양의학에서는 혈관이나 혈액은 오행상 화(火)로 분류하며 심장과 연관이 있다고 본다. 그래서 심장 기능을 보강하는 음식이나 운동을 하면 이런 혈관질환을 개선시킬 수 있다고 본다. 음식으로 보면 짠맛을 줄이고, 쓴맛을 자주 먹으면 좋다. 그리고 부종 발생의 원인을 정확하게 식별하여 원인을 제거하는 식이요법을 처방하면 쉽게 부종을 개선시킬 수 있다.

생식요법은 화2+토+금+상화2+표준생식이면 된다.

증상이 개선되면 체질 처방을 해야 한다.

부항사혈로 혈전을 제거하여 혈액순환을 원활하게 하는 것이 좋다.

03 내 몸의 출혈은 몸의 조화와 균형을 깨고 있다.

내 몸에 흐르는 혈액은 혈관을 흐르는 것이 정상인데 내 몸에서 피가 나온다는 것은 어딘가 혈관에 이상이 발생했다는 증거다. 혈관이 파열되어 출혈이 있는 것인지 아니면 일시적인 파열로 인한 출혈인지를 세부적으로 알지 못하니 두려움이 앞서는 증상들이다.

혈액은 일정한 점성을 가지고 있는 것이 또 다른 특징 중의 하나다. 혈액은 너무 묽어도 안 되고, 너무 점성이 높아 끈적끈적해도 혈액순환에 문제가 발생하여 출혈의 원인이 된다. 출혈에 관하여 의문점을 하나씩 헤쳐가 본다.

동양의학적으로는 오행상 화(火)로 분류하며 심장 기능 저하 시 혈관이나 혈액에 문제가 발생한다고 보고 있다. 이렇게 혈관이나 혈액에 문제가 발생하는 것은 짠맛의 과식이나 쓴맛이 부족한 식습관도 한몫을 하고 있다.

혈액 점성의 균형이 깨지는 기본적인 사항들을 알아본다.

① 동맥이나 정맥에 상처를 입었을 때: 정맥은 새어나오고, 동맥은 뿜어져 나온다.

② 일부 약물에 의한 출혈: 골수, 간(혈액의 '응고 기능'을 조절하는 화학물질이 생산되는 곳), 그리고 혈액의 구성성분들에 악영향을 끼쳐 출혈을 초래할 수 있다. (아스피린, 쿠마딘, 와파린과 같은 항응고제)

③ 알레르기 상태: 혈관 벽이 잘 투과될 수 있어 출혈이 발생할 수 있다.

④ 악성종양: 혈관 벽을 부식시켜 출혈을 일으킨다.

예) 대장암은 암세포가 거칠게 마구 성장하는 과정에서 소동맥이나 소정맥을 침범하여 대변에 출혈을 초래한다.

⑤ 고혈압: 높은 압력은 동맥을 두드려 약화시키고 끝내 터지게 만든다. 대개 뇌, 눈, 복부로 들어간다.

내 몸에서 나타나는 출혈 증상의 원인은 다음과 같다. 원인을 알고 그에 맞게 대처해야 할 것이다.

① 대변이 검게 보이는 혈변이라면 위/십이장의 출혈이다.
② 선명한 피는 항문 주변의 치질에 문제가 발생한 것이다.
③ 짙은 갈색의 피를 토한다면 폐렴을 의심해야 한다.
만약 당신이 골초이고 발열이 없고, 장시간 기침한다면 폐암을 의심해야 한다.
④ 갑자기 다리에 통증이 있고, 붉은 피를 토한다면 폐에 혈전이 있다.
⑤ 소변에 피가 보인다면 방광염을 의심하라.

1. 피부 출혈

이유 없는 피부 밑의 출혈증상에 대하여 알아본다.

1) 약물 반응: 항응고제나 아스피린은 출혈을 부추긴다.

2) 알레르기 반응: 자가면역질환을 의심해야 한다.

3) 백혈병(혈액암): 골수를 침범해 혈액응고를 조절하는 건강한 세포를 혈액응고 기능을 잃은 암세포로 바꾼다.

4) 바이러스성 질환: 혈소판의 수를 감소시켜 피부로 출혈(내출혈 주의)을 발생 시킨다.

5) 혈우병: 혈액응고계의 선천적 결함인 질환이다.

6) 간질환: 피를 응고시키는 비타민 k를 만들지 못할 때 출혈이 발생한다.

7) 검버섯: 노화로 인해 피부에 축적되어 있던 지방이 빠져나가서 그 아래에 있는 혈관들이 상처를 입기 쉬워질 때 생긴다.

피부의 이런 출혈 부위들은 몸 내부에서 출혈이 발생하는 것과는 다르다.

■ **쿠싱 증후군이란?(Cushing syndrome)**

병명은 1932년 뇌하수체종양 환자의 복합적인 증상을 설명한 미국의 신경외과의사 하비 쿠싱의 이름을 따서 명명한 이름이다.

주로 뇌하수체종양이 원인일 때는 쿠싱병이라고 한다. 때때로 검버섯은 노화 때문이 아니라 부신에서 부신피질 호르몬(코르티솔)이 과도하게 증가하면 악화되기도 한다. 부신이나 뇌하수체 질병으로 분류하며, 코르티솔을 오랫동안 복용 시 나타난다.

우리 몸이 필요 이상으로 많은 양의 당류코르티코이드라는 호르몬(코르티솔/cortisol)

에 노출될 때 생기는 질환이다.

당류 코르티코이드는 부신이라는 내분비기관(신장 위쪽에 존재)에서 만들어지는 물질인데 부신에서 필요 이상으로 많은 양의 당류 코르티코이드를 만들어 내거나 여러 가지 이유로 외부로부터 많은 양의 당류코르티코이드를 복용하면 쿠싱 증후군이 생길 수 있다.

두 번째 원인으로는 부신에 종양이 생겨 과다 생성하는 경우, 세 번째는 뇌하수체가 아닌 다른 곳(예: 폐 종양 등)에서 부신피질 호르몬을 만들고 이로 인해 부신에서 당류코르티코이드 생성이 증가한 경우도 발생할 수 있다.

주요 증상으로는 목 뒷부분의 지방 축적(두툼하게 굳는 증상), 성욕 감퇴, 붉고 얇은 피부, 가늘어지는 팔다리, 달 모양의 둥근 얼굴, 골다공증(칼슘이 빠져 나가서가 아니라 뼈의 단백질 구조가 분해되어 생김), 근력 약화, 온몸의 잔털, 우울증, 복부 비만, 얼굴 여드름이나 홍조, 혈압상승, 발에 멍이 잘 드는 증상 등이 나타난다.

장시간 방치 시 혈압 상승, 지질수치 상승, 당뇨병, 골다공증, 심혈관 질환 등이 생길 수 있다.

동양의학에서 쿠싱 증후군은 오행상 수(水: 신장/방광)로 분류한다. 즉 단맛이나 쓴맛의 음식들을 과식하는 경우 신장 기능이 저하되면서 호르몬의 불균형이 발생하게 된다. 물론 짠맛이 부족해도 신장 기능이 저하되면서 이런 쿠싱 증후군이 발생할 수 있다.

단맛이나 쓴맛을 줄이고 매운맛과 짠맛, 신맛의 음식을 자주 먹으면 좋다.

생식요법은 금+수2+목+상화2+표준생식이면 된다.
증상이 개선되면 체질 처방을 해야 한다.
부항사혈로 혈전을 제거하여 혈액순환을 원활하게 하는 것이 좋다.

2. 코피

1) 혈압을 낮추어야 한다.

2) 방광에 열이 차도 코피가 난다.

3) 간 기능이 저하된 사람도 혈소판 수치가 낮아지면서 이유 없는 코피가 날 수 있다.

4) 폐기능이 약해도 코피가 날 수 있다.

코 속에는 무수히 많은 모세혈관이 분포되어 있으나 코 안의 피부가 건조해지면서 혈관이 압력을 이기지 못하여 터지는 경우가 있어 우선적으로 혈압을 낮추라는 것이다.

앞에서도 언급했지만 민간요법으로 목뒤를 무릎으로 고이고 고개를 뒤로 젖히고 목 부분의 인영맥 부분(목을 만져 보면 맥 박동을 벌렁벌렁하게 느낄 수 있는 곳)을 5초간 눌렀다 놨다를 3회 정도 반복하면 혈관을 차단하는 효과로 인해 코피가 멎게 할 수 있다.

혈소판 수치가 낮아도 코피가 나고, 혈압이 높아도 날수 있고, 방광에 열이 차도 날수 있고, 혈관이 약해도 코피가 날수 있으니 원인을 정확하게 찾아서 조치하는 것이 좋다.

지혈이 안 되고 계속 코피가 난다면 의사 처방을 받아야 한다.

3. 눈 충혈

1) 토끼눈: 갑상선 질환(눈 흰자위 전체가 붉게 나타난다.)

생식요법은 갑상선 기능 저하는 수+목2+화+상화2+표준생식,
갑상선 기능 항진은 수+목+화2+상화2+표준이면 된다.
증상이 개선되면 체질 처방을 해야 한다.
부항사혈로 혈전을 제거하여 혈액순환을 원활하게 하는 것이 좋다.

2) 눈의 핏발: 심장기능 저하(눈 흰자위에 굵은 핏줄이 보인다.)

생식요법은 화2+토+금+상화2+표준생식이면 된다.
증상이 개선되면 체질 처방을 해야 한다.
부항사혈로 혈전을 제거하여 혈액순환을 원활하게 하는 것이 좋다.

4. 치은(잇몸) 출혈

1) 치근막염(만성적인 잇몸 염증): 서서히 잇몸과 뼈를 손상시킨다.
방치 시 영구치아를 영구 손상시킨다.

2) 비타민 결핍 시 출혈: 비타민 C나 K 부족

동양의학에서 잇몸은 수(水)기능 저하로 본다. 신장기능이 저하되면 잇몸이 부실해지면서 출혈이 생긴다.

단맛의 과식이 원인이다. 단맛을 줄이고 짠맛이나 신맛을 자주 먹으면 좋다. 신장 기능 보강을 위해 소금으로 양치질을 해도 개선시킬 수 있다. 평상시 식습관은 천일염이 들어간 김장 김치나 장류, 젓갈류, 절임음식을 자주 먹거나 바다에서 생산되는 먹을거리들을 자주 먹는 식습관을 가지면 신장 기능이 보강되어 치은 출혈을 예방 및 치유할 수 있다.

생식요법은 수2+목+화+상화+표준생식이면 된다.

증상이 개선되면 체질 처방을 해야 한다.

부항사혈로 혈전을 제거하여 혈액순환을 원활하게 하는 것이 좋다.

5. 귀 출혈

새끼손가락보다 작은 것은 귀에 넣지 말아야 한다.

1) 고막의 감염: 출혈이 생긴다.

2) 두개 골절이나 두부 손상으로 출혈: 응고/출혈기전에 고장이 발생하면 귀에서 출혈이 생길 수 있다. 예) 교통사고 시 귀에서 출혈되는 것을 볼 수 있다.

동양의학에서 귀는 수(水: 신장/방광)기능 저하로 본다. 신장기능이 저하되면 귀에 이상 현상(이명, 어지럼증 등)과 질환이 생긴다. 단맛의 과식이 주원인이며 싱겁게 먹는 습관도 귀에 이상 현상이 발생케 하는 원인이 된다.

단맛을 줄이고 짠맛이나 신맛을 자주 먹으면 좋다. 신장 기능 보강을 위해 소금으로 양치질을 해도 개선시킬 수 있다. 평상시 식습관은 천일염이 들어간 김장 김치나 장류, 젓갈류, 절임음식을 자주 먹거나 바다에서 생산되는 먹을거리들을 자주 먹는 식습관을 가지면 신장 기능을 보강하면서 귀에서 나타나는 출혈을 예방 및 치유할 수 있다.

생식요법은 수2+목+화+상화+표준생식이면 된다.

증상이 개선되면 체질 처방을 해야 한다.

부항사혈로 혈전을 제거하여 혈액순환을 원활하게 하는 것이 좋다.

6. 피를 토할 때

살면서 입으로는 먹을 것을 먹고 삼키는 것과 말을 하는 기능을 하는 것이 입이다. 그런 기능을 하는 입에서 갑자기 피가 나온다면 깜짝 놀랄 일이다. 입에서 피가 나오는 원인들에 대해 알아본다.

1) 소화성 궤양도 피를 토하게 한다.

속 쓰린 통증과 구토, 출혈 전 메스꺼움(간혹 위암인 경우 동일)

2) 식도나 위장 내벽의 자극 혹은 미란도 피를 토하게 한다.

지나친 알코올과 약물 복용(아스피린과 소염제, 스테로이드 호르몬제)

3) 간경화도 피를 토하게 한다. (식도정맥류)

식도정맥을 역류시켜 식도 정맥이 팽창되면서 파열되어 피를 토하게 한다.

생식요법은 수+목2+화+상화+표준생식이면 된다.
증상이 개선되면 체질 처방을 해야 한다.
부항사혈로 혈전을 제거하여 혈액순환을 원활하게 하는 것이 좋다.

4) 피에 거품이 섞여 있다면 폐에서 나온 것이다.

5) 피가 암적색이나 흑색, 커피 찌꺼기 같다면 며칠 전 출혈하여 위장에 머물렀던 피다.

6) 피를 흘리며 현기증이 일어나면 혈압이 떨어졌다는 의미다.

병원으로 가야 한다. 119를 불러라.

7. 피를 뱉어 낼 때

우리는 살면서 각혈(咯血)이라고도 하며 객혈(喀血)이라고도 하는 가래를 뱉거나 장시간 흡연으로 인한 폐 기능 손상 시 가래와 함께 입에서 피를 뱉어 내는 것을 볼 수가 있다. 어느 날 갑자기 침을 뱉었는데 피가 나온다면 불안하고 놀랄 일이다. 몸 안에서 어떤 일이 발생하고 있기에 피를 뱉어내는지 알아본다.

1) 폐암: 40세 이상으로 흡연기간이 길고, 열이 없고, 만성적인 기침이 출혈보다 먼저 나타난다. (가래와 혈액의 혼합)

점점 진행 시 호흡곤란이 생기고, 흉통(깊이 호흡할 때 나타난다.)이 생긴다.

2) 폐색전: 숨이 약간 가쁘고, 한쪽 다리가 부종이고 만지면 아프다.

3) 결핵/기관지 확장증: 가래에 실과 같은 피가 섞이는 증상이 나타난다.

4) 폐 감염증: 열이 나고 오한이 들며 숨 쉴 때 통증이 발생한다.

위에서 알아본 증상들은 오행상 금(金)으로 분류하는 폐와 연관이 있는 증상들이다.

이런 폐질환이 발생하는 원인으로는 쓴맛과 단맛의 과식이나 차갑고 습한 환경에 오랜 시간 노출 시 또는 매운맛이 부족한 경우 발생할 수 있다.

쓴맛과 단맛을 줄이고 매운맛과 짠맛을 자주 먹으면 된다.

생식요법은 금2+수+목+상화+표준생식이면 된다.

증상이 개선되면 체질 처방을 해야 한다.

부항사혈로 혈전을 제거하여 혈액순환을 원활하게 하는 것이 좋다.

5) 심장병: 기침을 할 때 거품이 있고 핏빛을 띈다.

심장 기능을 저하시키는 원인으로는 스트레스도 있겠지만 정제염으로 만든 짠맛을 과식이나 쓴맛의 음식을 먹지 않는 식습관일 때 나타날 수 있다.

짠맛을 줄이고 쓴맛을 자주 먹으면 된다.

생식요법은 화2+토+금+상화+표준생식이면 된다.

증상이 개선되면 체질 처방을 해야 한다.

부항사혈로 혈전을 제거하여 혈액순환을 원활하게 하는 것이 좋다.

8. 유방 출혈

유방에서 출혈이 발생했다면 아마도 종양(腫瘍)이다. 검사를 받아야 한다.

동양의학에서 유방은 오행상 토(土)로 분류한다. 비/위장이 약해지면 유방에 이상이 발생한다. 유방에 문제가 발생하게 되는 근본 원인은 스트레스가 과도하게 누적되는 경우와 신맛의 음식들을 과도하게 섭취함으로 인해 간 기능이 항진(목극토(木克土: 목20+, 토20-)되어 위장을 약하게 만들기 때문이다.

그러므로 신맛의 음식을 줄이고 단맛과 매운맛의 음식을 자주 먹으면 좋다. 물론 스트레스를 줄이거나 스트레스 해소를 위한 긍정적이고 적극적이며 낙천적인 생활 습관을 가지는 것이 중요하다.

생식요법은 토2+금+수+상화2+표준생식이면 된다.(토+금2+수+상화+표준)

증상이 개선되면 체질 처방을 해야 한다.

부항사혈로 혈전을 제거하여 혈액순환을 원활하게 하는 것이 좋다.

9. 소변 속의 피(혈뇨)

신장이나 요도에 이상이 발생하면 소변 속에서 출혈을 식별할 수 있다.

1) 신장 종양: 대개 통증이 없다.

2) 감염증, 결석: 통증이 없다.

3) 색전(塞栓): 색전(어혈)이 콩팥에 이르면 출혈이 발생한다.

4) 방광종양, 용종: 아프지 않으며 출혈이 있다.

5) 방광염이나 염증: 아프며 출혈이 있다.

6) 전립선 비대나 감염: 혈관이 충혈이 되어 소변에 출혈이 발생한다.

7) 변비약도 붉은 소변을 유발한다.

소변을 주의 깊게 관찰해야 한다.

8) 혈뇨를 보면서도 통증이 없다면 요로계에 종양이 생겼음을 의심해야 한다.

9) 불그스름하거나 갈색(커피색) 소변: 신장에 이상이 생겼다.

10) 선홍색 소변: 방광의 종양, 결석, 전립선 감염이나 요도의 염증이다.

11) 소변보기 시작 시 피가 보이면: 요도의 이상을 점검하라.

12) 소변 마지막에 노란색이나 피가 나면: 방광의 이상을 점검하라.

13) 처음부터 끝까지 피: 신장 이상을 점검하라.

14) 평상시 요도에서 피: 요도의 벽에 이상이 생겼다.

15) 소변 속의 핏덩어리: 종양 유무를 검사받아야 한다.

16) 옆구리에 움직이는 통증: 신장결석을 점검하라.

17) 통증이 등에만 머물러 있다면: 사구체신염(신우염)이다.

18) 갑자기 손/발, 얼굴이 붓고 소변에 피: 급성 사구체신염이다.

19) 갑자기 손/발, 얼굴이 붓고 소변에 피, 관절이 아프다면: 루푸스병(전신홍반성 낭창)을 의심하라.

동양의학에서 신장은 오행상 수(水)로 분류한다. 신장 기능 저하 시 신장과 방광에 이상이 발생한다. 오랜 동안 스트레스를 받거나 일시적으로 강한 스트레스를 받으면 신장 기능에 이상이 발생한다.

음식의 맛으로는 단맛을 과식하거나 쓴맛의 음식을 과식하는 경우와 싱겁게 먹는 식습관도 신장 기능을 저하시킨다. 그러므로 쓴맛과 단맛을 줄이고, 매운맛과 짠맛을 자주 먹으면 좋다. 스트레스를 줄이는 것도 좋다.

생식요법은 수2+목+화+상화2+표준생식이면 된다.(수+목2+화+상화+표준)
증상이 개선되면 체질 처방을 해야 한다.
부항사혈로 혈전을 제거하여 혈액순환을 원활하게 하는 것이 좋다.

10. 혈액을 사정할 때

전립선 부위의 울혈이나 그 부위에 생긴 가벼운 정도의 감염으로 발생할 수 있다.

생식요법은 토+금+수2+상화2+표준생식이면 된다.
증상이 개선되면 체질 처방을 해야 한다.
부항사혈로 혈전을 제거하여 혈액순환을 원활하게 하는 것이 좋다.

11. 대변 속의 피(혈변/잠혈)

즐거운 마음으로 변을 보고 물을 내리려는 순간 변기에 붉은 피가 보였다든가 변이 하얀색을 띄든가 아니면 검은색을 띄고 있는 변을 본다면 아연실색할 것이다. 이게 무슨 일이란 말인가. 도대체 몸속에서 무슨 일이 일어나고 있는 것인가? 근심걱정이 클 것이다. 누구한테 물어보기도 그렇고 급한 마음에 인터넷을 뒤지기 시작할 것이다. 도대체 왜 내게 이런 이상한 현상이 일어난 것인가?

혈변에 관한 궁금증을 하나씩 해결해 본다.

1) 위염, 소화성 궤양, 암: 검은 대변(대변속의 혈액)을 본다.

2) 철분 보충제 복용 시

3) 숯, 감초, 블루베리 과식 시

4) 소장에서 출혈이 있을 시 밤색 변을 본다.

5) 결장, 직장에서 출혈은 선홍색 변을 본다.

6) 피가 섞인 대변은 암(癌)을 암시한다.

7) 동맥경화: 산소부족으로 인해 복통과 대변 속에 출혈이 발생한다.

8) 게실증: 장내에 작은 손가락 모양의 주머니가 생김으로써 발생

게실증은 게실염으로 발전된다. 발열, 통증, 혈변을 보인다.
게실염은 결국 장에 천공을 일으켜 혈변을 만든다.

9) 대변 표면에 실핏줄 같은 혈액: 치질이나 열상이다.

10) 대변 전체적인 혈변: 악성종양에서 나타난다.

11) 설사와 변비가 번갈아 나타나면 악성종양을 의심하라.(정밀 검사를 하라)

12) 장에서 실혈(失血) 후 무력감을 느꼈다면 총 혈액량의 20% 손실인 경우 일 수 있으니 병원으로 달려가라.

13) 대장염, 과민성장증후군: 대변에 점액이 있기에 대변이 흰색으로 보인다.

14) 회색 대변이나 검은 녹색 변: 비스무스 약제 복용 시, 대변에 담즙색소 부족 시 나타난다.

※ 담즙은 간에서 만들어져 담낭에 저장되었다가 담관을 따라 내려가 소장으로 들어가는데 여기서 소화의 부산물과 섞여 대변을 정상적인 갈색으로 만든다.(황금 똥)

간이나 담낭으로부터 소장으로 들어가는 담즙의 경로를 방해하는 모든 것은 당신의 대변을 찰흙같이 보인다.

우상복부의 통증과 발열이 있으며, 폐색된 담즙색소가 혈류로 거꾸로 올라가기 때문에 황달이 생길 수 있다. 그 담석(돌)이 저절로 빠지거나 제거될 때 황달과 찰흙 색깔의 대변이 사라진다.

담낭의 문제로 인한 증상들을 동반하지 않고 대변에 차츰 회색으로 착색이 진행된다면 담석이 아니라 담관을 폐색시킨 다른 원인이 있다.

가장 흔한 것이 바로 췌장암이기 때문이다.

원인과 증상을 정확하게 알고 대처해야 한다. "이럴 것이다."라는 의학 상식 없이 임의대로 판단하는 일이 없기를 바란다.

동양의학에서는 변이나 항문에 관한 이상 증상이나 질환은 오행상 금(金: 폐/대장)으로 분류한다. 즉 대장 기능 저하 시 변이나 항문에 이상이 발생한다는 점이다. 이렇데 대

장 기능을 저하시키는 원인으로는 대개 쓴맛의 음식을 과식하거나 찬 곳에 오랫동안 앉아 있어 항문 부위의 혈액순환이 어려워졌거나 스트레스를 강하게 받아 나타난다고 보고 있다. 매운맛이 부족해도 항문에 이상이 발생한다.

쓴맛(커피/녹차류)이나 신맛(비타민c)의 음식을 줄이고, 매운맛과 짠맛의 음식을 자주 먹으면 좋다.

생식요법은 금2+수+목+상화2+표준생식이면 된다.(금+수2+목+상화+표준)
증상이 개선되면 체질 처방을 해야 한다.
부항사혈로 혈전을 제거하여 혈액순환을 원활하게 하는 것이 좋다.

12. 비정상적인 질 출혈

평상시 질에서는 생리기간 외에는 출혈이 있어서는 안 된다. 생리기간 외에 출혈이 있다면 생식기계 이상, 감염, 호르몬의 변화, 암이 원인일 수 있으니 진단받아야 한다.

질 출혈의 원인은 어떤 것들이 있는지 알아본다.

1) 음순의 외상

2) 용종, 작은 궤양, 사마귀, 정맥류가 출혈을 유발케 한다.

3) 질 건조로 인한 통증과 출혈이 생길 수 있다.(코피출혈과 유사)

4) 자궁경부의 감염(헤르페스), 자궁경부의 용종, 악성종양도 출혈을 유발한다.

5) 자궁 외 임신도 출혈을 유발시킨다.

6) 난소의 악성종양 감염, 낭종

7) 갑상선 기능 저하증이나 뇌하수체 기능부전도 질 출혈을 유발시킨다.

8) 종양으로 인한 출혈: 소량일 때 더 높다.

9) 자궁근종: 하복부에 출혈을 동반한 복통(암인 경우도 있다.)이 있다.

10) 생리 사이에 "반점 모양의 출혈"이 있는 것은 자궁경부나 자궁의 암 혹은 용종이 원인일 수 있다.

11) 골반염: 출혈과 하복부 통증(발열과 질 분비물)이 있다.

12) 갑상선 기능 저하증

피부 건조, 거친 피부, 피곤하고 졸리면서 비정상적인 출혈이 생긴다.

13) 전신성 응고장애: 피부에 약간 출혈, 다른 부위 소량의 출혈

정확한 진단 후에 원인에 맞는 처방을 하여야 한다.

질에 관련된 문제는 단맛, 쓴맛의 과잉이나 짠맛의 부족으로 발생할 수 있다. 또한 아랫배가 오랜 동안 차가운 환경에 노출되면 발생할 수 있다. 단맛을 줄이고 짠맛을 자주 먹으면서 아랫배를 따뜻하게(평상시 소금 팩을 하는 습관) 하면 쉽게 개선된다.

생식요법은 수2+목+화+상화2+표준생식이면 된다.
증상이 개선되면 체질 처방을 해야 한다.
부항사혈로 혈전을 제거하여 혈액순환을 원활하게 하는 것이 좋다.

13. 무월경

여성이라면 나이가 들면 누구나 해야 하는 생리다. 또한 나이가 들면서 폐경기도 아닌데 생리가 끊기는 경우가 있다. 고민이 생기기도 하는 무월경이 어떤 이유에서 발생하는 것인지 알아본다.

1) 처녀막 폐쇄 /임신인 경우

2) 급격한 체중 감소: 체지방 감소와 호르몬 수치의 불균형도 무월경이 된다.
(신경성 식욕부진, 이상식욕 항진증)

3) 갑상선 기능 항진증도 생리 양이 줄어들 수 있다.

4) 내분비선 종양(부신이나 뇌하수체 종양)

남성호르몬인 테스토스테론을 지나치게 만들도록 하여 여성을 남성화되게 한다. 남자처럼 체모가 성장하고 무월경을 일으킨다.

5) 과도한 운동습관

6) 심한 감정의 변화는 1~2회 거를 수 있다. 3회 이상은 검사하라.

7) 출산 후 무월경이면 뇌하수체 손상을 의심하라.

8) 자궁경부 확장 및 소파 수술 후 무월경이면 소파 수술이 손상조직을 만들어 정상적인 생리를 방해하고 있는 것이다.

9) 뇌종양: 격심한 두통이나 시력의 변화와 함께 무월경이 될 수 있다.

10) 전신적인 내분비선의 장애

무월경이 된 후 증상을 확인하라. 유방이 작아졌는가, 음모가 빠지는가, 대신에 얼굴, 팔, 다리 그리고 몸에 체모가 자라면 내분비선 장애다. 예) 피부색소에 감소가 있고, 더욱이 젖꼭지에서 유즙의 분비가 동반되는 경우 뇌하수체 기능 저하증을 암시한다.
피부 색소의 증가는 부신의 기능 저하증을 가리킨다.

11) 갑상선 기능 항진

신경이 긴장되어 있고, 뜨거운 것을 참을 수 없으며 땀을 많이 흘린다.

12) 쿠싱 증후군

몸의 피부에 자주색 줄무늬가 있고 발에 쉽게 멍이 잘 든다.
(스테로이드 호르몬을 너무 많이 만들거나 이 호르몬을 과다 복용 시 나타난다.)

13) 50대라면 폐경을 생각해 보아야 한다.

생리혈에 문제가 발생하는 것은 스트레스 과다누적으로 인한 호르몬의 불균형이 가장 큰 원인이다. 음식으로는 스트레스 해소를 위한 단맛의 과식은 이중으로 신장 기능을 저하 시킴과 동시에 호르몬의 불균형을 발생 시킨다. 짠맛이 부족한 식생활과 아랫배가 차가운 생활환경도 무월경 발생을 조장케 한다.
스트레스를 적게 받거나 해소를 위한 여가생활을 즐기면서 단맛을 줄이고 짠맛을 자주 먹으면 개선된다. 아랫배에 따스한 온찜질을 하면 쉽게 개선된다.

생식요법은 수2+목+화+상화2+표준생식이면 된다.
증상이 개선되면 체질 처방을 해야 한다.
부항사혈로 혈전을 제거하여 혈액순환을 원활하게 하는 것이 좋다.

04 발열(發熱), 무엇이 문제인가?

건강한 사람의 구강체온은 36.4~37.2℃ 사이이다. 아침에 깰 때는 체온이 낮다. 오후 늦게 체온이 상승하고, 저녁 4~7시 사이는 높다.

그러나 체온이 37.2℃ 이상으로 하루나 이틀 동안 그것도 36.4℃ 이하로 한 번도 떨어지지 않았다면 열이 있는 것이다. 정상적인 건강한 사람이라면 체온이 항상 36.5~37.2도를 유지한다. (단 여성인 경우는 배란기에는 37.4도를 나타내기도 한다.)

체온은 일반적으로 말하는 면역력이라고 생각하면 된다.

1. 체온 측정

체온 측정은 세 가지 방법으로 측정한다.

① 체온계를 입에 넣고 측정
② 겨드랑이에 넣고 측정
③ 항문에 넣고 측정

소아와 아픈 사람은 직장 체온이 낮다.

이 수치는 구강 체온보다 대략 0.6℃ 정도가 높고, 겨드랑이 체온은 구강 체온보다 대략 0.6℃정도가 낮다.

2. 몸에 열이 날 때

1) 감기나 수두 바이러스 감염으로 열이 날 때 아스피린을 복용해서는 절대 안 된다. 아스피린은 쓴다면 "라이증후군(reye' s syndrom)"이라는 심각한 신경학적 장애에 걸릴 수 있다.

■ 라이증후군이란?

라이증후군은 발견자인 더글라스 라이 박사의 이름을 따서 명명된 것으로서 인플루 엔자나 수두 등의 바이러스 감염을 앓는 중 또는 앓고 난 직후 갑자기 뇌와 간에 병변이 생기고 그에 따라 여러 가지 증상 발생이나 사망에 이르는 질환을 말한다.

소아의 열, 감염 등 질환에 아스피린을 사용하는 경우에 발생하는 질환이다.

미국 질병 통제 예방 센터(CDC)의 자료에 의하면 라이증후군을 앓기 약 3주 전 호흡기 감염, 수두, 설사 등을 앓았던 경우가 93%이며 81.9%의 환아에게서 아스피린 성분이 검출 되었다.

그래서 미국 식품의약국에서는 (FDA)에서는 열이 있는 12세 이하 소아에게는 아스피린 포함 제재를 사용하지 말 것을 권고하고 있다.

영국 약품 및 건강 상품 규제국(MHRA)에서는 16세 이하 어린이에게 의사가 처방하지 않는 한 아스피린을 사용하지 말도록 하고 있다.

아스피린의 부작용으로 위궤양, 위출혈, 이명 등이 있고, 매일 아스피린을 복용 시 허혈성 뇌졸중의 예방에 도움이 되지만, 출혈성 뇌졸중의 위험은 증가한다. 특히 어린이가 바이러스성 질환이나 독감증상이 있을 때 아스피린을 복용할 경우 라이증후군의 위험이 증가한다.

16세 이하 어린이들은 아스피린을 복용하지 않고 자연적으로 이겨내도록 하는 조치를 취하는 것이 좋다.

2) 일사병과 열탈진을 구별하려면 피부를 만져 보면 된다.

일사병	열탈진
피부가 뜨겁고 건조하다.	피부가 축축하고 차갑다.

3. 발열 원인 찾기

정상적인 체온이 아닌 열이 발생한다면 몸이 어딘가 불편하고 염증이나 몸에 있어서는 안 되는 균이 있는 경우에 이러한 불필요한 균을 사멸시키기 위한 생명활동중의 하나가 발열이라고 보면 된다.(예) 감기는 열이 나야 치유되는 것을 이해하면 된다.

우리 몸속에 정상 체온을 벗어날 수 있는 어떤 조건이 되면 체내에서는 생리활성물질이 분비되면서 혈관을 확장시키거나 혈류량을 증가시켜 불필요한 물질들을 신속하게 외부로 배출하려는 노력을 한다. 이때 발생하는 증상이 발열, 부종, 통증 세 가지 중의 하나가 발생하게 된다. 몸에 열이 있다는 것은 무엇인가 몸이 차가워지면서 혈액순환 장애가 발생하면서 다양한 이상 현상이 발생하고 있다고 보면 된다. 그 원인들에는 어떤 것들이 있는지 알아본다.

1) 설파제를 포함한 항생제

2) 항히스타민제들

3) 진정제들: 대부분 알(al) 자로 끝나는 약제들이다.
불면증에 광범위하게 사용되며 뇌전증(간질) 발작 조절에도 사용된다.

4) 고혈압 약: 고혈압 조절이나 과다한 체액을 제거할 때 발열된다.

※ 어떠한 약물도 발열을 일으킬 수 있다.

5) 간헐적인 발열: 농양, 암인 경우도 발열이 된다.

6) 도살장에서 감염되는 브루셀라증(brucellosis)에 감염 시도 발열이 발생한다.

7) 앵무병: 부패한 조류의 분비물 가루 흡입 시(폐 질환)

8) 야토병: 야생동물과 피부접촉 시 감염

9) 선모충증: 덜 익은 돼지고기에서 감염

동양의학에서는 몸에서 발열이 된다는 것은 체내가 차가워지고 있으며, 혈액순환 장애가 발생하고 있다고 본다. 결국 모든 약을 복용 시도 발열을 일으킬 수 있다는 것은 약은 결코 건강을 위한 보조재로서 큰 기대를 하지 않는 것이 좋다고 할 수 있다. 발열을 잠재우는 가장 효과적인 방법으로는 발을 따뜻하게 하여 체온을 올리는 것이다. 발 관리, 족욕, 발목펌프, 경침베개 밟기를 하여 체내의 열을 올리는 것이 바로 면역력을 올리는 처방이기 때문이다.

4. 발열의 원인과 종류, 증상

1) 벌벌 떨리는 오한: 세균성 감염이다.

2) 흠뻑 적시는 발한: 야간이라면 결핵이 걸린 것이다.

3) 발열과 체중 감소: 악성종양이 발생한 것이다.

4) 발열과 혈변, 농변: 기생충에 감염이 된 것이다.

악성종양, 염증성 장질환, 궤양성 대장염, 크론병도 유사하다.

5) 소변 시 배뇨 곤란과 작열감: 요로감염 증상이다.

6) 임파선 종창: 발열 시

7) 피부발진: 감염이나 임파선에 악성종양이 생긴 것이다.

8) 관절통과 관절염: 자가면역질환 발생 시 나타난다.

류마티스성 관절염/다발성 근육통, 다발성 동맥염, 루푸스 주의

9) 지속성 발열과 근육: 산모충증 등 미생물에 감염된 경우다.

10) 요통과 발열: 신장이나 척추의 감염이다.

11) 흉통과 가벼운 발열: 다리나 골반에서 시작되어 폐에 미세한 혈전이 생긴 것이다.

12) 불명 열을 동반한 우상복부 복통: 담석이나 감염 시 나타난다.

13) 흉골을 눌러보라: 만져서 아프다면 뼈에 악성종양이 침범한 것이다. (가슴팍 중앙의 중심 뼈)

몸에서 나는 열은 90%는 저절로 낫는다. 병원에 가거나 약을 먹지 않아도 된다.

몸에서 열이 난다는 것은 수분이 부족하다는 의미다. 즉 신장기능 저하가 원인이다. 체내에 수분을 머금게 하는 것은 바로 소금이다. 단맛을 줄이고 짠맛의 음식을 자주 먹거나 소금 섭취량을 증가시키면 발열증상을 개선시킬 수 있다.

단맛을 줄이고 짠맛을 자주 먹으면 좋다.
생식요법은 수2+목+화+상화+표준이면 된다.
부항사혈로 혈전을 제거하여 혈액순환을 원활하게 하는 것이 좋다.

05 모든 것이 내 뜻대로 안 되는 것: 뇌와 신경이상

1. 발작

전형적인 발작의 경우를 보면 팔이나 다리는 갑자기 조절할 수 없을 만큼 홱 꺾이고, 목은 뻣뻣해지고, 눈은 뒤로 돌아가며 입에서 거품이 나는 현상이 나타난다. 처음 목격을 하는 사람은 발작을 일으킨 본인은 발작 증상을 모르는데 옆에 있던 사람은 대단한 충격으로 남는다. 오히려 곁에 있던 사람이 발작을 경험한 충격으로 약을 복용하는 사례도 종종 있다. 발작을 일으키는 원인들은 어떤 것들이 있는지 알아본다.

1) 뇌졸중: 뇌의 한 부분에서 일시적으로 산소가 박탈되어 발작이 생길 수 있다.

2) 뇌종양이 발생해도 발작이 일어날 수 있다.

3) 심한 고열도 발작을 일으킨다.

4) 심장발작도 발작을 일으킬 수 있다.

5) 간이나 신장 기능 부전: 독성물질들의 체내에 축적되어 뇌가 자극을 받아 발작을 유발 할 수 있다.

   뇌종양을 가진 사람의 30~40%는 언젠가 발작을 경험한다.

6) 간질과 열성 경련에서는 의식의 소실이 있고, 한쪽 팔다리만 떨린다면 종양, 중풍이나 뇌의 특정 부위를 침범하는 다른 질병을 의심한다.

7) 당뇨병 환자: 동맥이 막히면 뇌에 산소 공급이 중단되고 그 결과 중풍이 생긴다. 또한 인슐린을 과용하여 혈당치가 급격히 떨어지면 발작을 일으킨다.(혼수상태)

8) 요독증 환자: 배설되어야 할 독소들이 축적되어 대뇌를 자극하여 발작을 일으킨다.

9) 약물 부작용: 식용억제제, 항우울제, 신경안정제도 발작을 일으킨다.

서양의학적으로 보는 뇌전증(간질)에 대하여 알아본다.

뇌전증이란 뇌에서 생기는 질환으로, 뇌 신경세포가 일시적 이상을 일으켜 과도한 흥분 상태를 나타냄으로써 의식의 소실이나 발작, 행동의 변화 등 뇌기능의 일시적 마비의 증상을 나타내는 상태를 말한다.

이러한 경련이 만성적, 반복적으로 나타날 때 이를 뇌전증(간질)이라고 한다. 대뇌에는 신경세포들이 서로 연결되어 미세한 전기적인 신호로 정보를 주고받는다. 뇌에서 이러한 정상적인 전기신호가 비정상적으로 잘못 방출되기도 하는데 이때 발작이 일어난다.

뇌전증은 다양한 원인에 의해 생길 수 있다. 출생 시 또는 출생 후에도 나타날 수 있으며 임신 중의 영양상태, 출산 시의 합병증, 두부외상, 독성물질, 뇌감염증 그리고 종양과 뇌졸중, 뇌의 퇴행성 변화에 의해 발생할 수 있지만 아직도 정확한 발생기전을 알 수 없는 경우도 많다. 또한 뇌전증 발작이 각종 심각한 뇌 질환에 의한 하나의 증상으로 발생될 수 있기 때문에 이 경우는 뇌전증도 중요하지만 그 원인이 되는 질환이 더욱 문제가 되는 수가 많다. 연령별로 뇌전증을 일으킬 수 있는 대표적인 질환은 다음과 같다.

① 영아기: 주산기 뇌 손상, 선천성 기형, 저칼슘증, 저혈당증, 대사성 질환, 뇌막염 또는 뇌염
② 유아기: 열성경련, 주산기 뇌 손상, 감염
③ 학동기: 특발성, 주산기 뇌 손상, 외상, 감염
④ 청/장년기: 외상, 종양, 특발성, 감염, 뇌졸중
⑤ 노년기: 뇌졸중, 뇌 외상, 종양, 퇴행성 질환

위에서 보듯이 뇌전증의 원인은 연령에 따라 다양하며, 뇌전증이 발생한 경우 그 원인에 대한 정확한 검사가 필요할 수 있다.

이번에는 동양의학적으로 보는 뇌전증(간질)에 대해 알아본다.

전신의 경련작용과 의식상실을 가져오는 만성 질환으로 현대의학에서도 절대 불치병으로 간주되는 뇌전증은 육장육부의 허실에 따라 구분의 차이가 있는데 보통 몸이 냉(冷)해서 오는 질환으로 반드시 운동과 병행함이 좋다.

① 뇌전증(Epilepsy) 증상으로는 경련, 의식소실, 전조증상(aura)이 나타난다.
② 발생 부위는 머리(두개, 두피, 뼈, 털)이다.

③ 다른 이름으로는 epilepticseizure, epileptic syndrome, 간질, 간질 발작, 간질병, 간질증후군이라 부른다.

동양의학에서 대뇌(발작)는 오행상 수(水: 신장/방광), 목(木: 간장/담낭)으로 분류한다. 대뇌는 신장과 연관이 있다. 결국 발작은 신장 기능 저하에서 발생하는 것으로 본다.

이러한 신장 기능을 저하시키는 주원인으로는 과도한 스트레스와 단맛의 음식을 과식하는 것, 싱겁게 먹는 식습관이 신장 기능을 저하시킨다. 스트레스를 적게 받고 스트레스를 이겨내기 위해서는 다양한 취미 생활과 적극적이고 낙천적인 생활 습관을 가지는 것이 좋으며, 단맛을 줄이고 짠맛(신장 기능 보강)과 신맛(간 기능 보강)을 자주 먹는 것이 좋다.

생식요법은 수2+목+화+상화2+표준생식이면 된다.(수+목2+화+상화+표준)
증상이 개선되면 체질 처방을 해야 한다.
부항사혈로 혈전을 제거하여 혈액순환을 원활하게 하는 것이 좋다.

〈동양의학적으로 보는 뇌전증(간질)의 오행상 구분〉

구분(오계맥상)	증상
간담에 원인이 있는 뇌전증 (현맥이 급하다)	간질발작, 쥐나고, 근육경련이 심하다.
심/소장에 원인 있는 뇌전증 (구맥이 급하다)	간질발작, 졸도한다.
심포장 삼초부에 원인 있는 뇌전증 (구삼맥이 급하다)	수면장애, 이상감각, 발작 전 흐느낀다.
비/위장에 원인이 있는 뇌전증 (홍맥이 급하다)	토할 것 같고, 뱃속이 울렁울렁 입에서 거품 나고 /구토한다.
폐/대장에 원인이 있는 뇌전증 (모맥이 급하다)	간질발작, 기절한다.
신장 방광에 원인이 있는 뇌전증 (석맥이 급하다)	공포에 떨며, 정신적 장애가 발생한다.

〈음식과 뇌전증 발생과의 상관관계〉

구분(맥상)	발병 원인 음식들/ 잘못된 식습관	자주 먹어야 할 음식 (생식처방)
간담에 원인이 있는 뇌전증 (현맥이 급하다)	매운맛, 짠맛의 음식들/ 신맛을 적게 먹는 식습관	신맛의 음식들 (목2+화+토+상화+표준)
심/소장에 원인 있는 뇌전증 (구맥이 급하다)	짠맛, 신맛의 음식들/ 쓴맛을 적게 먹는 식습관	쓴맛의 음식들 (화2+토+금+상화+표준)
심포장 삼초부에 원인 있는 뇌전증 (구삼맥이 급하다)	단맛, 쓴맛의 음식들/ 떫은맛을 적게 먹는 식습관	떫은맛의 음식들 (토+금+수2+상화2+표준)
비/위장에 원인이 있는 뇌전증 (홍맥이 급하다)	신맛, 쓴맛의 음식들/ 단맛을 적게 먹는 식습관	단맛의 음식들 (토2+금+수+상화+표준)
폐/대장에 원인이 있는 뇌전증 (모맥이 급하다)	쓴맛, 단맛의 음식들/ 매운맛을 적게 먹는 식습관	매운맛의 음식들 (금2+수+목+상화+표준)
신장 방광에 원인이 있는 뇌전증 (석맥이 급하다)	단맛, 매운맛의 음식들/ 짠맛을 적게 먹는 식습관	짠맛의 음식들 (수2+목+화+상화+표준)

위의 도표에서처럼 다양한 증상이 나타남에 따라 정확한 원인을 찾고 원인을 제거하는 노력이 우선되어야 하고, 두 번째는 치유를 위한 식습관이나 생활 습관을 개선하면 된다.

"병을 못 고치는 것이 아니라, 고치려는 의지가 부족한 것이 문제다."

2. 아찔함과 실신

1) 아찔함은 갑자기 힘이 쭉 빠지고 핑 돌고 아찔하게 느껴지고, 시각도 흐릿해졌고 구역질이 날 것 같다. 얼굴이 창백하고, 식은땀도 나고 쓰러질 것 같다. 혈류량이 부족한 결과다. 누워서 다리를 올려 혈류량을 늘려라.

2) 실신(失身): 뇌로 공급되는 혈액이 갑작스럽게 감소하여 생기는 결과다. 대개 급격하고 빠르게 혈압이 떨어진다.

3) 니트로글리세린: 심장에 있는 관상동맥을 포함하여 전신의 모든 혈관들을 확장시키는 작용을 한다. 이 약은 혈관의 경련을 안정시켜 혈액이 일단 그 혈관들을 통하여 더 잘 흐르게 한다.

그러나 전신을 순환하고 있는 동맥들이 넓어지면 그 곳의 혈압 또한 떨어진다. 특히 환자가 서 있다면 이러한 혈압 강하가 실신으로 이어진다. 니트로글리세린 복용 시에는 앉아서 입에 넣어야 한다.

4) 저혈당증도 실신을 유발한다.

실신의 이유로는 심장질환과 뇌전증(간질)이 있다.
실신 시간에 따라 이유도 달라질 수 있다.

일시적 실신	한 시간 이상 실신
혈압 강하	저혈당, 심장, 신경학적 질병

5) 신발 끈을 매다가 실신: 심장안의 양성종양(심방 점액종)을 의심할 수 있다.

6) 운동 중 어찔함: 심장과 폐질환이 있다.

7) 아찔할 때 누우면 정상: 저혈압이다.

8) 아찔함과 혈변: 내출혈이 발생하고 있는 것이다.

아찔함과 실신의 근본적인 원인은 혈액량의 부족과 혈액순환이 원인이라 할 수 있다. 이러한 문제점을 해결하면 아찔함과 실신은 발생하지 않을 것이다. 이러한 증상의 근원은 단맛의 과식으로 인한 신장기능 저하다.

단맛을 줄이고 짠맛을 자주 먹으면 좋다.
생식요법은 수2+목+화+상화2+표준생식이면 된다.(수+목2+화+상화+표준)
증상이 개선되면 체질 처방을 해야 한다.

3. 안면신경마비

얼굴이 돌아가면 뇌졸중이나 뇌종양 아니면 벨씨 마비(bell's palsy: 구안와사)다.

얼굴이 돌아가거나 입이 돌아가면 우리는 겁부터 먹는다. 걱정부터 할 것이 아니라 무엇이 문제인가를 먼저 고민해야 한다. 얼굴의 근육은 좌우측의 동일한 힘 (50:50)으로 당겨지고 있기 때문에 좌우가 균형 잡힌 얼굴을 하고 있는 것이다.

그러나 좌/우 어느 한쪽에서 당겨지는 힘이 불균형(50:40)을 이루면 얼굴이 돌아가는 증상이 나타나게 된다. 예를 들면 좌측은 당기는 힘이 50이고, 우측은 40이라면 얼굴은 좌측으로 돌아간다. 그렇다면 어느 쪽의 기능이 문제가 생긴 것인가? 바로 우측의 문제가 발생한 것이다. 당기는 힘의 문제란 차가워서 당기는 힘이 저하된 것이다.

그런데 사람들은 입이 돌아간 좌측을 숨기면서 좌측을 두드리고 만지며 치료하려고 한다. 아주 잘못된 처방이다. 문제는 우측의 기능이 약해서 발생한 것인데도 말이다. 우측을 집중해서 따뜻하게 하는 대책을 강구해야 원래의 기능(40→50)으로 되돌아오는 것이다. 얼굴의 문제는 돌아간 반대쪽을 따뜻하게 하는 것이 치유의 중점이다.

〈얼굴이 돌아가는 증상별 관계〉

뇌종양	뇌졸중(중풍)	구안와사(벨씨마비)
점진적 발병	갑자기 발병	갑자기 발병
두통, 발작, 시력상실	편고마비	눈과 입이 돌아감
오관에 변화 없음	돌아간 쪽 눈은 감을 수 있고, 이마에 주름이 잡힌다.	돌아간 쪽 눈을 감을 수 없고, 이마에 주름이 안 잡힌다.
돌아간 쪽 눈	돌아간 쪽 눈이 감긴다.	돌아간 쪽 눈이 안 감긴다.
혈액순환 개선요망	혈압을 조절할 것	단맛, 매운맛, 침, 뜸 보강
신장 기능 보강	신장/간 기능 보강	비/위장, 폐/대장 기능 보강
수2+목+화+상화2+표준	수2+목2+화+상화2+표준	토2+금+수+상화+표준

증상이 개선된 후에는 체질 처방을 해야 한다.

4. 손 떨림

1) 파킨슨병: 신경학적 장애, 완치 불가능, 영구적 장애가 발생하며, 도파민 물질 결여

※ 평상시 떨리나 물건을 잡으려면 안 떨린다.

2) 약물 부작용으로 인해 진전과 머리 까닥거림 발생이 파킨슨과 유사하다.

① 테오필린: 천식 약(공기 통로 이완)복용 시
② 딜란틴: 간질환자 발작 조절 약 복용 시
③ 콤파진: 신경안정제, 구역질 억제약 복용 시
※ 약물 중단 시 진전증 해소

3) 본태성 진전: 한 손 또는 양손이 떨린다.

파킨슨병	본태성 진전
평시 떨리고, 잡으려면 덜 떨린다. ※ 수면 중에는 떨린다.	평시는 안 떨리고, 잡으려면 떨린다.

※ 본태성 진전은 파킨슨병의 증상이 나타나지 않는다.

4) 진전증이 발생하는 질환들은 다음과 같다.

진행성 간질환, 신장 기능부전, 갑상선 기능 항진(혀 떨림 증상)
파킨슨, 다발성경화증, 뇌진탕, 뇌졸중
예) 갑상선 기능 항진증

- 손바닥을 아래로 뻗고, 손가락들을 펴고 2지 손가락에 얇은 화장지를 얹어보라. 미세한 진동은 갑상선 기능 항진의 전형적인 증상이다.
- 혀를 내밀면 미세하게 떨린다.

생식요법은 수2+목+화+상화+표준생식이면 된다.
증상이 개선되면 체질 처방을 해야 한다.
부항사혈로 혈전을 제거하여 혈액순환을 원활하게 하는 것이 좋다.

5) 저혈당으로 인한 진전증상: 인슐린 양을 조절하라.

5. 온몸이 저리고 얼얼할 때

1) 저리다는 느낌이 든다면 국소적이든 아니면 대뇌로 가는 신경경로를 따라 연관된 부위든 간에 어떤 손상이나 자극이 있어야 한다. 눌려 있는 경우도 있다.

2) 신경과 인접하고 있는 다른 구조물들로 인해 눌리는 경우

(종양, 디스크, 종창, 관절염에 걸린 뼈, 손목터널 증후군)

3) 납, 알코올, 담배 등에 의한 독소와 약물들이 일으키는 부작용일 수 있다.

4) 뇌졸중에서 종양에 이르는 신경학적 문제들도 저림이 발생한다.

5) 악성빈혈과 같은 결핍성질병, 당뇨병과 같은 화학적 이상이 원인일 수 있다.

6. 후각／미각이 없을 때

80세가 넘으면 민항기 종사나 뇌 전문의가 없는 이유는 시력과 청력에 밀려 후각과 미각에 대해 무뎌지기 때문이다.

1) 뇌종양: 후각과 미각을 상실케 한다.

구분	시력 저하	청력저하	미각저하	후각저하
기능 저하	신장/간장	신장	심장	폐
오행 구분	수(水)/목(木)	수(水)	화(火)	금(金)
저하시키는 맛	단맛/매운맛	단맛	짠맛	쓴맛
회복시키는 맛	짠맛/신맛	짠맛	쓴맛	매운맛

2) 맛을 총괄 지배하는 기관은 시상하부 즉 뇌(腦)에서 한다. 동양의학에서 뇌는 신장과 연관이 있다. 그러므로 신장기능이 저하되면 우리 몸에서 필요로 하는 음식의 맛이나 오감을 잃게 된다. 예를 들면 신장 기능이 저하되면 식욕부진이 오는 것과 같다.

우리 몸에서 오래도록 오관의 기능과 오감을 유지하려면 짠맛의 음식을 자주 먹는 것이 좋다. 방송이나 의사들이 말하는 맵지 않고 싱겁게 먹으라고 하여 싱겁게 먹는다면 아마도 짜게 먹는 사람들보다 오관의 기능과 오감을 잃게 될 것이다.

위의 도표에서처럼 시력 저하, 청력저하, 미각저하, 후각저하 등이 젊어서부터 나타날 것이다.

예를 들면 젊어서부터 배를 타는 사람들은 해풍의 영향으로 인해(해풍 속에 함유하고 있는 염분을 코나 피부 호흡으로 충분하게 섭취하기 때문에 신장 기능이 좋아진 것이다. 오행상 짠맛은 신장 기능을 보강하는 효과를 가진다.) 안경을 쓰거나 청력이 낮은 사람들이 없다는 것을 보면 알 수 있다. 우리는 짠맛을 즐기고 사랑해야 오래도록 건강을 유지할 수 있을 것이다.

단맛의 과식이 원인이다. 단맛을 줄이고 짠맛을 자주 먹으면 좋다.

생식요법은 수2+목+화+상화2+표준생식이면 된다.
증상이 개선되면 체질 처방을 해야 한다.
부항사혈로 혈전을 제거하여 혈액순환을 원활하게 하는 것이 좋다.

7. 요실금 증상

어느 모임이나 중요한 자리에 나가서 자신 있는 행동을 할 수 없는 말없이 불편함을 주는 것 중의 하나가 요실금이다. 예쁜 바지가 있어도 입을 엄두를 낼 수 없다. 이런 것들로 인하여 우울증을 앓기도 한다. 왜 내게 이런 불편함이 나타난 거야. 좋다고 하는 별이별 방법을 다 해봤지만 별다른 차도가 없어 고민을 안고 살아가고 있다. 간혹 기침을 크게 하거나 계단을 내려오거나 급해서 뛰거나 하면 흥건하게 젖는 속옷 불편하기가 이루 말할 수 없다.

기침, 재채기, 폭소 시 젖는 속옷은 긴장성 요실금이다.

아이들의 야뇨증은 요실금이 아니라 간장 기능이 저하 시 나타나는 증상이다.

요실금은 왜 생기는 것일까?

요도에 괄약근이 약화되거나 그 기능에 이상에 발생한 것이다. 또한 여성은 잦은 출산으로 인한 골반 근육들이 늘어나고 약화된 결과이다.

남성은 전립선 비대로 인해 발생한다. 전립선 제거 수술시도 발생할 수 있고, 전립선에 방사선 치료를 해도 발생할 수 있다.

노인들은 뇌졸중 같은 척수 손상으로 인해 생길 수 있다.

요실금을 발생 시키는 요인들에는 어떤 것들이 있는지 알아본다.

1) 심부전이나 고혈압치료를 위한 이뇨제도 요실금을 유발할 수 있다.

2) 요로계 감염: 뜨거운 물을 빼는 느낌이 든다.

3) 전립선염: 요실금이 있으면서 직장에 통증이 있다.

4) 다발성 경화증: 소변보기 힘들고, 물건을 잘 떨어트리고, 보행장애가 있다.
   (당뇨병과 뇌졸중이 주원인)

5) 대뇌 손상: 뇌졸중과 요실금이 생긴다.

6) 방사선 치료 후 요실금은 방사선으로 인한 신경 손상이 원인이다.

7) 디스크도 요실금을 발생 시킨다.(신경을 누른 결과)

   알기 쉽게 요실금이란 방광과 생식기, 이곳에 있는 근육의 힘이 약해진 결과 요실금이 발생한다.

동양의학에서는 방광과 생식기는 오행상 수(水;신장/방광)로 분류하고, 근육은 목(木:간장/담낭)으로 분류한다. 이 두 가지 기능이 동시에 저하되면 요실금이 생긴다.

이 두 가지 기능을 저하시키는 원인으로는 주로 단맛과 매운맛을 과식한 경우다. 단맛과 매운맛을 줄이고, 이 두 장부의 기능을 보강하기 위해 방광기능을 보강하는 짠맛과 방광 근육을 보강하는 신맛을 자주 먹으면 요실금을 개선시킬 수 있다.

생식요법은 수2+목2+화+상화2+표준생식이면 된다.(수+목2+화+상화+표준)

증상이 개선되면 체질 처방을 해야 한다.

부항사혈로 혈전을 제거하여 혈액순환을 원활하게 하는 것이 좋다.

8. 알츠하이머병

알츠하이머병은 치매의 원인으로 가장 빈번한 질환으로, 전체 치매 환자의 50~60% 정도가 알츠하이머병에 의한 치매 증상을 보이는 것으로 알려져 있다. 알츠하이머병은 이상 단백질 등(아밀로이드베타 단백질, 타우 단백질)이 뇌 속에 쌓이면서 서서히 뇌신경세포가 죽어나가는 퇴행성 신경질환이다. 이병은 1906년 독일의 신경병리 학자인 알로이스 알츠하이머가 처음 기술했다,

주요 증상으로는 기억장애, 언어장애, 실인증(사람을 알아보지 못하는 질환), 조급증, 지남력장애, 감정변화, 우울, 판단력 장애가 나타난다.

인구의 7% 이상이 65세 이상의 인구로 구성된 고령화 사회로 접어들면서 증가하는 질환 중의 하나가 알츠하이머 질환이다.

이런 알츠하이머 질환을 발생 시키는 요인들은 어떤 것들이 있는지 예방법은 없는 지 알아본다.

1) 신경학적 이상을 발생 시키는 원인으로는 영양장애, 약물중독, 우울증, 머리손상, 만성적인 한냉 노출(저체온증) 등이 있다.

① 영양장애: 비타민B 군 결핍(신선한 과일과 야채 부족)도 원인으로 작용한다.

② 약물: 기분을 띄우는 약, 가라앉히는 약, 식욕자극제와 억제제도 원인이다.

③ 우울증: 알코올, 암페타민(우울증과 정신착란을 일으킨다.)등 모든 약물들이 원인으로 작용할 수 있다.

2) 감정적인 문제들도 알츠하이머병을 유발케 한다.

① 저체온증: 일부 동물들은 추운 계절이 대사과정을 느리게 만들어 겨울잠을 자게 한다.

② 입원환자 중에서 정신적인 변화 두 가지

가) 일몰 효과와 심장수술 후에 생기는 지남력 장애(인식능력저하)가 생긴다.

나) 관상동맥우회 수술 후 인지기능 장애가 생긴다.

다) 저녁과 야간에 의사 결정 및 식별 능력에 이상이 생긴다.

3) 정신과 행동의 변화를 읽어라.

① 알츠하이머병: 오랜 시간 약물사용이나 남용, 악성빈혈(B12 결핍)이 생긴다.

② 오락가락한다면: 경막하 혈종이나 간이나 신장 질환이다.
③ 비정상적인 행동이 심했다 약했다면 뇌졸중이 진행 중이다.
(갑자기 욕을 심하게 하거나 짜증을 심하게 낸다.)
④ 헌팅턴 무도병: 비정상적인 행동과 이상한자세를 취한다.
⑤ 납, 망간, 수은, 이산화탄소 중독 시 정신이상이 발생한다.
⑥ 갑상선 기능 저하: 전신 둔화, 피부가 누르스름, 목소리가 잠긴다.

뇌와 관련된 질환은 신장과 연관이 깊다. 뇌질환 발생의 주원인은 단맛의 과식이 많은 비중을 차지한다. 물론 뇌기능을 향상시키는 짠맛의 부족도 원인이 될 수 있다.

단맛을 적게 먹고, 짠맛을 자주 먹는 것이 좋다.

생식요법은 수2+목+화+상화2+표준생식이면 된다.
증상이 개선되면 체질 처방을 해야 한다.
부항사혈로 혈전을 제거하여 혈액순환을 원활하게 하는 것이 좋다.

약물 과용이 원인이라면 무즙에 조선간장을 넣고 천천히 마시는 식습관을 가지면 몸 안의 약독을 배출할 수 있어 좋다.

민중 의술적으로는 칡꽃 엑기스나 칡꽃 술을 만들어 먹어도 체내의 약독을 해독할 수 있다.

주변에서 쉽게 구할 수 있는 해독제로는 싱싱한 오이를 자주 먹어도 좋고, 오리고기를 부추와 함께 먹어도 좋고, 순댓국밥을 자주 먹어도 좋고, 북엇국을 자주 끓여 먹어도 좋다.

질병은 발생한 다음에 치료하려 한다면 100% 치료는 불가능하다. 병이 오기 전에 예방하는 것이 최선의 치료라는 것을 강조해본다. 평소 신장 기능을 보강하기 위해서 단맛을 줄이고, 짠맛의 음식이나 양기가 가득한 음식들을 자주 먹는다면 알츠하이머병과 같은 뇌질환을 예방할 수 있을 것이다.

06 시각(視覺)/시력(視力)에 생긴 이상

1. 노안(老眼)

사람이 살면서 늙어가는 것을 원하는 사람은 없을 것이다. 어떻게 하면 늙지 않고 살 수 없을까 한다. 오죽 했으면 진시황제도 불로초를 구하려다 못 구하고 갔다. 진신황제의 어명을 받고 불로초를 구하려고 제주도까지 갔으니 결국 구하지 못하고 중국으로 돌아간 항구가 바로 서귀포항구다. 그러나 가는 세월을 어찌 막으며, 오는 백발을 어찌 막을 수 있겠는가! 나이를 먹으면 가장 빠르게 찾아오는 노쇠 현상이 눈이다. 40세가 되면 눈이 침침해지기 시작한다.

내 몸과 시력과는 어떠한 관계가 있는지 알아본다.

- **원시(遠視): 점점 멀리 보는 것이 편하다. (신장기능 저하)**
- **백내장(白內障): 시력이 점점 흐려진다. (신장기능 저하)**

동양의학에서는 눈은 오행상 목(木: 간장/담낭)으로 분류하지만 세부적인 시력의 분류는 다음과 같다. 간장/담낭의 기능이 저하되면 자연스럽게 시력 저하가 발생한다. 특히 담즙이 줄어들면 시력이 급격하게 낮아진다.

대부분의 담즙은 수분으로 이루어져 있기에 수분을 조절하는 기능을 가진 신장도 함께 보강해야 하는 이유다.

구분	근시, 원시, 백내장	사시, 녹내장	복시(난시)
원 인	신장 기능 저하	간장 기능 저하	면역력저하
원인음식	단맛	매운맛	단맛과식, 떫은맛부족
치유 음식	짠맛	신맛	떫은맛

시력을 보호하거나 자연 치유를 위해서는 관련 질환별 원인되는 음식을 줄이고, 치유

음식을 자주 먹는 것이 도움이 된다. 근본적으로 눈을 보호하기 위해서는 짠맛을 먹어 신장 기능을 보강하고, 신맛의 음식을 먹어 간장/담낭을 보호하는 것이 우선이다. 물을 자주 먹어 담즙의 수분 손실을 줄이는 것이다.

담즙의 수분 손실을 줄이기 위해 이뇨제나 이뇨효과가 높은 음식을 먹는 것도 주의해야 한다. 평상시 다이어트를 위해 이뇨제나 고혈압을 자주 먹으면 시력 저하가 빨리 오는 이유다.

노안이 온다는 것은 우리 몸에서 가장 가느다란 혈관인 눈에 있는 모세혈관들이 혈액순환 장애가 발생하고 있거나, 눈과 연관된 동맥혈관에 경화 현상인 동맥경화가 진행되고 있다는 증거다. 그래서 노안과 동맥경화는 같이 진행된다고 말한다.

생식요법은 수2+목+화+상화2+표준생식이면 된다.
증상이 개선되면 체질 처방을 해야 한다.
부항사혈로 혈전을 제거하여 혈액순환을 원활하게 하는 것이 좋다.
이뇨제를 줄이고 물을 자주 먹는 것이 시력을 보호하는 것이다.

신장 기능이 약한 노안(석맥)	간장/담낭 기능이 약한 노안(현맥)
수2+목+화+상화+표준생식	수+목2+화+상화+표준생식

맥상에 따라 다르게 처방해야 한다.

2. 반점, 흐림, 달무리, 복시 등

언제부터인가 눈앞이 흐리고 침침하고, 파리가 보이거나 달무리가 보이기 시작하는 것의 이유를 알아본다.

1) 뿌옇고 흐린 시야: 혈액순환 장애(몸이 차갑거나 저체온증)가 발생한 것이다.
   평시보다 혈압이 15~20이 높아지면 시야가 흐려진다.
   혈당이 상승해도 시야가 흐려질 수 있다.

2) 눈앞에 생긴 반점(비문증)은 간 기능 저하 시 나타난다.

3) 달무리 효과(동양의학상 비문증: 간 기능 저하)

달무리 효과란, 시야에 광채가 보이는 현상을 말한다. 가로등 같은 밝은 물체나 달려오는 자동차의 헤드라이트 를 볼 때 생기는 달무리 효과, 섬광 혹은 구불구불하게 보이는 선, 밝은 빛을 견디지 못하는 것은 여러 가지 원인이 있다.

① 말초시각의 감소와 빛을 볼 때 생기는 달무리 효과는 약물을 복용했을 때 발생할 수 있다.
② 갑자기 소나기 같은 불꽃 줄기들이 보이는 것은 망막 박리일 때 발생할 수 있다.
③ 광채가 갑자기 나타날 때는 눈의 감염 혹은 외상이 올 수 있음을 알리는 신호일 수 있고, 때로는 녹내장, 백내장을 암시할 수 있다.
④ 빛이 지그재그로 보일 때는 편두통일 가능성 높다.

이런 증상은 방광/방광기능 저하 시에도 나타날 수 있고, 수술을 잘못한 경우도 일시적으로 나타날 수 있고, 동의보감에서 말하는 15개의 중풍의 종류 중에서 눈에 중풍이 든 경우도 시력 저하나 달무리 효과가 나타날 수 있다.

어쨌든 간에 시력에 관한 문제는 오행상 수(水: 신장/방광) 목(木: 간장/담낭) 의 기능 저하에서 발생하는 증상이다.

4) 녹내장: 사물의 중앙부분만 보이고 주변이 안 보이는 증상은 간 기능 저하 시 나타난다.

5) 사물이 겹쳐 보임(복시/난시): 면역력 저하 시 발생하는 증상이다.

6) 꾸불꾸불 보이는 선은 황반변성(표적중앙이 찌그러져 보이는 현상)이 진행되고 있는 증상이다.

7) 맹점: 빛깔이나 색을 느끼지 못하는 망막 시신경(視神經)의 희고 둥근 부분으로서 신장/간장 기능 저하 시 나타난다.(시각신경 원반: 시각세포가 없어 빛에 대하여 반응하지 않는 망막신경의 희고 둥근 부분)

8) 밝은 빛을 보지 못함은 백내장이 진행되고 있는 현상이다.

9) 중앙 부분이 안 보이고 가장자리가 잘 보인다. (황반변성)

10) 질투심이 강하면 시선이 어지러워진다. (심인성 시각장애 발생)

11) 질투에 눈이 멀면 실제로 눈이 멀 수 있다.

12) 기분이 나쁠 때는 시야가 좁아진다. (터널시각 현상)

13) 기분이 좋으면 주변배경까지 잘 보인다.

■ 상기 증상의 원인들을(1~9) 종합 정리하면 다음과 같다.

- 한쪽 혹은 양쪽 눈의 국소적 장애가 발생하고 있다.

- 눈 운동을 조절하는 근육들의 약화되어 있다.

- 뇌 안에서 생긴 어떤 신경학적 문제가 발생하고 있다.

- 눈이나 뇌와는 관련 없는 질환에 외상에 의한 경우가 있을 수 있다.

- 약물에 대한 반응으로 발생할 수 있다.

14) 흐린 시야, 반점, 달무리 효과는 약물에 의해 유발할 가능성이 많다.

항우울제, 코티솔, 항조증 약물, 경구피임제, 일부 심장약, 파킨슨병 치료제를 포함한 일부 약들은 눈의 압력을 증가시켜 시력을 손상시킨다. 특히 녹내장 같은 질환을 더욱 악화시킬 수 있다.

① 약물에 의한 독소 제거는 무즙에 조선간장을 약간 타서 먹어야 한다.
② 음식은 천일염으로 만든 장류음식을 자주 먹으면 좋다.
③ 칡꽃 엑기스나 칡꽃 술도 약물에 의한 해독효과가 높다.
④ 단맛을 줄이고 짠맛을 자주 먹으면 좋다.

생식요법은 수2+목+화+상화2+표준생식이면 된다.(수+목2+화+상화+표준생식)

증상이 개선되면 체질 처방을 해야 한다.

부항사혈로 혈전을 제거하여 혈액순환을 원활하게 하는 것이 좋다.

15) 복시(複視; 겹쳐 보이는 현상)는 한쪽인가 양쪽인가를 구분해야 한다.

한쪽씩 눈을 감아 보라. 계속해서 두 개로 보인다면 눈 자체의 국소적인 원인이다.

양쪽 눈을 다 떴을 때만 생긴다면 안구를 움직이는 근육에 영향을 미치고 있는 것이다.

가장 흔한 원인은 뇌 안의 혈관성질환 (대개는 뇌졸중), 중증근무력증, 갑상선 기능 항진증, 당뇨병, 혹은 뇌종양이다.

동양의학에서 복시는 면역력 저하 시 나타나는 증상으로 본다. 스트레스 과다와 단맛의 과식이 주원인이다. 떫은맛의 음식이 부족한 것도 원인이다.

스트레스를 줄이도록 즐거운 마음을 가지고 호기심 많은 생활을 하며 작은 일에도 감사한 마음을 가지고 단맛을 줄이고 떫은맛의 음식들을 자주 먹으면 좋다.

생식요법은 수+목2+화+상화2+표준생식이면 된다.
증상이 개선되면 체질 처방을 해야 한다.
부항사혈로 혈전을 제거하여 혈액순환을 원활하게 하는 것이 좋다.

16) 눈에 무엇인가 떠다니는 것들(비문증)은 간 기능 저하 시 나타난다.

간 기능을 보강하면 쉽게 사라진다.
매운맛을 줄이고 신맛의 음식을 자주 먹는 것이 좋다.

생식요법은 수2+목2+화+상화+표준생식이면 된다.
증상이 개선되면 체질 처방을 해야 한다.
부항사혈로 혈전을 제거하여 혈액순환을 원활하게 하는 것이 좋다.

17) 갑자기 앞이 안 보이는 현상: 망막 박리(수정체가 휘어진 상태)현상이다.

※ 갑자기 뇌경색이 와도 앞이 안 보이는 현상이 나타난다.

18) 녹내장이나 백내장: 강렬한 불빛이 싫다. 눈의 감염, 염증, 외상으로도 나타난다.
19) 앞으로 갈 때 갑자기 맹점(앞이 안 보이는 현상)이 있다면 눈 안에 출혈이 발생한 것이다.
20) 달무리, 지그재그 형태 초점: 편두통 발작이 시작되는 증상이고 간 기능 저하 시 나타난다.
21) 간헐적인 복시: 당뇨병에 의해 눈 근육이 약화되면 나타난다.
22) 몇 시간 동안 복시: 뇌동맥의 경축이나 뇌졸중(중풍)을 의심하라.
23) 40대 이전 길을 가는데 두 개로 보이고 흐리게 보이고 균형 잡기가 어렵다면 다발성 경화증을 의심하라.

단맛을 줄이고 짠맛을 자주 먹으면 좋다.

생식요법은 수2+목2+화+상화+표준생식이면 된다.
증상이 개선되면 체질 처방을 해야 한다.
부항사혈로 혈전을 제거하여 혈액순환을 원활하게 하는 것이 좋다.

24) 30대 여자, 피임약 복용, 흡연자인데 눈이 흐리고 물체가 두개로 보인다면 뇌 혈관에 이상발생이다.

※ 혀끝에 무엇인가 생긴 것이 있는가를 확인하고, 목젖이 좌/우로 휘어졌는가를 확인하라. 뇌의 이상은 목젖이 휜다.

짠맛을 줄이고, 쓴맛을 자주 먹으면 좋다.

생식요법은 화2+토+금+상화2+표준생식이면 된다.
증상이 개선되면 체질 처방을 해야 한다.
부항사혈로 혈전을 제거하여 혈액순환을 원활하게 하는 것이 좋다.

24) 당뇨병 환자도 당수치의 변화로 인해 눈이 흐려질 수 있다.

※ 만약 한쪽 눈이 갑자기 실명이라면 눈 뒤쪽에 있는 중심망막동맥이 혈전이나 동맥경화증에 의해 막힌 것이다. 응급실로 가야 한다.

25) 황반변성: 중앙부위는 안보이고 변두리만 보이는 증상

구분	녹내장	황반변성
중앙부위	보이고	안보이고
변두리	안보이고	보이고

시력(視力)은 하늘이 내린 선물이다.

잃고 나서 후회하지 말고, 보일 때 보존해야 한다. 시력보호는 간 기능과 신장 기능을 보강해야 한다. (짠맛과 신맛의 음식이 효과)

26) 노안을 예방하거나 치유를 위한 생식처방은 다음과 같다.

신장 기능이 약한 노안(석맥)	간장/담낭 기능이 약한 노안(현맥)
수2+목+화+상화+표준생식	수+목2+화+상화+표준생식

노안은 맥상에 따라 다르게 처방해야 한다.

3. 눈꺼풀이 내리 감길 때

눈꺼풀은 1분에 약 6~10회를 깜빡이면서 눈을 닦고 먼지를 제거하는 중요한 역할을 하는 기관이다. 동양의학적으로는 좌측눈꺼풀은 좌측 신장과 연관이 있고, 우측 눈꺼풀은 우측 신장과 연관이 있다고 본다. 경락상으로는 비/위장과 연관이 있다고 보는 이도 있다. 어린아이들 수준으로 본다면 눈꺼풀이 감기는 것은 졸릴 때 내리 감기지요! 하고 얼른 대답을 할 것이다. 정답이다. 음양론상으로는 양기가 부족하면 양기를 보충하고자 하는 현상이 바로 수면이다. 수면을 취한다는 것은 부족해진 양기를 보충하는 방법이기 때문이다.

이외에도 어떤 문제들이 눈꺼풀을 무겁게 하여 내리 감기는지 하나씩 알아본다.

1) 안검하수증: 눈꺼풀을 올려주는 근육에 이어진 신경의 손상이 원인이다.

얼굴의 근육은 올려 당기고, 내려 당기고, 좌로 당기고, 우로 당기고 네 군데서 서로 당기기 때문에 얼굴이 조화롭게 보이는 것이다.

2) 뇌졸중에 의해 신경이 손상되면 눈(眼)근육이 마비되어 내리 감긴다.

3) 신경은 정상인데 근육의 수축기능 저하 시 중증근무력증이 발생하면서 눈이 내리 감기게 된다.

※ 중증근무력증인 경우 오행상 수(水: 신장/방광)/목(: 간장/담낭)이 약할 때 나타난다.

매운맛과 단맛을 줄이고 짠맛과 신맛을 자주 먹으면 좋다.

생식요법은 수2+목+화+상화2+표준생식이면 된다.(수+목2+화+상화+표준생식)
증상이 개선되면 체질 처방을 해야 한다.
부항사혈로 혈전을 제거하여 혈액순환을 원활하게 하는 것이 좋다.

4) 외상이나 알레르기에 의한 안검하수도 있다.

5) 비/위장 기능이 저하되어도 안검하수가 나타날 수 있다. 이때는 코 양옆에 나타나는 주름여부를 병행 확인하라. (위하수나 위무력증이 있을 때 나타난다.)

6) 한쪽 눈이 함몰되며 감기는 원인 구별 방법

한쪽 눈이 감길 때는 동공을 검사하라. 한쪽 동공이 작고, 다소 건조하다면 호너증후군이다.

이 질환은 폐나 흉부의 종양, 임파선의 종대, 잉여늑골에 의해 야기되는 질환으로 안면의 같은 쪽으로 이어진 신경이 눌려 생긴다.

■ **호너증후군(hornor syndrome)이란?**

상대적으로 드문 질환으로 얼굴의 한쪽으로만 나타나는 ① 동공축소 ② 안검하수 ③ 땀이 나지 않는 무한증(無汗症) ④ 안구함몰 등 4가지 특징이 나타나는 질환이다.

특히 2살 이전에 발병 했다면 홍채에 얼룩증이 있을 수 있다. 대부분의 사례에서 영향받은 쪽의 홍채는 색소침착 저하증이 나타나고 있다.

주요 원인으로는 목 동맥박리(動脈剝離: 혈관 손상 시), 목 또는 흉부 공간의 종양발달, 판코스트 종양, 중뇌, 뇌간, 상부척수, 목 또는 안와의 병변, 경부 림프절의 염증, 목의 외상, 수술 등 다양하게 원인이 되어 나타날 수 있으며 눈에 공급되는 교감신경의 간섭이 연관이 있다고 한다.

■ **판코스트증후군(pancoast syndrome)이란?**

폐암이 폐첨부(폐의 가장 상부)에 위치해 자라다가 주변에 있는 8번째 경추부 신경과 1-2차 흉추부 신경을 누르게 되어 생기는 증세로 보통 어깨 통증과 팔의 안쪽으로 통증과 저리는 증상이 나타나는 질환을 말한다. 종종 호너증후군(교감신경마비: 안구 함몰, 안검하수, 동공 축소,땀 분비 소실)이 같이 동반될 수 있다.

오행상 금(金: 폐/대장)기운이 약할 때 나타나는 증상이다. 스트레스와 쓴맛을 줄이고 매운맛을 자주 먹으면 좋다.

생식요법은 금2+수+목+상화2+표준생식이면 된다.(금+수2+목+상화+표준)
증상이 개선되면 체질 처방을 해야 한다.
부항사혈로 혈전을 제거하여 혈액순환을 원활하게 하는 것이 좋다.

7) 한쪽 눈이 감기고, 복시(複視: 겹쳐 보임)와 두통이 있다면: 편두통이 있다.

8) 지속적으로 안검하수와 두통이 있다면 뇌동맥류와 종양을 의심하라.

※ 뇌동맥류를 확인하려면 혀끝에 무엇인가 돌기나 물혹, 사마귀, 쥐젖같이 딱딱한 것이나 물렁물렁한 이물감이 있는 것을 확인하라.

9) 눈꺼풀이 감기며 부종이 있다면 돼지고기 기생충 감염(선모충증)이다.

10) 안검하수가 있다가 없다가 한다면 중증근무력증이나 편두통을 의심하라.
(간 기능 저하가 원인이다.)

동양의학에서 눈꺼풀은 오행상 수(水)로 분류한다. 좌측 눈꺼풀은 좌측 신장, 우측 눈꺼풀은 우측 신장의 기능을 나타낸다. 눈꺼풀이 내려온다는 것은 신장의 염도가 낮아지고 있다는 의미다.

쉽게 말해서 염기 농도가 낮은 곳에서 사는 민물고기는 푸석푸석하지만 소금에 절인 안동 간 고등어나 굴비 같은 고기는 쫄깃쫄깃하다.

우리 몸도 염기가 풍부한 사람과 염기농도가 낮은 사람의 근육을 보면 다르게 느낄 수 있다.

체내에 염기 농도가 낮아지면 살이 물렁물렁해지고 처진다. 눈은 우리 몸에서 가장 높은 곳에 위치하면서 중력을 가장 많이 받는 곳이기도 하다. 그래서 우리 몸에서 오행상 짠맛과 연관이 있는 신장 기능이 저하되면 눈꺼풀이 위로 끌어당기는 힘이 낮아지면서 눈꺼풀이 내려온다. 서양의학적으로는 안검하수라고 표현하는 것이다. 안검하수가 있는 사람들의 대부분은 신장 기능이 좋지 않다.

일부에서는 오행상 토(土)기능이 저하되어도 눈꺼풀이 내려오는 경우도 있다. 그 이유는 위장경락이 눈꺼풀을 통과하기 때문이다. 위산의 원료가 염분인 것을 보면 연관성과 타당성이 있다.

이런 증상이 있는 사람들은 쓴맛과 단맛을 줄이고, 짠맛과 신맛의 음식을 자주 먹으면 좋다.

생식요법은 수2+목+화+상화2+표준생식이면 된다.(수+목2+화+상화+표준)
증상이 개선되면 체질 처방을 해야 한다.
부항사혈로 혈전을 제거하여 혈액순환을 원활하게 하는 것이 좋다.

07 청각(聽覺)문제: 난청, 귀울림, 소음

오관(五觀)이 정상적으로 활용되고 있는 것도 하늘이 주신 복이다. 이러한 복을 다 받지 못하고, 또한 관리를 잘못하여 듣는 기능을 소실한다면 얼마나 불편하겠는가? 자연의 소리를 듣지 못한다고 생각해 보라. 오관중의 어느 것 하나라도 불편함이 나타난다면 그 불편함은 이루 말할 수 없는 삶의 질이 저하로 나타난다. 바로 장애진단을 받고 장애인으로 삶을 살아야 한다는 점이다. 그렇다고 장애진단을 받았다고 무슨 문제가 있는가 하면 아니다. 다만 다소 불편함이 있을 뿐이다.

동양의학상으로 보면 오행상 수(水: 신장/방광)기능과 연관이 있다고 분류하는 청각의 문제점을 발생 시키는 질환이나 요인들은 어떤 것들이 있는지 알아본다. 귀는 신장과 생긴 것이 유사하다하여 신장과 연관이 있다고 하기도 한다.

청각의 문제점을 일으키는 요인들을 정리해 본다.

1) 동맥경화증이 진행되면 혈관의 수축과 이완기능이 저하되면서 혈액순환 장애가 발생하게 된다. 이결과 신장기능이 저하되면서 청각소실 현상이 나타나게 된다.

2) 종양에 의한 신경전달 기능 저하로 인해 청각기능이 소실될 수 있다. 종양이 발생했다는 것은 몸 어딘가에 차가운 기운이 오랫동안 진행됐음을 나타내는 부분이다. 몸이 차가우면 우리 몸은 체액이 산성화 쪽으로 기울고 있으면서 혈액순환 장애가 발생하고 있다는 것이다. 이때 신장 기능이 저하되면서 청각이 소실되는 현상이 나타나는 것이다.

3) 뇌손상으로 인한 청각손상이다. 뇌 속에는 수많은 혈관들이 얽히고 설혀 있다. 이런 속에 청각을 관여하는 신경이나 호르몬의 변화가 청각을 소실하게 하는 경우다.

4) 갑상선 기능 저하 시 난청이 된다. (갑상선호르몬 대체요법 청각회복) 갑상선

호르몬의 관여는 뇌하수체 전엽에서 관여하는데 이러한 호르몬을 관여하는 장기가 신장이다. 그래서 신장 기능이 저하되면 갑상선 호르몬의 이상이 발생하고 청력도 소실되는 증상이 나타난다.

5) 류마티스 관절염도 청력을 손상시킨다. 대체로 자가 면역질환들은 신장 기능 저하가 근본적으로 뒤따른다. 이런 관계로 신장기능이 저하되면 청력은 자연스럽게 소실된다.

6) 콜레스테롤과 중성지방수치가 증가하고 비만이면 신장결석이 생기고 성욕저하와 식욕부진도 오면서 역시 청력도 저하된다.

7) 신장 이상 시 청력이 저하된다. 동양의학상 신장과 연관이 있는 부분을 보면 귀가 포함 되어 있다.

8) 과량의 아스피린(혈소판 응고기능의 과도한 억제)이나 항생제(몸 안의 유익균과 유해균의 불균형 발생)와 약물에 중독되면 신장 기능과 간장 기능 저하로 인해 청력이 소실된다.

1. 난청의 원인들

1) 통증이 없는 청력 손실: 귀지나 이물질도 청력을 저해하는 요인이 된다.

2) 아스피린, 항생제, 심장약 복용 시 청력저하는 신장과 간장 기능이 저하되기 때문이다.

   토니워터 속의 퀴닌성분이 이명 [(耳鳴): tinnitus]을 발생 시킬 수 있다.

3) 귀가 아프고 안 들린다: 고막 안쪽 감염으로 인해 세포가 손상되어도 청력이 소실된다.

4) 감기로 인한 유스타키오관의 기능 이상시 청력장애 발생은 체내가 차가워지면서 신장에서 수분 조절능력이 저하되면서 청력이 소실될 수 있다.

5) 귀의 잡음과 함께 난청: 메니에르씨병을 의심하라.

   인체 균형과 평형을 조정해주는 구조물인 미로(labyrinth)에 장애가 발생한 질환이다.

■ **메니에르씨병이란?**

어지럼증, 청력 감소, 귀울림, 귀 먹먹함의 일부 또는 일부분의 증상 등 4가지 증상이 갑작스럽고 반복적으로 생기는 질환을 말한다. 병의 정도에 따라 하나 또는 두 개 이상의 증상이 동시에 나타나기도 한다.

1861년 프랑스의 의사인 메니에르가 이 병을 처음 발견하였으며 달팽이관, 전정, 반고리관을 지칭하는 속귀의 기능 이상으로 발생한다.

또는 내림프 수종이라고도 한다. 이 내림프관 안에 존재하는 액체인 내림프액이 비정상적으로 많아진 상태가 되어 내림프관이 부어오르는 질환이다.

6) 청력이 점진적으로 나빠지고 한쪽 귀에 잡음: 청신경종을 의심하라.

동양의학적으로 귀는 오행상 수(水)로 분류한다. 신장 기능이 저하되면 귀에 다양한 이상 현상들이 발생하게 된다. 귀의 기능을 저하시키는 원인으로는 단맛과 쓴맛을 과식한 경우와 매운맛과 짠맛이 부족 시 신장 기능 저하를 가져온다.

자연 치유를 위해서는 단맛을 줄이고, 짠맛의 음식을 자주 먹어 신장 기능을 보강해 주면 귀와 관련된 질환들이 사라지게 된다.

생식요법은 수2+목+화+상화2+표준생식이면 된다.
증상이 개선되면 체질 처방을 해야 한다.
부항사혈로 혈전을 제거하여 혈액순환을 원활하게 하는 것이 좋다.

방송에서 맵게 먹으면 위장 질환을 발생케 하고, 짜게 먹으면 고혈압의 원인이 된다고 하여 맵지 않고 싱겁게 먹는 식습관을 강조하고 있다. 과연 올바르게 하는 방송일까 하는 생각이 든다.

동양의학적으로 보면 오행상 수(水)로 분류하는 귀는 신장과 연관이 있다고 분류한다. 신장 기능을 보강하려면 짠맛의 음식을 자주 먹는 것이 좋다. 천일염으로 만들 음식들인 각종 장류, 젓갈류, 김치류, 절임음식과 양기가 가득한 음식들과 바다에서 생산되는 먹을거리들이 청력을 보강해주고 유지시켜주는 음식들이다.

우리 고유의 식습관과 멀어지고 식품첨가물이 들어간 단맛을 즐기거나 특히 맵지 않고 싱겁게 먹는 식습관을 가진다면 후일 반드시 청력의 소실이 발생하여 보청기를 활용해야 할 것이다. 선택은 본인의 몫이다.

〈신장 기능과 청력을 보강하고 유지하는 짠맛의 음식들〉

식품(맛)	짠맛, 고린내 나는 맛, 지린내 나는 맛
곡식	콩, 서목태(쥐눈이콩)
과일	밤, 수박
야채	미역, 다시마, 김, 파래, 각종 해초류, 콩떡 잎
육류	돼지, 해삼, 개구리, 지렁이, 동물의 신장/방광/생식기, 굼벵이, 뱀, 새우젓, 명란젓, 조개젓, 기타젓갈류
조미료	소금, 된장, 두부, 간장, 치즈, 젓갈류
차	두향 차, 두유
근과류	마

08 소화기계: 섭취와 배설이 문제

1. 식욕감퇴

식욕이 감퇴되었다는 것은 입과 위장만의 문제가 아니다. 과거 우리네 할머니들이 손자 손녀들이 입맛이 없다고 밥투정을 부릴 때면 간장 한 숟가락을 먹이거나 천일염 몇 알을 입에 넣어 간단하게 해결하는 지혜를 보였다. 할머니들의 지혜를 엿볼 수 있는 것은 짠맛이 무엇인지는 모르지만 입맛을 돌아오게 한다는 것이다.

우리 몸에서 짠맛과 연관이 있는 장부를 보면 신장이다. 신장 기능이 저하되면 입맛도 떨어진다는 것을 알았다. 한편으로 보면 단맛이 강한 아이스크림을 많이 먹으면 밥맛이 없어 밥을 먹기 싫다고 하는 아이들을 볼 수 있다.

즉 단맛이 신장 기능을 저하 시켜 입맛을 잃게 하는 작용을 한다는 것을 알 수 있다.

생활하면서 특별한 사유가 없는데도 식욕이 감퇴되는 원인들에는 어떤 것들이 있는지 알아본다.

1) 심장약인 디기탈리스의 독성물질이 누적되면 식욕부진이 생긴다.

2) 사실상 모든 항생제는 식욕을 감퇴시킨다.

3) 감기약은 체온의 급격한 변화로 인해 식욕을 감퇴시킨다.

4) 모든 진통제는 모든 혈관을 좁힘으로 인해 혈액순환 장애를 발생 시켜 통증은 완화시켜주지만 반대로 식욕을 저하시킨다.

5) 천식약과 항생제는 체내의 산소량의 변화와 세균의 불균형을 초래하여 체액의 변화를 유도해 식욕이 억제된다.

6) 신경안정제와 수면제는 호르몬의 불균형을 초래하여 자율신경계의 혼란을 가져와 결국 식욕을 저하시킨다.

동양의학적으로는 식욕감퇴 증상은 오행상 수(水: 신장/방광)기능 저하 시 발생하는 것을 본다. 신장 기능이 저하되어 침 분비기능이 저하되거나 위산의 염기 농도를 조절하지 못하면 식욕부진이 발생하기 때문이다. 식욕부진을 해소시키기 위해서는 새우젓을 먹으면 해소된다.(소화불량은 오행상 토(土: 비/위장)로 분류한다. 식욕부진은 먹기가 싫은 것으로서 신장과 연관이 있고, 소화불량은 먹기는 먹는데 소화가 안 되는 것으로 비/위장과 연관이 있다.)

왜냐하면 새우젓은 소화효소가 풍부할 뿐만 아니라 위산 분비를 촉진시키며 짠맛은 침샘을 자극하여 침을 잘 나오게 만들며, 또한 위액의 염기 농도를 맞추어 주기에 식욕부진을 해소시킬 수 있다. 액상과당이 첨가된 식품첨가물이나 단맛은 식욕감퇴를 부추기는 결과를 초래하기 때문에 단맛을 줄이고, 짠맛과 신맛을 주로 먹으면 좋다.

생식요법은 수2+목+화+상화2+표준생식이면 된다. (수+목2+화+상화+표준생식)
증상이 개선되면 체질 처방을 해야 한다.
부항사혈로 혈전을 제거하여 혈액순환을 원활하게 하는 것이 좋다.

2. 속이 메스꺼울 때

사전적 의미를 보면 '사람의 속이 구역질이 날 것처럼 울렁이는 느낌이 있다.'라고 표현한다. 구역질(嘔逆疾)이란 속이 메스꺼워 토하려고 하는 짓이다. 동양의학 용어집에 의하면 '구토에 앞서 일어나는 속이 메스꺼워 토하려는 상태'라고 하고 있다. 구토(嘔吐)란 '입을 통해서 밖으로 밀려나오는 현상'을 말한다.

헛구역질이란 '연수에 있는 구토 중추에 가벼운 자극 이상이 가해지면 발생하는 것이 헛구역질'이다.

일반적으로 보면 임신 초기증상, 과음, 체한 경우, 위장 질환, 양치 헛구역질, 스트레스 등이 있으면 헛구역질을 하는 경우가 있다. 좀 더 구체적으로 구역질이 발생하는 요인들에 대하여 알아본다.

1) 미로염: 내이(內耳)에 바이러스성 감염이나 고막이 파열되면 중심잡기가 어렵고 어지럼증이 생기면서 구토가 나온다. 이것은 배를 타면 배 멀미를 하는 것과 같다. 즉 자연의 회전방향에 역류하는 현상이 나타나면 구역질이 난다.

2) 농축된 비타민제는 입에서 저작을 통하여 위장으로 유입되어야 하는데 갑자기 고농도의 음식물이 들어오면 위장 기능이 저하되기에 구역질이 나온다.

3) 어유(魚油) 캡슐은 약간의 비린내가 나기에 위장 기능이 약한 사람들은 구역질이 나온다.(비위가 상한다고 표현함)

4) 지방질 먹고 메스꺼움: 담낭질환이 있으면 지방을 분해하기가 힘들기 때문에 구역질이 난다.

5) 구토와 두통: 편두통과 함께 나타날 때는 간장 기능 저하 시 나타난다.

6) 소화성 궤양, 담낭이나 췌장 질환이 있을 때도 구역질이 나타난다. 소화를 할 수 없는 상태이기 때문에 구토를 하여 위장을 비우려는 생명 활동이다.

7) 메스꺼움, 구토, 체중 감소: 암 발생이나 디기탈리스 약물중독 시 나타난다.

※ 디기탈리스 약물의 부작용: 비염, 두통, 설사, 구토, 구역, 소화불량, 복통, 이명 등이 발생한다. 15개 분야 95개의 부작용이 나타날 수 있는 약물이다.

8) 갑자기 메스껍고 땀이 나며 가슴의 통증이 복합적으로 발생했다면 진행성 심장발작의 증상에 의한 구역질이다.

9) 신장 기능 저하로 독성물질 누적되면 빠른 시간 내에 몸에서 밖으로 배출 하려는 작용이 나타난다. 그 중의 하나가 설사나 구토를 하는 것이다.

동양의학에서 구토나 메스꺼움은 오행상 목(木: 간장/담낭)기능 저하로 분류한다. 간장 기능이 저하되면 위장 윗부분의 분문(식도 하부 위장 진입부분)의 기능이 저하되어 위장 내의 물질들이 역류하려고 하는 것을 억제하지 못할 때 메스꺼움이나 구토증상이 나타나기 때문이다. (간에서 근육을 관여하기 때문이다.)

아주 단순하게 생각하면 맛있는 음식을 먹으면 구토하지 않지만 상한 우유를 먹거나 비/위가 상하는 음식을 먹으면 바로 구토가 나온다. 이렇게 먹어서는 안 될 음식이거나 독성이 있는 약이거나 몸에 해로운 것들이 들어가면 위장이 상하기 때문에 바로 구토가 나오고 구역질을 하여 구토를 시킨다. 또한 위장을 지났다면 빠르게 설사를 시키는 활동으로 체내에 이물질을 배출시키는 조치를 취한다. 즉 간에서 해독 기능이 초과되었다는 신호다.

속이 메스껍다는 것은 무엇인가 체내에 들어가서는 도움이 되지 않거나 과하게 들어왔다(과음 시 구토하는 증상)는 우리 몸의 신호다.

단맛이나 매운맛을 줄이고 신맛이나 쓴맛(막힌 것을 내리는 기능)을 자주 먹는 것이 좋다.

생식요법은 수+목2+화+상화2+표준생식이면 된다.

증상이 개선되면 체질 처방을 해야 한다.

부항사혈로 혈전을 제거하여 혈액순환을 원활하게 하는 것이 좋다.

3. 이유 없는 체중 증가

우리는 일반적으로 비만이라 하면 많이 먹는다고 생각한다. 중요한 것은 먹는 양보다 소비되는 양이 적은 경우 지방으로 축적 되면서 살이 찌게 된다. 그래서 식습관과 생활습관을 같이 보라는 것이다. 물론 먹는 음식의 종류에 따라서도 다를 수 있다. 그러나 먹는 량이 적은데도 살이 찌는 이유는 무엇이란 말인가, 어떤 이는 숨만 쉬어도 살이 찐다고 하소연 하고 있다.

비만이 되는 원인에는 어떤 것들이 있는지 알아본다.

1) 과도한 부신피질 호르몬의 생성으로 쿠싱 증후군 또는 쿠싱병이 비만을 부른다.

(몸통은 뚱뚱 팔다리는 가늘다. 여성은 생리 양이 준다면 의심)

■ 쿠싱 증후군(cushing' s syndrom)이란?

병명은 1932년 뇌하수체 종양 환자의 복합적인 증상을 설명한 미국의 신경외과 의사 하비 쿠싱의 이름을 따서 명명한 질환이다. 일반적으로는 다른 질병이 진행하는 과정에서 2차적으로 발생한다. 뇌하수체 종양이 원인일 때는 쿠싱병이라고 한다.

쿠싱병은 다음과 같은 증상들이 복합적으로 나타나다.

① 몸통에 살이 찐다.
② 근육이 소모되고 전신적으로 단백질이 분해된다.
③ 안색이 붉어지고 혈압이 오른다.
④ 피부 위축으로 멍이 잘 들고 복부에 선이 나타난다.
⑤ 골다공증이 생긴다.
⑥ 당뇨병이 생긴다.
⑦ 얼굴에 살이 찐다.
⑧ 어깨에 살이 찐다.
이외에도 여드름, 홍조, 피부가 얇아짐, 성기능 이상이 생긴다.

쿠싱 증후군은 부신의 코르티솔(스트레스호르몬) 과잉생산이 원인이다.

일반적으로 부신 종양, 부신피질의 확대, 부신피질 호르몬의 과잉생산 등과 같이 부신의 당질 코르티코이드 호르몬분비를 증가시키는 요소들은 대개 쿠싱 증후군을 유발한다. 비교적 드문 질병이지만 쿠싱 증후군은 남자보다 여자에게 4배나 많이 나타나며 임신동안 또는 직후에 나타나기도 한다. 또한 30~60대에 가장 흔하게 나타난다.

부신에서 코르티솔을 과잉생산하는 원인은 다음 세 가지다.

첫째: 뇌하수체로부터 당류코르티코이드분비를 조절하는 부신피질자극 호르몬이 많이 분비되는 경우(주로 뇌하수체에서 부신피질자극 호르몬을 분비하는 종양이 생겨서)
둘째: 부신에 종양이 생겨 이 종양에서 당류코르티코이드를 과다 생성하는 경우
셋째: 뇌하수체가 아닌 다른 곳(예: 폐종양 등)에서 부신피질호르몬을 많이 만들고 이로 인해 부신에서 당류코르티코이드 생성이 증가한 경우다.
※ 방치 시: 혈압상승, 지질수치 상승, 당뇨병, 골다공증, 심혈관질환이 발생한다.

단맛과 쓴맛의 과식이나 과도한 스트레스가 원인이다. 스트레스를 줄이고 단맛과 쓴맛을 줄이고 짠맛을 자주 먹는 것이 좋다.

생식요법은 수2+목+화+상화2+표준생식이면 된다.(수+목2+화+상화+표준)
증상이 개선되면 체질 처방을 해야 한다.
부항사혈로 혈전을 제거하여 혈액순환을 원활하게 하는 것이 좋다.

2) 체중 증가+시각변화+두통 발생: 식욕조절 부위 뇌종양이 발생한 경우다.

3) 추위 잘 타고 변비 발생, 탈모, 생리 양 증가, 신체활동이 둔화되는 경우: 갑상선 기능 저하가 진행되고 있는 증상이다.

4) 낮에 배가 무척 고프다, 심계항진, 발한 증상이 있다면 저혈당증(췌장에서 인슐린을 과다분비 하는 병) 증상이 있다는 진행하고 있는 상태다.

5) 신장 기능이 저하되면 몸이 무겁고, 발이 붓고, 숨이 찬다, 부종이 손가락, 얼굴, 눈꺼풀 까지 붓는다.

※ 밤에 눕는 것이 어렵다면 심장의 문제를 검사하라.

6) 피임약 복용 시 체중이 증가한다. 호르몬의 불균형으로 인한 대사활동에 장애가 발생하기 때문이다.

7) 신경안정제도 체중이 증가한다. 모든 대사활동을 느리게 하는 효과로 인해 서서히 체중이 증가하게 된다.

신경안정제는 중추신경계를 억제해서 긴장감과 불안감을 감소시키고,골격근을 이완시키는 약물이다. 졸음을 유발하므로 수면 유도제롤 활용하기도 한다. 장기간 복용할 경우 내성 및 정신적, 신체적 의존을 유발하게 한다. 중독성이 있어서 신경안정제가 없으면 견딜 수 없게 되는 삶을 황폐하게 만드는 약물이다.

12개 분야 약 68개정도의 부작용이 나타나는 무서운 약물이다. 햇볕을 쬐는 시간을 늘리는 것이 신경안정제를 끊는 쉬운 방법이다.

8) 우유를 먹어도 체중 증가: 위산분비를 촉진하기 때문이기도 하지만 영양의 불균형으로 인한 잉여 영양소를 지방으로 축적하기 때문이다. 완전식품이 아니다.

9) 금연 시 일시적 체중 증가하는 것은 체내에 축적된 니코틴함량의 변화를 먹는 것으로 보충하려는 현상 때문이다.

10) 우울증으로 인한 폭식과 간식도 비만의 원인이다. 햇볕은 쬐는 시간을 늘리면서 우울증을 해소하는 노력이 필요하다.

11) 음주 습관은 과도한 칼로리로 인한 혈액순환 장애가 발생하면서 서서히 체중이 증가 하게 된다. 음주를 하면 속이 차가워지기 때문에 살이 찐다.

12) 탄수화물이 높고 칼로리 높은 음식 섭취 시 체중이 증가하는 이유는 에너지소비량이 적기 때문이다. 먹는 만큼 에너지를 소비하는 균형 잡힌 생활 습관이 필요하다.

동양의학에서는 몸이 냉(冷)하여 혈액순환 장애로 인한 체내 노폐물 증가와 차가워진 몸을 보호하기 위한 체지방량 증가를 원인으로 본다. 또한 수술로 인한 중요 경락이 손상당해도 체중이 증가하는 것으로 본다.

실제로 체중이 증가하고 있는 사람들을 보면 몸이 냉하거나, 혈액순환 장애가 있다. 또한 여성의 경우 자궁적출 수술을 한경우도 이유 없이 체중이 증가하는 경우가 있다. 고혈압 당뇨병이 있어 혈액순환 장애가 발생해도 체중이 증가하는 경우가 있기도 한다.

단맛은 혈액순환 장애의 첫 번째 원인이 되므로 단맛을 줄이고, 매운맛이나 짠맛의 음식을 자주 먹어 체내를 따뜻하게 하여 혈액순환을 원활하게 만들어 주는 것이 중요하다.

생식요법은 금+수2+목+상화2+표준생식이면 된다.(금2+수+목+상화+표준)
증상이 개선되면 체질 처방을 해야 한다.
부항사혈로 혈전을 제거하여 혈액순환을 원활하게 하는 것이 좋다.

4. 연하(嚥下)의 문제(삼키기 어려운 점)

태어나서부터 죽기 직전까지 쉬지 않고 하는 것이 먹는 것이고 목으로 넘기는 활동이다. 우리는 심장만 쉬지 않고 하는 줄 알고 있지만 우리 몸의 모든 기관들이 각자의 맡은 임무를 죽기 전까지 쉬지 않고 행한다. 이 중에서 삼키는 것을 어렵게 하는 요인들은 어떤 것들이 있는지 알아보기로 한다.

1) 중증 근무력증이나 경피증의 이상시 연하(嚥下)장애가 발생한다. 중증 근무력증은 목 근육의 수축과 이완작용이 어려워 삼키는 것이 어려워진다. 또한 경피증은 목의 근육이 너무 굳어서 내리는 근육이 작용을 못해서 삼키는 것이 어렵다.
2) 처음부터 삼키기 곤란한 경우는 인후에 연쇄상구균이 감염되어 있어도 삼키는데 불편함이 발생한다.
3) 삼키는 중간에 곤란하다면 식도에 이상이 생긴 것이다.
4) 죽이나 밥 모두 삼키기 곤란한 경우는 식도 내 감염이나 종양이 발생한 경우다.
5) 밥은 먹는데 죽을 먹기가 곤란한 것은 인후의 신경이나 근육의 문제가 발생한 경우다.
6) 죽을 먹으면 코로 나온다면 중풍이 든 것이다.
7) 화날 때 못 넘긴다면 히스테리가 너무 강하게 받고 있다는 점이다.
8) 연하장애가 서서히 진행된 경우라면 식도암을 의심하라.
9) 머리를 뒤로 젖힐 때 삼키기가 쉽다면 인후의 부종이나 기타 문제다.
10) 삼키기 힘들고 아프다면 역류성 식도염을 점검하라.
11) 음식을 먹고 누었다가 토하면 식도에 있는 게실의 문제다.
12) 목소리가 쉰 후에 연하장애는 성대의 문제가 발생한 경우다.
13) 연하 곤란 후 쉰 목소리는 성대를 조절하는 신경을 누르는 식도암이 발생하고

있다는 강력한 증거다.

구분	성대 문제 발생	식도암 문제 발생
연하 장애	나중에	먼저
쉰 목소리	먼저	나중에

14) 연하장애도 있고 보행 장애도 생긴다면 근위축성 축삭경화증(루게릭병), 중증 근무력증과 전신적 장애가 발생하고 있는 경우로서 전문의 진단을 받는 것이 좋다.

15) 목이 붓는다면 갑상선 종대가 식도를 압박 중인 증상이다.

16) 추위에 노출 시 손가락이 아프고, 연하장애는 경피증을 의심(자가면역질환)하라.

17) 어느 날 갑자기 연하장애 발생 시 목 부분에 중풍을 의심하라.

동양의학에서 목에서 발생하는 질환은 오행상 목(木)으로 분류한다. 이러한 질환은 간 기능 저하 시 주로 발생한다. 간 기능 저하 시 신장 기능의 저하도 같이 저하되는 경우가 대부분이다.

위와 같은 증상이 나타나는 사람들은 주로 단맛과 매운맛을 과식하는 경우가 많다. 그러므로 단맛과 매운맛을 줄이고, 짠맛과 간 기능을 보강하는 신맛을 주로 먹으면 좋다.

생식요법은 수+목2+화+상화2+표준생식이면 된다.
증상이 개선되면 체질 처방을 해야 한다.
부항사혈로 혈전을 제거하여 혈액순환을 원활하게 하는 것이 좋다.
(수: 신장 기능보강, 목: 간 기능보강, 화: 혈액순환 장애 개선 효과를 가진다.)

5. 황달(黃疸)

일반적으로 황달 하면 간 기능이 나쁜 사람들이 떠오른다. 즉 술을 많이 먹는 사람들이 걸리는 병이라고 생각하는 질환이다. 황달인 줄 알고 병원을 찾았더니 귤과 같은 음식을 과식해서 발생하는 카로틴 혈증이라 하여 휴! 하고 돌아오는 경우도 있다. 비교해 보면 다음과 같다.

구분	황달	카로틴 혈증
흰자위	노랗다	희다
피부	노랗다	노랗나(손/발)

황달은 산소를 인체 모든 부분에 운반하는 역할을 하는 적혈구 속에서 발견되는 노란색 색소인 빌리루빈이 조직을 염색한 결과다. 이들 적혈구 속의 산소는 빌리루빈과 철로 이루어진 헤모글로빈에 의해 운반된다.

적혈구는 약 120일 정도 살고 그 뒤에는 비장에 가서 파괴된다. 이 비장은 신기하게도 120일된 적혈구들을 찾아서 제거한다. 그러면 이 헤모글로빈 분자는 두 개의 성분 담즙 색소와 철 이온으로 쪼개져 혈중으로 재순환된다.

이때 담즙 색소는 간(肝)으로 가서 다시 사용될 수 있도록 대사과정을 거쳐 골수에서 철 이온과 재결합하여 새로운 적혈구로 만들어진다. 모든 것이 재활용된다.

문제는 혈중에 너무 많은 빌리루빈을 생성시키는 것이 문제다.

첫째: 혈구가 매 120일보다 일찍 파괴되는 것이다. 그래서 많은 잉여 빌리루빈과 철 이온이 혈중에 있는 것이다.

둘째: 간(肝)에 어떤 이상이 생겨 재생을 위해 기다리고 있는 간 속에 정상적인 양의 빌리루빈조차 처리할 수 없는 경우다.

적혈구가 너무 일찍 파괴되는 것을 용혈성 빈혈이라고 한다.(약물, 심한 감염증, 알레르기, 자가 면역성장애: 면역계가 흥분하여 적혈구를 침입자로 판단하고 공격하여 파괴해 버리는 현상), 말라리아(이 병을 일으키는 기생충은 실제로 적혈구에 들어가서 파괴시킨다.)로 인해 발생할 수 있다.

용혈성 빈혈이 있는 사람은 너무 많은 빌리루빈이 혈중에 녹아 있어서 건강한 간(肝)이라 할지라도 처리하지 못한다.

그 남은 양이 혈액으로 흘러나와 피부와 눈을 포함한 조직으로 들어와 노랗게 염색해 보이는 것이다.

간이 손상을 당하면 정상적인 양의 빌리루빈도 처리하지 못한다. 그래서 그 색소는 갈 곳이 없어 혈액 속에 축적되고 다시 조직으로 새어나와 황달을 일으킨다.

황달을 발생 시키는 주요 원인들에는 어떤 것들이 있는지 알아본다.

1) 헤모글로빈의 비정상적인 파괴, 간 질환, 담관의 폐색도 황달을 일으킨다.

2) 정맥 내로 약물 투여, 문신, 빈혈과 관절통이 있다면 B형간염으로 인한 황달이다.

3) 수혈 시 간염에 감염된 경우다.

4) 황달이 강도가 점점 더 심해진다면 담석으로 인한 폐색이다.

5) 소변이 홍차 색깔이나 마호가니 색이라면 간질환/폐색성 황달이다.

6) 흰색에 가까운 대변은 폐색성 황달이다.

(정상적인 대변의 갈색은 빌리루빈 때문인데, 지금은 빌리루빈이 간에서 나와 소장으로 들어갈 수 없기 때문이다.)

7) 메스껍고 담배 맛이 사라졌다면 바이러스성 간염을 의심하라.

8) 체중 감소가 있으면서 황달이 있다면 인접 장기들의 악성종양 의심하라.

9) 복수가 차면서 황달이 있다면 간경화 증상이다.

위와 같이 다양한 요인들이 황달을 발생케 하는 요인들이다. 황달의 주원인은 간장/담낭의 기능 저하가 원인이라 할 수 있다.

동양의학적으로 황달은 오행상 목(木)기능 저하 시 발생하는 질환으로 본다. 즉 간장/담낭의 기능 저하로 인해 발생하는 질환으로 본다.

담즙의 생산과 저장/운반하는 일련의 과정에서 몸이 냉하게 되면 저장/운반의 장애가 발생하면서 황달이 발생하는 것으로 본다.

자연 치유를 위해서는 목(木: 간장/담낭)기능을 보강하는 짠맛과 신맛의 음식을 자주 먹는 것이 좋다. 예를 들면 검은 식초콩을 만들어 먹어도 좋다. 반면 단맛과 매운맛, 그리고 튀기고 지지고 볶는 음식은 가능한 줄여야 한다.

생식요법은 수+목2+화+상화2+표준생식이면 된다.(수+목2+화+상화+표준생식)

증상이 개선되면 체질 처방을 해야 한다.

부항사혈로 혈전을 제거하여 혈액순환을 원활하게 하는 것이 좋다.

6. 변비

변비를 이해하려면 대변의 생성과 대변의 배출과정을 먼저 이해하는 것이 좋다.

음식을 먹고 → 식도 → 위장(내용물 혼합) → 소장(영양물질 흡수/수분 조절) → 대장(찌꺼기운반/수분 조절 /대변을 부드럽게 하는 조치) → 직장 도착(신경을 자극하여 대뇌로 신호를 보내어 쪼그려 앉아 배출할 시간이 되었음을 통보) → 항문으로 배출한다. 이러한 과정 속에서 어느 곳인가 기능 저하가 발생하게 되면 변이 나가기 어려워지면서 변이 가지고 있는 수분을 잃게 된다. 이것이 변비다.

변을 배출하기 어려워지는 요인들은 어떤 것들이 있는지 알아본다.

1) 대장은 갑상선이 활동 저하, 기침시럽 약물인 코데인에 의해 둔해질 수 있다.

2) 변비와 설사가 번갈아 나는가?

결장에 용종이나 종양을 의심하라.
과민성 장증후군이나, 당뇨병이 있어도 설사나 변비가 생길 수 있다.

3) 오래된 변비는 저 섬유식이와 수분이 부족하다. 물론 복부에 유동기 적취라 하여 뱃속에 딱딱한 것이 만져지는 사람도 변을 보기가 힘들어진다.

4) 변비를 유발시키는 약물들: 몰핀, 코데일, 베라파밀(고혈압, 협심증, 심장 리듬 장애 치료제), 모든 베타 차단제(칼슘 통로 차단제), 진정제와 신경안정제, 칼슘 보충제, 골다공증 치료제는 모든 장기의 기능을 저하시키기에 배출 기능 역시 저하되어 변비를 유발하게 된다.

5) 변을 밀어 낼 때 아프다면 직장 주위에 큰 치질이나 주위피부가 파열된 것이다.

6) 변비가 있으면서 체중이 증가한다면 갑상선의 기능 부전이다.

(대사기능 저하로 대장의 수축기능 저하로 체중 증가하기 때문이다.)

7) 변비+체중 감소는 종양을 의심하라.

8) 새로운 식이요법 시행 시 변비가 발생할 수 있다.(생식으로 바꿀 때)

9) 운동 부족이나 오랜 병상 생활도 변비 초래한다.

10) 변비+배뇨횟수 감소된다면 척수 장애(방광, 장 기능 수축장애)가 발생하고 있는 중이다.

동양의학에서 변비(便秘)는 오행상 금(金: 폐/대장)으로 분류한다. 대장기능이 저하되는 원인은 커피나 녹차류 등 쓴맛의 과식으로 본다. 물을 적게 먹어 담즙이 역류하여도 변비가 발생할 수 있다. 뱃속에 유동기 적취가 오랫동안 생성되어 있어도 대장이 연동운동과 분절 운동을 하지 못하여 변비가 생길 수 있다. 복부 동맥류가 있으면서 배가 차가워도 변비가 생길 수 있으니 원인을 찾는 것이 중요하다. 물론 매운맛과 짠맛이 부족해도 변비가 생길 수 있다.

쓴맛을 줄이고 매운맛과 짠맛을 자주 먹으면 된다.

생식요법은 금2+수+목+상화+표준생식이면 된다.(금+수2+목+상화+표준생식)
증상이 개선되면 체질 처방을 해야 한다.
부항사혈로 혈전을 제거하여 혈액순환을 원활하게 하는 것이 좋다.

7. 설사

설사(泄瀉)는 사전적 의미를 보면 '변에 포함된 수분의 양이 많아진 묽은 똥'이라고 정의한다. 서양의학적으로는 오염된 음식을 섭취한 경우나 장에 나쁜 것이 있을 때 빨리 배출하려는 생명활동이다. 동양의학적으로는 대장이 차가워진 냉기를 빨리 배출하려는 것이라고 말하고 있다.

설사를 발생 시키는 원인들에는 어떤 것들이 있는지 알아본다.

1) 어린아이 설사는 장 내벽이 비정상적이거나 영양흡수 능력이 저하 시 나타난다.
2) 만성설사와 간헐적으로 정상 변과 설사가 병행된다면 과민성장질환, 염증성장질환을 의심해야 한다.
3) 설사와 변비가 번갈아 생긴다면 결장의 종양(腫瘍)을 의심하라.
4) 설사가 심하다면 갑상선 기능 항진을 점검해야 한다.
5) 우유 먹고 설사를 한다면 유당분해효소인 락타아제 부족이다.
6) 설사가 미끈하고 냄새가 독하면서 물에 뜬다면 지방을 많이 함유하고 있다면 소장의 흡수 불량(오행상 화(火)기능 저하)시 나타난다.
7) 대변에 섞인 맑은 점액은 과민성 장질환이 있을 때 나타난다.
8) 궤양성 대장염에는 농이 나오고, 혈변이 보인다면 과민성/염증성 장질환, 이질, 암, 용종, 게실염을 의심하라.
9) 설사성 변이 농이나 혈액이 없다면 과민성 장질환을 점검하라.
10) 배변 횟수가 1일 6회 이하라면 장의 위쪽에서 문제가 발생하고 있다는 것이며 소장의 흡수 능력이 불량한 상태를 나타낸다. 1일 6회 이상이며 급하게 화장실을 이용해야 한다면 대장이나 직장에 원인인 있는 경우다.
11) 매일 아침 일어날 때 무른 변을 본다면 과민성, 신경성이다.
12) 밤에 깨게 되면 갑상선 기능 항진, 당뇨병, 궤양성 대장염, 크론병을 고려하라.

■ **궤양성 대장염이란?**

대장에서 일어나는 염증성 장질환의 일종으로 대장점막에 내망으로 궤양이 생기며 대장점막이 충혈 되면서 붓고 출혈을 일으킨다. 직장 항문을 시작으로 점점 위로 올라가서 전 대장을 침범하게 되는데 병변부위가 계속 연결 된 것이 특징이며 소장을 침범하지는 않는다.

궤양성 대장염의 종류로는 세 가지가 있다.

① 만성 재발성 대장염은 95%를 차지하며 자연스럽게 사라졌다가 다시 재발하는 질환이다.
② 만성 지속성 대장염
③ 급성 전격성 대장염은 상당히 심한증상으로 5~6개월 동안 지속된다. 열이 39도 정도 오르며 증상이 나타난 후 수주일 내에 사망할 수도 있다.

주요 원인으로는 불규칙한 식습관, 카페인, 스트레스가 관련이 있다고 본다.

주요 증상으로 하루 수회 혈액과 점액을 함유한 묽은 변 또는 설사, 심한 복통, 탈수, 빈혈, 열, 체중 감소 증상이 있다. 대장에 많이 침범했다면 하루에 10회 이상 설사를 하기도 하고, 변실금이 나타나기도 한다.

■ **크론병(crohn's disease)이란?**

1932년 미국이 의사 크론이 발견해서 크론병이라 명명했다.

입에서 항문까지 소화관 전체에 걸쳐 어느 부위든지 발생할 수 있는 만성염증성 질환이다. 궤양성 대장염과 달리 염증이 장의 모든 층을 침범하며 대장과 소장이 연결되는 부위인 회맹부에 발병하는 경우가 가장 흔하고, 그다음으로 대장, 회장 말단부, 소장에서 흔히 발생한다.

크론병에서 흡연이 질병의 발생을 촉진하고, 흡연자의 경우 재발이 높다.

가장 흔한 증상으로는 복통과 설사(85%), 식욕감소, 장출혈, 혈변 등이 생기고, 이로 인해 빈혈과 영양부족, 극심한 체중 감소가 동반 되는 만성 염증성 장질환이다. 급성으로 발현되면 체온이 상승하고, 백혈구 수치가 증가하며, 복부의 우측 아랫부분에 심각한 통증이 나타난다.

대장과 소장을 같이 침범한 경우가 55% 정도, 소장만 침범한 경우가 30%, 대장만 침범한 경우가 15% 정도 나타난다. 크론병 환자의 90%는 항문 질환을 가지고 있다.

크론병의 합병증으로 나타나는 증상들은 다음과 같다.

① 장의 협착 및 폐쇄가 있으며 장이 심하게 헐어 좁아지거나 막힌다.
② 대량출혈이 나타난다.
③ 풍선처럼 부풀어 오른다.

④ 장에 구멍이 난다.(장천공)
⑤ 장 농양이 생겨 복막염과 패혈증을 유발할 수 있다.
⑥ 항문부위 질환이 발생한다.

일반적인 위험 인자로는 경구용 피임약, 흡연, 과도한 스트레스도 원인이 된다.

궤양성 대장염	크론병
대장에만 국한한다.	대장이외의 장기에 퍼진다.

13) 설사를 하지만 체중의 변화가 없다면 락타아제 결핍증, 음식 알레르기다.

14) 설사를 하면서 체중 감소가 이루어진다면 암, 갑상선 기능 항진증, 염증성 장 질환을 의심하라.

15) 만성적인 폐질환, 낭포성 섬유증도 설사를 한다.

16) 식후에 하는 설사는 오염된 음식이 원인이다.

17) 케이크를 먹은 뒤 12시간 후 설사를 한다면 세균성 식중독이다.

18) 알코올이나 포도주도 설사를 유발한다.

19) 돼지고기를 먹고 설사를 한다면 덜 익혔을 때 선모충증에 감염된 것이다.

20) 변에 점액질이 나온다면 어떤 감염을 의심하라.

21) 물 같은 대변은 바이러스 감염이다.

22) 묽은 녹색 변 살모넬라균에 감염(가축 성장 촉진제 항생제의 내성)이다.

23) 설사와 발열이 나타난다면 감염을 의심하라.

동양의학에서는 설사와 변비 모두 오행상 금(金: 폐/대장)으로 분류한다. 음식을 중심으로 말한다면 매운맛이 부족하여 폐/대장 기능의 저하되면 발생하는 질환으로 본다. 폐/대장 기능이 저하되는 주요 원인으로는 쓴맛의 음식을 과식한 경우가 대부분이다. 또 다른 원인은 매운맛의 음식이 부족한 경우 발생하는 것을 본다.

치유를 위해서는 쓴맛을 음식을 줄이고, 매운맛의 음식을 자주 먹어 대장의 기능을 보강 해주면 개선된다.

간혹 몸이 차가운 경우에도 대장에 이상 현상이 발생할 수 있다. 그래서 몸 내부가 따뜻하게 열을 발생 시키는 매운맛의 음식들인 마늘의 알리신, 고추의 캅사이신, 카레의 쿠르쿠민, 양파의 퀘르세틴을 보강해주면(자주 먹으면) 대장의 기운이 보강되어 설사와 변비를 해소시킨다.

설사에서 가장 중요한 점은 수분을 보충해 주어야 한다는 점이다. 간혹 물을 먹으면 설사를 할까 봐 물을 안 먹는 사람이 있는데 체내에 수분 양이 부족하면 다른 질환이 발생하기 때문에 수분 보충이 꼭 이루어져야 한다.

생식요법은 금2+수+목+상화+표준생식이면 된다.(금+수2+목+상화2+표준생식)
증상이 개선되면 체질 처방을 해야 한다.
부항사혈로 혈전을 제거하여 혈액순환을 원활하게 하는 것이 좋다.

09 호흡기(呼吸氣): 숨 쉬는 것이 문제인가?

1. 만성적인 기침

기침이란 기도에 쌓인 이물질을 없애는 인체의 생리적 수단을 말한다.

위로는 기관(氣管)에서 아래로는 폐에 연결되어 있고, 매일 소량의 점액이 이 파이프 속의 세포에서 생산된다. 이 점액은 호흡 시 들어온 인자들의 폐 속으로 들어가기 전 잡아두는 역할을 한다. 점액의 색깔에 따라 다음과 같이 구분한다.

흰색	노란색이나 녹색	붉은색
단순한 자극	감염	혈액

1) 만성 기관지염(chronic bronchitis)이라면 무기한 기침을 한다.

폐로 들어가는 큰 기도를 기관지(bronchi)라고 부르며, 염(itis)이란 자극이나 감염을 의미하는 일반적인 접미어다. 그래서 기관지염이란 기관지의 자극이나 염증을 말한다.

※ 4주 이상 기침을 한다면 폐암을 의심하라.

2) 기침의 원인은 심부전이다.

심장이 너무 약해서 되돌아오는 혈액을 모두 퍼내지 못한다면 그 많은 혈액이 폐로 돌아가서 체액으로 폐를 가득 메운다. 그러면 당신은 기침과 호흡곤란 때문에 반듯하게 누울 수가 없다.

3) 기침과 열이 난다면 급성호흡기가 감염된 것이며 흡연자는 폐암을 주의해야 한다.

4) 노인에게 상기 기침은 결핵이 있을 때 나타나는 증상으로 전문의 진단을 받아라.

5) 오랫동안 간간히 기침을 한다면 기관지 확장증을 검토하라.

6) 갑자기 기침+가슴에 통증+하지정맥류로 종아리가 아프다면 혈전으로 인한 기침이다. 전문의 진단을 받아라.

7) 중성지방과 저밀도 콜레스테롤 수치가 높아도 기침이 난다. 중상지방 수치를 낮추면 기침이 사라진다.

8) 녹색 빛깔의 객담과 역겨운 냄새가 난다면 폐농양이다.

9) 피가 나오는 기침은 검사를 받아라.

10) 마른기침+가슴 중앙에 통증은 급성 후두염이나 기관지염이 있다.

11) 심호흡할 때 아프고 기침이 난다면 흉막염일 경우다.

12) 기침+밤에 땀에 흠뻑 젖는다면 결핵이다.(손가락 끝이 곤봉지가 된다.)

13) 체중 감소+기침이 난다면 폐암을 의심하라.

14) 기침+목소리 변성이 생겼다면 종양을 의심하라.

15) 조류를 키우면서 기침한다면 앵무병(새에 의한 폐 감염증)이다.

생식요법은 금2+수+목+상화2+표준생식이면 된다.(금+수2+목+상화2+표준생식)
증상이 개선되면 체질 처방을 해야 한다.
부항사혈로 혈전을 제거하여 혈액순환을 원활하게 하는 것이 좋다.

2. 호흡곤란

호흡은 오행상 금(金)으로 분류하는 폐에서 주관한다. 호흡이 곤란하다면 우선적으로 폐 기능 저하부터 점검해야 한다. 폐기능이 저하된 원인으로는 쓴맛의 음식을 과식한 경우이거나 차고 습한 환경에서 장시간 노출된 생활을 하거나 매운맛이 부족한 식습관을 가진다면 발생할 수 있다.

폐가 산소를 충분히 받아들이지 못하는 경우들은 어떤 요인들이 있는지 알아본다.

1) 폐 조직이 병든 경우로서 폐기종이라도 호흡곤란이 발생한다.

2) 감염되었거나 폐렴이 발생해도 호흡곤란이 생긴다.

3) 폐가 손상 되었다면 혈전이 원인으로 작용한 것이다.

4) 외과적 수술인 암수술도 호흡곤란을 발생 시킨다.

5) 고열이 있을 때도 호흡이 곤란하다.

6) 암이 성장할 때는 몸 내부가 차가워지면서 호흡곤란이 발생한다.

7) 갑상선 기능 항진증이 있어도 호흡이 곤란하다.

8) 암페타민 약물 복용 시도 호흡곤란이 발생한다.

9) 흡연자+마른기침+호흡곤란+체중이 감소한다면 폐암을 의심해야 한다.

10) 천식+만성기침+천명음이 들리면서 손/발가락이 곤봉지(손끝이 숟가락 모양)라면 폐기종이나 폐암을 의심해야 한다.

11) 야간에 호흡곤란으로 일어나면서 거품이 있는 분홍색 액체를 뿜는다면 폐부종이다.

12) 정맥류+호흡곤란+붉은 피 각혈을 한다면 폐에 혈전이 있는 상태다.

13) 이유 없이 호흡곤란하고 폐가 허탈에 빠진다면 자발성 기흉 증상이다.

기흉이란 갑자기 기포가 터지는 현상을 말한다.

14) 소독용 알코올은 적혈구의 산소운반 능력을 방해하여 호흡곤란이 생기게 된다.

호흡곤란 증세에는 쓴맛을 줄이고 매운맛을 자주 먹으면 좋다.

생식요법은 금2+수+목+상화2+표준생식이면 된다.(금+수2+목+상화+표준생식)
증상이 개선되면 체질 처방을 해야 한다.
부항사혈로 혈전을 제거하여 혈액순환을 원활하게 하는 것이 좋다.

3. 코골이

1) 수면 무호흡증은 혈압검사부터 하라.

만성 폐질환, 중추신경계장애(뇌종양 감염), 발기불능, 비만과 연관 있으니 원인을 찾아 적절한 조치를 취해야 한다.

2) 관상동맥 질환자가 심하게 코를 곤다면 위험한 상황이 발생할 수 있다.

4. 내 목소리를 잃을 때

어느 날부터인가 목소리가 변성되고, 안 나오고 탁하고 하다면 전문의를 찾아 진단을 받아야 한다. 종양이 생기면 목소리가 변성되기 때문이다. 목소리가 안 나오는 요인들은 어떤 것들이 있는지 알아본다.

1) 쉰 목소리가 2주 이상 지속될 시 전문의 진단을 받아라.

2) 성대의 기능부전 시 목소리 남용, 용종, 종양이다.

3) 갑상선 기능 저하증은 목소리음조가 낮아진다. (굵어지고 허스키해진다.)

4) 고혈압과 동맥류 확장으로 흉강 내에 있는 인접구조물 압박으로 인해 신경이 압박되면서 목소리를 잃을 수 있다.

5) 종양이 생기면 쉰 목소리가 나는 등 목소리가 변성된다.

6) 후두에 종양이 생기면 구역질이 자주 나면서 목소리를 잃는다.

7) 성대에 양성 결절이 생겨도 쉰 목소리가 나온다.

8) 대동맥 동맥류의 혈액순환 장애가 생겨도 쉰 목소리가 나온다.

9) 악성종양이 생겨도 목소리가 변성 된다.

10) 임파선의 염증이나 암으로 종대 시 목소리가 쉰다.

11) 흡연, 매연, 알코올 중독도 목소리를 변성케 한다.

12) 전신적인 쇠약도 목소리의 변성을 일으킨다.

13) 중증근무력증과 같은 근육계의 모든 장애가 목소리를 변하게 만든다.

14) 식도 역류도 목소리를 쉬게 한다.

동양의학에서는 갑자기 목소리를 잃는 경우는 오행상 수(水)로 분류하는 신장 기능 저하 시 목소리를 잃을 수 있고, 두 번째는 오행상 목(木)으로 분류하는 목 부분에 중풍이 발생 시 목소리를 잃을 수 있다.

신장 기능 저하로 인한 경우는 신장 기능 저하로 인한 맥상(석맥)이나 육체적 증상이 나타나고, 목 부분에 중풍이 발생 시는 간장 /담낭 기능 저하로 인한 육체적 증상이 나타나거나 간장/담낭이 약한 맥상(현맥)이 나타나게 되는 점이 다르다.

신장 기능 저하로 인해 목소리를 잃을 때는 단맛을 줄이고 짠맛과 신맛의 음식을 자주 먹고, 간 기능 저하로 목소리를 잃을 때는 매운맛을 줄이고 신맛과 쓴맛의 음식을 자주 먹으면 좋다.

신장 기능 저하로 목소리를 잃을 때(석맥)	간 기능 저하로 목소리를 잃을 때(현맥)
단맛을 줄이고, 짠맛/신맛을 많이	매운맛을 줄이고, 신맛/쓴맛을 많이
생식: 수2+목+화+상화2+표준생식	생식: 목2+화+토+상화2+표준생식

증상이 개선되면 체질 처방을 해야 한다.

5. 딸꾹질

딸꾹질을 하면 할머니들이 찬 것을 급하게 먹어서 그렇지! 하시던 말씀이 기억난다. 따스한 물을 먹으라고 처방하시던 기억이 새롭다. 과연 딸꾹질이 찬 것을 급하게 먹어서 나타나는 것이고, 따스한 물로 해결이 가능한 것인지를 하나씩 알아본다.

※ 흘역(吃: 말 더듬을 흘, 逆)은 딸꾹질을 의미하는 의학용어다.

1) 횡격막에 연결되는 신경의 자극으로 인해 횡격막이 경련을 일으켜 생긴다.

2) 횡격막이나 그 신경을 자극하는 모든 질환은 딸꾹질을 일으킨다.

3) 심장발작, 폐의 흉막염, 횡격막을 침범한 폐렴, 간염, 임신, 암, 신부전도 딸꾹질을 발생 시킨다.

4) 혀를 잡아당기면 딸꾹질을 잠재울 수 있다.(민중 의술).

5) 목에 있는 경동맥을 마사지하라.(민중 의술)

동양의학상으로 딸꾹질은 오행상으로 화(火)로 분류한다. 즉 심장/소장의 기능 저하 시 발생하는 증상으로 본다. 딸꾹질을 개선시키려면 음식으로는 쓴맛의 음식을 먹으면 된다.

예를 들면 쓴맛의 소주에 커피를 약간 타서 마시면 해소되고, 마음을 불안하게(갑자기 모르는 문제를 물어보아 당황하게 만들면 된다.) 하여 심장박동을 빠르게 만들면 열이 발생하면서 딸꾹질이 해소되는 민중 처방도 효과가 있다.

그러나 딸꾹질은 근본적으로 몸 내부 횡격막이 차가워서 발생하는 증상이다. 몸을 따뜻하게 따뜻한 물을 먹어도 해소된다. 그러나 고혈압에 당뇨병이 있어 몸이 극도로 차가운 사람(체액이 산성 쪽에 가까움)도 딸꾹질을 고질적으로 하는 사람이 있다.

이런 사람들은 체내에 염기가 부족한 경우일수 있다. 이럴 때는 링거액을 보충해 주면 딸꾹질이 멈춘다. 그 이유는 소금물인 링거액이 투입되면 몸 안에 염기가 보충되면서 체온이 상승하게 되기 때문이다. 당뇨병이 있는 사람들은 혈액 내 혈당이 높아 혈액순환 장애가 발생하면서 몸이 차가워지기에 딸꾹질이 나타나게 되는 것이다.

딸꾹질이 나는 것은 그만큼 몸이 차가워졌다고 보면 된다.

쉽게 말해서 찬 음식을 급하게 먹어도 딸꾹질이 나는 것과 같은 이치다. 찬 음식을 먹으면 위장이 차가워지면서 가까운 곳에 위치한 장기인 심장의 열을 빼앗아 가기 때문에 심장은 열을 빼앗기지 않으려고 심박동을 더 강하게 펌프질을 하여 열을 발생 시키려는 과정 속에서 나타나는 것이 딸꾹질이다. 위장과 심장의 경계선이 횡격막이다.

찬 음식을 피하고 따스한 음식을 먹고, 스트레스 받는 상태에서 찬 음식을 먹으면 발생할 수 있으니 음식을 먹을 때는 항상 즐거운 마음으로 먹는 것이 좋다.

생식요법은 화2+토+금+상화+표준생식이면 된다.
증상이 개선되면 체질 처방을 해야 한다.
부항사혈로 혈전을 제거하여 혈액순환을 원활하게 하는 것이 좋다.

할머니들의 따스한 물 처방이 얼마나 지혜로운 처방인가 놀라울 뿐이다.

당뇨병이 심한 사람은 혈액순환 장애가 심하다. 이런 사람은 몸이 차가운데 여기에 더해 차가운 콜라를 마시면 딸꾹질을 더 심하게 하는 것을 볼 수 있다.

즉 몸이 따뜻하면 딸꾹질을 멈추게 할 수 있다.

10 성(性) 문제, 무엇이 문제인가?

1. 남성의 발기불능과 여성의 불감증

1) 발기불능(잘 발기되지 않는 경우)과 남성불임(임신이 불가한 경우)은 다르다.

발기불능은 발기가 되지 않아 여성의 질 안으로 삽입이 불가능한 경우이고, 남성불임은 발기도 되고 여성의 질 안으로 삽입도 가능하지만 정자의 생산과 활동성에 이상이 생겨 임신이 되지 않는 경우로서 근본적으로 다르다.

2) 테스토스테론(남성호르몬)의 수치 감소의 원인들을 알아본다.

① 발기는 남성호르몬인 테스토스테론의 다소에 따라 결정된다.

가) 고환 제거나 여성호르몬의 과잉 시 발기불능이 올 수 있다.

나) 호르몬의 불균형 시 발기불능이 발생할 수 있다.

구분	남자	여자	호르몬 균형유지
남성 호르몬	많다	적다	간(肝)이 주관
여성 호르몬	적다	많다.	

② 알코올 중독자 중 발기불능이 많다.

가) 남자가 과음 시 여성호르몬이 누적되고, 결국에는 남성 호르몬작용을 중화시킨다. 그래서 남성의 특징이 줄어들게 된다.

나) 알코올 중독으로 인한 간 기능 저하가 발기불능의 원인이 될 수 있다.

③ 뇌하수체 기능 저하나 종양(腫瘍)은 호르몬 분비기능을 저하시킨다.

뇌하수체는 고환을 자극해 테스토스테론을 발생케 하는 호르몬을 생성한다. 뇌하수체가 정상이라도 고환이 병들게 되면 뇌하수체에서 만드는 자극호르몬은 발기를 일으키는데 필요한 호르몬을 충분하게 분비하지 못한다.

④ 척수신경 손상 시 발기불능의 원인이 된다.

뇌에서 나오는 메시지는 음경(성기)에 도달 할 수 있도록 신경이 멀쩡해야 한다.

척수손상, 알코올 중독, 장기간의 당뇨병 등은 신경에 영향을 준다.

치료되지 않은 당뇨병과 같은 어떤 질환은 뇌와 음경(성기) 간의 신호를 멈추게 할 수 있다. 예를 들면 에스트로겐이 너무 많이 존재하고 성욕은 전혀 없는 알코올 중독자들과는 달리 남자의 머릿속에서는 성욕이 생기지만 음경에게 '기립'하라고 외치는 명령은 정작 필요한 곳에서 접수되지 못하기 때문이다.

⑤ 혈액순환 장애도 발기불능의 원인이다.

신경계도 정상, 정상적인 메시지가 음경에 도달해도 발기가 되지 않는 경우가 있다. 혈액순환 장애다.

흐물흐물한 음경에 혈액이 가득 차야 단단해진다. 음경은 다른 부위보다 더 건강하고 막히지 않는 동맥을 필요로 한다. 그래서 뇌가 준비되고, 뇌하수체가 건강한 상태에 있고, 고환이 정력적으로 작동하여 테스토스테론을 만들어 내며, 신경도 손상되지 않았지만 음경에 혈액을 공급하는 동맥들이 동맥경화증으로 막히게 되면 모두가 허사로 돌아간다.

■ 발기 진단 기준을 알아본다.

- 음경동맥의 확장기말 혈류속도로 최대 발기가 유발된 시점에서 측정하여 최소 25㎝/sec이상의 속도인 경우에만 의미가 있다.

- 25㎝/sec 이하: 동맥성 발기부전

- 25~30㎝/sec: 경계선 범위

- 30㎝/sec 이상 시: 정상

■ 발기에 필요한 5가지 구성요건들을 정리해 본다.

- 감정적으로 반응할 태세가 된 상태

- 정상적으로 작동하는 뇌하수체를 포함한 건강한 뇌

- 테스토스테론을 충분히 만들어 낼 수 있는 고환

- 온전한 신경경로

- 음경으로의 적절한 혈액 공급

발기불능의 가장 큰 주원인은 "감정적으로 반응할 태세가 된 상태", 즉 정서적인 문제

(스트레스)가 가장 크다. 음경의 크고 작음이 성에 대한 만족여부를 결정 짓는 것이 아니라 뇌가 가장 중요한 성 기관이라 할 수 있다. (권태, 피로, 우울증, 불안, 슬픔, 공포 등 정서적인 문제들)

⑥ 심장병이 있는 사람들도 불안감으로 인한 발기불능이 발생한다.
- 협심증 환자들의 복상사에 대한 불안감으로 발기불능이 된다.

⑦ 항생제를 제외한 모든 약물을 발기불능의 원인으로 작용한다.
가) 기분을 띄우는 약, 기분을 가라앉히는 약, 진정제, 흥분제, 항불안제, 항 우울제, 수면제가 으뜸가는 범인
나) 고혈압 약, 심장 질환 치료약

3) 파킨슨병, 뇌졸중, 뇌종양과 같은 신경학적 문제도 발기불능의 원인이 된다.

4) 남자들의 발기부전 호소 시 혈당을 체크하라. 혈당 상승도 발기부전의 원인이 된다.

■ **당뇨병은 두 가지로 발기불능의 원인을 제공한다.**
- **신경을 손상시켜 뇌에서 음경으로 보내지는 신호가 도달되지 못하게 된다.**
- **동맥경화 과정을 앞당긴다. 혈관을 좁게 하고, 기관의 혈액 공급을 감소시킨다.**

5) 고혈압 역시 동맥경화를 촉진시키고 발기불능의 원인이 된다.

6) 걸을 때 다리가 아프면 국소혈관의 동맥경화증상으로 음경에 혈액 공급 감소 현상으로 인해 발기불능이 된다.

7) 면도하는 시기가 길어지면 남성 호르몬이 적다는 신호다.

당뇨병이 있으면 호르몬의 변화를 일으켜 발모를 억제하기 때문이다.

8) 조기사정(조루(早漏))에 대한 두려움도 발기불능의 원인이 된다.

이제 여자들의 불감증(不感症)에 대하여 알아본다.

불감증 여자가 성관계를 할 때 극치감(오르가즘)을 느끼지 못하는 경우를 말한다. 정신적으로 불안한 상태이거나 육체적으로 불편한 상태에서 성관계를 하거나 남/녀 중 어느 한쪽이 원하지 않는 상태나 둘 중의 하나가 성관계를 하는 도중 다른 생각을 하면 여성은 오르가즘을 느낄 수가 없나. 무엇보다도 여자가 호기심이 없다면 오르가즘을 못 느끼

다. 오르가즘을 느끼고 싶다면 오르가즘을 자극하는 여행지에서 성관계를 하면 오르가즘을 쉽게 느낄 수 있을 것이다.

오르가즘을 느끼고자 한다면 남자에게만 주도권을 맡길 것이 아니라 여자가 주도권을 가지고 적극적으로 성관계를 유도하며 자신의 G-스팟을 자극하는 체위를 유도하여 오르가즘을 느끼도록 하여야 한다.

여자가 극치감을 느낄 때면 질 내에서는 충분한 애액이 분비되며, 마지막에는 요도에서 소변과 같은 물질을 쫙 분사하기도 한다. 이 물질은 여자가 극치감에 오르면 G-스팟의 극치감에서 자극되어 분사하는 물질로 남자들의 전립선 액과 아주 유사한 물질이다. 여자들에 따라서 극치감에 오른다고 해서 모든 여성들이 다 나오는 것은 아니다. 소변처럼 많이 나와 흥건하게 적시는 사람이 있는가 하면 어떤 이는 아예 나오지 않아 이런 존재가 있는지도 모른 채 지나간다. 어떤 이는 이것을 요도구에서 나온다고 하여 소변이라고 하는데, 이는 잘못된 상식이다.

■ G-스팟의 의문점?

성(性) 연구자이며 성 심리학자인 그라펜 버그(Graffenburg) 박사의 이름을 따서 지었다. 성교도중 여기가 자극되면 오르가즘과 연관된 분비물을 생산하다고 전해지며, 음핵에서 일직선을 그은 선에서 위로 올라가 약간 뒤에 위치한다.

성관계 시 극치감을 맛보려면 스스로 극치감을 느끼는 자세를 찾도록 노력해야 한다. 남성에게만 주도권을 주는 소극적인 관계로는 G-스팟을 자극하거나 장점을 살릴 수 없다. 어느 것이든 적극적일 때 좋은 결과를 얻을 수 있다.

2. 불임증(不姙症)

1) 남성 불임증의 가능성이 있는 요소를 알아본다.

① 뇌하수체를 점검하라.
뇌하수체는 고환에서 정자를 만들도록 자극하는 호르몬을 생산하기 때문이다. 뇌하수체에 병이 걸리면 호르몬의 수치가 떨어져 고환이 뇌의 신호를 받지 못한다. 이렇게 되면 정상적으로 정자가 형성되지 못한다.

② 고환 자체의 질병유무를 검사하라.
고환이 병들면 뇌하수체 호르몬에 반응할 수 없게 된다.

③ 이동로가 튼튼한가 점검하라.
고환에서 요도로 정자를 운반하는데 관이 임질, 클라미디아 혹은 다른 성병과 같은 과거의 감염에 의해 상처를 입고 막힌다면 난자까지 도달할 수 없다.

④ 역행성 사정 여부를 검사하라.

전립선 수술과 일부 약물, 특히 고혈압 치료제에 사용되는 것들로서 알도메트나 라베타롤은 역행성 사정을 일으킬 수 있다.

이렇게 사정된 정액이 고환에서 음경으로 그리고 요도로 여행하는 대신 방광으로 역류해 들어가 생식을 하지 못한다.(임신 불가)

■ 정자는 1분에 1.5㎜ 이동하는데 약 3㎜까지 이동할 수 있다. 정자가 이동 시 꼬리를 1000번 쳐야 1㎜ 이동할 수 있다. 정자가 질을 통해 난자가 있는 나팔관까지 이동해야 하는 어려움이 있다.

여성의 질 또는 자궁경부에서 난자가 있는 곳까지 거리는 약 20㎝ 정도 된다. 정자가 20㎝를 이동하려면 약 20만 번을 꼬리를 쳐야하는 어려움이 있다. 굉장한 지구력이 요구되는 부분이다.

정자의 앞머리 부분에는 아크로좀이라는 구조물이 있는데 이 아크로좀은 난자의 외벽을 녹여내는 물질을 가지고 있다. 임신이 안 되는 이유 중의 하나가 정자가 이동하다가 난자에 도달하기도 전에 아크로좀이 열려서 미리 방출되면 임신이 되지 않는다.

영국의 퀸스대학 연구팀의 발표 자료에 의하며 발기부전 치료제를 먹으면 정자의 운동성은 활발해지지만 아크로좀 반응이 일찍 일어나 정자가 난자에 도달하기 전에 방출되어 수정이 되지 않아 불임이 된다고 발표했다.

이런 결과를 보면 정자의 머리 부분에 있는 아크로좀은 정자가 약 200,000 번의 꼬리를 쳐야 정상적으로 난자의 외벽을 뚫을 수 있는 물질을 방출하게 되어 있는 것을 유추해 볼수 있다.

왜냐하면 발기부전 치료제(비아그라)를 먹었을 때 정자의 활동성이 너무 활발해 난자에게 도달 전에 이미 20만번을 다 움직였기에 방출되는 것이라 볼 수 있다. 비아그라를 먹으면 불임이 되는 이유다.

또는 정자 수가 부족(정상은 약 1회 사정 시 2억~ 3억 마리)하거나 활동성이 너무 떨어져 200,000번을 꼬리칠 수 없을 때 임신이 불가하게 되는 것이다.

예) 1회 사정 시 3,600만 마리 정도라면 의학적으로는 정자(알칼리성)가 정상이지만 산성도가 높은 질 내 환경을 이겨내고 나팔관까지 가기 전에 힘이 들어서 모두 고사하기 때문에 불임증이 된다.

2) 여성 불임증의 가능성이 있는 요소를 알아본다.

① 뇌하수체를 점검하라.

뇌하수체 호르몬은 난소를 자극해 난자를 분비하게 할 뿐만 아니라 착상된 수정란이 자궁에서 영양을 공급받을 수 있는 환경을 조성한다.

갑상선의 기능부전을 포함하여 모든 호르몬의 불균형이 불임을 일으킬 수 있다.(갑상선 호르몬이 과잉이나 부족 시)
※ 신장 질환으로 인한 호르몬의 불균형이 원인이다.

② 뇌하수체와 갑상선의 낭종이나 감염을 검사하라.
뇌하수체와 갑상선이 형태적으로는 정상이지만 낭종이나 감염으로 인해 불임이 될 수 있다. (난소질환, 감염, 낭종, 암 등)

③ 이동로가 튼튼한가 점검하라. (난관폐색)
난소와 자궁이 연결된 나팔관이 막히지 말아야 한다. 만성적임 염증, 농양 혹은 좁아져서 통과 불가능하다면 수정이 불가능 하다.

④ 자궁경부(질 안으로 불쑥 튀어나온 자궁의 목)를 점검하라.
자궁경부가 암, 감염, 다산으로 인한 상처, 혹은 어떤 이유로든 간에 협착이 생기면 자궁경부를 통과하지 못한다. (자궁경부 및 자궁의 질병, 골반 감염, 종양)
자궁경부는 정자에 대해 적대적이며 정자의 유동성을 잃게 하는 물질들을 생산할 수 있다. 또한 자궁에 생긴 악성종양과 감염도 불임이 된다.

⑤ 생리 주기를 이해하라.
(배란기 체온이 37.4보다 낮으면 임신이 어렵다.)
남자가 오랫동안 열이 났다면 정자가 생기를 잃는다.
성관계를 맺기 전에 활발한 운동이나 뜨거운 물로 목욕하는 것도 정자의 이동성을 감소시킨다.
영양부족 혹은 과다한 신체 운동으로 인한 월경주기의 비정상도 생리 주기가 바뀔 수 있다.
※ 임신과 성행위는 별개의 것이다.

3) 만약 여자가 불임 같다면 검토해 볼 사항들은 다음과 같다.

① 생리가 불규칙한가?(난포 생성이 불안정하다.)
② 가슴이 작은가?(호르몬 생성이 불안정하다.)
③ 체지방이 너무 적은가?(몸이 차가워져 임신이 불가하다.)
④ 음모가 볼품없이 빠져 있는가?(호르몬의 불균형이다.)
⑤ 배란기 체온은 정상인가?(37.4도가 안되면 임신이 불가하다./난소기능 저하)

4) 만약 남자가 불임 같다면 검토해 볼 사항들은 다음과 같다.

① 고환이 작은가?

② 면도하는 주기가 길어지는가?(며칠에 한 번씩 면도하는가)
③ 당뇨병이나 간질환으로 인해 호르몬의 변화는 없는가?

위의 사항들은 임신을 위한 호르몬의 부족현상이다.
그밖에 불임의 다른 이유로는 다음과 같은 것들이 있다.

5) 뇌하수체 부전이나 기능이상의 원인이 종양 때문인 경우 불임, 두통, 진행적인 말초시각의 소실로 고통이 발생해도 임신이 안 된다.

6) 뇌하수체 호르몬이 갑상선이 제 기능을 계속 유지하도록 하는데, 어떤 이유로 뇌하수체 호르몬이 부족해지면 갑상선 기능 이상 시 말이 느려지고, 추위를 잘 타며, 피부가 건조하고, 모발이 빠지는 현상이 나타난다.(갑상선 기능 저하 시 증상발현)

7) 재발한 성병의 병력 있는 남녀모두 정관과 난관을 검사해야 한다. (막힘 여부)

8) 장시간 피임약 복용 시, 자궁 내 피임장치 제거 후에도 일시적 불임현상이 나타난다.

9) 배란일에 체온(37.4도)이 상승하지 않으면 불임의 원인이 된다.

동양의학에서 여성의 호르몬과 자궁의 문제는 오행상 수(水: 신장/방광)기능 저하로 본다. 수기능이 저하되면 신장/자궁, 난소, 호르몬의 기능이 저하되기 때문이다. 이런 문제의 가장 큰 원인은 스트레스과다 누적으로 인한 호르몬의 불균형이고, 음식으로 볼 때 하나가 단맛과 쓴맛의 과식이거나 하복(下腹: 아랫배)이 차가운 환경이다. 물론 매운맛과 짠맛이 부족해도 몸이 차가워져 임신이 불가능하기 때문이다.

단맛과 쓴맛을 줄이고, 매운맛과 짠맛을 자주 먹는 것이 좋다. 아랫배를 항상 따뜻하게 하여 정상 체온을 유지하는 것도 중요하다.

생식요법은 수2+목+화+상화2+표준생식이면 된다.
증상이 개선되면 체질 처방을 해야 한다.
부항사혈로 혈전을 제거하여 혈액순환을 원활하게 하는 것이 좋다.

발을 항상 따뜻하게 하는 생활 습관도 병행하는 것도 좋다.

족욕, 반신욕, 경침베개 밟기, 발 관리, 음기를 피하고(수맥파) 양기가 많은 곳에서 생활하라. 은이나 수은도금업, 염색업, 강한 수맥파가 있어도 임신이 안 되는 경우가 있다.

11 피부(皮膚)에만 증상이 나타난다?

피부는 인체의 가장 넓은 기관이다. 피부가 하는 일이 별로 없는 것 같지만 피부는 우리 몸에서 아주 중요한 역할을 담당하고 있다.

하나. 보호막 역할을 한다. 외부로부터 들어오는 각종 세균으로부터 보호하고, 체내의 수분 손실을 조절한다.

둘. 환경의 변화를 감지한다. 외부 환경의 변화를 감지하여 몸의 안전을 유지한다.

셋. 열교환기 역할을 한다. 모공을 조절하여 정상 체온을 조절한다.

넷. 몸의 상태와 건강 상태를 피부 색깔을 통하여 알려준다.

동양의학적으로 피부는 오행상 금(金)으로 분류한다. 폐/대장과 연관이 있다고 본다. 폐 기능이 저하되면 피부 질환이 생긴다.

피부 질환은 쓴맛의 과식이나 매운맛의 부족과, 차고 습한 환경에 장시간 노출 시 피부에 문제점이 발생한다. 피부에 생기는 문제점들은 어떤 것들이 있는지 알아본다.

1. 가려움증

가려움증 발생 시 가능성이 있는 원인들에는 어떤 것들이 있는지 알아본다.

1) 수두: 몸통 부분에 작은 물집이 형성된다.

2) 홍역: 머리와 몸에 붉은 발진이 생긴다.

3) 대상포진: 전형적인 발진이 나타나기 전에 국소적이 가려움증, 따끔거림, 통증 발현은 몸의 반쪽에서만 나타난다.

4) 라임병(lyme disease): 진드기에 물린 상처. 국소적인 가려움증 처음에는 반지 모양이지만 점차 온몸으로 확산된다.

공통사항: 발열, 관절의 통증 및 종창이 생긴다.

■ **라임병(lyme disease)이란?**

미국 북동부지역의 풍토병으로 곤충의 진드기가 사람을 무는 과정에서 보렐리아균이 신체에 침범하여 여러 기관에 병을 일으키는 감염질환이다.

라임병은 보통 3단계로 진행되는데

① 초기 증상은 진드기에 물린지 1개월 안에 피부에 발진이 생기는 것으로서 발진이 커져 작은 동전크기에서 등 전체로 퍼지기도 한다. 발진과 함께 두통, 피로, 오한, 열, 통증 등이 나타난다.

② 균이 신경계에 침범하여 근육이나 골격계 여기저기 옮겨 다니며 나타나는 통증이 특징이다. 현기증이 나고 숨이 가빠지며 심전도에도 이상이 나타나게 된다.

③ 관절염이 주기적으로 반복해서 생기는 것으로 치료를 받지 않은 환자의 20% 정도에서 보이며 일반적으로 진드기에 물린지 2년 안에 시작 된다. 이와 같은 증상은 대부분의 환자에게서 전형적으로 나타나지만 그 차이가 심하다. 일부 환자는 안면마비, 뇌막염, 기억 상실 등의 증상이 나타날 수도 있고 감정변화가 심하고 집중력이 떨어지기도 한다.

초기에 항생제로 치료하면 완치할 수 있다.
(독시사이클린, 아목시실린 증상이 심하면 세프트리악손을 사용한다.)

5) 황달 시: 온몸이 가렵고 눈과 피부가 노란색을 띈다.

(만성 간질환이나 췌장암), 혈액 내 담즙색소의 과잉 시 나타난다.

6) 전신의 가려움증: 겨드랑이 사타구니에 임파선이 부어 있는지 확인하라.

※ 아무것도 없다면 백혈병을 의심하라.

7) 신장 질환: 말기 신장질환은 전신적인 가려움증 유발한다.

신장 기능 저하로 독소가 혈류를 따라 순환하다가 가려움증 유발하기 때문이다.

8) 여자+당뇨병+실 가려움: 많은 양의 포도당을 소변으로 배출하기 때문이다.

※ 질을 자극하는 어떤 미상물이라도 질을 가렵게 한다.

9) 항문 가려움: 내치질이다.

10) 갑상선 기능 저하증: 가려우면서 피부가 건조하고 변비가 있으며, 행동이 느려지고, 추위를 탄다.

11) 동양의학에서 음부가려움증(Itching)/소양증/搔痒症)은 오행상 목(木: 간장/담낭)으로 분류한다. 또 다른 이유는 간장 기능 저하로 인한 가려움증도 발생한다. 혈액 내 담즙색소가 과잉 시 가려움증이 발생할 수 있고, 당뇨병이 있어도 가려움증이 나타날 수 있다.

서양의학적으로 보는 피부 알레르기도 가려움증이 나타난다. 이러한 피부알레르기로 인한 가려움증은 오행상 금(金: 폐/대장)으로 분류한다.
폐기능이 저하되면 피부 호흡을 하기 위해서 두드러기와 함께 가려움증이 발생하기도 한다.

12) 옴진드기가 있어도 가려움증이 생긴다.

13) 당뇨병이 있어도 가려움증이 나타날 수 있다.

가려움증이 발생하면 정확한 원인을 알고 처방하면 쉽게 가라앉을 수 있다.
간장 기능 저하로 인한 소양증(가려움증) 발생은 매운맛을 줄이고, 신맛을 자주 먹으면 좋다. 폐 기능 저하로 인한 소양증 발생은 쓴맛을 줄이고 매운맛을 자주 먹으면 좋다.

구분	간장 기능 저하가 원인인 가려움증	폐장 기능 저하가 원인인 가려움증
원인	간 기능 저하	폐 기능 저하
맥상	현맥이 나타난다.(간이 약한 맥)	모맥이 나타난다.(폐가 약한 맥)
병을 발생 시키는 맛	매운맛 과식	쓴맛의 과식
치유하는 맛	신맛을 자주 먹자	매운맛을 자주 먹자
생식 처방	목2+화+토+상화+표준	금2+수+목+상화+표준

증상이 개선되면 체질 처방을 해야 한다.

2. 대머리

대머리가 아니 사람들은 잘 모른다. 대머리가 되면 불편한 점과 삶의 질이 얼마나 저하되는지를 모른다. 우선적으로 외부에 나가서 자신감이 없어진다. 아무리 좋은 환경을 가지고 있어도 나이 30에 대머리라면 누가 좋아하겠는가. 결혼 대상자로서도 자신이 없다. 멀쩡한 사람도 많은 데 하필이면 대머리라며 '못생긴 것은 용서 할 수 있어도, 대머리는 용서 못한다.'고 웃긴 이야기까지 있다. 나이 들어 탈모는 그러려니 하지만 젊은 사람이 탈모는 심각한 삶의 질을 저하시키는 원인이 된다.

갑작스러운 탈모의 원인들에는 어떤 것들이 있는지 알아본다.

1) 호르몬의 변동: 갑상선의 장애(항진이나 저하)가 있어도 탈모가 진행된다.

2) 두피에 내재된 질병도 탈모의 원인이 된다.

3) 오랫동안 지속된 발열: 전신홍반성 낭창(루푸스), 자가 면역질환들(원형탈모)도 탈모의 원인이 된다.

■ **전신홍반성 낭창(루푸스병: systemic lupus erythematosus)이란?**

전신홍반성 낭창은 전신성 홍반성 루푸스라고도 부르며 주로 가임기 여성을 포함한 젊은 나이에 발병하는 만성 자가면역질환이다. 해로운 박테리아가 몸 안에 침입했을 때 이를 막아주는 방어물질인 항체(B림프구,T림프구, 대식세포)가 이상을 일으켜 자신의 인체를 균으로 생각하고 공격하는데 이를 자기항체라고 한다.

자기 몸의 조직과 기관을 공격하여 염증과 손상을 가져오며 이로 인해 피부, 관절, 신장, 폐, 신경 등 전신에서 염증반응이 일어나게 된다.

루푸스는 신체의 발병 부위에 따라 두 가지로 구분할 수 있다.

① 피부성 루푸스는 주로 피부에만 나타나 흉터를 남긴다.
② 전신성 루푸스는 만성적으로 인체의 각 기관에 걸쳐 전신적으로 나타나게 되고 루푸스의 대표적인 증상인 피부발진이 마치 늑대에게 물린 자국과 비슷하다고 하여 루푸스라고 불리게 되었다.
(사전적으로는 낭창(狼: 이리 낭, 瘡: 부스럼 창)이라 표현하며, 피부 결핵이라 표현하고 있다.)

원인으로는 밝혀진 것이 없으며 주로 결혼을 앞둔 20대 여성에게 많으며 8:1의 비율로 여성이 많다(결혼이라는 것으로 인해 생제리듬의 혼란이 원인이 될 수 있다. 즉 스트레스가 주원인이다.). 남성에게는 비교적 드문 질환이다.

약물의 사용도 루푸스를 발생하게 한다.

고혈압 치료제인 하이드랄라진, 부정맥치료제인 프로카인아마이드 등의 약을 복용한 사람들은 루푸스와 관련된 항체를 만들어 낸다.

그중에서 약 4%만이 확실하게 약물 유발성 루푸스로 발전하게 된다. 그리고 이 약을 끊으면 증상이 사라진다. 과로나 스트레스, 자외선도 연관이 있다. 환자의 40% 정도가 햇빛에 민감하며 태양에 과다노출 시 증세가 악화되는 경우도 있다.

■ 루푸스 병 발생 시 신체에 나타나는 주요 증상

- 전신성 증상: 체중 감소, 발열, 피로, 통증이 있다.
- 눈: 결막염, 실명이 올수 있다.
- 피부: 나비모양 홍반, 탈모, 구강궤양, 장과민성이 나타난다.
- 위장관: 구토, 설사, 식욕부진이 생긴다.
- 신장: 부종, 신부전, 단백뇨, 고혈압이 생긴다.
- 임파선: 비장비대, 임파선염이 생긴다.
- 중추신경: 간질, 마비, 정신이상이 발생한다.
- 혈액: 자가면역항체, 혈소판 감소증이 생긴다.
- 장막: 심낭액, 늑막염이 생긴다.
- 생식기: 생리과다, 생리 불순, 유산을 할 수 있다.
- 근골격: 관절통, 관절염, 근육통이 생긴다.

■ 루푸스병의 일반적인 증상

- 피부 점막 증상은 80~90%의 환자에게서 나타나는 증상으로 뺨의 발진, 원발성 발진, 장 과민성, 구강궤양 등이 나타난다.
  뺨의 발진은 양쪽 볼에서 콧등에 걸쳐 나비모양의 붉은 반점이 나타나고 비교적 갑자기 나타나서 오랫동안 지속되며 경계가 뚜렷하지 않다.
- 관절통과 관절염은 가장 흔하게 보이는 증상으로서 주로 손, 팔목 등 작은 관절과 무릎관절을 대칭적으로 침범하는 양상을 보인다.
- 신경증상으로는 25~75%의 환자에서 신장 기능 저하가 발생한다.
- 뇌신경 증상으로는 우울증, 불안, 주의력 결핍, 집중력 저하, 기억력 장애, 두통 등이 나타날 수 있으며 정신병이나 심한 발작이 일어나기도 한다.
- 기타 증상으로는 복부 내 여러 장기에 침범할 경우 흉막염, 심낭염, 복막염 등이 발생할 수 있으며 젊은 나이라도 동맥경화가 잘 일어나며 심근경색이 발생하기도 한다.

동양의학에서는 오행상 수(水: 신장/방광)기능 저하 시 나타나는 증상으로 본다. 즉 신장 기능 저하로 인해 혈액순환 장애가 발생하면서 저체온 증상이 나타나고 이와 연계하여 생체리듬의 변화가 발생한 것으로 본다. 즉 호르몬의 불균형이 가장 큰 원인으로 볼 수 있다.

스트레스 과다도 원인으로 작용될 수 있다. 단맛과 쓴맛의 과식도 하나의 원인이 될 수 있고, 싱겁게 먹는 식습관과 하체를 차갑게 만드는 생활 습관도 원인이 될 수 있다.

생체리듬이 정상적으로 가동되도록 신장 기능을 보강하는 것이 우선이다. 단맛과 쓴맛을 줄이고 매운맛과 짠맛을 자주 먹어 신장 기능을 보강하고 정상 체온을 유지하면 면역력이 상승하여 자연 치유할 수 있을 것이다. 일반적인 음식으로는 새우젓을 상복하는 것도 좋은 방법이다.

약물이 원인이라면 무즙을 내어 조선간장(청양고추+청양고춧가루 약간)을 약간 넣고 먹는 것도 좋은 치유법이 될 것이다. 칡꽃 엑기스, 칡순 엑기스를 만들어 장시간 복용하는 것도 약물을 해독하는 좋은 방법이다. 평상시에는 오이, 순댓국, 오리, 북엇국을 자주 먹는 것도 해독 효과를 얻을 수 있다.

생식요법은 수2+목+화+상화2+표준생식이면 된다.
증상이 개선되면 체질 처방을 해야 한다.
부항사혈로 혈전을 제거하여 혈액순환을 원활하게 하는 것이 좋다.

4) 약물: 암 치료제, 비타민 A의 과량 복용도 탈모를 부추긴다.

5) 방사선 치료도 모근의 근력을 저하 시켜 탈모가 진행된다.

동양의학적으로는 대머리도 오장육부와 상관관계가 있다고 본다.

〈대머리 유형별 장부와의 관계〉

대머리 유형	기능이 저하된 장부	원인이 된 음식들	보완음식/생식처방
앞이마 M자형	비/위장 기능 저하	신맛의 과식	단맛을 먹어라/ 토2+금+수+상화+표준
앞이마~정수리까지	방광 기능 저하	단맛의 과식	짠맛을 먹어라/ 수2+목+화+상화+표준
정수리만 대머리	신장 기능 저하	단맛의 과식	짠맛을 먹어라/ 수2+목+화+상화+표준
주변머리 대머리	간장/담낭 기능 저하	매운맛의 과식	신맛을 먹어라/ 목2+화+토+상화+표준
완전 대머리	전 장부 기능 저하	단맛의 과식	골고루 먹어라/ 토+금2+수2+상화+표준
원형 탈모	면역력 저하	단맛의 과식	떫은맛을 먹어라 토+금+수2+상화2+표준

증상이 개선되면 체질 처방을 해야 한다.

대머리는 선천적인 유전도 있지만 유전은 약 3%만 유전된다고 하기에 결국 후천적인 식습관과 생활 습관이 탈모에 중요한 영향을 미친다고 볼 수 있다.

선조들이 위의 도표에서와 같은 형태의 탈모(대머리)가 있다면 서둘러 탈모를 보완하는 맛의 먹을거리들을 찾아 먹어 예방했다는 점에 놀랍다. 설사 탈모가 진행된다 하더라도 탈모 형태에 맞는 식습관을 개선함으로써 예방 및 치유할 수 있다는 점이 다행이라 하겠다.

미장원에 가 보면 의외로 여자 분들이 탈모가 많아 부분 가발을 쓰고 다니시는 분들이 많다. 스트레스가 많다 보니 단맛을 즐겨 먹는 식습관을 가지고 있는 것이 특징이다. 이렇게 단맛은 오행상 머리털과 연관이 있는 신장 기능을 약하게 만들어 토극수(土克水: 토20+, 수20-)가 되면서 탈모를 더 부추기는 결과를 초래하여 가발을 쓰게 된 것이다.

탈모를 예방하거나 치유하려면 단맛을 줄이고 짠맛을 먹는 것이 좋다. 물론 스트레스를 줄이고 즐겁게 생활하는 것이 제일이다.

다른 예를 하나 들면 언젠가 방송에서 건강에 좋다고 하여 매실발효액이 좋다고 하여 29살 아들에게 1년 동안 장복을 시켰는데 아들은 어느새 앞대머리(M자형)가 된 것이다.

오행상으로 알아보면 매실은 목(木: 간장/담낭)으로 분류하는 음식이다. 목극토(木克土)를 너무 강하게(목20+, 토20-) 해서 토기능이 저하되어 앞대머리가 된 것이다. (정상은 목20, 토20이다.) 여기에 아들이 목형체질인 직사각형의 얼굴을 하고 있어 목20++가 되어 위장 기능을 저하(20--)시켜 앞 대머리(M자형)가 된 것이다.

위장기능이 저하되면 앞대머리가 되는 이유는 이마가 시작되는 부분에 두유(頭維)라는 혈(穴)이 있는데 그곳에 기(氣)와 혈(血)이 잘 순환되지 않아 차갑기 때문이다.

항간에 어성초가 대머리를 개선시킨다는 선전을 하고 있지만 사실은 아니다. 탈모를 예방하는 음식은 바로 소금과 해초류를 자주 먹는 것이다.

이렇듯이 체질에 맞지 않는 음식을 과식한 것이 탈모까지 발생케 한 원인으로 작용하고 있다. 다르게 말하면 음식을 체질에 맞게 올바르게 먹는다면 탈모를 예방하거나 치유할 수 있다는 말도 된다.

그래서 히포크라테스는 "음식으로 못 고치는 병은, 약으로도 못 고친다."라고 강조한 것이다.

3. 너무 많은 체모

내 몸에 털이 없어도 고민, 많아도 고민이다. 남자들은 영화에서처럼 턱수염도 멋있게 길고 선글라스 쓰고 사진도 찍고 싶지만 수염이 나지 않아 포기해야 한다. 여자들은 매끈하고 예쁘게 화장도 하고 나들이 하고 싶지만 잔털이 너무 많아 화장도 안 되고 특이 코 밑에 나는 콧수염은 여자로서 불편하고 어색할 뿐이다. 내 몸의 털, 무엇이 문제인지 알아본다.

① 조모증(粗毛症)은 여자들이 나지 말아야 할 곳에 털이 나는 것(콧수염)이다.
② 다모증(多毛症)은 너무 많은 털이 나는 현상이다.
③ 남성화 현상으로서 여자가 남성적인 형태로 변하는 것이다.
가) 음성이 굵어지고, 근육 발달하고, 대머리가 된다.
나) 음핵이 확대되고, 성욕이 증가한다.
다) 얼굴에 털이 자라고, 여성의 특징은 사라진다.
(유방이 작아지고, 생리가 줄어들고, 질이 오그라들고 건조해진다.)

※ 현저한 호르몬의 불균형으로 인해 조모증(粗毛症)이 생긴다.

다음은 병적으로 나타나는 몇 가지의 원인들에 대하여 알아본다.

1) 에스트로겐의 양이 감소하면서 털이 약간 자란다. 에스트로겐이 발모를 억제하는 기능이 있으나 에스트로겐 호르몬이 저하되면 이런 발모억제 기능이 저하되어 털이 자라게 된다.

2) 부신기능 항진으로 조모증과 다모증이 발생한다.

(양성 혹은 악성으로 인해 부신호르몬이 점점 증가하기 때문이다.)

3) 쿠싱 증후군(부신에서 스테로이드호르몬이 과잉 생산 시)

: 조모증과 달덩이 얼굴, 지방이 체간과 등에 축적 "들소형 비대" 형태가 된다.

4) 난소낭종: 남성 호르몬인 테스토스테론 생성으로 인해 체모 증가와 남성화 현상이 나타면서 털이 난다.

5) 뇌하수체 종양: 호르몬의 불균형이 털을 자라게 한다.

(말단비대증으로 아래턱뼈, 손/발을 크게 만든다.)

6) 약물 부작용: 고혈압 치료제(미녹시딜)가 조모증을 발생케 하는 반면 대머리 치료제로 활용할 수 있다.

7) 여자 코밑에 잔 수염: 난소에 물혹이나 종양이 있으면 발모한다.

동양의학적으로 우리 몸에 나는 털을 오행상으로 분류하면 다음과 같다.

머리털	눈썹	턱수염	피부 털	겨드랑이 털	음모털	종아리털
신장	면역력	신장	폐	면역력	신장	신장
짠맛	떫은맛	짠맛	매운맛	떫은맛	짠맛	짠맛

이렇듯이 각 부위의 털들이 오장육부와 상관관계를 가지고 있다. 각 장부의 기능이 저하되면 관련 부분에 탈모가 진행된다. 탈모를 예방하려면 관련 장부의 기능을 보강하는 맛의 음식을 먹는 것이 좋다.

대체적으로 탈모를 예방하거나 치유하려면 매운맛의 음식이나 짠맛의 음식을 먹는 것이 좋다. 그러나 현대인들은 쓴맛의 커피나 녹차, 술을 즐기고, 액상과당이나 식품첨가물이나 감미료 등을 즐겨 먹는다. 이런 먹을거리들이 탈모를 부추기는 원인으로 작용하고 있어 젊은이들이 더 많은 탈모로 고생하고 있는 것이다. 즉, 쓴맛은 폐 기능을 저하시키고 몸 전체의 털을 억제시키고, 단맛은 신장 기능을 저하시키며 주로 음부와 머리털을 빠지게 한다.

몸에 나는 털은 호르몬이 관여하고, 호르몬은 신장이 관여하기에 신장 기능을 보강하는 음식을 자주 먹으면 개선시킬 수 있다.

단맛과 쓴맛을 줄이고, 짠맛을 자주 먹으면 좋다.

생식요법은 수2+목+화+상화+표준생식이면 된다.
증상이 개선되면 체질 처방을 해야 한다.
부항사혈을 하여 혈전을 제거하여 혈액순환을 원활하게 하는 것도 좋다.

■ 웃긴 이야기, 믿거나 말거나

- 남자는 대머리는 있으나 음부털이 없는 무모증(無毛症)인 사람은 없고, 여자는 음부털이 없는 무모증은 있으나 남자 같은 대머리가 없다. 이것은 서양의학적으로는 설명할 수 없는 음양론이다.

- 남자의 음모는 다이아몬드형이고, 여자의 음모형은 역삼각형이다. 그런데 호르몬의 불균형은 이러한 고유의 음모형도 바꾼다니 놀랍지요.

- 당뇨병이 있으면 수염이 잘 자라지 않는다고 하니 역으로 수염이 잘 자라는 사람은 당뇨병이 없는 사람일 수 있다.

4. 얼굴이 달아오르고 붉게 변하며 온몸이 벌겋게 될 때

일반적으로 얼굴이 붉게 달아오르는 현상은 여자들의 경우 갱년기 증상일수 있고, 기타 불안 초조하거나 거짓말을 한 경우 들킬까 봐 심리적으로 심계항진이 되면서 얼굴이 붉게 달아오를 수 있다. 거짓말을 하면 귀도 함께 붉어집니다. 그러나 이러한 일반적인 증상 외에 호르몬을 포함한 어떤 것들이 얼굴을 붉게 만드는 요인들로 작용하는지 알아본다.

1) 안면 홍조: 낮이나 밤이나 관계없이 나타나는 증상이 나타난다면 아마도 에스트로겐 수치의 하락이 주원인일 수 있다.

2) 높은 열이 난다면: 피부의 모세혈관이 확장하여 인체의 과다한 열을 피부를 통해 발산하려는 현상이다.

3) 갑상선 기능 항진 : 생물학적으로 순환이 빨라 모세혈관들이 자연히 확장되어 적응하려는 현상에서 나타날 수 있다.

4) 약물부작용으로 나타날 수 있다.

① 나이아신은 콜레스테롤을 낮추는 약물로서 전신에 강력한 홍조, 타버릴 것 같은 느낌이 생긴다.
② 스테로이드 호르몬도 모세혈관을 확장시켜 얼굴을 붉게 만든다.

5) 암(종양)으로 인해서도 홍조현상 두 가지가 나타날 수 있다.

① 임파선의 악성종양(호지킨 병): 음주 시 피부가 붉게 되고, 임파선이 아프다.

■ **호지킨(hodgkin lymphoma)림프종병이란?**

면역세포들이 종양으로 변하면서 체내 조절작용과 관계없이 증식하는 질환이다. 즉 림프조직에 발생한 악성종양이다.

조직의 형태에 따라 호지킨 림프종과 비호지킨 림프종으로 나눈다.

호지킨 림프종은 특징적인 조직 양상과 올빼미 눈을 닮은 특이한 암세포를 보이는 질환이다. 주로 어린 나이에 발생하여 오랫동안 지속되고 점점 인접한 림프절을 타고 신체 전체에 영향을 미치는 특징을 가진다. 남아가 여아보다 2배 정도 높다.

- 5세 이전은 거의 없다.
- 10세 전후 발생이 증가한다.

- 15~34세에 많이 발병한다. (직장과 결혼 문제로 스트레스 과다 누적)
- 50세 이후 발병률이 높아진다. (자녀 결혼과 퇴직, 노후대책 고민으로 스트레스 과다)
- 주요 증상으로는 경부(목주변) 림프절 비대(70%), 겨드랑이 림프절, 서혜부 림프절 비대가 나타난다.

림프절은 서서히 커지며 단단하고 통증이 없으며, 특징적으로 하나 혹은 여러 개의 림프절이 커진다. 림프절 이외에 침범되는 장기로는 폐, 뼈, 골수, 간으로 전이된다.

증상이 오래 진행된 경우는 원인 불명의 발열, 야간 발한, 체중 감소(6개월 동안 10% 감소)를 보인다. 복부에서 생긴 경우는 회맹장 부위(면역세포들이 많이 모여 있는 곳)에 생기며 복부 종괴, 장 폐쇄, 장 중첩증 등이 나타날 수 있고, 항암제 치료나 방사선 치료 후에 2차 종양이 발생할 수 있다.

동양의학에서는 오행상 수(水: 신장/방광)/목(木;간장/담낭)/상화(相火: 면역력)기능 저하 시 나타나는 증상으로 본다. 스트레스가 과다 누적되면 신장 기능이 저하되면서 몸이 차가워지고 이어서 혈액순환기능이 저하되면서 상하 기혈(氣血)순환이 원활하지 못하게 되면서 나타나는 증상이라 할 수 있다.

면역력이 저하되고, 호르몬의 불균형이 발생하면 우리 몸은 외부 침입에 대비하기 위해서 림프절이 증가하게 되기 때문이다.

치유를 위해서는 스트레스를 줄이는 것이 우선이고, 음식은 체내를 따뜻하게 만드는 매운맛과 짠맛, 떫은맛을 자주 먹는 것이 좋다. 물론 단맛과 쓴맛을 줄이는 것이 좋다.

생식요법은 금+수2+목+상화2+표준생식이면 된다.
증상이 개선되면 체질 처방을 해야 한다.
부항사혈로 혈전을 제거하여 혈액순환을 원활하게 하는 것이 좋다.

② 카르시노이드(carcinoid, 류암(類癌)): 폐와 장에서 기원하는 호르몬 분비 종양도 모세혈관을 확장한다.

■ **카르시노이드(carcinoid syndrome)란?**

신경내분비세포기원의 세포로 구성된 카르시노이드 종양(유암종)이 분비하는 세로토닌과 같은 물질로 인해 나타나는 증상을 말한다.

카르시노이드 종양은 소장이나 대장, 충수 등과 같은 위장계통에서 잘 나타나며 위, 췌장, 기관지, 흉선, 난소 등에서도 나타날 수 있다.

어린이에게는 드물고 50세 이상의 사람들에게서 흔하게 발생되며 여성보다 남성의 발병률이 2배나 높다.

원인은 밝혀진 것이 없다.

신체에 나타나는 주요 증상은 다음과 같다.

가장 대표적인 증상은 얼굴 홍조로 환자의 약 70%에서 얼굴과 목 부위에 붉은 발진이 생기는데 스트레스나 술, 운동, 치즈 같은 음식에 의해서도 유발되기도 한다. 카르시노이드 종양에서 분비되는 세로토닌에 의한 증상으로 장운동을 항진시켜 복통이 생기거나 점액분비를 증가시켜 설사가 발생하게 된다.

또한 천식 발작은 카르시노이드 환자의 15~20%에서 나타나며 기관지 수축으로 인해 안면홍조가 함께 나타난다.

카르시노이드 환자의 70% 정도에서 심혈관질환이 나타나며 가장 자주 나타나는 증상은 삼첨판의 유두근이 단축되고 섬유화가 나타나 판막의 운동이 제한을 받아 발생되는 삼첨판의 이상이다.

기타 증상으로는 청색증, 선단비대증, 발기부전, 성욕감퇴, 발열, 영양실조, 피부염, 관절염, 안면홍조, 설사, 신장 질환 등이 있다.

동양의학에서는 오행상 수(水: 신장/방광)기능 저하 시 나타나는 증상이다. 호르몬의 불균형이 원인이다. 호르몬은 신장과 연관이 있기 때문이다. 단맛과 쓴맛을 줄이고 짠맛을 자주 먹는 것이 좋다.

생식요법은 금+수2+목+상화2+표준생식이면 된다.(수2+목+화+상화+표준)
증상이 개선되면 체질 처방을 해야 한다.
부항사혈로 혈전을 제거하여 혈액순환을 원활하게 하는 것이 좋다.

※ 갑작스럽고 설명할 수 없는 홍조가 유발될 때에는 상기 병을 고려하라.

6) 산소결핍으로 인한 만성적인 폐질환으로 인해 많은 적혈구를 생산하기 때문에 안면 홍조가 발생할 수 있다.

7) 진성 적혈구증가증도 얼굴을 달아오르게 한다.

골수가 지나치게 많은 수의 적혈구를 생성하여 모세혈관을 통해 흐르는 혈액을 빽빽하게 하고 더 천천히 흐르게 하며 달아오르게 한다.

8) 폐경기도 호르몬의 불균형으로 인해 얼굴을 달아오르게 한다.

9) 고효능 비타민 복용 시 비타민제에 나이아신(니코틴산) 포함돼 있다면 콜레스테롤을 낮추려고 약을 복용 후 홍조시작이라면 나이아신이 원인이다.

10) 음주 후 달아오르고 겨드랑이와 목에 통증이 있으며 혹이 만져진다면 호지킨 병을 의심하라.

11) 갑상선 기능 항진은 얼굴이 확 달아오른다, 눈이 돌출된다, 신경질적이고 예민하다, 손이 표 나게 떨린다, 혀를 내밀어도 혀가 떨린다, 체중이 감소한다. 눈 돌출만 빼고 병이 치료되면 사라진다.

12) 이유 없이 갑자기

① 설사가 나며
② 천명음(喘鳴音: 헐떡거리는 숨소리)이 들리고,
③ 얼굴이 이따금씩 확 달아오른다.

이 증상은 카르시노이드 종양의 특징이다.
이 종양은 세로토닌(serotonin)이라고 부르는 물질을 분비하기 때문이다.
앞에서 알아본 카르시노이드 종양을 참고하기 바란다.

13) 쿠싱 증후군도 얼굴이 붉어질 수 있다.

① 몸 안에서 코르티솔 호르몬을 과잉생산하기 때문이다.
② 코르티솔 정제를 장기간 복용 시 발생한다. (관절염 치료를 위해 과용하는 경우)
가) 얼굴이 달덩이처럼 둥그렇게 변한다.
나) 목뒤에는 혹이 생긴다.
다) 배에는 붉으락푸르락 줄무늬가 생긴다.
라) 혈압이 높아진다.
마) 몸이 뚱뚱해지고, 팔다리는 가늘어진다.
바) 윗입술에 콧수염이 난다.
사) 안색이 불그스름하다.

동양의학에서는 쿠싱 증후군은 오행상 수(水: 신장/방광)기능 저하로 발생하는 질환으로 본다. 부신(副腎)과 연관이 있기 때문이다.

간혹 신장에 붙어 있는 부신암(암 발생률 0.9%정도로 희귀한 암종이다.)이 발생해도 쿠싱 증후군과 같이 얼굴이 둥그렇게 변하면 팔과 다리는 거미처럼 가늘어지는 것이 특징이다. 이러한 부신암 역시 코르티솔의 과잉으로 인해 발생하는 암종(癌腫)이다.

코르티솔 호르몬은 스트레스를 받을 때 분비되는 호르몬으로서 장기간 스트레스를 받는 사람이 주로 발생한다. 또한 스테로이드를 장시간 이용해도 이런 증상들이 나타난다.

자연 치유를 위해서는 스트레스를 줄이는 생활 습관이나 짠맛의 음식을 자주 먹는 것이 좋다. (천일염이나 해조류 등 바다에서 생산되는 먹을거리들)

동양의학에서 전체적으로 볼 때 얼굴이 울그락불그락 거리는 것을 면홍면황(面紅面黃)이라고 표현한다.

이런 증상은 오행상 상화(相火) 로 표현한다. 즉 면역력이 저하되면 나타나는 증상으로 본다. 이런 증상이 나타나는 원인으로는 과도한 스트레스로 인한 혈액순환 장애가 가장 크게 작용한다. 혈액순환 장애를 해소시키기 위해서는 항상 즐거운 마음과 작은 일에도 감사하는 마음을 가지고 긍정적인 생활을 하는 것부터 시작 되어야 한다.

이런 증상이 나타나는 사람들은 항상 가슴 졸이며 생활하고 불안, 초조, 긴장된 생활을 하며 집중력이 없고, 행동이 부산한 것이 특징이다.

떫은맛의 음식들을 자주 먹으면 좋다. 고영양 저칼로리 음식을 먹어 오장육부에 고른 영양을 공급하는 것도 좋다.

단맛을 줄이고 짠맛을 자주 먹는 것이 좋다.

생식요법은 토+금+수2+상화2+표준생식이면 된다.
증상이 개선되면 체질 처방을 해야 한다.
부항사혈로 혈전을 제거하여 혈액순환을 원활하게 하는 것이 좋다.

5. 피부색이 바뀔 때

지하철이나 버스를 타고 다니다 보면 어딘지 모르게 건강한 얼굴을 하고 다니는 사람과 병색이 완연한 사람을 구분할 수 있다. 몸 안에서 일어나고 있는 다양한 증상들이 몸 외부에 색깔이나 기타 증상으로 표현된다는 점에 놀란다. 피부의 착색으로 나타나는 피부 질환들은 어떤 것들이 있는지 알아본다.

1) 모든 검은 점, 병적 증식물, 색깔, 크기나 모양에서 변화는 악성 흑색종의 생성을 의미한다.

2) 백반증: 선천적인 질환, 자기 색소를 잃어버린 얼룩덜룩한 부위로 나타난다.

3) 과색소 침착: 햇볕에 탄 피부는 손상된 피부다.

4) 에디슨병: 피부에 색소침착이 증가되는 것은 흔한 증상이다.

이 질환은 부신피질의 기능 이상으로 인하여 코르티솔을 생산이 불충분하게 기능하거나 제 기능을 못한다. 이 병의 특징은 피부와 구강에 나타나는 갈색 색소다.

■ **에디슨(addision' s disease)병이란?**

이 병은 부신피질에서 생산되는 스테로이드 호르몬인 코르티솔(cortisol)과 알도스테론(aldosterone) 생산에 이상이 생겨서 발생하는 질환을 말한다.

부신(副腎)이란 양쪽 신장 위에 있는 기관으로서 아드레 날린(말초혈관이나 혈압유지), 당류코르티코이드(당대사, 칼슘대사, 성장발육, 면역계, 심혈관계, 중추신경계 등의 조절에 관여), 염류코르티코이드(수분 및 전해질 대사에 관여), 안드로겐(성호르몬) 등의 호르몬을 분비하는 기관이다.

부신기능 이상으로 이런 종류의 호르몬을 분비할 수 있는 능력(특히 코르티코이드와 염류코르티코이드)이 저하되어 생기는 병을 부신기능 저하증이라 부른다.

원인을 보면 결핵으로 인해 생길 수 있다. 결핵균의 유입, 폐 병변, 소화기계 결핵, 중추신경계결핵, 골관절 결핵, 비뇨생식기계결핵 등이 원인으로 작용한다. 드물게는 다른 장기 암의 전이로 인해 발생할 수 있다. 스테로이드를 장시간 사용한 후 쿠싱 증후군의 선종절제술 후에도 생길 수 있다.

주요 증상으로는 전신 쇠약감과 무력증, 오심과 구토, 체중 감소, 저혈압, 저혈당증, 체모탈락, 전신의 색소과다 침착증상이 나타난다.

동양의학에서는 오행상 수(水: 신장/방광)기능 저하로 본다. 평상시 단맛과 쓴맛을 과식하게 되면 신장 기능이 저하되면서 부신의 기능 역시 저하되어 호르몬의 불균형을 초래하게 된다. 싱겁게 먹어 체내에 염분이 부족해도 신장 기능이 저하되어 호르몬의 불균형이 발생한다.

자연 치유를 위해서는 단맛과 쓴맛을 줄이고 짠맛을 자주 먹으면 좋다.

생식요법은 금+수2+목+상화2+표준생식이면 된다.(금+수2+목2+상화+표준생식)
증상이 개선되면 체질 처방을 해야 한다.
부항사혈로 혈전을 제거하여 혈액순환을 원활하게 하는 것이 좋다.

5) 하지정맥류: 다리가 만성적으로 부어 있다면 발목 주위에 갈색빛깔 나는 색소 침착 현상이 발생한다. 이런 변색은 정맥에서 누출되어 그 조직으로 들어가는 혈액 때문에 생긴다.

운동 부족이나 발이 차가운 수족냉증이 있다. 발을 따뜻하게 하는 발마사지나 지압판 밟기, 족욕, 경침베개 밟기 등 생활 습관을 바꾸고 부항사혈을 하여 중성지방이나 콜레스테롤 수치를 낮추어야 한다.

동양의학에서 하지정맥류는 오행상 목(木: 간장/담낭)과 화(火: 심장/소장)기능 저하 시 나타나는 증상으로 본다. 즉 혈관과 혈관내의 판막기능 저하 시 나타나는 증상이다. 혈관 내벽을 만드는 단백질은 간에서 생산하며, 혈관운영은 심장에서 하고, 혈관내의 판막은 간에서 주관하기 때문이다.

생식요법은 목+화2+토+상화+표준생식이면 된다.(수+목2+화2+상화+표준)
증상이 개선되면 체질 처방을 해야 한다.
부항사혈로 혈전을 제거하여 혈액순환을 원활하게 하는 것이 좋다.
(수: 맑은 혈액생산, 목: 노폐물 분해/배출, 화: 혈액순환기능 원활)

6) 방사선 요법, 피임약 복용도 피부 착색의 원인이 된다.

7) 가족성 용종증: 암의 전 단계이므로 대부분 제거해야 한다.

잇몸에 검은색의 착색, 아랫입술 좌측에 검은 점이 나타나기도 한다.
(입술을 네 등분하면 좌측 아랫입술은 직장과 S자 결장이기 때문이다.)
대장의 용종을 제거하면 입술의 점이 사라진다.
입술에 넓게 퍼진 피부 착색이라면 위장 질환을 의심해야 한다.

8) 레몬과 같은 엷은 색깔 피부: 갑상선이 잘 작동하지 못하거나 악성빈혈(비타민 B12 흡수저하)인 경우다.

※ 발진이 나타나면 복용하고 있는 약물을 고려하라.

동양의학에서 피부는 오행상 금(金; 폐/대장)으로 분류한다. 즉 폐기능이 저하되면 피부에 이상 현상이 나타난다. 요약한다면 피부에 있는 모세혈관에 혈액순환 장애가 나타나면서 차가워져 다양한 형태의 색깔과 증상이 나타난다고 본다. 이러한 증상이 나타나는 원인으로는 쓴맛의 음식을 과식하는 경우에 나타날 수 있다. 쓴맛을 자주 먹으면 폐기능을 약화시키기 때문이다. 또한 피부에 이상 현상이 나타나는 사람들은 몸이 차갑다는 것이 특징이다.

피부에 나타나는 증상을 예방하거나 치유하고자 한다면 쓴맛과 단맛을 줄이고 매운맛과 짠맛을 자주 먹어 몸 내부를 따뜻하게 만드는 것이다. 발을 따뜻하게 하여 오장육부를 자극해 주는 것도 좋은 방법이다.

생식요법은 금2+수+목+상화2+표준생식이면 된다.(금2+수2+목+상화+표준생식)
증상이 개선되면 체질 처방을 해야 한다.
부항사혈로 혈전을 제거하여 혈액순환을 원활하게 하는 것이 좋다.

6. 지나친 땀

어떤 사람은 땀이 너무 안 난다고 아우성이고 어떤 이는 땀이 너무 많아서 걱정이고 땀 하나 가지고도 불평불만이 이만저만이 아니다. 어쨌든 간에 땀은 적당히 나는 것이 좋다. 너무 안 나도 문제고 너무 많이 나도 문제인 것은 맞다. 예를 들면, 암 환자인 경우는 땀이 너무 안 나면서 춥고 살이 마르기에 점검한 결과 암을 진단받았고, 어떤 이는 땀이 비 오듯 하여 사회생활이 어려울 정도다.

땀에 관한 문제점들은 어떤 것들이 있는지 정리해본다.

1) 발한(發汗)은 우리 몸의 열을 제거하는 방법 중의 하나다.

2) 스트레스성 발한: 땀샘을 자극하는 아드레날린을 지나치게 많이 생성해도 땀이 난다. (열 받으면 이마나 전신에 땀이 나는 현상을 말한다.)

3) 발열은 땀을 통하여 몸을 식히려는 작용이다.

4) 폐결핵은 야간에 땀을 많이 흘린다.(야간은 기초대사로서 저체온이 나타나기 때문에 체내의 온도를 유지하기 위한 생명활동이다.)

5) 갑상선 기능 항진은 축축하고 덥고, 손이 떨리고, 체모가 가늘어지고, 피부는 부드러워지고 맥박이 빨라진다.

6) 호르몬의 불균형: 건조한 피부 후에 흠뻑 젖는 발작적인 발한이 주기적으로 발현된다. 전립선암으로 에스트로겐 치료를 받는 남자에게도 발현된다.

7) 열이 없으면서 발한인 경우는 다음과 같다.

① 급성심장발작은 얼굴에 식을 땀이 흐르고, 호흡이 곤란하고, 가슴에 통증이 있다.
② 농양이 있으면 주기적으로 땀이 나기도 한다.
③ 저혈당증은 차가운 땀이 흐른다.

동양의학에서는 땀을 오행상 화(火: 심장/소장)로 분류한다. 즉 심장 기능 저하 시 땀이 발생한다. 땀은 몸 안이 차가워 정상 체온을 유지하고자 할 때 모공을 열어 땀을 배출한다. 이러한 이유는 몸 안이 차가워지면 혈액순환 장애가 발생하기 때문이다. 또한 땀은 혈관이 좁아지거나 혈액이 끈적거리거나 찌꺼기가 누적 시 혈액순환 장애가 발생하여 이를 해소하려는 노력(심박동을 증가시킨다.)을 할 때 땀이 나기 때문이다. 땀이 나는 근원을 파악하고 근원을 제거하는 것이 우선되어야 한다. 심장기능을 저하시키는 짠맛과 신맛을 줄이고, 쓴맛과 단맛을 자주 먹으면 좋다.

생식요법은 화2+토+금+상화2+표준생식이면 된다.(화+토2+금+상화+표준)
증상이 개선되면 체질 처방을 해야 한다.
부항사혈로 혈전을 제거하여 혈액순환을 원활하게 하는 것이 좋다.

7. 손/발톱으로 알 수 있는 증상들

사람들을 보면 건강에 관하여 두 가지 인생을 살아가고 있다.

하나는 증상이 나타나기를 기다리는 사람들이고, 다른 하나는 문제를 계속 찾아다니는 사람들이다.

동양의학에서는 손톱과 발톱은 오행상 목(木: 간장/담낭)으로 분류한다. 손/발톱은 단백질로 구성되어 있으며, 이러한 단백질은 간(肝)에서 샐비지 합성이나 디노보 합성으로 관여하기 때문이다. 그래서 간 기능이 저하되면 단백질 합성능력이 저하되면서 손/발톱에 다양한 형태의 변형과 색깔의 변화와 질환들이 발생하게 된다.

예쁘게 보이려고 다양한 색깔의 인조손톱을 부착하거나 매니큐어를 칠하는 것들이 과연 손톱건강에는 어떤지도 궁금하다. 부서지는 손톱, 갈라지는 손톱 등 여러 가지 형태의 손톱에 문제가 발생하는데 하나씩 알아본다.

1) 손톱을 깨물거나 뜯어 먹는 버릇은 만성적인 긴장과 불안하다는 증거다. 면역력 저하 시 나타난다. 집중력이 없고 행동이 부산하며, 성격의 기복이 심하다. 또한 오행상 상화기능 저하 시 나타난다. 떫은맛을 자주 먹으면 좋다.

생식요법은 토+금+수+상화2+표준생식이면 된다.
증상이 개선되면 체질 처방을 해야 한다.
부항사혈로 혈전을 제거하여 혈액순환을 원활하게 하는 것이 좋다.

2) 손톱이 창백하다.

빈혈, 쉽게 부서진다. 형태가 변해서 편평하거나 숟가락같이 오목해진다. 간 기능 저하증상이다. 오행상 목기능 저하 시 나타난다.

생식요법은 수+목2+화+상화+표준생식이면 된다.
증상이 개선되면 체질 처방을 해야 한다.
부항사혈로 혈전을 제거하여 혈액순환을 원활하게 하는 것이 좋다.

3) 푸르스름한 청색 손톱은 피 속에 산소가 부족한 것이다.

호흡곤란과 기침이 나면 병원으로 가야 한다. (심부전과 만성 폐질환)
적혈구에 독소가 침입한 경우에 나타난다. 오행상 화(火)/금(金)기능 저하 시 나타난다.

생식요법은 금2+수2+목+상화+표준생식이면 된다.
증상이 개선되면 체질 처방을 해야 한다.
부항사혈로 혈전을 제거하여 혈액순환을 원활하게 하는 것이 좋다.

※ 소아 청색증은 선천성 심장질환으로 외과수술로 교정 가능하다.

4) 두껍고 비틀린 손톱은 간 기능 저하 시 나타난다.

건선도 원인이다. 비타민 결핍, 동맥경화증이 진행 중이다.
홍채상 노인환을 확인해야 한다.

생식요법은 목2+화+토+상화+표준생식이면 된다.(목+화2+토+상화+표준)
증상이 개선되면 체질 처방을 해야 한다.
부항사혈로 혈전을 제거하여 혈액순환을 원활하게 하는 것이 좋다.

5) 곤봉 모양의 손톱(곤봉지)은 폐 기능 저하 시 나타난다.(폐결핵)

만성적인 감염, 농양, 폐암, 만성적인 폐와 심장 질환, 결핵, 선천성 심장 질환, 손끝의 모세혈관에 산소가 부족한 현상이다. (정상: 손톱과 피부가 만나는 곳의 각도는 약 160도를 이룬다.)
쓴맛을 줄이고 매운맛을 자주 먹으면 좋다.

생식요법은 금2+수+목+상화+표준생식이면 된다.
증상이 개선되면 체질 처방을 해야 한다.
부항사혈로 혈전을 제거하여 혈액순환을 원활하게 하는 것이 좋다.

6) 흰색 줄과 수평적인 융기의 결합은 비소의 중독 증상이다.

쓴맛을 줄이고 매운맛을 자주 먹으면 좋다.
생무즙(천천히 갈아야 효과가 좋다.)에 조선간장을 타서 먹으면 해독된다.

생식요법은 금2+수+목+상화+표준생식이면 된다.
증상이 개선되면 체질 처방을 해야 한다.
부항사혈로 혈전을 제거하여 혈액순환을 원활하게 하는 것이 좋다.

7) 피부가 건조하고, 손톱이 연약하고 쉽게 빠진다.

① 갑상선 기능 저하: 피로, 피부가 레몬색을 띈다. 맥박이 늦고, 추위를 잘 탄다. 머리카락이 빠진다.
② 갑상선 기능 항진: 손톱이 잘 부러지고, 손톱이 숟가락처럼 오목하게 된다.

생식요법은 수+목2+화+상화+표준생식이면 된다.
증상이 개선되면 체질 처방을 해야 한다.
부항사혈로 혈전을 제거하여 혈액순환을 원활하게 하는 것이 좋다.

8) 손톱에 검은 선이 있다.

아급성 세균성 심내막염이다.
덜 익은 돼지고기에 의한 선모충증 감염증에 감염됐을 때 나타난다.
※ 새우젓+청양고추+청양고춧가루를 넣고 살짝 볶아서 상복하면 좋다.

9) 반달 선은 뇌하수체에 병이 들면 반달이 사라진다.

이때는 목젖이 휘어졌는가를 병행 확인해야 한다.
뇌하수체에 이상이 생기면 목젖이 휘어지기 때문이다.
단맛을 줄이고 짠맛을 자주 먹으면 좋다.

생식요법은 수2+목+화+상화2+표준생식이면 된다.
증상이 개선되면 체질 처방을 해야 한다.
부항사혈로 혈전을 제거하여 혈액순환을 원활하게 하는 것이 좋다.

동양의학에서는 손/발톱은 오행상 목(木: 간장/담낭)으로 분류한다. 간장기능이 저하되면 손/발톱에 이상이 생긴다. 잘 부서지거나 깨지거나 부러지는 등의 증상이 나타난다.

손톱은 빠졌다가 다시 자라는 데 약 6개월이 소요되고, 발톱은 약 8개월에서 12개월이나 걸린다. 왜 이런 성장시간에 차이가 나는 것일까 하는 의문도 가져 본다.

손은 양으로 분류하는 곳이기에 손톱은 양 기운이 강하여 빨리 자라고, 발은 음으로 분류하는 곳이기에 발톱은 음 기운이 강하여 자라는 속도가 느린 것이다.

손톱이 간과 연관이 있는 이유는 간 기능이 약한 사람들은 대개 손톱의 생김이 변형되어있기 때문이다. 서양의학적으로 볼 때 조갑백선 또는 백선조갑(일명 손발톱 무좀증상)이라 하여 치료를 하고자 할 때는 반드시 간 기능 검사 결과를 보고 약을 처방하는 이유다.

간 기능이 저하되면 해독기능이 저하되어 조갑백선 치료약을 처방 시 독으로 작용하기에 반드시 간 기능 검사 결과를 보고 처방하는 것이다.

그래서 간과 손/발톱은 상관관계가 있다. 우리 몸은 두 가지 형태의 방법으로 단백질을 형성한다. 디노보 합성과 샐비지 합성으로 생성되는 단백질이 손/발톱을 구성하는 단백질이기 때문이기도 하다.

손톱을 구성하는 단백질 합성에 대하여 알아본다.

생체를 구성하는 단백질은 인간의 경우 20종류의 아미노산으로 이루어지는데 DNA의 정보를 RNA가 받아서 번역 등의 과정을 통하여 다양한 아미노산들이 만들어 진다.

이들 아미노산이 다양하게 결합하여 약 10만 종류의 단백질을 만들어 내고 각 단백질들이 역할을 통하여 생체를 유지하는 것이다.

음식물의 인체 내 소화는 크게 섭취-분해(기계적, 효소적)-흡수-이용으로 나누어진다. 핵산도 일반 음식물과 동일한 과정을 통해 소화-흡수된다.

섭취된 핵산은 소장을 거치면서 뉴클레아제라는 효소에 의해 핵산의 기본 구성 물질인 염기, 인, 오탄당으로 분해된다. 분해된 염기, 인, 오탄당은 소장에서 흡수되어 혈액중 적혈구에 의해 온몸으로 운반되어 세포까지 이동하는 과정을 거치게 된다.

① 샐비지 합성(Salvage pathway)은 핵산이 음식물로 섭취되어 곧바로 세포로 이동하여 DNA, RNA 합성에 사용되는 과정을 거치면서 합성되는 단백질 합성을 샐비지 합성이라 부른다.

② 디노보 합성(De novo pathway)은 샐비지 합성 이외에 또 하나의 인체 내 핵산을 합성하는 신생경로라 할 수 있다. 간에서 이루어지는 핵산 합성법이다.

이러한 섭취된 단백질의 분해 산물인 아미노산을 간에서 받아들여 인체의 각 세포에서 사용될 핵산 염기를 합성하게 되는 과정을 거치게 되는데 디노보 합성은 보통 20~30세를 기준으로 합성하는 양이 점차적으로 줄어들게 된다.

이런 현상은 아마도 인체의 노화가 25세를 전후로 진행되기 때문인가 하는 연구를 계속하고 있다. 이때를 정점으로 DNA의 길이가 점차 짧아지는 현상이 발견되었다.

생체는 핵산의 총량을 일정하게 유지하며 핵산 보급량이 적으면(외부로부터 육류 단백질이 들어오지 않으면 즉 고기를 먹지 않으면) 디노보 합성량을 증가시키고, 핵산을 많이 섭취하면(고기를 많이 먹으면) 디노보 합성량을 감소시킨다.

우리 인간은 20세가 넘으면 간 기능도 쇠퇴하기 때문에 디노보 합성력도 쇠퇴한다. 따라서 합성력이 감퇴한 만큼 핵산을 보급해 주지 않으면(고기를 먹지 않으면) 체내에서는 만성적으로 DNA, RNA가 부족하게 된다. 또한 세포 자체도 노화되므로 신진대사도 나빠져 회복력이 약해진다.

이렇게 되면 점점 세포의 노화가 진전되어 노화와 질병이 촉진된다.

또한 샐비지 합성이 늘어나게 되면 간에서는 디노보 합성을 통한 핵산 양을 줄이게 되는데 이로 인해 해독기능, 노폐물 분해 배출, 에너지 대사 등 쉴 틈 없이 활동하는 간의 피로를 덜어줄 수 있다.

손/발톱에 관여하는 간 기능을 보강하기 위해서는 매운맛을 줄이고 신맛을 자주 먹으면 좋다. 간 기능을 보강하는 육류 단백질을 보충하는 것도 좋다.(닭고기, 계란, 동물의 간, 쓸개, 개고기 등)

생식요법은 목2+화+토+상화+표준생식이면 된다.
증상이 개선되면 체질 처방을 해야 한다.
부항사혈로 혈전을 제거하여 혈액순환을 원활하게 하는 것이 좋다.

나이를 먹으면서 고단백질의 영양식을 자주 먹는 사람들이 장수한다는 말이 일리가 있다. 외부에서 고급 단백질을 보충해 주면, 간에서 해독, 피로물질을 분해하고 배출하는데 총력을 기울이다 보면 혈액순환 장애가 해소되면서 무병장수할 수 있는 여건을 만들기 때문이다.

12 두근거림, 맥박과 불규칙한 심박동

1. 맥박이 알려주는 것

맥 박동은 동양의학에서는 1분에 약 60회, 서양의학에서는 1분에 약 72회를 정상으로 본다. 쉽게 말해서 맥박은 건강한 사람은 1분에 약 60회 정도 뛰고, 건강하지 않은 사람은 더 빠르게 뛴다. 건강이 나쁠수록 크고 빠르게 뛴다. 우리는 크고 빠르게 뛰면 건강한 줄 알고 있으나 잘못된 상식이다. 동양의학에서는 1분에 약 60회 정도 안정적으로 뛰면 건강한 사람으로 판단하고 서양의학적으로는 약 72 정도까지 건강한 사람으로 판단한다.

맥 박동은 몸 안에서 일어나고 있는 오장육부뿐만 아니라 모든 부분의 기능 상태를 크기와 형태로 나타내는 건강 지표다.

2. 맥박이 정상인가?

심박동 수를 비정상적으로 감소시키는 원인들을 알아본다.

1) 디기탈리스(심박동 조절약) 고혈압, 협심증, 심장 리듬장애, 불안상태, 편두통 치료제를 복용하면 심박동이 낮아진다.

2) 갑상선 기능 저하증

   맥박이 60 이하로서 피곤하고, 춥고, 탈모, 변비, 생리 양 증가 시 체중이 증가한다.

비정상적으로 빠른 박동은 무엇 때문이지 알아본다.

3) 갑상선 기능 항진증은 휴식 중에도 100회 이상 빠르게 뛸 수 있다.

가는 모발, 매끌매끌한 피부, 손가락을 쫙 폈을 때 손가락의 가벼운 떨림, 심계 항진, 체중 감소, 신경 예민, 과도한 발한이 나타난다.

4) 빈혈도 심박동을 빠르게 한다.

혈액 내 산소부족 시 혈액을 많이 송출하기 때문이다.
(질 부족을 양으로 메우려는 현상)

5) 심장 근육이 약할 시 빨라진다.

6) 암이나 만성적인 신장 질환이나 간 질환도 빠른 박동을 촉발시킨다.

7) 약물 부작용

갑상선 약, 카페인, 식욕 억제제도 심박동을 빠르게 한다.

※ 갑상선 호르몬제는 심박동을 불규칙하게 만들고, 혈압상승과 협심증을 악화시킨다.

이런 약을 장기간 복용 시 갑상선 기능이 정지된다. (정상이 2알인데 4알을 먹으면 더 빨리 좋아질 것이라는 생각은 잘못이다.)

8) 천식치료제도 맥박동을 빠르게 한다.

9) 흡연도 심박동을 빠르게 한다. (흡연 전/후를 비교해 보라)

동양의학에서는 심박동은 오행상 화(火: 심장/소장)로 분류한다. 심장 기능이상 시 심박동에 이상이 생긴다. 정상 범위를 벗어난 심박동은 육체적으로는 몸이 차가워졌거나, 심리적으로 불안하거나 초조할 때 발생한다. 또한 불규칙하게 심박동을 하는 부정맥도 심리적으로 불안한 상태에서 발생한다. 심장에 이상이 발생한 경우 손바닥이 붉게 나타나며, 부정맥인 경우는 붉고 하얀 점들이 나타나는 것이 특징이다.

이런 증상이 나타나는 사람들은 짠맛을 줄이고, 쓴맛과 단맛을 자주 먹으면 심박동이 안정되고 좋다.

생식요법은 화2+토+금+상화2+표준생식이면 된다.(화+토2+금+상화2+표준생식)

증상이 개선되면 체질 처방을 해야 한다.

부항사혈로 혈전을 제거하여 혈액순환을 원활하게 하는 것이 좋다.

평상시 발을 따뜻하게 자극하는 습관을 가지면 시너지 효과를 얻을 수 있다. 발을 자극하면 항상 정상 체온을 유지할 수 있어 혈액순환 장애를 쉽게 극복할 수 있기 때문이다.

부정맥인 경우는 노란옥수수를 가루로 내어 1일 3회(한 번에 밥숟가락으로 3~4숟가락)미지근한 물에 타서 먹으면 좋고, 정상적으로 심박동이 빠르다면 수수를 가루로 내어 1일 3회(한 번에 밥숟가락으로 3~4숟가락) 미지근한 물에 타서 먹으면 좋다. 옥수수가루는 마음을 안정시켜주는 효과를 가지며, 기혈을 순환시켜주고, 수수가루는 혈관을 뜨겁게 하여 혈관의 탄력성을 회복시키는 효과를 주며, 심박동이 빠른 사람에게는 안정적인 심박동을 뛰게 하는 효과를 가진다.

13 고혈압(高血壓), 무엇을 의미하는가?

옛날에는 고혈압이라고 하면 굉장히 큰 병인 줄 알았는데 이제는 소화불량 같은 정도로 누구나 고혈압 약을 먹고 있는 것 같다. 왜 이런 현상들이 나타나는지 궁금하다. 고혈압의 의문점들을 식습관과 생활 습관으로 좁혀서 알아본다.

고혈압보다 고혈압 치료제가 더 나쁘다는 것을 알고 있는가.

고혈압을 방치하면, 높은 압력하의 동맥들이 끊임없이 박동하면 여러 곳에서 동맥경화의 과정이 가속화되기 때문에 어쩔 수 없이 약을 먹어야 한다.

서양의학적으로 본 혈압(血壓)이란, 동맥혈관 벽에 대항한 혈액의 압력을 말한다. 심장이 수축하여 동맥혈관으로 혈액을 보낼 때의 압력이 가장 높은데 이때의 혈압을 수축기 혈압이라 하고, 심장이 늘어나서 혈액을 받아들일 때의 혈압이 가장 낮은데 이때의 혈압을 이완기 혈압이라고 한다. 이러한 혈압이 여러 가지 이유로 높아진 것을 고혈압(高血壓)이라고 하며 우리나라 성인 인구의 약 15%가 고혈압을 가지고 있는 것으로 추정되고 있다.

다음은 미국 국립보건원의 고혈압의 예방, 발견, 평가 및 치료에 관한 합동위원회 제7차 보고서에 나온 혈압의 분류와 2007년 유럽 심장 학회(ESC)와 유럽 고혈압 학회(ESH) 가이드라인에 의한 혈압 기준이다.

〈혈압기준치〉

(단위: mmHg)

구분	수축기 혈압 (최고혈압)	확장기 혈압 (최저혈압)
정상혈압	120	80
전 고혈압	121~139	81~89
고혈압1기(경증)	140~159	90~99
고혈압2기(중증)	160 이상	100 이상

1) 정상혈압: 수축기 혈압 120mmHg 미만이고, 확장기 혈압 80mmHg 미만이다.

2) 고혈압 전 단계:
수축기 혈압 121~139mmHg이거나, 확장기 혈압 81~89mmHg이다.

3) 1기 고혈압(경도 고혈압):
수축기 혈압 140~159mmHg이거나, 확장기 혈압 90~99mmHg이다.

4) 2기 고혈압(중등도 이상 고혈압):
수축기혈압 160mmHg 이상이거나 확장기 혈압 100mmHg 이상을 말한다.

1. 고혈압의 원인 ㅣ

1) 고혈압은 교감신경에 의한 신경성요인 및 레닌-안지오텐신 기전에 의한 체액성 요인에 의해 발생되나 흡연, 남성, 노령화 및 유전에 의해서 유발이 촉진된다. (스트레스도 고혈압의 원인이 된다.)

2) 부모 한쪽이 고혈압이면 자녀의 약 50%가 고혈압에 걸릴 위험이 있고, 부모 모두 고혈압이면 자녀의 70%에서 고혈압이 발생한다는 보고를 볼 때 유전은 고혈압 발생의 가장 중요한 요인이다.

3) 흡연은 혈관을 수축시키고 혈소판 응집을 촉진함으로써 혈압을 상승시키고, 고지혈증은 동맥경화를 유발함으로써 고혈압의 발생에 관여한다. 이와 같이 고혈압을 발생 시키는 요인들은 다음과 같다.

① 심혈관질환의 가족력(유전)
② 흡연
③ 고지혈증
④ 당뇨병
⑤ 60세 이후 노년층
⑥ 성별 (남성과 폐경 이후 여성)
⑦ 식사성 요인: Na, 지방 및 알코올의 과잉섭취, K, Mg, Ca의 섭취부족
⑧ 약물요인: 경구 피임약, 제산제, 항염제, 식욕억제제
⑨ 심한 스트레스

4) 치료받지 않고 아무런 조치가 없을 시

① 뇌졸중: 뇌동맥이 막히거나 터지는 현상이 발생한다.
② 심장발작: 관상 동맥이 동맥경화를 일으켜 막히는 현상이 발생한다.
③ 심부전: 심근이 닳아서 높아진 압력의 저항을 이기지 못하고 전신에 펌프질을 하지 못하는 증상이 나타난다.
④ 신부전: 신장동맥이 경화되어 신장이 정상적인 작동을 하지 못하는 상태가 된다.
⑤ 대동맥류: 주요혈관이 부풀어 마침내 터지는 것으로
흔히 치명적인 사건중의 하나이다. (혀끝에 돌기가 나타난다.)
⑥ 하지 동맥의 폐색: 멀리 걷는 것이 고통스러운 증상이 나타난다.

※ 합병증은 심부전, 협심증, 심근경색 등의 심장증세와 신경화, 신부전, 요독증 등의 신장증세, 시력 저하, 뇌출혈, 뇌졸중, 혼수 등의 뇌신경 증상 등이 나타나게 된다.

5) 혈압 정상화를 위해 다음과 같은 노력을 해야 한다.

① 식이요법으로 혈액을 맑게 하여 혈액순환을 원활하게 하라.
② 체중을 감량하여 혈액순환을 원활하게 하라.
③ 운동을 하여 정상 체온을 유지시켜라. (발운동이 효과가 좋다.)

6) 혈압 발생의 3가지 주요 인자들(서양의학적 소견)을 알아본다.

① 순환기 내에 있는 혈액량을 관여한다.
가) 혈액이 적으면 혈압이 떨어진다.(저혈압: 눈이 쑥 들어간 형태)
나) 혈액량을 증가시키는가?
혈중에 염분(정제염) 과다 시 신장이 기능이 저하되기도 하며 종양의 원인이 되기도 한다.
② 펌프질 하는 심장의 힘이 관여한다.
가) 아스피린 과다 복용 시
나) 갑상선 기능 항진
다) 심장기능 이상 시
③ 동맥벽은 탄력성이 관여한다.
가) 동맥벽의 수축이 혈압을 상승시킨다.
나) 동맥경화증도 혈압을 상승시킨다.

2. 고혈압의 원인 II

1) 약물 부작용으로 혈압이 상승한다.

식욕억제제, 피임약, 스테로이드 호르몬, 항우울제 등

2) 본태성 고혈압: 원래가 혈압이 높다. (아무런 문제가 발생하지 않는다.)

3) 임신 중독증(임산부인 경우), 전신 순환 장애, 현기증, 호흡곤란, 발이 붓거나, 걸을 때 종아리 통증, 협심증도 혈압을 상승시킨다.

4) 크롬친화세포종: 아드레날린 분비 종양, 여러 차례의 고혈압을 동반한 심한 두통을 겪는다.

40세 이후 여성이 가슴 두근거림, 발한, 불안, 두통, 이유 없는 체중 감소 동반 시는 크롬친화세포종을 의심하라.

5) 소변볼 때 아프거나 피가 난다.(신장 기능 저하도 혈압을 상승 시킨다.)

6) 밤에 소변보러 자주 일어난다.(당뇨 없고, 과음이 아니다.)

저녁에 2회 이상 일어난다면 고혈압을 점검하라.

7) 쿠싱 증후군: 부신 혹은 뇌하수체의 종양 때문에 스스로 과량의 스테로이드를 생산한다.

① 원하지 않는 곳에 털이 난다. 얼굴과 다리에 털이 난다.(여성)
② 피부 아래 붉은 얼룩이 생기며 출혈도 잘 생긴다.
③ 체중이 증가하고 콧수염이 난다.

이렇게 다양한 증상들이 나타난다면 혈압을 측정하고 원인을 찾아 해소하는 노력을 해야 할 것이다.

3. 오행상 고혈압의 분류

동양의학에서는 고혈압이란 기(氣)와 혈(血)의 흐름이 원활하지 않아, 오장육부의 상생상극이 잘 이루어지지 않음으로서 조화와 균형이 맞지 않아 발생하는 증상으로 본다.

또한 이렇게 오장육부의 조화와 균형이 이루어지지 않는 이유를 크게 두 가지로 보는 점이 서양의학과 다른 점이라 할 수 있다.

하나는 잘못된 식습관에서 고혈압이 발생할 수 있다는 점이고, 다른 하나는 잘못된 생활 습관에서 고혈압이 발생한다고 보는 것이다.

하나씩 알아보기로 한다.

오행상으로 혈압의 종류를 크게 4가지로 분류한다. 본태성 고혈압, 심장성 고혈압, 신장성 고혈압, 신경성 고혈압으로 구분한다.

① 본태성 고혈압은 치료하지 않는다.
본시 혈압이 높은 상태로 정상이다. 황소를 때려눕히는 등의 힘이 좋은 사람들이 가지는 혈압이다. 이런 본태성 고혈압을 가지고 있는 사람들은 혈압 약을 복용해서는 안 된다. 약을 복용하면 오히려 이상 현상이 발생하게 된다.

② 심장성 고혈압의 특징은 얼굴이 붉어지고 숨이 차고, 혈압이 오를 때는 얼굴이 더욱 붉어지면서 얼굴을 들어 올리면서 뒤로 넘어가는 증상이 나타난다.

③ 신장성 고혈압은 얼굴이 검은색을 띄기도 하고, 귀가 붉어지는 증상이 나타난다. 혈압이 오르면 목뒤(목덜미)를 잡고 앞으로 넘어지는 증상이 나타난다.

④ 신경성 고혈압은 평상시는 아무런 증상이(정상혈압) 없다가 스트레스를 받으면 혈압이 상승하는 특징이 있다.

다음에서는 고혈압 종류별로 원인, 증상, 식이처방에 대하여 알아본다.

〈고혈압의 비교와 식이처방 정리〉

구분(맥상)	발병 원인 음식들/ 잘못된 식습관	자주 먹어야 할 음식 (생식처방)
심장성 고혈압 (구맥 인영4~5성)	맵고, 짠맛의 과식 쓴맛을 적게 먹는 식습관	쓴맛의 음식들 화2+토+금+상화+표준
신장성 고혈압 (석맥 인영4~5성)	쓴맛, 단맛의 과식/ 짠맛을 적게 먹는 식습관	짠맛의 음식들 수2+목+화+상화+표준
신경성 고혈압 (구삼맥 인영4~5성)	과도한 스트레스 외골수 성격 쓴맛, 단맛의 과식	떫은맛의 음식들 그러려니 하는 마음가짐 토+금+수+상화2+표준

① 심장성 고혈압
가) 원인: 심장 기능 저하
나) 증상: 얼굴에 붉은색이 감돌며 가슴부터 시작하여 얼굴로 열기가 벌

꿇게 달아오르고 뒤로 넘어가는 느낌이 난다.

다) 식이처방: 쓴맛의 음식을 먹어라. 특히 생수수를 가루로 내어 1일 3회 한번에 3~4 숟가락씩 미지근한 물에 타서 먹으면 효과가 있다.

② 신장성 고혈압

가) 원인: 신장 기능 저하

나) 증상: 얼굴에 검은빛이 감돌며 뒷목부터 열기와 통증이 치밀어 올라 앞으로 넘어 오는 듯한 증상이 난다.

다) 식이처방: 짠맛의 음식을 먹어라. 특히 쥐눈이콩을 가루로 내어 1일3회 한번에 3~4숟가락씩 미지근한 물에 타서 먹으면 뒷목이 개운해지면서 혈압이 내려간다.

③ 신경성(심포/삼초성) 고혈압

가) 원인: 면역기능 저하

나) 증상: 얼굴에 열이 오를 때는 고혈압이고, 열이 내리면 저혈압이 된다. 신경이 예민하여 극심한 불안/초조증에 시달리게 될 때 고혈압이 된다.

다) 식이처방: 떫은맛의 음식을 먹어라. 노란옥수수를 가루로 내어 1일 3회 한번에 3~4 숟가락씩 미지근한 물에 타서 먹으면 즉시 가슴이 편해지면서 혈압이 내려가고 한열왕래가 없어진다.

④ 본태성 고혈압

가) 원인: 본래 천하장사라는 건강한 정상 상태의 혈압이다.

나) 증상: 아무런 증상이 없고 건강하고 병이 없으며 천하장사 소리를 듣는다.

다) 식이처방: 체질에 맞게 골고루 먹어라.

※ 본태성 고혈압을 병원에서 위험한 것처럼 하여 약을 처방하는 것은 잘못된 것이다. 혈압이라 하여 단순한 혈관 확장제나 이뇨제에 지나지 않는 혈압약을 투약하면 폐인이 되거나 중풍을 얻을 수 있으니 본태성 고혈압은 절대로 치료하면 안 된다.

방송이나 일부 몰지각한 의사들은 소금이 고혈압의 원인이라고 근거 없는 이야기를 하는데, 소금과 고혈압은 직접적인 원인은 없다.

혈압 분야 세계적인 석학인 마이클 H. 앨더만 교수(미국 앨버트 아인슈타인 의대 교수)와의 대담 내용을 요약, 인용한다. (2015. 8. 26 소금박람회 천일염심포지엄)

주제: 소금 섭취량을 줄인다고 혈압이 낮아지지 않는다.

① 소금은 사람이 살아가는데 필수 영양소다. 전 세계 90% 사람들이 하루에

5～12.5g 의 소금을 섭취하고 있다. 이것은 하루 소금섭취량 5～12.5g은 사람들이 건강을 유지하는데 적당하다는 증거다. 우리가 지금까지 나트륨을 적게 섭취했다면 아마 살아남지 못했을 것이다. 비타민, 미네랄, 나트륨 등 인체를 유지하는 데에 필요한 영양소는 많지만 그중 가장 중요한 것이 나트륨이다.

② 너무 적은 양의 소금섭취는 교감신경에 작용하는 교감신경에 작용하는 호르몬 증가를 유발시켜 심혈관 건강을 위협한다. 이것은 신장에서 만들어지는 혈장 레닌이라는 효소가 호르몬을 활성화시켜 심혈관질환을 유발하는 것이다. 이것은 혈장의 여과율을 상승시키고 인슐린의 저항성을 높인다.

이렇듯이 나트륨을 적게 섭취하거나 지나치게 과도하게 섭취하면 질병에 걸린다. 혈압은 심혈관의 건강을 예상할 수 있는 여러 가지 항목 중의 하나일 뿐이다.

③ 나트륨은 필수 영양소이다. 전 세계 대부분의 사람들이 적당량의 나트륨을 섭취하고 있으며 이것을 바꿔서는 안 된다. 설령 바꾼다 해도 이로 인한 혜택은 전혀 없다.

전 세계 인구의 90%에 달하는 사람이 현재 나트륨을 제대로 섭취하고 있다. 고혈압은 질병을 유발하는 원인일 수 있지만 질병은 아니다.

나트륨을 과다 섭취하고 있는 사람들에 대해서는 소금의 양을 줄이라고 할 수 있겠지만 한국인 전체에 저염식을 강요한다면 큰 실수를 하는 것이다. 왜냐하면 대부분의 사람들이 정상적으로 살아가고 있기 때문이다. 전체 사람들에게 저염식을 강요한다면 일부 사람들의 건강을 해칠 수 있다. 나트륨 섭취를 줄이는 것이 무조건 몸에 좋다는 근거도 없다. 이를 바꾸려 했을 때 어떤 부작용이 일어날지는 누구도 모를 일이다.

④ 나트륨은 혈압이 올라가고 내려가는데 영향을 주는 하나의 요소이지 직접적인 연관이 있는 것은 아니다. 또한 하루 5g 이하로 소금 섭취량을 줄인다고 해서 혈압이 낮아지진 않는다.

만약 사람들에게 혈압을 낮추기 위해 나트륨 섭취량을 줄이라고 하면 혈장 레닌 수치가 올라가 교감신경계를 활성화시킬 것이다. 이것은 심혈관질환을 야기하게 된다. 또한 신장에서 나트륨과 수분의 재흡수, 배설과 같은 생리적인 현상들을 조절하는 알도스테론을 증가시키고, 인슐린저항성을 높인다.

<u>나트륨 줄이기 정책은 대단히 위험할 수 있다.</u>

⑤ 한국인이든 미국인이든 아프리카인이든 실제로 소금섭취량을 분석해 보면 비슷하다. 또한 1950～1960년대나 지금이나 소금의 섭취량은 비슷하

다. 식습관이 달라졌는데도 말이다.
여기에는 신체의 생리적인 이유가 있을 것이다. 소금의 섭취량은 몸 안에서 생리적으로 조절하는 것이지 국가에서 정책적으로 조절 되는 게 아니다.

⑥ 소금은 인류에게 꼭 필요한 영양소다. 우리가 지금까지 나트륨을 적게 섭취했다면 아마 살아남지 못했을 것이다. 건강을 유지하는 데 필요한 것은 너무 많은 양도 아닌 너무 적을 양도 아닌 적당량을 섭취하는 것이다. 적당량이라고 하는 것인 개인의 입맛에 맞게 먹는 것이다. 인체가 필요로 하는 영양소는 많지만 그중 가장 중요한 것은 나트륨이다.
만약에 전 세계 95%의 인구가 잘못된 양의 나트륨을 섭취하고 있다면 나트륨을 구할 수 없는 소수 인원을 제외하고는 모두 변화(사망)했을 것이다.
나트륨 섭취량을 줄이면 좋은 면보다 안 좋은 면이 많을 것이다. 심혈관계 질환(뇌졸중, 뇌경색, 동맥경화, 심근경색 등)을 앓고 있는 사람들에게 저염식을 권한다면 그들의 수명은 짧아질 것이다.
몸 안에서 오히려 염기가 부족하면 염증, 부종, 세포 재생속도가 느려지고, 고혈압, 당뇨병, 발기부전, 탈모 등 만성병이 발생하며 피부노화 현상도 빠르게 진행된다.

위의 내용에서 보면 방송이나 일부 몰지각한 의사들의 자기 전공분야도 아니면서 짜게 먹는 것이 고혈압을 올린다거나 고혈압의 원인이라고 떠들어대는 꼴을 보면 웃음만 퍼진다.

고혈압분야의 세계적인 석학인 미국의 앨버트 아인슈타인 의과대학의 마이클H. 앨더만 교수의 이론에 귀를 기울여야 할 것이다. 그리고 짜게 먹으면 고혈압의 원인이라고 떠들어 댄 자신들이 얼마나 무식했던가를 깨닫고 깊이 반성하는 계기로 삼아야 할 것이다.

이뿐만이 아니다. 스웨덴에서도 소금과 혈압과의 관계를 8년간 추적한 자료를 공개한 내용이 있다. 잠시 뒤에 소개된다.

이 두 가지 내용을 토대로 볼 때 고혈압과 소금과는 직접적인 상관관계가 있는 것은 아니라는 것을 알 수 있다. 싱겁게 먹으라고 강조하는 의사들이나 방송은 아주 잘못된 것임을 알아야 한다.

건강을 지키기 위해서 소금을 많이 먹어야 하는 이유를 몇 가지 소개한다. 물론 싱겁게 먹으면 안 되는 이유도 된다.

건강을 위해서는 알칼리성 음식(천일염)을 섭취하여 혈액순환을 원활하게 하고, 정상 체온을 유지하며 면역력을 증강시키기 때문에 짜게 먹어야 한다.

몸이 차가워지면 생활 습관병이 발생한다고 하는 것도 과학적(科學的)으로도 밝혀지고 있다. 또한 몸이 차가워진 사람들은 체액(體液)이 산성화되어 가고 있다고 지적하고 있다. 그러므로 생활 습관병 발생을 예방(豫防)하는 1차적인 방법은 산성화되어 가는 체액을 알칼리성으로 전환하도록 조치하면 된다.

이런 음식들이란 바로 알칼리성이 짙은 음식들로서 바닷물에서 얻을 수 있는 천일염과 바닷물 속에서 생장하는 해초류들인 미역이나 다시마, 미역, 톳 같은 음식들이다.

또한 바다에서 생산되는 천일염을 재료로 하는 음식들도 알칼리성을 나타낸다. 우리 고유의 김치, 간장, 된장 등과 새우젓과 같은 젓갈류나 장아찌 등의 음식들도 알칼리성이 높다고 할 수 있다.

부산대 식품영양학과 박건영 교수의 소금에 관한 연구 결과를 인용하면 다음 도표와 같다.

구분	죽염	천일염	정제염
ph	11.04	9.13	6.29
비고	강알칼리성	알칼리성	산성

우리 몸은 ph가 7.35~7.45가 되어야 정상 체온을 유지할 수 있고, 건강하게 살아갈 수 있다. 대개 ph가 7.35 이하인 사람들이 순환장애로 인한 질병이 많이 발생한다. 따라서 우리는 생활 습관병을 이겨내려고 한다면 천일염이나 죽염을 먹어야 건강해질 수 있다는 결론이 나온다. 그래서 천일염이나 죽염으로 만든 음식들을 보약(補藥)이라고 하는 것이다.

그러나 정제염은 산도가 ph 6.29로서 질환(疾患)발생을 더 부추기는 역할을 하기에 사실상 정제염은 독(毒)으로 작용하는 것이다.

일반적으로 "짜게 먹지 말라"고 하는 것은 소금(천일염)에 관한 연구 부족의 소치라고 말하고 싶다. 정확하게 알고 구분해서 말해야 한다.

연구 결과에서 보는 것처럼 우리 몸은 음식물이 들어가면 대개 산성을 띄기에 질병(疾病)이 발생하는데, 이런 질병을 예방(豫防)하거나 치유(治癒)할 수 있는 방법 중의 하나가 바로 알칼리성의 천일염이 들어간 음식을 자주 먹어 중화시키라고 강조하는 것이다. 예를 들면, 바닷가 사는 사람들은 피부나 호흡을 통해서 천일염분을 섭취(攝取)하고, 염전(鹽田)에서 소금을 생산하는 인부들은 업무가 힘들 때면 하루에도 몇 번씩 천일염 소금을 한 줌씩 입에 털어 넣고 일을 한다. 천일염이나 짠 것이 몸에 나쁘다면 이런 바닷가에서 사는 사람들이나 특히 배를 타는 선원들과 염전의 인부들은 벌써 모두 하늘나라로 여행을 떠났어야 할 것이다. 그러나 이런 사람들이 오히려 육지 사람들보다 더 건강하고, 질병 없이 잘 살아가고 있다는 점에 주목해야 할 것이다.

육지에서는 해풍을 맞을 기회가 없으니, 알칼리성을 풍부하게 지니고 있는 천일염으로 만든 음식들을 자주 먹으면 될 것이다. 바로 우리 고유의 김치, 간장, 된장, 고추장, 장아찌, 젓갈류, 장아찌류 등의 음식들이다.

방송에서 누구는 우리의 김장 김치가 최고의 항암식품이라 하여 세계화를 꾀해야 한다고 하면서, 무 의사는 김치는 염기가 많아서 싱겁게 만들어 먹어야 한다고 말을 한다. 하지만 염기(鹽氣)가 적으면 김치가 맛이 들기 전에, 즉 숙성되기도 전에 배추가 썩어버린다. 이런 사실을 알고나 있는지 의문이 간다. 그것도 대학 교수네 무슨 전문의네 하고 가슴에 명찰을 달고 나와서 하는 말이 앞뒤가 맞지를 않는다. 창피하지 않은가!

김치를 짜게 먹으면 위장이 상하네! 혈압이 오르네 뭐네! 하고 말을 하지만 우리네 할아버지 할머니들은 짭짤한 김치와 젓갈이나 장아찌류를 드시고도 장수(長壽)만 하신다.

우리나라 장수촌(長壽村) 사람들의 식습관에 대해 정리해 본다. 우리나라의 장수촌 중에 한 곳인 순창 고추장으로 유명한 순창 지역의 식습관을 파헤쳐 보자. 그곳에 사는 분들의 식습관을 보면, 밥에다 김치 넣고 비벼 먹는 것과 된장찌개를 짭짤하게 끓여 먹는 것이 전부다. 그리고 후식으로 컵에 고추장을 풀어서 차처럼 마시는 것이다. 그런데도 대도시에 사는 사람들보다 질병(疾病)도 적게 걸리고 훨씬 오래 사는 장수(長壽)하시는 분들이 많다는 것이다.

방송에서 짜게 먹지 말라 짜게 먹으면 위암이 걸린다느니 떠들어 대고 있는데 정작 순창지 역에 사시는 분들은 김장김치에 된장찌개에 고추장차(식후에 물에 고추장을 타서 마시는 것을 의미함)까지 마시니 얼마나 짜겠는가? 그런데도 위장질환 없이 오래 사시는 장수마을이라니! 이것은 뭔가 방송이 잘못되었다는 것을 증명해 보이는 것이리라.

왜냐하면 소금을 먹으면 생활 습관병(성인병)에 걸린다고 떠들어 대고 있지만, 순창 지역사람들은 우리나라에서 아마도 제일 짜게 먹고도 오래 사는 장수촌이라는 것을 증명해 보이고 있는 것이다.

그렇다면 방송에서 하는 이야기가 잘못된 내용이라는 것이고, 천일염 소금에 관하여 의사들도 잘 모르고, 연구도 하지 않고, 앵무새처럼 남의 이야기를 반복해서 말하고 있는 것이리라.

짜게 먹지 말라고 떠들어 대면서, 짠 음식의 대표 격인 고추장 생산지이며 장수촌인 순창은 뭣 하러 조사는 가는가! 가서 조사를 했으면, 있는 그대로 사실을 밝혀야지 갔다 와서는 본인들이 말한 짜게 먹으면 생활 습관병(성인병)에 걸린다고 했던 내용들과는 전혀 다른 결과가 나타나니, 본인들의 내용이 잘못된 것을 알면서도 진실을 밝히면 자신이 지금까지 외치던 내용에 대해 명성이 한순간에 허물어지는 결과가 무서워서 누구도 용기 있는 일을 하지 못하는 것이다. 진실을 밝히는 것에 겁을 먹고 있는 비겁자들일 뿐이다.

정리해 보면, 싱겁게 먹는 것보다, 천일염을 주재료로 하는 음식들이라면 짜게 먹는 것이 더 장수하고 있다는 것이니 현재의 싱겁게 먹는 것보다 조금 짭짤하게 먹는 것으로 식습관의 변화를 가지는 것도 생활 습관병을 예방 및 치유하기도 하지만, 장수(長壽)의 길로 들어서는 것이라 말하고 싶다.

일본에서는 당뇨병 환자들에게 알칼리성이 강한 물(소금물)을 처방하여 당뇨병을 고치고 있다는 사례들도 있다. 이는 임상학적으로, 당뇨병을 앓고 있는 사람들의 체액을 분석해 보면, 산성화되어 있기에 알칼리성이 강한 물을 처방함으로써 체액을 중성화시켜 병을 치료케 하는 것이다. 소금 또한 산성화된 체액을 알칼리성 체액으로 바꾸는데 큰 영향을 미치기 때문이다.

또한 생활 습관병(성인병)환자들은 당수치가 증가되어 있음을 누구나 알 수 있다. 즉 혈액순환이 안 된다는 증거이기도 하다. 그렇다면 산성화된 것을 알칼리성으로 변화시키면 되는 간단한 일이 아닌가!

"소금을 먹지 말라"고 하는 의사의 말을 듣고 평생을 생활 습관병과 친구하며 살아가든지, 아니면 좋은 소금을 먹고 생활 습관병(성인병)을 치료하고 건강하게 살아가든지, 선택은 본인의 몫이다.

어떻게 억지로 강요하겠는가? 알아서 결정하고 실천하여 건강한 삶을 살아가길 바란다.

이쯤에서 외국의 사례도 하나 소개해 본다.

- 2011년 5월 4일자 미국의학학회지에 실린 논문 한 편을 소개한다. (5/23일 중앙일보)

〈미국의학 협회지(JAMA) 게재 내용 요약〉
벨기에 뢰벤 대학 의대 잔 스태슨 교수팀의 논문 발표 내용 요지임

"소금을 적게 섭취하는 저염다이어트가 심장마비, 뇌졸중 사망 위험을 높이고, 고혈압을 예방하지도 못한다!" 는 것이다.

더 자세히 소개하면 아래와 같다.

연구팀은 고혈압이나 심혈관질환이 없는 건강한 중년 유럽인 3,681명을 3개 그룹으로 나뉘어 7.9년간 추적 조사했다. 약 8년 기간에 심장병으로 84명이 숨졌다.

- A : 소금을 가장 적게 섭취한 그룹(하루 약 6.3g)에서 50명 사망
- B : 중간 섭취자 그룹(하루 약 9.8g)에서 24명 사망
- C : 가장 많이 섭취한 그룹(하루 약 15g)에서 10명이 사망했다고 논문은 전한다.

구분	A 그룹	B 그룹	C 그룹
1일 소금섭취량	6.3g 이하	9.8g	15g 이상
8년 뒤 사망자수	50명	24명	10명

도표의 내용을 보면 싱겁게 먹는 것보다는, 짭짤하게 먹는 우리 고유의 전통 음식 섭생법인 밥+김치+고추장에 비벼 먹고, 된장찌개를 곁들여 먹는 것처럼 적당히 짜게 먹는 것이, 최고의 보약음식이라는 것을 알 수 있다.

벨기에 연구팀이 8년간 추적 관찰한 결과나 미국의 고혈압 분야 세계적인 석학인 마이클 H. 앨더만 교수의 강조하는 내용과 같다.

즉 소금이 고혈압의 원인이라는 우리나라 방송이나 의사들의 말은 사실이 아님을 증명

해주고 있다. 우리나라 의사들이나 방송은 연구를 하지 않고 옳지도 않은 남의 이야기를 앵무새처럼 떠들어 대고 있으니 벨기에 연구팀이나 마이클 앨더만 교수가 볼 때 얼마나 웃고 있겠는가?

우리나라 방송이나 의사들의 가치를 얼마쯤으로 생각할지는 본인들이 알아서 평가해야 할 것이다. 싱겁게 먹는 것보다는 입맛에 맞게 먹고 즐겁게 사는 것이 무병장수의 길이 아닐까 한다.

병원에서 몸이 안 좋으면 생리 식염수 링거액주사는 왜 꽂는 것일까?

혈압이 있다면 원인을 밝히고 문제점을 제거하는 것이 우선되어야 한다. 그러나 앞서 알아본 바에 의하면 서양의학적으로 볼 때는 고혈압의 치료는 오로지 동일하게 혈압 약을 복용하는 조치뿐이다.

우리는 혈압에 관하여 두 가지를 새롭게 알아야 할 것이다.

첫 번째는 혈압이라고 하면 120/80이 기준이라고 하는 것에 대한 문제점이다. 지금까지 120/80이 넘는 사람들은 의사가 혈압약을 처방하여 약을 복용하는 사람과 120 /80이 넘어도 약을 복용하지 않고도 특별한 이상 없이 건강하게 잘 살아가는 사람이 있다는 점이다.

이 두 부류의 사람들에 대하여 속 시원하게 설명을 해야 할 것이 아닌가?

시원한 답은 120/80을 약간 넘는다고 해서 우리 몸에 무슨 문제가 생기는 것이 아니라는 결론이다.

120/80이라는 기준은 누구나 모든 연령대에 적용하는 것이 아니라, 나이에 따라 다르게 적용되어야 한다는 것이다.

젊은 사람들은 혈관도 튼튼하고 혈액양도 많아 혈기(血氣)가 왕성(旺盛)하다고 표현하지만, 나이가 들면 혈관도 좁아지고 혈액량도 적은데 어찌 젊은 사람 나이든 사람 관계없이 천편일률적으로 120/80만을 강조하는가 말이다.

1990년대 세계보건기구가 제시한 고혈압의 기준은 180이었다. 그런데 지금은 120으로 낮춰졌다. 이렇게 내린 이유가 무엇이란 말인가?

명확한 근거도 없는데 자꾸만 내린다니 웃긴 일이다.

고혈압의 기준이 10포인트 내려가면 환자가 1000만 명이 생긴다. 건강에 관계없이 돈을 벌려면 자꾸만 기준치를 내리는 것일 뿐이다.

나이가 들면 혈액량도 부족하고 혈관도 좁아져 있으니 120 /80보다 더 강한 힘으로 밀어야 손끝이나 발끝가지 혈액을 송출할 수가 있다. 그래서 나이가 들면 혈압이 높아지는 것이 당연하다. 나이 든 사람들에게 120 /80을 강조하는 것은 어리석은 일이다.

이런 것을 대변이나 하듯이 방송에서 장수의 조건은 약간의 높은 혈압과 혈당이 높아야 한다고 데이터를 제시하고 있다.

120/80 이론이라면 죽었어야 할 사람이 장수하고 있다니 앞뒤가 맞지 않는 이론이라 어리둥절하다. 나이가 들면서 120/80보다 높은 압력으로 혈액을 밀어야 전신에 혈액을 공급할 수 있어 장수할 수 있다는 말이다.

한마디로 정리하면 남녀노소 막론하고 혈압을 120/80 이론을 모두에게 적용하는 것은 잘못된 것이라는 말이다.

그러면 나이에 따라 어떻게 적용하는 것이 좋은가? 하고 의문을 던질 것이다.

적당한 혈압이란 나이에 90을 더하는 것이 합리적인 고혈압 기준이라 할 수 있다.

예) 70세라면 70+90 = 160 정도가 적당한 혈압이라는 말이다. 160이 나오면 금방 죽을 것 같이 호들갑을 떨면서 혈압강하제를 처방하여 먹으면 수족냉증이 발생하면서 다양한 다른 질환들이 발생하게 되는 것이다. 그래서 노인들을 보면 조금만 아파도 병원이나 의원에 가서 약 처방을 받아 약을 먹는 사람들이 많다.

어떤 노인은 하루에 9가지의 약을 1일 3회 먹다 보니 밥을 먹을 수가 없다고 하는 기사가 난 적이 있다.

얼마나 웃긴 일인가 사람이 밥을 먹고 살아가는 것이지 약을 먹고 살아갈 수 있단 말인가. 그래서 약을 좋아하는 사람은 결국 약독으로 인해 죽는다고 말을 한 것이 일리가 있는 말이다.

※ 병은 의사가 고쳐주는 것이 아니라 나 스스로가 고치는 것이라는 인식을 가지고 치유를 위한 노력을 강력히 실천할 때만 고혈압 약을 끊을 수 있다는 것을 명심해야 한다.

14 수면(睡眠) 부족해도 탈, 넘쳐도 탈이라니?

1. 졸음

졸음이란, 지루함과 긴장에서 벗어나고자 하려는 생리활동이다.

밤에만 오면 좋으련만 오전 중요한 회의 시간에 눈이 내리 감기면서 고개가 숙여진다면 낭패다. 눈은 뜨려고 안간힘을 다 써도 눈꺼풀 들기가 너무 힘들다. 어젯밤에 충분히 잠을 잔 것 같은데 또 졸리다니 어찌된 일인지 알아봐야겠다. 어쨌든 졸음이 온다는 것은 정신적 육체적으로 무엇인가 정상적으로 가동되고 있지 않다는 증거다.

졸음을 부르는 몇 가지 원인, 질병들을 정리해 본다.

1) 신경안정제, 항히스타민제들은 졸음이 온다. 이런 약들만 졸음을 부르는 것이 아니다.

2) 갑상선 기능 저하증: 만성적인 졸음, 변비, 비만, 탈모, 추위타고 항상 피곤하다.

3) 비만성 저환기 증후군(다른 말로 피크위크 증후군이라고도 한다)도 졸음이 온다.

■ **피크위크 증후군(pickwickian syndrome)이란?**

심한 비만과 관련되어 호흡기와 순환기증상이 복합적으로 나타나는 증후군을 말한다. 이 병은 찰스 디킨스의 ≪피크위크 클럽의 기록, pickwickian paper's≫에서 묘사된 얼굴의 붉고 뚱뚱한 인물의 이름에서 유래되었다. (의학적으로 심한 비만은 체중이 147kg 이상일 때이다.)

이 병의 주요 증상은 힘을 쓸 때나 꾸벅꾸벅 졸 때 나타나는 호흡곤란이다. 또한 피부에 엷은 푸른색이 나타나고, 심장박동수가 많아지고, 혈관이 확장되어 혈압이 높아지고, 간(肝)이 비대해지며 적혈구 수가 비정상적으로 증가한다.

복부에 지방이 많아지면 횡격막이 상승하고 폐활량이 감소되며 호흡 시 기도의 저항이 커진다. 특히 수면 시에 혈액내의 산소포화도가 낮아져 이산화탄소가 혈류에 정체된다.

피크위크 증후군의 원인은 분명하지 않으나 비만을 주요 원인으로 본다. 비만은 작업 부하를 증가시켜 심장에 압박을 가한다. 폐순환에서 혈중 산소농도가 낮고 혈압이 높으면 결국 심장과 폐의 부전이 일어난다.

가슴근육과 횡격막에 지방이 많아지면 폐의 팽창과 수축능력이 감소되는데 몇몇 전문가들은 가슴 부위에 체중이 약간 부화되는 것만으로도 호흡운동이 제약된다고 보고 있다.

치료는 체중을 줄이는 것이다.

4) 수면 무호흡증은 체중 증가와 심한 코골이가 특징이고 잠이 많다.

5) 클라인-레바인 증후군은 10대인데 식후에 깊은 잠에 드는 내분비 질환이다. (klein-levin syndrome)

6) 경막하혈종: 충격 등으로 혈관이 파열되어 출혈이 일어나 공간을 차지하는 소견을 나타내는 병으로, 의식이 몽롱해지는 증상이 나타난다.

7) 뇌졸중이나 뇌종양은 정신이 흐려지고, 두통, 시력 저하, 팔다리에 힘이 없고, 언어장애, 어지럽다.

8) 간질환, 신장질환, 진행성 암과 같은 소모성 질환이나 감염도 졸음이 온다.

9) 전립선 질환으로 인한 수면장애도 잠을 부른다.

10) 수면발작: 경고 없이 몇 분간 깊은 잠에 빠져든다.

잠에 빠지거나 깰 때 몇 분 동안 손과 발의 마비가 있으며, 원인을 모른다. 일시적인 근력상실로서 물건을 떨어뜨리기도 하지만, 곧 회복된다.

동양의학적으로 잠은 신장 기능 저하 시 발생하는 질환으로 본다.

눈을 뜰 수가 없다는 것은 체내의 양기(陽氣)가 부족하다는 의미다. 양기는 낮에는 외부를 순환하다가 저녁이 되면 발목으로 들어가 밤사이 체내를 순환하다가 아침 4시경이 되면 활동성 호르몬이 분비되는 시작점과 같이 준비운동을 한 후 아침이 되면(해가 뜨기 시작하면) 눈을 통해서 밖으로 나오는 순환구조를 가지고 있다.

상안검(上眼瞼)이라고 하는 윗 눈꺼풀은 동양에서는 신장과 연관이 있다고 본다. 좌측 눈은 좌측 신장, 우측 눈은 우측 신장과 연관이 있다고 본다.

눈꺼풀의 근육이 양기가 충분하면 아침에 근육을 당겨서 눈을 뜨게 하는 데 신장기능이 약하여 체내에 수분이 많거나 양기가 부족하면 근육 수축을 하기가 어려워진다. 즉 몸이 무거워서 일어나기가 어렵다는 것이다.

일반적으로 이런 증상들은 피곤이 누적되어 나타나는 증상이라 본다. 쉽게 말해서 봄

안에 노폐물이 누적되어 혈액순환 장애가 발생하고 있다고 보면 된다. 이러한 노폐물에 관계되는 장부는 신장과 간장이 연관되어 있다.

이런 증상이 나타나는 사람들은 단맛을 줄이고 매운맛과 짠맛을 자주 먹는 것이 좋다. 그리고 운동을 통하여 체내 불필요한 지방을 태우도록 해야 한다.

물론 두한족열(頭寒足熱)이라 하여 발을 따뜻하게 하는 것도 치유의 한 방법이라 하겠다.

생식요법은 금+수2+목+상화2+표준생식이면 된다.(금2+수+목+상화2+표준생식)

증상이 개선되면 체질 처방을 해야 한다.

부항사혈로 혈전을 제거하여 혈액순환을 원활하게 하는 것이 좋다.

2. 불면증(不眠症)

어떤 사람은 잠이 너무 많아서 고민이고, 어떤 사람은 잠을 못 자서 고민이라니 불공평하다. 그래도 잠은 못 자는 것보다 잠을 많이 자는 것이 더 좋을 것 같지만 너무 많이 자도 안 되고, 적당히 자는 것이 좋다. 건강한 사람이라면 하루 약 7~8시간 잠을 자는 것이 좋다.

불면증 원인으로 고려할 사항들은 어떤 것들이 있는지 알아본다.

1) 낮잠도 불면증의 원인이 된다. 낮에 한 시간을 자면 밤에 두 시간을 자는 것과 같다는 이론이 있다. 낮에 낮잠을 2시간을 잤다면 밤에 4시간을 적게 잔다는 이론이다.

2) 갑상선 기능 항진증과 기능 저하증인 경우 약물 부작용으로 인해 잠자는 시간이 줄어든다.

3) 새로운 약물의 부작용: 체중 감량을 위한 약(암페타민), 이뇨제, 고용량 비타민제, 항우울제, 기타 기분 전환약제들을 복용하면 불면증이 온다.

4) 습관화된 약물 중단 시 불안감으로 인해 불면증이 온다.

5) 전립선비대나 방광염, 십이지장궤양, 협심증, 관절염도 불편함으로 인해 불면증이 생긴다.

6) 과도한 스트레스 누적이나 분노 조절이 안 될 때, 고민이 많을 때는 교감신경이 우위에 있기 때문에, 즉 아드레날린 호르몬은 활동성 호르몬이기 때문에 밤이라 할지라도 몸 조직이 활동하고 있어 잠을 이룰 수가 없다.

7) 발이 차가울 때는 전신이 저체온이라는 신호다. 우리 몸은 추우면 정상 체온을 유지하기 위해서 움직임을 하게 된다. 움직이게 되면 우리 몸에 열이 발생하기 때문이다. 그래서 열을 내기 위해서 잠을 자지 않게 되는 것이다. 나이가 들면 초저녁잠이 많아지고 새벽잠이 없어지는 이유다. 초저녁에는 4~8시 사이는 최고의 체온을 유지하기에 잠을 잘 수 있지만, 새벽이 되면서 점점 저체온이 되어 몸이 차가워지므로 체온을 올리기 위해 잠을 깨서 움직이려 하는 생명활동인 것이다.

동양의학에서는 기혈(氣血)의 막힘으로 인한 혈액순환 장애가 발생하면서 몸 내부가 차가워지는 결과로 나타나는 증상으로 본다.

우리는 통상적으로 볼 때 체온이 35℃ 이하로 내려가면 암이 발생하기 좋은 온도로 본다. 실제로 폐암 환자의 체온은 35.8도로 나타났다. 또한 발이 차가운 사람들도 불면증에 시달리고 있다.

■ 암 환자의 특징을 보면 다음과 같다.

- 저체온이 된다.

- 불면증이 나타난다.

- 체중이 감소된다.

[특별한 이유 없이 3~6개월 사이 체중의 약 1/10 감소,

예) 60㎏에서 6㎏ 이상 감소]

- 설사를 한다.

갑자기 불면증이 생긴다는 것은 몸이 차가워지면서 몸 안에 혈액순환 장애가 발생하고 있음을 암시하는 전조증상이다.

동양의학에서 불면증은 오행상 수(水: 신장/방광)로 분류한다. 즉 신장 기능이 저하되면 불면증이 발생다고 본다.

잠을 자려면 뇌기능이 수면상태에 들 수 있도록 휴식 호르몬인 멜라토닌 호르몬이 분비되어야 잠을 이룰 수가 있는데 무슨 이유인지 모르지만 멜라토닌(휴식호르몬)호르몬보다 움직이는 호르몬인 아드레날린 호르몬(주로 주간이나 움직일 때 분비되는 호르몬)이 더 많이 생성되고 있기 때문에 잠을 이루지 못하는 것이다. (스트레스를 받으면 호르몬의 불균형이 발생하다.)

이러한 호르몬 분비와 연관이 있는 장부가 바로 신장이기 때문에 신장 기능이 건강하면 불면증을 떨치고 편안한 휴식을 취할 수 있다.

이러한 불면증의 가장 큰 원인으로는 극심한 스트레스가 주요 원인이고, 그다음으로는 단맛이나 쓴맛의 음식들이다.

단맛을 과식하면 토극수(土克水: 토20+, 수20-)를 강하게 하여 신장 기능 저하를 가져오기 때문에 불면증이 발생한다.

단맛의 과식은 혈중의 당 성분을 많게 하여 혈액을 끈적끈적하게 만들어 혈액순환 장애의 원인으로 작용하면서 뇌에 산소 공급 능력이 저하되어 수족냉증도 유발하게 만들고 결국은 불면증을 유발하게 되는 것이다.

쓴맛의 과식은 화극금(火克金)과 수극화(水克火)의 조화와 균형을 깨트리는 주범이 되기 때문이다.

화극금(火克金: 화20+, 금20-)의 문제가 발생하여 폐 기능을 저하 시켜 체내의 산소량을 부족하게 만든다.(정상은 화20, 금20) 결국 많은 산소를 필요로 하는 뇌기능이 저하되는 결과를 초래하고, 수극화(水克火: 수20-, 화20+)의 문제가 발생하면서 역시 신장 기능을 저하시키는 결과를 초래하게 되는 것이다.(정상은 수20, 화20)

구분	토극수(土克水)	수극화(水克火)	화극금(火克金)
장부 식별	토(土): 비/위장	수(水): 신장/방광	화(火): 심장/소장
정상	토20, 수20	수20, 화20	화20, 금20
단맛 과식	토20+, 수20−		
쓴맛 과식		수20−, 화20+	화20+, 금20−
항진/저하	토: 항진, 수: 저하	수: 저하, 화: 항진	화: 항진, 금: 저하
결과	항진: 비/위장, 심/소장		저하: 신장/방광, 폐/대장
장애 발생	신장: 혈액생산/순환기능 저하		폐: 산소 공급/체온유지 곤란

위의 도표에서 보는 바와 같이 단맛은 신장 기능을 저하 시켜 혈액 생산과 순환장애를 발생케 하고, 쓴맛은 폐 기능을 저하 시켜 체내에 산소를 공급하거나 체온을 유지시키는데 문제를 발생케 하는 원인으로 작용한다. 예를 들어 커피를 많이 마시면 잠을 못 이루는 것과 같은 이론이다.

잠을 못 이루는 사람들은 쓴맛과 단맛을 줄이고 매운맛과 짠맛의 음식을 자주 먹는 것이 좋다.

생식요법은 금+수2+목+상화+표준생식이면 된다.(금2+수2+목+상화+표준생식)

증상이 개선되면 체질 처방을 해야 한다.

부항사혈로 혈전을 제거하여 혈액순환을 원활하게 하는 것이 좋다.

3. 피곤함

피곤할 만한 원인들에는 어떤 것들이 있는지 알아본다.

1) 정신적으로 스트레스에 누적되면 피곤이 밀려온다.
2) 우울증이 있어도 우울하고 피곤하다.
3) 발기불능이 있어도 피곤하다. 혈액순환 장애로 인한 피곤증이다.
4) 영양실조가 되면 오장육부의 서로 돕고 견제하는 기능이 저하되면서 호르몬의 불균형으로 인해 피곤이 몰려온다. 일부는 부족한 영양소를 보충하기 위해 편식/과식하기에 피곤이 몰려온다. 과식을 하게 되면 위장이 차가워지기에 위장으로 머리, 팔/다리의 혈액이 몰리는 현상 역시 피곤을 몰고 온다.
5) 이뇨제: 이뇨제는 물과 칼륨을 빼낼 뿐만 아니라 마그네슘을 짜내 버린다. 그 결과 생긴 낮은 수치의 무기질로 인해 지치게 된다.
6) 장의 종양은 피곤+변비+설사+혈변을 동시에 몰고 온다.
7) 폐결핵이나 폐암도 피로와 동반하여 만성적인 기침을 하게 한다. 금연하라.
8) 중증근무력증은 복시+언어장애+연하장애가 발생하며, 역시 피곤이 몰려온다.
9) 갑상선 기능 저하도 순환장애로 인해 피로하고 체중이 증가, 변비, 피부 건조, 생리 과다, 추위를 많이 탄다.

동양의학에서는 피곤함의 원인을 수(水: 신장/방광)기능 저하로 본다. 신장기능이 저하되면 호르몬의 불균형과 혈액생산 기능 저하, 수분 및 염분조절, 혈압조절 기능 저하, 원기 소진으로 인하여 기력(氣力)이 소진된 상태로 본다.

기력(氣力)이 약하다는 것은 음양론적으로 볼 때 양 기운이 약하다는 것을 의미한다. 우리 몸은 양기(陽氣)에 의해서 음기(陰氣)가 움직이기 때문에 양 기운이 약하면 음 기운도 약해져 정신적/육체적으로 모두 기진맥진한 상태가 되기 때문에 항상 피곤해진다. 여기서 양 기운이란 정상 체온은 의미한다. 양 기운이 약하다는 것은 정상 체온보다 몸이 차다는 것을 의미하며 혈액순환이 잘 안되고 있다는 의미다.

피곤함을 이기려면 짠맛의 음식을 자주 먹는 것이 좋다. 짠맛은 신장 기능을 보강하기 때문이다. 그래서 졸음이 쏟아지는 상태에서 운전할 때 잠을 깨고자 할 때는 소금을 입에 넣으면 정신이 반짝 드는 것과 같다.

간혹 피곤하다고 하여 단맛이나 홍삼을 먹곤 하는데 단맛이나 홍삼은 오행상 토(土: 비/위장)에 해당하여 장시간 복용 시 신장 기능을 저하 시켜 피곤을 가중시키는 결과를 초래하게 된다. 반짝은 하겠지만 장시간 복용은 오히려 독(毒)으로 작용한다. 항간에 홍삼이 만병통치약인 것처럼 선전하는데 절대로 아니라는 것을 알아야 한다. 모든 먹을 것들에게는 한 가지 약성(藥性)이 있다면 다른 면에는 반드시 독성(毒性)도 있다는 것을 알아야 한다.

모든 사람들이 홍삼을 먹어도 별 탈이 없이 살아가는 것은 우리 아시아인들이 비/위장이 약한 황색인들이기에 별 탈이 없는 것이다.

백인들이나 흑인들에게는 별로 인기 없는 평범한 식품일 뿐이다. 황색인들은 대체적으로 비/위장이 약하기 때문에 오행상 단맛으로 분류되어 비/위장의 기능을 보강하는 효과를 갖는 인삼을 먹어도 별다른 부작용 없이 즐겨 먹고 있는 음식 중의 하나일 뿐이다.

만병통치약은 절대 아니다. 만병통치약이라면 인삼류 제품을 오랜 시간 장복하면 파킨슨병이 발생하는 이유는 무엇으로 설명할 것인가?

피곤할 때는 신장 기능 저하가 원인이다. 신장 기능을 저하시키는 것은 단맛과 쓴맛의 음식들이다.

단맛은 혈당을 올려 혈액이 끈적끈적하여 혈액순환 장애를 유발케 하여 신장 기능을 저하시키고, 쓴맛은 강한 이뇨효과로 인해 체내 수분을 고갈시켜 신장을 힘들게 하는 원인으로 작용하기 때문이다.

피곤이 누적될 때는 단맛과 쓴맛을 줄이고, 체내에 수분을 머금게 하는 효과를 가지는 짠맛과 신맛을 자주 먹는 것이 좋다.

생식요법은 수2+목+화+상화2+표준생식이면 된다.
증상이 개선되면 체질 처방을 해야 한다.
부항사혈로 혈전을 제거하여 혈액순환을 원활하게 하는 것이 좋다.

4. 만성피로

만성피로는 간 기능이 저하 시 나타나는 전조증상이다.

간 기능을 저하시키는 원인들을 보면 다음과 같다.

먹고 마시는 것들, 음주, 흡연과 각종 약물이나 체질에 맞지 않는 건강식품이나 영양제들, 각종 스트레스나 과로, 분노 등이 원인으로 작용된다. 그런데 우리가 살아가는 동안에 수많은 독성물질들이 유입되면서 간의 기능과 역할은 점점 더 증가하게 된다. 그러나 위에서와 같은 원인들로 인하여 우리의 간은 점점 지쳐만 간다.

간(肝)에서 우리 몸의 독성을 75% 정도 해독을 한다. 그러나 지속적으로 독성물질이 과다 누적 시 세포가 손상된다. 세포가 손상되면 우리 몸은 피로가 발생하게 된다. 그래서 만성 간염환자는 항상 피곤을 달고 사는 것이다.

이렇게 세포가 손상되면 우리 몸은 해독력(解毒力)과 면역력(免疫力)이 저하된다. 정상적이라면 우리 몸의 세균들은 간을 통과 하면서 약 1%만 생존을 한다. 그러나 간이 손상되어 해독력과 면역력이 저하되면 우리 몸의 세균 수는 점점 증가하게 된다.

세균 수가 증가하게 되면 면역체계에 이상이 발생하게 되어 소화효소 분비가 줄어들게 되고, 속이 더부룩한 증상이 나타나게 되며, 식욕이 저하되는 증상이 나타나게 된다. 즉 입으로 들어오는 공기나 음식물 속의 세균이나 음식물을 차단하려는 생존을 위한 생존 본능에서 나오는 조치다.

그래서 동물들은 배탈이 나거나 몸의 이상이 생기면 스스로 굶은 행동을 취하는 것이다. 그런데 이러한 이유도 모른 채 강아지를 자식인 것처럼 대하며 계속 무엇인가를 계속 먹이는 개만도 못한 일들을 벌이고 있다. 인간은 만물의 영장이라는 말이 누구에게나 적용되는 말은 아니라는 것을 일깨워주는 행동이다.

이렇듯이 우리 몸은 속에서 무엇인가 이상현상, 즉 항상성(恒常性)이 깨지면 다양한 형태로 외부로 알리는 것이 전조증상이다. 전조증상을 알고 적절한 조치를 취해준다면 큰 병을 오는 것을 예방 하거나 치유할 수 있을 것이다.

만성적인 피곤함을 이겨내려면 간 기능을 활성화시키면 된다. 독성물질을 줄이도록 노력해야 하고 신맛의 음식을 자주 먹으면 된다.

생식요법은 목2+화+토+상화2+표준생식이면 된다.(수+목2+화+상화2+표준생식)

증상이 개선되면 체질 처방을 해야 한다.

부항사혈로 혈전을 제거하여 혈액순환을 원활하게 하는 것이 좋다.

붉은 팥을 가루로 내어 1일 3회, 한 번에 밥숟가락으로 3~4숟가락을 미지근한 물에 타서 먹으면 간 기능이 보강되면서 피곤함을 떨쳐낼 수 있을 것이다. 아니면 팥을 삶아서 그 물을 수시로 먹어도 피곤함이 사라진다. 증상이 개선된 후에는 체질에 맞게 먹어야 한다. 계속해서 먹으면 위장 질환이 발생하기 때문이다.

15 소변검사하려고 맛봐야 하는 것은 아니다.

1. 소변검사

소변검사라고 하면 왠지 쑥스럽고 창피한 느낌이 든다. 성에 관한 숨기고 싶은 이야기라서 그런가 보다. 소변은 우리 몸에서 다양한 증상을 찾을 수 있는 중요한 결과물이다. 소변검사에서 무엇을 관찰할 수 있고, 어떤 것들을 식별할 수 있는지 궁금증을 하나씩 풀어보기로 한다.

1) 탈수증(脫水症)은 진한 황금색이 나타난다. 몸 안에 물이 부족한 현상이니 물을 자주 먹어 보충해주면 사라진다. 주로 비장기능이 약한 사람들이 물을 잘 안 먹기에 자주 나타나는 현상이다. 이런 사람들은 담석이 서서히 진행되고 있음을 알려주는 전조증상이다. 몸 안에 물이 부족하면 담석이 생기기 때문이다.

2) 소변을 뚜껑 달린 용기에 넣고 흔들어 거품이 일면 담즙이 있는 것이다.

   소변이 홍차 색깔을 띠면 담즙이 함유되어 있는 것이다.

3) 붉은색의 소변은 혈액이 함유된 경우, 요로계에 암, 감염, 결석이 있을 때 나타나는 색깔이다. 병원에서 소변검사를 받아 조치하는 것이 좋다.

4) 소라진과 콤파진 같은 진정제도 소변을 붉게 혹은 갈색을 띄게 한다.

5) 요로 어느 부위의 감염으로 화농이 되면 소변이 우윳빛 나는 황색을 띈다.

6) 고혈압 치료제: 검은색 소변을 본다.

   처음에는 노란색이나 물과 희석되는 순간 검게 변한다.
   (색깔의 변화는 치아염소산염이라 불리는 화학 물질 때문이다.)

※ 소변이 핏빛만 아니면 걱정할 필요 없다.

동양의학적으로 소변은 오행상 수(水)로 분류한다. 신장/방광기능이 좋고 나쁨으로 인해 소변의 정상과 비정상이 나타나게 된다. 신장과 방광은 우리 체내에서 혈액순환을 통하여 혈액 내 노폐물이나 불필요한 물질들을 걸러 방광에 저장했다가 배출하는 기능과 역할을 한다.

우선적으로 신장기능이 저하되면 혈액 내 독성물질을 거르는 역할이나 수분 조절이 어려워지면서 탈수나 독성물질들을 체내 누적시키는 결과를 초래하게 된다. 이 결과 다양한 형태의 색깔을 띠는 소변을 배출하는 것이다.

신장 기능이 정상적으로 활용되면 이런 독성물질이나 수분 조절이 정상화되어 정상적인 소변을 보게 될 것이다. 신장 기능 보강을 위해서는 짠맛의 음식을 자주 먹는 것이 좋다.

신장 기능을 저하시키는 원인을 보면 스트레스를 자주 받고 강하게 받는 것이 가장 크게 작용하며, 그다음으로 식습관을 보면 단맛과 쓴맛의 과식이다. 또한 매운맛과 짠맛이 부족해도 신장 기능이 저하된다. 소변검사를 통해 정확한 원인을 밝혀 조치를 취해야 하는 것도 중요하다. 차가운 음식과 아랫배가 차가운 생활여건도 신장 기능을 저하시키는 원인이 된다.

일반적으로 이런 증상이 나타날 때는 단맛과 쓴맛을 줄이고, 매운맛, 짠맛과 신맛을 자주 먹으면 좋다. 우리 고유의 음식인 된장찌개나 해조류 음식인 미역국, 파래, 함초, 조개류, 젓갈류 등을 자주 먹는 것이 좋다.

생식요법은 금+수2+목+상화2+표준생식이면 된다.(수+목2+화+상화+표준생식)
증상이 개선되면 체질 처방을 해야 한다.
부항사혈로 혈전을 제거하여 혈액순환을 원활하게 하는 것이 좋다.

소변을 보고 나서 바로 물을 내릴 것이 아니라 항상 소변을 본 후에 냄새나 색깔을 확인하는 습관을 가지는 것이 좋다. 때에 따라서는 아침에 일어나 첫 소변을 손으로 받아서 맛을 보거나 냄새를 맡아 보는 것도 질병을 예방하고 건강을 지키는 좋은 방법이다.

16 갈증(渴症): 목이 마를 때

1. 섭취량과 배설량의 불균형

갈증이 생긴다는 것은 체내에 수분이 부족하다는 신호다. 물을 자주 먹으면 된다. 그러나 이온음료나 청량음료로 보충하는 것은 어리석다. 오히려 갈증을 더 부추기는 꼴이 된다. 몸에서는 순수한 물을 요구하고 있는 것이다. 청량음료를 먹으면 갈증이 더 생기는 것은 음료 속에 녹아 있는 액상과당(당분)이 신장 기능을 저하시키는 결과를 초래하기 때문이다. 단맛이 짠맛을 억제하는 것과 같다.

커피나 녹차류를 먹으면 소변이 자주 마려운 것도 신장 기능을 저하시키기 때문이다. 소변을 봤다면 반드시 물을 보충하는 습관을 가지는 것이 건강법이다. 사막에서 살아가는 사람들과 평범한 곳에서 살아가는 사람들은 어떨까 하는 의문도 생긴다.

갈증이 나는 이유로는 어떤 것들이 있는지 알아본다.

1) 수분의 섭취량과 배출량을 조절하는 주요 호르몬 바소프레신이라 부르는 항이뇨호르몬(몸의 체액을 저류시킨다.)의 불균형이다.

■ 수분과 바소프레신과의 상관관계

수분을 많이 섭취하면 바소프레신을 적게 생산하고 물을 적게 먹으면 바소프레신을 많이 생산한다. 물을 자주 먹으면 몸 안의 수분을 배출할 때 독소나 찌꺼기를 배출하는 효과를 얻을 수 있다.

수분	바소프레신
많다	적게 생산
적다	많이 생산

2) 요붕증: 호르몬을 조절하는 대뇌의 어떤 부분에 이상에 생겨 항이뇨호르몬의 결핍을 야기하는 증상으로서 갈증이 생긴다.

소변 양 조절기능이 상실되었기 때문이다. 항상 이뇨제를 먹고 있는 것과 같은 현상이 나타나며, 끊임없는 갈증으로 수분을 보충해야 한다.

3) 신장질환: 항이뇨호르몬이 정상이라도 갈증과 다량의 소변이 배출되어 갈증이 생긴다. 평상시 소변을 자주 보는 사람들은 신장 기능이 저하되었다는 신호다.

4) 당뇨병: 다갈(多渴), 다뇨(多尿), 다식(多食)의 증상이 나타난다.

라틴어 멜리투스(mellitus)란? '달다'는 뜻이다.

※ 수분 조절을 위한 호르몬을 주관하는 장기가 신장이다. 신장 기능을 보강하면 갈증 증상을 개선시킬 수 있다.

2. 갈증의 원인

1) 당뇨병

갈증, 식욕 증가, 체중 감소, 질 가려움, 피부 가려움증, 부스럼이 생긴다.

2) 갈증과 다량의 소변 배출이 서서히 진행됐다면 요붕증을 의심하라.

동양의학에서는 갈증(渴症)은 오행상 수(水: 신장/방광)기능 저하로 본다. 신장 기능 저하 시 수분 조절기능에 이상이 발생하면서 갈증이 발생하게 된다. 또한 침샘기능이 저하되어도 갈증이 발생하는 현상이 발생하게 된다. 수극화(水克火: 수20-, 화20+)의 부조화 결과다. (정상은 수20, 화20) 물론 호르몬의 혼란도 갈증을 유발시키며, 당뇨병도 갈증을 유발시킨다. 이러한 문제점의 중심에는 신장이 관여한다. 이런 증상을 개선시키려면 신장 기능을 보강해야 한다.

신장 기능을 보강하기 위한 식습관으로서는 단맛과 쓴맛을 줄이는 식습관이 우선이다. 소금을 비롯한 짠맛의 음식을 자주 먹는 것이 좋다.

짠맛의 음식을 먹는 이유는 체내에 수분을 머금게 하는 역할을 하기 때문이다. 일본에서는 과연 소금이 체내에 수분을 머금게 하는가에 대한 임상시험 결과를 다음과 같이 발표했다.

구분	수분 섭취량	배출량	비고
순수 물	1000cc	1000cc	–
물 섭취 후 소금 섭취 시	1000cc	800cc	–200cc

위의 도표에서 나타난 것과 같이 순수 물을 섭취 후 배출은 거의 같은 양이지만, 수분 섭취 후 소금을 섭취한 경우 약 200cc가 배출량이 적다. 이것은 소금을 먹은 경우는 소금이 체내에 수분을 200cc 정도 머금는 효과를 나타내고 있다.

소금과 수분 모두 오행상 수(水)로 분류하는 것도 타당성이 있다고 본다. 갈증이 발생하는 질환으로서 당뇨병도 소금을 자주 섭취하는 것이 신장 기능을 보강하면서 서서히 치유하는 방법이다. 그래서 일본에서는 당뇨병 치료를 염기 농도가 짙은 생리식염수를 투입하는 치료방법을 활용하고 있는 것도 일리가 있다고 본다.

생식요법은 수2+목+화+상화2+표준생식이면 된다.(수+목2+화+상화2+표준생식)
증상이 개선되면 체질 처방을 해야 한다.
부항사혈로 혈전을 제거하여 혈액순환을 원활하게 하는 것이 좋다.

우리 고유의 식습관을 가지면 당뇨병이나 신장 기능 저하로 인한 갈증 같은 증상은 나타나지 않을 것이다. 밥+김장 김치+된장국+장아찌 먹고 건강한 것이 최고의 행복이란 생각이 든다.

17 유전적 특성과 생활 방식이 당신의 증상에 미치는 영향

나이가 들어감에 따라 다양한 증상들이 발생하는 이유는 혈액량과 혈관이 좁아지기 때문에 혈액순환 장애가 발생하는 것이다. 그러면 왜 나이가 들면 혈액량과 혈관이 좁아지는가를 따져야 한다.

바로 수분 때문이다. 아이들은 수분이 약 80%, 젊은 사람들은 70%, 나이가 들어 노년이 되면 60% 수준이 된다. 이 수분에는 혈액량도 포함 되어 있다. 그래서 나이가 들면 체중이 줄고 마른다. 즉 혈액량이 줄어들고 있다는 신호다.

혈액량이 줄어드는데 혈액이 지나다니는 길인 혈관이 넓어질 이유가 없어진다. 그래서 혈관이 좁아지는 것이다. 혈관이 좁아지더라도 손/발끝까지 혈액을 공급하려고 열심히 최선을 다하려는 우리 몸의 노력이 혈압이 상승하는 것이다. 나이에 맞게 혈압이 상승해야 건강한 이유다. 외국에서 발표하는 자료에 의하면 약간의 혈당이 높은 사람과 혈압이 높은 사람이 장수한다고 하는 이유다.

여기서 혈액을 만드는 원료를 잘 먹는 것이 중요하다. 맑은 혈액을 만들 수 있는 생식이나 자연식, 그리고 양질의 단백질(고기류)을 자주 먹어 세포의 신생작용을 활성화시켜 세포가 건강하도록 만들어야 한다.

몸 안의 수분이 부족한 점을 보강하려면 물을 머금도록 하는 기능을 하는 소금간이 밴 짭짤한 음식(김치류, 장류, 장아찌류, 젓갈류나 바다에서 생산되는 먹을거리들)을 자주 먹는 것이 좋다.

일본에서는 과연 소금이 체내에 수분을 머금게 하는가에 대한 임상시험 결과를 다음과 같이 발표했다.

구분	수분 섭취량	소변 배출량	체내 잔류량
순수 물	1,000cc	1,000cc	0
물 섭취 후 소금 섭취 시	1,000cc	800cc	200cc

위의 도표에서 나타난 것과 같이 순수 물을 섭취 후 배출은 거의 같은 양이지만, 수분

섭취 후 소금을 섭취 한 경우 약 200cc 정도 배출량이 적다. 이것은 소금을 먹은 경우는 소금이 체내에 수분을 200cc 정도 머금는 효과를 나타내고 있다는 증거다.

그래서 나이가 들면서 짭짤한 음식을 즐기는 사람들이 무병장수하는 결과를 나타내고 있는 것도 일리가 있다.

방송이나 의사들이 싱겁게 먹으라고 하는 것이나, 나이 들어 고혈압 약을 먹어 혈압은 낮추는 일은 장수할 수 없게 만드는 결과를 초래하는 아주 잘못된 일이다.

그러면 나이 들어 얼마 정도의 혈압이 정상이냐고 질문할 것이다. 나이에 +90을 더한 것이 정상 혈압이라고 보면 된다. 예를 들어 70세라면 70+90=160 정도면 정상혈압이다. 이 혈압을 고혈압이라 하여 혈압 약을 먹으면 장수할 수 없다. 고혈압 약에는 이뇨제가 있어 임의로 수분을 배출하게 되어 결국은 수분 부족현상에 빠지게 된다. 이 결과 혈액순환 장애로 인해 수족냉증으로부터 다양한 냉증에 시달리게 되는 것이다.

몸은 수분을 보충하려고 하는데(자연 치유를 위한 노력) 약을 먹어 수분을 배출하고 있으니 몸은 지칠 대로 지쳐 결국은 제 수명을 다하지 못하고 이승을 등져야 하는 결과를 초래하게 되는 것이다.

소결론적으로 말하면 나이가 들수록 짜게 먹고, 물을 자주 먹는 것이 장수하는 길임을 강조하고 싶다. 또한 고혈압의 기준을 120/80이라고 하여 남녀노소 모두에게 적용하는 것도 잘못된 것임을 말하고 싶다.

결국 젊어서는 건강했는데 나이 들면서 이런 저런 병이 생기는 것은 체내의 수분 부족이 원인이라는 점이다.

물을 자주 먹으면 질병 발생을 막을 수 있다. 물을 자주 먹으려면 짜게 먹어야 한다. 짜게 먹는 식습관을 갖고 있는 사람이 장수하는 것은 당연한 일이다. (짠맛이란 천일염으로 만든 음식이나 죽염을 말한다.)

건강을 위한 삶을 추구하기 위한 식습관은 다음과 같다.

생식요법은 토+금+수2+상화2+표준생식이면 된다.
증상이 개선되면 체질 처방을 해야 한다.
부항사혈로 혈전을 제거하여 혈액순환을 원활하게 하는 것이 좋다.

1. 나이가 들면서 수분 부족으로 발생하는 다양한 질환들

1) 암: 머리에서 발끝까지 어디서든 생긴다. 주로 체온이 낮거나 외부로 노출되어 혈액순환 장애가 잘 발생할 수 있는 부분이 취약하다.

① 스트레스(비교와 욕심의 과다)로 인한 혈액순환 장애가 암을 발생 시킨다.
② 찬 음식이나 육류 과식 시: 위암, 유방암이 잘 발생한다.

③ 스트레스 과다 시: 신장암, 갑상선암, 유방암 등이 발생한다.
암을 예방하거나 치유하려면 스트레스를 줄이는 대책이 우선이다. 가장 좋은 방법은 "자연으로 돌아가라"는 말을 하고 싶다. 자연은 누구와도 비교하지 않고 욕심내지 않기 때문에 이런 자연의 가르침을 배우면 암은 자연스럽게 치유될 수 있다.

2) 동맥경화증: 동맥이 딱딱하게 굳는 증상으로서, 합병증은 심장발작과 뇌졸중이 발생할 수 있다.

기름에 지지고, 볶고, 튀긴 음식을 과식하면 콜레스테롤, 중성지방 과다로 인한 혈액순환 장애를 발생 시켜 동맥경화증을 유발시킨다. 동맥경화증을 예방하거나 치유하려면 자연의 음식을 조리하지 말고 자연 그대로 잎, 줄기, 뿌리를 모두 먹는 일물전체식을 하는 것이 좋다.

생식요법은 화2+토+금+상화2+표준생식이면 된다.
증상이 개선되면 체질 처방을 해야 한다.
부항사혈로 혈전을 제거하여 혈액순환을 원활하게 하는 것이 좋다.

3) 골다공증: 뼈의 칼슘이 빠져나가는 질병(오행상 수(水))이 발생한다. 골다공증을 예방하거나 치유하려면 우선적으로 햇빛을 자주 보는 생활 습관과 콩류의 음식과 무말랭이 음식을 자주 먹고, 바다에서 생산되는 미역을 자주 먹는 것이 좋다. 신장 기능을 보강하는 짠맛을 음식을 자주 먹는 것이 좋다.

외발로 1분 이상 서있는 운동을 하면 좋다. 외발로 1분 이상 서 있는 것은 50분 운동한 효과와 비슷하기 때문이다.

생식요법은 토+금+수2+상화2+표준생식이면 된다.
증상이 개선되면 체질 처방을 해야 한다.
부항사혈로 혈전을 제거하여 혈액순환을 원활하게 하는 것이 좋다.

4) 당뇨병: 유전 요인이 있고, 체중과 연관이 있다.

오행상 1형 당뇨병: 토(土: 비/위장기능 저하)
2형 당뇨병: 수(水:신장/방광기능 저하)
당뇨유형에 맞게 식이요법과 운동을 하면 된다.

생식요법은 1형 당뇨병인 경우 토2+금+수+상화2+표준생식,
2형 당뇨병인 경우 수2+목+화+상화2+표준생식이면 된다.
증상이 개선되면 체질 처방을 해야 한다.
부항사혈로 혈전을 제거하여 혈액순환을 원활하게 하는 것이 좋다.

5) 알츠하이머 병: 65세 이상 걸릴 확률이 약 15% (오행상 수(水))이다.

알츠하이머병을 예방 및 치유하려면 20중반부터 신장 기능을 보강하는 짠맛의 음식이나 양기가 많은 음식, 알칼리성 음식을 자주 먹는 식습관을 가져야 한다. 예를 들면 콩을 주재료로 만든 두부, 된장 등 장류 음식을 자주 먹는 것이 좋다.

생식요법은 수2+목+화+상화2+표준생식이면 된다.
증상이 개선되면 체질 처방을 해야 한다.
부항사혈로 혈전을 제거하여 혈액순환을 원활하게 하는 것이 좋다.

6) 백내장: 40세 이후 등장한다.(오행상 수(水), 목(木))

백내장을 예방 및 치유하려면 짠맛과 신맛을 음식을 자주 먹으면 된다. 그리고 눈은 항상 차가운 환경에 노출되어 있기에 찬물로 눈을 씻으면 백내장이 빠르게 진행된다. 항상 따스한 물을 세수하는 습관을 가지는 것만으로도 백내장을 예방 및 치유할 수 있다.

생식요법은 수2+목+화+상화2+표준생식이면 된다.(수+목2+화+상화+표준)
증상이 개선되면 체질 처방을 해야 한다.
부항사혈로 혈전을 제거하여 혈액순환을 원활하게 하는 것이 좋다.

7) 녹내장: 안압이 증가하는 질환으로 치료하지 않으면 실명한다.(오행상 수(水)목(木))

녹내장은 눈에 있는 가느다란 모세혈관의 혈액순환 장애에서 발생한다. 녹내장을 예방 및 치유하려면 발을 따뜻하게 하여 정상 체온을 유지하는 것부터 시작해야 한다. 그리고 주기적으로 부항사혈을 통하여 혈관내의 혈전을 제거하는 것이 좋다. 무엇보다도 맑은 혈액을 생산 할 수 있는 좋은 원료인 생식을 하는 식습관을 가지는 것이 좋다.

생식요법은 수+목2+화+상화2+표준생식이면 된다.
증상이 개선되면 체질 처방을 해야 한다.
부항사혈로 혈전을 제거하여 혈액순환을 원활하게 하는 것이 좋다.

8) 신경성 난청: 신장 기능 저하에서 시작된다. (오행상 수(水))

동양의학적으로 귀는 신장과 연관이 있다. 신장 기능이 저하되면 귀의 고유기능인 청각에 이상이 발생한다. 난청을 예방하거나 치유하려면 단맛을 줄이고 천일염이나 죽염으로 만든 음식이나 해조류, 양기가 많은 음식들을 자주 먹는 식습관을 가지면 좋다.

생식요법은 수2+목+화+상화2+표준생식이면 된다.
증상이 개선되면 체질 처방을 해야 한다.
부항사혈로 혈전을 제거하여 혈액순환을 원활하게 하는 것이 좋다.

9) 변비: 대장의 기능 이상, 수분과 연관(오행상 금(金))

동양의학적으로 쓴맛의 과식이나 매운맛의 부족으로 발생하는 현상이 변비다. 변비를 예방하거나 해소하려면 매운맛과 짠맛의 음식을 자주 먹는 것이 좋다.

생식요법은 금2+수+목+상화2+표준생식이면 된다.(금+수2+목+상화+표준)
증상이 개선되면 체질 처방을 해야 한다.
부항사혈로 혈전을 제거하여 혈액순환을 원활하게 하는 것이 좋다.

10) 골관절염: 무릎이나 척추의 무게를 분산시키는 기능 저하(오행상 수(水))

관절 주변은 항상 열이 발생하기에 물이 있어야 하는데 물이 부족한 경우 발생하는 증상들이다. 물을 적게 먹는 사람들에게서 발생하는 질환 중의 하나다. 물을 자주 먹는 것이 관절염을 치유하는 방법 중의 하나다. 관절은 근본적으로 신장 기능 저하가 원인이다.

신장 기능을 보강하는 음식이나 운동을 한다면 쉽게 개선시킬 수 있다. 짠맛과 신맛을 자주 먹는 식습관과 발을 따뜻하게 만드는 운동이면 좋다.

생식요법은 수2+목+화+상화2+표준생식이면 된다.
증상이 개선되면 체질 처방을 해야 한다.
부항사혈로 혈전을 제거하여 혈액순환을 원활하게 하는 것이 좋다.

11) 소화성 궤양: 남자는 젊어서, 폐경 후에는 남녀가 같다. (오행상 토(土))

즐겁지 못한 상태에서 식사를 하면 소화성궤양이 잘 발생한다. 식사는 항상 즐거운 마음으로 감사한 마음으로 하는 습관을 가지는 것이 좋다. 신맛을 줄이고 자연의 단맛을 즐기면 쉽게 해결된다. 하루에 한번 생부습을 내서 먹어도 효과가 좋다.

생식요법은 토2+금+수+상화2+표준생식이면 된다.
증상이 개선되면 체질 처방을 해야 한다.
부항사혈로 혈전을 제거하여 혈액순환을 원활하게 하는 것이 좋다.

12) 통풍: 남자가 더 많고 나이가 증가할수록 발병률이 증가한다.(오행상 수(水)목(木))

통풍은 스트레스로 인한 신장과 간 기능 저하 시 나타나는 증상이다. 짠맛과 신맛을 자주 먹으면 좋다. 붉은 팥을 삶아서 그 물을 자주 먹는 것도 개선의 효과가 있다. 무엇보다도 통풍이 오기 전에 예방하는 것이 우선이다. 즐거운 마음으로 생활하는 것만으로도 통풍을 예방할 수 있다.

생식요법은 수2+목2+화+상화+표준생식이면 된다.
증상이 개선되면 체질 처방을 해야 한다.
부항사혈로 혈전을 제거하여 혈액순환을 원활하게 하는 것이 좋다.

13) 파킨슨병: 대뇌에서 도파민이라고 하는 한 화학물질의 결핍으로 발생되는 신경학적 장애로서 65세 이상에서 자주 발생하는 질환이다. (오행상 수(水))

동양의학에서 뇌는 신장과 연관이 깊다. 신장 기능이 활성화 되면 파킨슨병에 걸리지 않는다. 단맛을 줄이고 짠맛을 즐기는 식습관이면 파킨슨병을 예방 및 치유할 수 있다.

생식요법은 수2+목+화+상화2+표준생식이면 된다.
증상이 개선되면 체질 처방을 해야 한다.
부항사혈로 혈전을 제거하여 혈액순환을 원활하게 하는 것이 좋다.

14) 고혈압: 나이가 먹을수록 발병률도 증가한다. (오행상 수(水),목(木), 화(火))

※ 모든 사람에게 혈압 120/80 적용은 잘못된 것이다. 나이+90을 정상혈압으로 적용하는 것이 합리적이다.

생식요법은 심장성 고혈압인 경우 화2+토+금+상화2+표준생식,
신장성 고혈압인 경우 수2+목+화+상화+표준생식,
스트레스성 고혈압은 토+금+수+상화2+표준생식이면 된다.
증상이 개선되면 체질 처방을 해야 한다.
부항사혈로 혈전을 제거하여 혈액순환을 원활하게 하는 것이 좋다.

15) 탈장: 나이가 많을수록 증가 추세

① 열공 탈장: 위장이 약해진 틈을 타고 미끄러지듯 흉부로 올라가 심장질환과 유사한 증상을 일으킨다.
② 서혜부 탈장: 선 자세에서 기침하면 사타구니가 볼록하게 일어나는 증상 근육의 탄력성이 부족해서 생긴다. (오행상 목(木))기능 저하

생식요법은 수+목2+화+상화2+표준생식이면 된다.
증상이 개선되면 체질 처방을 해야 한다.
부항사혈로 혈전을 제거하여 혈액순환을 원활하게 하는 것이 좋다.

위에서 알아본 내용들은 평상시 체질에 맞는 식습관과 자신의 건강에 관심을 조금만 가진다면 얼마든지 예방 및 치유할 수 있는 질환들이다. 질병은 의사가 고쳐주는 것이 아니라 자신이 고치는 것이라는 인식의 전환이 무엇보다 필요하다고 강조해 본다.

2. 질환별로 나타나는 증상

1) 급성 세균성 신우염: 여자에게 더 많다.(오행상 수(水))

여자가 남자보다 요도가 짧기 때문이다. 싱겁게 먹으면 균이 서식할 여건이 높기 때문이기도 하다.

생식요법은 토+금+수2+상화2+표준생식이면 된다.
증상이 개선되면 체질 처방을 해야 한다.
부항사혈로 혈전을 제거하여 혈액순환을 원활하게 하는 것이 좋다.

2) 동맥경화증: 동맥이 좁아지거나 굳어지면서 막히는 증상이다.

수분이 부족해지면서 동맥경화증이 발생하게 된다. 나이 들면서 물을 자주 먹는 것이 동맥경화를 예방하는 방법 중의 하나다.

생식요법은 화2+토+금+상화+표준생식이면 된다.
증상이 개선되면 체질 처방을 해야 한다.
부항사혈로 혈전을 제거하여 혈액순환을 원활하게 하는 것이 좋다.

3) 자가 면역질환들: 여자에게 더 많다.(스트레스로 인한 혈액순환 장애)

4) 그레이브스병: 갑상선 기능 항진으로 눈이 튀어나오고 신경을 예민하게 만드는 상태(오행상 목(木))로, 스트레스를 줄이는 것이 가장 쉬운 예방 및 치유법이다.

5) 류마티스 관절염: 관절을 변형시키는 질환 (오행상 수(水))

스트레스를 줄이는 것이 가장 쉬운 예방 및 치유법이다.

6) 전신성 홍반성 낭창: 인체의 모든 부분으로 가는 동맥들이 염증 반응을 일으키는 것(오행상 수(水)). 체내에 염증은 소금기가 부족할 때 나타나는 증상이다. 천일염이나 천일염으로 만든 먹을거리들이나 죽염을 충분하게 섭취하는 것이 치유법이다.

생식요법은 금+수2+목+상화2+표준생식이면 된다.
증상이 개선되면 체질 처방을 해야 한다.
부항사혈로 혈전을 제거하여 혈액순환을 원활하게 하는 것이 좋다.

7) 손목 터널 증후군: 손목 신경근육 경직(오행상 금(金))

쓴맛의 과식이나 매운맛의 부족, 그리고 차가운 환경에 오래 노출될 시 나타나는 증상이다. 매운맛을 자주 먹고 따뜻한 환경에서 생활하면 쉽게 치유할 수 있다.

생식요법은 금2+수+목+상화+표준생식이면 된다.
증상이 개선되면 체질 처방을 해야 한다.
부항사혈로 혈전을 제거하여 혈액순환을 원활하게 하는 것이 좋다.

8) 결장염: 염증성 장 질환(오행상 금(金))

쓴맛의 과식이나 매운맛의 부족, 그리고 차가운 환경에 오래 노출될 시 나타나는 증상이다. 매운맛을 자주 먹고 따뜻한 환경에서 생활하면 쉽게 치유할 수 있다.

생식요법은 금2+수+목+상화+표준생식이면 된다.
증상이 개선되면 체질 처방을 해야 한다.
부항사혈로 혈전을 제거하여 혈액순환을 원활하게 하는 것이 좋다.

9) 레이노병: 추위에 노출된 인체의 일부 작은 혈관들이 경축을 일으키는 증상

(오행상 수(水)목(木)상화(相火))
스트레스를 줄이고 기와 혈의 순환을 원활하게 하면 치유할 수 있다.

생식요법은 수2+목+화+상화2+표준생식이면 된다.
증상이 개선되면 체질 처방을 해야 한다.
부항사혈로 혈전을 제거하여 혈액순환을 원활하게 하는 것이 좋다.

10) 중증 근무력증: 근육 약화, 안구운동, 연하(삼키는 작용), 호흡을 조절하는 근육들을 약화시키는 증상(오행상 수(水)목(木))

근육은 간과 연관이 깊다. 신맛의 음식들을 자주 먹어 간 기능을 활성화시키면 치유할 수 있다.

생식요법은 수+목2+화+상화2+표준생식이면 된다.
증상이 개선되면 체질 처방을 해야 한다.
부항사혈로 혈전을 제거하여 혈액순환을 원활하게 하는 것이 좋다.

11) 암: 남/여 동등

스트레스를 줄이는 것이 최우선이다. 그리고 자신의 건강한 미래를 위한 투자 계획을 세우고 적극 추진해야 암으로부터 벗어날 수 있을 것이다. '나는 아닐 것이다.' 라는 안이한 생각이 암을 부르기 때문이다.

3. 남자보다 여자에게 더 많은 질환

1) 유방암(남자인 경우는 간 기능 저하 시 발생)

2) 갑상선암: 아프지 않다면 즉시 점검하라.

3) 담낭질환: 담낭암, 결석, 감염은 여성에게 더 많다. 이것은 여성호르몬이 체내에서 어떤 방식으로 담낭내의 담즙과 상호작용을 하기 때문인 것 같다. 피임약을 복용하면 담낭질환에 민감하다.

담낭의 문제 발생은 물을 적게 먹어 담즙이 농축되면서 시작되므로 물을 자주 먹는 것이 담낭질환을 예방하고 치유하는 지름길이다.

생식요법은 수+목2+화+상화2+표준생식이면 된다.
증상이 개선되면 체질 처방을 해야 한다.
부항사혈로 혈전을 제거하여 혈액순환을 원활하게 하는 것이 좋다.

4) 편두통: 담낭 기능 저하

5) 유당불내증: 남자보다 여자, 백인보다 흑인이 많다

6) 폐 색전증: 혈전이 폐혈관을 막는 증상(정맥에서 혈괴(血塊)의 한 조각이 떨어져 나와 색전(塞栓)이 형성되어 마침내 폐의 혈관을 막을 때 생긴다. 그래서 흉통, 기침, 피가 섞인 가래(혈담/血痰), 약간의 발열을 일으킨다. 흉통이 있을 때 젊은 남자들은 심장병을 확인하고, 젊은 여자들은 항상 폐 색전증을 의심하라.)

생식요법은 금2+수+목+상화2+표준생식이면 된다.
증상이 개선되면 체질 처방을 해야 한다.
부항사혈로 혈전을 제거하여 혈액순환을 원활하게 하는 것이 좋다.

7) 승모판 탈출증: 여자에게 더 많다. (오행상 화(火))

이것은 4개의 심장판막 중 하나인 승모판이 구조적으로나 기능적으로 정상적이지 못하여 생긴다. 주요 증상으로는 이유 없는 흉통, 호흡곤란, 심계항진, 편두통 양상의 두통, 공황발작 등이 나타난다.

8) 다발성경화증: 여자에게 더 많다. (오행상 수(水)/목(木))

이 질환은 간헐적인 하지의 위약감(萎弱感: 마르고 쇠약해짐) 혹은 설명할 수 없는 무감각과 쑤시는 증상이 있다.

생식요법은 금+수2+목+상화2+표준생식이면 된다.
증상이 개선되면 체질 처방을 해야 한다.
부항사혈로 혈전을 제거하여 혈액순환을 원활하게 하는 것이 좋다.

9) 골다공증: 여성에게 많다. (오행상 수(水)목(木))

단맛과 우유를 줄이고 짠맛의 음식을 자주 먹는 것이 좋으며, 외발로 1분 이상 서있 는 운동을 자주하면 예방하거나 치유할 수 있다.

10) 소화성 궤양: 남자에게 더 많다. (오행상 토(土))

11) 성관계로 전파되는 질환: 여자에게 더 많다.(오행상 수(水))

■ 흑인들이 걸리기 쉬운 질병들

- 겸상 적혈구성 빈혈: 만성적인 빈혈, 창백, 황달, 주기적인 통증

① 유전적으로 적혈구 내에 있는 단백질의 일종인 헤모글로빈의 구조가 유전적으로 비정상적인 변이를 일으켜 생기는 질병으로, 흑인 400명당 1명, 스페인계 미국인 500명당 1명에게 발생한다.

※ 적혈구 형태 비교

- 백색/황색인: 도넛 형태(자유스러운 형태 변형 가능)/120일 생존

- 흑인: 낫 형태(형태 변형 곤란)/30~50일 생존

흑인들의 낫 형태의 적혈구는 몸이 뻣뻣하고 정상적인 신축성이 없다. 이들은 좁은 혈관에서 구조를 바꿀 수 없기 때문에 혈관을 막아버린다.

〈적혈구 수명〉

백인/황색인	흑인
120일	30~50일

② 포도당-6-인산염 탈수소효소병(G6PD): 또 다른 형태의 헤모글로빈 이상으로 어느 특정 효소의 부족으로 생긴다. 혈구 세포들은 정상적인 형태를 유지하지만 미성숙한 상태에서 파괴된다.
남자에게만 발현되고, 어머니에 의해 유전된다. 생명을 단축시키지 않으나, 심한 빈혈, 황달, 전신쇠약이 나타난다.

③ 전립선암
가) 백인보다 흑인에게 8배 많이 발병한다.
나) 동양의학적으로 보면 신장 기능 저하에서 발생한다.

④ 미국에서 흑인은 4명당 1명이 고혈압이다. 흑인의 몸에는 정상적으로 땀으로 소실되는 소금을 오히려 간직하도록 프로그램 되어 있다는 것이다.

⑤ 유당불내증: 미국의 흑인 중 70%가 유당불내증이다.

■ 그리스인, 이탈리아인, 아랍인과 유태인들이 공통적으로 갖고 있는 병

- 지중해 빈혈: 실제로 지중해에 사는 대부분의 주민들에게서 발견된다. 특징은 헤모글로빈의 이상으로 빈혈을 야기하는 질환이다.

이것은 조상이 아랍인, 유태인, 그리스인, 이탈리아인 혹은 그 인접해서 살거나 살았던 사람들이라면 지금 어느 곳에 살더라도 이러한 병에 걸릴 수 있다는 것이다. 조상이 같을 수 있다는 점도 고려된다.

■ 유태인의 특정 질병

- 테이 삭스(Tay-sachs)병과 신경계 해면변성과 같은 희귀병들도 포함된다. 실제로 이런 병은 초년에 발병하고 곧 바로 사망한다.
- 가계가 중앙 유럽 혹은 동부유럽에 뿌리를 두고 있는 유태인들은 당뇨병, 관상동맥 질환, 버거씨병(다리에 있는 동맥이 막힘), 그리고 염증성 장 질환에 잘 걸리는데 왜 그런지는 아무도 모른다. 아마도 유전적인 면과 환경적인 면의 결합인 것 같다.

■ 결혼 상태와 그 영향

- 이혼한 사람들: 두통, 생식/비뇨기계 질환, 피부 질병에 민감하다.
- 홀아비: 같은 연령대보다 60% 사망률이 높다.

※ 1년 이내 재혼 시 더 장수한다.

- 이혼이나 별거하면 14개월 동안 면역력이 30%나 저하된다.

4. 가족에게 유전되는 병

1) 헌팅턴 무도병: 약 50% 정도 유전된다.

2) 겸상적혈구병: 흑인에게 많은 질환으로 유전된다.

3) 알코올 중독: 35~40% 유전이다.

4) 알츠하이머 병: 가까운 친척이 초년에 이런 병을 앓았다면 10~15% 유전이 가능하다.

5) 동맥경화증: 다리, 심장, 뇌, 신장, 눈 어느 부위라도 막힐 수 있다.

6) 유방암: 모친과 자매 중 한 명이 유방암이라면 30% 유전된다. (위험률 6배)

두 명의 자매가 유방암이라면 15%가 유전된다.

7) 결장암/직장암: 직계혈족 결장암이라면 2~5배 위험하다.

8) 당뇨병: 부모 모두 당뇨병이면 자식은 60%가 60세 이전에 발병한다.

9) 폐기종: 폐가 산소를 흡입하고 이산화탄소를 배출하는 능력이 저하된 상태

유전되는 효소의 결핍이 유전가능성을 높인다.

10) 고혈압: 유전자는 60%, 환경이 40% 결정된다.

11) 편두통(간 기능 저하가 원인): 부모가 모두 편두통이면 자식에게 70% 유전된다.

부모 중 한 명만 편두통이면 자식에게 4% 유전된다.

12) 비만: 전립선암을 가진 남자의 아들과 형제들은 악성종양으로 죽을 확률이 평균치의 3배가 높다.

13) 건선: 부모나 형제 중의 한 사람이 있다면 10% 유전된다.

■ 동성애자들이 잘 걸리는 병

- AIDS: 전신 임파선의 종창, 목, 겨드랑이, 서혜부에 잘 생긴다.
- 매독, B형 간염, 치질
- 임질과 클라미디아: 남성 성기에서 나오는 분비물(항생제로 치료가능)

■ 술 얼마나 마셔야 많이 마신 것인가?

- 섭취 알코올: 혈중 알코올 95% 화학적 분해, 5%는 호흡, 소변 땀으로 배출
- 습관적인 음주: 뇌세포를 파괴하여 치매를 발생 시킨다.

■ 알츠하이머병은 첫 번째 뇌세포가 파괴되는 병이다.

- 심장기능 저하
- 남성호르몬 40% 저하(발기부전이 나타난다.)
- 임신부 음주 시: 저능아 및 신체적 기형 유발, 저체중아, 혈압 상승

5. 담배의 폐해

1) 암과 심장 질환 유일의 주원인이 된다.

2) 감기 뒤에 목안이 간지러움 증상은 폐암이 발생하고 있다.

3) 혈뇨 + 소변을 자주 보고 +고통스럽다면 전립선 비대증이 진행 중이다.

4) 흡연 시 섬모기능 저하: 점액과 이물질을 기관지의 분지에서 인후로 쓸어내려 인후를 통해 탁 뱉어내 버리게 하는 것이다.

※ 흡연 시 솜털(섬모)이 마비되기에 아침에 잔기침이 나온다.

5) 폐기종 악화

폐가 탄력성을 잃어버리고 산소와 이산화탄소를 교환하게 하는 공기주머니인 폐포가 파괴되는 질환이 생긴다.

※ 폐기종이 있는 사람은 자기 에너지의 80%를 숨쉬기에 충분한 산소를 얻는데 소비하고 있다. 그러나 비흡연자들은 그 목적을 달성하는데 약 5%만을 쓸 뿐이다.

6) 폐암: 남자의 85%, 여자의 75%는 흡연과 관련이 있다.

7) 흡연 시 자연유산 초래

① 양수막의 조기 파수와 출혈을 겪게 되고, 그들의 아이들은 태어날 때 저체중아가 된다.
② 5천 종류의 유독물질을 배출한다.
③ 7초 이내 니코틴은 심장에서 펌프질 되어 뇌로 가며 뇌에서 흡수되어 카테콜아민이라는 물질의 분비를 유도하게 된다.
이 카테롤아민은 아드레날린성 효과를 내어 심박동과 혈압을 높이게 된다.
흡연은 기분이 좋게 되는 것 같지만 대신에 심혈관계를 희생하게 된다.

8) 흡연 전 맥박과 혈압을 잰 후 흡연하면서 다시 측정해보라.

놀라운 수치를 보게 될 것이다. 맥박은 분당 20회 증가할 것이고, 혈압도 10~20 정도 상승할 것이다. 흡연을 하면 유리 지방산을 혈중으로 방출한다. 이런 것들은 결국 동맥에 정착하여 동맥을 막아 버린다. 흡연으로 인한 심장발작 위험은 2배, 심장병으로 인한 사망 위험은 2~4배가 높다.

흡연 시 연기는 혈관을 경축시킨다. 이때 나타나는 증상은 목구멍과 흉부에서 수축되는 느낌을 받는다. 과도한 음주와 흡연은 건강의 적(敵)임은 확실하다.

6. 약물, 영원한 '휴식'으로 가는 입장권

약(藥)은 먹을수록 의존성, 내성, 중독성이 강해진다. 신경안정제나 향정신성 약물을 규칙적으로 복용하거나 의존하는 사람들의 결과들을 정리해본다.

합법적인 처방인 약들의 부작용 증상들을 알아본다.

1) 불규칙한 심박동: 심계항진, 심장리듬 장애 발생/심장장애 등이 내재되어 있다.

2) 불규칙한 혈압 변화가 발생한다.

고혈압 치료제를 먹으면서 신경안정제를 먹으면 일반적으로 혈압이 내려간다. 가벼운 어지러움을 맛보게 된다. 모노아민 산화효소 억제제라고 부르는 약물들은 혈압을 내린다. 이런 약물을 복용하면서 적포도주를 마시거나 오래된 치즈를 먹으면 혈압이 급상승하여 뇌졸중을 발생케 하거나 사망에 이른다.

3) 알코올 불내성: 바륨과 알코올을 함께 먹으면 혼수상태에 빠진다.

4) 발기불능: 신경안정제는 몸을 이완시켜 성욕과 성행위를 할 수 없게 만든다.

비합법적인 처방 약들의 부작용 증상들을 알아본다.

1) 스피드(암페타민): 우울증약물, 식욕억제제로 또는 흥분제로 활용

2) 마리화나: 포트, 그래스라 부르기도 한다. 기억력, 판단력, 뇌의 다른 기능을 손상시킨다.

■ **부작용**

- **불규칙한 심장활동**
- **남성 불임증 증가**
- **남성의 발기부전으로 인한 성행위 감소**
- **호흡기 질환의 약화**

3) 코카인: 헤로인과 함께 가장 강력한 중독성 물질

① 분말 형태로 코로 흡입, 액체 형태로 정맥 주사 시 사망을 경고한다.
② 심근의 수축작용과 심장 리듬의 불규칙한 상태로 만든다.
③ 관상동맥 경축으로 혈류량을 감소시킨다.

4) 크랙: 정제한 형태의 코카인

뇌졸중, 심장발작, 폐 부전으로 급사위험을 초래한다.

5) 헤로인: 아편, 고도의 중독성 물질

우리 몸은 운동, 성교, 물, 그리고 다른 유쾌한 자극에 반응해서 스스로 아편을 생산해 낸다.(우리 몸에서 만드는 자연산 아편인 엔돌핀을 의미)

그러나 인위적인 헤로인이 투입되면 자연산 헤로인을 만들지 않는다.
부작용으로 이렇게 되면 아무런 의미가 없고 헤로인 주사에 의존하게 되어 결국은 인생이 황폐해지는 것이 독극물의 마지막인 것이다.
그래서 합법적이든 비합법적이든 약물을 자주 활용하거나 의존한다는 것은 결국 인생이 황폐해지고 약물의 독으로 인해 사망에 이르는 결과를 초래할 뿐이다.

어떠한 약(藥)이든 가능한 멀리하는 것이 최선이다.

제2부

동양의학적으로 본 내 몸의 이상 신호

01 머리카락으로 건강과 질병을 찾는다.

머리카락은 오행상 수(水: 신장/방광)로 분류하며 신장과 골수(骨髓)의 건강함을 나타내주는 곳이다. 관련 장부로서는 간장, 비장/위장과도 연관이 있다. 왜냐하면 머리카락이 영양 상태를 나타내주는 지표이기도 하기 때문이다.

미용실이나 이발소에 종사하는 사람들은 머리를 만져보면 의학적인 깊은 상관관계를 잘 알지 못하지만 몸 어디가 아픈지는 대충 알고 있다. 경험상 머리카락을 손에 만져보면 느낌이 다르기 때문이다. 머리카락에도 우리 몸에서 발생하고 있는 전조증상이 나타나고 있다.

머리카락에 이상 현상이 발생하는 이유는 주로 쓴맛과 단맛의 음식들을 과식하므로 인해 신장 기능 저하 시에 나타난다. 자연 치유를 위해서는 쓴맛과 단맛을 줄이고, 매운맛과 짠맛을 주로 먹으면 문제점을 개선시킬 수 있다.

머리카락은 임신 4개월을 전후해서 자라기 시작하고, 6개월쯤 되면 거의 형태를 갖춘다. 머리카락 개수는 약 10만 개 정도이며 매일 0.3～ 0.4㎜ 정도 자란다.

성인의 경우 일일 60개 정도가 빠지고 새로 난다. 이보다 많이 빠지면 탈모가 진행되는 것이다. 예를 들면 호르몬(갑상선 호르몬)의 불균형으로 탈모가 진행될 수 있다.

1. 머리카락의 색과 윤기

1) 색깔로 보는 건강과 질병관계를 살핀다.

① 백발: 신장 기능 저하, 노화 현상, 노안이 진행된다.
(결핵, 위장병, 빈혈, 동맥경화가 있어도 백발이 된다.)

② 흑발: 갈색이 갑자기 검은 흑발이 되면 암(癌)을 의심하라.

③ 황발: 신장 기능 저하, 영양실조, 비장 기능 저하 시 나타난다.

④ 회색발: 영양실조
갑상선 기능 이상, 조로(早老), 노년성 백반, 결절성경화증 등에 나타난다.

⑤ 홍발: 비소나 납 중독을 나타낸다.

2) 윤기로 보는 건강과 질병관계를 살핀다.

① 윤기 없고 갈라지면 신장 기능 저하, 영양실조 시에 끝이 갈라진다.
② 자주 엉키는 머리는 비/위장 기능 저하 시 나타난다.
③ 숱이 적고, 푸석푸석하고, 자라지도 않는 머리는 신장 기능 저하, 당뇨병이 있어도 머리가 잘 자라지 않는다.
④ 건조하고 잘 끊어지면 피부염, 갑상선 기능 저하, 당뇨병, 암 환자에게서 주로 나타난다.
⑤ 건조하고, 가늘고 끝이 구부러지는 것은 신장, 간장 기능 저하와 영양실조에서 나타난다.
⑥ 뻣뻣하고 건조하고 하면 정기(正氣)가 쇠한 경우다. (성격이 괴팍하다)

동양의학적으로 우리 몸에 나는 털을 오행상으로 분류하면 다음과 같고, 기능을 보강하는 맛을 구분해 본다.

머리털	눈썹	턱수염	피부털	겨드랑이털	음모털	종아리털
신장	면역력	신장	폐	면역력	신장	신장
짠맛	떫은맛	짠맛	매운맛	떫은맛	짠맛	짠맛

이렇듯이 각 부위의 털들이 오장육부와 상관관계를 가지고 있다. 각 장부의 기능이 저하되면 관련 부분에 탈모가 진행된다. 탈모를 예방하려면 관련 장부의 기능을 보강하는 맛의 음식을 자주 먹는 것이 좋다.

대체적으로 탈모를 예방하거나 치유하려면 매운맛의 음식이나 짠맛의 음식을 먹는 것이 좋다. 그러나 현대인들은 쓴맛의 커피나 녹차, 술을 즐기고, 액상과당이 들어간 식품첨가물이나 감미료 등을 즐겨 먹는다. 이런 먹을거리들이 탈모를 부추기는 원인으로 작용하고 있어 젊은이들이 더 많은 탈모로 고생하고 있는 것이다.

쓴맛은 폐 기능을 저하시키고(화극금(火克金: 화20+, 금20-), 단맛은 신장 기능을 저하시킨다.(토극수(土克水: 토20+, 수20-)

그래서 항간에 어성초가 대머리를 개선시킨다는 선전을 하고 있지만 사실은 아니다. 탈모를 예방하는 음식은 바로 짠맛을 가진 소금과 해초류를 자주 먹는 것이 좋다.

당뇨병이 있으면 호르몬의 불균형으로 인해 서서히 탈모가 진행되기 때문에 전신에 걸쳐 탈모가 진행된다. 남자들은 수염이 잘 안 자라면 당뇨병을 의심해 봐야 한다.

생식요법은 금+수2+목+상화+표준생식이면 된다.
증상이 개선되면 체질 처방을 해야 한다.
부항사혈로 혈전을 제거하여 혈액순환을 원활하게 하는 것이 좋다.

몸에 털이 잘 자라지 않는다는 것은 몸이 차가운 경우다. 발을 따뜻하게 하여 정상 체온을 유지시키면 머리카락이 윤기가 나고 필요한 곳에서 털이 잘 자라게 된다. 머리에 윤기를 가지려면 샴푸로 감는 것이 아니라 소금물로 감으면 건강한 머리털을 가질 수 있고 탈모도 예방할 수 있어 일석이조의 효과를 얻을 수 있다.

2. 탈모의 원인과 종류

머리카락도 나름대로 규칙이 있다. 매일 20~100가닥이 빠진다. 이보다 많은 숫자가 빠지는 것은 신장 기능이 저하됐거나 정혈(精血)이 부족하기 때문이다.

후천적인 탈모는 피부병, 급성 열병, 호르몬 조절기능 저하도 원인이 된다.

1) M자형 젊은이들의 대머리: 비/위장 기능 저하가 원인이다.

① 찬 음식을 과식하거나 신맛의 음식을 장복하면 발생한다.
예) 매실 엑기스를 장복하면 대머리가 된다.
② 단맛의 음식이 부족해도 탈모가 진행된다. 단맛을 먹으면 개선된다.

2) M자가 정수리 쪽으로 확대해 가는 대머리: 방광기능 저하가 원인이다.

① 찬 음식을 과식하거나 단맛의 음식을 과식하면 발생한다.
예) 달콤한 케이크를 자주 먹으면 탈모가 진행된다.
② 짠맛의 음식이 부족해도 탈모가 진행된다. 짜게 먹으면 개선된다.

3) 듬성듬성 탈모, 두피는 반들반들: 스트레스 과다 누적 시 나타나는 증상이다.

4) 머리를 빗을 때 듬성듬성: 편식, 영양부족 시 나타난다.

5) 비정상적인 탈모: 체내에 아연이 부족하다. 굴(석화)을 자주 먹어라.

6) 여성의 산발성 탈모: 싱겁게 먹거나 단맛을 과식하여 신장에 염증이 있을 때 나타난다.

7) 정수리 탈모: 결장염과 단낭염이 있거나 신장 기능 저하 시 나타난다.

① 단맛의 음식을 과식할 때나 과도한 스트레스 누적 시 발생한다.
② 짠맛의 음식이 부족할 시 탈모가 진행된다. 짜게 먹으면 개선된다.

8) 탈모와 병행하여 전신체모 탈모는 내분비계 질환의 이상으로 진행되면 특히 폐 기능 저하 시 나타난다.(가슴 털, 팔, 종아리의 털 등)

9) 안색은 변하지 않고 머리카락이 거꾸로 자라는 것은 뇌전증(간질병)이 있다.

※ 뇌전증(간질병)은 임신 중에 강한 심리적인 충격을 받아서 생긴다. 유전질환이 아니다. 또한 오장육부가 차가워지면 발생할 수 있고 누구에게나 발생할 수 있는 질환이다.

10) 머리카락이 솟구치는 형태는 절명할 증후라 할 수 있다.

대머리의 형태를 정리해 본다. 동양의학적으로 대머리는 오행상 오장육부와 상관관계가 있다고 본다.

대머리 형태	발생원인 음식/기능 저하 장부	보완 방법 (생식처방)
앞 이마 M자형	신맛 과식/비/위장 기능 저하	단맛을 먹어라 토2+금+수+상화+표준
앞이마~정수리까지	단맛 과식/방광 기능 저하	짠맛을 먹어라 토+금+수2+상화+표준
정수리만 대머리	단맛 과식/신장 기능 저하	짠맛을 먹어라 금+수2+목+상화+표준
주변머리 대머리	매운맛 과식/간장/담낭 기능 저하	신맛을 먹어라 수+목2+화+상화+표준
완전 대머리	떫은맛 부족/전 장부 기능 저하	골고루 먹어라 토+금+수2+상화2+표준
원형 탈모	떫은맛 부족/면역력저하	떫은맛을 먹어라 토+금+수+상화2+표준

증상이 개선된 후에는 체질에 맞는 처방을 해야 한다.

대머리는 선천적인 유전도 있지만 약 3%만 유전된다고 하기에 결국 후천적인 식습관과 생활 습관이 탈모에 중요한 영향을 미친다고 볼 수 있다.

선조들이 위의 도표에서와 같은 형태의 탈모(대머리)가 있다면 서둘러 탈모를 보완하는 맛의 먹을거리들을 찾아 먹어 예방하는 것이 무엇보다 우선일 것이다. 설사 탈모가 진행된다 하더라도 탈모 형태에 맞는 식습관을 개선함으로써 예방 및 치유할 수 있다는 점이 다행이라 하겠다.

선천적인 대머리의 유전도 있겠지만 대부분의 탈모는 후천적인 잘못된 식습관에서 비롯된다는 점을 알고 올바른 식습관을 갖는다면 탈모를 예방할 수 있을 것이다.

집에서 사용하는 화학합성 샴푸나 린스 등도 오랜 시간 사용한다면 체내에 독성물질 유입으로 인한 신장과 간장의 기능 저하로 인한 탈모가 진행될 수밖에 없다는 점을 알아야 한다.

그래서 미장원에 가 보면 탈모의 진행으로 인해 부분가발이나 전가발을 착용하고 다니시는 중년 여성분들을 쉽게 볼 수 있다. 화학제품의 남용으로 인한 결과물이다.

미래의 건강을 위해서는 멋을 내는 것을 조금은 자제하는 것도 좋을 것 같다.

02 머리 생긴 형태로 건강을 찾는다.

머리/얼굴은 오행상 화(火: 심장/소장)로 분류하지만 기능과 역할 면을 볼 때는 수(水)와 연관이 깊다.(뇌수, 척수, 머리털) 머리에서 발생하는 각종 질환과 통증 같은 증상들은 주로 신장 기능 저하 시 발생하는 증상과 같다.

이러한 질환들이 발생하는 이유는 쓴맛과 단맛의 음식들을 과식해서이다. 물론 매운맛과 짠맛이 부족해도 이상 현상이 발생하게 된다.

머리에서 발생하는 질환들에 대하여 자연 치유를 위해서는 단맛과 쓴맛을 줄이고, 가능한 매운맛과 짠맛의 음식을 자주 먹어 신장 기운을 보강해주면 치유된다.

일부에서는 짜게 먹으면 뇌의 압력이나 고혈압 같은 증상들이 발생한다고 하는 의료인들로 인하여 싱겁게 먹는 사람들이 점점 증가하는 추세다.

그러나 인간은 소금을 적게 먹고는 살아갈 수가 없다. 체내에 염분이 적으면(0.9%가 정상) 다양한 염증과 관절염이나 자가면역질환 등 이루 말할 수 없이 많은 질환들이 발생하게 된다.

소금(천일염이나 죽염)은 입맛에 맞게 짭짤하게 먹는 것이 머리에서 발생하는 질환을 예방하고 치유하는 보약이다.

왜 여기서 소금을 깊이 있게 언급하느냐 하면 소금의 맛은 짠맛이고 짠맛은 신장 기능을 보강하고 신장이 건강해야 머리에서 발생하는 질환들을 예방하거나 치유할 수 있는 구조로 되어 있기 때문이다.

그래서 소금을 알지 못하고는 머리에 관한 질환을 언급할 수 없다. 즉 머리에 관한 질환발생의 원인은 신장에 있기 때문에 근원을 알아야 질병을 물리칠 수 있다는 것이 동양의학 치료의 기본이 원인요법이기 때문이다.

앞에서도 설명했지만 다시 한 번 더 강조한다.

✔ 참고 내용으로 인용 소개한다.

세계적인 고혈압의 권위자이신 마이클H. 앨더만 교수(미국의 앨버트 아인슈타인 의과대학 교수)가 2015년 8월 26일 우리나라에서 개최한 소금박람회 천일염 심포지엄에서 인터뷰한 내용을 보면 우리나라 의료인들의 무지(無知)에 일침을 가하는 내용에 놀란다.

소금섭취량을 줄인다고 혈압이 낮아지지 않는다.

※ 고혈압분야 세계적인 석학인 마이클H. 앨더만 교수(미국 앨버트 아인슈타인 의대 교수)와의 대담내용을 요약 인용한다.

(2015.8.26 소금박람회 천일염심포지엄)

주제: 소금 섭취량을 줄인다고 혈압이 낮아지지 않는다.

① 소금은 사람이 살아가는데 필수 영양소다. 전 세계 90% 사람들이 하루에 5~12.5g의 소금을 섭취하고 있다. 이것은 하루 소금섭취량 5~12.5g은 사람들이 건강을 유지하는데 적당하다는 증거다.

우리가 지금까지 나트륨을 적게 섭취했다면 아마 살아남지 못했을 것이다. 비타민, 미네랄, 나트륨 등 인체를 유지하는 데에 필요한 영양소는 많지만 그중 가장 중요한 것이 나트륨이다.

② 너무 적은 양의 소금섭취는 교감신경에 작용하는 교감신경에 작용하는 호르몬 증가를 유발시켜 심혈관 건강을 위협한다. 이것은 신장에서 만들어지는 혈장 레닌이라는 효소가 호르몬을 활성화시켜 심혈관질환을 유발하는 것이다. 이것은 혈장의 여과율을 상승시키고 인슐린의 저항성을 높인다.

이렇듯이 나트륨을 적게 섭취하거나 지나치게 과도하게 섭취하면 질병에 걸린다. 혈압은 심혈관의 건강을 예상할 수 있는 여러 가지 항목 중의 하나일 뿐이다.

③ 나트륨은 필수 영양소이다. 전 세계 대부분의 사람들이 적당량의 나트륨을 섭취하고 있으며 이것을 바꿔서는 인된다. 설령 바꾼다 해도 이로 인한 혜택은 전혀 없다. 전 세계 인구의 90%에 달하는 사람이 현재 나트륨을 제대로 섭취하고 있다. 고혈압은 질병을 유발하는 원인일수 있지만 질병은 아니다.

나트륨을 과다 섭취하고 있는 사람들에 대해서는 소금의 양을 줄이라고 할 수 있겠지만 한국인 전체에 저염식을 강요한다면 큰 실수를 하는 것이다. 왜냐하면 대부분의 사람들이 정상적으로 살아가고 있기 때문이다.

전체 사람들에게 저염식을 강요한다면 일부 사람들의 건강을 해칠 수 있다. 나트륨 섭취를 줄이는 것이 무조건 몸에 좋다는 근거도 없다. 이를 바꾸려 했을 때 어떤 부작용이 일어날지는 누구도 모를 일이다.

④ 나트륨은 혈압이 올라가고 내려가는데 영향을 주는 하나의 요소이지 직접적인 연관이 있는 것은 아니다. 또한 하루 5g이하로 소금 섭취량을 줄인다고 해서 혈압이 낮아지진 않는다.

만약 사람들에게 혈압을 낮추기 위해 나트륨 섭취량을 줄이라고 하면 혈장 레닌 수치가 올라가 교감신경계를 활성화 시킬 것이다. 이것은 심혈관질환을 야기하게 된다. 또한 신장에서 나트륨과 수분의 재흡수, 배설과 같은 생리적인 현상들을 조절하는 알도스테론을 증가시키고, 인슐린저항성을 높인다. 나트륨 줄이기 정책은 대단히 위험 할 수 있다.

⑤ 한국인이든 미국인이든 아프리카인이든 실제로 소금섭취량을 분석해 보면 비슷하다. 또한 1950~1960년대나 지금이나 소금의 섭취량은 비슷하다. 식습관이 달라졌는데도 말이다. 여기에는 신체의 생리적인 이유가 있을 것이다. 소금의 섭취량은 몸 안에서 생리적으로 조절하는 것이지 국가에서 정책적으로 조절 되는 게 아니다.

⑥ 소금은 인류에게 꼭 필요한 영양소다. 우리가 지금까지 나트륨을 적게 섭취했다면 아마 살아남지 못했을 것이다. 건강을 유지하는 데 필요한 것은 너무 많은 양도 아닌 너무 적을 양도 아닌 적당량을 섭취하는 것이다.

적당량이라고 하는 것인 개인의 입맛에 맞게 먹는 것이다. 인체가 필요로 하는 영양소는 많지만 그 중 가장 중요한 것은 나트륨이다.

만약에 전 세계 95%의 인구가 잘못된 양의 나트륨을 섭취하고 있다면 나트륨을 구할 수 없는 소수 인원을 제외하고는 모두 변화(사망) 했을 것이다.

나트륨 섭취량을 줄이면 좋은 면보다 안 좋은 면이 많을 것이다. 심혈관계 질환(뇌졸중, 뇌경색, 동맥경화, 심근경색 등)을 앓고 있는 사람들에게 저염식을 권한다면 그들의 수명은 짧아질 것이다

몸 안에서 오히려 염기가 부족하면 염증, 부종, 세포 재생속도가 느려지고, 고혈압, 당뇨병, 발기부전, 탈모 등 만성병이 발생하며 피부노화 현상도 빠르게 진행된다.

위의 내용에서 보면 방송이나 일부 몰지각한 의사들의 자기 전공분야도 아니면서 짜게 먹는 것이 고혈압을 올린다거나 고혈압의 원인이라고 떠들어대는 꼴을 보면 웃음만 펴진다.

고혈압분야의 세계적인 석학인 미국의 앨버트 아인슈타인 의과대학의 마이클H. 앨더만 교수의 이론에 귀를 기울여야 할 것이다.

그리고 짜게 먹으면 고혈압의 원인이라고 떠들어 댄 자신들이 얼마나 무식했던가를 깨닫고 깊이 반성하는 계기로 삼아야 할 것이다.

사람도 체질에 따라 소금의 섭취량이 모두 다르다. 그런데 어찌 남녀노소, 신체의 크기, 수행하는 업무의 성격에 관계없이 천편일률적으로 1일 6g 이하로 먹어야 한다고 주장을 하는지 어리석기 그지없다.

1. 머리의 생김/형태

1) 어린아이의 정수리가 늦게 닫히는 경우: 갑상선 기능 저하나 구루병, 뇌수종을 주의해야 한다.

2) 어린아이 정수리가 봉긋하게 솟아오르는 증상: 뇌압이 증가한 경우다. 뇌출혈, 뇌막염, 뇌수종에서 많이 볼 수 있다.

3) 앞짱구+관자놀이 도출+정수리 평평: 구루병을 주의해야 한다.

4) 정수리가 솟아오른 얼굴: 지능저하, 두뇌발육이 불량하다.

2. 얼굴의 형태

1) 직사각형: 비/위장 기능이 선천적으로 약하고, 조용한 성격이다.

2) 역삼각형: 폐/대장 기능이 약하고, 정력이 왕성하고, 성질이 급하다.

3) 동그란형: 신장/방광기능이 약하고, 성실 근면하다.

4) 정사각형: 간/담낭기능이 약하고, 내성적이고 침착하다.

5) 사다리형: 심/소장 기능이 약하고, 성격이 날카롭고 교활하다.

동양의학에서 말하는 얼굴에 대한 오행상 분류(체질 분류)는 다음과 같다.

얼굴형태(체질명칭)	기능이 좋은 장부	기능이 약한 장부	본래 기운
직사각형(목형)	간장/담낭	비/위장	조용하다
역삼각형(화형)	심장/소장	폐/대장	활발하다
동그란형(토형)	비장/위장	신장/방광	꼼꼼하다
정사각형(금형)	폐장/대장	간장/담낭	긴장시킨다.
사다리형(수형)	신장/방광	심장/소장	무게가 있다.
계란형(상화형)	심포장/삼초부		재주꾼이다

오행상으로 얼굴을 기초로 한 분류를 체질(體質)이라고 부른다. 얼굴의 생김생김이 오장육부의 크기와 기능 활성도에 따라 다르게 나타난다는 이론이다.

서양의학적으로는 체질론이 이해가 잘 안 되는 면도 있겠지만 실제로 얼굴 생김에 따라 병 발생의 빈도도 다르고, 약효도 다르다고 서양의학을 연구한 의사들도 공감을 하고 있다. 체질에 관한 좀 더 깊은 내용은 뒤에 자세하게 언급된다.

3. 머리와 관련된 병증

1) 머리와 얼굴이 심하게 붓는다면 심장 기능 저하다.

2) 두피 혈종은 정수리를 만져서 딱딱하면 어혈이 적고, 말랑말랑하면 어혈이 많은 것이다(중풍주의). 코가 좌측으로 휘면 중풍이 온다.

3) 두피에 부스럼/각질은 머리에 열이 많다. 폐 기능 저하 시 나타난다.

4) 두피의 문제: 음양의 부조화다. 간과 폐 기능 저하 시 나타난다.

5) 입술 아래 피부에 종기는 굽거나 튀긴 음식을 과식한 경우 나타난다.

자궁이 차가운 여성은 생리 중에 나타날 수 있다. 생리가 끝나면 사라진다.

6) 턱과 수염 사이 종기는 신장, 비/위장 습열(濕熱)이 차면 나타난다.

7) 뺨에 뾰루지는 신장이나 비/위장에 열독이 침범하면 나타난다. 위치와 형태에 따라 다르다.

8) 고개가 앞으로 숙여져 들기 힘든 경우는 신장 기능 저하 시 나타난다.

임맥+신장 기운이 차가워서 오그라들어 이완되기 어렵기 때문이다.

9) 두전증(頭顫症: 머리가 떨리는 증상): 중풍이나 신장 기능 저하 시 나타난다.

사람은 추우면 몸을 떨어 열을 발생 시키려하기 때문이다.

앞에서도 언급했지만 얼굴 전체는 오행상 화(火: 심장과 연관)로 분류하지만, 내부의 뇌(腦)나 뇌수(腦髓)는 수(水: 신장과 연관)로 분류한다. 이것도 내/외부의 수극화(水克火)의 조화와 균형을 이루어야 정신과 육체가 건강해질 수 있다는 의미다.

외부의 얼굴은 오행상 화(火: 심장/소장)로서 마음과 연계하고, 내부는 수(水: 신장/방광)로 뇌기능을 조화롭게 정상적으로 운영하니 정신적 육체적으로 건강한 근본을 이루는 중요한 곳이기에 가장 상부에 위치하고 있고 23개의 뼈로 보호하고 있는 것이다.

머리 부분에 외부의 문제는 오행상 화(火)로 보아야 하고, 내부의 문제는 오행상 수(水)로 보아야 한다.

구분	외부의 문제(얼굴)	내부의 문제(뇌)
오행 구분	화(火): 심장 기능 저하	수(水): 신장 기능 저하
질병 발생 원인	짠맛의 과식	단맛의 과식
질병 (예)	얼굴에 땀	얼굴이 흔들리는 증상(두전증)
보완 대책	짠맛을 줄이고, 쓴맛을 먹어라.	단맛을 줄이고, 짠맛을 먹어라.
생식 처방	화2+토+금+상화+표준	수2+목+화+상화+표준

얼굴에 나타나는 증상이라도 증상에 맞게 처방해야 한다. 증상이 개선되면 체질에 맞게 처방을 해야 한다.

03 얼굴 생김과 증상으로 건강을 찾는다.

얼굴은 오장육부의 기(氣)가 집중된 곳이며 오장육부의 순행(順行: 정상적으로 가동되는 상태)여부가 색깔로 나타나는 곳이다. 그래서 얼굴의 색깔만 보고도 어느 장부가 병색이 짙은지를 찾아내는 것이다. 또한 다른 곳은 비교적 숨겨져 있지만 얼굴을 항상 외부에 노출되어 있다. 외부에 노출되어 있다는 것은 기후나 온도와 관계가 깊다는 점이다.

기후의 변화에 잘 순응하는 사람들은 건강한 얼굴을 가지고 있고, 기후에 순응하지 못하는 사람들은 건강하지 않은 얼굴을 가지게 되는 것이다.

얼굴에 대하여 궁금증을 하나씩 풀어보기로 한다.

양기(陽氣)가 집중된 곳이며(음기가 집중된 곳은 발이다.), 경기(經氣: 모든 경락의 기운)가 모이고, 기혈(氣血)이 풍부한 곳이다.

동양의학적으로 얼굴은 오행상 화(火)로 분류한다. 즉 심장과 소장과 연계가 있다고 본다. 심장과 소장에 이상이 생기면 얼굴에 다양한 질환들이 발생하게 된다.

심장과 소장의 기능 저하 시 증상이 나타나는 부위는 심장, 소장, 심장경락, 소장경락, 독맥(기경팔맥), 상완(윗 팔뚝/알통있는 부위), 혀, 팔꿈치 관절, 얼굴, 피, 혈관, 땀과 연관이 있다.

심장과 소장에 이상이 생기는 원인은 주로 짠맛(신장 기능의 항진)과 매운맛의 음식을 과식하거나, 쓴맛(심장기능 저하)과 단맛의 음식을 부족하게 먹으면 발생하게 된다.

얼굴에 관련된 질환들을 자연 치유하고자 할 때는 짠맛과 매운맛의 음식을 적게 먹고 쓴맛과 단맛의 음식을 자주 먹으면 개선된다.

생식요법은 화2+토+금+상화+표준생식이면 된다.

증상이 개선되면 체질 처방을 해야 한다.

부항사혈로 혈전을 제거하여 혈액순환을 원활하게 하는 것이 좋다.

1. 얼굴색 살피기

얼굴빛이 맑지 못하고, 말에 힘이 없고, 엉뚱한 말을 하는 사람은 눈이 흐리다. 이런 증상은 신장 기능이 저하되어 머릿속에 산소량이 부족해서 나타나는 것이다. 얼굴 피부색이 맑고 탄력을 가지면 건강하다. 또한 병색이 있다 하더라도 맑고 탄력이 있으면 회복력이 생긴 것이다.

좋아졌다 나빠졌다 하는 증상은 음양이 분리(分離) 직전이므로 응급상황이 발생할 수 있다. (배꼽을 기준으로 신체의 상하, 좌우, 앞뒤, 안팎의 기운이 순환장애가 발생한 것이다. 즉 혈액순환 장애가 발생하고 있다는 의미다.)

급한 대로 발가락 끝을 사혈하여 기혈(氣血)의 순환을 유도하는 것이 좋다. 부항사혈로 혈전을 제거하여 혈액순환을 원활하게 하는 것이 좋다.

얼굴색이 밝고 윤기가 나는 것은 오장육부가 상호조화와 균형을 유지하고 있다는 신호다. 그러나 얼굴색이 어둡고 탁하면 오장육부가 상호조화와 균형을 이루지 못하고 있다는 신호다. 얼굴색이 밝음에서 어두움으로 가면 악화되는 중이요, 어둡다가 밝아지면 호전되는 중이라고 보면 된다.

광대뼈 부근이 벌겋게 보이는 것은 병의 기운이 많음을 의미한다.

심/뇌혈관 질환, 혈액 질환을 주의하라. 이런 사람은 귓불이 붉은색을 띄는가를 병행 관찰하라. 붉은색을 띄면 동맥경화가 진행 중이다. 남자는 발기부전이 올 수 있다.

동양의학에서는 얼굴의 색깔도 오장육부와 상관관계가 있다고 하여 다섯 가지 색깔은 해당 기능이 약할 때(기능 저하 시) 나타난다.

푸른색	붉은색	노란색	하얀색	검은색
간/담낭	심/소장	비/위장	폐/대장	신장/방광

서양의학적으로는 무슨 말인지 모르겠다 하겠지만 동양의학을 연구하고 관심을 가져보면 자연의 모든 것들이 오장육부와 연관지어 분류했다는 점이 놀랍다.

얼굴(피부)색과 오장육부와의 상관관계를 하나씩 알아본다.

1) 청색/푸른색

① 간/담낭기능 저하 시 나타난다.

② 간장, 담낭의 기능 여부를 읽을 수 있고, 한증(寒症), 통증(痛症), 체증(滯症: 막힌곳), 어혈(瘀血: 탁한 피), 경기(驚氣:놀라는 증상)가 있을 때 푸른색이 나타난다.

③ 청자색을 띄는 경우 심장기능의 이상 신호다.(잇몸의 색깔도 확인하라.)

※ 잇몸이 청자색이고, 호흡곤란, 얼굴에 식은땀, 흉통이 생기면 심근경색을 주의하라.

④ 폐의 기가 막히거나 호흡곤란 시 얼굴과 입술이 청자색이 된다.
⑤ 심장 질환 시 얼굴과 입술에 계속해서 나타난다.
⑥ 매운맛의 과식이나 짠맛 부족 시 나타난다.
⑦ 신맛의 부족 시 나타난다.

※ 간장/담낭기능 저하 시 전조증상이 나타나는 부위: 간장, 담낭, 간경락/담낭경락, 대맥(기경팔맥), 고관절, 발, 목, 눈, 근육, 손발톱, 편도선 부위에도 이상 증상이 나타난다.

2) 적색

① 심/소장기능 저하 시 나타난다.
열증(熱症)이 있을 때: 짙은 색 – 실열(實熱: 안팎이 모두 열이 있는 상태),
옅은 색 – 허열(虛熱: 속은 차고 겉은 열이 있는 상태)
② 얼굴이 붉고 눈이 충혈되는 증상, 머리가 붓고 아픈 증상, 홍열(烘熱)이 있는 증상은 간의 화기(분노)가 위로 오를 때 증상이다.
③ 폐병인데 얼굴이 붉어지면 고치기 어렵다.
(궐역증상: 역극 관계이기 때문이다. 화극금을 역행하는 증상)
④ 짠맛의 과식이나 신맛의 부족 시 나타난다.
⑤ 쓴맛의 부족 시 나타난다.

※ 심장/소장 기능 저하 시 전조증상이 나타나는 부위: 심장, 소장, 심장경락, 소장경락, 독맥(기경팔맥), 상완, 혀, 팔꿈치 관절, 얼굴, 피, 혈관, 땀이 나는 등 이상 증상이 나타난다.

3) 황색

① 비/위장기능 저하 시 나타난다.
비장 기능이 약하여 영양공급 기능을 잃을 때, 얼굴, 눈, 피부 등 몸 전체가 누런 것은 황달, 비/위장, 간장/담낭에 습사가 막혀 있거나 어혈이 오랫동안 정체되어 담즙이 제대로 순환하지 못할 때 나타난다.
② 차가운 음식 과식 시 나타난다.
③ 신맛의 과식이나 쓴맛의 부족 시 나타난다.
④ 단맛의 부족 시 나타난다.

※ 비장/위장기능 저하 시 전조증상이 나타나는 부위: 비장, 위장, 비장경락, 위장경락, 충맥(기경팔맥), 유방, 무릎관절, 대퇴부, 배통, 입, 입술, 비계 등에 이상 증상이 나타난다.

4) 백색

① 폐/대장 기능 저하 시 나타난다.
기혈불영(氣血不榮) 상태는 기혈의 운행 장애 즉 혈액순환 장애로 인해 얼굴이 하얀 증상이 나타난다.
② 안색이 하얀 가운데 청색을 띠는 것은 복통이 있다.
③ 쓴맛의 과식이나 차가운 곳이나 습한 환경에 장시간 노출 시 폐기능이 저하되면서 하얀 색이나 회색이 나타난다.
④ 쓴맛의 과식이나 단맛의 부족 시 나타난다.
⑤ 매운맛의 부족 시 나타난다.

※ 폐장/대장 기능 저하 시 전조증상이 나타나는 부위: 폐/대장, 폐경/대장경락, 임맥(기경팔맥), 손목관절, 하완, 가슴통, 코, 피부, 체모, 맹장, 항문 등에도 이상 증상이 나타난다.

5) 흑색

① 신장/방광기능 저하 시 나타난다.
② 신장기능이 허약하거나, 한증, 통증, 수음, 어혈에 나타난다.
③ 안색이 그을음처럼 검고 입 주위가 까만 것은 신장 기능 저하 시 나타난다.
④ 눈 주위가 검은 것은 수음병이나 찬 기운이 많고 대하증이 있을 때 나타난다.
⑤ 얼굴에 검은 반점(검버섯)은 신장 기능 저하 시 증상이다.
⑥ 단맛의 과식이나 매운맛의 부족 시 나타난다.
⑦ 짠맛 부족 시 나타난다.

※ 신장/방광 기능 저하 시 전조증상이 나타나는 부위: 신장, 방광, 생식기, 신장경락, 방광경락, 음/양교맥(기경팔맥), 발목관절, 허리, 정강이, 귀, 뼈, 골수, 힘줄, 치아, 음부, 머리털, 침 등에 이상 증상이 나타난다.

〈얼굴 색깔별 오장육부의 기능 저하〉

파란색	붉은색	누런색	백색	검은색
간장/담낭 기능 저하	심장/소장 기능 저하	비장/위장 기능 저하	폐장/대장 기능 저하	신장/방광 기능 저하

2. 얼굴의 형태 살피기

1) 부종(浮腫): 음양(陰陽), 한열(寒熱), 허실(虛實)을 살펴라.

① 음양(陰陽): 음양의 부조화로 혈액순환 장애 발생
(배꼽을 기준으로 상하, 좌우, 앞뒤, 안팎의 조화 여부를 확인하라.)

② 한열(寒熱): 상하, 좌우, 앞뒤, 안팎으로 기혈의 순환과 정상 체온을 유지할 수 있는지를 살펴라.

③ 허실(虛實): 장부의 크기와 기능의 활성도에 따라 오장육부의 상호협조 여부를 확인하라.

구분	양수(陽水)	음수(陰水)
증상	붓는 속도가 비교적 빠르고 연이어 사지- 복부가 붓는 증상	붓는 속도가 비교적 느리고 하반신이 먼저 붓고 이어서 가슴-배-얼굴이 붓는다.
원인	폐기가 순조롭게 돌지 않고, 삼초가 막히고 수도의 조절기능을 잃어 방광으로 내려가서 생긴다.	폐, 비장, 신장의 양기가 허하고 음기가 약하여 생긴다.

2) 오행상으로 하지 부종은 심장, 얼굴 부종은 신장 기능 저하 시 나타난다.

3) 얼굴의 살이 빠지고, 광대뼈가 튀어나오는 증상: 영양부족과 정혈 소모 시와 만성병의 위중한 단계 시 나타난다.

4) 얼굴, 입, 뺨의 근육 경련(한쪽에서만 발현): 구안와사, 중풍 시 나타난다.

■ **구안괘(와)사(口眼喎斜)**

얼굴 한쪽은 감각이 없고, 입과 눈이 건강한 쪽으로 비뚤어진다.

이완된 쪽 이마의 주름이 없어지고, 찡그릴 수 없고, 구각이 아래로 처지고, 눈을 깜박일 수 없고, 뺨을 두드리면 공기가 새고, 음식을 잘 먹지 못하고, 말을 잘 하지 못한다.

※ 입이 돌아간 반대쪽의 기능이 약한 것이다.

5) 안면부 화농성 종기: 장부에 열기가 원인/신장 기능 저하 시 나타난다.

6) 좁쌀 같고 붉고, 짜면 흰 액체 나오는 현상(작은 종기): 폐열(肺熱) 시 나타난다.

7) 주근깨: 간 기능 저하(풍사) 시 주로 생긴다.

8) 얼굴에 검은 사마귀, 반점이 생기는 증상은 모세혈관에 어혈이 적체된 경우이다.

부항사혈을 실시하여 혈액순환을 원활하게 하라.

9) 얼굴에 둥글고 흰색 반점(주근깨): 회충병이 있다.(크면 많고)

10) 이마나 양쪽 광대뼈에 좁쌀 크기 발진: 회충병이다.(적으면 적고)

3. 얼굴 형태와 자주 발생하는 질환들

1) 얼굴 형태와 자주 발생하는 질환을 알아본다. (각 기능별 20이 정상)

① 목화형(직사각형 얼굴): 위장질환이나 폐결핵질환이 자주 발생한다. (금극목(金克木)을 못하고, 화극금(火克金)이 강하기 때문)

② 화형(역삼각형 얼굴): 폐질환이나 신장질환(수극화(水克火: 수20-, 화20+)를 못해서)이 자주 발생한다.

③ 목화형(얼굴이 길쭉한 얼굴): 위궤양(목극토(木克土: 목20+, 토20-)가 항진되어)과 치질이 잘 생긴다.

④ 토형(동그란 얼굴): 담석과 신장질환이 자주 발생한다. (목극토(木克土: 목20-, 토20+)를 못하고, 토극수(土克水: 토20+,수20-)가 강해서)

⑤ 금형(정사각형 얼굴): 간장 질환이나 악성빈혈질환(금생수(金生水)를 못해서)이 잘 발생한다.

⑥ 수형(사다리형 얼굴): 심혈관질환이 자주 발생한다. (수극화가 강해서)

〈오행상 체질별로 보는 질환 발생 빈도〉

얼굴형태(체질)	자주 발생하는 질환(직접적인 상극관계)	숨겨진 질환(간접적인 상극관계)
직사각형 (목형)	비장/위장 질환(목극토가 강해서)	폐장/대장 질환(금극목을 못해서)
역삼각형(화형)	폐장/대장 질환(화극금이 강해서)	신장/방광 질환(수극화를 못해서)
동그란형(토형)	신장/방광 질환(토극수가 강해서)	간장/담낭 질환(목극토를 못해서)
정사각형(금형)	간장/담낭 질환(금극목이 강해서)	심장/소장 질환(화극금을 못해서)
사다리형(수형)	심장/소장 질환 (수극화가 강해서)	비장/위장 질환(토극수를 못해서)

위의 도표에서처럼 체질별로 자주 발생하여 나타나는 질환과 겉으로 나타나지 않으나 내재된 질환을 가지고 있다. 이러한 체질과 발생 질환과의 상관관계에 대하여 서양 의사들은 통계 수치로 발표하고 있다. 앞으로 체질과 질병 발생과의 상관관계에 대하여 좀 더 깊게 동/서 의학자들이 연구 발전시켜 통합의학의 밑거름이 되도록 해야 할 것이다.

현재는 대체의학자들에 의해서 구전되는 미미한 수준으로 발전 및 확산되고 있으나 체계적으로 구체화시켜 통합의학의 기초가 되어야할 주축 이론이 될 것으로 전망한다.

이러한 체질론을 연구하고 확산한다면, 치료보다는 예방의학에 더 많은 관심을 집중시켜 의료비 절감에서부터 병 없이 살아가는 무병장수의 살기 좋은 세상을 만드는 데 큰 몫을 할 것이다.

2) 주름과 반점은 기관의 기능실조를 나타낸다.

① 이마 잔주름은 위장기능이 약할 때 나타나는 증상이다.
② 코 옆의 팔자 주름은 위하수, 입가에서 턱으로 생긴 팔자 주름은 위무력 증상이다.

3) 얼굴의 주근깨: 해당 부위에 병원균이 혈액에 침입하거나, 간 기능 저하로 인한 해독기능 저하 시 나타나는 증상이다.

4) 퀭한 눈(눈 주위가 검은 링): 신장 기능 저하 시 생긴다.

5) 누런 흰자위(황달(黃疸)): 간질환이 있을 때 나타난다.

갑자기 황달이 생긴다면 췌장 질환(췌장암)을 주의하라.

6) 아래턱에 주근깨: 수족냉증과 야뇨증 (간/신장 기능 저하)이 있다.

7) 눈썹에 주근깨: 사지 피곤상태, 통증이나 접질린 상태(신장 기능 저하)시 나타난다.

8) 눈썹 부위 통증: 팔이나 어깨부위 통증이 있다.

9) 여성들의 입가에 돋는 뾰루지: 자궁이 차가운 여성의 생리 불순 시 나타나며, 생리를 마치면 뾰루지가 사라진다.

4. 얼굴을 보고 부분별 진단하기

얼굴을 관찰할 때에는 삼등분하여 관찰하라.

눈썹 윗부분	눈썹 아래~코끝	코 아랫부분
뇌와 관련 질환	호흡기 질환	소화기계통 질환

5. 얼굴 진단 요령

1) 뇌출혈(뇌일혈, 중풍)이나 뇌동맥경화증을 앓는 사람은 아픈 쪽 안구가 아래로 처지고, 반대쪽 관자놀이 부위에 주름이 생기며, 코끝이 왼쪽으로 휜다. 혀가 한쪽으로 휘거나 끝이 뾰족해진다.

   ① 주원인: 고혈압이 원인이고, 혈액순환 장애가 있다.
   ② 증상: 두통, 어지럼증, 마비, 발작, 구토가 발생한다.

2) 뇌출혈: 뇌 내에서 출혈이 발생한 경우다.(LDL수치가 높다.),

3) 지주막하출혈: 두개골 바로 밑에서 출혈

뇌 속에서 출혈이 발생한 경우는 우측 발 엄지발가락지문이 있는 부분을 손톱으로 살짝 눌러 만져보면 작은 모래알 같은 것이 만져지는데 모래알 수만큼 출혈이 발생한 것이다. 예) 모래알이 두 개가 만져진다면 두 곳이 터진 것이다. 만져지는 느낌이 말랑말랑하면 뇌출혈을 주의해야 하고, 딱딱하다면 임박한 경우다.

오행상 화(火)로 분류되는 혀 기능이 저하되고 말이 어눌해진다.

4) 뇌기능의 이상이 생기면 목젖이 좌우로 기운다. 뇌에 문제가 생기면 목젖이 좌우로 휘기 때문이다.

5) 코끝이 오른쪽으로 휘는 사람은 신경섬유종을 앓기 쉽다.

■ **신경섬유종이란?**

선천성 및 희귀유전성 질환으로서 1882년 처음 보고된 질환이다.

얼굴의 한쪽 근육이 마비되어 좌우 비대칭을 형성하며, 피부에 커피색 반점이 생기며(겨드랑이 반점, 서혜부 반점, 홍채에 색채를 띠는 과오종 생성), 시신경종, 골형성 장애 발생, 두통, 간질, 녹내장이 생긴다.

진단 기준은 다음과 같다.

- **사춘기 이전 최대지름 5㎜ 이상,**
  사춘기 이후 15㎜ 이상의 커피색 반점이 6개 이상일 때
- **겨드랑이와 서혜부의 주근깨 형성**
- **2개 이상의 신경섬유종 또는 1개 이상의 신경종(간질, 학습장애, 과잉행동장애, 언어장애, 두통 등)**
- **전형적인 골격계 이상(척추 측만증, 요골과 척골의 탈구 등)**
- **직계가족에서 환자가 발생한 가족력 등의 조건 중에서 2개 이상 해당되면 확진한다.**

6) 일반적으로 병이 있는 쪽이 폐가 좋지 않다.(몸이 차다.)

7) 비순구(양 코옆)가 깊어지는 것은 장부과 뇌의 기능 저하를 나타낸다.

※ 우측 법령선은 길고, 좌측 법령선이 짧은 비대칭이며, 간 기능이 저하되면(현맥 발현) 간질(뇌전증)을 가지고 있다.(법령선이란 코 양옆에서 입가로 내려오는 선을 의미한다.)

8) 눈 꼬리 부위가 푸르스름한 여자는 자궁에 병이 있다.

① 스트레스로 인한 수, 목, 상화기능 저하 시 나타난다.
② 눈꼬리 부위에 점이 있으면 자유분방한 생활을 원한다.

9) 광대뼈가 나온 사람은 자존심이 강하다.(심장기능이 아주 강하다.)

호흡기나 폐질환에 걸리면 고치기 어렵다. 선천적으로 화극금(火克金)하여 화기능이 강한 상태에서 폐기능이 약해지기 때문이다.

10) 입을 꾹 다물고 있는 사람은 항문이 긴장되어 있고, 입을 벌리고 있는 사람은 항문이 느슨하다. 입은 항문 근육의 활성도와 비례한다.

11) 눈썹이 짙고, 코가 둥글고, 입술이 두텁고, 목이 짧고 굵은 남자는 건강하고 정력이 왕성하다.

12) 눈동자가 안으로 몰린 사람(중앙사시): 뇌출혈(중풍)에 걸리기 쉽다.
눈동자가 밖으로 벌어진 사람: 암(癌)에 걸리기 쉽다. (눈의 근육이 좌우가 차가워지면서 서로 당기기 때문이다.)

눈동자의 크기가 다른 사람도 뇌출혈에 걸리기 쉽다. (눈이 작은 쪽이 차가운 쪽이다. 이때는 혀를 관찰하라, 휘어진 반대 방향으로 중풍이 든다.)

13) 동양의학적으로 사시(斜視)는 오행상 간장 기능 저하 시 나타난다.

사시(斜視)의 종류는 다음과 같다.

- **상(上)사시: 양 눈의 검은자가 위쪽으로 위치한 눈**
- **내(內)사시: 양 눈의 검은자가 눈 가운데로 몰린 눈**
- **하(下)사시: 양 눈의 검은자가 눈 아래로 몰린 눈**
- **외(外)사시: 양 눈의 검은자가 양쪽 바깥으로 밀린 눈**
- **부등(不等)시: 한쪽 눈은 정상이고 한쪽 눈만 사시인 눈**

6. 이마 진단 요령

심장의 활성도가 나타나는 곳이다. 이마가 좁으면 마음이 좁고, 이마가 넓으면 마음이 넓다. 이마를 숨기면 마음을 숨기는 것과 같다. 머리로 이마를 숨기려 한다면 심리적으로 불안함을 나타낸다.

1) 이마는 지력(智力)을 나타난다.

이마가 툭 튀어나온 사람은 머리가 나쁘고, 광택이 나는 사람은 신체가 좋고,
검은 빛이 나는 사람은 중병(重病)이 있다. 신장 기능이 고갈된 증상이다.

2) 이마의 상부가 검은 것은 사증(死症)이다.

① 심장기능이 고갈된 것을 의미한다. 오행상 신장과 심장의 기능이 부조화를 이룰 때 나타난다.
② 이마에 검붉은 반점은 병세가 위중함을 의미하며, 신경섬유종이 진행되고 있을 때 나타난다. 심장과 위장에 습한 기운이 있을 시 나타난다.
③ 횡결장에 대변이 막혀 있으면 탁하고 이마 표면이 울퉁불퉁하다.
④ 이마에 광택이 나면 호전되는 증상이고, 이마 정중앙을 두드리면 편안해진다.
⑤ 이마 색이 탁하고 얼룩덜룩한 반점이 있으면 임신 아니면 자궁에 병이

있거나 폐결핵이다.

3) 관자놀이 부위에 지렁이 모양의 푸른 정맥류는 중풍이 오고 있는 것이다.

① 우측 관자놀이에 정맥류가 있으면 우측 맹장부위가 막혀있다.
② 대변이 막혀 있으면 남자는 우측, 여자는 좌측이 손발에 마비가 온다.

4) 이마의 상부는 신장과 연관이 있고, 이마가 풍부하면 신장 기능이 좋다.

① 이마가 검은 사람의 오줌을 햇빛에 비추면 검게 변한다.
② 신장이 약한 사람의 사용한 수건이 검은색으로 변한다.
③ 위장이 약한 사람은 사용한 수건이 누런색으로 변한다.
④ 폐가 약한 사람이 사용한 수건은 비린내가 난다.
⑤ 간이 약한 사람이 사용한 수건은 시큼한 냄새가 난다.

5) 인당을 살펴라.

양 눈썹 사이를 말하며, 선천적인 재능과 건강상태를 볼 수 있다.

① 어린아이가 양미간에 핏대가 서는 것은 장내 태변이 있는 것이다. 감기, 신경성질환, 위장병, 소화불량이 발생하기 쉽다.
② 양미간에 흰색은 과도한 스트레스로 인한 피로가 누적된 상태다. (폐기능 저하)
③ 양미간에 세로주름 한 줄은 성격이 강하다. 이런 사람은 화를 참으면 혈관이 팽창한다. 혈압이 오르는 것이 아니라 심장병을 앓게 된다.
④ 양미간에 두세 줄이 있는 사람은 담이 작고 우울한 성격으로, 신경쇠약, 소화 장애가 많다. 스트레스가 많고, 짜증이 심하며, 면역력이 약하다. 집중력이 없고 부산하다.
가) 평소 즐겁게 지내야 한다.
나) 오행상 면역력이 낮은 사람이고 성격의 기복이 심한 사람이다. 서양의학적으로는 자율신경실조증에 걸리기 쉽다.
다) 양미간이 넓은 사람은 마음이 넓은 반면 씀씀이가 크고 많다.

7. 턱 살피기

동양의학에서 턱은 오행상 수(水)로 분류한다. 신장 기능이 저하되면 턱과 관련한 다양한 질환과 증상이 나타난다. 턱만 차갑다거나 턱에서 열이 난다거나 통증이 생기는 등 다양하게 나타난다.

1) 턱이 작고 뾰족하며 얼굴이 비대칭인 사람은 심신이 쇠약함을 나타낸다.

① 손발이 차고 빈혈, 잔병이 많다.
② 턱이 넓고 튼튼한 사람은 생식비뇨기계나 골격이 튼튼한 사람이다.
③ 골반-척추-경추가 틀어지면서 얼굴이 비대칭이 된 것이다.

오행상 화(火)형의 얼굴로서 선천적으로 폐/대장, 신장/방광 생식/비뇨기계 질환을 앓기 쉽다. 성격은 활발하고 좋으나 끝마무리를 잘하지 못하는 단점이 있다.
이런 턱을 가진 사람은 쓴맛을 줄이고 맵고 짠맛을 자주 먹어야 건강을 지킬 수 있다.

생식요법은 금2+수+목+상화+표준생식이면 된다.
증상이 개선되면 체질 처방을 해야 한다.
부항사혈로 혈전을 제거하여 혈액순환을 원활하게 하는 것이 좋다.

2) 턱이 검은 사람: 하복부(생식/비뇨기계)에 병이 있다.

하복부 중앙이 볼록하면 물혹이 있다. 좌우측중 어느 한쪽이 볼록하면 암종을 의심해야 한다.
단맛이나 찬 음식을 줄이고, 짠맛이나 따뜻한 음식을 먹어야 한다.

생식요법은 금+수2+목+상화+표준생식이면 된다.
증상이 개선되면 체질 처방을 해야 한다.
부항사혈로 혈전을 제거하여 혈액순환을 원활하게 하는 것이 좋다.

3) 턱이 앞으로 돌출된 사람: 편도선 질환이 있다. (염증이 입을 벌리는 데 지장을 준다.)

턱에서 발생하는 문제는 오행상 수(水)기능 저하로 본다. 때로는 턱을 감싸고 다니는 사람들은 신장 기능 저하 시 턱이 차가워져 턱을 감싸고 다니는 것이다. 입과 턱 주변에 옆은 녹색을 띠기도 한다. 그러나 턱이 앞으로 나오는 주걱턱은 간 기능 저하 시 나타난다.

턱에 문제가 발생하는 원인은 단맛의 과식이나 쓴맛을 자주 먹거나 짠맛이 부족한 싱거운 식습관을 가진 사람들에게서 나타난다. 매운맛을 줄이고 신맛을 자주 먹으면 개선된다.

생식요법은 수+목2+화+상화+표준생식이면 된다.
증상이 개선되면 체질 처방을 해야 한다.
부항사혈로 혈전을 제거하여 혈액순환을 원활하게 하는 것이 좋다.

8. 뺨 살피기

1) 뺨은 폐와 연관이 있으며 윤기가 나면 폐 기능이 양호한 것이다.

뺨에 살과 지방이 적은 사람은 폐 기능이 약하다. 얼굴이 붉으면 폐렴을 앓는 징조이며 아침에 기침을 한다. 지나치게 뺨이 붉으면 폐 기능이 약하다. 이런 사람은 양팔을 어긋나게 깍지를 끼고 안에서 밖으로 뒤집으려 할 때, 잘 안된다면 폐기능이 약한 것이다.

쓴맛을 줄이고 매운맛을 자주 먹으면 좋다.

생식요법은 금2+수+목+상화+표준생식이면 된다.
증상이 개선되면 체질 처방을 해야 한다.
부항사혈로 혈전을 제거하여 혈액순환을 원활하게 하는 것이 좋다.

2) 뺨에 거미줄 같은 붉은 모세혈관이 보이면 간경화가 진행 중이다. 콧잔등에 푸른빛이 보여도 간 기능이 저하된 상태다.

매운맛을 줄이고 신맛을 자주 먹으면 좋다.

생식요법은 목2+화+토+상화+표준생식이면 된다.
증상이 개선되면 체질 처방을 해야 한다.
부항사혈로 혈전을 제거하여 혈액순환을 원활하게 하는 것이 좋다.

3) 양 볼(빰)로 건강을 식별한다.

구분	빰이 볼록한 사람	빰이 쏙들어간 사람
염분	염분 부족	염분 과잉
신장	신장 기능 저하	신장 튼튼
위장	위장 튼튼	위장기능 저하
생식처방	수2+목+화+상화+표준	토2+금+수+상화+표준

9. 특수하게 생긴 얼굴 살피기

1) 부종형 얼굴: 신장병, 심장병, 당뇨병 환자의 얼굴에서 나타난다.

2) 가면형 얼굴: 표정이 딱딱하다. 뇌염이나 진전성(震顫性) 마비환자 얼굴이다.

(파킨슨병 환자 얼굴/오행상 금(金)/수(水) 기능 저하)
근육의 수축과 이완 기능이 저하되면 나타난다.
쓴맛을 줄이고 매운맛과 짠맛의 음식을 자주 먹으면 좋다.

생식요법은 금+수2+목+상화+표준생식이면 된다.
증상이 개선되면 체질 처방을 해야 한다.
부항사혈로 혈전을 제거하여 혈액순환을 원활하게 하는 것이 좋다.

3) 쓴웃음형 얼굴: 파상풍 환자 얼굴에서 나타난다.

■ **파상풍이란?**

상처에 있던 균(박테리아,녹슨 못에 찔린 경우, 피어싱, 문신, 동물에 물린 경우 등)이 생성하는 독소가 사람의 신경에 이상을 초래하여 근육경련, 호흡마비 등의 증상을 일으키는 질환이다. 통증과 함께 전반적인 근육의 뻣뻣함, 과민증상, 두통, 미열, 오한, 전신적인 통증이 있고 근육의 경직이 나타나면서 입을 열지 못하고 음식을 삼키지 못하게 된다. 안면경련이 나타나 입이 바깥쪽으로 끌려서 웃는 듯한 표정, 사소한 자극에도 경력이 일어나며 전신경련 시 환자의 목과 등이 활 모양으로 휘는(등 쪽으로 휜다.) 후궁반장(또는 각궁반장)이 나타난다. 호흡기 근육에 수축이 오면 호흡곤란이 생기기도 한다.

이런 파상풍은 체내에 염기 부족 시 쉽게 나타난다. 대개 짠맛이 부족한 경우에 잘 나타나는 증상이다. 단맛을 줄이고 짠맛을 자주 먹으면 쉽게 치유할 수 있다.

외부에 나타난 증상은 소금물에 상처 난 부분을 담그는 것도 좋다.

생식요법은 수2+목+화+상화+표준생식이면 된다.
증상이 개선되면 체질 처방을 해야 한다.
부항사혈로 혈전을 제거하여 혈액순환을 원활하게 하는 것이 좋다.

4) 공포형 얼굴: 안구 돌출/갑상선 기능 항진증 환자에게 나타난다.

(오행상 수(水)/목(木) 기능 저하)

이런 얼굴은 신장과 간장(심장) 기능이 저하될 시 나타나는 얼굴이다. 단맛을 줄이고 짠맛을 자주 먹으면 좋다. 바닷가에서 생활하는 것도 많은 도움이 된다.

생식요법은 수+목2+화2+상화+표준생식이면 된다.
증상이 개선되면 체질 처방을 해야 한다.
부항사혈로 혈전을 제거하여 혈액순환을 원활하게 하는 것이 좋다.

5) 이첨판형 얼굴: 안색이 어둡고, 두 볼이 암홍색, 입술은 자색일 때 심장병과 이첨판 협착증 환자의 얼굴이다. (이첨판: 피가 역류하지 못하도록 하는 판막)

이런 얼굴은 오행상 화(火)기능 저하 시 나타난다. 짠맛을 줄이고 쓴맛을 자주 먹으면 좋다. 국민보건체조를 하는 습관도 도움이 된다.

생식요법은 화2+토+금+상화+표준생식이면 된다.
증상이 개선되면 체질 처방을 해야 한다.
부항사혈로 혈전을 제거하여 혈액순환을 원활하게 하는 것이 좋다.

6) 만월형 얼굴: 둥근 얼굴, 붉은 피부, 수염이 안남, 고혈압, 팔다리가 가늘어 진다.

쿠싱 증후군, 부신암, 스테로이드 호르몬 주사 환자에게서 나타난다.
오행상 수(水)기능 저하 시 나타나며 단맛을 과식하거나 싱겁게 먹을 때 나타난다. 단맛을 줄이고 짠맛을 자주 먹으면 좋다. 해조류를 자주 먹거나 젓갈류를 자주 먹으면 좋다.

생식요법은 수2+목+화+상화+표준생식이면 된다.
증상이 개선되면 체질 처방을 해야 한다.
부항사혈로 혈전을 제거하여 혈액순환을 원활하게 하는 것이 좋다.

7) 지단비대증형 얼굴: 두개골과 얼굴이 길어지고, 아래턱이 돌출된다.

(오행상 수(水)기능 저하, 호르몬 불균형으로 인해 발생한다.)

생식요법은 수2+목+화+상화+표준생식이면 된다.
증상이 개선되면 체질 처방을 해야 한다.
부항사혈로 혈전을 제거하여 혈액순환을 원활하게 하는 것이 좋다.

8) 반측 마비형 얼굴: 이마에 주름이 없고, 안면신경마비, 중풍, 구안와사

오행상 간장과 신장 기능 저하 시 나타나는 증상들이다. 증상에 따라 다르다.

① 안면신경마비는 신장 기능 저하 시 나타난다.
이런 경우는 단맛을 줄이고 짠맛을 자주 먹으면 좋다.

생식요법은 수2+목+화+상화+표준생식이면 된다.
증상이 개선되면 체질 처방을 해야 한다.
부항사혈로 혈전을 제거하여 혈액순환을 원활하게 하는 것이 좋다.

② 중풍은 원인이 다양하지만 주로 신장과 간장 기능 저하 시 나타난다.
이런 경우는 짠맛과 신맛을 주로 먹으면 좋다. 반드시 발을 따뜻하게 하는 운동을 병해면 좋다.

생식요법은 수2+목+화+상화2+표준생식이면 된다.
증상이 개선되면 체질 처방을 해야 한다.
부항사혈로 혈전을 제거하여 혈액순환을 원활하게 하는 것이 좋다.

③ 구안와사는 비/위장과 폐 기능 저하 시 나타나는 증상이다.
이런 경우는 단맛과 매운맛을 자주 먹으면 좋다. 구안와사는 침이나 뜸 치료를 병행하면 시너지 효과를 얻을 수 있다.

생식요법은 토2+금+수+상화+표준생식이면 된다.
증상이 개선되면 체질 처방을 해야 한다.
부항사혈로 혈전을 제거하여 혈액순환을 원활하게 하는 것이 좋다.

9) 훼괴성얼굴: 질병으로 얼굴이 훼손된 것이다. 매독/낭창/피부종양 등이 원인이다.

(오행상 수(水: 신장)/목(木: 간장) 기능 저하)

생식요법은 토+금+수2+상화2+표준생식이면 된다.
증상이 개선되면 체질 처방을 해야 한다.
부항사혈로 혈전을 제거하여 혈액순환을 원활하게 하는 것이 좋다.

10) 술 취한 듯한 얼굴: 만성적인 산소 결핍으로 인한 적혈구의 이상 증식이 생긴 얼굴이다. 주로 산소가 부족한 고산지대에서 생활하는 사람들의 전형적인 얼굴이다. 오행상 금(金: 폐)/수(水: 신장)기능 저하로서 매운맛과 짠맛을 주로 먹으면 좋다.

생식요법은 금+수2+목+상화+표준생식이면 된다.
증상이 개선되면 체질 처방을 해야 한다.
부항사혈로 혈전을 제거하여 혈액순환을 원활하게 하는 것이 좋다.

11) 악질형 얼굴: 고통스러운 표정, 광대뼈가 솟고, 눈이 들어가고, 중증 결핵이나 말기 암 같은 소모성 질환자들의 얼굴이다. 호흡하기 힘들고 통증으로 힘든 얼굴이다.

오행상 수(水: 신장)/목(木: 간장) 기능 저하로서 짠맛과 신맛을 주로 먹으면 좋다.

생식요법은 금+수2+목2+상화+표준생식이면 된다.
증상이 개선되면 체질 처방을 해야 한다.
부항사혈로 혈전을 제거하여 혈액순환을 원활하게 하는 것이 좋다.

12) 갑상선 기능 항진증 얼굴: 안구 돌출, 성질이 더럽다. 많이 먹는 것이 특징이다.

오행상 목(木), 화(火) 기능 저하로서 주로 간장과 심장 기능 저하 시 나타나는 얼굴이다. 신맛과 쓴맛을 주로 먹으면 좋다.

생식요법은 목+화2+토+상화+표준생식이면 된다.
증상이 개선되면 체질 처방을 해야 한다.

부항사혈로 혈전을 제거하여 혈액순환을 원활하게 하는 것이 좋다.

13) 흑갈색 얼굴: 간경화나 간암 말기, 귀도 검은색을 띈다.

오행상 수(水: 신장)/목(木: 간장) 기능 저하 시 나타난다. 신맛을 주로 먹으면 좋다.

생식요법은 수2+목2+화+상화+표준생식이면 된다.
증상이 개선되면 체질 처방을 해야 한다.
부항사혈로 혈전을 제거하여 혈액순환을 원활하게 하는 것이 좋다.

14) 급성병 얼굴: 입술에 포진 생성(물집 생김)

오행상 토(土: 비/위장) 기능 저하와 면역력 저하 시 나타난다.
잘 먹고(고단백 영양식) 충분한 휴식을 취하면 개선된다.

※ 얼굴이 맑고 투명하면 건강한 얼굴이고, 회색빛이 돌면 중병이다. 얼굴이 환한 사람이 건강하다. 표정은 마음과 오장육부의 상태를 나타내는 곳이기 때문이다.

15) 크레틴 얼굴: 선천성 질병으로 영아의 갑상선 기능 감퇴가 원인, 발육이 느리고, 얼굴이 우둔하고, 코가 평평하고, 눈과 눈 사이가 비교적 멀고, 눈구멍이 협소하고, 들창코, 혀는 크고 두꺼워 밖으로 내밀고 있다.

오행상 수(水: 신장)기능 저하 시 나타나는 질환이다. 후천적으로 신장 기능을 보강해준다면 진행을 지연시킬 수 있을 것이다. 단맛을 과식하거나 몸의 하체가 차가운 경우 질환을 더 부추길 수 있으니 단맛을 줄이고 짠맛을 자주 먹으면 좋고 발을 따뜻하게 하는 조치를 취하는 것이 좋다.

생식요법은 수2+목2+화+상화+표준생식이면 된다.
증상이 개선되면 체질 처방을 해야 한다.
부항사혈로 혈전을 제거하여 혈액순환을 원활하게 하는 것이 좋다.

16) 노인의 얼굴(나이보다 더 늙어 보이는 얼굴): 동맥경화질환을 앓고 있는 사람의 얼굴에 나타난다. 혈액순환 장애가 있음을 얼굴로 나타나고 있는 것이다. 혈액순환이 좋은 사람은 얼굴에 빛이 나고 윤이 난다. 어린아이들을 빛이 니

는 얼굴을 가지고 있으나 나이가 들면서 노안이 오고 동맥경화가 있으면 쉬 늙어 보이는 얼굴을 가지게 된다. 즉 나이보다 늙어 보인다면 어딘가 모르게 동맥경화가 진행되고 있다고 보면 된다.

오행상 화(火: 심장)기능 저하 시 나타나는 증상이며 짠맛의 과식(혈액의 점성이 높음)이나 쓴맛의 부족(혈관 내의 찌꺼기가 누적됨)으로 인한 혈액순환 장애가 원인이다.
짠맛을 줄이고 쓴맛(막힌 곳을 뚫거나 소통하는 효과)을 자주 먹으면 좋다.

생식요법은 화2+토+금+상화+표준생식이면 된다.
증상이 개선되면 체질 처방을 해야 한다.
부항사혈로 혈전을 제거하여 혈액순환을 원활하게 하는 것이 좋다.

이런 얼굴은 부항사혈을 반드시 하는 것이 좋다. 주 1회 정도 부항사혈을 통하여 체내의 찌꺼기(혈전 또는 어혈)들을 인위적으로 배출시킴으로써 혈액순환을 원활하게 하면 노인성 얼굴을 보다 젊게 개선시킬 수 있다.

17) 청색증 얼굴

① 입술과 볼에 청색을 띠는 것은 체내의 산소결핍을 나타낸다. 이때는 폐와 신장 기능을 보강하는 조치를 취하는 것이 좋다.

단맛을 줄이고 매운맛을 먹어 폐 기능을 보강하고, 짠맛을 먹어 신장 기능을 보강하는 조치가 필요하다. 이렇게 하면 골수기능이 보강되면서 맑은 혈액을 생산하여 산소를 보충하는 효과를 얻을 수 있다. 산소량이 풍부한 산속이나 바닷가에서 생활하는 것도 좋다.

생식요법은 금+수2+목+상화+표준생식이면 된다.(금2+수+목+상화+표준)
증상이 개선되면 체질 처방을 해야 한다.
부항사혈을 하여 혈전을 제거하는 것도 좋다.

② 청소년: 선천성 심혈관질환이 있음을 나타낸다.

이런 경우는 심장 기능을 보강하기 위해서 짠맛을 줄이고 쓴맛을 자주 먹는 것이 좋다.

생식요법은 화2+토+금+상화+표준생식이면 된다.
증상이 개선되면 체질 처방을 해야 한다.

부항사혈을 하여 혈전을 제거하는 것도 좋다.

중년 이상: 만성호흡기 질환, 심장병 환자에게서 나타난다.

만성호흡기 질환인 경우는 폐 기능을 보강하기 위해서 쓴맛을 줄이고 매운맛을 자주 먹는 것이 좋다. 차갑고 습한 환경이라면 따뜻한 곳으로 변화를 주고, 흡연자라면 금연을 해야 한다.

생식요법은 금2+수+목+상화+표준생식이면 된다.
증상이 개선되면 체질 처방을 해야 한다.
부항사혈로 혈전을 제거하여 혈액순환을 원활하게 하는 것이 좋다.

※ 심장병 환자인 경우는 ②항을 참고하여 조치하면 된다.

18) 점액수종 얼굴: 갑상선 기능 저하의 얼굴(호르몬 분비부족)

안색이 창백하고, 얼굴이 부어오른다. 눈꺼풀이 넓게 늘어지며 얼굴은 넓적해지며 입술을 두꺼워진다. 표정이 없다. 오행상 수(水: 신장)/목(木: 간장) 기능 저하 시 나타나는 얼굴이며 신장과 간장의 기능을 보강하기 위해서 단맛과 매운맛을 줄이고 짠맛과 신맛을 자주 먹으면 좋다.

생식요법은 수2+목2+화+상화+표준생식이면 된다.
증상이 개선되면 체질 처방을 해야 한다.
부항사혈로 혈전을 제거하여 혈액순환을 원활하게 하는 것이 좋다.

19) 부신피질 기능부전 얼굴(에디슨 증후군): 부신피질 기능 저하, 얼굴 및 전신에 피부침착, 체중 감소, 흑갈색 얼굴, 입술은 검푸른 색, 식욕부진, 현기증, 성욕 감퇴가 온다.

■ 에디슨 증후군이란?

부신에서 아드레날린(말초혈관 수축이나 혈압유지), 당류코르티코이드(당대사, 칼슘대사, 성장/발육, 면역계, 심혈관계, 중추 신경계 등의 조절에 관여), 염류 코르티코이드(수분 및 전해질대사에 관여), 안드로겐(성호르몬) 등이 호르몬을 분비하는데, 특히 당류코르티코이드와 염류 코르티코이드 분비능력이 저하되어 생기는 질환을 말한다.

주요 증상으로는 오심(춥고 떨림), 색소침착, 식욕부진, 구토, 체중 감소, 저혈당, 기립

성저혈압, 체모 감소, 피로감이 생긴다.

오행상 수(水: 신장)기능 저하 시 나타나는 질환이다. 신장 기능을 보강하기 위해서 단맛, 쓴맛을 줄이고 짠맛을 자주 먹으면 좋다. 짠맛은 신장 기능과 부신기능, 뇌기능(호르몬 분비)을 보강하는 효과를 가지기 때문이다.

생식요법은 수2+목+화+상화2+표준생식이면 된다.
증상이 개선되면 체질 처방을 해야 한다.
부항사혈로 혈전을 제거하여 혈액순환을 원활하게 하는 것이 좋다.

20) 선천성 치매 얼굴: 코가 낮고 평평하며, 눈이 작아지고, 눈초리가 올라갔고, 눈 사이의 거리가 멀고, 눈꺼풀이 늘어지고, 혀는 항상 밖으로 나와 있고, 코끝과 귓바퀴가 부드럽다.

※ 새끼손가락이 안으로 휘어 있고, 5지의 가운데 마디가 유난히 짧다.

- **치매가 진행되면 뺄셈이 안 된다.**
  예) 7-3이 얼마냐고 물으면 답을 내지 못한다.
- **귓불이 있는 부분에 주름이 (45도로 빗금처럼) 깊게 생기며, 안쪽에 딱딱하게 굳으며 돌출된다.**

오행상 수(水: 신장)기능 저하 시 나타나는 얼굴이다. 평상시 콩을 주재료로 만드는 두부, 콩나물, 된장, 청국장, 각종 장류 등을 자주 먹는 것이 치매를 예방하는 방법이다. 물론 단맛을 줄이고 짠맛을 자주 먹으면 좋다. 바다에서 생산되는 해조류나 생선도 좋은 먹을거리라 할 수 있다. 노루궁뎅이버섯(헤리세논, 에리나신)을 먹어도 좋다.

생식요법은 수2+목+화+상화2+표준생식이면 된다.
증상이 개선되면 체질 처방을 해야 한다.
부항사혈로 혈전을 제거하여 혈액순환을 원활하게 하는 것이 좋다.

21) 조로증(早老症) 얼굴: 선천성 대사 결함, 땀샘이 발달하지 않아 땀이 없고 건조하다. 조로증은 서양의학적으로 프로 제리아 신드롬이라고 부른다. 지구상에 약 100명 정도 있는 희귀한 질환이다. 2016년 7월 기준 우리나라에는 1명이 (중국에도 단 1명뿐) 있다. 나이는 11세, 키는 1m, 체중은 13㎏이다. 조로증은

정상인보다 7배나 빨리 늙는 현상이 나타난다. 조로증 아이가 나타날 확률은 약 2000만 분의 1 정도다. (1/2000만) 조로증 아이들의 특징은 배냇 머리카락이 빠지고 나면 더 이상 머리카락이 나지 않는다는 점이다.

오행상으로 보면 머리카락은 신장과 연관이 있다. 이런 아이들은 부모의 신장 기능 검사와 아이의 신장 기능검사를 병해하면서 신장 기능을 보강할 수 있는 생활환경으로 바꿔주는 것이 좋을 것 같다. 즉 염기 농도가 짙은 바닷가에서 생활하는 것도 많은 도움이 될 것으로 본다. 염기 농도가 짙은 사해주변에서 생활한다면 조로증의 진행을 아예 막을 수는 없겠지만 조금은 늦출 수 있을 것으로 기대된다. 단맛을 줄이고 짠맛을 중점적으로 먹는다면 많은 도움이 될 것이다.

생식요법은 수2+목+화2+상화+표준생식이면 된다.
증상이 개선되면 체질 처방을 해야 한다.

22) 중증근무력증 얼굴: 눈꺼풀이 아래로 쳐지고 무표정하다. 음식을 씹기 어렵고 말소리가 분명하지 않다. 오행상 신장과 간장기능 저하 시 나타나는 증상이다. 단맛을 줄이고 짠맛과 신맛을 자주 먹으면 좋다.

생식요법은 수+목2+화+상화+표준생식이면 된다.
증상이 개선되면 체질 처방을 해야 한다.
부항사혈로 혈전을 제거하여 혈액순환을 원활하게 하는 것이 좋다.

얼굴 전체는 오행상 화(火: 심장/소장)로 보지만 세부적으로 나타나는 얼굴의 증상을 보고 증상에 맞는 식이요법을 처방하면 불편한 점들을 개선시킬 수 있다.

결국 얼굴에도 내 몸속에서 일어나고 있는 다양한 증상들이 표출되고 있다는 점이다.

이런 얼굴에 나타나고 있는 점들을 일고 올바른 식이처방을 한다면 음식을 통하여 몸 내부에서 발생하고 있는 다양한 원인들을 제거함으로써 건강한 삶을 살아갈 수 있을 것이다.

어찌 보면 모든 질환을 음식으로 치유할 수 있다면, 또 다른 면으로 보면 음식이 병 발생의 원인이 될 수 있다는 점도 간과해서는 아니 될 것이다.

04 눈썹으로 건강을 찾는다.

눈썹은 사람의 외관을 볼 때 가장 유심히 관찰해야 할 부분 중의 하나다. 왜냐하면 정신 건강을 볼 수 있는 중요한 부분이기 때문이다. 일단은 눈썹이 풍부한 사람은 선(善)하다. 그러나 눈썹이 별로 없는 사람은 머리의 회전이 너무 빠른 것이 흠이라 할 수 있다. 대개는 좋은 방향보다는 나쁜 방향으로 머리를 회전하기 때문에 좋은 결과를 얻기 힘들다. 하나씩 궁금증을 풀어본다.

눈썹은 눈을 보호하는 기능을 가지고 있으며, 신장/면역력이 연관이 있고, 털은 폐가 주관한다. 오행상 금(金), 수(水), 상화가 연관이 있는 부분이다.

경락상 토(土: 비/위장) 통과하는 곳이기에 위장상태도 식별할 수 있는 곳이다.

동양의학적으로 눈썹은 오행상 상화(相火: 면역력)로 분류한다. 즉 면역력과 연관 있다고 본다. 면역력이 낮은 사람은 눈썹이 적고, 면역력이 좋은 사람은 눈썹이 풍부하다.

예를 들면 통상적으로 갑상선 질환을 가지고 있는 사람들은 눈썹이 성글고 눈썹 끝부분이 탈모가 진행된다.

눈썹은 신장 기운의 좋고 나쁨 그리고 기혈(氣血)의 과부족, 인체의 노쇠(老衰)정도를 식별할 수 있다. 눈썹의 길이, 굵기, 조밀도, 안색, 형태, 탈모여부, 메마름을 관찰하라.

정상 눈썹은 굵고, 길고, 짙고, 윤기 나고, 새까만 눈썹이다. 다양한 눈썹의 종류에 대해 알아본다.

1) 눈썹이 길고, 짙고, 검으면서 광택이 나면 신장기능이 좋고, 건강하며 장수한다.

2) 눈썹이 옅고 드문드문 숱이 적으면 노쇠하고 병약하다. 건강을 위해 보양식이나 체질에 맞는 음식을 자주 먹는 것이 좋다.

3) 40세 이후 눈썹의 외측이 빠지는 것은 노화 현상이며 동맥경화가 진행 중이다.

40세 이전은 조로(早老)의 현상인 경우이고, 눈썹의 끝부분이 1/3 넘게 빠지는 것은 신장 기운의 저하를 의미한다. (부신피질 기능 감퇴증, 갑상선 기능 감퇴, 점액성수종 시 나타난다.)

4) 눈썹이 누렇고 메마른 형상: 폐 기능 저하나 영양실조 시에 나타난다.

차고 쓴맛의 음식이나 차가운 환경에서 생활할 때 나타난다.

5) 눈썹 끝이 곧고 건조할 때: 여성은 생리 불순, 남성은 신경계통 질환을 주의하라.

6) 여성의 특별히 짙고 까만 눈썹: 부신피질의 기능 항진인 경우 나타난다.

7) 눈썹 부위의 피부가 두툼하고, 많이 빠져 드문드문한 것은 나병이고, 기혈의 응체를 나타난다. 성격의 기복이 심하고, 집중력이 부족하다. 행동이 부산하다.

8) 양미간(인당)은 폐 기능을 나타낸다.

① 폐 기운이 약할 때: 인당부위가 희다.
② 기혈이 울체되면 청자색을 띈다.

9) 눈썹이 짙은 사람: 체질이 강하고, 정력이 넘친다.

10) 눈썹이 성긴(듬성듬성) 사람: 체질이 약하고 정력도 약하다.(갑상선 질환이 있다.)

11) 눈썹이 굵고 짧은 사람: 성격이 급하고, 쉽게 화를 내며, 갑자기 병이 발생한다.

12) 눈썹이 가늘고 긴사람: 성격이 온순하고, 반응이 느리다.

13) 눈썹 끝이 위로 치솟은 사람: 성격이 흉포하다. 자기주장이 강하다.

14) 눈썹이 팔(八)자인 사람: 겁이 많고 약하다. 소심하다.

15) 눈썹이 빗자루처럼 뻣뻣한 사람: 성격이 교활하다.

16) 눈썹이 수려한 사람: 총명하고 재주가 많다.

17) 눈썹이 눈보다 긴 사람: 성격이 명랑하다.

18) 눈썹이 눈보다 짧은 사람: 고독한 성격의 소유자다.

(북한의 김정은 같은 눈썹)

19) 미간이 넓은 사람: 마음이 넓고 관대하다.

20) 미간이 좁은 사람: 마음이 편협하고 의심이 많다.

21) 눈썹에 흰털이 나는 사람: 장수를 상징한다.

22) 노인의 눈썹이 길게 자라는 것: 장수한다.

23) 소년의 눈썹이 길게 자라는 것: 요절(夭折)한다.

24) 눈썹이 별로 없는 사람: 머리가 영리하지만 교활하고 사기성이 농후하다.

오행상 눈썹은 면역력과 연관이 있다. 면역력은 또한 체온과 연관이 있다. 다시 말하면 면역력이 떨어졌다고 하는 것은 몸이 차가워졌다는 말이다. 몸이 차가워지고 있다는 증상이 눈썹에 나타난다. 그래서 눈썹이 적은 사람은 면역력이 저하되어 있고, 이런 사람들은 짜증이 심하고 집중력이 없고 행동이 부산한 것이 특징이다.

생식요법은 토+금+수2+상화2+표준생식이면 된다.
증상이 개선되면 체질 처방을 해야 한다.
부항사혈로 혈전을 제거하여 혈액순환을 원활하게 하는 것이 좋다.

눈썹뿐만 아니라 얼굴과 연관이 있는 부분들은 단순하게 판단하지 말고 맨 뒤까지 연구한 후에 종합적으로 판단하는 것이 좋다. 상호 연관성이 있기 때문이다.

위에 언급한 생식을 꾸준하게 실천한다면 빛나는 눈썹을 가지고 활기찬 삶을 살아갈 수 있을 것이다. 음식으로 사람을 바꿀 수 있다니 하고 의문이 생길 것이다. 이런 점을 증명이나 하듯이 성격이 급하고 흉포(凶暴)한 사람들은 생고기를 자주 먹는 특징이 있고, 강원도에서 생산되는 옥수수나 감자를 자주 먹는 사람들은 성격이 온순한 것을 볼 수 있다. 성격이 흉포하면 급한 성격으로 인해 사회에 물의를 일으킬 확률이 높고, 성격이 온순하면 물의를 일으킬 확률이 적을 수밖에 없는 것이다.

대개 생고기 좋아하는 사람들이나 단맛의 음식들을 좋아하는 사람들은 체액이 산성도 쪽으로 기울어 간다. 이런 사람들이 저지르는 행동 중의 하나가 묻지마 살인, 고속도로에서 삼단봉을 휘두르는 놈, 칼치기 하는 놈, 길거리에서 빵빵대는 놈, 강남역 묻지마 살인, 성추행/성폭행, 몰래카메라 등 사회에 물의를 일으키는 사람들의 눈썹을 유심히 관찰하면 공통점을 찾을 수 있을 것이다. 이런 놈들은 사회에 문제를 일으킬 대기 순번을 받아놓은 자들이다.

그러나 강원도 옥수수나 감자를 먹고 살아가는 강원도 사람들을 보면 대체적으로 흉포한 사람들이 다른 곳의 사람들보다 적다.

그러고 보면 음식이 인생을 좌우하는 기본이라고 말할 수 있을 만하다. 즉 건강한 먹을거리가 건강한 정신을 만들고 건강한 정신이 건강한 육체를 만든다는 진리에 도달할 수 있다. 남이 맛있다고 하여 따라 먹을 것이 아니라 내 몸에 맞는 음식을 찾아 먹는 노력을 할 때 나름대로 멋있는 인생을 살아갈 수 있다고 말하고 싶다.

05 눈과 눈꺼풀의 증상으로 질병을 찾는다.

눈은 마음의 창이요, 인체 내장의 거울이라고 말들을 한다. 왜 이런 말들을 하는지 궁금하다. 눈은 시각기관으로 90%를 받아들인다. 우리 몸에서 중요한 정보기관의 역할을 하고 있다. 사물에 대하여 크기 생김, 형태 등 다양한 정보를 식별할 수 있기 때문이다.

눈을 오륜학설적으로 보면 다음과 같다.

구분	장부	비고
눈꺼풀	비장	윗 눈꺼풀: 비장, 아래 눈꺼풀: 위장
눈구석과 눈꼬리	심장	꼬리: 면역력과 연관
흰자위	폐장	누런색: 간 연관
검은자위/각막	간장	간장과 연관
동공/수정체	신장	신장과 연관

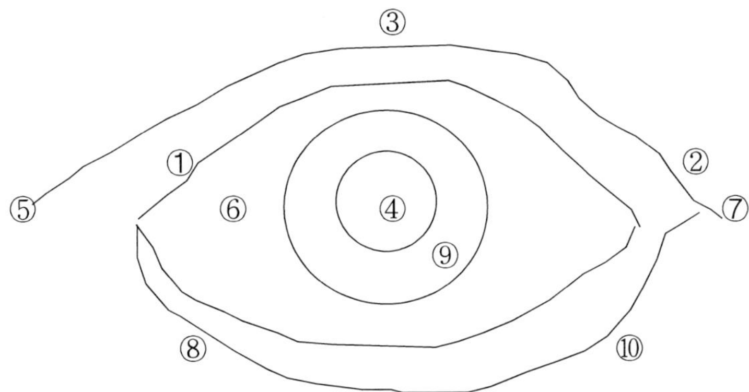

예) 눈 흔적도 해설(우측눈) : 각 위치에 선천/후천적인 병소가 나타난다.

① 소장　② 심포　③ 위장　④ 방광
⑤ 눈꼬리　⑥ 대장　⑦ 눈 안쪽
⑧ 신장　⑨ 담낭　⑩ 삼초부

* 눈은 남여, 좌우측이 다르기에 「홍채분석도」를 보면서 연구해야한다.

1. 눈꺼풀을 살펴라.

1) 윗 눈꺼풀 처짐: 후천적인 경우 → 중증근무력증, 비타민B1결핍증의 경우다.

2) 눈꺼풀을 닫을 수 없을 때(눈 뜨고 자는 사람): 비/위장이 허약하다.

3) 눈 깜빡거림: 억울증(抑鬱症)(오행상 상화기능 저하)이 있고 면역력이 약하다.

4) 다크서클: 과도한 피로, 수면부족, 지나친 방로(신기능 저하)가 원인이다.

① 둥근 형태 다크서클: 찬 음식 과식으로 인한 위장기능 저하 시
② 막대형 다크서클: 달고 찬 음식 과식으로 인한 신장 기능 저하 시

5) 윗 눈꺼풀에 노란 낭종: 콜레스테롤수치 증가, 심혈관 질환을 주의해야 한다.

6) 윗 눈꺼풀은 신장 기능을 나타내기도 하며, 좌측은 좌측 신장, 우측은 우측 신장 상태를 나타난다.

예) 좌측 눈꺼풀에 부종이 생기면 좌측 신장기능이 저하됨을 나타난다.

2. 눈의 좌/우측 끝을 살펴라.

1) 심장기능을 확인한다.

추우면 눈물이 흐르는 증상: 신장, 간 기능 저하
※ 눈 안쪽에 있는 비루관이 막힌 경우 눈물이 외부로 흐른다.

2) 눈 안쪽에 고름이 나오는 증상: 비장에 열이 찰 때 나타난다.

3. 흰자위를 살펴라.

1) 흰자위에 다른 색이나 반점이 있을 때: 내장에 병(위치마다 다름)이 있다.

① 눈 좌/우측 공통: 12시 방향 자궁의 병, 6시 방향 위장의 병, 11~1시 방향 난소의 병
② 좌측 눈 4시 방향 신장, 7시 방향 간장
③ 우측 눈 4시 방향 간장, 7시 방향 신장

2) 흰자위에 녹색 점이 생기면 장폐색, 누런색은 황달을 의미한다.

3) 흰자위에 혈편이 나타나면 고혈압, 동맥경화(뇌동맥경화)가 있다.

4) 흰자위에 작은 붉은 점: 모세혈관의 확장을 의미하며 당뇨환자에게서 볼 수 있다.

5) 흰자위가 충혈된 것: 세균에 의한 염증, 한쪽만 충혈은 성병 감염을 의미한다.

6) 흰자위에 푸르스름한 색: 빈혈 증상이다.

7) 흰자위가 부분적으로 푸른색+융기증상+울퉁불퉁한 느낌이 드는 것은 매독이나 결핵이 있음을 나타낸다.

※ 갑자기 심한 다이어트를 하는 사람도 울퉁불퉁한 증상들이 돋아난다.

8) 우측 눈 4시 방향 울퉁불퉁 융기현상은 익상편: 스트레스 누적으로 간 기능 저하 시 나타난다.

9) 흰자위에 남색 반점: 회충병이 있다. 연 2회 회충약을 복용해야 한다.

10) 혈관 끝의 남색이나 반점: 자궁/난소의 병이나 물혹이 있는 경우다.

11) 흰자위에 연자색 반점: 십이지장충이 있다.

12) 검은자위의 흑색반점: 요충병이거나, 모친이 약을 복용한 후 약독을 해독하지 못하고 태어난 경우 나타난다.

13) 흰자위 3~4시 방향 담청색: 간염증상이다.

14) 흰자위 6시 방향 핏줄: 위장 질환이고, 무릎의 이상을 나타낸다.

15) 흰자위 5~6시 방향 혈관은 치질: 좌측 눈에 보이면 좌측에 치핵, 우측 눈에 보이면 우측에 치핵이 있음을 나타낸다.

■ **흰자위 혈관으로 질환을 찾아라.**

16) 실핏줄이 중간에 끊겨 있다: 혈액순환 장애, 경추병, 협착증이 있다.

17) 혈관 끝이 갈라진 형태: 혈액순환 장애/치핵이 있다.

18) 실핏줄이 선명하게 보일 때: 십이지장궤양, 요로 감염증상이다.

19) 청자색반점: 유방 질환이다.

20) 흑색 어혈점: 간경화 등 오래된 병이 있을 때 나타난다.

21) 원형의 점 모양 테두리 생성: 물집 상태의 암종(해당 장부) 마름모 형태는 암종이 있음이다.

22) 나선형 혈관 생성: 혈액순환 심각, 통증이 있다. 암 환자에게서 볼 수 있다.

23) 거미줄 혈관생성: 천식환자나 중성지방 수치가 높은 사람이다.

24) 나뭇잎 같은 혈관 생성: 혈액순환 장애, 유전형질, 암증은 짙은 색을 띈다.

25) 일(一)자형 혈관: 소화기계 질환, 암종을 주의해야 한다.

26) 혈관이 동공을 통과한 형태: 임파선 질환이 있음이다.

■ **색깔로 찾아라.**

27) 홍색: 급성병이나 열병이 있다.

28) 혼탁한 붉은색: 증상이 깊어지는 증상(외부에서 내부로 침입한 병)이다.

29) 붉은색 가운데 검은색: 오래된 병, 깊어지는 중이다.

30) 붉은색 가운데 누런색: 병세 호전 중이다.

■ **다음 항목 중 2개 이상이면 암증을 의심하라.**

31) 흰자위가 창백하고, 광택이 없고, 어둡거나 누런색이다.

32) 안구 상반부에 일(一)자나 V자 혈관이 생성되고 있다.(뇌혈류 장애)

33) 검은 점의 외부에 테두리가 있는 형태(달무리 같은 형태)를 나타낸다.

34) 흰자위가 분홍색이고 혈관이 나선형이나 세차게 뻗은 모양이다.

35) 선홍색이고 나뭇잎 엽맥 같은 핏줄이 형성되고 있다.

36) 선홍색 혈관이 동공을 관통한다(2선 정도).

37) 마름모형으로 형성된 흔적은 암으로 판정할 수 있다.

38) 흰자위가 토끼눈처럼 전체가 붉으면 갑상선 질환이다.

39) 흰자위에 핏줄이 엉성하게 형성된 것이나 꼬여 있는 경우 심혈관 질환이다.

※ 홍채연구는 직접 눈을 보면서 연구해야 정확하게 볼 수 있다.

4. 동공으로 질병을 찾아라.

동공의 평시 크기는 약 2.4㎜로, 맑고 깨끗하다. 부교감신경이 우위에 있으면(근심 걱정이 없고 마음이 안정되면) 동공이 작아지고, 교감신경이 우위에 있으면 (스트레스 과다 누적 시) 동공이 확대된다.

1) 동공 크기가 다를 때

동공이 커질 때	동공이 축소될 때
녹내장, 두 개골의 외상, 눈의 외상, 뇌혈관 질환, 중증 B형간염, 화농성뇌막염 스트레스 과다 시 당뇨병성 망막증	홍채염, 알코올 중독 수면제 중독 노인의 뇌교 종양 뇌교 출혈, 당뇨병 유기인산 중독 +몰핀 중독일 때는 동공이 바늘 끝만 하다.

녹내장, 뇌일혈, 뇌 혈전, 뇌종양을 의심하라.

2) 동공이 희게 변할 때

① 백내장인 경우(선천성 백내장, 노년성 백내장)는 신장과 간장 기능 저하 시 나타난다. 스트레스와 단맛을 줄이고 짠맛을 자주 먹으면 좋다.

※ 백내장 환자는 수정체가 혼탁하기 때문에 각막을 투과하여 보면 동공 속에 백색이 나타나는 증상을 말한다.

생식요법은 수2+목2+화+상화+표준생식이면 된다.
증상이 개선되면 체질 처방을 해야 한다.
부항사혈로 혈전을 제거하여 혈액순환을 원활하게 하는 것이 좋다.

② 시망막색소변성이나 당뇨병의 합병증인 경우

이때는 동공이 희게 변하는데, 혈액순환 장애가 주원인이다. 혈액순환을 위해 부항사혈을 실시하여 노폐물을 제거 하는 것이 좋다. 발 관리, 경침베개 밟기, 발목펌프, 하복단전치기를 생활화하면 개선된다.

3) 동공이 누렇게 변할 때는 악성종양을 의심하라.

4) 동공이 붉게 변할 때는 출혈과다이거나 시력 저하가 나타난다.

5) 옅은 녹색 동공

① 정상인 경우: 일정한 압력 유지, 안구 내 정상적인 혈액순환과 대사 작용이 원활하다.

② 녹내장(청광안/靑光眼): 지나치게 압력(안압)이 상승할 때 발생하고, 안구에서 뇌로 가는 시신경이 휘어지게 되면 녹내장이 나타나게 된다.
각막에 수종이 생기고 안구내부에 일련의 변화가 생겨 동공이 옅은 녹색으로 보이는 증상이다.

③ 급성발작 시는 두통, 미릉골통, 구토증상 등이 발현된다.

6) 빛에 대한 동공의 반응

① 동공의 반사가 정상이면 고치기 쉽다.

② 빛에 대한 반사작용이 소실되어 동공이 확대되면 신장 기운이 고갈되어 고치기 어렵다. 동공이 풀리면 사망 징조다.

③ 당뇨병이 깊은 사람도 동공이 이완되어 수축하지 못한다.

④ 스트레스를 과도하게 받는 사람도 동공이 확대된다. 같은 의미로 보면 스트레스도 당뇨병을 일으키는 원인으로 작용된다.

5. 안구를 살펴 질병을 찾아라.

1) 안구 돌출

① 단안 돌출: 약 50%는 두개골 내 질환으로 돌출되며, 뇌종양이다.
안구 뒤의 종양이나 비인(鼻咽: 콧구멍과 목구멍)암에서 나타난다.

② 쌍안 돌출: 갑상선 기능 항진증(마음이 심란하고, 갑상선이 붓는 증상이 나타난다. 눈빛이 빛나고 밝아 살기등등한 눈빛이다.)
고혈압, 파킨슨병, 백혈병, 혈우병, 비타민 B, D 결핍으로 나타난다.

※ 갑상선 질환이 있는 경우는 양손을 똑바로 펴고 종이를 올리면 손끝부분의 종이가 끝이 파르르 떨리고, 혀를 내밀면 혀끝이 떨린다.

③ 안구 돌출 증상에 대한 원인 질환들에는, 고도근시, 선천성 녹내장, 속발성 녹내장, 각막이나 공막 포도막염, 고혈압 등이 있다.

2) 안구 함몰

① 신장기능이 약하거나 저혈압인 사람이다.
② 몸이 마른 사람에게서 볼 수 있는 현상이다.
마음이 극도로 고통스럽고 답답할 때, 콜레라, 이질, 설사, 당뇨병, 탈수증 시 나타날 수 있다.
③ 사망이 가까운 사람: 눈빛이 흐리고, 동공이 넓어지며, 광택이 없고, 코끝이 뾰족해지고, 코를 벌름거리며, 얼굴은 재색으로 변하며 무표정하다.
④ 음양의 기운이 쇠한 사증(死症)증상이다.
⑤ 마른 체형인 사람의 눈이 함몰되면 골다공증을 가지고 있다.(특히 여자)
⑥ 간경화를 가지고 있는 사람에게서 나타난다.

3) 눈동자의 위치

① 외향사시(검은 눈동자가 눈 양쪽 끝으로 벌어지는 사시): 일상화탄소 중독이다.

※ 평시 정상인데 갑자기 외향사시가 되면 암(癌)을 검사하라.

② 내향사시(검은 눈동자가 눈 중앙으로 몰리는 사시): 중풍환자에게서 나타난다.

※ 평시 고혈압 환자가 갑자기 내향사시가 될 때는 중풍의 전조증상이다.
좌/우측의 당기는 근육기능이 불균형이 이루어지는 과정이 눈에 나타나기 때문이다.

③ 한쪽 눈만 외향사시(대부분 왼쪽): 당뇨여부를 검사하라.

※ 당기는 반대쪽의 침샘기능이 저하되면서 반대쪽 근육은 정상적으로 당기기에 눈이 외향사시가 생기게 된다. 이런 경우는 앞에서 보아 귓불 부분이 잘 보이지 않게 된다. 좌측 눈이 외향사시라면 우측 눈을 당기는 근육의 힘이 약해졌음을 의미한다. 침샘에서 분비하는 물질과 췌장에서 분비하는 물질이 같기 때문이다.

동양의학으로 눈은 오행상 목(木)으로 분류한다. 간장/담낭의 기능 여부에 따라 다양한 형태의 눈에 관한 질환들이 발생하게 된다.

눈은 스트레스를 받아 저장하는 장부로서 눈과 연관이 있는 질환을 사전 예방하거나 치유하려면 스트레스를 적게 받는 생활 습관을 가져야 한다. 치유를 위한 음식으로는 신맛과 떫은맛의 음식을 자주 먹는 것이 좋다.

신맛의 음식은 간 기능을 보강하고, 떫은맛은 면역력을 보강하는 효과를 가져 스트레스를 빠르게 해소하는 효과를 가지기 때문이다.

생식요법은 수+목2+화+상화2+표준생식이면 된다.
증상이 개선되면 체질 처방을 해야 한다.
부항사혈로 혈전을 제거하여 혈액순환을 원활하게 하는 것이 좋다.

눈은 오행상 목(木)으로 분류는 하지만 우리 몸의 오장육부의 상태를 볼 수 있는 곳이기에 눈은 마음의 창이라고 하는 것이다. 간 기능만 좋다고 해서 눈이 맑고 빛나는 것은 아니다. 오장육부의 모든 기능이 정상적으로 순행할 때 눈이 맑고 건강함을 나타낼 수 있는 것이다.

예를 들면 범죄자들을 잡을 때 수사관들이 상태방의 눈을 쳐다보면 다 알 수 있다는 것이 그 말이다.

사람이 죄를 지으면 "눈을 똑바로 쳐다보지 못하고, 눈이 흔들리기 때문이다." 수사관들의 오랜 경험상 터득하는 노하우라고 하는 증상들이다.

이렇듯이 눈은 양이라고 하는 마음과 음이라고 하는 육체적인 증상이 모두 나타나는 곳이기에 우리 인체 중에서 가장 으뜸 장기라 할 수 있다. 그래서 음과 양의 상태뿐만 아니라 오장육부의 서로 돕고 견제하는 정도가 모두 반영되는 곳이기에 '마음의 창'이라고 하는 것이다. 육체는 들여다볼 수 있지만 마음을 어찌 볼 수 있단 말인가? 눈은 이렇게 마음까지 모두 다 볼 수 있는 유일한 곳이기 때문이다.

06 홍채(紅彩)로 건강을 찾는다.

동양의학에서는 눈은 오행상 목(木)으로 분류하고, 간장과 담낭의 상태를 식별할 수 있다.

홍채에는 조상으로부터 물려받은 유전형질이나 질환, 그리고 태어나서 지금까지의 정신적/육체적인 현상들이 고스란히 담겨져 있다.

그래서 흔적학(痕迹學)이라고 하기도 한다. 또한 이러한 정신적/육체적인 흔적들을 식별하여 현재의 건강 정도와 미래에 발생할 수 있는 질환들을 유추해 볼 수 있는 기초자료를 제공해 주는 과거-현재-미래를 볼 수 있는 특이한 학문이기도 하다.

동양의학에서는 14경락(임맥, 독맥, 6개의 음경락, 6개의 양경락)의 상태가 모두 홍채에 반영되고 있다고 보고 있다. 그래서 홍채를 자세하고 정확하게 식별하는 기술을 익히면 우리 몸속의 정신적・육체적 증상과 오장육부의 음양(陰陽), 한열(寒熱), 허실(虛實)을 모두 식별할 수 있다.

이러한 홍채를 보는 것은 질병을 찾고 치료하는 데 중점을 두기보다는 과거의 식습관과 생활 습관을 통하여 발생한 오장육부의 현재의 건강상태를 분석하고, 나아가 미래에 발생할 수 있는 질환을 예방하는 데 더 많은 관심을 두고 연구하고 활용하는 것이 좋을 것이다.

눈의 홍채는 인체에서 혈관이 가장 풍부하기 때문에 조그마한 변화에도 민감한 반응을 보이는 곳이다.

홍채는 수축작용을 통하여 동공의 크기를 조절하여 광선을 통제하는 곳이다. 또한 미세혈관이 많이 모이는 곳이며, 신경섬유가 풍부하고 중추신경과 통한다. 그래서 눈은 신경계로부터 오장육부의 변화가 반영되는 곳이라 하는 것이다.

한 연구보고서에 따르면 홍채의 징후는 보통 임상징후가 나타나기 전 수개월 전부터 수년 전에 나타난다고 한다. 일반적으로 15일이면 홍채에 반영되므로 식별할 수 있다.

중추 신경계통은 자신의 망상조직을 통하여 몸의 각 부위로부터 획득한 정보를 끊임없이 홍채에 전달하고, 홍채는 하나의 정보수집 센터와 발신센터처럼 신체의 각 기관이 각종 신경계통을 통해 전달하는 정보를 끊임없이 접수하고 반영한다. 예를 들어 홍채지도에서 폐부지역에 짙은 색의 현상이 나타나면 만성 기관지염 증세를 나타내고, 간/담 지역에 작은 반점이 있는 것은 만성간염을 앓고 있다는 것을 의미한다. 신장 지역에 어떠한 증상이 나타나면 이미 신장이 병독에 감염되어 염증이 생겼음을 나타낸다.

홍채를 연구할 때는 기본적으로 음양/오행론을 기초로 오장육부의 상생상극(서로 돕고 견제하는) 관계를 연구하고, 눈의 구조와 기능, 오장육부간의 상관관계를 통한 건강상태와 질병 발생의 원인을 찾아내고 치유 방법을 연구하는 데 중점을 두어야 한다.

또한 좌측 눈과 우측 눈에 나타나는 다른 점들을 이해하여야 하고, 그다음은 흰자위 부분과 검은 눈동자 부분에 대하여 색깔(짙음과 엷음)과 형태(유전 받은 것(선천적)과 후천적으로 생성된 것)를 비교하고 식별하는 능력을 길러야 한다.

일반적으로 홍채지도상에 나타나 있는 육체적인 배치도의 증상을 보고 질병의 경중완급(輕重緩急)을 식별할 수 있어야 한다.

중요한 것은 오랜 임상을 거치면서 홍채에 나타나는 증상을 가지고 마음을 읽는 능력을 기르는 것이 가장 중요하다. 홍채를 통하여 성장 환경을 읽을 수 있어야 하고, 식습관이나 생활 습관을 식별할 수 있어야 한다.

그래서 홍채는 일반 학문과 다르게 연구하면 할수록 어려운 점들과 부딪치게 된다.

홍채의 장점은 짧은 시간 내에 오장육부의 상태와 유전 형질, 식습관과 생활 습관, 혈액상태, 근골격 상태 등 전반적인 상태를 식별할 수 있는 장점이 있다.

그러나 홍채에서도 식별하지 못하는 단점도 있다.

① 혈액형이 어떤 형인지는 식별할 수 없다.
② 임신 여부는 식별할 수 없다.
③ 얼마나 오래 살 수 있는지는 식별할 수 없다. (신의 영역)

복잡하게 구성되어 있는 우리 몸은 홍채만으로 식별한다는 것 역시 말이 안 된다. 때로는 서양의학적으로 식별하고, 때로는 동양의학적으로, 때로는 대체 의학적으로 식별하는 지혜를 모아 건강을 잃기 전에 예방하는 데 활용하는 학문으로 인식되어야 한다는 점이다.

질병을 치료하는 데만 국한한다면 아주 잘못된 홍채학문의 활용이다. 건강을 지키고 질병을 예방하는 데 작은 한 부분이라는 점을 명심해야 한다.

홍채를 조금 연구하고 나서 우리 몸을 모두 다 알고 있는 것처럼 말하는 잘못된 길로 빠지지 않길 바란다.

1) 독성반점(색이 짙고 다각형)

① 환경오염에 의한 중독, 니코틴 중독, 알코올 중독과 약물남용으로 인한 중독을 나타낸다. 유전성이 있는 표식이라면 건선, 심혈관 질환, 암을 의심해야 한다.

② 해당 장기 위치에 나타날 때 세밀한 관찰을 하라.(홍채지도)

2) 색소침착(여러 개의 반점)

① 황금색이 나타나며 방사형 줄무늬가 나타날 때: 근육조직이 허약함을 나타낸다.
싱겁게 먹는 사람에게서 주로 나타나는 근육의 무력증상이다.
② 황색: 화농성 감염을 의미한다.
③ 암황색: 약물중독이 깊음을 의미한다.
④ 외부에 녹색이 나타나면 결핵을 의심하고, 색소가 너무 짙으면 악성질병에 노출된 것이다.
⑤ 찬란한 오색의 밝은 색이 나타나는 것은 시골에서 우물물을 먹고 성장한 경우이며 우물에 녹아 있는 다양한 미네랄 성분들이 침착된 것을 의미한다.

3) 검은 점

① 심장 위치에 흑점: 관심병(심장 질환), 심근경색, 풍습성 심장병을 확인하라.
② 인후부의 흑점: 편도선염이 있다.
③ 신장/방광구의 흑점: 생식/비뇨기계 질환이 있다.

생식요법은 수2+목+화+상화+표준생식이면 된다.
증상이 개선되면 체질 처방을 해야 한다.
부항사혈로 혈전을 제거하여 혈액순환을 원활하게 하는 것이 좋다.

4) 검은 선

① 신장 위치에 검은 선: 만성 신장병환자에서 나타난다.
② 폐 구역 검은 선: 해소와 흉통이 있다.

생식요법은금+수2+목+상화+표준생식이면 된다.
증상이 개선되면 체질 처방을 해야 한다.
부항사혈로 혈전을 제거하여 혈액순환을 원활하게 하는 것이 좋다.

5) 홍채 위에 여러 갈래 선

① 뇌에 혈액이 부족한 사람, 산소량이 부족한 사람, 두통이 있다.
② 심장이 힘든 경우를 나타낸다.

생식요법은 수+목+화2+상화+표준생식이면 된다.
증상이 개선되면 체질 처방을 해야 한다.
부항사혈로 혈전을 제거하여 혈액순환을 원활하게 하는 것이 좋다.

6) 홍채상의 흰 부분

① 급성염증, 방광 요도구 흰 점은 요로 감염을 나타낸다.
② 홍채 외부에 흰색선부분이 테를 두르면 임파선염증을 나타낸다.
③ 12시 방향에 선명도가 높은 흰색이 나타나면 뇌혈관이 경화되고 있음을 나타낸다.
④ 간이 있는 위치에 선명도가 높은 흰색이 나타난다면 간경화가 진행 중이다.
⑤ 척추 상이 흰색이라면 다발성경화증이 진행 중이다.
이렇듯이 다양하게 식별 할 수 있는 홍채식별능력을 갖추는 것이 중요하다.

7) 노인 환(環)

① 혈액순환 장애를 나타낸다.
② 눈이 쑥 들어간 저혈압 환자, 고혈압, 동맥경화가 있는 사람은 두통과 어지럼증이 발생할 수 있다.

※ 동맥경화가 함께 진행되고 있다.

생식요법은 수+목2+화+상화+표준생식이면 된다.
증상이 개선되면 체질 처방을 해야 한다.
부항사혈로 혈전을 제거하여 혈액순환을 원활하게 하는 것이 좋다.

8) 자율신경환(동공 주변에 해바라기 꽃같이 생긴 형태)

① 정상인: 동공 옆에 무늬가 고르고 섬세하게 형성되어 있다.
(총 폭의 1/3 정도가 정상)
가) 병변이 발생하면 뚜렷하게 굵어지고 커진다.
나) 스트레스가 많으면 동공이 확대된다.

다) 스트레스가 적고 느긋한 성격은 동공이 작아진다.

라) 자율신경환이 없거나 희미한 사람은 성격의 기복이 심하며(성질이 더럽다고 표현) 면역력이 저하되어 있다. 손발에 땀이 난다. 주부습진이 있다.

※ 서양의학적으로는 자율신경실조증으로 진단한다.

생식요법은 수2+목+화+상화2+표준생식이면 된다.
증상이 개선되면 체질 처방을 해야 한다.
부항사혈로 혈전을 제거하여 혈액순환을 원활하게 하는 것이 좋다.

9) 홍채상 외부에 흰색 선(스트레스링)

심리적으로 불안, 초조, 긴장된 생활을 하면 선이 형성된다. 시간의 장단과 횟수에 따라 여러 개의 흰색선이 형성된다.

※ 밝게 빛나는 맑은 선은 해당 신체 부분에 경화현상을 나타낸다.

생식요법은 금+수2+목+상화2+표준생식이면 된다.
증상이 개선되면 체질 처방을 해야 한다.
부항사혈로 혈전을 제거하여 혈액순환을 원활하게 하는 것이 좋다.

10) 홍채상 동공이 한쪽으로 몰리는 증상이 일어나거나, 동공이 편평하게 퍼지거나, 마름모꼴을 띠면 해당부분에 암이 발생했음을 의심하라.

※ 통상 전체적으로 뿌옇게 안개 같은 것이 끼어 있으면 역시 암을 의심해야 한다. 암의 형태는 마름모형태의 흔적이 있거나 짙은 색의 골이 깊게 나타난다.

생식요법은 토+금+수2+상화2+표준생식이면 된다.
증상이 개선되면 체질 처방을 해야 한다.
부항사혈로 혈전을 제거하여 혈액순환을 원활하게 하는 것이 좋다.

11) 동공이 한쪽으로 몰릴 때는 몰린 반대편과 상응하는 기관에 병이 발생했음을 식별해야 한다.

① 좌측 눈의 동공이 코의 상방으로 몰리면 요로계통에 심각한 병증이 있다.
② 좌측 눈이나 우측 눈의 동공이 정 가운데 하방으로 몰리면 뇌종양이다

(동공이 정 가운데로 몰리는 것은 좌/우측으로 당기는 근육이 차가워져 당기는 수축력을 잃은 것이고, 하방으로 당기는 것은 음부분의 중심인 신장/발쪽이 냉해진다는 것을 의미하고, 음양의 조화에 의해 뇌수는 신장과 연관이 있어 신장 기능이 저하되면 뇌기능 역시 저하되는 음양의 조화를 알아야 이해 할 수 있는 부분들이다.
발이 냉해져 혈액순환 장애로 인해 뇌 부분도 냉해져서 혈액순환 장애가 발생하고 있음을 의미한다. 또한 동공이 한쪽으로 몰리는 현상은 8~10년 이상의 혈액순환 장애가 있을 때 나타나는 현상이다.)

③ 우측 눈의 동공이 관자놀이 하방으로 몰리면 코와 눈에 심각한 병증이 있음이다.(수평을 기준으로 할 때 우측이 내려가면 좌측은 위로 오르는 시소를 생각하면 쉽게 이해할 것이다.)

④ 우측 눈의 홍채가 관자놀이 쪽으로 몰리면 목구멍과 갑상선에 심각한 병증이 있음을 나타낸다.
(우측 눈의 좌측(3시 방향)에는 갑상선과 기도, 식도부분들이 배치되어 있다.)

⑤ 좌측 눈의 홍채에 이상 변화가 나타나는 것은 우반신의 어느 부위에 이상에 생긴 것이다. 우측 눈의 이상은 좌측 눈의 질병 발생을 의미한다.
두 눈의 홍채에 모두 이상이 생기면 인체의 중앙 부분이나 양측 모두에 이상이 발생했음을 의미한다.

⑥ 홍채가 누렇게 오염된 것은 간염과 황달의 진행이다.

홍채학문은 앞으로 여러 분야에서 다양하게 쓰여 지고 활용할 수 있는 전문분야이다. 공항이나 회사에서 보안을 위한 시스템에서 활용도가 굉장히 높은 분야다.

그러나 인체에서 질병을 찾는데 활용한다면 짧은 시간에 많은 질병의 상태를 식별할 수 있고, 예방할 수 있고, 치유하는 방법들을 간단하게 처방할 수 있는 학문 중의 하나다.

앞으로 여러 분야에서 활용할 수 있도록 깊이 있게 연구해야 할 학문이므로 음양오행론을 기초로 다양한 체질에서 오장육부의 상생상극(서로 돕고 견제하는) 관계에 대하여 심도 있게 발전시켜 무병장수를 위한 요법으로 활용하기를 기대해 본다.

사람 각자가 체질도 다르고 건강상태도 다르기 때문에 같은 홍채는 이 세상에 존재하지 않는다. 지문이 모두 다른 것과 같다. 올바르고 정확하게 식별하려면 매일같이 연구하고 또 연구하는 길뿐이다.

※ 질병과 홍채에 나타난 증상을 비교 연구하는 기본적인 자세가 필요하다. 현대 의학적인 검사 결과와 동양의학적으로 보는 음양/오행 체질론을 접목하여 건강을 유지하고 질병을 예방하고 치유하는 기초자료로 활용하길 바란다.

07 귀를 보고 건강을 찾는다.

귀는 오행상 수(水)로 분류하며 신장의 기능여부를 살피는 외부기관이다. 귀의 외부 부분을 살펴 병을 진단하는 것을 말한다.

귀 역시 체질을 판단하는 귀중한 부분이다. 체질별로 나타내는 귀 모양은 다음과 같다.

※ 정면에서 본 것을 기준으로 오행적으로 분류하면 다음과 같다.

구분	형상	특징
목형	길쭉하다.	상하가 폭이 같고 길쭉하다.
화형	하트 반쪽 같다.	귀 위쪽은 밖으로 튀어나왔고 아래쪽은 뾰족하다.(? 형태)
토형	반원 같다.	귀 중간은 동그랗게 튀어나왔다. C 형태: 본인기준 우측 귀
금형	두툼하고 각이 졌다.	위/아래가 폭이 같고 각이 졌다.
수형	귓불이 통통하다.	귀 아래 부분이 위보다 더 넓고 턱에 붙어 있는 느낌이다.

1) 귀의 위치가 높은 사람은 신장의 위치가 높다.

2) 귀 뒤가 들어간 사람은 신장의 위치가 낮다.

3) 귀가 단단하고 탄력이 있는 사람은 신장이 건강하다.

4) 귀가 단단하지 못한 사람은 신장이 약하다.

5) 귓바퀴가 누렇거나 검고 푸른 기운이 돌면 사망에 이른다.

6) 귀가 얇고 검은 사람은 신장기능이 약한 사람이다.

※ 귀가 딱딱하게 굳으면 척추가 굳은 것이고, 귀가 붉은 것은 혈액순환 장애를 나타내고, 귓불 부분에 주름은 고혈압이 진행되고 있음을 나타내며, 내분비 부분이 딱딱하며 융기된 것은 뇌기능 저하를 나타내며 후일 치매(癡呆)가 발생할 전조증상이다. (이경혈도(耳經穴圖)로는 머리에 해당하는 부분)

1. 귓바퀴(이곽)의 색깔로 질병을 찾아라.

1) 귓바퀴가 흰색이면 몸이 차갑다. 즉 발이 차가운 수족냉증이 있다.

부항사혈이나 발 관리, 경침베개밟기, 족욕, 발목펌프 운동을 하라.

생식요법은 금+수2+목+화+상화+표준생식이면 된다.
증상이 개선되면 체질 처방을 해야 한다.
부항사혈로 혈전을 제거하여 혈액순환을 원활하게 하는 것이 좋다.

2) 귀 전체가 흰 것은 한사가 심하거나 신장 기능이 쇠한 상태이다.

단맛을 줄이고 짠맛을 자주 먹으면 좋다. 장아찌나 새우젓을 상복하라.

생식요법은 수+목2+화+상화+표준생식이면 된다.
증상이 개선되면 체질 처방을 해야 한다.
부항사혈로 혈전을 제거하여 혈액순환을 원활하게 하는 것이 좋다.

3) 귀가 두텁고 흰 것은 기가 허하고 가래가 있다.

매운맛을 줄이고 신맛을 자주 먹으면 좋다.

생식요법은 목2+화+토+상화+표준생식이면 된다.
증상이 개선되면 체질 처방을 해야 한다.
부항사혈로 혈전을 제거하여 혈액순환을 원활하게 하는 것이 좋다.

4) 이곽이 붉은 것은 상초와 심/폐에 열이 차 있다.(혈액순환 장애)

짠맛을 줄이고 쓴맛을 자주 먹으면 좋다.

생식요법은 화2+토+금+상화2+표준생식이면 된다.
증상이 개선되면 체질 처방을 해야 한다.
부항사혈로 혈전을 제거하여 혈액순환을 원활하게 하는 것이 좋다.

5) 귀 뒤에 붉은 핏줄이 보이고, 유양돌기가 차가우면 홍역을 의심하라.

6) 귀가 검푸른 색: 통증이 있고, 신장 기능이 저하된다.

7) 귀가 까만 것은 신장 기능의 극저하(신기가 끊어질 조짐)된 상태이다.

혀 안쪽(목구멍 부분)이 검은색이면 신장 기능이 저하되어 사망에 이른다. 단맛을 줄이고 짠맛을 자주 먹으면 좋다.

생식요법은 금+수2+목+상화+표준생식이면 된다.
증상이 개선되면 체질 처방을 해야 한다.
부항사혈로 혈전을 제거하여 혈액순환을 원활하게 하는 것이 좋다.

8) 귓불이 푸른색: 지나친 방사(房事) 시 나타난다.

9) 귓불 부분이 수시로 붉어지는 현상은 당뇨병을 의심하라.

① 물을 먹지 않고 마른 체형을 가진 1형 당뇨병인 경우 신맛을 줄이고 단맛을 자주 먹으면 좋다.

생식요법은 토2+금2+수+상화+표준생식이면 된다.
증상이 개선되면 체질 처방을 해야 한다.
부항사혈로 혈전을 제거하여 혈액순환을 원활하게 하는 것이 좋다.

② 물을 많이 먹으며 통통한 체형인 2형 당뇨병인 경우 단맛을 줄이고 짠맛을 자주 먹으면 좋다.

생식요법은 수2+목+화+상화+표준생식이면 된다.
증상이 개선되면 체질 처방을 해야 한다.
부항사혈로 혈전을 제거하여 혈액순환을 원활하게 하는 것이 좋다.

2. 귓바퀴 형태로 질병을 찾아라.

외형이 넓고 크며 두툼하고, 귓불이 늘어진 것은 장수상이다.

장수(長壽)	단명(短命)
담홍색과 부드러운 광택, 살이 두툼하고 풍만, 이륜(귓바퀴 외부)과 이수(귓불)가 길다.	이륜이 어둡과 창백, 윤기가 없다. 귓바퀴는 살이 없고, 이륜과 이수가 짧다.

1) 귀가 붓는 것은 찬 기운과 냉기가 침습한 경우다.

발 관리, 족욕, 발목펌프, 경침베개 밟기 운동을 하라. 단맛을 줄이고 짠맛을 자주 먹으면 좋다.

생식요법은 금+수2+목+상화+표준생식이면 된다.
증상이 개선되면 체질 처방을 해야 한다.
부항사혈로 혈전을 제거하여 혈액순환을 원활하게 하는 것이 좋다.

2) 귀가 메마르고 주름이 얇은 것은 신기가 끊어질 징조를 나타낸다.

혀 안쪽(목구멍 부분)이 검은색이면 신장 기능이 저하되어 사망에 이른다.

3) 이륜이 메말라 거친 것은 오래된 어혈이나 악성 종기가 있다.

부항사혈을 하여 어혈을 제거하면 좋고, 단맛을 줄이고 짠맛을 자주 먹으면 악성 종기가 사라진다.

3. 귀의 문형과 색깔을 살펴라.

1) 죽아형(곧게 뻗은 선 형태)은 증상이 가볍다.

2) 나뭇가지형은 질환이 있고 중(重)하며 만져보면 딱딱하다.

3) 망상형은 위급할 때 나타난다.

4) 붉은색: 내외에 모두 열이 차 있다.(혈액순환 장애, 고혈압, 발기부전)

5) 푸른색: 풍사가 들어 몸이 차가운 상태다.

6) 자주색: 열사가 내부에 갇혀 있고(혈액순환 장애) 간 기능 저하, 심근경색을 주의하라.) 잇몸과 입술이 자주색인가 확인하고, 호흡곤란이나 식은땀이 나면 심장마비 증상이다. 지체 없이 119를 불러야 한다.

평상시 매운맛을 줄이고 신맛을 자주 먹으면 좋다.

생식요법은 목+화2+토+상화+표준생식이면 된다.
증상이 개선되면 체질 처방을 해야 한다.
부항사혈로 혈전을 제거하여 혈액순환을 원활하게 하는 것이 좋다.

7) 검은색: 냉기가 잠복해 있다. (신장/간 기능 저하)

족욕, 발 관리, 경침베개밟기, 발목 펌프 운동을 하라. 단맛을 줄이고 짠맛을 자주 먹으면 좋다.

생식요법은 금+수2+목+상화+표준생식이면 된다.
증상이 개선되면 체질 처방을 해야 한다.
부항사혈로 혈전을 제거하여 혈액순환을 원활하게 하는 것이 좋다.

8) 귀 색깔은 발그레하면 가볍고, 붉으면 중(重)하고, 검으면 위험하다.

짠맛을 줄이고 쓴맛을 자주 먹으면 좋다.

생식요법은 화2+토+금+상화+표준생식이면 된다.
증상이 개선되면 체질 처방을 해야 한다.
부항사혈로 혈전을 제거하여 혈액순환을 원활하게 하는 것이 좋다.

4. 귀 중앙의 작은 돌기 [이치(耳痔)]를 살펴라.

1) 간, 신장, 위장의 기능이 저하되고 있다는 신호다.

2) 귀 꼭대기(이첨/耳尖) 부분을 만져보면 작은 혹에 생기는 것은 요산이 축적되고 있는 상태로서 통풍이 발생할 전조증상이다. 평상시 팥을 삶아서 팥물을 상복하면 좋다.

단맛을 줄이고 짠맛과 신맛을 자주 먹으면 좋다.

생식요법은 수2+목+토+상화+표준생식이면 된다.(수+목2+화+상화+표준)
증상이 개선되면 체질 처방을 해야 한다.
부항사혈로 혈전을 제거하여 혈액순환을 원활하게 하는 것이 좋다.

5. 고름이 나오는 귀

1) 신장 기능 저하 시 귀에 고름이 생긴다.

2) 오랜 시간 방치 시 구안와사 발생을 부른다.

(중이염 방치 시 만성중이염에서 안면신경마비 증상 발생하기도 한다.)

3) 장기간 방치 시 뇌막염으로 사망 위험을 초래할 수도 있다.

소금물을 진하게 타서 솜에 적셔 저녁에 귀에 넣고 잠을 자도 개선된다. 단맛을 줄이고 짠맛 자주 먹으면 좋다.

생식요법은 수2+목+화+상화+표준생식이면 된다.
증상이 개선되면 체질 처방을 해야 한다.
부항사혈로 혈전을 제거하여 혈액순환을 원활하게 하는 것이 좋다.

6. 귀를 살펴 손상된 부분을 찾아라.

귀를 살펴 손상된 부위를 진단하는 요령을 알아본다.
귀에 나타나는 현상들 이각(耳殼)에 선홍색이나 자색의 실 같은 근육이나 반점이 생기고, 눌러도 사라지지 않는 현상을 살펴라.

1) 귀를 살필 때는 귀를 1/2로 분할하여 윗부분은 등 부분이고, 아랫부분은 가슴분이다.
2) 이첨(귀의 윗부분) 분은 좌측 겨드랑이 아래, 귓불(귀 아래 부분) 부분은 우측 겨드랑이 아래로 구분하여 진단하면 된다.
3) 우측 귀에 나타나면 우측 상반신에 손상이 있는 것이고, 좌측 귀에 나타나면 좌측 상반신에 손상이 있는 것이다.
4) 이각상반부에 나타나면 등에 손상이 있는 것이고, 이각하단부에 나타나면 흉부에 손상이 있는 것이다.
5) 귀 맨 위에 검은 점이나 붉은 점이 있으면 좌측 겨드랑이 아래 손상이 있는 것이고 귓불 아래 흰 점이나 검은 점이 있으면 우측 겨드랑이 아래 손상을 입은 것이다.

7. 이곽(耳郭: 귀 둘레)의 이상 현상을 살펴라.

변색, 변형, 구진(丘疹), 탈설(脫雪: 각질), 혈관 변화 등 색과 변화를 읽어라.

1) 변색(變色)을 살피자.

① 홍색(紅色)반응

가) 선홍색이 나타나면 급성동통이 있는 병증을 나타낸다.

나) 담홍, 암홍색은 질병의 회복기나 구병(久病: 오래된 병) 환자에게서 나타난다.

예를 들면, 급성요통은 신장 반사구에 붉은색이 나타나고, 자궁경부염이나 대하증은 삼각형모양 부분에 붉은색과 각질이 있으며, 어지럼증은 훈구(귀 둥근 테두리 부분)에 발그레한 함몰이 생긴다.

② 백색(白色)반응은 만성병에 반응한다.

가) 흰 점의 가장자리가 발그레한 것은 만성질병의 급성 발작이 원인이다.

나) 해당 반응구에 흰색반응은 만성병이 있다는 의미다.

예) 만성위염은 백색반응 중간(귀 중앙 부분)에 홍윤(紅潤: 붉은색)이 생긴다.

③ 회색(灰色)반응은 진구성질병과 종류에서 나타난다.

담회색, 암회색, 회색, 파리똥 색으로 구분된다.

※ 귀의 상단부(윗부분)에 색깔이 나타난다. 누르면 퇴색된다.

④ 심갈색(深褐色)반응은 만성병이 치유된 후 나타난다.

유선암, 신경성 피부염 치료 후 심갈색이 나타난다.

2) 변형(變形)을 살피자.

상응하는 귀 부분에 솟아오르거나 함몰, 점 생김 등이다. 주로 만성 기질성질병에 나타난다.

① 융기(隆起): 결절 형태로 작은 것은 깨알, 큰 것은 녹두알 같은 결절이 솟아오른다. 또는 3~5개 구슬을 꿴 것 같은 형태도 있다. 윗부분에 작은 구슬 같은 것이 솟아오르면 통풍이 온다.

다양한 결절 형태를 읽자.

가) 원형융기: 각종 두통이 있다.

나) 연주형태(꿴 구슬 형태) 융기: 비대성(뚱뚱한 체형 사람) 척추염에서 나타난다.

단맛을 줄이고 짠맛을 자주 먹으면 좋다.

생식요법은 수2+목+화+상화+표준생식이면 된다.
증상이 개선되면 체질 처방을 해야 한다.
부항사혈로 혈전을 제거하여 혈액순환을 원활하게 하는 것이 좋다.

다) 조삭상(條索狀: 나뭇가지가 꼬인 형태) 융기: 관절의 동통이 있다.

라) 편상(片狀: 조각형태)융기: 복창(腹脹: 배가 솟아오르는 질환)이 있다.

마) 조편상(조각이 여러 개 형성된 형태) 융기: 어깨와 등 근육의 섬유염증이 있을 때(견배근섬유염) 나타난다.

생식요법은 금+수2+목+상화+표준생식이면 된다.
증상이 개선되면 체질 처방을 해야 한다.
부항사혈로 혈전을 제거하여 혈액순환을 원활하게 하는 것이 좋다.

② 함몰(陷沒)

가) 점상 함몰: 이명(耳鳴)이 있을 때 나타난다.

단맛을 줄이고 짠맛을 자주 먹으면 좋다.

생식요법은 금+수2+목+상화+표준생식이면 된다.
증상이 개선되면 체질 처방을 해야 한다.
부항사혈로 혈전을 제거하여 혈액순환을 원활하게 하는 것이 좋다.

나) 편상 함몰: 위/십이지장궤양이 있을 때 나타난다.

신맛을 줄이고 단맛을 자주 먹으면 좋다.

생식요법은 토2+금+수+상화+표준생식이면 된다.
증상이 개선되면 체질 처방을 해야 한다.
부항사혈로 혈전을 제거하여 혈액순환을 원활하게 하는 것이 좋다.

다) 선형 함몰: 심혈관질환, 이명(耳鳴), 이농(耳膿: 중이염), 결치(缺齒: 치아손상) 등에서 나타난다.

짠맛을 줄이고 쓴맛을 자주 먹으면 좋다.

생식요법은 화2+토+금+상화+표준생식이면 된다.

증상이 개선되면 체질 처방을 해야 한다.

부항사혈로 혈전을 제거하여 혈액순환을 원활하게 하는 것이 좋다.

3) 귀의 피부가 거칠고 우둘투둘, 두껍고 주름살이 잡힐 때는 피부병이 있다.

① 구진(丘疹): 피부에 염증

가) 누에알처럼 편평하게 밀집하여 나타나는 결절형은 양진(痒疹: 헐은 피부)이다.

나) 백색점상이나 밀집형 구진은 담낭결석, 기관지염, 설사 등이 있을 때 나타난다.

다) 구진이 암갈색이나 주근깨로 나타나는 것은 신경성 피부염이다.

라) 구진이 미(米) 자 형태로 나타나는 것은 부정맥이다.

※ 손바닥에 콩알 크기의 붉은 점과 하얀 점이 나타나면 협심증이다.

② 각질

가) 피부병, 흡수기능 저하, 대하 및 내분비기능 이상 질환 시 나타난다.

나) 삼각와내 각질은 부인과 염증과 대하증이 있을 때 나타난다.

단맛을 줄이고 짠맛을 자주 먹으면 좋다.

생식요법은 수2+목+화+상화+표준생식이면 된다.

증상이 개선되면 체질 처방을 해야 한다.

부항사혈로 혈전을 제거하여 혈액순환을 원활하게 하는 것이 좋다.

다) 식도와 분문의 각질은 소화불량, 흡수대사 기능 저하 시 나타난다.

신맛을 줄이고 단맛을 자주 먹으면 좋다.

생식요법은 토2+금+수+상화+표준생식이면 된다.

증상이 개선되면 체질 처방을 해야 한다.

부항사혈로 혈전을 제거하여 혈액순환을 원활하게 하는 것이 좋다.

라) 물고기 비늘 같은 각질은 유전성 각질이다.

마) 이곽전체 각질은 지루성 피부염과 피부병이 오래되어 겹겹이 각질이 형성된 것이다.

귀는 전체적으로 오행상 신장과 연관이 있지만 피부의 문제는 폐와 연관이 있다. 귀에 나타나는 피부질환의 문제는 매운맛과 짠맛이 혼합된 음식을 먹으면 쉽게 개선시킬 수 있다.

생식요법은 금2+수+목+상화+표준생식이면 된다. (금+수2+목+상화+표준)
증상이 개선되면 체질 처방을 해야 한다.
부항사혈로 혈전을 제거하여 혈액순환을 원활하게 하는 것이 좋다.

4) 혈관충영(血管充盈): 혈관 형태를 살펴라.

혈관의 변화는 심혈관질병, 뇌혈관질병, 급성염증성질병, 급성출혈성 질병 시 나타난다.

① 혈관 확장: 부채살형은 소화관 궤양, 허리와 넓적다리에 통증이 있다. 신맛을 줄이고 단맛을 자주 먹으면 좋다.

생식요법은 토2+금+수+상화+표준생식이면 된다.
증상이 개선되면 체질 처방을 해야 한다.
부항사혈로 혈전을 제거하여 혈액순환을 원활하게 하는 것이 좋다.

가) 점선형은 관절통과 기관지 확장증일 때 나타난다. 쓴맛을 줄이고 매운맛을 자주 먹으면 좋다.

생식요법은 금2+수+목+상화+표준생식이면 된다.
증상이 개선되면 체질 처방을 해야 한다.
부항사혈로 혈전을 제거하여 혈액순환을 원활하게 하는 것이 좋다.

② 색택이 선홍색은 급성이나 통증성 병증이 있음이요, 암자색은 치유되고 회복중이다.

③ 굴곡(혈관이 구불구불 굽어보이는 형태)을 읽어라.

가) 불가사리형은 궤양병(혓바닥에 허물이 벗어진 것을 병행 확인하라)이 있다.

매운맛을 줄이고 쓴맛을 자주 먹으면 좋다.

생식요법은 화2+토+금+상화+표준생식이면 된다.
증상이 개선되면 체질 처방을 해야 한다.
부항사혈로 혈전을 제거하여 혈액순환을 원활하게 하는 것이 좋다.

나) 동그라미형, 활형은 중풍이나 심혈관 질환에서 나타난다. (혀끝이 좌/우로 휘거나 뾰족한 것을 병행 확인하라.)

생식요법은 수+목+화2+상화+표준생식이면 된다.
증상이 개선되면 체질 처방을 해야 한다.
부항사혈로 혈전을 제거하여 혈액순환을 원활하게 하는 것이 좋다.

다) 올챙이형과 부채형은 우울증이나 신경질환 시에 나타난다.

생식요법은 토+금+수2+상화2+표준생식이면 된다.
증상이 개선되면 체질 처방을 해야 한다.
부항사혈로 혈전을 제거하여 혈액순환을 원활하게 하는 것이 좋다.

라) 망형(그물 모양의 혈관)은 인후염, 편도선염, 유선염 같은 급성염증 시 나타난다.

생식요법은 금2+수2+목+상화+표준생식이면 된다.
증상이 개선되면 체질 처방을 해야 한다.
부항사혈로 혈전을 제거하여 혈액순환을 원활하게 하는 것이 좋다.

④ 혈관중단(血管中斷): 주혈관이 점선처럼 끊어진 형태를 읽어라. 심근경색(잇몸이 청자색인가를 병행 확인하라)이 진행 중이다. 평상시 가슴이 답답함을 느끼며 좌측 새끼손가락이 자주 저리다.

※ 갑자기 호흡이 곤란하고, 이마에 땀이 흐르고, 가슴이 조이는 증상은 급성 심근경색 증상이다. 119를 불러야 한다.

생식요법은 화2+토+금+상화+표준생식이면 된다.

증상이 개선되면 체질 처방을 해야 한다.

부항사혈로 혈전을 제거하여 혈액순환을 원활하게 하는 것이 좋다.

■ 귓불 주름(이절증(耳折症))과 질병과의 상관관계를 알아본다.

(중국 연구 결과: 531명중 251명(47%)에게서 주름 발견)

- 급성 심근경색환자는 한쪽이나 양쪽에 사선형 주름이 발견된다.
- 관상동맥경화가 진행되면 주름이 생긴다.

■ 귓불 주름(이수(耳垂: 귀 끝부분)에 대한 미국의 연구 결과를 인용한다.

- 미국 시키고 대학에서 1000명을 대상으로 조사한 결과 373명에게 주름이 발견되었고, 이 중 73%에게 심장병이 발견되었다.
- 귓불 주름이 45도로 형성되면 55%가 심장병으로 사망 위험이 높고, 기타 각도는 심장병 사망 위험이 적다.

■ 중국의 연구 결과를 인용한다.

귓불 주름이 형성되면 심장병 발병 위험과 사망위험도가 73.9~97.7%로 미국보다 높았다.

※ 심혈관 질환이 있을수록 귓불 주름의 각도는 45도를 형성한다.

5) 귀 질환의 종합 정리

① 급성병은 대부분 붉은색(혈액순환 장애)을 나타낸다.
② 만성병은 희고 함몰이나 돌출이 있다.
③ 잘 떨어지지 않는 각질은 유전성이다.
④ 귀 외곽이 우둘투둘한 것은 피부병이 있는 것이다.
⑤ 수술 흉은 흰 선 모양의 반월형으로 나타난다.

※ 암회색 결절융기(딱딱한 것이 솟아오른 형태): 암종(癌腫)을 의심하라.

8. 귀에 나타나는 오장육부의 병리 변화를 읽어라.

1) 간(肝): 반응구에 이상 징후는 결절융기, 붉은색/백색이 나타난다.

안질, 고혈압, 장기두통, 만성설사, 정신병에도 반응이 나타난다.

① 간염

가) 간반응구에 붉은색이 나타나고 광택이 있다.

나) 위장구에는 백색이 나타나고, 만성 간염은 백색이나 암홍색이 나타난다.

② 간 비대증

가) 간반응구에 쌀알에서부터 땅콩만 한 융기가 생기고, 색깔이 약간 희다.

나) 간반응구에 붉은색이 나타난다.

다) 지방간인 사람은 간반응구가 귓불을 만지는 것처럼 말랑말랑하다. (손바닥에 하얗고 붉은 작은 점들이 나타난다.)

③ 간경화

가) 간 반응구(귀 중앙부분)에 혹 같은 것이 만져지며, 표면이 거칠고 검붉은색이고, 동그란 함몰형도 나타난다. 비/위장 반응구에는 백색이 나타난다.

눈이 들어가고 좌측 갈비뼈 밑에 단단한 것이 만져지는 것도 확인해야 한다. 또한 온몸에 붉은 반점이 있는 것도 병행 확인해야 한다.

④ 간암(肝癌): 간 반응구에 볼록하게 혹 같은 것이 만져지는 것이 있고, 암회색이나 황갈색이 나타난다. 만지면 단단하고 압통이 있다. 귀 뒤쪽에도 혹이 만져진다.

※ 2지와 3지 손가락이 시작되는 손바닥 부분을 살짝 눌러보면 모래알 같은 것이 식별된다.

⑤ 간 하수: 위하수와 같이 나타난다. 이렇게 같이 나타나는 간 반응구가 백색이 나타난다. 이때는 코 양옆에서 입가로 생긴 팔자 주름을 병행 확인해야 한다.

간질환은 매운맛을 줄이고 신맛을 자주 먹으면 좋다.

생식요법은 목2+화+토+상화+표준생식이면 된다.
증상이 개선되면 체질 처방을 해야 한다.
부항사혈로 혈전을 제거하여 혈액순환을 원활하게 하는 것이 좋다.

2) 심장: 좌측 반응구는 아래로 약간 쳐져 있고, 우측 반응구는 위로 치우쳐 있다. 위치는 귀를 4등하여 중앙 부분이 심장 반응구이다. 이 부분이 붉어지거나 주

름이 생기거나, 혈관이상, 오그라들거나 우둘투둘해지고, 이 부분을 관찰함으로써 심장과 뇌, 혈압의 정도를 알 수 있다.

① 심장마비(발작)

가) 심박동이 불규칙하고, 심장 반응구가 흰색을 나타내며, 울퉁불퉁한 주름이 나타나며 발작 시에는 검붉은색이 된다.

나) 미(米) 자나 반(半) 자 모양의 함몰이 발생하기도 한다.
심박동이 지나치게 빠르면 백색이 나타나기도 하며, 지문같이 동그란 원형의 주름이 생기며 반질반질한 광택이 난다.

다) 심박동이 느리면 원형의 주름이 나타나지만 적고 중앙에 몇 개의 주름이 있다.

※ 손금 중에서 생명선을 가로질러 절단하는 형태의 손금이 나타난다.

② 관심병(冠心病): 우울증이나 신경질환

가) 붉은색 계통이 나타나며, 혈관의 형태는 불가사리형, 동그란 형태, 점선 등이 나타난다.

나) 소장 반응구에서도 붉은색이 나타나며, 신장 반응구에는 붉은색이나 백색의 작은 점이 나타나며 광택이 있다.

③ 풍습성 심장병: 심장 반응구에 붉거나 백색이 나타나기도 한다. 심장 반응구가 우둘투둘해진다.

④ 심장 근육염증

가) 심장 반응구 주변에 붉은 부스럼이 생기며, 주름이 생긴다.

나) 점이 생기며 광택이 난다.

⑤ 선천성 심장병: 심장 반응구에 백색이나 함몰이 나타나며, 가장 자리가 붉거나 짙은 붉은색 광택이 난다. 좌측 새끼손가락이 짧거나 휘거나 굽어 있는 것도 병행 관찰해야 한다.

⑥ 혈압이상

가) 심장 반응구에 주름이나 동그란 환형이 나타나며 광택이 난다.

나) 반응구보다 윗부분의 광택은 200mmHg 전후이고, 아랫부분에 나타나면 150mmHg 정도 된다. 귓불에 사선형 주름이 생긴다.

※ 귓불이 두툼해지면서 빨갛게 나타나고 주름이 생긴다. 손바닥이 붉은 것도 병행 확인해야 한다.

⑦ 뇌 혈액 공급 부족

가) 심장 반응구에 원형의 주름이 나타나며, 백색이며 광택이 있다.

나) 불면증이 생기고, 꿈을 많이 꾼다.

다) 심장 반응구에 타는 듯한 붉은색과 반원형 주름이 나타난다.

라) 귀가 전체적으로 붉은 사람은 불면증이다. 그리고 군데군데가 함몰된 사람은 꿈을 많이 꾼다.

※ 혈액순환 장애 시 꿈을 많이 꾼다. (간 기능이 약해도 꿈이 많다.)

심혈관질환은 대체적으로 짠맛을 줄이고 쓴맛을 자주 먹으면 좋다.

생식요법은 화2+토+금+상화2+표준생식이면 된다.
증상이 개선되면 체질 처방을 해야 한다.
부항사혈로 혈전을 제거하여 혈액순환을 원활하게 하는 것이 좋다.

3) 비장

① 간 반응구 밑에 위치한다. 망상혈관, 백색주름이 생긴다.

② 비장비대증은 갈색 색소가 침착되고, 만성설사는 백색을 띈다.

4) 폐장: 심장 반응구 상/하에 위치하며, 심장 반응구 위쪽은 반대쪽 폐의 기능을 나타내고, 아래쪽은 같은 쪽 폐의 기능을 나타낸다.

① 기관지염: 급성 기관지염은 붉은색 기운이 나타나고, 만성 기관지염은 백색과 암홍색이 나타난다. 때로는 융기와 백색이 나타난다. 대장혈 자리도 백색이 나타난다.

② 폐렴

가) 백색의 작은 점들이 나타나며, 대장 혈에 압통이 나타난다.

나) 아침에 기침을 한다.

③ 폐결핵

가) 반응구가 함몰되고 광택이 나고, 폐/대장 반응구에 각질이 일어난다.

나) 반응구 내부는 백색이 나타나고, 외부는 붉은색이 나타난다.

※ 아래 팔뚝에 모래알 같은 점들이 생기는 것도 병행 확인해야 한다.

④ 폐기종: 반응구에 백색이 많이 나타나고, 신장 반응구에 회색이 나타난다.

⑤ 기관지 확장증

가) 망상형 혈관이 형성되며, 광택이 없다.

나) 각혈 시에는 붉은색이 짙어지며, 신장 반응구에도 백색이나 회백색이 나타난다.

⑥ 피부병

가) 폐 반응구에 쌀겨 모양의 각질이 생기나 잘 떨어지지 않는다.

나) 대장 반응구에도 각질이 생긴다.

⑦ 인후통(부종): 폐 반응구에 붉은색과 광택이 나타난다.

폐질환은 대체적으로 쓴맛을 줄이고 매운맛을 자주 먹으면 좋다.

생식요법은 금2+수+목+상화+표준생식이면 된다.(금+수2+목+상화+표준)
증상이 개선되면 체질 처방을 해야 한다.
부항사혈로 혈전을 제거하여 혈액순환을 원활하게 하는 것이 좋다.

5) 신장: 귀의 윗부분 진입구에 위치한다. 뇌부 외상과 뇌진탕 후유증, 생리 불순 등은 반응구에 백색이 나타나고, 생리통은 반응구에 붉은색이 나타난다.

① 신우염

가) 급성 신우염은 붉은색이 나타나고, 광택이 나타난다.

나) 만성신염은 백색이나 주름, 암홍색이 나타난다.

② 신장 결핵: 신장 반응구에 암회색이나 구진이 생긴다. 주름에 생기기도 한다.

③ 신장결석

가) 신장 반응구에 백색이 나타나고, 통증이 있을 시는 광택이 생긴다.

나) 귀 뒤에 좁쌀모양의 결절이 나타난다.

※ 치아가 담배를 피우는 것처럼 누렇게 변해 있다.

④ 신장 하수

가) 신장 반응구에 융기가 나타나며, 말안장형태의 융기가 나타난다.

나) 색깔은 약간 백색이거나 암회색이고, 물결무늬의 주름이 생긴다.

신장 질환은 대체적으로 단맛을 줄이고 짠맛을 자주 먹으면 좋다.

생식요법은 수2+목+화+상화+표준생식이면 된다.
증상이 개선되면 체질 처방을 해야 한다.
부항사혈로 혈전을 제거하여 혈액순환을 원활하게 하는 것이 좋다.

6) 소장

① 급성장염: 지루(脂漏: 기름기가 번들거린다)가 끼며, 광택이 선명하다.
② 만성장염: 회백색과 주름이 나타난다.

7) 십이지장

가) 간경화 환자나 담낭염 환자는 붉은색이 나타난다.
나) 십이지장궤양은 붉은 혈관이 나타난다.
신맛을 줄이고 단맛을 자주 먹으면 좋다.

생식요법은 토2+금+수+상화+표준생식이면 된다.
증상이 개선되면 체질 처방을 해야 한다.
부항사혈로 혈전을 제거하여 혈액순환을 원활하게 하는 것이 좋다.

8) 대장: 소장 반응구 옆에 위치한다.

① 장염
가) 급성장염은 소장 반응구와 같이 나타난다.
나) 만성장염은 소장 반응구와 같은 현상+함몰이 나타난다.
② 변비: 백색이나 회백색의 융기가 나타나고, 광택이 없다.
③ 직장암: 대장 반응구에 갈색이 나타나며, 융기가 생기고, 귀 뒷면에 갈색이 나타난다.
④ 폐와 기관지질병
가) 만성 기관지염은 대장 반응구에 백색이 나타나며 각질이 있고
나) 폐렴은 대장 반응구에 광택이 있고, 개기름이 낀다.
다) 폐결핵은 대장 반응구에 각질이 생긴다.

쓴맛을 줄이고 매운맛을 자주 먹으면 좋다.

생식요법은 금2+수+목+상화+표준생식이면 된다.
증상이 개선되면 체질 처방을 해야 한다.

부항사혈로 혈전을 제거하여 혈액순환을 원활하게 하는 것이 좋다.

9) 담낭

① 담낭염은 붉은색과 광택이 나고, 귀 뒷면에도 나타난다.
② 담석증은 백색이 나타나며, 각질이 생기고 주변이 붉어진다.

※ 만지면 살 속에 모래알 같이 딱딱한 것이 만져지며 만지면 압통이 있다. 매운맛을 줄이고 신맛을 자주 먹으면 좋다.

생식요법은 목2+화+토+상화+표준생식이면 된다.
증상이 개선되면 체질 처방을 해야 한다.
부항사혈로 혈전을 제거하여 혈액순환을 원활하게 하는 것이 좋다.

10) 방광

① 급성방광염은 반응구에 붉은색이나 광택이 있다.
② 만성방광염은 반응구에 백색이 나타나며 광택이 없다.
③ 방광결석은 반응구에 좁쌀 같은 것이 만져지며 붉은색을 띈다.
④ 방광암: 반응구에 암회색 또는 매듭모양의 결절(딱딱한 느낌)이 만져진다.

단맛을 줄이고 짠맛을 자주 먹으면 좋다.

생식요법은 수2+목+화+상화+표준생식이면 된다.
증상이 개선되면 체질 처방을 해야 한다.
부항사혈로 혈전을 제거하여 혈액순환을 원활하게 하는 것이 좋다.

동양의학에서는 귀를 오행상 수(水)로 분류하여 신장기능이 저하되면 귀에 다양한 증상과 질환들이 나타난다.

예를 들면 중이염, 이명(耳鳴), 각질, 통증, 점, 혹이 나타나지만 근본 원인은 신장에 있다. 신장기능이 보강되면 귀에서 나타나는 질환이나 증상들은 하나둘씩 사라지게 된다.

귀에 관련된 질환이 발생하는 이유는 단맛의 음식이나 쓴맛의 음식을 과식 할 때 주로 발생하게 된다. 또 다른 이유는 매운맛이나 짠맛(체액의 염분 농도가 0.9%가 안 될 때)이 부족 시 주로 발생한다.

자연 치유를 위해서는 단맛이나 쓴맛의 음식을 줄이고, 매운맛과 짠맛의 음식을 자주 먹어 신장 기능을 보강해 주면 귀에 나타나는 질환들이 사라지게 된다.

예를 들어 이명(耳鳴)을 치료하고자 할 때는 짠맛의 음식을 집중해서 먹으면 빠른 시간 안에 이명이 사라질 것이다.

검은 쥐눈이콩을 가루로 내어 1일 3회, 한 번에 3~4숟가락씩 미지근한 물에 타먹고 주식-부식-후식을 짠맛의 음식으로 식사하는 식습관을 가지면 쉽게 사라지게 된다.

생식요법은 수2+목+화+상화+표준생식이면 된다.

증상이 개선되면 체질 처방을 해야 한다.

부항사혈로 혈전을 제거하여 혈액순환을 원활하게 하는 것이 좋다.

귀에 관한 증상도 꾸준한 관찰과 관심을 가지고 연구, 노력해야 한다.

9. 양 눈 사이에 나타나는 반응

오행상 화(火)로서 심장이 관여하는 부분이다. 양 눈 정명혈 사이를 말한다.

1) 가로 '일자(一)형' 무늬: 어린아이들의 양 눈 사이에 일(一)자형 주름이 생기는 것은 소화기계 질환이나 구토, 설사, 소화 장애 등 비/위장의 기능이 저하 시 나타난다.
2) 세로 '1자형' 무늬: 해소, 천식, 폐렴천식, 감기(기관지염, 기관지 천식, 기도 감염 등 주로 호흡기계통 질환) 등 폐/대장 기능 저하 시 나타난다.
3) 가로세로가 동시 발현 시 두 가지 질환을 동시에 가지고 있다.
4) 어린아이들 양 눈 사이가 푸른색을 나타나는 것은 소화기계 질환이다.
5) 양 눈 사이가 황색인 것은 비/위장 질환이다.
6) 양 눈 사이가 붉은색은 심장과 폐에 열이 찾을 때 나타나며, 호흡기계통 질환이다.
7) 양 눈 사이가 밝고 선명한 것은 새로운 병이 시작됨을 나타내는 것이고 경증이다. 어두운 색은 오래된 병이다.
8) 양 눈 사이가 흰색인 것은 심장병 환자에게서 나타난다.
9) 양 눈 사이가 광택이 나는 것은 열증(熱症)이고, 색이 어둡고 탁한 것은 한증(寒症)과 습증(濕症)이고, 색이 엷은 것은 기허(氣虛)증이다.

양 눈가에 관한 증상을 식별하기 위해서는 꾸준한 노력이 필요하다.

08 코를 보고 건강을 찾는다.

코는 얼굴의 중앙에 위치하며 인체 각 부위의 기혈을 모으고 분배하는 기능을 한다. 위장, 대장, 방광, 소장경맥과 독맥 등이 코를 통과한다.

동양의학에서는 코를 오행상 금(金: 폐/대장)으로 분류한다. 폐 기능 여부에 따라 코와 관련된 다양한 증상과 질환들이 발생한다.

1. 코의 색깔을 살펴라.

코는 비장의 부위로 가운데(코끝에서 위로 1~3㎝ 윗부분) 있으며 오행상 토(土) 금(金))에 속하고 황색이다. 어둡고 파리한 색깔이 나타나면 병색(간 기능 저하)이다.

코끝이 붉은 것은 폐와 비장에 열이 있음이요, 약간 붉은 것은 비장이 일시적으로 차가운 상태를 나타낸다.

모세혈관이 나타나는 것은 주독이 오른 코라 한다. (주부코 또는 코주부) 코 아래 부스럼 같은 것이 나는 것은 뱃속에 회충이 있는 것이다. (회충약 복용할 것)

1) 여자가 비익(콧망울)이 큰 것은 폐경을 나타낸다.
2) 안색이 파르스름, 모세혈관이 확충, 항시 충혈되는 것은 간경화 증상이다.
3) 콧구멍 안쪽 가장자리가 붉고 궤양이 있는 것은 매독에서 주로 보인다.
4) 콧구멍의 바깥 가장자리가 붉은 것은 장내 병이 있다는 것으로 주로 장내에 기생충이 있을 때 나타난다.
5) 코끝이 누런색은 습열(濕熱)이 있음이요, 흉중에 찬 기운이 있어 소변을 잘 보지 못한다. 코끝이 거무튀튀한 것은 어혈(瘀血)이 있음이다.
6) 코가 창백한 것은 빈혈이다. 기허(氣虛)혈소(血少)나 망혈(亡血: 출혈증)이 경우이고, 코의 색이 희면서 약간 윤기가 있으면 살아간다.
   이때는 신장 부분도 함께 관찰하는 것이 좋다.
7) 콧잔등이 푸른 것은 통증이 있는 것이며, 오행상 비주(鼻柱)의 청색이라 하여 콧등

에 푸른 기가 돌면 간 기능 저하 시 나타난다. 종종 복부에 심한 복통이 있다. (복부는 오행상 토(土)로 분류하기 때문이다.)

8) 코끝은 비장, 양쪽 콧망울은 위장 상태를 나타낸다.
9) 코끝이 청황색인 것은 대부분 임질 환자에게서 나타난다.
10) 콧잔등이 푸른색이고, 안색이 검붉고, 어두운 색이면 간 기능 저하다.
11) 코에 검은색이 나타나는 것은 주로 위장병이다.
12) 남자의 경우 콧망울에 검은색이 보이면 횡격막과 배꼽사이에 통증이 있다. 그 색이 인중까지 이어지면 음경과 고환의 통증이 나타난다.
13) 여자의 경우 콧망울에 검은색이 나타나면 방광과 자궁에 통증이 있으며, 그 색이 인중까지 이어지면 비/위장이 약한 증상이고, 소변을 보려고 하지만 잘 나오지 않으면서 요도와 아랫배가 아픈 증상이 있다.
14) 코끝이 검고 약간 부기가 있으며 개기름이 흐르는 것은 불결한 음식을 과식한 경우다.
15) 병을 오래 앓고 있으면서 연기에 그을린 것처럼 검은 것은 위중함을 나타낸다.
16) 콧구멍이 차고 콧물이 나며 검은색을 나타내는 것은 음독(陰毒)의 냉기가 최고조에 달했음을 나타낸다.
17) 콧잔등이 푸르고 냉기가 턱에 까지 이른 것은 비/위장의 기능이 소진됨을 의미하는 위급한 상태라 할 수 있다.
18) 여자가 출산 후에 코에 검은 기운이 오르는 것은 비/폐 기운이 끊어질 징조다.
19) 코에 항상 갈색이나 남색, 검은색이 나타날 때는 비장과 췌장에 문제가 발생한 증거다. 단 수치를 점검하는 것이 좋다.
20) 코의 색택이 메마르고 파리한 것은 사망 징조다.
   ① 콧구멍이 건조하고 메마른 것은 폐 기운이 먼저 끊어진다는 의미다.
   ② 코의 색택이 어둡고 메마른 것은 정신이상의 징후다.
21) 코 점막의 염증이 백색인 것은 한증을 나타나며, 홍조를 띄는 것은 겉에 열(熱: 내부는 차고 외부는 열나는 증상)이다.

2. 코의 형태를 살펴라.

1) 잔등이 가라앉은 코(안장코)는 선천적 또는 후천적으로 매독이 생긴다.
2) 코끝이 넓고 풍만하면 비/위장이 넓고 튼튼하며 장수상이고, 살이 없고 좁은 코는 요절한다.
3) 코뼈가 융기한 것은 대기만성형 인생을 사는 장수상이고, 함몰된 것은 요절한다.
4) 코는 폐와 연관이 있어 코가 크면 폐기능이 좋고, 작으면 폐기능이 약하다.
   코가 길고 콧구멍이 좁으면 추운 지방(예: 러시아인)에서 태어 났고, 코가 짧고 콧구멍이 큰 것은 더운 지방(예: 흑인)에서 출생한 것이다.

5) 코가 넓으면 마음이 넓고(나누어주기를 좋아함), 좁으면 간교하다.
6) 콧구멍이 붉은 것은 열사 때문이고 초기 증상이다.
7) 콧등이 붉고, 종기 같은 것이 잘 생기고, 피부가 두꺼워지고, 자홍색을 띄기도 하고, 표면이 우둘투둘하고 사마귀 같은 것이 생기는 것은 주부코다.(과음이 원인)
8) 콧속이 건조하고 뜨거우며 콧구멍이 넓어지는 현상은 비고(鼻槀: 코가 마르는 현상)라 하고, 비장과 폐장의 진액(津液)이 부족한 때문이다.
9) 콧속에 쓸모없이 혹이 생겨서 커지는 현상(치질과 유사)은 비치(鼻痔: 코치질)또는 비식육(鼻瘜肉: 콧속의 굳은 살 덩어리)이라 한다.
양쪽 콧구멍이 비식육으로 막혀 개구리 모양처럼 된 코를 와상비(蛙狀鼻)라 한다. 이유는 폐 기능 저하가 원인이다.
10) 콧잔등(비주/鼻柱)에 마비와 통증이 오며 단단하고 붉게 변하는 것을 비저(鼻疽: 콧속에 생기는 종기)라 하는데 폐에 열이 차서 생긴다.
11) 콧등이 말안장처럼 내려앉는 것은 매독현상이다.
12) 콧구멍에 작은 구진이 잘 생기고 붉게 붓고 문드러지는 증상은 폐 기능 저하다.
13) 한쪽에서만 코피가 나는 것은 외상, 비강의 암종(癌腫)에서 나타나며, 양쪽 모두에서 코피가 나는 것은 전신의 급성열병, 혈액계통의 질병, 고혈압, 간/비장의 질환, 비타민C, K의 결핍이나 전신 장부의 기능실조에서 발생한다.

※ 여자가 주기적으로 코피를 흘리는 것은 자궁내막이위증(子宮內膜異位症) 때문이다.

3. 코의 생김새로 암(癌)과의 연관성을 찾는다.

1) 매부리코는 폐암과 후두암에 걸리기 쉽다. 폐기능이 선천적으로 약하기 때문에 직접적으로 공기유입을 차단하기 위해서 코가 굽은 것이다. 이런 사람들은 폐 기능이 약하여 피부의 비늘 또는 비듬이 잘 생긴다.

2) 코가 편평한 사람은 뇌종양과 임파선암에 쉽게 걸린다.

기후변화에 대하여 콧속으로 유입되는 산소량 조절기능 저하로 인하여 체내에 산소량이 부족하여 뇌질환이 잘 발생하며 면역력(정상 체온을 의미)이 낮아져 임파선 질환이 발생하게 된다.

3) 코가 크고 두툼한 사람은 결장암과 췌장암에 걸기 쉽다.

폐에 찬 기운이 많으면 코가 두툼해진다. 또한 코는 비/위장 등 소화기계통의 기능도 나타나는 곳이다. 코가 두툼한 것은 소화기계 질환이 발생하고 있다는 점이다. 술을 과음

하는 사람들은 코주부라 하여 코끝이 붉고 뭉툭해지는 현상이 발생하는 것을 볼 수 있다.

이렇듯이 코끝이 두툼한 사람은 소화효소를 분비하는 췌장기능 저하로 인한 질환이 발생하기도 한다. 코가 큰사람들은 대체적으로 과식을 하는 것과 같다.

4) 코가 뾰족한 사람은 간암과 유방암에 걸리기 쉽다.

코가 뾰족한 것은 간이 차가워진 것이다. 콧잔등은 간과 연관이 있어 간에 찬 기운이 들면 근육이 오그라들면서 코가 뾰족해지는 현상이 나타난다. 예를 들면 러시아의 찬 곳에서 사는 여인들의 코는 뾰족하고 예쁘다. 그러나 우리나라 사람들이 그런 코를 가지기 위해 성형수술을 하지만 기온의 변화를 이기지 못하여 결국은 허물어지는 결과를 초래하는 것이다. 러시아에 가서 살면 자동적으로 코가 뾰족하게 태어날 수 있을 것이다.

체질적으로 보면 목형체질을 가진 사람들이 많다. 간 기능이 강하면 유방질환이 잘 생기지만 간 기능이 저하되면 암과 같은 악성질환이 잘 생긴다.

5) 단단한 코는 콜레스테롤 수치가 너무 높거나 동맥경화가 진행 중이다.

코에는 수많은 혈관들이 형성되어 있다. 그러나 다른 기관과 다르게 코는 외부의 찬 공기를 깊은 곳까지 접촉하는 특징이 있다. 그래서 다른 장기들보다 더 빨리 노쇠함을 겪을 수 있는 곳이다. 그래서 차가운 냉방기기나 차고 습한 환경에서 장시간 노출 시 코 내외부가 모두 차가워지면서 혈관이 좁아지는 현상이 발생하면서 혈액순환 장애가 동시에 발생하게 되며 결국에는 동맥경화가 진행되어 코가 딱딱하게 굳는 현상이 나타나게 된다. 또한 약간만 콜레스테롤 수치가 높아도 혈액순환 장애가 발생하면서 코가 단단해진다. 귓불이 붉은 것도 병행 확인해야 한다.

6) 코에 종괴가 있는 것은 신장병이 있을 때 나타난다.

화농성 종기나 뾰루지는 신장에 열이 있으면 나타나는 증상이다. 피부 속으로 무엇인가 딱딱한 것이 만져지는 것을 말한다.

7) 코에 만곡이 있는 것은 유전 질환이 있는지 살펴야 한다.

코에 만곡이 있다는 것은 선천적으로 폐가 차가운 질환을 가지고 있다는 것을 의미한다. 폐가 차갑다는 의미는 몸 내부에 산소량이 부족하게 되면서 뇌기능의 저하와 연관이 있다는 것이다. 뇌기능의 이상은 결국 유전 질환이 발생할 수 있다는 것이다.

8) 코에 검은 두면창(頭面瘡: 종기)이 있는 것은 기름진 음식을 과식할 때 혈액순환 장애가 생기면서 표면으로 나타나는 증상이다.

9) 아이의 비량이 크거나 적은 것은 심장이 약하거나 기형일 수 있다.

10) 코가 큰 사람은 건강하다.

코가 크면 산소량이 풍부하고 순간온수기 역할을 하는 기능이 좋기 때문에 항상 일정한 습도와 온도를 가진 공기를 폐에 흡입할 수 있어 체내에 충분한 산소량을 유지할 수 있고, 이로 인해서 정상 체온을 유지하여 면역력을 보강하기 때문에 건강한 것이다.

11) 코가 휘거나 세로 주름이 생기면 심장이 약하고, 좌측으로 휘면 중풍이 들고, 우측으로 휘면 신경섬유화증이 있다.

12) 비량(鼻樑: 콧대) 중간이 휜 사람은 척추만곡을 살펴라.

코 밑에 있는 인중은 자궁을 의미한다. 즉 인중이 틀어져 있는 사람은 골반이 틀어져 있고 골반이 틀어지면 척추 역시 틀어지게 된다. 척추가 틀어지면 콧대가 휘어지게 된다.

13) 코가 뾰족하고 작은 사람은 호흡기와 생식기 계통 질환을 살펴라.

일설에 의하면 코가 크면 '남자의 생식기도 크다.'라고 하는 말이 있다. 이 말은 코가 크면 산소량이 풍부하게 때문에 혈액순환이 잘되고 그 결과 발기도 잘 되고 모든 것이 순조롭게 이루어지기 때문이다. 코가 작은 사람은 폐 기능도 약하거니와 생식비뇨기계도 순환장애가 있어 다양한 질환이 발생할 수 있다.

14) 콧구멍이 큰 사람: 기관지가 나쁘며, 기관지가 너무 좁다.

아프리카처럼 년 중 따스한 기후라면 콧구멍이 큰 것이 당연하다. 그러나 사계절을 가지고 있는 동양 사람들에게서는 콧구멍이 크면 찬 공기의 유입으로 인해 기관지기능이 떨어지고 찬 공기로 인해 기관지도 오그라들기 때문이다.

15) 비량과 비근이 높은 사람: 복사뼈에 병이 있다.

좌/우측이 반대로 나타난다.
예) 콧망울 좌측이 솟은 사람은 우측 복사뼈와 발목, 종아리에 병이 있다.
콧망울 우측이 솟은 사람은 좌측 복사뼈와 발목, 종아리에 병이 있다.
발목관절인 복숭아뼈의 문제는 신장과 방광의 이상으로 발생한다. 콧망울과 복숭아뼈의 상태는 비교적 유사성을 가진다. 단 얼굴 부위에서 나타나는 것은 반대의 신경형태로 나타나기 때문에 좌측비량에 문제가 발생하면 우측 발목과 종아리에 문제가 발생하는 것은 상병하치(上病下治)요 우병좌치(右病左治) 이론인 동양의학이론에 근거한 것이다.

16) 코가 작은 사람은 신체발육이 부진하다.

산소량이 부족하면 세포의 활성도가 떨어지기 때문에 신체발육이 부진해진다.

17) 코가 높으나 살집이 없는 사람은 폐결핵을 앓기 쉽다.

18) 비근 부위에 정맥이 튀어나온 것은 장내 어혈이 있다.

(부항사혈을 하여 제거하라)

19) 코 부위에 해조문(蟹爪紋) 게 껍질 모양의 문양이 생기면 간경화다.

동양의학에서는 코는 오행상 금(金: 폐/대장)으로 분류한다.

즉 폐/대장의 기능이 저하되면 코와 관련된 다양한 질환과 증상들이 나타난다. 이러한 코와 관련된 질환들이 발생하는 이유는 쓴맛과 신맛의 음식을 과식한 경우와 매운맛이나 짠맛의 음식들이 적게 먹은 결과로 나타난다.

쓴맛/신맛 과식 시	매운맛/짠맛 부족 시
폐/대장 기능 저하	폐/대장, 신장 기능 저하

도표에서 보는 것처럼 음식으로 어떠한 질환을 발생 시키고, 어떤 질환을 개선시키고 하는 중요한 요소로서 기능과 역할을 하는 것이 음식이다. 이러한 음식의 맛과 오장육부의 건강과의 상관관계를 정리한 것이 동양의학에서 말하는 기미론(氣味論)이다. 기미론이란, 음식의 맛과 오장육부와의 상관관계를 정리한 이론이다.

간단하게 도표로 정리하면 다음과 같다.

구분 (오행구분)	기능을 보강하는 장부	기능을 약하게 하는 장부	
		주(主)	부(副)
신맛 (목)	간장/담낭	비/위장	폐/대장
쓴맛 (화)	심장/소장	폐/대장	신장/방광
단맛 (토)	비/위장	신장/방광	간장/담낭
매운맛 (금)	폐/대장	간장/담낭	심장/소장
짠맛 (수)	신장/방광	심장/소장	비/위장
떫은맛 (상화)	면역력	전 장부 기능 보강	

위의 도표에서 보는 것처럼 쓴맛과 신맛의 음식을 자수 먹으면 오행상 금으로 분류하

는 코와 관련된 질환이 발생하는 것이다. 치유하려면 매운맛의 음식을 먹으면 된다.

코와 관련된 질환은 쓴맛과 신맛을 줄이고, 매운맛과 짠맛을 자주 먹으면 좋다.

생식요법은 금2+수+목+상화+표준생식이면 된다.(금+수2+목+상화+표준생식)

증상이 개선되면 체질 처방을 해야 한다.

부항사혈로 혈전을 제거하여 혈액순환을 원활하게 하는 것이 좋다.

09 인중(人中)을 보고 건강을 찾는다.

인중은 코 아래 정중앙 부분을 말한다. 대장, 위장, 간장, 소장 경맥이 인중을 통과한다.

인체발생학 측면에서 보면 인중과 자궁은 연관이 깊다. 자궁 형태의 이상과 중신방관의 발육 이상은 연관이 있기 때문에, 중신방관(中腎旁管: 신장/방광)이 형성되는 시기는 바로 윗입술(인중)이 형성되는 시기와 일치하기 때문이다. (태아 성장 6~7주)

인중을 관찰하는 방법과 기준을 알아본다.

1) 인중의 길이와 기준: 12㎜보다 작으면 작은 편, 12~19㎜ 사이는 보통, 19㎜보다 길면 긴 편이다.

2) 인중의 깊이 관찰법: 인중의 좌우에 융기 여부를 병행 관찰한다.

3) 인중의 형태와 이상 특징: 기준은 인중이 곧고, 가장자리가 뚜렷하고, 본인의 식지(2지 끝마디) 한 마디 길이와 비슷하다.

1. 인중의 형태를 살펴라.

1) 정상형: 가지런하고 위는 좁으며 아래는 넓은 사다리형이다. 자궁, 음경 등 생식기의 발육이 양호하고, 생리와 배란이 정상이다.

2) 인중이 짧고 골이 없는 인중(인중단천(人中短淺)

① 자궁이 작고, 자궁경관이 짧으며, 발육이 부진하여 자궁내막이 성장하지 않은 경우가 있다. 자궁 경관이 느슨하여 난자의 착상이 어려워 임신이 힘들며 유산이 일어나기 쉽다.

② 남자는 음경이 작고, 고환은 선천적으로 발육이 불량하다.

3) 인중이 짧으면 발기부전/사멸정자가 약 70% 정도로 불임이 많다.

① 성욕이 낮고, 불임이 많다. 여자는 초경이 늦고 양이 적다.
② 남자는 발기부전(勃起不全)이나 정자 수가 적다.

4) 인중이 좁고 길며 뚜렷한 인중(인중 협장(狹長: 좁고 길다)

① 중간이 가늘고 상하는 약간 넓다.
② 여자는 자궁이나 자궁경관이 좁고 길며 생리통이 많다.
③ 남자는 음경표피가 지나치게 짧거나 길다.

5) 인중이 긴 여자는 자궁하수가 많다.

6) 인중 골이 깊은 여자는 자궁이 주로 뒤에 위치한다.(자궁후굴)

7) 인중 골이 얕은 여자는 자궁이 앞으로 기울어 있다.(자궁전굴)

8) 인중 골이 넓은 여자: 자궁근종이 잘 생긴다. 자궁내벽이 얇고 주름이 깊지 않아 자궁내벽의 온도를 유지하기 어렵다. 그래서 자궁의 보온을 위해 지방이 축적되면서 자궁내벽이 두꺼워지는 현상이 발생하게 된다.

9) 인중이 위는 넓고 아래는 좁은 인중: 자궁이 앞쪽으로 기울거나 앞쪽에 위치하며, 생리통이 심하다. 자궁 앞에는 방광이 위치해 있다. 앞쪽으로 기울어져 있으면 방광에서 열을 빼앗아 가기 때문에 자궁이 차가워져 생리통이 심해진다.

10) 팔(八)자형 인중(위는 좁고 아래는 넓은 인중): 자궁이 뒤로 기울거나 뒤에 위치하고, 생리 시에 허리가 쑤신다. 키 작고 뚱뚱한 체형의 여자에게서 볼 수 있다. 자궁이 뒤에는 직장이 위치해 있다. 직장 뒤에는 척추 뼈가 위치해 있다. 이 두 곳에서 열을 빼앗아 가면 신장 기능과 연관이 있는 허리가 쑤시는 증상이 나타난다.

11) 편사형 인중(인중이 한쪽으로 기울어진 상태): 인중 골이나 가장 자리가 좌나 우로 편향된 인중을 말하며 인중이 좌로 치우친 곳은 자궁이 좌편향, 우로 치우친 것은 우편향을 의미한다. 즉 골반이 좌우로 틀어져 있음을 의미한다.

12) 함몰된 인중: 인중이 오목하게 함몰된 상태를 말하며, 여성의 골반 이상이나 골반 협착상태이고, 난산(難産)이기 쉽다. 골반이 차가워져 오그라든 상태를

나타내며 임신이 어렵기도 하고, 골반이 틀어져 자궁문이 제대로 열리지 않아 난산이기 쉽다.

13) 인중이 두 개: 두 개의 골이 있는 인중을 말하며 여성의 자궁이 두 개임을 나타내며, 심지어 질이나 처녀막도 두 개인 경우가 있다.

14) 골이 얕고 평평한 인중(인중 천탄(淺坦: 얕고 평탄함)

① 골이 얕고 좁은 것: 후천성 자궁위축, 자궁경직, 기능 저하를 나타내며, 생리 불순, 생리 양도 적다.
② 얕고 넓은 것: 선천성 자궁발육부진, 생식기능 저하, 자궁이 오그라들어 있다.

15) 불임인 인중의 형태는 다음과 같다.

① 선천성 불임은 인중 골이 얕고 평탄한 인중의 형태다. (자궁내벽에 주름이 적어 착상이 어렵다.)
② 후천적 불임은 편사형(좌/우가 불균형) 인중으로, 좌우 어느 한쪽으로 치우친 자궁

※ 골반이 틀어져 있고 자궁 역시 치우친 반대쪽은 차갑기 때문이다.

16) 인중 융기(隆起: 솟아오른 형태): 자궁 경관에 미란이 생성, 좌우 한쪽에만 자라거나 변형이 있는 것은 대부분 한쪽으로만 복통, 압통, 허리 쑤심, 생리 불순 등의 증상이 나타나고, 부종(浮腫), 부건염(附件炎: 부어오르는 증상)이나 자궁근종, 식육(瘜肉: 사마귀), 낭종(囊腫)이 있다.

17) 인중 이장(弛長: 늘어진 상태): 인중이 길게 축 늘어진 상태로 자궁하수가 많다.

18) 인중에 구진(丘疹: 울퉁불퉁): 자궁경관의 미란과 부건염(附件炎: 열이 나면서 부어오르는 증상)이 있고, 남자는 전립선염, 정색염(精索炎: 정액이 적음)이 있을 때 나타난다.

19) 인중에 어반(瘀斑: 얼룩이): 자궁내막결핵(신장 기능 저하)이나 부고환결핵, 정색정맥곡장(精索靜脈曲張: 정관 꼬임으로 정자이상) 시 나타난다.

20) 신부의 인중이 중지 둘째 마디의 가로 주름의 길이보다 짧은 것은 선천적으로

신장 기능 허약, 유산과 조산을 주의하라.

21) 인중의 형태가 정상이었다가 임신 후 갑자기 짧아지거나 허리와 등이 쑤시고 아픈 통증이 나타나며 대하가 생기면 유산을 주의하라. 이런 증상은 종종 유산되기 7~15일 이전에 나타나기 때문이다.

■ **정상 인중이란?**

기준: 인중이 곧고, 가장자리가 뚜렷하고, 식지(2지 끝마디) 한 마디 길이와 비슷하다.

올바른 인중을 가지며 정상적인 자궁의 기능을 보강하려면 단맛을 줄이고 짠맛을 자주 먹으면 좋다.

생식요법은 수2+목+화+상화+표준생식이면 된다.(금+수2+목+상화+표준생식)
증상이 개선되면 체질 처방을 해야 한다.
부항사혈로 혈전을 제거하여 혈액순환을 원활하게 하는 것이 좋다.

■ **인중이 붉게 변하면 태아는 아들**

임산부의 인중이 임신 전보다 길어지고 붉게 변하는 것은 대부분 아들이다.

※ 중국 사례 소개: 264명의 임산부 중에서 아들을 출산한 126건 중 94명(78%)의 임산부가 인중이 길어진 결과를 발표했다.

■ **믿거나 말거나, 임신 중의 태아 감별법(동의보감 중에서)**

- **임산부의 왼쪽 유방에 멍울이 생기면 아들이요, 오른쪽 유방에 멍울이 생기면 딸이다.**
- **임산부로 하여금 남쪽으로 걸어가게 하면서 뒤에서 불렀을 때 왼쪽으로 머리를 돌리면 아들이요, 오른쪽으로 돌리면 딸이다.**
- **임산부가 화장실에 들어 갈 때 남편이 뒤에서 불렀을 경우도 마찬가지다.**
- **맥상을 짚어 보아 왼쪽이 빠르면 아들이요, 오른 쪽이 빠르면 딸이다.**
- **좌/우측이 똑같으면 쌍둥이다.**

22) 임산부의 인중이 누렇게 뜨고 메마르며 위는 넓고 아래는 좁아지는 형태(역삼각형 모양)의 인중으로 변하면 태아 발육이 정지되거나 복중 사망을 나타낸다.

(태아가 복중 사망하면 산모의 손톱이 청자색으로 변한다.)

오행상으로 나타나는 인중의 형태는 다음과 같다.

23) 오행상 수(水)에 해당하는 비뇨기 계통의 병증은 인중에 변화가 나타난다.

예를 들면, 방광결석 환자는 인중이 얕고 백색이며, 신장/방광 기능 저하로 인한 인중이 축 늘어졌다가 다시 짧아지는 것은 신장 기운이 바닥난 상태이며, 수분 조절기능을 상실한 상태다.

※ 신장병에 질소 혈증(신장기능 저하로 인해 질소 화합물이 혈액 속에 지나치게 많이 들어 있는 상태, 건강한 사람은 평균적으로 100cc당 20~40㎎인데 50㎎이상으로 증가하면 병적으로 본다.)이 나타날 때는 인중이 축 늘어지는 현상이 나타나고, 요독증(尿毒症)으로 변하면 오히려 짧아진다. (서양의학에서는 크레아티닌수치로 나타냄)

신장 기능 완전저하(저혈압이나 극 고혈압상태)로 인해 혼미하고 위급할 때에는 입술이 밖으로 뒤집어진다. (토극수(土克水)의 부조화)

단맛을 줄이고 짠맛을 자주 먹으면 좋다.

생식요법은 수2+목+화+상화+표준생식이면 된다.(금+수2+목+상화+표준생식)

증상이 개선되면 체질 처방을 해야 한다.

부항사혈로 혈전을 제거하여 혈액순환을 원활하게 하는 것이 좋다.

24) 오행상 화(火)에 해당하는 심장과 소장의 병변도 찾을 수 있다.

예를 들어, 잠복성 관심병(우울증이나 신경질환)환자의 경우 외적으로 뚜렷하게 나타나지 않아도 인중은 항상 좁고 길며, 어둡고 칙칙한 색을 나타낸다. 또한 심장병이 발생하면 인중이 암자색으로 변한다.

이때는 입술과 잇몸의 암자색도 병행 관찰해야 하며 이마에 식은땀이 나고 가슴을 조이는 듯한 느낌이 있는가도 병행 관찰해야 한다. 이러한 증상은 급성 심근경색 증상이다.

(심근경색은 이마에 식은땀이 나고 호흡곤란, 가슴에 통증이 심하다)

짠맛을 줄이고 쓴맛을 자주 먹으면 좋다.

생식요법은 화2+토+금+상화+표준생식이면 된다.(화+토2+금+상화+표준생식)

증상이 개선되면 체질 처방을 해야 한다.

부항사혈로 혈전을 제거하여 혈액순환을 원활하게 하는 것이 좋다.

25) 오행상 토(土)에 해당하는 병변도 찾을 수 있다.

병이 위중한 환자가 인중이 짧아지고 얇게 변하는 증상이 나타나는 것은 비장의 기능이 저하된 상태로 위중하다.

인중이 없는 것처럼 편평하면 음양의 기운이 소멸(음양 이결(離決: 터지고 끊어지다)한 위중함을 나타낸다. 황제내경에서는 궐론(厥論: 음과 양이 분리된 상태)이라고 표현한다.

인중이 말려 수축되는 것은 순반(脣反: 입술이 뒤집어지는 현상)이라 하여 장차 장부의 기가 끊어지려고 하는 것이다. 이를 비기패갈(脾氣 敗竭: 비장기운이 깨지고 수명이 다 됨)이라 부른다.

또한 인중이 봉긋하게 부어오르고 입술이 밖으로 뒤집어지는 것도 역시 음양 이결(离決: 터져서 흩어지다)의 증상이다.

신맛을 줄이고 단맛을 자주 먹으면 좋다.

생식요법은 토2+금+수+상화+표준생식이면 된다.(토+금2+수+상화+표준생식)

증상이 개선되면 체질 처방을 해야 한다.

부항사혈로 혈전을 제거하여 혈액순환을 원활하게 하는 것이 좋다.

26) 중풍이 들면 인중의 형태 변화가 자주 보인다.

중풍이 들면 코가 좌로 휜다. 그러면 인중의 윗부분은 좌로 기울며 대각선을 이룬다. 혀를 보면 뾰족하거나 한쪽으로 틀어져 있거나 꼬여 있기도 하다. 혀가 휜 반대쪽으로 중풍이 든다.

2. 인중의 색택을 살펴라.

인중의 색택은 얼굴색과 거의 같다. 그러나 병세가 위중해지면 이상 색택이 나온다.

1) 인중이 누렇고 + 붉은 기가 있고, 피부가 팽팽하고, 윤기가 흐르는 것은 비장/신장이 건강하다.(비/위장이 튼튼하다.)

2) 인중 색택이 누렇게 뜨고, 피부가 푸석한 것은 비장/신장이 약하다.

인중에 황토색이 나타나는 것은 비/위가 약하고 차다. 혈압과 당뇨병을 확인하라.
신맛을 줄이고 단맛을 자주 먹으면 좋다.

생식요법은 토2+금+수+상화+표준생식이면 된다.(토+금2+수+상화+표준생식)

증상이 개선되면 체질 처방을 해야 한다.
부항사혈로 혈전을 제거하여 혈액순환을 원활하게 하는 것이 좋다.

3) 임산부의 인중에 누런색이 비치면 태아가 복중에서 죽은 것이다.

(손톱이 청자색으로 변하니 자세히 살펴라)

4) 인중의 색깔이 백색으로 변하면 병이 위중하다.

5) 인중의 색이 옅은 백색인 것은 만성 궤양성 결장염이다.

쓴맛을 줄이고 매운맛을 자주 먹으면 좋다.

생식요법은 금2+수+목+상화+표준생식이면 된다.(금+수2+목+상화+표준생식)
증상이 개선되면 체질 처방을 해야 한다.
부항사혈로 혈전을 제거하여 혈액순환을 원활하게 하는 것이 좋다.

6) 인중의 색이 백색이면서 메마른 것은 폐경(閉經) 징조다.

7) 인중이 밝은 백색이고 식은땀이 줄줄 흐르는 것은 해소와 각혈증상이다.

8) 인중이 푸른색은 몸이 찬 증상이다. 인중에 푸른색이 나타나면 몸에 통증이 있다.

생식요법은 토+금+수2+상화2+표준생식이면 된다.(토+금2+수+상화+표준생식)
증상이 개선되면 체질 처방을 해야 한다.
부항사혈로 혈전을 제거하여 혈액순환을 원활하게 하는 것이 좋다.

9) 인중이 검은색은 신장병 증후군과 요독증을 가지고 있다.

인중이 푸른색과 검은색이 번갈아 나타나는 것은 신장과 간 기능 저하 시 나타난다.
단맛을 줄이고 짠맛을 자주 먹으면 좋다.

생식요법은 수2+목+화+상화+표준생식이면 된다.(수+목2+화+상화+표준생식)
증상이 개선되면 체질 처방을 해야 한다.
부항사혈로 혈전을 제거하여 혈액순환을 원활하게 하는 것이 좋다.

10) 입 주위가 푸르고 인중이 떨리는 것은 간과 비장의 불균형 때문이다.

11) 인중이 약간 검은 것은 몸에 열이 있다.

12) 남자의 인중이 암회색이고 빛을 잃은 것은 발기부전, 남성불임, 과도한 방사, 사멸정자, 비뇨기 계통 질환을 가지고 있다. 귓불이 붉어졌다면 발기부전이다.

단맛을 줄이고 짠맛을 자주 먹으면 좋다.

생식요법은 금+수2+목+상화2+표준생식이면 된다.(금+수2+목+상화+표준생식)
증상이 개선되면 체질 처방을 해야 한다.
부항사혈로 혈전을 제거하여 혈액순환을 원활하게 하는 것이 좋다.

13) 여자의 인중이 암회색인 경우는 자궁경관염, 부건염(附件炎: 부어오르는 증상), 난소낭종, 자궁근종에서 나타난다. 낭종이 있으면 남자들처럼 잔 수염이 솟아난다.

단맛을 줄이고 짠맛을 자주 먹으면 좋다.

생식요법은 금+수2+목+상화2+표준생식이면 된다.(금2+수2+목+상화+표준생식)
증상이 개선되면 체질 처방을 해야 한다.
부항사혈로 혈전을 제거하여 혈액순환을 원활하게 하는 것이 좋다.

14) 인중이 청흑색인 것은 고환염, 전립선염, 요로결석이 있어 동통이 심할 때 나타난다. 이때는 종아리 알통이 있는 부분이 이유 없이 아프거나 오래 걸을 수 없는가를 확인하라. 종아리가 아프고 오래 걷지 못한다면 전립선질환이다.

단맛을 줄이고 짠맛을 자주 먹으면 좋다.

생식요법은 금+수2+목+상화2+표준생식이면 된다.(금2+수+목+상화+표준생식)
증상이 개선되면 체질 처방을 해야 한다.
부항사혈로 혈전을 제거하여 혈액순환을 원활하게 하는 것이 좋다.

15) 설사를 하는 환자가 갑자기 아랫배에 극심한 통증이 있으며 인중의 색이 검으면 병이 위중함을 나타낸다.

16) 인중이 암녹색을 띄는 것은 심각한 담낭염, 담결석 환자에게서 나타난다.

이때는 콧대 중간 부분 좌/우측에 점이나 종기, 각질 같은 것이 생기는 것을 확인하라. 매운맛을 줄이고 신맛을 자주 먹으면 좋다.

생식요법은 수+목2+화+상화2+표준생식이면 된다.(목2+화+토+상화+표준생식)
증상이 개선되면 체질 처방을 해야 한다.
부항사혈로 혈전을 제거하여 혈액순환을 원활하게 하는 것이 좋다.

17) 인중에 흑갈색이 나타나거나 검은 반점이 생기는 것은 신장 기능의 저하를 나타낸다. 임맥(任脈)과 충맥(衝脈)의 기능 저하가 원인이다.

단맛을 줄이고 짠맛을 자주 먹으면 좋다.

생식요법은 수2+목+화+상화2+표준생식이면 된다.(금+수2+목+상화+표준생식)
증상이 개선되면 체질 처방을 해야 한다.
부항사혈로 혈전을 제거하여 혈액순환을 원활하게 하는 것이 좋다.

18) 임산부가 인중의 색이 한쪽으로 길어져 있고 홍진(紅疹: 종기)이 생기는 것은 태독이 심하여 아이가 창절(瘡癤: 부스럼이나 종기)을 앓을 가능성이 많다. 현대의학에서는 태열이요, 아토피라고 하는 피부질환을 앓게 된다.

쓴맛을 줄이고 매운맛을 자주 먹으면 좋다.

생식요법은 금2+수+목+상화2+표준생식이면 된다.(금+수2+목+상화+표준생식)
증상이 개선되면 체질 처방을 해야 한다.
부항사혈로 혈전을 제거하여 혈액순환을 원활하게 하는 것이 좋다.

19) 인중이 한쪽으로 기울어져 있고 말이 어눌한 것은 병세가 깊고 무거운 것이다.

이런 경우는 골반, 척추, 경추 등 골격계와 근육계가 틀어져 있음을 나타낸다. 오장육부의 상호 돕고 견제하는 기능의 저하와 면역력이 저하된 상태를 의미한다.

20) 수족 냉증이 있고, 간이 차가워 중풍이 들려고 할 때 초기에는 항상 인중이 씰룩거리거나 마비가 오는 증상이 나타난다.

단맛을 줄이고 짠맛을 자주 먹으면 좋다.

생식요법은 금+수2+목+상화2+표준생식이면 된다.(금2+수2+목+상화+표준생식)
증상이 개선되면 체질 처방을 해야 한다.
부항사혈로 혈전을 제거하여 혈액순환을 원활하게 하는 것이 좋다.

동양의학에서 인중은 오행상 수(水: 신장/방광)로 분류한다.

인중의 변화는 신장, 자궁, 난소 등의 변화를 반영한다. 자궁은 또한 골반의 변화도 반영하는 곳이다. 골반 내 중앙에 자궁이 위치하고 있기 때문이다. 골반을 교정하여 바로잡으면 인중이 곧고 바르게 형성될 것이다.

인중의 변화는 골반을 바로 교정하고, 자궁을 따뜻하게 하여 올바르게 자리 만들어 주면 인중도 올바르게 제자리를 잡을 것이다.

결국 몸을 따뜻하게 만드는 근본은 신장기능이 건강해야 한다. 신장 기능을 보강하는 먹을거리로는 짠맛의 음식을 자주 먹는 것이다. 단맛을 줄이는 것이 우선되어야 한다.

※ 여자가 생리 중에 자궁이 차가운 사람은 인중이나 입술 주변으로 뾰루지가 솟는다. 그리고 생리가 끝날 때면 신기하게도 뾰루지가 사라진다. 특이하게도 생리 전에 단맛을 줄이고 짠맛의 음식을 자주 먹으면(소금) 뾰루지가 생기지 않는다. 그렇다면 자궁과 따스함, 짠맛(소금), 인중의 변화를 시켜줄 수 있는 것이 바로 소금이다.

앞에서도 설명했듯이 오장육부와 음식의 맛과 상관관계가 있다고 한 기미론(氣味論)의 오묘함에 고개를 갸웃거리게 된다.

건강한 인중을 가지려면 단맛과 쓴맛을 줄이고, 짠맛과 신맛을 자주 먹는 것이 좋다. 물론 운동을 통하여 근육과 골격을 강건하게 하고 똑바로 세우는 것이 병행되어야 한다. (신맛→근육 보강, 짠맛→골격 보강)

하체를 따뜻하게 하는 생활 습관도 올바른 인중을 가지는 방법이라 할 수 있다.

생식요법은 금+수2+목+상화+표준생식이면 된다.(금+수+목2+상화+표준생식)
증상이 개선되면 체질 처방을 해야 한다.
부항사혈로 혈전을 제거하여 혈액순환을 원활하게 하는 것이 좋다.

■ **골반을 바르게 가지기 위한 여러 가지 운동법을 소개한다.**

① 국민보건체조를 생활화하면 전신근육의 이완효과를 가지기에 골반 스스로가 올바르게 자리를 잡을 수 있어 좋다.

② 똑바로 누워서 양팔을 뒤로 곧게 짚어 상체를 일으키면서(45도 세우고) 무릎은 90도 되게 굽히고 우측무릎상단 꺾인 부분이 좌측 발 아치에 닿을 수 있도록, 좌측 무릎은 우측 발 아치에 닿을 수 있도록 좌우를 교차해주면 척추에서 뽀드득거리는 소리가 나면서 스스로 척추교정이 이루어진다. (한번에 3~4회 정도면 실시하면 된다.)

③ 방석을 깔고 무릎을 꿇고 앉아서 양발은 삼각형을 이루도록 하여 엉덩이를 발위에 편하게 올려놓은 후 엉덩이를 좌우로 부드럽게 움직이면 골반이 교정되는 효과를 얻을 수 있다.(허리를 곧게 세운다.)

④ 평평한 바닥에 십자선을 그어 놓고 똑바로 서서 눈을 감고 제자리걸음 30보를 걸어본 결과를 보고 다음과 같이 판단한다.

※ 앞으로 나가고 좌측으로 방향이 틀어진 사람: 좌측 발을 앞으로 내서 무릎을 살짝 굽히고 우측 발은 곧게 뒤로 빼고, 양팔은 앞으로 나란히 한 자세에서 우측 발과 양팔을 동시에 좌측으로 돌릴 수 있는 만큼 돌렸다가 원위치하는 동작을 10회 정도 한다.

그리고 양팔을 곧게 펴서 귀에 붙이고 발뒤꿈치를 들고 앞으로 10보 전진 후, 발뒤꿈치를 든 상태에서 다시 양팔은 머리 뒤에 깍지를 끼고 뒤로 10보를 걷는 운동을 하면 틀어진 골반이 제자리로 돌아온다.

※ 앞으로 나가고 우측으로 방향이 틀어진 사람: 우측 발을 앞으로 내서 무릎을 살짝 굽히고 좌측 발은 곧게 뒤로 빼고, 양팔은 앞으로 나란히 한 자세에서 좌측 발과 양팔을 동시에 우측으로 돌릴 수 있는 만큼 돌렸다가 원위치하는 동작을 10회 정도 한다.

그리고 양팔을 곧게 펴서 귀에 붙이고 발뒤꿈치를 들고 앞으로 10보 전진 후, 발뒤꿈치를 든 상태에서 다시 양팔은 머리 뒤에 깍지를 끼고 뒤로 10보를 걷는 운동을 하면 틀어진 골반이 제자리로 돌아온다.

※ 앞으로만 똑바로 나간 사람: 양팔을 곧게 펴서 귀에 붙이고 발뒤꿈치를 들고 앞으로 10보 전진 후, 발뒤꿈치를 든 상태에서 다시 양팔은 머리 뒤에 깍지를 끼고 뒤로 10보를 걷는 운동을 하면 틀어진 골반이 제자리로 돌아온다.

누구나 골반이 항상 똑바른 사람은 없다. 몸이 갖고 있는 항상성 때문에 가능한 똑바로 유지하려고 노력하고 있다. 앉는 자세나 거리의 비스듬한 지형여건, 신발의 불편한 점 등 모두가 불편함을 만드는 여건들이다. 이런 여건을 오래도록 반복하다 보면 몸이 불편하면서도 자신도 모르게 근/골격이 틀어져 굳어가게 되는 것이다.

이러 결과를 가리켜 골반이 틀어졌네, 척추측만이네, 디스크네, 또는 척추관 협착증이네 하는 생활 습관병이 발생하여 불편함을 겪는 것이다.

앞에서 알아본 방법으로 우리 몸의 주춧돌역할을 하는 골반을 똑바로 교정하면 척추도 곧게 제자리를 잡게 되면서 척추와 연관이 있는 오장육부도 모두 제 기능이 활성화 되어 건강하고 삶을 살아갈 수 있을 것이다.

물론 얼굴도 좌우측의 대칭이 균형을 이루어 미남미녀가 될 것이다. 인중도 곧게 형성되어 아름다운 얼굴을 가지게 될 것이다.

(원판을 바꿀 수는 없다. 원판 불변의 법칙이 있으니까!!!!!!)

10 입술을 보고 건강을 찾는다.

입술은 소화기계 기능 정도, 비/위장과 상호 밀접한 관계가 있다.

입술은 비/위장의 기능을 관찰할 수 있을 뿐만 아니라 전신의 기능 상태를 관찰할 수 있다. 입술에는 충맥(비/위장의 기경팔맥, 오래된 비/위장질환이 나타나는 곳)이 통과하는데 충맥 역시 인체의 혈해(血海: 맑은 피를 보관하는 중요한 부분)이며, 12경맥(6개 양경맥, 6개 음경맥)과 관여하는 곳이다.

정상적인 입술은 붉고 윤택하고 보기 좋은 것은 기혈(氣血)이 잘 순환(혈액순환원활)하기 때문이다. 입의 기능을 보면 소리는 입에서 나오고, 음식은 입으로 들어가니 오장육부 사통팔달의 터미널 같은 곳이다. 경락을 보면 대장경, 간경, 충맥, 임맥이 입술과 연관이 있다. 또한 입술은 얇은 피부로 인해 모세혈관의 혈액순환을 통하여 오장육부의 상생상극(서로 돕고 견제하는 관계) 상태를 눈으로 식별할 수 있는 곳이다.

동양의학에서는 입술을 오행상 토(土: 비/위장)로 분류한다. 입술과 연관된 질환과 증상들은 비/위장의 기능에 이상이 발생 시 나타난다.

비/위장의 기능이 저하되는 이유는 신맛, 짠맛의 음식을 과식하거나 단맛이나 매운맛의 음식이 부족할 때 나타난다. 자연 치유를 위해서는 신맛의 음식을 줄이고, 단맛의 음식을 자주 먹는 것이 좋다.

생식요법은 토2+금+수+상화2+표준생식이면 된다.(토+금2+수+상화+표준생식)
증상이 개선되면 체질 처방을 해야 한다.
부항사혈로 혈전을 제거하여 혈액순환을 원활하게 하는 것이 좋다.

입술에 나타나는 증상들을 하나씩 알아본다.

1. 입술의 색을 살펴 질병을 찾아라.

1) 붉고 윤기 나는 입술은 건강하고 비/위장 기능이 좋다는 신호다.(앵두빛 입술)

부녀자는 입술이 붉고 도톰하면 충맥이 건강하여 아이를 잘 낳는다.

오래된 병이 있고, 입술이 붉어지면 고치기 어렵다. 맥상과 정신적・육체적 증상이 일치되지 않기 때문이고, 이런 경우는 신경 정신과 관련된 약을 복용하는 경우가 많아 음과 양의 부조화를 이루고 있기 때문이다.

2) 담홍색이 나는 입술: 비/위장의 기능 저하로 인해 기혈의 약함과 순환장애, 차가움과 연관이 있다. 입술색이 옅으면서 약간 붉은색을 나타나며, 메마른 듯 혈색이 없는 것은 기혈이 쇠잔(衰殘)하여 기력이 약한 증상이다. 신장 기능 저하를 함께 확인해야 한다.

신맛을 줄이고 단맛을 자주 먹으면 좋다.

생식요법은 토+금2+수+상화2+표준생식이면 된다.(토+금+수2+상화+표준생식)
증상이 개선되면 체질 처방을 해야 한다.
부항사혈로 혈전을 제거하여 혈액순환을 원활하게 하는 것이 좋다.

3) 짙은 적색인 입술: 입술색이 짙은 것은 수분 부족으로 인한 열(熱)과 실(實) 즉 질병이 있음을 나타낸다. 짙은 적색이면서 어두운 것은 열병이 깊음을 의미한다.

① 상(上) 하(下) 입술 모두 붉은 것은 심장에 열이 차 있음이요, 상은 붉고, 하(下)는 흰 것은 신장과 심장의 협조가 잘 이루어지지 않는 상태다. (수극화를 못하는 상태다.(수20-, 화20+))

② 입술이 붉으면서 구토를 하는 것은 위장에 열이 차 있음이요, 검붉은 것은 위장의 열이 오래된 것을 의미한다.

③ 입술이 짙은 적색이면서 천식이 있는 것은 폐에 열이 차 있음이다.

쓴맛을 줄이고 매운맛을 자주 먹으면 좋다.

생식요법은 금2+수+목+상화2+표준생식이면 된다.(금+수2+목+상화+표준생식)
증상이 개선되면 체질 처방을 해야 한다.
부항사혈로 혈전을 제거하여 혈액순환을 원활하게 하는 것이 좋다.

④ 입술과 혀 바닥이 붉은색이고, 볼이 붉고 열이 있고, 취한 듯 한 눈에 눈물이 고이고, 기침과 재채기를 하며 손가락이 약간 찬 것은 장차 두진(痘疹: 홍역이나 열병)이 일어날 징후다. 이때는 손발에 땀이 차는 것을 확인해야 한다.

4) 누런색 입술

비/위장에 양기부족으로 인해 음기가 가득한 상태로서 순루(脣瘻: 입술에 부스럼)가 생긴다.

① 입술이 누렇고 침을 흘리는 것은 양기부족 증상이다.

② 양쪽 입가가 누리끼리한 음기(냉함과 습기)가 비장에 침투한 것이다.

(침이 고이거나 허옇게 헗는 증상 /구각염)

③ 편식을 자주 하거나 기름지고 튀긴 음식을 자주 할 때 나타나는 증상이다. 비장과 간에서 기름을 분해하는 소화효소의 분비기능 저하 시 나타난다.

신맛을 줄이고 단맛을 자주 먹으면 좋다.

생식요법은 토2+금+수+상화+표준생식이면 된다.(토+금2+수+상화+표준생식)
증상이 개선되면 체질 처방을 해야 한다.
부항사혈로 혈전을 제거하여 혈액순환을 원활하게 하는 것이 좋다.

5) 희뿌연 입술

① 출혈로 인해 체내 혈액이 부족한 현상이다. 체내의 어느 곳에서 출혈이 있는가를 검사해야 한다. 어지럼증이 발생할 수 있고, 갑자기 넘어지는 경우가 생길 수 있다.
② 희뿌옇고 어두운 것은 기혈부족이다. 잘 먹으면 해결된다.
③ 너무 창백한 입술은 극심한 분노(성질내는 증상)로 인한 기와 혈이 정상 순행을 하지 못할 때 나타나는 증상이다.

6) 검푸른 입술: 옅은 푸른색이 나타나는 것은 몸이 차가운 것이고, 거무튀튀한 것은 냉기가 극심한 상태다. 또한 짙은 청색은 몸 어딘가에 통증이 있다.

① 입술이 검푸른 것은 냉기가 극심한 상태다.(수족냉증이 심한 상태)

② 입술이 검은 것은 대부분 위장에 열이 차있는 경우다.

③ 청색이 있는 가운데 반드시 짙은 자색을 띄는 것은 통증이 있을 때 나타난다.

④ 입술이 새까만 것은 기혈이 크게 훼손됐을 때 나타나는 증상이다.

신맛을 줄이고 단맛을 자주 먹으면 좋다.

생식요법은 토2+금+수+상화+표준생식이면 된다.(토+금2+수+상화+표준생식)
증상이 개선되면 체질 처방을 해야 한다.
부항사혈로 혈전을 제거하여 혈액순환을 원활하게 하는 것이 좋다.

7) 자색 입술: 아랫입술에 자홍색 반점이 나타나면 크기와 숫자에 관계없이 소화기 암증을 의심해야 한다.(넓게 퍼진 형태의 점)

입술 군데군데가 넓게 검은색 점이 있는 것은 암증을 검사해야 한다. 또한 아랫입술 좌측에만 몇 개의 점이 형성되어 있다면 이것은 대장에 용종이 있을 때 나타난다. 용종 제거 시는 반점이 사라진다. (대개 용종은 하행결장부분에서 생기게 되기 때문에 아랫입술 좌측에서 발생하는 것이다)

입술에 점이 있을 때 립스틱으로 감추려 하지 말고 전문의 진단을 받는 것이 좋다.

체내에 암이 있을 때 나타나는 증상도 병행 확인해야 한다.

신맛을 줄이고 단맛을 자주 먹으면 좋다.

생식요법은 토2+금+수+상화2+표준생식이면 된다.(토+금2+수+상화+표준생식)
증상이 개선되면 체질 처방을 해야 한다.
부항사혈로 혈전을 제거하여 혈액순환을 원활하게 하는 것이 좋다.

8) 남색 입술: 만성병이 있으면서 남색이 나타나면 간장의 기운이 약한 것이다. 간경화나 만성간염 등이 있을 때 나타나는 증상이다. 이때는 눈이 쑥 들어간 것과 귀가 검붉은색인가를 병행 확인하고 온몸에 붉은 점이 생기는가를 병행 확인해야 한다.

매운맛을 줄이고 신맛을 자주 먹으면 좋다.

생식요법은 목2+화+토+상화+표준생식이면 된다.(금+수2+목+상화+표준생식)
증상이 개선되면 체질 처방을 해야 한다.
부항사혈로 혈전을 제거하여 혈액순환을 원활하게 하는 것이 좋다.

9) 입 주위가 백색인 경우: 백색, 황색, 적색이면 열이 있는 것이고, 백색이면 냉증이고, 청색이나 검은색이면 통증이 있다.

※ 입술이 붉으면 치료할 수 있으나 청색, 백색, 흑색, 황색이면 치료할 수 없다.

2. 입술의 생기와 윤기를 살펴라.

1) 입술이 건조하고 갈라지는 것은 진액(침이 부족한 상태로서 신장 기능이 저하된 경우)이 고갈된 상태다.

단맛을 줄이고 짠맛을 자주 먹으면 좋다.

생식요법은 토+금+수2+상화+표준생식이면 된다.(토+금2+수+상화+표준생식)
증상이 개선되면 체질 처방을 해야 한다.
부항사혈로 혈전을 제거하여 혈액순환을 원활하게 하는 것이 좋다.

2) 검게 타고 갈라지며 물을 자주 마시는 것은 열독이 심한 것이다.

이때는 생무즙을 마시면 열독을 내리게 할 수 있다.

3) 윗입술이 마르고 물을 자주 마시는 것은 위장에 열이 있는 경우다.

군고구마나 인삼 엑기스를 따스한 물에 타서 마시면 좋다.
위장에 열이 있다고 하여 차가운 우유나 시원한 음식을 먹으면 설사를 하게 된다.

4) 윗입술이 말랐는데도 물을 먹지 않는 것은 대장에 마른 변이 있다. (변비)

생무즙이나 시래기 된장국을 먹으면 자연스럽게 개선된다.
쓴맛을 줄이고 매운맛을 자주 먹으면 좋다.

생식요법은 금2+수+목+상화+표준생식이면 된다.(금+수2+목+상화+표준생식)
증상이 개선되면 체질 처방을 해야 한다.
부항사혈로 혈전을 제거하여 혈액순환을 원활하게 하는 것이 좋다.

5) 아랫입술이 마르고 물을 자주 먹는 것 역시 위장에 열이 찬 경우다.

6) 아랫입술이 말랐는데도 물을 먹지 않는 것은 비상에 열이 있다.

이런 사람은 바짝 마르는 체형을 가지게 된다. 먹는 것도 많이 먹으나 살이 오르지 않는 것이 특징이다.

7) 입술이 말랐으나 붉은색을 나타내는 것은 병이 가벼운 것이고, 색이 검은 것은 위중함을 나타낸다.

신맛을 줄이고 단맛을 자주 먹으면 좋다.(5-6-7항 해당)

생식요법은 토2+금+수+상화+표준생식이면 된다.(토+금2+수+상화+표준생식)
증상이 개선되면 체질 처방을 해야 한다.
부항사혈로 혈전을 제거하여 혈액순환을 원활하게 하는 것이 좋다.

8) 평소 안색이 거무튀튀하고 입술이 마른 것은 요절(夭折)할 징후다.

이런 사람은 잇몸이 자주색이 나는가와 평상시 가슴이 아픈가를 확인해야 한다.

9) 평소 침을 자주 뱉는 것은 비장과 신장의 기능 저하로 인해 음기가 오르지 못함이다. 즉 양기 부족을 의미한다. 이때는 새우젓을 상복하여 비장과 신장 기능을 보강하는 것이 좋다.

10) 큰 병 치료 후에 침을 뱉는 것은 위장에 냉기가 있기 때문이다.

11) 입가로 침을 흘리는 것은 중풍으로 다시 빨아들이지 못한다.

생식요법과 침이나 뜸 치료를 병행하여야 한다.

3. 입술의 형태로 질병을 찾아라.

1) 입술이 붉으면서 붓는 것은 열(熱)이 있음이요, 희고 붓는 것은 냉(冷)이 있음이다.

2) 입과 입술이 모두 붉은 것은 살에(비/위장) 열이 있다.

3) 윗입술을 부어서 커지고, 아래 입술은 작아지는 것은 복창(腹脹)증상이다. 즉 배가 불러 오르는 고창증(鼓脹症) 증상으로서 비장의 기능 저하 시 나타난다.

신맛을 줄이고 단맛을 자주 먹으면 좋다.

생식요법은 토2+금+수+상화+표준생식이면 된다.(토+금2+수+상화+표준생식)
증상이 개선되면 체질 처방을 해야 한다.
부항사혈로 혈전을 제거하여 혈액순환을 원활하게 하는 것이 좋다.

4) 입술이 붓고 치아가 검게 타는 것은 비신절(脾腎絕: 비장과 신장 기운이 고갈된 현상)이다. 치아가 누렇다가 검게 변하는 것은 신장결석이 있음을 의미한다.

단맛을 줄이고 짠맛을 자주 먹으면 좋다.

생식요법은 수2+목+화+상화2+표준생식이면 된다.(수+목2+화+상화+표준생식)
증상이 개선되면 체질 처방을 해야 한다.
부항사혈로 혈전을 제거하여 혈액순환을 원활하게 하는 것이 좋다.

5) 입맛이 없고 물로 입만 가시려하고 넘기지 못하는 것은 어혈(瘀血)이 가득하기 때문이다.

※ 부항사혈로 혈전을 제거하여 혈액순환을 원활하게 하는 것이 좋다.

6) 윗입술이 뒤집혀 인중을 덮는 현상은 비장의 기능이 끊어질 때 나타난다.

7) 입술 둘레에 창(瘡: 부스럼)이 생기는 것은 고량진미 과식으로 위장-소장- 대장에 지방질 과잉으로 나타난다.

8) 윗입술에 좁쌀 같은 창이 생기는 것은 위장에 회충이 있음이요, 아랫입술에 창이 생기는 것은 대장 항문에 충이 있음이다. 회충약을 복용하라. (연 2회)

9) 위아랫입술에 좁쌀 같은 것이 생기는 것은 비/위장에 열독이요, 구각에 생기는 것은 스트레스로 인한 것이다.

10) 입을 다물고 벌리지 못하며 정신을 잃는 증상이 나타나는 것은 음장부의 하나인 심포장에 사독(邪毒)이 누적됐기 때문이다. 즉 마음의 병(분노, 미움, 심술, 비교하는 마음)이 너무 많이 쌓여 순환장애를 일으키는 경우다.

11) 입술 피부 속에 생기는 딱딱하게 만져지는 것이 점점 커지며 아프다.

특히 오랫동안 종창이 생기며 피가 나고 아프면 구순암을 의심하라.

12) 구창(口瘡): 구강 내 백색의 작은 물집이 생겼다가 곪아서 아프고 궤양이 생기

고 주위가 벌겋게 붓고 통증이 있는 상태로 주로 비/위장 기능 저하 시 발생한다. 신맛을 줄이고 토종꿀(1일 3회 한 번에 한 스푼씩)을 먹으면 개선된다.

생식요법은 토2+금+수+상화+표준생식이면 된다.(토+금2+수+상화+표준생식)
증상이 개선되면 체질 처방을 해야 한다.
부항사혈로 혈전을 제거하여 혈액순환을 원활하게 하는 것이 좋다.

13) 구강점막이 허옇게 짓무른다. 입 냄새가 심하다.

비/위장기능 저하 시 발생한다. 비장에 음이 부족해서 발생한다.
신맛을 줄이고 단맛을 자주 먹으면 좋다.

생식요법은 토2+금+수+상화+표준생식이면 된다.(토+금2+수+상화+표준생식)
증상이 개선되면 체질 처방을 해야 한다.
부항사혈로 혈전을 제거하여 혈액순환을 원활하게 하는 것이 좋다.

14) 아구창(鵝口瘡): 입안이 짓무르고 흰 막이 가득 퍼지며 입이 거위모양으로 생기는 상태를 말한다.

15) 입술이 가렵고 붉게 부으며 침을 흘리고 타는 듯 하는 통증은 주로 아랫입술에 발생하며 위장기능 저하 시 발생한다.

16) 입술 어딘가에 대추알만 한 자색 종기가 생기고 아픈 것은 비/위장에 열이 적체되어 생긴다.

신맛을 줄이고 단맛을 자주 먹으면 좋다.(15-16항)

생식요법은 토2+금+수+상화+표준생식이면 된다.(토+금2+수+상화+표준생식)
증상이 개선되면 체질 처방을 해야 한다.
부항사혈로 혈전을 제거하여 혈액순환을 원활하게 하는 것이 좋다.

17) 입술이 갈라지고 틈이 벌어지는 것은 선천적 기형이며 태아 시 발육부족이다. (언청이를 의미)

18) 순암(脣癌: 입술 암)은 아랫입술과 입술 외측 가장 자리에 올록볼록한 응어리가 생기고 뿌리가 단단하며 잘 출혈하고, 짓물러 터지고 악취가 난다.

19) 입술이 떨리는 증상은 비/위장의 기능 실조 시 나타난다.

20) 아래턱이 빠져 입을 벌리고 다물지 못하는 것은 위장경락에 열이 차서 늘어진 경우다.(낙가풍(落架風)이라 함)

입술은 오행상 비/위장과 연관이 깊다. 평상시 신맛이나 쓴맛을 과식하고 단맛이 부족한 식습관을 가지면 입술에 이상 현상이 발생하게 된다.

신맛과 쓴맛을 줄이고, 단맛과 매운맛을 자주 먹으면 쉽게 개선된다.

생식요법은 토2+금+수+상화+표준생식이면 된다.(토+금2+수+상화+표준생식)
증상이 개선되면 체질 처방을 해야 한다.
부항사혈로 혈전을 제거하여 혈액순환을 원활하게 하는 것이 좋다

4. 아랫입술을 살펴라.

1) 아랫입술에 암증(癌症)을 찾아라.

아랫입술에 타원형의 흑자색 반점이 생기고, 붓지도 않고, 눌러도 퇴색되지 않으면 소화기 암증을 의심하라.

예) 위암 양성률 50%, 식도암 양성율 48%, 간암 양성률 39%, 장암 양성률 38%

예) 아랫입술에 붉은색 구진(丘疹: 입술에 생기는 물집이나 작은 상처)은 회충이 있음을 나타낸다. 155명 중 90.47%가 장 회충증을 앓고 있었다. 186명 중 93.55%에게서 아랫입술에 회충반(蛔蟲斑)이 나타났다. (중국자료인용)

2) 입술을 보고 치질과의 관계를 읽는다.

① 윗입술에 하나 혹은 여러 개의 군살이나 사마귀가 생기면서 흰색을 띄면 치루(痔漏)가 있다.

② 결절이 입술의 정중앙선상에 있는 것은 대부분 수치질이고, 결절이 입술의 좌우바깥쪽으로 나타나 있는 것은 암치질이다.

③ 입술 중앙으로부터 좌측에 있으면 치핵이 항문왼쪽에 많고, 오른쪽에 있으면 치핵이 우측에 많다.

④ 결절이 입술 정중앙 위쪽으로 1/3지점에 있는 것은 치핵이 4~8시 방향에 있고, 정중앙 아래쪽 1/3지점에 있는 것은 치핵이 10~2시 방향에 있다.

⑤ 붉은 결절이 많고 흰 결절은 적으며 말랑말랑한 것은 항문 괄약근이 느슨해지거나 치핵이 바오로 삐져나왔음을 의미한다.

5. 입의 형태를 살펴 질병을 찾아라.

1) 구장(口張): 입을 벌리고 다물지 못하는 것을 말한다.

오행상 입을 벌리고 기(氣)를 내보내기만 할 뿐 들이지 못하면 장차 폐기운과 비장 기운이 끊어진다. 중풍 환자가 이런 증상이 나타나면 장차 심장 기운이 끊어진다. 화극금(火克金)의 부조화를 이루기 때문이다.

입을 벌리고 고개를 흔들며 염소울음을 내는 것은 간증(癎症: 간질)이라 한다.

경병(痙病: 가볍게 몸이 경련을 일으키는 상태) 환자가 입을 벌리고 눈을 동그랗게 뜨며 정신을 잃고 사람을 알아보지 못하는 것은 지극히 위험한 증상이다. (간혹 정상적인 사람이 말하기를 저사람 눈이 돌아갔어! 정을 떼려고 그러나 봐! 하면 무서움을 타는 상태를 말한다. 때로는 날카로운 목소리로 소름 돋는 말을 하는 경우도 있다.)

2) 구금(口噤): 입을 다물고 벌리기 어렵고, 이를 악물고 있는 상태를 말한다. 입을 다물고 말을 하지 못하며, 입에 경련이 일어나는 것은 경병(痙病: 가볍게 몸이 경련을 일으키는 상태)과 경풍(驚風: 어지러우면서 약하게 마비가 오는 상태)이라 한다.

구금과 함께 반신불수가 되는 상태는 중풍이 오장육부로 들어간 위급한 증상이다.

간혹 골반-척추-경추가 틀어지면서 입을 벌리지 못하는 사례가 있으니 다양한 방향에서 정확한 원인을 찾고 치료나 치유 방법을 모색하는 것이 좋다 하겠다.

3) 구섭(口攝): 입이 오므라들어 벌어지지도 않고 다물어지지도 않는 상태를 말한다.

특히 흰 거품을 토하고 사지가 차가워지고 인사불성인 상태가 되면서 입을 오므려 굳게 다물고 혀가 단단히 굳는 것은 고치기 어렵다.

4) 구벽(口僻: 치우칠 벽): 입 끝이 한쪽으로 괘사(喎斜: 입이 한쪽으로 찌그러지는 현상) 현상을 말한다. 중풍 환자에게서 보이며 간장에 숨어 든 찬 기운이 낙맥을 막아(혈관이 좁아지거나 찌꺼기가 혈관을 막는 현상) 혈액순환 장애를 일으킨 현상이다.

침이나 뜸을 병행하여 치료하는 것이 좋다.

생식요법은 토+금+수2+상화+표준생식이면 된다.(토+금2+수+상화+표준생식)
증상이 개선되면 체질 처방을 해야 한다.

부항사혈로 혈전을 제거하여 혈액순환을 원활하게 하는 것이 좋다

5) 구진(口振): 입술 위아래가 떨리고 또한 오한이 있으면서 전신을 떨고, 윗니와 아랫니가 맞물려 딱딱거리며 부딪는 증상(한율고함(寒慄鼓頷)을 말한다.

비장 기능이 고갈될 때 나타나는 현상이다.

6) 구동(口動): 입을 계속 벌렸다 닫았다 하면서 그치지 못하는 상태를 말한다.

위장기운이 곧 끊어질 징후다. 손 발끝이 떨리는 것도 함께 확인해야 한다.
신맛을 줄이고 단맛을 자주 먹으면 좋다.(5-6항)

생식요법은 토2+금+수+상화+표준생식이면 된다.(토+금2+수+상화+표준생식)
증상이 개선되면 체질 처방을 해야 한다.
부항사혈로 혈전을 제거하여 혈액순환을 원활하게 하는 것이 좋다.

위에서 알아본 구장이나 구금 등을 포함한 입술에 어떠한 이상 현상은 오래된 병이며 고치기 어려운 증상이다. 예방의 중요함을 일깨워 주는 좋은 부분이라 할 수 있다.

동양의학에서 입술은 오행상 토(土)로 분류한다. 입술은 위장 기능과 연관이 있어 신맛과 쓴맛을 과식하면 위가 쓰리고 아픈 증상이 나타나듯이 입술에도 이상 현상이 발생하게 된다. 이런 증상이 나타나는 사람은 신맛과 쓴맛을 줄이고 단맛과 매운맛을 자주 먹으면 좋다. 위장이 약한 사람들은 대부분 매운맛의 음식을 잘 못 먹는 경우가 많다.

그러나 내 몸의 치유를 위해서 3일정도만 매운맛의 음식들을 먹으면 위장 기운이 되살아나면서 매운맛을 즐기게 된다. 물론 입술에 나타나던 증상들은 서서히 사라지게 될 것이다. 매운맛이 위산 분비를 촉진시키기 때문이다.

생식요법은 토2+금+수+상화+표준생식이면 된다.(토+금2+수+상화+표준생식)
증상이 개선되면 체질 처방을 해야 한다.
부항사혈로 혈전을 제거하여 혈액순환을 원활하게 하는 것이 좋다

11 잇몸을 살펴 건강을 찾는다.

잇몸은 경락상으로 보면 상치는 위장경락, 치아/잇몸 중앙은 대장, 아래 잇몸/치아는 독맥과 연관이 있다. 또 다른 의견은 윗잇몸은 대장, 아랫잇몸은 위장과 연관이 있다고 보는 견해도 있다.

일반적으로 볼 때는 신장과 연관이 깊다고 보는데 치아와 잇몸 모두 신장과 연관이 있다는 이론이 맞다. 오행상으로 보면 토극수(土克水)의 관계에서 조화와 균형을 유지할 때 치아와 잇몸의 건강함을 관찰 할 수 있기 때문이다.

동양의학에서 잇몸은 오행상 수(水: 신장/방광)로 분류한다. 즉 신장 기능 저하 시 다양한 증상과 질환이 발생하게 된다. 잇몸 질환이 주로 발생하게 되는 원인을 보면 단맛의 음식을 과식하는 경우다.(토극수(土克水)를 강하게 하여 토20+, 수20- 상호 불균형을 이루기 때문이다.)

또 다른 이유는 오행상 수(水)기능을 보강하는 짠맛이 부족한 경우에도 발생하게 된다. 자연 치유를 위해서는 단맛이나 쓴맛을 줄이고, 짠맛을 자주 먹는 식습관을 가지면 개선된다. 물론 양치질을 소금으로 하는 것은 시너지 효과를 얻으며 치아보존을 위한 자연요법이라 할 수 있다.

1. 치아에서 건강을 살펴라.

1) 치아가 뽀얗고 윤이 나며 단단한 것은 진액(신장 기능이 건강하다.)이 충만함이다.

2) 치아가 오래된 천일염처럼 바짝 마른 것은 위장에 열이 가득한 상태다.(위장에 열이 있는 사람은 변을 보면 변이 물위에 토막토막 뜨는 현상이 함께 나타난다.)

3) 치아의 상반만 윤기가 흐르고, 하반은 메마른 것은 신장 기능 저하 시 나타난다. (수극화(水克火)를 못하는 상태다. 수20–, 화20+)

4) 치아가 건조하고 색택이 전혀 없는 것은 신장 기능 고갈시 나타난다.

5) 치아가 건조하고 치석이 생기는 것은 정기와 진액이 아직 남아 있다.

6) 치아가 건조하면서 치석이 없는 것은 신장과 위장의 정기가 고갈된 상태다.

7) 치아 사이에서 피가 솟고, 구취가 심하나 흔들리지 않는 것은 위장에 열이 찬 경우다. 소금으로 양치질을 하는 습관을 가지면 개선된다.

신맛을 줄이고 단맛을 자주 먹으면 좋다.

생식요법은 토2+금+수+상화+표준생식이면 된다.(토+금2+수+상화+표준생식)
증상이 개선되면 체질 처방을 해야 한다.
부항사혈로 혈전을 제거하여 혈액순환을 원활하게 하는 것이 좋다.

8) 피가 방울방울 돋고 담홍색이며 구취는 없으나 치아가 흔들리는 것은 신장 기능 저하다. 소금으로 양치질을 하면 개선된다.

9) 잇몸이 누런 것과 치아가 성기고 흔들리며 치근이 드러나는 것은 신장 기능이 쇠하고 수극화(水克火)를 못할 때 나타난다. (수20-, 화20+)

10) 병중(病中)에 이를 가는 것은 위장에 열이 찬 경우이고, 이를 갈면서 악 다무는 것은 장차 경증(驚症: 경기)이나 경련증이 일어날 징조다.

11) 건강한 상태에서 야간에 이를 가는 것은 간장기능 저하에서 나타나는 증상이다.

매운맛을 줄이고 신맛을 자주 먹으면 좋다.

생식요법은 목2+화+토+상화+표준생식이면 된다.(목+화2+토+상화+표준생식)
증상이 개선되면 체질 처방을 해야 한다.
부항사혈로 혈전을 제거하여 혈액순환을 원활하게 하는 것이 좋다.

12) 잠을 자면서 치아를 가는 것은 위(胃)에 열(熱)이 차있거나, 장(腸)과 위(胃)에 적체(積滯)가 있기 때문이다. 목극토(木克土)의 불균형이다.

13) 병이 위중하고 치아가 누렇게 변하며 빠지는 것은 골절(骨絕: 뼈가 부러지는 현상)의 증상이다. 또한 중병 환자의 치아가 갑자기 검게 변하는 것은 장부의 기(氣)가 크게 훼손되어 고치기 어려운 증상이다.

치아는 신장과 연관이 있어 치아가 변색하는 것은 신장과 연관이 있는 골수 기능의 저하를 나타낸다. 물론 혈액이 탁(濁)하여 혈액순환 장애를 발생 시키기도 한다.

14) 소아의 치아가 삐뚤고 성긴 것은 위장과 대장의 기운이 부족한 때문이다. 그러나 치아가 나지 않는 것은 신장과 연관이 있다.

15) 부모의 이혼이나 잦은 부부싸움, 고부간의 갈등으로 인한 불화를 아이들이 보면서 불안한 속에서 성장하면 아이들의 윗니가 삐뚤어지게 나게 된다. 부모들은 아이들이 보는 앞에서는 절대로 싸움을 하거나 언성을 높이는 일을 해서는 아니 될 것이다.

16) 치아가 부실하여 흔들리고 잘 씹지 못하는 데 피곤하면 더 심해지는 것은 신장기능이 약하면 타나나는 증상이다.

17) 중년에 치아가 빠지는 것은 신장 기운이 쇠했다는 의미다. 단맛을 줄이는 것이 우선되어야 하고 이런 경우는 소금으로 양치질을 하면 개선된다.

18) 치아가 커피색을 띠는 사람은 신장결석을 가지고 있다. 이런 사람은 중성지방 수치도 높다. 중성지방은 에너지원으로 활용될 수 있는 지방으로서 운동 부족 시 수치가 상승할 수 있다. 신장결석이 있는 사람은 운동이 필수라 할 수 있다.

치아와 잇몸에 관한 자연 치유는 다음과 같다.
단맛을 줄이고 짠맛을 자주 먹으면 좋다.

생식요법은 수2+목+화+상화+표준생식이면 된다.(수+목2+화+상화+표준생식)
증상이 개선되면 체질 처방을 해야 한다.
부항사혈로 혈전을 제거하여 혈액순환을 원활하게 하는 것이 좋다.

2. 잇몸(치은/齒齗)을 살피자.

정상 잇몸은 붉고 윤택하다.

1) 잇몸의 살이 오그라들고 색이 엷은 것은 위장이나 신장 기능 저하 시 나타난다. 치아가 흔들리고, 음식을 씹을 때 아프고 오후에 통증이 뚜렷한 증상은 신장 기

능 저하다.

2) 잇몸이 벌겋게 붓고 통증이 심하며, 오한과 발열, 볼과 귀 밑이 부어오르고 치아가 떠서 씹을 수 없을 때는 위장에 열이 찬 경우다.

3) 잇몸과 치아가 검게 썩어 들어가고, 치아가 빠지고 뺨에 구멍이 나고, 코 잔등이 내려앉고, 정신이 혼미하면 고치기 어렵다.

4) 잇몸의 살이 푸르스름한 회색인 것은 기혈이 모두 소진된 것이다.

5) 체내에 비타민 c가 결핍돼도 피하출혈이 생긴다.

이런 경우에는 신선한 야채나 과일을 먹어 부족한 영양소를 보충하면 개선된다.

6) 잇몸의 가장자리에 남색의 선이 나타나는 것은 납중독이 표시다.

7) 수은 중독에도 남색 선이 나타나는데 치상에 옹종(擁腫)이 생긴다.

치아와 잇몸에 관한 질환은 음식을 짜게 먹고 소금으로 양치질을 하면 웬만한 질환과 증상을 모두 개선시킬 수 있다. 단맛과 쓴맛을 먹지 않는 것이 무엇보다 중요하다.

생식요법은 금+수2+목+상화+표준생식이면 된다.
증상이 개선되면 체질 처방을 해야 한다.
부항사혈로 혈전을 제거하여 혈액순환을 원활하게 하는 것이 좋다

※ 치아와 잇몸 보호를 위해 소금으로 양치질을 하면
충치균인 뮤탄스균과 잇몸질환을 발생시키는 진지발리균을
사멸시켜 건강한 치아와 잇몸을 가질 수 있다.

12 혀를 보고 건강을 찾는다.

동양의학에서 혀는 오행상 화(火: 심장/소장)로 분류한다. 심장의 기운을 나타내는 곳이며, 혀는 심장과 비/위장과도 연관이 깊다고 분류하고 있다.

혀는 인체에서 유일하게 밖으로 나타난 내장기관이라 할 수 있다.

현대의학에서도 혀 점막의 상피 세포는 생장 주기가 빨라 약 3일이면 새로운 세포로 교체되는데 이는 체내의 교체주기가 가장 빠른 소장점막의 상피 세포와 비슷하다. 생장속도가 빠르고 대사가 왕성하기 때문에 체내에 어떤 영양물질이 부족 할 때는 신속하게 혀에 변화가 나타난다.

예를 들면 체내에 비타민 B군이나 철분과 아연의 결핍은 모두 세포 내의 산화대사에 병변을 야기해 혀에 염증으로 나타나고, 심하면 혀 점막의 유두위축(乳頭萎縮: 혀끝이 마르고 꼬이고 갈라지고 하는 증상)으로 나타나기도 한다. 이렇듯이 체내의 영양결핍으로 인해 오장육부나 기타 기관에 반응이 나타나기 전에 혀에 먼저 나타난다.

혀는 오행상 화(火)로 분류하지만 혀의 기능에 이상이 발생하거나 증상이 발현되는 것은 짠맛의 과잉이나 매운맛의 과식도 혀에 이상이 발생하게 된다. 또 다른 이유는 체내에 쓴맛이 부족하여 심장기운이 허약해지면 나타난다. 오행상 수극화(水克火)의 불균형이라고 말한다.

서양의학적으로는 짠맛의 소금(나트륨)은 수(水), 심장 기능을 보강하는 칼륨은 화(火)로서 나트륨과 칼륨은 서로 길항작용을 함으로써 나트륨이 많으면 칼륨이 나트륨을 배출시키고, 칼륨이 많으면 나트륨이 칼륨을 배출시켜 서로 조화와 균형을 유지하는 관계인 길항작용을 하기 때문이다.

혀에 문제가 발생했다는 것은 짠맛의 (나트륨)음식은 과하고, 쓴맛(칼륨)이 적어지면서 조화와 균형이 깨졌기 때문으로 볼 수 있다.

자연 치유를 위해서는 짠맛과 매운맛을 줄이고, 쓴맛과 단맛을 자주 먹으면 개선된다.

1. 혀의 부분별 오장육부와 반응구를 살펴라.

설근(舌根: 혀 안쪽, 목젖이 있는 부분)은 신장과 연관이 있고, 설중(舌中: 혓바닥 중간 부분)은 비/위장과 연관이 있고, 설변(舌邊: 혓바닥 옆부분)은 간/담낭과 연관이 있고, 설첨(舌尖: 혀끝)은 심/소장과 연관이 있다.

폐/대장과 관련된 반응구는 우리가 흔히 말하는 아구창 부분과 연관이 있다. 매운 음식을 먹으면 아구창 부분이 아리고 쓰리고 한 것은 이 때문이다.

※ 매운맛은 혀에서 느끼는 것이 아니라 통감(痛感)으로 아구창(볼 안쪽)에서 느낀다. 혀가 맛을 느끼는 부분이 다르다.

구 분	신맛	쓴맛	단맛	매운맛	짠맛
오행 분류	목	화	토	금	수
식별 부위	혀 좌/우측 가장자리	혀끝	혀 중앙	아구창 부분	목구멍 부분

※ 목젖이 흰 것은 뇌기능에 이상이 발생하고 있다는 것이다.

신장 기능 저하로 인해 발생하는 증상이다. 단맛을 줄이고 짠맛을 자주 먹어 신장 기능을 보강하면 좋다. 단맛을 줄이고 짠맛을 자주 먹으면 좋다.

생식요법은 수2+목+화+상화+표준생식이면 된다.

증상이 개선되면 체질 처방을 해야 한다.

부항사혈로 혈전을 제거하여 혈액순환을 원활하게 하는 것이 좋다.

혀를 통해 건강과 질병을 찾고자 할 때는 주로 설질(舌質)과 설태(舌苔) 두 방면으로 혀를 관찰한다.

설질을 살필 때는 신(神), 색(色), 형(形), 태(態)로 나누어 관찰하고, 설태는 색깔과 백태의 질(質)을 병행 관찰한다.

혓바닥의 촉촉함과 마른 정도를 가지고 건강 정도를 살핀다. 촉촉하고 윤기가 있으면 건강한 상태이고, 마르고 갈라지면 어딘가 건강하지 못하다.

2. 혓바닥의 색깔로 건강을 살펴라.

정상적인 혀의 색은 담홍색을 가지며 짙지도 옅지도 않다. 병을 가진 상태에서는 혈액의 성분(알칼리성이냐 산성이냐에 따라 다르다.)과 농도에 변화(수분과 염기 농도의 차이)가 생기기 때문에 혀의 색깔도 변한다.

1) 담백색 혀: 빈혈을 앓을 가능성이 높다. 혀는 몸 안에서 순환하는 혈액의 상태를 반영하는 부분이므로 빈혈이 발생하면 혀의 색깔이 희끄무레한 색을 띈다. 또한 영양실조나 만성 신장염증, 호르몬 분비 기능 저하 시도 희끄무레한 색을 띈다. (오행상 수(水)기능 저하)

단맛을 줄이고 짠맛을 자주 먹으면 좋다.

생식요법은 수2+목+화+상화+표준생식이면 된다.
증상이 개선되면 체질 처방을 해야 한다.
부항사혈로 혈전을 제거하여 혈액순환을 원활하게 하는 것이 좋다.

2) 붉은색 혀

① 몸 안에 고열증과 화농성염증이 있다.
여기서 고열이 내리지 않고 혀의 색깔이 진해지면서 환자가 정신상태가 불안하고 집중력이 없고, 행동이 부산하면 패혈증 발생을 의심해야 한다.

② 혀의 외곽테두리가 붉은 것은 고혈압과 갑상선 기능 항진이나 현재 몸 안에 열이 있을 때 나타난다.

③ 혀끝이 붉은 것은 과로와 불면증이요, 화가 나고 분노로 인한 심장 기능 저하 시에도 나타난다. 혀가 붉고 혓바늘이 돋아나는 것은 몸 안에 열이 있음을 의미한다.

※ 환자를 중심으로 혀끝 좌측에 물혹이나 좁쌀 같은 돌기가 생기는 것은 뇌동맥류가 생성되고 있음을 의미하고, 우측 끝에 생기는 것은 심장 기능 저하 시에 나타난다.

이때 잇몸이 자주색을 띠고 가슴이 답답하고, 호흡이 곤란하고, 얼굴에 식은땀이 흐르는 것은 급성 심근경색을 주의하라.(심장마비)
짠맛을 줄이고 쓴맛을 자주 먹으면 좋다. 수분을 수시 보충하라.

생식요법은 화2+토+금+상화+표준생식이면 된다.
증상이 개선되면 체질 처방을 해야 한다.
부항사혈로 혈전을 제거하여 혈액순환을 원활하게 하는 것이 좋다.

3) 검붉은 혀: 정경의 병인 경우에 나타날 수 있다. 혈액에 노폐물인 혈전(어혈)이 있어 혈액순환 장애가 발생하기 시작하면 혀가 붉어지기 시작한다.(고혈압, 당뇨병, 고지혈증 등) 즉 질병 발생이 3년 이내의 병을 의미한다.(정경의 병이라 표현함) 간장/심장 기능 저하나 혈액순환 장애 시 나타난다.

단맛을 줄이고 짠맛을 자주 먹으면 좋다.

생식요법은 수2+목+화+상화+표준생식이면 된다.(수+목2+화+상화+표준생식)
증상이 개선되면 체질 처방을 해야 한다.
부항사혈로 혈전을 제거하여 혈액순환을 원활하게 하는 것이 좋다.

4) 혀에 푸른 핏줄이 튀어나오는 혀/푸른빛이 도는 혀: 혈액순환 장애, 산소 부족증, 만성 기관지염/폐질환, 간경화

이러한 질환은 부인과 질환이나 심혈관질환, 암 또는 위장 질환에도 나타난다. 혀에 있는 미세혈관 내에 혈액량이 부족할 때 나타난다. 혈액량이 부족한 것은 신장 기능이 저하됨과 연관이 깊다. 단맛을 줄이고 짠맛을 자주 먹어 신장 기능을 보강하면 개선시킬 수 있다. 단맛을 줄이고 짠맛을 자주 먹으면 좋다.

생식요법은 수2+목+화+상화2+표준생식이면 된다.(수+목2+화+상화+표준생식)
증상이 개선되면 체질 처방을 해야 한다.
부항사혈로 혈전을 제거하여 혈액순환을 원활하게 하는 것이 좋다.

5) 혀가 장기적으로 검붉은색이나 푸른색을 띠면 암증(癌症)을 의심해야 한다. 이때 잇몸까지 푸른색(또는 가지색)을 띈다면 심장마비(호흡곤란, 가슴통증, 식은땀이 흐른다.)를 주의해야 한다.

또한 혀의 가장자리(오행상 간(肝) 반응구)에 청자색 줄무늬나 불규칙한 모양의 검은 모래알 같은 점들이 나타나는 사람들은 간암을 의심해야 한다.
매운맛을 줄이고 신맛을 자주 먹으면 좋다.

생식요법은 수+목2+화+상화2+표준생식이면 된다.(수2+목+화+상화+표준생식)
증상이 개선되면 체질 처방을 해야 한다.
부항사혈로 혈전을 제거하여 혈액순환을 원활하게 하는 것이 좋다.

젊은 여성들에게 나타난다면 생리 불순이나 생리통 혹은 자궁출혈 등의 질환이 있을 수 있으며, 성인들이라면 어혈이 있음과 통증이 발생하고 있음이다. (혀의 반응구를 자세히 살펴보라)

8) 혀의 안쪽에 검은색이 있다면 신장 기능이 극도로 저하되어 있음이고, 검은색이 혀 앞으로 확산되는 것은 신장과 심장의 기능이 고갈되는 현상으로서 사망에 이르게 되는 징조다. 다만 혀의 색깔이 혀끝에서 목구멍 쪽으로 사라진다면 다시 되살아남을 의미한다.

3. 혀의 형태를 보고 건강을 살펴라.

1) 혀가 정상보다 커서 입안 가득한 혀(반대설(胖大舌)

신장염이나 호르몬 기능 저하증에서 나타난다. (오행상 수(水)기능 저하)
단맛을 줄이고 짠맛을 자주 먹으면 좋다.

생식요법은 수2+목+화+상화+표준생식이면 된다.(수+목2+화+상화+표준생식)
증상이 개선되면 체질 처방을 해야 한다.
부항사혈로 혈전을 제거하여 혈액순환을 원활하게 하는 것이 좋다.

2) 혀의 가장자리에 이빨 자국이 있는 혀(치흔설(齒痕舌)

영양실조, 단백질 부족 시 나타나는 증상으로서 고단백음식을 먹고 휴식을 하면 흔적이 사라진다. 단맛의 토종꿀을 먹으면 좋다. (오행상 토기능 저하) 신맛을 줄이고 단맛을 자주 먹으면 좋다.

생식요법은 토2+금+수+상화2+표준생식이면 된다.(토+금2+수+상화+표준생식)
증상이 개선되면 체질 처방을 해야 한다.
부항사혈로 혈전을 제거하여 혈액순환을 원활하게 하는 것이 좋다.

3) 혀가 커서 혀를 밖으로 내밀고 있는 혀(종창설(腫脹舌)

어린아이들인 경우 갑상선 기능 저하증일 때 나타나는 증상이고, 성인인 경우는 갑상선 기능 감퇴증이나 뇌하수체 전엽의 기능 항진으로 인한 지단비대증(肢端肥大症: 사지가 커지는 질환) (오행상 수(水)/목(木)기능 저하)

단맛을 줄이고 짠맛을 자주 먹으면 좋다.

생식요법은 수+목2+화+상화2+표준생식이면 된다.(수2+목+화+상화+표준생식)
증상이 개선되면 체질 처방을 해야 한다.
부항사혈로 혈전을 제거하여 혈액순환을 원활하게 하는 것이 좋다.

4) 벌겋게 부으면서 가지색인 혀

간경화증상이다. 귀가 검붉은색인가를 확인해야 한다.(오행상 목(木)기능 저하)
매운맛을 줄이고 신맛의 음식을 자주 먹으면 좋다.

생식요법은 목2+화+토+상화2+표준생식이면 된다.
증상이 개선되면 체질 처방을 해야 한다.
부항사혈로 혈전을 제거하여 혈액순환을 원활하게 하는 것이 좋다.

5) 기타 가지색을 띠는 혀

심혈관 질환을 의미하기도 한다. 잇몸이 검은 가지색이 나타나면 심근경색을 주의해야 한다.(오행상 화(火)기능 저하)
짠맛을 줄이고 쓴맛을 자주 먹으면 좋다.

생식요법은 화2+토+금+상화2+표준생식이면 된다.(화+토2+금+상화+표준생식)
증상이 개선되면 체질 처방을 해야 한다.
부항사혈로 혈전을 제거하여 혈액순환을 원활하게 하는 것이 좋다.

6) 혀가 살이 없고 작으며 얇은 혀(수박설(瘦薄舌)

기혈과 음액(陰液)이 부족함을 나타낸다. 전신 소모성질환으로서 점차적으로 살이 마른다. 영양섭취능력이 저하될 때 나타난다. 먹기는 잘 먹는데 살이 찌지 않는 사람들의 대부분이다. (오행상 수(水)기능 저하)
단맛을 줄이고 짠맛을 자주 먹으면 좋다.

생식요법은 금+수2+목+상화2+표준생식이면 된다.(수2+목+화+상화+표준생식)
증상이 개선되면 체질 처방을 해야 한다.
부항사혈로 혈전을 제거하여 혈액순환을 원활하게 하는 것이 좋다

7) 혓바늘이 돋는 혀(망자설(芒刺舌)

심장기능 저하, 위장에 열이 쌓인 상태, 몸 안에 열이 있거나 폐렴이 있는 경우다. 짠맛의 과식으로 인한 심장기능 저하나 피곤 누적으로 인한 신장 기능 저하 시도 돋는다. 좌측 새끼손가락이 통증이나 변형이 있으면서 혓바늘 돋는 것은 심혈관질환이 진행되고 있음이며 좌측 세끼 손가락에 아무런 증상이 나타나지 않으면서 돋는 혓바늘은 커피나 녹차 같은 쓴맛을 자주 먹으면 쉽게 개선시킬 수 있다. (오행상 화(火)기능 저하)

짠맛을 줄이고 쓴맛을 자주 먹으면 좋다.

생식요법은 화2+토+금+상화2+표준생식이면 된다.(화+토+금+상화+표준생식)
증상이 개선되면 체질 처방을 해야 한다.
부항사혈로 혈전을 제거하여 혈액순환을 원활하게 하는 것이 좋다.

8) 혀 바닥에 다양한 형태의 골이 파이는 증상(열문설(裂紋舌)

진액이 부족한 상태로서, 주로 비장기능 저하 시 나타난다. 혀가 갈라져 있어도 아프거나 통증 등 특별한 불편함은 나타나지 않는다. (오행상 토(土)기능 저하)

고단백질 음식을 먹으면 좋다. (장어, 삼겹살, 족발, 메기 매운탕, 번데기 등) 집에 있는 토종꿀을 먹어도 쉽게 개선된다. 신맛을 줄이고 단맛을 자주 먹으면 좋다.

생식요법은 토2+금+수+상화2+표준생식이면 된다.(토+금2+수+상화+표준생식)
증상이 개선되면 체질 처방을 해야 한다.
부항사혈로 혈전을 제거하여 혈액순환을 원활하게 하는 것이 좋다.

9) 혀 표면이 매끄러운 혀(광활설(光滑舌)

위장기능 고갈된 혀로서 혀 색깔에 관계없이 위장기능이 끊어질 징후다.

※ 혀에 누런 황태가 끼고 군데군데 허물을 벗은 것처럼 반질거리는 것은 위궤양이다. 위궤양이 오랜 시간 진행된 사람은 당뇨병을 병행 의심하라. 현재 당뇨병을 진단받지 않았더라도 잠복해 있는 경우가 대부분이다. 잠복해 있는 경우를 확인 하려면 족삼리 혈을 누를 때 굉장한 압통을 느끼거나, 얼굴 정면에서 봤을 때 귓불이 안보일 정도로 아래턱이 부었다면 당뇨병을 의심해야 한다.(오행상 토(土)기능 저하)

신맛을 줄이고 단맛을 자주 먹으면 좋다.

생식요법은 토2+금+수+상화2+표준생식이면 된다.(토+금2+수+상화+표준생식)
증상이 개선되면 체질 처방을 해야 한다.

부항사혈로 혈전을 제거하여 혈액순환을 원활하게 하는 것이 좋다.

10) 혀에 출혈이 있는 혀(설뉵(舌衄)

심장기능 저하, 폐와 위장에 열이 있는 경우, 간(肝)에 분노가 가득한 경우 발생할 수 있다. 이것은 혀가 추워서 오그라들면서 혈액순환 장애가 발생한 경우와 혀에 열이 있어 건조한 상태가 되면서 오그라들어 혈액순환 장애가 발생하면서 혈관이 파열되어 출혈이 발생한 경우다. 혀에는 무수히 많은 모세혈관이 분포되어 있기 때문이다. (오행상 목(木)/화(火)기능 저하). 정확한 원인을 진단받고 조치를 하여야 한다.

11) 혀에 종기가 생기고 붓는 증상(설옹(舌癰)

심장에 열이 가득해서 발생한다. 다만 혀 아래에 생기는 것은 비/위장에 열이 쌓여 진액이 말라서 나타나는 현상이다. 이럴 때는 차갑고 쓴맛의 음식을 먹는 것이 좋다. 가깝게는 냉커피나 냉녹차, 시원하면서 쓴맛이 강한 소주를 먹어도 좋은 효과를 얻을 수 있다. 약재로는 우황, 결명자, 황련, 웅담, 익모초, 구기자나무 뿌리껍질인 지골피나 치자나무 열매인 치자, 주변에서 먹고 버리는 과체(瓜蔕) 즉 참외꼭지를 찾아 먹으면 혀에 있는 종기가 개선된다. (오행상 화(火)기능 저하)

짠맛을 줄이고 쓴맛을 자주 먹으면 좋다.

생식요법은 화2+토+금+상화2+표준생식이면 된다.(화+토2+금+상화+표준생식)
증상이 개선되면 체질 처방을 해야 한다.
부항사혈로 혈전을 제거하여 혈액순환을 원활하게 하는 것이 좋다.

12) 혀에 콩알만 한 자색의 물혹이 생기는 증상(설정(舌疔)

뿌리가 깊고 단단하며 통증이 생긴다. 이것은 심장과 비장에 열이 있을 때 나타난다. 이럴 경우는 쓴맛과 단맛의 찬 기운이 있는 음식을 먹어 열독을 가라앉혀야 한다. 쓰고 찬 음식인 참외꼭지와 달고 차가운 기운을 가지고 있는 먹을거리인 더덕이나 맥문동, 천문동, 뽕나무뿌리 껍질, 연근, 질경이 씨앗인 차전자, 제니(薺苨)라고 부르는 잔대 등 구하기 쉬운 먹을거리를 골라서 꾸준하게 복용하면 혀에 있는 물혹을 개선시킬 수 있다.(오행상 화(火)/토(土)기능 저하)

뇌동맥류가 진행되는지 확인해야 한다. 짠맛을 줄이고 쓴맛을 자주 먹으면 좋다.

생식요법은 화2+토+금+상화2+표준생식이면 된다.(화+토+금+상화+표준생식)
증상이 개선되면 체질 처방을 해야 한다.

부항사혈로 혈전을 제거하여 혈액순환을 원활하게 하는 것이 좋다.

13) 혀에 좁쌀만 한 창양(瘡瘍: 부스럼)이 생기는 증상(설창(舌瘡)

혀에 좁쌀만 한 여드름 같은 것이 혀 상하로 전체 번지며 통증이 있는 증상으로서 이것은 심장에 열독이 올라서 생긴다. 생 은행을 1일 9알 이내로 꾸준히 먹어도 좋고, 쓴맛이 강한 참외꼭지를 먹으면 열독이 가라앉는다. (오행상 화(火)기능 저하)

생식요법은 화2+토+금+상화2+표준생식이면 된다.(화+토+금+상화+표준생식)
증상이 개선되면 체질 처방을 해야 한다.
부항사혈로 혈전을 제거하여 혈액순환을 원활하게 하는 것이 좋다.

14) 혀에 닭 벼슬 같은 굳은살이 생기는 증상(설균(舌菌)

처음에는 콩알만 하다가 점차 커지면서 닭 벼슬 같이 커지는 증상, 이 부분이 짓무르며 하얗게 변하는 것은 암증을 나타내고, 짓무르지 않고 통증이 없는 것은 비교적 예후가 좋다할 수 있다. 이런 초기 증상인 혀가 굳거나 물혹이나 뻣뻣한 증상들이 나타나면 우선적으로 심장 기능이 저하됨을 나타낸다. 심장 기운을 보강해주는 쓴맛이 있고 뜨거운 약재인 영지차를 여름기간동안 꾸준하게 복용하는 것도 예방하는 방법이라 하겠다. (오행상 화(火)기능 저하) 수수를 가루로 내어 1일 3회 한번에 3~4숟가락을 미지근한 물에 타서 먹으면서 주식-부식-후식을 모두 쓴맛으로 먹는 것이 좋다.

생식요법은 화2+토+금+상화+표준생식이면 된다.
증상이 개선되면 체질 처방을 해야 한다.
부항사혈로 혈전을 제거하여 혈액순환을 원활하게 하는 것이 좋다

4. 혀의 생김으로 증상을 찾아라.

1) 혀가 굳어서 말을 더듬는 증상(설강(舌强)

뇌혈관질환, 뇌진탕이나 심장 기능 저하 시 나타나는 증상이다.

혀가 한쪽으로 치우치거나 끝이 뾰족해지거나 꼬인 것은 중풍의 전조증상이다. 또한 코가 좌측으로 휘는 사람도 중풍의 전조증상이다. (오행상 화(火)기능 저하)

혀가 불편함이 서서히 나타나는 사람들은 평상시에 생은행을 하루에 9알정도 꾸준하게 먹는 습관을 가진다면 심/뇌혈관질환을 예방할 수 있고 치유 할 수 있다.

짠맛을 줄이고 쓴맛을 자주 먹으면 좋다.

생식요법은 화2+토+금+상화2+표준생식이면 된다.(화+토2+금+상화+표준생식)
증상이 개선되면 체질 처방을 해야 한다.
부항사혈로 혈전을 제거하여 혈액순환을 원활하게 하는 것이 좋다.

2) 혀가 움직이지 못하는 증상(설위연(舌痿軟)

기(氣)와 진액이 고갈되고 간 기능 저하로 타액분비감소, 신경계 질환, 혀 근육무력 시 나타나는 증상이다. 이런 경우는 주변에서 쉽게 구할 수 있는 먹을거리 중에서 간 기능을 보강하는 신맛이 있으면서 뜨거운 기운을 가진 진달래꽃을 따서 먹거나 계절이 지났다면, 산수유 차를 꾸준하게 복용하면 좋다. 또한 매실 원액이나 오미자를 차로 끓여 먹어도 좋다. (오행상 수(水)/목(木)기능 저하)

단맛을 줄이고 짠맛과 신맛을 자주 먹으면 좋다.

생식요법은 수+목2+화+상화+표준생식이면 된다.(목2+화+토+상화+표준생식)
증상이 개선되면 체질 처방을 해야 한다.
부항사혈로 혈전을 제거하여 혈액순환을 원활하게 하는 것이 좋다

3) 혀가 떨리는 증상(설전동(舌顫動)

기와 혈이 허약하고 간에 중풍이 들어 있을 때 나타난다.

혀가 한쪽으로 치우치거나 끝이 뾰족해지거나 꼬인 것은 중풍의 전조증상이다. 또한 코가 좌측으로 휘는 사람도 중풍의 전조증상이다. 또한 허약체질, 갑상선 기능 항진, 노쇠함, 신경 관능증(官能症)에서 나타난다. (오행상 수(水)/목(木)기능 저하)

단맛을 줄이고 짠맛과 신맛을 자주 먹으면 좋다. 침 치료를 병행하는 것이 좋다.

생식요법은 수+목2+화+상화+표준생식이면 된다.(목2+화+토+상화2+표준생식)
증상이 개선되면 체질 처방을 해야 한다.
부항사혈로 혈전을 제거하여 혈액순환을 원활하게 하는 것이 좋다
침이나 뜸을 보조요법으로 활용하는 것이 좋다.

4) 혀가 한쪽으로 치우친 증상(설왜사(舌歪斜)

간 기능 저하로 인한 경병(逕病: 혈관이 좁아져 혈액순환 장애가 발생하는 증상)의 발작이나, 중풍에 의한 반신불수 때문이며, 뇌혈관 이외의 혀 아래의 신경손상, 안면신경마비 등에서 나타난다. 침 치료를 병행하는 것이 좋다.

■ 혀를 내밀어 한쪽으로 치우치는 것은 혀 아래의 신경이 손상되었음을 나타내는 것이다. (오행상 목(木)기능 저하) 예를 들어, 본인 기준으로 혀가 좌측으로 기울었다면 우측으로 중풍이 들어 있음을 나타낸다. 즉 혀가 틀어진 방향과 반대쪽으로 마비증상이 나타난다. 이렇게 나타나는 증상은 우리 몸은 중앙을 기준으로 좌우측에서 서로 같은 힘으로 당기는 상태에서 당기는 힘이 마비된 쪽의 근육이 땅기는 힘이 부족하여 끌려가기 때문에 반대쪽으로 마비증상이 나타나게 되는 것이다.

그리고 얼굴에서 입이 좌측으로 돌아갔다면 우측 근육이 약해진 것이다. 우측으로 당기는 근육의 힘이 떨어졌기 때문이다.

또한 코가 좌측으로 휘어 있어도 역시 중풍이 진행되고 있음을 나타낸다.

혀가 휜 이유와 마비된 정확한 이유를 파악하고 증상에 맞는 조치를 취한다면 쉽게 개선될 것이다.

- 간 기능 저하로 인한 것이라면 신맛의 음식을 자주 먹어 보강을 하면 개선되고,
- 중풍이라면 신장과 간장의 기능을 개선시키는 짠맛과 신맛의 음식을 보강해주면 되고
- 안면신경이 마비된 것이라면 짠맛을 우선적으로 보강하여 신장과 뇌기능을 보강해 주면 개선시킬 수 있다.

단맛을 줄이고 짠맛을 자주 먹으면 좋다.

생식요법은 수2+목+화+상화2+표준생식이면 된다.(수+목2+화+상화+표준생식)
증상이 개선되면 체질 처방을 해야 한다.
부항사혈로 혈전을 제거하여 혈액순환을 원활하게 하는 것이 좋다.

혀는 전체적으로는 오행상 심장기능과 연관이 있다고 분류하지만 좀 더 세부적으로 분류하면서 증상에 맞게 음식으로 처방한다면 좋은 결과를 얻을 수 있을 것이다.

5) 혀를 날름날름거리는 증상(설토농(舌吐弄)

혀를 입 밖으로 쭉 내미는 것은 토설(吐說)이라 하고, 혀를 약간 내밀었다가 집어넣었다가 혀로 입술을 상하좌우로 핥고 끊임없이 놀리는 증상은 농설(弄舌)이라 한다.

이런 증상은 심장과 비장에 열이 발생했을 때 나타나는 증상이다. 혀가 흔들린다는 것은 혈액순환 장애로 인해 차가워졌다는 의미다. 심장과 비장이 기운을 따뜻하게 해주는 음식을 보강 해주면 될 것이다. 짠맛을 줄이고 쓴맛과 단맛을 자주 먹으면 좋다.

심장을 따뜻하게 해주는 음식으로는 쓴맛이 있으면서 뜨거운 기운을 가지고 있는 영지

버섯차, 살구 씨, 도라지 뿌리를 달여 먹거나 차로 끓여서 자주 마시면 좋고, 이와 함께 비장을 따뜻하게 해주는 음식으로는 적하수오, 두충나무 껍질, 황기, 대추, 인삼, 삽주 뿌리를 달여 먹거나 차로 끓여서 자주 먹으면 심장과 비장 기능이 보강되면서 날름거리는 농설을 개선시킬 수 있다.

농설은 어린아이의 경우 지능이 제대로 발달하지 못해도 나타날 수 있다. (오행상 화(火)/토(土)기능 저하)

생식요법은 화2+토+금+상화2+표준생식이면 된다.(화+토2+금+상화+표준생식)
증상이 개선되면 체질 처방을 해야 한다.
부항사혈로 혈전을 제거하여 혈액순환을 원활하게 하는 것이 좋다.

6) 혀가 수축되어 길게 내밀지 못하는 증상(설단축(舌短縮)

이런 증상이 나타나면 위중한 상태다. 즉 열사가 최고조에 달했거나 나쁜 기운이 삼음경락에 침습했거나, 나쁜 기운으로 인해 객담이 들어있거나, 나쁜 기운이 혓바닥 끝부분이 설근을 마비시킬 때 나타나며, 급성 심근경색으로 인한 쇼크, 간성혼수, B형 뇌염으로 인한 심한 혼수상태에서 주로 나타난다. (오행상 수(水), 목(木)기능 저하)

병원에서 정확한 진단을 받고 조치를 취해야 한다.

7) 혀가 입 밖으로 나와 안으로 들어가기 힘든 경우(설종(舌縱)

기가 허하고 스트레스 과다 시, 크레아티닌병, 설종형 치매, 피가 썩어가는 독혈증(毒血症), 갑상선 기능 감퇴, 말단비대증에서도 나타난다. (오행상 수(水)/목(木)기능 저하)

※ 6)과 7)의 경우는 전문의 진단을 받고 적절한 조치를 취하는 것이 좋다.

■ 크레아티닌병이란?

혈청의 요소와 크레아티닌의 농도는 주로 사구체여과율을 평가하기 위해 측정한다. 크레아티닌이란은 근육의 크레아틴에서 생산되어 신장을 통해 배출되는 물질이다. 신장으로 배출되는 다양한 물질들은 다시 재흡수라는 과정을 거치게 되는데 크레아티닌은 재흡수가 거의 일어나지 않아 콩팥기능의 지표로 이용된다.

정리하면 두 물질은 각각 간과 근육에서 일정한 속도로 생산한다. 이 물질들은 완전한 사구체 여과를 거치면서 신세뇨관에서 거의 재흡수되지 않는다. 따라서 이들의 청소율은 사구체여과율을 반영하게 된다.

■ **정상 사구체여과율은 분당 90~120㎖이다.**

① 사구체여과율: 90 이상이면 정상
② 사구체여과율: 60~90 가벼운 신장 기능 저하(만성신부전 2기)
(신장 기능 감소하기 시작한다.)
③ 사구체여과율: 30~59 중증도 신장 기능 저하(만성신부전 3기)
(신장 기능 더욱 감소한다.)
④ 사구체여과율: 15~29 심한 신장 기능 저하(만성신부전 4기)
(생명유지에 필요한 신장 기능 겨우 유지정도 된다.)
⑤ 사구체여과율: 15이하 신부전(만성신부전 5기, 말기신장질환상태)
(신장 기능이 심각하게 손상되어 투석이나 이식 없이는 생명을 유지하기 어렵다.)

이들의 혈중농도가 증가하는 것은 질소혈증이라 하며 사구체여과율이 감소되어 일어나게 된다. 크레아티닌은 세뇨관 내강에서 세뇨관 주위 혈액으로의 역류가 적기 때문에 요소보다 더 신뢰성 있는 척도가 된다.

사구체여과율은 개개의 단일 신원(네프런)의 여과율이 떨어지는 경우나, 기능하는 신원수가 줄어드는 경우에 감소하게 된다.

정상인의 경우 크레아티닌 수치는 0.6~1.1㎎/이다. 그러나 이 수치는 여러 가지 변수가 있다.

① 소아는 크레아티닌 수치가 낮다.
② 근육이 많은 젊은 사람은 크레아티닌 수치가 높다.
③ 여성은 남성보다 낮다.
④ 감기 등 바이러스에 걸리면 수치가 증가한다.
⑤ 마라톤 등 운동을 하면 수치가 증가한다.
⑥ 고기를 많이 먹어도 수치가 증가한다.

8) 혀가 마비된 것처럼 움직이기 힘든 혀(설마비(舌痲痺)

혀에 혈액순환 장애로 발생하며 간 기능 저하나 몸 안에 담이 가득할 때 나타난다. (오행상 목(木)/화(火)기능 저하)

정확한 원인을 찾고 적절한 조치를 취하는 것이 좋다.

현재의 상태라면 체내의 노폐물을 분해 배출할 수 있도록 간 기능 보강을 위해 신맛이 이 있고 따스한 기운이 있는 진달래꽃이나 산수유, 모과, 산사, 매실, 오미자를 달이거나 차로 끓여서 먹거나, 쓴맛이 나면서 뜨거운 기운이 있는 영지버섯, 솔잎, 후박나무 껍질,

살구 씨, 삽주 뿌리 등을 구하기 쉬운 것들을 골라서 달여 먹거나 끓여서 먹으면 혀가 마비되는 증상을 개선시킬 수 있다. 짠맛을 줄이고 쓴맛을 자주 먹으면 좋다.

생식요법은 목+화2+토+상화+표준생식이면 된다.(목2+화+토+상화+표준생식)
증상이 개선되면 체질 처방을 해야 한다.
부항사혈로 혈전을 제거하여 혈액순환을 원활하게 하는 것이 좋다

5. 혀의 색택으로 건강을 찾아라.

1) 백태(白苔)

주로 질병이 피부에 머물고 있거나 몸이 차가울 때 나타난다. 간 기능이 약하면 나타난다. 담즙이 역류하거나 담석이 있어도 백태가 낀다. (오행상 목(木)기능 저하)

매운맛을 줄이고 신맛을 자주 먹으면 좋다. 부추+사과 반개+ 미나리 약간을 갈아서 즙을 내서 먹어도 좋다.

생식요법은 목2+화+토+상화+표준생식이면 된다.(수+목2+화+상화+표준생식)
증상이 개선되면 체질 처방을 해야 한다.
부항사혈로 혈전을 제거하여 혈액순환을 원활하게 하는 것이 좋다

2) 황태(黃苔)

위염이나 위궤양이 있다. 황색의 농도와 염증의 경중은 비례한다.
위궤양은 혀 바닥이 군데군데 허물이 벗어진다. (오행상 토(土)기능 저하)
신맛을 줄이고 단맛을 자주 먹으면 좋다. 토종꿀을 먹으면 좋다.

생식요법은 토2+금+수+상화+표준생식이면 된다.(토+금2+수+상화+표준생식)
증상이 개선되면 체질 처방을 해야 한다.
부항사혈로 혈전을 제거하여 혈액순환을 원활하게 하는 것이 좋다

3) 회태(灰胎)

옅은 검은색이다. 고질적인 소화불량이 악화되면 나타나고, 장폐색이 있으면 갈색 설태가 주로 보인다.(배가 꼬이고 통증이 심하다)
(소화불량: 오행상 토(土)기능 저하)/(장폐색: 오행상 금(金)기능 저하)

① 소화불량인 경우: 신맛을 줄이고 단맛을 자주 먹는 것이 좋다. 토종꿀을 먹는 것이 좋다.

생식요법은 토2+금+수+상화+표준생식이면 된다.(토+금2+수+상화+표준생식)
증상이 개선되면 체질 처방을 해야 한다.
부항사혈로 혈전을 제거하여 혈액순환을 원활하게 하는 것이 좋다.

② 장폐색인 경우: 쓴맛을 줄이고 매운맛을 자주 먹는 것이 좋다. 생무즙을 먹는 것이 좋다.

생식요법은 금2+수+목+상화+표준생식이면 된다.(금+수2+목+상화+표준생식)
증상이 개선되면 체질 처방을 해야 한다.
부항사혈로 혈전을 제거하여 혈액순환을 원활하게 하는 것이 좋다.

4) 흑태(黑苔)

회태나 갈색태가 진행되어 나타난다. 주로 병이 위중한 상태다.

항생제를 광범위하게 사용하고 장시간 활용 시 나타난다. (오행상 수(水)기능 저하)

항생제가 혀에 기생하는 균을 사멸시킴으로서 이때를 틈타 곰팡이균들이 대량번식하게 된 것이다. 곰팡이는 대개 짙은 갈색을 띄기에 설태가 검은색을 발하는 것이다.

주로 암 환자들이 항암이나 방사선 치료를 자주 받게 되면 진액이 고갈되어 혀가 검은색을 띠게 된다.

요독증이나 악성종양류도 혀가 검은색을 띤다. 위급한 상황 일수 있다. 신장 기운이 고갈되어도 검은색을 띤다. 이때는 신장 기능이 좋아지면 원래 색깔로 돌아간다.

극도로 긴장하거나 자신이 암에 걸렸다고 하는 공암증(恐癌症) 환자는 수일 내에 혀가 검게 변한다. 사람이 사망하기 전에도 혀가 목젖이 있는 쪽부터 서서히 혀끝으로 검은색이 확산된다. (오행상 수(水)기능 저하)

단맛을 줄이고 짠맛을 자주 먹는 것이 좋다. 그리고 각종 약독을 해독하는 데는 칡꽃 엑기스나 칡꽃 술을 만들어 먹는 것이 좋고, 아니면 칡순을 엑기스 만들어 먹는 것이 좋다. 칡꽃으로 만든 엑기스가 약으로 오염된 체내의 해독제로 쓰이기 때문이다.

집에서 쉽게 만들어 먹을 수 있는 해독제로는 생무를 갈아서 양념간장을 넣고 먹는 것도 좋다. 이것도 없으면 북엇국을 자주 끓여 먹는 것도 해독효과가 좋다.

생식요법은 수2+목+화+상화+표준생식이면 된다.

증상이 개선되면 체질 처방을 해야 한다.
부항사혈로 혈전을 제거하여 혈액순환을 원활하게 하는 것이 좋다.

5) 녹태(綠笞)

몸 안에 열이 있을 때 나타난다. 반사구를 확인하면 어느 곳에 열이 있는지를 식별할 수 있다.

6) 매장태(霉: 곰팡이 매,醬 젓갈 장,苔 이끼 태)

혀가 붉은색 가운데 검은색이나 황색을 띤다. (신장 기능 저하 시)
단맛을 줄이고 짠맛을 자주 먹으면 좋다. 함초를 자주 먹는 것도 좋고, 새우젓에 청양고추나 고춧가루를 살짝 넣고 볶아서 장복하는 것도 좋다.

생식요법은 수2+목+화+상화+표준생식이면 된다.(토+금2+수+상화+표준생식)
증상이 개선되면 체질 처방을 해야 한다.
부항사혈로 혈전을 제거하여 혈액순환을 원활하게 하는 것이 좋다.

6. 혀의 질적 상태(설질/舌質)를 살펴라.

1) 정상인의 혀에서는 매 분당 1㎖의 타액이 분비되어 항상 윤택함을 유지한다. 혀를 내밀면 침이 떨어지는 것을 활태(滑苔), 혀가 건조한 것을 조태(燥苔)라고 한다. 모두 진액이 손상되어 나타나는 증상들이다.(오행상 수(水)기능 저하)

활태인 경우는 중풍이나 파킨슨병을 확인해야 하고, 조태인 경우는 신장 기능을 확인해야 한다. 이 두 가지 질환은 단맛을 줄이고 짠맛을 자주 먹는 것이 좋다.

생식요법은 수2+목+화+상화+표준생식이면 된다.(수+목2+화+상화+표준생식)
증상이 개선되면 체질 처방을 해야 한다.
부항사혈로 혈전을 제거하여 혈액순환을 원활하게 하는 것이 좋다.

2) 설질은 소화기 계통과 연관이 깊다. 아침에 일어나서 입안이 끈적거린다면 위장기능이 저하된 상태다. (오행상 토(土)기능 저하)

신맛을 줄이고 단맛을 자주 먹으면 좋다. 밀가루 음식을 피하는 게 좋다.

생식요법은 토2+금+수+상화+표준생식이면 된다.(토+금2+수+상화+표준생식)
증상이 개선되면 체질 처방을 해야 한다.
부항사혈로 혈전을 제거하여 혈액순환을 원활하게 하는 것이 좋다.

3) 혀에 두부찌꺼기를 모아놓은 것 같은 것이 있는 혀로서 긁으면 긁어지는 혀 상태를 부태(腐苔)라고 하며, 긁어도 긁어지지 않고 끈적거리는 상태를 니태(膩: 미끄러울 니, 苔: 이끼 태)라고 한다. 여기서 부태는 열이 많은 것이고, 니태는 양기(陽氣)가 고갈된 것을 의미한다.

부태인 경우는 웅담, 익모초, 참외꼭지를 먹으면 개선시킬 수 있고, 니태는 올눌제라고 하는 물개 생식기(해구신)이나 녹용, 해삼, 홍합을 먹으면 니태를 개선시킬 수 있다.
(오행상 목(木)기능 저하) 매운맛을 줄이고 신맛을 자주 먹으면 좋다.

4) 혀가 군데군데 벗겨진 혀는 체내에 병이 있다는 의미다.

혀 표면이 살짝 벗겨진 것은 광박설이라 하여 영양실조를 나타내며 철분 부족 시 나타난다. (오행상 토(土)기능 저하)
혀 표면이 누런색을 띠면서 혀 표면이 벗어지는 것은 위궤양이 진행되고 있을 때 나타난다. 신맛을 줄이고 단맛을 자주 먹으면 좋다.

생식요법은 토2+금+수+상화+표준생식이면 된다.(토+금2+수+상화+표준생식)
증상이 개선되면 체질 처방을 해야 한다.
부항사혈로 혈전을 제거하여 혈액순환을 원활하게 하는 것이 좋다.

상태가 심한 것은 체액이 부족하여 병세가 위중함을 의미한다. 또한 설질이 암홍색이고 전부 벗겨진 것은 악성 빈혈을 의미한다. (오행상 수(水)기능 저하)
단맛을 줄이고 짠맛을 자주 먹으면 좋다.

생식요법은 수2+목+화+상화+표준생식이면 된다.(수+목2+화+상화+표준생식)
증상이 개선되면 체질 처방을 해야 한다.
부항사혈로 혈전을 제거하여 혈액순환을 원활하게 하는 것이 좋다.

5) 설태가 퍼져 있는 상태를 찾아라.

혀 전체에 퍼져 있는 것은 전(全)이라하고, 한곳에 있는 것은 편(偏)이라 한다. 중앙 부분은 위장, 좌우측은 간/담낭의 기능 저하 시 나타난다.

■ **위중한 혀의 상태를 살펴본다.**

① 혀가 설태가 없이 반들거리는 것은 위기가 끊어질 증상이다.
② 혀 표면이 거칠고 혓바늘이 돋아 거칠고 건조하고 걸라진 것은 진액이 고갈된 상태로서 위중한 징후다.
③ 혀가 오그라들고 진액이 없는 것도 위중한 징후다.
④ 혀가 너무 붉고 거무튀튀한 것도 위험한 징후다.
⑤ 혀가 짧아지고 음낭이 함께 오그라드는 것은 간 기운이 끊어질 징후다.
⑥ 혀 바닥의 색깔이 검붉은색이나 검은색은 신장기능이 끊어질 징후다.
⑦ 혀에 눈같이 흰 조각이 일어나는 것은 비장의 기능이 끊어질 징후로 위중하다.

동양의학적으로 보면 혀는 오행상 화(火), 입술은 토(土), 치아/잇몸은 수(水)로 분류한다. 혀는 수극화(水克火)의 관계를 고려하여 보아야 하고, 입술은 토극수(土克水)의 관계를 보아야 하고, 잇몸은 토극수(土克水)와 수극화(水克火)의 관계를 모두 고려하여야 어떠한 증상과 이상을 발견할 수 있을 것이다.

우리 몸은 어느 한 장부의 이상으로 나타나는 경우는 드물다. 오장육부가 서로 얽히고 설킨 관계다. 그러한 관계를 일목요연하게 정리된 도표가 바로 상생상극화도이다.

① 서로 넘치고 부족함이 없이 조화와 균형을 유지하면서 견제해야 하는 관계를 상극(相剋)관계라 하여 목극토(木克土: 간장/담낭과 비/위장), 토극수(土克水: 비/위장과 신장/방광), 수극화(水克火: 신장/방광과 심장/소장), 화극금(火克金: 심장/소장과 폐/대장), 금극목(金克木: 폐/대장과 간장/담낭)의 관계이고, 표현할 때는 일정한 규칙에 따라 표현해야 한다. 예를 들어 토극목이나 목극금이란 표현은 없다.
② 서로 돕고 도움을 받는 관계를 상생(相生)관계라 하여 목생화(木生火: 간장/담낭과 심장/소장), 화생토(火生土: 심장/소장과 비/위장), 토생금(土生金: 비/위장과 폐/대장), 금생수(金生水: 폐/대장과 신장/방광), 수생목(水生木: 신장/방광과 간장/담낭)이라 표현한다. 표현할 때는 일정한 규칙에 따라 표현해야 한다.

예를 들어 화생목이나 금생토, 목생토란 표현은 없다. 반드시 위의 표현처럼 상생(相生)관계로 표현함이 옳다

우리 몸에서 질병을 찾고자 할 때는 상극관계에서 찾고, 질병을 치유 하고자 할 때는 상생관계로 하라고 하는 원칙을 적용해야 한다.

예) 토기운이 강한 사람은 토극수(土克水(토20+, 수20-)하여 오행상 수(水)로 분류하는 장부인 신장 /방광에서 가장 먼저 기능이 저하되면서 이상 현상이나 질환이 발생하게 된다.

신장/방광의 질환을 치유하고자 할 때는 상생으로 하라는 의미는 수생목, 목생화 순으로 처방하라고 하는 것이다.

이때는 두 가지 처방법이 있다.

가) 신장/방광에 현재 증상이 나타나고 있다면 음식이나 생식의 배합비율을 수2+목+화+상화+표준순으로 처방한다. 그 이유는 현재 신장 방광에 증상이 나타나 있기에 우선적으로 보강하려는 처방이다.(수2는 다른 것보다 2배로 배합하라는 의미다.)

나) 신장/방광에 현재 증상이 나타나지 않고 있다면 음식이나 생식의 배합비율을 수+목2+화+상화+표준순으로 처방하라는 의미다. 그 이유는 목기운을 강하게 보강하면 목극토(木克土: 목20+, 토20-) 하여 토기운을 약하게 만들면 강하게 하던 토극수를 약하게 만들어 수(신장/방광)기능이 20-에서 20+로 되어 정상적인 각각 20의 관계를 유지하여 토극수나 목극토의 관계가 서로 조화와 균형이 맞아지면서 질환이 개선되는 효과를 가지기에 식이처방은 반드시 상생으로 처방해야 한다는 것이다.

※ 잘못 이해하여 목-토-수나 또는 화-금-목 등으로 처방하면 잘못된 처방이다.

예) 혀에 문제가 발생한 경우는 두 가지 처방을 할 수 있다.

혀에 증상이 나타나고 있다면 가)의 경우처럼 화2+토+금+상화+표준으로 처방하면 되고, 혀에 증상이 심하지 않으나 예방하고자 한다면 나)의 경우처럼 화+토2+금+상화+표준으로 처방하면 된다.

상화는 면역력을 보강하기 위함이요, 표준은 언급되지 않은 장부에게도 골고루 보강하는 효과를 얻기 위해 처방하는 것이다.

13 인후(咽喉: 목구멍)를 살펴 건강을 찾는다.

전신의 경맥이 교차하는 요충지로서 인체의 14경맥이 대부분 인후로 순행하고 이곳은 통과한 후에는 폐, 비/위, 간장 사이에 중요한 관계가 형성된다. 장부의 기능 저하 시 인후가 가장 먼저 수많은 병변이 생긴다. 인후는 장부의 음양(陰陽), 한열(寒熱)의 속성과 장부의 기(氣)와 혈(血)의 상태, 질병의 예후 등을 판단할 수 있는데 많은 도움을 준다.

동양의학에서 인후는 목 전체는 오행상 목(木: 간장/담낭)으로 분류하고, 목구멍은 금(金: 폐/대장)으로 분류한다. 인후에서 발생하는 다양한 질환이나 증상은 폐 기운에 이상이 생기면 발생하게 된다.

오행상으로는 주로 금극목(金克木)의 관계에 있어서 부조화를 이룰 때 발생하게 된다.

금(金: 폐/대장)기운이 약해지는 이유는 주로 쓴맛의 음식을 과식하여(화극금(火克金: 화20+, 금20-)화기운이 항진되었거나 또는 신맛을 과식 시(금극목(金克木: 금20-, 목20+)하여 목기운이 항진되어 금기운이 허약해진 경우 금기운이 약한 인후에 질환이 발생할 수 있다.

또 다른 이유는 매운맛의 음식을 먹지 않아(화극금(火克金: 화20+, 금20-) 화기운이 정상이거나 너무 항진되면서, 금기운이 저하된 경우와 짠맛의 음식을 먹지 않아(수극화(水克火: 수20-, 화20+) 수기운이 저하되어 화기운을 억제하지 못하여 화기운이 항진되면서 폐 기운을 저하 시킬 때 발생하게 된다.

(원래는 수극화(水克火)에서 수20, 화20이 정상)

자연 치유를 위해서는 쓴맛, 단맛의 음식을 적게 먹고, 매운맛과 짠맛의 음식을 자주 먹어 금기운을 보강해 주면 인후에 발생하는 증상과 질환들을 개선시킬 수 있다.

생식요법은 금2+수+목+상화2+표준생식이면 된다.(금+수2+목+상화+표준생식)

증상이 개선되면 체질 처방을 해야 한다.

부항사혈로 혈전을 제거하여 혈액순환을 원활하게 하는 것이 좋다.

1. 인후 진단 시 주의 사항

1) 인후가 홍적색이면 위/폐에 열이 있다.

① 색이 희고 삼킬 때 통증발생은 신장 기능 저하 시 나타난다.
② 색이 희뿌연 것은 몸이 냉(冷)한 증거다.

2) 목에 통증이 있고, 오줌이 붉으며 불면증이 있다면 심장과 신장 기능의 부조화 상태이다.(수극화의 부조화)

3) 동통(疼痛)을 느끼지 못하는 것은 세포가 죽은 상태로 위중하다.

4) 편도선 있는 부분이 부어오른 것은 위와 폐가 열이 있기 때문이다.

5) 편도선 있는 부분이 붓거나 아프면 간 기능 저하다.

6) 후두 양쪽에 단단한 것이 커지면서 동통이 있고 터지면 비린내가 나는 것은 후두암이다. (비린내는 오행상 금(金)으로 분류하기에 후두암은 금 기능 저하 시 발생하는 질환이다.)

※ 목이나 인후에 문제가 발생 시는 반드시 8개의 경락을 세밀하게 관찰해야 한다.

앞에서부터 임맥, 위경, 대장경, 담경, 삼초경, 소장경, 방광경, 독맥 등 8개 경락이 통과하는 곳이기에 모두 검토해 보아야하는 중요한곳이기도 하다.
인후에 질환을 발생 시키는 원인은 ① 쓴맛과 단맛의 과식 ② 찬 공기에 장시간 노출 시에도 발생할 수 있다. 또한 ③ 매운맛과 짠맛을 적게 먹어도 발생할 수 있다.
치유를 위해서는 쓴맛과 단맛을 줄이고, 매운맛과 짠맛을 자주 먹는 것이 좋다.

생식요법은 금2+수+목+상화+표준생식이면 된다.(금+수2+목+상화+표준생식)
증상이 개선되면 체질 처방을 해야 한다.
부항사혈로 혈전을 제거하여 혈액순환을 원활하게 하는 것이 좋다.

민간요법으로 따뜻한 물(한 바가지 기준)에 천일염을 두 줌 넣고, 식초를 2숟가락을 넣고 수건에 적셔서 살짝 짜가지고 목 위에 온찜질을 해도 좋다. (20~30분 정도)

14 목을 살펴 건강을 찾는다.

경항(頸: 경: 목의 앞쪽, 項: 항: 목의 뒤쪽)이라 부른다. 목은 머리와 몸을 잇는 요충지로서 목의 앞쪽을 경, 뒤쪽을 항이라 하여 경항이라 부른다.

목의 앞부분은 기가 흐르는 통로로서 위로는 콧구멍과 통하고 아래로는 폐와 연결되어 있어 기체의 호흡과 음식물을 먹는데 중요한 통로가 된다.

목의 양옆에 있는 인영맥을 보는 곳은 혈액이 머리와 눈으로 오르는 중요 혈관이 위치한 곳이며, 식도는 기관의 뒤 경추 앞에 위치하여 위로는 구강과 통하고 아래로는 위장의 윗부분과 연결되어 있어 음식이 위장으로 들어 갈 때는 반드시 통과해야 하는 중요 길목이 목이다.

목은 인체의 십이경맥이 통과하는 중요부분으로서 기혈(氣血), 진액, 정수(精髓)가 두뇌와 얼굴의 오관으로 분지되는 곳이며, 얼굴과 각 장부의 연계는 물론 모든 경부를 통과해야만 하는 중요한 요충지다.

※ 앞에서부터 임맥, 위경, 대장경, 담경, 삼초경, 소장경, 방광경, 독맥 등 8개 경락이 통과하는 곳이기에 모두 검토해 보아야하는 중요한 곳이기도 하다.

반면 오장의 기능이 목에 반영되기도 한다.

목의 좌우측에 보면 비교적 굵은 정맥이 흐르는 것을 알 수 있다. 만져서 흐르는 것을 알 수 있는 곳이 인영맥(경외동맥)이다. 목의 활동범위는 좌/우로 각각 75도를 회전할 수 있고, 앞뒤로는 35도씩 젖히거나 숙일 수 있다. 좌우로는 각각 45도를 숙일 수 있다.

목이 굵은 사람은 저항력이 좋아 질병에 잘 걸리지 않는다. 목이 긴 사람은 경부근육의 탄성과 인성이 모두 강화되어 비교적 중풍에 적게 걸린다.

1. 목에 나타나는 딱딱한 뭉침 덩어리

목 부위에 이상한 뭉침이 나거나 목 부위의 갑상선과 임파절이 비정상적으로 붓는 것을 말한다. 목 부위는 인체에서 이상한 뭉침이 가장 많은 부분이다.(여기서 이상한 뭉침이란 림프절의 경화를 의미함) 이유는 목 부분에 림프절이 가장 많이 모여 있고, 호흡기와 소화기의 요충지이며 각종 세균 등 유해 미생물이 체내로 들어가는 것을 차단하는 중요한 관문이기 때문이다.

목의 앞부분 턱 아래에 생기는 이상한 뭉침 현상은 갑상선선류(甲狀腺線類)로서 번조(煩燥: 괴로워하여 살이 마르는 증상), 이노(易怒: 쉽게 화를 내는 것), 심계(心悸: 가슴이 두근거림), 기급(氣急: 불안으로 인해 기가 빨리 회전하는 증상), 한출(汗出: 땀이 흐르는 증상) 등이 동반되는데 이러한 증상의 원인은 간 기능 저하에서 발생한다.

또한 목을 이곳저곳을 만져보면 구슬을 꿴 듯한 것들이 피부 속으로 만져지는데 이것은 만성 임파선염이다. 이런 증상은 구강과 인후염증이 동시에 발생하기도 한다.(임파선 뭉침이라고도 함)

동양의학에서 목은 오행상 목(木)으로 분류한다. 즉 간장/담낭기능의 저하 시 목에는 다양한 질환과 증상, 이상 현상이 발생하게 된다.

음양상으로 보면 목은 인체의 상부에 위치해 있기에 양(陽)의 병으로 분류한다. 이러한 양의 병 발생의 원인은 음(陰)에서 찾아야 한다.

양(陽)으로 분류하는 마음의 병으로 인해 발생하는 질환이 나타나는 곳이기도 하다. 예를 들면 과도한 스트레스가 오랫동안 누적되면 이로 인한 갑상선 질환이 발생하는 곳이기도 한다.

목에 관한 질환이 발생하는 이유는 우선적으로 스트레스 과다가 주원인이고, 매운맛의 음식을 과식한 경우 금극목(金克木: 금20+, 목20-)하여 금기운의 항진으로 인해 목기운의 저하 시 나타난다.

또 다른 이유는 신맛의 부족으로 인해 목극토(木克土: 목20-,토20+)를 못하여 목기운의 저하된 것도 원인이 된다. (원래는 목 20, 토20)

자연 치유를 위해서는 매운맛과 짠맛을 줄이고, 신맛과 쓴맛을 자주 먹어 금극목(金克木)이나 목극토(木克土), 화극금(火克金)의 관계가 순행되도록 한다면 목에 관한 질환들이 개선될 것이다.

생식요법은 수+목2+화+상화+표준생식이면 된다.(수2+목+화+상화+표준생식)

증상이 개선되면 체질 처방을 해야 한다.

부항사혈로 혈전을 제거하여 혈액순환을 원활하게 하는 것이 좋다.

한쪽 갑상선이 붓고 단단해지며 표면이 울퉁불퉁하고 부근에 부은 임파선(결절)이 만져질 때는 갑상선 암을 의심해야 한다. (오행상 수(水)/목(木)기능 저하)

생식요법은 수2+목+화+상화+표준생식이면 된다.
증상이 개선되면 체질 처방을 해야 한다.
부항사혈로 혈전을 제거하여 혈액순환을 원활하게 하는 것이 좋다.

목 부위에 무통성 임파선(결절)이 나타나고 더불어 발열, 피부 출혈점, 치흔출혈, 미열이 나며 감기증상, 멍이 잘 들고 2주 이상 가시지 않을 때는 백혈병을 의심해야 한다. (오행상 토(土)/상화(相火)기능 저하)

생식요법은 토2+금+수+상화2+표준생식이면 된다.
증상이 개선되면 체질 처방을 해야 한다.
부항사혈로 혈전을 제거하여 혈액순환을 원활하게 하는 것이 좋다. (백혈병시 금지)

2. 목 부위에 핏줄이 튀어나오는 증상

정상적인 상황 하에서는 경부 양측의 혈맥(동맥과 정맥)이 잘 드러나지 않는다. 목 부위에 정맥 혈관이 불거질 때는 얼굴이 붓고 안색이 어두운 자줏빛을 띠는데 이는 정맥의 혈압이 높아졌음을 나타난다. (오행상 화(火)기능 저하)

생식요법은 화2+토+금+상화+표준생식이면 된다.
증상이 개선되면 체질 처방을 해야 한다.
부항사혈로 혈전을 제거하여 혈액순환을 원활하게 하는 것이 좋다.
경침베개를 목뒤에 놓고 머리를 좌우로 움직여주는 운동을 하면 좋다.

3. 한쪽으로 기우는 몸(사경/斜頸)

병이 오래되면 근육위축이 일어날 뿐만 아니라 근건(筋腱)이 일어나 위아래로 연결된 것이 만져지기도 한다. 경골이 손상되거나 기타 원인으로 인해 단백질 성분의 비율이 감소하기 때문이다.

나이가 들면서 고단백식품을 먹는 것도 예방책이 될 수 있다. 고단백 식품을 먹어야 하는 이유는 간에서 외부에서 공급되는 샐비지 합성과 체내에서 합성하는 디노보 합성을 통하여 단백질을 공급하는 역할을 원활하게 하기 때문이다. 그러므로 간 기능이 저하되면 몸 근육의 불균형이 발생하며 몸이 한쪽으로 기우는 현상이 나타나게 된다.

목이 사경 즉 기우는 것은 골반부터 틀어졌기 때문이다. 골반부터 교정해야 목이 기운 것을 바르게 교정 할 수 있을 것이다.

이렇게 골반이 기우는 이유는 근본적인 이유는 골반 안쪽에 양쪽 허벅지를 굳건하게 잡아주는 장요근이 좌/우측의 몸이 덥고 차가운 것으로 인해 경락의 흐름이 다르고 수축과 이완정도가 다르기 때문에 골반이 기우는 것이다. 차가운 쪽으로 기운다. (오행상 목(木)기능 저하)

생식요법은 수+목2+화+상화+표준생식이면 된다.
증상이 개선되면 체질 처방을 해야 한다.
부항사혈로 혈전을 제거하여 혈액순환을 원활하게 하는 것이 좋다.

■ 기울어진 골반을 바로잡는 운동법

골반이 기운 것을 올바르게 하는 운동은 두 눈을 감고 제자리걸음을 30번 해 보면 좌측, 전방, 우측으로 나가는 사람 등 다양하다. (바닥에 십자 선을 그어 놓으면 좋다.)

- 좌측으로 방향이 틀어진 사람은 왼발을 앞으로 내어 살짝 무릎을 굽히고, 우측 발을 뒤로 뺀 상태에서 양팔은 앞으로 나란히 동작을 하고 양팔과 우측 다리를 동시에 좌측으로 10회 정도 틀어준다. 허리는 곧게 편다.
- 우측으로 방향이 틀어진 사람은 우측 발을 앞으로 내어 살짝 무릎을 굽히고, 좌측 발을 뒤로 뺀 상태에서 양팔은 앞으로 나란히 동작을 하고 양팔과 좌측 다리를 동시에 우측으로 10회 정도 틀어준다. 허리는 곧게 편다.
- 앞으로 전진한 사람은 똑바로 선 상태에서 까치발을 들고 양팔을 곧게 올려 귀에 붙이고 앞으로 10보를 나간 후, 양손은 머리 뒤로 깍지를 끼고 역시 까치발을 들고 뒤로 10보를 걷는다.
- 방향이 좌로 틀어지고 앞으로 전진한 사람은 두 가지를 합성하면 된다. 우로 방향이 틀어지고 앞으로 전진 한 사람도 두 가지를 합성하면 골반이 틀어져 몸이 기우는 것이 교정되어 바로 잡아진다.

4. 목이 당기고 굳는 증상

목이 굉장히 당기고 제대로 움직이지 못하는 증상을 의미한다. 목과 등이 당기고 뻣뻣하고 오한과 발열이 있으며 머리가 붓고 아픈 것은 대부분 한기가 침습한 경우다.

목이 뻣뻣하게 당기고 동통이 있어 제대로 움직이지 못하며, 어깨와 팔, 손가락이 저리고 마비가 오며, 심하면 팔을 올리지 못하는 것은 몸이 비만이면서 냉기와 풍기가 함께 침습한 경우 나타난다.

이러한 증상은 경추골이 비대하고 딱딱하게 굳는 경화증상이 있을 때 나타난다. 서양의학적으로는 버팔로 험프라고 표현하며 과도한 스트레스가 원인이다.

동양의학적으로 보면 스트레스로 인한 혈액순환 장애로 인해 체내에 어혈(瘀血)이 누적되어 있다고 본다. 부항사혈을 통하여 어혈을 제거하는 것도 좋은 방법일 수 있다.

근본적인 방법은 스트레스를 줄이고 호기심 가득한 생활을 하여 호르몬을 활성화시켜 혈액순환을 원활하게 하는 것이 최선이다.

발 반사구도표를 보면서 발바닥에서 발가락이 시작되는 부분을 자극하면 쉽게 어깨 뭉침을 해소시킬 수 있다.

※ 잠을 자고 난 후에 목이 잘 돌아가지 않는 것은 등 부분과 목과의 사이인 어깨 부분의 온도 차이가 4도 이상 발생 시 나타난다.

5. 목을 가누지 못하는 증상

경부가 연약하고 무력하여 머리를 지탱하지 못하는 증상을 말한다. 오랜 동안 중병을 앓거나 하는 경우도 발생할 수 있다.

그러나 영아가 4개월 후에도 목이 약하여 고개를 들지 못하는 것은 대부분 산모가 신장 기운이 약한 채로 임신하여 아이가 선천적으로 신장 기운이 허약하면서 골격이 약한 경우다. 비/위장 기운이 약하거나 출산 시 태아가 압박당하여 뇌가 손상된 경우에도 발생할 수 있다.

목에 이상이 나타나는 경우는 골반부터 정렬(整列)하고 그다음에 척추를 정렬(整列)하고 경추를 바르게 정렬해야 한다. 그리고 이런 목이 틀어진 경우는 대개 바르지 못한 생활 습관이 주원인이다.

앞에서 알아본 골반/골격을 바로 정렬하는 것을 병행한다면 시너지 효과를 얻을 수 있다. 혈액순환 장애로 인한 목의 이상과 질환은 매운맛을 줄이고 신맛을 자주 먹으면 좋다. (오행상 목(木)기능 저하)

생식요법은 목2+화+토+상화+표준생식이면 된다.

증상이 개선되면 체질 처방을 해야 한다.

부항사혈로 혈전을 제거하여 혈액순환을 원활하게 하는 것이 좋다.

15 가슴(흉협/胸脇)을 살펴 건강을 찾는다.

가슴은 갈비뼈 안쪽에 심장, 폐, 간장, 담낭이 들어 있다. 쇄골 뼈 아래부터 배 윗부분까지(갈비뼈가 만져지는 곳)를 흉(胸) 가슴이라고 한다. 겨드랑이 아래를 협(脇: 옆구리)이라고 한다.

가슴과 옆구리는 장부를 담고 있는 중요한 부위로서 장부의 질환이 있으면 즉시 흉부에 반응이 나타난다. 이 흉협은 방광경락을 제외한 11개 경락과 기경팔맥도 순행하므로 장부에 이상 발생 시 흉협에 증상이 나타나게 된다.

동양의학에서 가슴은 오행상 금(金)으로 분류한다. 즉 폐와 연관이 있다고 본다. 흉부와 관련된 질환과 증상이 발생하는 이유는 쓴맛의 음식을 과식(화극금 火克金: 화20+, 금20-하여 화기능이 항진되고 금기능이 저하된 상태)하거나, 매운맛의 음식을 먹지 않음으로 인해 폐기능이 저하(금 20-)되어 발생하는 것이다. (정상은 화20, 금20이다.)

자연 치유를 위해서는 쓴맛이나 단맛을 줄이고, 매운맛과 짠맛의 음식을 자주 먹으면 흉부질환이 개선된다.

생식요법은 금2+수+목+상화+표준생식이면 된다.
증상이 개선되면 체질 처방을 해야 한다.
부항사혈로 혈전을 제거하여 혈액순환을 원활하게 하는 것이 좋다.

1. 가슴의 형태를 살펴라.

1) 통통한 가슴: 전후 직경이 좌우 직경과 같아 통통한 가슴을 말하며, 주로 기관지천식이나 만성 기관지염으로 인한 폐기종 환자가 많다. (오행상 금(金)기능 저하)

2) 마른 가슴: 가슴이 메말라 앞뒤의 직경이 좌우 직경의 반도 안 되는 가슴을 말

하며 폐결핵 같은 만성질병에서 나타난다. (오행상 금(金)기능 저하)

3) 새가슴: 비타민 D의 부족으로 인한 구루병에서 나타나는 특이한 체형이다. 해소천식이나 폐기불창이 원인이 되기도 한다. (오행상 금(金)기능 저하)

4) 푹 꺼진 가슴: 신장 기능 저하가 원인으로서 만성폐질환을 가지고 있다. (오행상 금(金)기능 저하)

쓴맛을 줄이고 매운맛을 자주 먹으면 좋다.(1, 2, 3, 4항 해당)

생식요법은 금2+수+목+상화+표준생식이면 된다.(금+수2+목+상화+표준)
증상이 개선되면 체질 처방을 해야 한다.
부항사혈로 혈전을 제거하여 혈액순환을 원활하게 하는 것이 좋다.

5) 구루병 천주: 구루병 환자들의 가슴에 구슬을 꿰어 놓을 것같이 오돌토돌하게 나온 가슴(임파선 뭉침이 여러 개 촉지됨)을 말한다.(오행상 수(水)/상화기능 저하)

단맛을 줄이고 짠맛을 자주 먹으면 좋다.

생식요법은 수2+목+화+상화2+표준생식이면 된다.(수+목2+화+상화2+표준)
증상이 개선되면 체질 처방을 해야 한다.
부항사혈로 혈전을 제거하여 혈액순환을 원활하게 하는 것이 좋다.

6) 짝짝이 가슴: 한쪽 가슴에 수액이 쌓이거나 기흉이 있는 경우, 심근비대증이 있을 시 나타난다. (오행상 화(火)기능 저하)

짠맛을 줄이고 쓴맛을 자주 먹으면 좋다.

생식요법은 화2+토+금+상화+표준생식이면 된다.
증상이 개선되면 체질 처방을 해야 한다.
부항사혈로 혈전을 제거하여 혈액순환을 원활하게 하는 것이 좋다.

7) 흉부기형: 척추가 기형인 경우로서 호흡과 순환기 장애가 발생한다. 척추결핵, 발육기형, 구루병에서 나타난다. (오행상 수(水)기능 저하)

단맛을 줄이고 짠맛을 자주 먹으면 좋다.

생식요법은 수2+목+화+상화2+표준생식이면 된다.(수+목2+화+상화2+표준)
증상이 개선되면 체질 처방을 해야 한다.
부항사혈로 혈전을 제거하여 혈액순환을 원활하게 하는 것이 좋다.

8) 비정상 호흡: 정상보다 빠른 것은 중초(목 아래부터 배꼽까지)에 병이 있거나 복부에 극심한 통증이 있고 혹은 간경화로 복수가 있어 횡격막이 하강하지 못할 때 나타난다.

매운맛을 줄이고 신맛을 자주 먹으면 좋다.

생식요법은 수+목2+화+상화2+표준생식이면 된다.(수2+목+화+상화2+표준)
증상이 개선되면 체질 처방을 해야 한다.
부항사혈로 혈전을 제거하여 혈액순환을 원활하게 하는 것이 좋다.

2. 옆구리를 살펴라.

왼쪽 가슴 아래 심장박동 부위를 말한다. 허리박동이 빠르거나 휴지(休止: 숨이 멈추는 것)가 있는 것은 복중(腹中)에 병이 있기 때문이며, 허리 박동의 정지는 사망을 의미한다.

3. 유방을 살펴라.

좌/우측 유방과 유두의 위치가 대칭이 정상이다. 유방은 오행상 토(土: 비/위장)로 분류한다. 유방에 문제가 발생하는 것은 악이유식(樂而侑食: 즐겁게 식사를 한다는 의미)이 안 되는 경우다. 즉 혼자서 식사를 하거나 가슴에 화(분노)를 안고서 즐겁지 않은 상태에서 식사를 하면 유방에 문제가 발생하게 된다.

1) 좌/우측 비대칭은 한쪽 유방의 발육부진, 선천적인 기형, 낭종 병변, 염증이 있는 경우다. 유방피부에 경미하고 국부적인 함몰은 유선암의 초기 증상일 수 있다.

2) 유방 피부가 붉어지고 열과 통증이 있는 것은 염증이다.

① 유방암이 피부 임파선에 침입하면 짙은 홍색이 나타나지만 열통(熱痛)은 없다.

② 유륜(乳輪)은 첫 번째 임신 이후에 범위가 넓어지고 색이 짙어진다.
③ 부신피질의 기능이 감퇴되면 유륜(乳輪)이 선명한 갈색으로 변한다.

3) 유두에서 분비물이 나오는 것은 유선관의 병변이며, 혈성분의 분비물은 유선암에서 나타난다. 분비물이 맑고 남색이나 황색이면 주로 만성낭성유선염이다.

4) 유방에 수종이 생긴 후에는 피부 모낭이나 털구멍이 뚜렷하게 함몰되고, 피부는 귤껍질이나 돼지피부처럼 변하는 것은 유선암에서 나타나고 염증에서도 나타난다.

5) 여자의 유방 속에 복숭아씨나 계란 같은 종괴가 있는데 형태가 뚜렷하고 피부색에는 변함이 없으며 피부와 유착되지 않아 이리저리 움직이는 것은 유벽(乳癖)이라 한다.

현대의학에서는 섬유선종, 유선낭종이라 한다. 대부분 간(肝)에 화가 가득 차거나 즐겁지 못한 식사가 원인이며, 기가 울체되어도 나타난다. 스트레스 받는 젊은 여자의 유방에서 주로 나타난다.

※ 오행상 목극토(木克土)의 부조화로 발생한다. 분노(忿怒)가 주범이다.

6) 중년 여자의 유방에 주위조직과의 경계가 불분명한 하나 혹은 여러 개의 딱딱한 뭉침이 생겨 점차 피부에 유착되는데 병의 치료가 늦어 수개월 후에 딱딱한 뭉침이 물러지기 시작하여 농종을 만들고 이후 터져서 밖으로 나오는 것은 유방 결핵이다. 미리 절제하는 것이 좋다.

7) 유방에 국부적으로 딱딱한 뭉침이 생기는데 주로 유방 외측 상방 즉 가슴 양쪽 옆 겨드랑이에 주로 생기는데 손으로 만지면 딱딱하다. 처음에는 작다가 천천히 커지고 동통이 있으며 유방 피부와 유착되기 시작한 후에는 피부 표면이 함몰 되거나 피부가 귤껍질 같이 변하고 짓물러 터진 후에는 양배추처럼 되는 것은 유선암 증상이다. 대부분 분노하고 생각이 많은 고민을 하는 사람(에노우사(恚怒: 성내고, 憂思: 근심걱정이 많고)에게서 나타난다.

동양의학에서 유방은 오행상 토(土: 비/위장)로 분류한다. 주로 가슴에 분노나 울화증을 가지고 즐겁지 못한 식사를 하는 사람에게서 주로 발생하는 질환이다. 이유는 비/위장 경락이 유방을 경유하기 때문이다. 또한 토극수(土克水)의 관계도 함께 보아야 하는 이유는 유방 안쪽으로 신장 경락이 위로 오르기 때문에 비/위장과 신장 기능을 동시에 관찰하여야 한다. 또한 짠맛의 염분이 위산의 주원료인 것도 상호관계가 있음을 나타내는 것이다.

이러한 유방질환을 개선시키고자 한다면 스스로가 작은 일에도 감사하는 마음을 가지고 즐겁게 생활하는 것이 최선의 보약으로 작용할 수 있다. 식사는 혼자서 하지 말고 여러 명이 둘러앉아 웃으면서 식사하는 식습관을 가지면 쉽게 치유할 수 있다.

그려러니! 하는 마음가짐과 내 팔자려니! 하는 마음을 가지고 적극적이고 긍정적으로 살아가는 생활 습관이면 예방 및 치유할 수 있다.

유방질환을 치유하려면 스트레스를 줄이는 것이 우선되어야 한다. 그런데 스트레스를 어떻게 줄이는가 하는 것이 문제다. 스트레스를 줄이려면 먼저 타인과 비교(比較)와 욕심(慾心)을 버려야 한다.

내 것이 아니고 나와 상관이 없다면 황희 정승 말씀대로 "여언시야(汝言是也)"라고 그려러니! 하는 마음을 가지는 것이 좋다. 쉽게 말해서 지금의 생활환경이 내 팔자려니 하는 팔자타령을 해야 한다는 말이다. 비교와 욕심을 버리지 않고는 여자들의 유방질환을 치유하기는 대단히 어렵다

음식은 신맛을 줄이고 단맛을 자주 먹는 것도 유방질환을 치유하는 좋은 처방이다.

생식요법은 토2+금+수+상화2+표준생식이면 된다.(토+금2+수+상화2+표준)
증상이 개선되면 체질 처방을 해야 한다.
부항사혈로 혈전을 제거하여 혈액순환을 원활하게 하는 것이 좋다.

16 어깨(肩: 견), 등(背: 배), 허리(腰: 요)를 살펴 건강을 찾는다.

어깨는 인체 몸통의 상부로 척골을 중심으로 좌우 하나씩이며, 아래로는 팔과 연결된다. 등은 몸통의 뒷부분으로 위로는 어깨와 목, 아래로는 허리와 연결되며 척골(脊骨: 등뼈)이 중앙에 세로로 서 있다.

어깨와 등은 서로 연결된 부위로서 어깨는 폐와 연관이 있다. 심장과도 연계하고 있다.

허리는 신장과 연계가 깊고 허리 내에는 명문(命門: 선천적인 기(氣)가 저장되어 있는 곳으로서 사람이 살아가는 데 근본이 되는 곳을 의미함)이 감추어져 있다. 이뿐만 아니라 명문 (名門: 한의학에서 우측 신장을 의미하며 음위증, 유정, 야뇨증, 요통이나 자궁출혈, 탈항, 대하 등을 치료하는데 활용함)과 신수(腎兪)등의 중요 수혈이 위치하고 있고, 이 부위는 인체의 내장 특히 신장(腎臟), 명문(命門)과 밀접한 관계에 있기 때문에 신장 기능의 활성도가 가장 잘 나타나는 부위다.

경락상으로 보면 어깨는 수족삼양경락이 교회하고, 기경팔맥 중 독맥이 척추를 따라 순행하고, 족태양방광경락이 좌우로 나뉘어 척추 양쪽으로 순행한다.

수혈(兪血)을 보면 허리와 등은 요혈이 집중되는 곳으로 허리와 등은 오장육부의 주요 수혈들이 중앙선좌우측에 집중 분포되어 있다. 그러기에 장부에 무슨 이상이 생기면 어깨, 등, 허리에 증상이 나타난다.

어깨는 심장과 폐 기능, 등과 허리는 신장 기능, 명문은 생식/비뇨기계기능을 진단할 수 있다.

1. 어깨를 살펴 건강을 찾아라.

정상인은 좌우가 대칭을 이룬다. 병변이 발생하면 다음과 같은 증상이 나타난다.

1) 어깨로 숨을 쉰다.

① 코를 벌름거리면서 입을 벌리고 숨을 쉰다.
② 천식환자는 폐에 객담이 있다.(중성지방수치가 높아도 천식이 생긴다.)

③ 정상적인 경우는 앞가슴이 벌렁거리면서 호흡을 하지만 폐기능이 저하되면 어깨가 앞으로 굽어지기에 호흡할 때 어깨로 숨을 쉬는 것처럼 보인다.

쓴맛을 줄이고 매운맛을 자주 먹으면 좋다.

생식요법은 금2+수+목+상화2+표준생식이면 된다.(금+수2+목+상화2+표준)
증상이 개선되면 체질 처방을 해야 한다.
부항사혈로 혈전을 제거하여 혈액순환을 원활하게 하는 것이 좋다.

2) 축 처진 어깨는 폐기능이 극도로 약해진 상태다. 이러한 증상은 폐포에 산소량이 부족하여 가슴 좌우측에 있는 갈비뼈가 오그라들면서 나타나는 증상이다.

3) 오십견은 기(氣)와 혈(血)이 울체되어 나타난다. 서양의학적으로 보면 혈액순환 장애로 인해 발생한다. 발을 보면 어깨 부분의 반사구에 굳은살이나 티눈, 각질 등이 생성되어 있는 것을 볼 수 있다. 어깨를 자극해서 개선시키는 것보다 발의 반사구를 자극해서 개선시키는 것이 음양론 측면에서도 효과가 크다.

생식요법은 수+목2+화+상화2+표준생식이면 된다.(수2+목+화+상화2+표준)
증상이 개선되면 체질 처방을 해야 한다.
부항사혈로 혈전을 제거하여 혈액순환을 원활하게 하는 것이 좋다.

4) 어깨 관절의 탈구 증상

갑자기 무거운 것을 들거나 기어오를 때 탈구되어도 통증이 생긴다.

※ 오행상 어깨의 탈구는 방광 기능 저하를 오랜 시간 방치한 경우(기경의 병) 어깨탈구가 발생한다. 즉 싱겁게 먹는 식습관이나 단맛을 자주 먹는 식습관을 가진 사람들에게서 자주 발생하는 증상들이다. 침 치료 시에는 신맥혈(바깥 복숭아뼈 사이)을 활용하라.

단맛을 줄이고 짠맛을 자주 먹으면 좋다.

생식요법은 수2+목+화+상화+표준생식이면 된다.
증상이 개선되면 체질 처방을 해야 한다.
부항사혈로 혈전을 제거하여 혈액순환을 원활하게 하는 것이 좋다.

5) 견갑골의 형태로 건강을 찾는다.

① 전굴형: 견갑골의 양측이 앞으로 굽어진 형태로 감기, 경부 임파선 종대, 늑막염, 폐내 임파선 종대, 폐결핵을 앓기 쉽다.(폐가 차가운 경우)

쓴맛을 줄이고 매운맛을 자주 먹으면 좋다.

생식요법은 금2+수+목+상화2+표준생식이면 된다.(금+수2+목+상화2+표준)
증상이 개선되면 체질 처방을 해야 한다.
부항사혈로 혈전을 제거하여 혈액순환을 원활하게 하는 것이 좋다.

② 후굴형: 견갑골 양측이 뒤로 기울어진 형태로서 위장, 간장, 췌장, 비장 등 소화기계 질환을 앓기 쉽다. 그러나 임파결핵을 앓지는 않는다. (골반이 뒤로 기울어져 있는 경우다. 척추 후만증이다.)

신맛을 줄이고 단맛을 자주 먹으면 좋다.

생식요법은 토2+금+수+상화+표준생식이면 된다.(토+금2+수+상화+표준)
증상이 개선되면 체질 처방을 해야 한다.
부항사혈로 혈전을 제거하여 혈액순환을 원활하게 하는 것이 좋다.

③ 좌전굴형: 좌측 견갑골이 앞으로 기울고 우측은 정상인 형태로서 동맥경화나 체질성 한증(寒症)을 앓기 쉽고, 좌폐와 좌심장의 혈액 공급이 부족하고, 폐결핵을 앓을 때 좌폐가 먼저 감염된다. (폐가 차고 열이 부족하기 때문)

쓴맛을 줄이고 매운맛을 자주 먹으면 좋다.

생식요법은 금2+수+목+상화2+표준생식이면 된다.(금+수+목+상화2+표준)
증상이 개선되면 체질 처방을 해야 한다.
부항사혈로 혈전을 제거하여 혈액순환을 원활하게 하는 것이 좋다.

※ 좌측 어깨가 앞으로 기운 것은 심장이 차가워지고 있는 증상이다.

매운맛을 줄이고 쓴맛을 자주 먹으면 좋다.

생식요법은 화2+토+금+상화+표준생식이면 된다.(화+토2+금+상화+표준)
증상이 개선되면 체질 처방을 해야 한다.
부항사혈로 혈전을 제거하여 혈액순환을 원활하게 하는 것이 좋다.

④ 우전굴형: 우측 견갑골이 앞으로 기울고 좌측은 정상인 형태로 우폐와 우심장의 혈액순환이 불량하고, 정맥류와 피부병을 앓기 쉽다. 폐병을 앓을 때는 우폐가 먼저 침범한다. 같은 폐결핵 환자라도 좌전굴형얼굴은 홍조를 띠지만, 우전굴형은 암자색으로 혼탁하다.

⑤ 좌 후굴형: 좌측 견갑골이 뒤로 기울어져 있는 형태로서 이런 사람은 허리 이하 하반신에 늘 도한(盜汗: 밤에만 땀이 나는 증상)이 있다.

⑥ 우 후굴형: 우측 견갑골이 뒤로 기울어져 있는 형태로서 상반신에 도한(盜汗: 밤에만 땀이 나는 증상)이 난다. 견갑골의 위치가 이상한 것은 견갑골의 안쪽 아래가 주머니모양으로 되었기 때문이다.

좌 후굴형 어깨	우 후굴형 어깨
하반신에 땀이 난다	상반신에 땀이 난다.

■ 사례를 중심으로 몸을 진단한다.(일본연구 보고서)

- 어깨가 아래로 처진 것은 위장하수가 많다.

- 어깨가 좁은 사람은 폐결핵을 앓기 쉽다.

- 어깨가 넓은 사람은 만성 기관지염을 앓기 쉽다.

- 어깨가 올라간 사람은 천식을 앓을 징조다.

- 좌측 어깨가 처진 사람은 소화효소와 호르몬 분비왕성/소화기능이 왕성하다.

※ 45세 이상의 여자라면 안저출혈, 백내장, 안저병(눈이나 그 주변에 구더기가 생기는 질환)을 앓기 쉽고, 사물이 흐리게 보인다. 45세 이상의 남자라면 동맥경화로 인한 진전마비(파킨슨병)와 뇌일혈(중풍)을 앓기 쉽다.

- 우측 어깨가 처진 사람은 소화효소/호르몬 분비가 느려 소화기능이 저하된다.

※ 12세 이하는 영양실조, 감기, 임파선 종대 등을 앓기 쉽고, 전굴형체형이 되기 쉽다.

좌측 어깨가 처진 사람	우측 어깨가 처진 사람
소화효소와 호르몬 분비왕성 소화기능 왕성	소화효소와 호르몬 분비저조 소화기능 저하
여자: 안저출혈, 백내장 남자: 파킨슨병, 뇌일혈(중풍) 주의 (45세 이상 남여기준)	영양실조, 감기, 임파선 주의

어깨가 틀어지는 근본적인 이유는 골반이 틀어지면서 발생하는 증상이다. 골반을 똑바로 교정하는 운동을 하거나 조치를 취하는 것이 우선이다. 물론 어깨부분에는 폐 경락이 흐르지만 근본적인 문제는 골반을 올바르게 하는 것이다. 골반을 올바르게 하는 운동방법은 앞에서 설명한 내용을 참고하면 된다.

2. 등과 허리를 살펴 병을 찾아라.

1) 척추가 굽고 거북이등 같은 형태로서 선천적으로 신장 기능이 약하고 후천적으로 영양실조와 함께 골수가 충실하지 못하여 독맥(督脈: 등으로 흐르는 양의 대표맥)의 순환장애로 인해 발생하는 기형이다. 골수기능이 충실하지 못한 것이 주원인이다.

2) 곱사등은(구루(傴僂: 구부릴 구/루), 대루(大僂), 배루(背僂)라고 함) 대부분 신장기능이 약하고, 정혈부족, 척수의 영양실조, 독맥의 손상으로 발생한다.

단맛을 줄이고 짠맛을 자주 먹으면 좋다.(1, 2항 해당)

생식요법은 수2+목+화+상화2+표준생식이면 된다.(수+목2+화+상화2+표준)
증상이 개선되면 체질 처방을 해야 한다.
부항사혈로 혈전을 제거하여 혈액순환을 원활하게 하는 것이 좋다.

3) 등허리에 근육이 없어 척추 뼈가 보이는 형태(척감(脊疳))는 비/위장 기능 저하시 나타난다.

신맛을 줄이고 단맛을 자주 먹으면 좋다.

생식요법은 토2+금+수+상화+표준생식이면 된다.(토+금2+수+상화+표준)
증상이 개선되면 체질 처방을 해야 한다.
부항사혈로 혈전을 제거하여 혈액순환을 원활하게 하는 것이 좋다.

4) 척추 중앙에 유두저(有頭疽: 욕창)가 생기는 질환이다. 모양이 큰 것은 발배(發背)라고 부른다.

상중하로 구분되며 모두 독맥이 지나는 자리에 생긴다.

구분	위치	증상(명칭)
상발배	천주골 아래(경추2~6)	폐 손상(폐후발)
중발배	심장 반대쪽	간 손상(대심발)
하발배	배꼽 반대쪽	신장손상(대제발)

모두 증상 초기에는 모양이 좁쌀 같고 타는 듯한 증상이 있고 가렵다. 주위가 저리고 당기며 한열이 오락가락하다가 며칠 후 퉁퉁 붓는다. 간(肝)에 울화(鬱火)가 적체되어 나타난다.

매운맛을 줄이고 신맛을 자주 먹으면 좋다.

생식요법은 목2+화+토+상화+표준생식이면 된다.(목+화2+토+상화+표준)
증상이 개선되면 체질 처방을 해야 한다.
부항사혈로 혈전을 제거하여 혈액순환을 원활하게 하는 것이 좋다.

5) 등허리에 욕창이 생기는 증상(욕창이 배부 및 요부에 생기는 증상)을 말하며 탑배(搭背)또는 탑수(搭手)라고도 한다. 초기에는 좁쌀 같은 농점(膿點)이 생기고, 피부는 암홍색이며 추위에 떨고 고열이 동반되다가 나중에 점차 부어오른다. 상중하로 구분되며, 족태양방광경이 지나는 부위에 생긴다.

구분	발생원인
상탑수	기가 통하지 않아서 담열(痰熱)이 응결하여 생긴다.
중탑수	노(怒), 희(喜), 우(憂), 사(思), 비(悲), 공(恐), 경(驚) 등 칠정이 지나쳐 울화가 응결하여 발생한다.
하탑수	대부분 무절제한 성생활로 진음(眞陰)이 소모되어 상화내동(相火內動)하여 생긴다.

동양의학에서는 오행상 어깨는 주로 상화(相火), 등은 화(火), 허리는 수(水)로 분류한다. 세부적인 분류는 각 분야를 참고하기 바란다.

■ 동양의학에서 보는 어깨통증(견비통)에 대하여 요약 정리한다.

〈어깨통증(견비통)의 종류와 증상(오행상 상화(相火)기능 저하)〉

구분(오계맥)	증상(생식처방)
간/담에 원인이 있는 견비통	없음
심/소장에 원인이 있는 견비통(구맥)	어깨 넘어 등 쪽의 견갑골에 통증 (화2+토+금+상화+표준)
심포장 삼초부에 원인 있는 견비통 (구삼맥)	어깨가 짓눌리는 견비통 (토+금+수+상화2+표준)
비/위장으로 인한 견비통	없음
폐/대장으로 인한 견비통 (모맥)	어깨정상이 뻐근하고 쑤시는 통증 (금2+수+목+상화+표준)
신장 방광에 원인이 있는 견비통	없음
양유맥 견비통(삼초기능 저하) (구삼맥 인영4~5성)	고질적인 견비통, 약 효과 없는 견비통 (토+금+수+상화2+표준)
양교맥 요통 (방광기능 저하) (석맥 인영4~5성)	어깨 관절이 빠지는 통증, 진통제 효과 없음 (토+금+수2+상화+표준)

■ 동양의학적으로 보는 허리통증(요통)에 대하여 요약 정리한다.

〈허리통증(요통)의 종류와 증상(오행상 수(水)능 저하)〉

구분(오계맥)	증상(생식처방)
간담에 원인이 있는 요통(현맥)	전후굴신 불가요통 (허리를 굽히거나 펴기 힘들다.) (목2+화+토+상화+표준)
심/소장에 원인 있는 요통 (구맥이 급하다)	좌골 신경통(엉덩이가 아프다.) (화2+토+금+상화+표준)
심포장 삼초부에 원인 있는 요통(구삼맥)	허리 하단부 넓게 통증, 등 윗부분이 무겁게 짓눌림 (토+금+수+상화2+표준)
비/위장에 원인 요통	없음
폐/대장에 원인이 있는 요통(모맥)	허리아래 움푹 파인 요안부분 통증 (금2+수+목+상화+표준)
신장 방광에 원인이 있는 요통(석맥)	신허요통(허리둘레가 뻐근하고 아프다.) (수2+목+화+상화+표준)
대맥 요통(현맥 인영4~5성) -담낭기능 저하	배꼽을 중심으로 복부와 등을 한 바퀴 돌아서 아프다. (혁대 매는 곳이 검은 띠를 두른다.) (목2+화+토+상화2+표준)
독맥 요통(구맥인영4~5성) -소장 기능 저하	척추 전체에 통증(등허리가 아프다고 표현) (화2+토+금+상화2+표준)
양유맥 요통(구삼맥 인영4~5성) -삼초(면역력)기능 저하	허리측면에 통증 (토+금+수2+상화2+표준)
양교맥 요통(석맥 인영4~5성) -방광 기능 저하	허리 옆 부분에 통증 (수2+목+화+상화2+표준)

17 척추(脊椎)를 살펴 건강을 찾아라.

척주(脊柱)는 등 중앙 중심에 위치하며 그 속으로 척수 신경이 통과 하는 인체에서 가장 중요한 조직중의 하나다. 척주는 오장육부와 신경이 연결되어 있어 내장에 질병이 발생하면 척추부위에 증상이 나타난다. 예를 들면 폐가 안 좋은 사람은 흉추 1~3번에, 신장이 안 좋은 사람은 10번에 반응이 나타난다.

아래 도표에서 보듯이 척추는 오장육부와 오관과 상호 반응구를 가지고 있다. 동양의학상 등(배/背)은 양(陽)으로 분류하며 양 기운이 부족해지면 등에 불편한 증상들이 나타난다.

등이 아프다, 등이 굳다, 등가죽이 아프다고 호소한다. 이러한 곳을 눌러 압통(壓痛)이 있는 곳은 그 곳의 장기가 차가워져가고 있음을 의미한다.(혈액순환 장애)

척추 신경과 연계하여 반응하는 신체 부분을 정리하면 다음과 같다.

척추신경	반응하는 피부, 내장, 오관
경추3	횡격막, 뇌, 두피, 얼굴피부, 귀, 코, 입, 치아, 갑상선, 심장, 폐, 간, 비장, 이자, 위장
경추4	뇌, 얼굴피부, 눈, 귀, 코, 횡격막, 두피, 입, 치아, 혀, 후두, 갑상선, 심장, 간, 비장, 이자, 지라
흉추1	기관지, 폐, 피부, 심포, 심장, 눈, 귀, 횡격막, 늑막, 간
흉추2	기관지, 심장, 귀, 눈, 유선
흉추3	폐, 심장, 귀, 눈, 코, 유선, 늑막, 간, 피부
흉추4	간, 폐, 심장, 귀, 유선, 늑막
흉추5	위장, 눈, 코, 편도선, 유선, 늑막, 귀, 간
흉추6	횡격막, 위장, 비장, 이자, 간, 신장, 유선
흉추7	횡격막, 비장, 위장
흉추8	횡격막, 이자, 간, 담낭, 소장
흉추9	비장, 부신, 이자, 담낭, 소장, 위, 횡격막
흉추10	신장, 소장, 횡격막, 이자, 비장, 담낭, 수뇨관, 난소, 고환
흉추11	소장, 횡격막, 복막, 대장, 신장, 수뇨관, 방광, 자궁, 고환, 난소
흉추12	대장, 신장, 횡격막, 복막, 음경, 전립선, 난소, 고환, 부고환, 자궁, 정소(精巢)
요추1	방광, 대장, 소장, 음경, 난소, 전립선, 자궁, 정소, 복막
요추2	충양돌기, 음경, 고환/난소, 부고환, 정소, 자궁, 복막, 대장, 소장
요추3	음경, 고환/난소, 부고환, 방광, 전립선
요추4	질, 방광, 자궁, 전립선, 직장
요추5	전립선, 방광, 직장
미골1,2	방광
미골3	방광, 음경, 질(膣)
미골4	항문, 음경, 질(膣)

등은 독맥(양을 주관하는 대표맥)의 주 통로이기도 하지만 몸 안에서 생성되는 가장 많은 노폐물인 소변배출을 담당하는 방광경락이 지나는 주통로이기도 하다.

한편으로 보면 몸 안의 노폐물이 밖으로 배출하는데 장애가 생기면 방광경락과 연계되어 있는 오장육부와 오관의 기능 역시 장애가 발생하게 된다. 그래서 어떤 이는 병원에서 검사 결과 아무 이유 없이 온몸이 아프다고 하는 것을 보면 경추에서부터 등으로 내려오는 방광 경락줄기가 모두 딱딱하게 굳어 있음을 볼 수 있다.

동양의학에서는 크게는 등쪽을 양(陽), 앞쪽을 음(陰)으로 분류하고 앞부분을 음(陰)을 대표하는 맥상은 임맥(任脈: 폐/대장의 기경팔맥)이 주관하고, 등쪽은 양(陽)을 대표하는 독맥(督脈: 심/소장의 기경팔맥)이 주관한다고 한다. 화극금(火克金)의 관계에서 조화와 균형을 유지하는 것이 중요하다는 의미다.

그러나 세부적으로 보면 등쪽은 방광 경락이 주로 흐르는 곳이기에 수(水)기능과 연관이 많고, 앞쪽은 비/위장 경락이 주로 흐르는 곳이기에 토(土)기능과 연관이 많다.

세부적으로 보면 토극수(土克水)의 관계에서 조화와 균형을 유지하는 것도 중요하다.

음식의 맛으로 보면 단맛과 짠맛의 조화와 균형을 이루는 것이 척추를 올바르게 하는 길임을 알아야 한다. 어려서부터 단맛을 즐기는 현대의 젊은이들이 성인이 되기도 전에 다양한 성인질환들이 발생하는 이유일 것이다. (토극수: 토20+/과잉, 수20-/저하 불균형으로 질병 발생)

동양의학에서 척추(골격)는 오행상 수(水: 신장/방광)기능과 연관이 깊다. 즉 신장/방광 기능 활성도에 따라 척추의 건강을 판가름 할 수 있다. 척추는 먹을거리와도 연관이 깊지만 생활 습관과도 연관이 깊다. 올바르지 못한 자세를 장시간 취함으로 인해 골격을 받쳐 주고 있는 근육의 변형으로 인해 척추가 변형되는 경우가 발생하기 때문이다.

앞에서 강조한 골반교정, 척추를 교정하는 운동 습관을 가져 항상 올바른 근/골격을 가지는 것도 무병장수를 하기 위한 건강한 척추를 유지하는 방법일 것이다.

음식으로는 단맛을 줄이고 골격을 튼튼하게 하면서 신장을 보강하는 짠맛과 근육을 강건하게 하는 신맛을 자주 먹는 것이 좋다. 등이 아플 때는 신장의 반사구인 발을 따뜻하게 하는 것도 좋다.

또한 골격을 올바르게 받쳐 주고 있는 것은 근육이다. 근육은 간장과 연관이 있다. 그래서 수생목(水生木)의 관계도 건강해야 척추가 건강해진다는 것도 염두에 두어야 할 것이다.

생식요법은 수2+목+화+상화+표준생식이면 된다.(수2+목2+화+상화+표준생식)

증상이 개선되면 체질 처방을 해야 한다.

부항사혈로 혈전을 제거하여 혈액순환을 원활하게 하는 것이 좋다.

18 배(복부)를 살펴 건강을 찾는다.

배는 음양상 음(陰)으로 분류한다. 안에는 비/위. 담낭, 신장, 방광, 대장, 소장, 자궁, 난소가 들어 있다. 복부(腹部)는 후천지본으로 비/위장과 연관이 있고, 생명발생의 근원이 되는 곳이기도 하며, 음양의 기혈(氣血)이 모이는 곳이다.

등쪽은 양(陽)이고, 앞쪽 배는 음(陰)으로 분류되며, 수족 삼음경과 임맥이 배쪽으로 흐르기에 음맥의 바다가 된다. 그러므로 인체 음 기운의 성쇠가 나타난다. 장부 기혈에 병변이 발생하면 음양의 조화와 균형이 깨지면서 즉시 복부에 반영되어 나타나게 된다.

복부에는 배꼽(신궐과 기해혈)을 비롯한 중요한 요혈들이 있어 내장을 관찰하고 비/위장과 충맥, 임맥을 나타내는 중요한 요지가 된다. 이 때문에 복부에는 인체의 내장을 들여다보는 중요한 초소라고 할 수 있다.

그래서 어떤 이는 복진법(腹診法: 배를 여기저기 눌러서 질병을 찾아내는 진단법)을 강조하고 있기도 하고, 서양의학적으로는 청진기를 통하거나 배에 나타나는 통증이나 다양한 증상들로 오장육부의 상태를 식별하고 있다.

동양의학에서 배(복부)는 오행상 토(土)로 분류한다. 즉 비/위장기능이 저하되면 복부에 다양한 질환과 증상들이 발생하게 된다. 이러한 복부 질환이 발생하는 주요 원인은 신맛의 과식이나 쓴맛의 과식으로 인해 목극토(木克土: 목 20+, 토20-)로 인한 목(木)기능 항진으로 토기능 저하가 주요 원인으로 작용하고, 쓴맛의 과식은 화극금(火克金: 화20+, 금20-)의 관계에서 화기능의 항진으로 인해 금기능이 저하되면서 금극목(金克木: 금20-, 목20+)의 관계에서 목기능 항진되는 결과를 초래하게 되기 때문이다. (본래는 금 20, 목 20이 정상이다.)

자연 치유를 위해서는 신맛이나 쓴맛의 음식을 줄이고, 단맛이나 매운맛의 음식을 자주 먹어(토20-에서 20+로, 금20-에서 20+로) 오장육부의 조화와 균형을 이루도록 하면 복부 질환을 사라지게 할 수 있다.

1. 배의 색깔을 살펴라.

1) 복부의 색깔이 붉다면 열이 있는 징후다. 이는 위궤양이 있으며 통증을 가지고 있다. 누르면 동통이 있다.

혀를 함께 보라. 혓바닥이 누런색을 띠며 군데군데 허물이 벗어져 있으면 위궤양이다. 혀가 붉으면 몸 안에 열이 있는 경우다.

신맛을 줄이고 단맛과 매운맛을 자주 먹으면 좋다. 반드시 소식하고 천천히 먹는 식습관을 가져야 한다.

생식요법은 토2+금+수+상화+표준생식이면 된다.(토+금2+수+상화+표준생식)
증상이 개선되면 체질 처방을 해야 한다.
부항사혈로 혈전을 제거하여 혈액순환을 원활하게 하는 것이 좋다.

2) 복부의 피부색이 누런색을 나타내면 황달이나 회충이 있다. 복부의 색이 희게 변한다면 한증(寒症)을 나타내며, 청색을 띈다면 한증, 통증, 경풍과 관계가 있다. 검은색이라면 한증(寒症: 차가운 증상), 통증(痛症: 아픔이 나타남), 노상(怒傷: 과도한 분노로 인한 혈액순환 장애로 인해 나타나는 불편한 증상들), 어혈(瘀血)이 있음을 의미한다. 그러나 어느 날 갑자기 검은색으로 변한다면 위험한 증상이다.

3) 복부의 피부색이 옅고 허리부위에 갈색이 나타나는 것은 대부분 정상적이다. 신장 기능이 저하돼도 나타난다.

좌측 허리에 남색이 나타나는 것은 복부 내부의 출혈이 밖으로 삼투된 것으로 급성출혈성 췌장염환자에게서 나타난다. 전문의진단을 받는 것이 좋다.

4) 배꼽 주위에 남색이 나타나는 것은 복부 내에 큰 출혈이 있음을 나타내는 증상이고(컬런증/cullen 이라 함) 급성 췌장염과 자궁 외 임신 환자에게서 나타난다.

급성 췌장염인 경우는 통증이 극심하기에 전문의 진단을 받고 조치를 받아야 한다.

급성 췌장염인 경우 신맛을 줄이고 단맛과 매운맛을 자주 먹으면 좋다. 반드시 소식하고 천천히 먹는 식습관을 가져야 한다.

생식요법은 토2+금+수+상화+표준생식이면 된다.(토+금2+수+상화+표준생식)
증상이 개선되면 체질 처방을 해야 한다.
부항사혈로 혈전을 제거하여 혈액순환을 원활하게 하는 것이 좋다.

2. 복부의 형태의 변화를 살펴라.

1) 누웠을 때 복부 함몰은 대부분 허증(虛症)이다.

① 상복부에 부분적으로 함몰되는 증상은 위/십이지장에 구멍이 있을 때 나타난다.

신맛을 줄이고 단맛과 매운맛을 자주 먹으면 좋다. 반드시 소식하고 천천히 먹는 식습관을 가져야 한다.

생식요법은 토2+금+수+상화+표준생식이면 된다.(토+금2+수+상화+표준생식)
증상이 개선되면 체질 처방을 해야 한다.
부항사혈로 혈전을 제거하여 혈액순환을 원활하게 하는 것이 좋다.

② 복부 전체가 함몰되는 증상(누웠을 때)은 만성 소모성질환의 말기나 소화기계통의 악성종류, 당뇨병, 뇌하수체전엽 기능감퇴 및 갑상선 기능 항진증의 말기환자와 같이 만성적인 고질증상일 때 나타난다. 또한 유동기 적취(누워서 배를 살짝 눌러보면 딱딱한 것이 느껴지는 것들)가 많아 복부근육이나 탄력이 없고, 뱃속이 냉한 사람에게서 나타난다.

이런 사람들은 우선적으로 배를 따뜻하게 온찜질을 해야 한다.(예를 들면 된장찜질이나 소금물 수건찜질, 천일염 소금찜질 등)
그리고 배를 따뜻하게 하는 운동을 하는 것이 좋다. 손바닥을 가슴 위에서 30번 비빈 후 열을 내서 배꼽을 중심으로 시계방향으로 60회, 시계 반대방향으로 60회를 돌려 주어 복부에 열을 발생케 하는 운동을 하면 좋다.
하복단전치기, 윗몸 일으키기, 경침베개 밟기 등 자신의 취향에 맞는 운동법을 선택해서 6개월~1년 정도 꾸준하게 실천할 때 유동기 적취가 사라진다.

■ **유동기 적취는 오장육부와의 상관관계를 확인한 후에 그에 맞는 식이요법을 하도록 해야 한다.**
- **명치부분이 딱딱한 경우: 심/소장에 냉기가 든 경우의 유동기 적취다.**

생식요법은 화2+토+금+상화+표준생식이면 된다.(화+토2+금+상화+표준생식)
증상이 개선되면 체질 처방을 해야 한다.
부항사혈로 혈전을 제거하여 혈액순환을 원활하게 하는 것이 좋다.

- 배꼽을 중심으로 딱딱한 경우: 비/위장에 냉기가 든 유동기 적취다.

생식요법은 토2+금+수+상화+표준생식이면 된다.(토+금2+수+상화+표준생식)
증상이 개선되면 체질 처방을 해야 한다.
부항사혈로 혈전을 제거하여 혈액순환을 원활하게 하는 것이 좋다.

- 아랫배를 중심으로 딱딱한 경우: 신장/방광에 냉기가 든 유동기 적취다.

생식요법은 수2+목+화+상화+표준생식이면 된다.(수+목2+화+상화+표준생식)
증상이 개선되면 체질 처방을 해야 한다.
부항사혈로 혈전을 제거하여 혈액순환을 원활하게 하는 것이 좋다.

- 배꼽 우측으로 딱딱한 경우: 폐/대장에 냉기가 든 유동기 적취다.

생식요법은 금2+수+목+상화+표준생식이면 된다.(금+수2+목+상화+표준생식)
증상이 개선되면 체질 처방을 해야 한다.
부항사혈로 혈전을 제거하여 혈액순환을 원활하게 하는 것이 좋다.

- 배꼽 좌측으로 딱딱한 경우: 간/담낭에 냉기가 든 유동기 적취다.

생식요법은 목2+화+토+상화+표준생식이면 된다.(목+화2+토+상화+표준생식)
증상이 개선되면 체질 처방을 해야 한다.
부항사혈로 혈전을 제거하여 혈액순환을 원활하게 하는 것이 좋다.

- 배꼽과 명치 중간에 딱딱한 경우: 면역력이 낮아서 냉기가 든 유동기 적취다.

생식요법은 토+금+수2+상화2+표준생식이면 된다.(토+금2+수+상화2+표준생식)
증상이 개선되면 체질 처방을 해야 한다.
부항사혈로 혈전을 제거하여 혈액순환을 원활하게 하는 것이 좋다.

2) 누웠을 때 복부 융기는 복수, 기복(氣腹) 등의 병리 상태를 의미한다.

대부분 복부창만, 융기(隆起: 볼록하게 솟아오름) 등은 실증(병이나 질환이 있음)이다. 복부의 피부가 팽팽하고 광택이 나며 뜨거운 것은 내옹(內癰: 복부에 고름이 찬 경우)의 증상이다. 복부의 피부가 복수나 창만으로 인해 늘어나 무늬가 사라지는 것은 위험한 증상이다.

복부팽만은 복창(腹脹)에서 나타나며 명치까지 부풀지 않는 것은 초기증상이고, 명치까지 부풀어 올랐으면 이미 중증으로 접어들었다.

① 복수(腹水)로 가득찬 배는 누우면 배 양쪽으로 늘어지는 현상이 나타나며, 옆으로 누우면 한쪽으로, 앉으면 아래로 늘어진다. 간경화, 심기능부전, 협착성 심포염, 복막 전이암, 신장병 합병증, 결핵성 복막염에서 나타난다.

※ 정확한 원인을 진단하고 그에 맞는 식이요법을 취해야 한다.

② 위장에 기(氣)가 울체되면 복부가 융기하게 된다. 장 경색이나 장마비 등에서 나타난다.

신맛을 줄이고 단맛을 자주 먹으면 좋다.

생식요법은 토2+금+수+상화+표준생식이면 된다.(토+금2+수+상화+표준생식)
증상이 개선되면 체질 처방을 해야 한다.
부항사혈로 혈전을 제거하여 혈액순환을 원활하게 하는 것이 좋다.

③ 난소에 커다란 낭종(囊腫: 물혹)이 있을 때도 복부 전체가 융기한다.

하복부에서 융기가 시작되는 시점은 낭종이 약 4~6㎝이상 크기가 되면 볼록하게 식별할 수 있다. 물혹은 중앙이 융기하고, 암은 한쪽으로 융기한다.

단맛을 줄이고 짠맛을 자주 먹으면 좋다.

생식요법은 수2+목+화+상화+표준생식이면 된다.(금2+수+목+상화+표준생식)
증상이 개선되면 체질 처방을 해야 한다.
부항사혈로 혈전을 제거하여 혈액순환을 원활하게 하는 것이 좋다.

④ 우측 상복부의 팽만은 간장과 담낭의 이상 시 나타난다. 간종류(肝腫瘤: 혹), 간농종(肝膿腫: 고름), 어혈성간종대, 담낭종대, 적액(積腋) 등에서

나타난다.

매운맛을 줄이고 신맛을 자주 먹으면 좋다. 반드시 소식하고 천천히 먹는 식습관을 가져야 한다.

생식요법은 목2+화+토+상화+표준생식이면 된다.(목+화2+토+상화+표준생식)
증상이 개선되면 체질 처방을 해야 한다.
부항사혈로 혈전을 제거하여 혈액순환을 원활하게 하는 것이 좋다.

⑤ 상복부 팽만은 간 종대(肝腫大), 위암, 위확장, 이선(異線)낭종에서 나타난다.

⑥ 좌상복부 팽만은 비장의 이상에서 나타난다.

신맛을 줄이고 단맛과 매운맛을 자주 먹으면 좋다. 반드시 소식하고 천천히 먹는 식습관을 가져야 한다.

생식요법은 토2+금+수+상화+표준생식이면 된다.(토+금2+수+상화+표준생식)
증상이 개선되면 체질 처방을 해야 한다.
부항사혈로 혈전을 제거하여 혈액순환을 원활하게 하는 것이 좋다.

⑦ 요부(腰部: 허리부분)의 팽만은 신장에 여러 개의 물혹이 있는 경우에 주로 나타난다.

단맛을 줄이고 짠맛과 신맛을 자주 먹으면 좋다. 반드시 소식하고 천천히 먹는 식습관을 가져야 한다.

생식요법은 수2+목+화+상화+표준생식이면 된다.(수+목2+화+상화+표준생식)
증상이 개선되면 체질 처방을 해야 한다.
부항사혈로 혈전을 제거하여 혈액순환을 원활하게 하는 것이 좋다.

⑧ 하복부 팽만은 임신자궁과 자궁기류에서 나타난다. 자연스럽게 해소될 수 있다.

⑨ 우하복부의 팽만은 맹장주변에 농종이 있을 때 나타난다.

쓴맛을 줄이고 매운맛과 짠맛을 자주 먹으면 좋다.

생식요법은 금2+수+목+상화+표준생식이면 된다.(금+수2+목+상화+표준생식)
증상이 개선되면 체질 처방을 해야 한다.
부항사혈로 혈전을 제거하여 혈액순환을 원활하게 하는 것이 좋다.

⑩ 여자의 하복부 팽만은 난소농종에서 주로 나타난다.
단맛을 줄이고 매운맛과 짠맛을 자주 먹으면 좋다.

생식요법은 수2+목+화+상화+표준생식이면 된다.(수+목2+화+상화+표준생식)
증상이 개선되면 체질 처방을 해야 한다.
부항사혈로 혈전을 제거하여 혈액순환을 원활하게 하는 것이 좋다.

⑪ 좌측 하복부 팽만은 좌측 신장에 물이 차거나 하행결장이나 s상결장에 암이 있을 때 나타난다.
가) 신장에 물이 찬 경우 단맛을 줄이고 짠맛과 신맛을 자주 먹으면 좋다.

생식요법은 수2+목+화+상화+표준생식이면 된다.(수+목2+화+상화+표준생식)
증상이 개선되면 체질 처방을 해야 한다.
부항사혈로 혈전을 제거하여 혈액순환을 원활하게 하는 것이 좋다.

나) 하행결장이나 s상결장에 암이 있을 때는 쓴맛을 줄이고, 매운맛과 짠맛을 자주 먹으면 좋다.

생식요법은 금2+수+목+상화+표준생식이면 된다.(금+수2+목+상화+표준생식)
증상이 개선되면 체질 처방을 해야 한다.
부항사혈로 혈전을 제거하여 혈액순환을 원활하게 하는 것이 좋다.

⑫ 국부/국소적으로 원형으로 나타나는 것은 대부분이 낭종이나 염증성이다. 길게 나타나는 것은 장이 굳거나 장투첩(腸套疊: 장꼬임 증상)이나 거대 결장증과 같은 장의 질환이다.
⑬ 복부 내 종괴가 있을 때는 누워서 윗몸 일으키기를 하면 종괴가 볼록하게 나타난다.

3. 고창증(鼓脹症: 배가 불룩하게 솟아오르는 병)을 식별하라.

고창증은 복부가 부풀어 커지고 피부의 색이 퍼렇고 누르스름해진다. 심하면 복부에 푸른 힘줄이 불거지는데 사지는 붓지 않거나 약간 붓는 것이 특징이다. 증상은 다음과 같다.

1) 기(氣), 수(水), 혈(血)이 복부에 쌓여 생긴다. 병자가 똑바로 누웠을 때 복부가

흉부 높이만큼 올라오고, 앉거나 서있을 때 복부가 몸 앞으로 튀어나온다. 누르면 연하고 부드러우면서 오목하게 들어가는 흔적이 남지 않고, 두드리면 북 같은 소리가 나며 파동감이 없는 것은 기고(氣臌: 부풀어 오른 형상)로 대부분 기가 울체된 것 때문이다. 복부가 단단하고 팽팽하며 색택이 밝고 빛이 난다.

2) 똑바로 누웠을 때는 개구리 배 같고 누르면 주머니 속에 물이 차있는 것 같으며 복벽이 오목 들어간 흔적이 생기고 두드리면 탁한 음이 나고 출렁이는 물소리가 나며 파동감이 있는 것은 수고(水鼓)로 대부분 수적(水積)이다.

3) 복부에 푸른 힘줄이 불거지고 얼굴과 가슴 부위에 붉은 실 같은 흔적이 생기는 것은 어혈과 관계가 있다. 복부에 푸른 힘줄이 불거져 나오지 않으면 비록 많이 부풀었다 하더라도 고치기 쉽지만, 푸른 힘줄이 불거져 나오면 고치기 어렵다.

4) 음식 먹기를 꺼리며 변이 묽은 것은 영양실조로 영양공급이 제대로 이루어지지 않아서 발생한 것이다. (오행상 토(土)기능 저하)

신맛을 줄이고 단맛과 매운맛을 자주 먹으면 좋다. 반드시 소식하고 천천히 먹는 식습관을 가져야 한다.

생식요법은 토2+금+수+상화+표준생식이면 된다.(토+금2+수+상화+표준생식)
증상이 개선되면 체질 처방을 해야 한다.
부항사혈로 혈전을 제거하여 혈액순환을 원활하게 하는 것이 좋다.

5) 복부의 줄무늬를 살펴라.

① 임산부: 분홍색이며 출산 후에는 은백색으로 변한다. (임맥과 충맥의 영양실조)
② 고창, 복수 및 오랜 시간 적취증(積聚症) 환자도 붉은색 줄무늬가 생기며 대퇴상부/둔부에도 나타난다.
③ 복문(腹紋: 무늬)은 다량의 호르몬제를 장기적으로 복용하는 환자에게 나타난다.

6) 복부 체모를 살펴라.

① 남자의 음모는 삼각형이나 마름모형으로 나타나며 배꼽까지 이른다.
② 여자의 음모는 역삼각형으로 치골과 만나는 곳에서 그친다.

③ 복부에 체모가 많거나 여자의 음모가 남성형의 분포를 나타내는 것은 부신기능의 이상에서 나타난다.

단맛을 줄이고 짠맛을 자주 먹으면 좋다.

생식요법은 수2+목+화+상화+표준생식이면 된다.(수+목2+화+상화+표준생식)
증상이 개선되면 체질 처방을 해야 한다.
부항사혈로 혈전을 제거하여 혈액순환을 원활하게 하는 것이 좋다.

④ 복부 체모가 거의 없는 것은 뇌하수체전엽 기능감퇴증과 점액성 수종, 성선기능감퇴증에서 보인다.
⑤ 복피(腹皮: 뱃가죽)가 두껍고 실한 사람은 신체가 건장하고, 뱃가죽이 얇은 사람은 신체가 허약하다.
⑥ 뱃가죽이 두껍고 윤곽이 크며, 누르면 부드럽고 힘이 있어 탄력이 있으면 장수한다. 반대로 복피가 얇고 누르면 딱딱하고 (유동기 적/취가 있음) 탄력이 없으면 장수하지 못한다.

4. 배를 보고 태아를 감별하는 요령

여자의 복피가 넓고 크면 자식을 많이 낳는다. 임산부의 배부름이 위는 작고 아래가 부른 것은 여아를 회임한 것이고, 정가운데가 동그랗게 높으면 남아를 회임한 것이다.

임산부의 복부가 늘어지고 아래 부분이 들어가면 대부분 태아가 자라지 않거나 복중에서 사망한 것이다. 이런 경우는 임산부의 손톱이 죽어간다.

- **동의보감에서는 전하는 아들, 딸 구별법**
  임산부의 배가 술잔같이 매끄러우면 아들,
  왼쪽에 가슴에 젖멍울이 서면 아들,
  우측이 가슴에 젖멍울이 서면 딸,
  임산부를 남쪽으로 가게하고 뒤에서 부를 때 좌로 돌아서면 아들, 우로 돌아서면 딸이다.
  맥상이 좌측이 빠르면 아들, 우측이 빠르면 딸, 좌우측이 똑같이 뛰면 쌍둥이다.

5. 내장하수(內臟下垂) 구분

복부의 위는 오목하게 꺼지고, 아래는 볼록하게 튀어나와 주머니모양을 하는 것은 대부분이 위하수다.

양 코 옆으로부터 윗입술까지 입가에 팔자 주름에 생기는 것은 위하수 증상이다. 입가에서 부터 턱까지 생긴 것은 위무력 증상이다. 눈 밑에 반달 모양의 물주머니 같이 봉긋하게 솟아오르는 것도 과식과 위하수 증상이다.

위하수(위장의 기능을 하면서 위가 늘어진 경우)는 식후에 트림이 자주 나오지만, 위무력(위장기능이 저하되면서 위가 늘어진 경우)은 수시로 트림이 자주 나오는 것이 다른 점이다. 위장 기능이란 1분에 세 번 수축과 이완을 하면서 위장내의 음식물을 골고루 섞으면서 외부로부터 들어온 균을 사멸시키거나 섞는 작용을 한다. (오행상 토(土)기능 저하)

신맛을 줄이고 단맛과 매운맛을 자주 먹으면 좋다. 반드시 소식하고 천천히 먹는 식습관을 가져야 한다.

생식요법은 토2+금+수+상화+표준생식이면 된다.(토+금2+수+상화+표준생식)
증상이 개선되면 체질 처방을 해야 한다.
부항사혈로 혈전을 제거하여 혈액순환을 원활하게 하는 것이 좋다.

1) 복피가 메마르고 윤기가 없으며 당기고 뻣뻣한 것은 속에 어혈이 있는 징조다. 뱃속에 딱딱한 것이 있는 것은 유동기(流動氣) 적취(積聚)라 하여 내장에 냉기(冷氣)가 있다는 신호다. 서양의학에서는 복부동맥류라고 하기도 한다.

스트레스를 받는 상태에서 또는 즐겁지 않은 상태에서 혼자서 식사를 하는 경우 발생한다. 즐겁게 여럿이 모여 즐겁게 식사하는 것이 좋다.
(위치에 따라 다르기에 앞의 2. 복부 형태의 변화를 살펴라 편 ②를 참고하라.)

2) 뱃가죽이 메마르고 윤기가 없으며 당기고 뻣뻣한 것은 속에 어혈이 있다는 증거다. 뱃속에 물렁물렁 하거나 딱딱한 것이 있는 것(동기/動氣)은 악혈(惡血: 경맥 외부로 넘쳐서 조직 사이에 쌓여 괴사한 피를 말하는데 일반적으로 혈전/어혈, 노폐물이라 이해하면 된다.)이 있는 경우다.

맹장(충수돌기)염은 배꼽 아래 피부가 말라 거칠고 각질이 일어나는 것은 아랫배에 어혈이 있다는 증거이며, 아랫배가 아프고 뱃가죽 살갗의 피부가 거친 것은 충수염이다.

복부에 유동기(流動氣) 적취(積聚)는 어혈이 있다는 의미다.

생식요법은 토2+금+수+상화+표준생식이면 된다.(토+금2+수+상화+표준생식)
증상이 개선되면 체질 처방을 해야 한다.
부항사혈로 혈전을 제거하여 혈액순환을 원활하게 하는 것이 좋다.

6. 배꼽으로 건강을 찾아라.

배꼽은 두제(肚臍)라고 하며, 인체의 상하좌우가 교회하는 중심이다. 인체의 황금 분할점이다. 단전이라고도 하며 오행상 토(土)로 분류하는 비/위가 연관이 있고, 후천적으로 수곡정미(水谷精微)의 충영(充盈: 가득 찬 상태)여부와 관계가 있다.

1) 배꼽이 희고 광택이 없는 것은 폐기능이 약할 때 나타나고, 오행상 화(火)기능(심장)이 약할 때 배가 냉함과 함께 나타난다.

쓴맛을 줄이고 매운맛을 자주 먹으면 좋다.

생식요법은 토2+금+수+상화+표준생식이면 된다.(토+금2+수+상화+표준생식)
증상이 개선되면 체질 처방을 해야 한다.
부항사혈로 혈전을 제거하여 혈액순환을 원활하게 하는 것이 좋다.

2) 배꼽이 붉고 허는 현상은 심장에 화가 차면서 열독이 배로 내려가 소장에 머무르면서 나타나는 증상이다.

짠맛을 줄이고 쓴맛을 자주 먹으면 좋다. 스트레스를 줄여야 한다. 스트레스를 줄이려면 비교와 욕심을 버려야 한다.

생식요법은 화2+토+금+상화+표준생식이면 된다.(화+토2+금+상화+표준생식)
증상이 개선되면 체질 처방을 해야 한다.
부항사혈로 혈전을 제거하여 혈액순환을 원활하게 하는 것이 좋다.

3) 배꼽이 검은색인 것은 신장기능이 약할 때 나타나며 위험하다.

단맛을 줄이고 짠맛을 자주 먹으면 좋다.

생식요법은 수2+목+화+상화+표준생식이면 된다.(수+목2+화+상화+표준생식)
증상이 개선되면 체질 처방을 해야 한다.
부항사혈로 혈전을 제거하여 혈액순환을 원활하게 하는 것이 좋다.

4) 배꼽이 누렇고 진물이 나며 가려운 것은 비/위에 습열이 가득할 때 나타난다.

5) 배꼽에 청색이나 남색이 나타나는 것은 체내에 냉기가 쌓일 때 나타나며 냉기가 비/위에 머물러도 나타난다.

신맛을 줄이고 단맛을 자주 먹으면 좋다.(4, 5항 해당)

생식요법은 토2+금+수+상화+표준생식이면 된다.(토+금2+수+상화+표준생식)
증상이 개선되면 체질 처방을 해야 한다.
부항사혈로 혈전을 제거하여 혈액순환을 원활하게 하는 것이 좋다.

6) 배꼽이 돌출하는 것은 어머니의 뱃속에 있을 때 열이 복중에 쌓였기 때문이다. 이럴 때는 10원짜리 놋쇠 동전을 끓는 물에 소독하여 거즈로 싸서 배꼽에 붙여두면 들어간다.

7) 천창(喘脹: 숨을 헐떡거리는 환자) 환자가 배꼽이 돌출하는 것은 장차 폐/신장 기운이 끊어질 전조증상이다.

쓴맛을 줄이고 짠맛을 자주 먹는 것이 좋다.

생식요법은 수2+목+화+상화+표준생식이면 된다.(수+목2+화+상화+표준생식)
증상이 개선되면 체질 처방을 해야 한다.
부항사혈로 혈전을 제거하여 혈액순환을 원활하게 하는 것이 좋다.

8) 배꼽이 깊게 함몰되는 것은 체질허약이나 설사, 말기 암 환자에게서 나타난다.

9) 배꼽이 아래로 처진 형태는 신장 기능이 약할 때 나타난다. 신장 기운이 차가워 아래로 당기는 것이기 때문이다.

10) 배꼽이 아래로+좌로 처져(좌로 15도정도)있다면 난소가 차가워져있다는 것을 의미한다. 이때는 좌측 난소가 있는 부분이 뜨끔뜨끔한 증상이 나타나기도 한다.

단맛을 줄이고 짠맛을 자주 먹으면 좋다. (8, 9, 10항 해당)

생식요법은 수2+목+화+상화+표준생식이면 된다.(수+목2+화+상화+표준생식)
증상이 개선되면 체질 처방을 해야 한다.
부항사혈로 혈전을 제거하여 혈액순환을 원활하게 하는 것이 좋다.

11) 배꼽이 위로 당겨진 형태는 폐/위장기운이 차가워지면서 당겨진 것이다. 뱃속에 유동기적취(배속에 딱딱한 것이 들어 있는 것을 의미함)가 있어도 위로 향한다.

신맛을 줄이고 매운맛을 자주 먹으면 좋다.

생식요법은 토2+금+수+상화+표준생식이면 된다.(토+금2+수+상화+표준생식)
증상이 개선되면 체질 처방을 해야 한다.
부항사혈로 혈전을 제거하여 혈액순환을 원활하게 하는 것이 좋다.

12) 배꼽에서 물 같은 분비물이 나오면서 지린내가 나는 것은 선천성 기형으로 제뇨관(臍尿管)이 닫히지 않았기 때문이다.

13) 배꼽 아래가 쿵쿵 뛰는 것은 대부분 신장 기운이 약할 때 나타난다. 충맥(衝脈: 심장의 병이 오랜 동안 방치 시 나타나는 병)의 병으로 분류한다. 배꼽 아래가 뛰고 게거품을 토하며 소변이 잘 나오지 않는 것은 본래 양기가 허하거나 땀을 많이 흘려 양기가 소실되었기 때문이다. 음양의 부조화를 이루면 수(水)기운이 하초에 적체되는 현상 때문에 나타나는 증상이다. (오행상 수(水)기능 저하)

단맛을 줄이고 짠맛을 자주 먹으면 좋다.

생식요법은 수2+목+화+상화+표준생식이면 된다.(수+목2+화+상화+표준생식)
증상이 개선되면 체질 처방을 해야 한다.
부항사혈로 혈전을 제거하여 혈액순환을 원활하게 하는 것이 좋다.

14) 배꼽이 돌출하는 것은 간경화에서 주로 보인다.

매운맛을 줄이고 신맛과 쓴맛을 자주 먹으면 좋다. 반드시 소식하고 천천히 먹는 식습관을 가져야 한다.

생식요법은 목2+화+토+상화+표준생식이면 된다.(수2+목+화+상화+표준)
증상이 개선되면 체질 처방을 해야 한다.
부항사혈로 혈전을 제거하여 혈액순환을 원활하게 하는 것이 좋다.

■ 배꼽 형태로 건강을 찾는다.

- 원형: 건강하며 정력이 넘친다.
- 보름달형: 심신이 건강하며 난소의 기능이 좋다.
- 정삼각형: 위, 담낭, 췌장 기능이 약하다.
- 역삼각형: 위하수, 변비가 있다. 만성위장병 및 부인과 질환주의
- 우편형: 간염, 십이지궤양 주의
- 좌편형: 위장이 약하며 변비, 대장점막에 질환발생 주의
- 작고 얕은형: 신체가 허약하다. 호르몬 분비 불균형, 무기력, 기(氣)순환장애나 정신 질환을 앓고 있는 사람에게서 나타난다.
- 물뱀형(똬리를 튼 형상): 간경화나 간질환
- 돌출형: 뱃속에 유동기 적취, 난소낭종이 있다.
- 함몰형: 전염성 결핵성 복막염같은 염증이 있으면 함몰된다.

※ 증상에 맞는 식이요법을 하면 배꼽의 형태가 건강 정도에 따라 다르게 형성된다.

배꼽에 나타나는 다양한 증상과 질환의 근본에는 비/위장의 기능 저하에서부터 시작된다. 신맛의 과식이 서서히 배꼽에 관한 질환 발생을 발생 시킨다. 과식이 문제를 발생 시키고 있으니 소식으로 배꼽에 관한 질환을 예방한다.

생식요법은 토2+금+수+상화+표준생식이면 된다.(토+금2+수+상화+표준생식)
증상이 개선되면 체질 처방을 해야 한다.
부항사혈로 혈전을 제거하여 혈액순환을 원활하게 하는 것이 좋다.

19 사지(四肢: 팔/다리)를 살펴 건강을 찾는다.

손/발끝은 인체의 음양이 교회하는 중요한 곳이다. 그러므로 신체음양의 실조 여부를 반영하는 중요한 곳이다.

사지(팔/다리)는 피(皮), 육(肉), 근(筋), 골(骨), 맥(脈: 혈관) 등 조직의 조합으로 이루어지며, 피모(皮毛: 가죽과 털)는 폐(肺), 육(肉: 살)은 비장(脾臟)과 연관이 있고, 근(筋:근육)은 간(肝), 골(骨: 뼈)은 신장, 혈관(血管)은 심장과 연관이 있다.

구분	피(皮)/피부	육(肉)/살	근(筋)/근육	골(骨)/뼈	맥(脈)/혈관
관련 장부	폐	위장	간장	신장	심장

팔/다리(사지)는 음양상으로 양(陽)에 해당한다. 팔/다리의 기운이 약하거나 저림증상, 휨, 뒤틀림, 떨림, 통증, 열, 차가움 등의 증상들이 나타나는 것은 양(陽)의 기운이 저하되어 음양의 조화가 깨지면서 상호 부조화와 불균형을 이루고 있다는 것을 의미한다. 쉽게 말해서 서서히 몸이 차가워지면서 질환이 발생하고 있다는 것이라 보면 된다.

오다리(O)나 안짱다리(X)는 모두 신장 기능 저하에서 시작된다. 심한 경우는 구루병에서 나타나기도 한다.

이런 다리는 단맛을 줄이고 짠맛과 신맛을 자주 먹으면 좋다.

생식요법은 수2+목+화+상화+표준생식이면 된다.(수+목2+화+상화+표준생식)
증상이 개선되면 체질 처방을 해야 한다.
부항사혈로 혈전을 제거하여 혈액순환을 원활하게 하는 것이 좋다.

1) 팔다리가 장작같이 마른 증상은 비/위장 기능이 허약하고 기혈(氣血)이 부족 시 나타난다. 어깨도 마르고, 사지가 무력하고, 오리처럼 뒤뚱거리며 걸으며 만사가 귀찮은 증상이 나타난다.

신맛을 줄이고 단맛과 매운맛을 자주 먹으면 좋다. 반드시 소식하고 천천히 먹는 식습관을 가져야 한다.

생식요법은 토2+금+수+상화+표준생식이면 된다.(토+금2+수+상화+표준생식)
증상이 개선되면 체질 처방을 해야 한다.
부항사혈로 혈전을 제거하여 혈액순환을 원활하게 하는 것이 좋다.

※ 얼굴은 통통해지고 팔다리는 거미처럼 가늘어지는 것은 부신호르몬 질환으로서 스트레스를 받으면 증가하는 코르티솔 호르몬이 많이 생성될 때 나타나는 증상이며, 쿠싱 증후군인 경우도 팔다리가 가늘어진다. 또한 스테로이드를 오랜 기간 투약한 경우도 같은 증상이 나타난다. 부신암에서도 같은 증상이 나타난다. (오행상 수(水) 기능 저하)

단맛을 줄이고 짠맛과 신맛을 자주 먹으면 좋다.

생식요법은 수2+목+화+상화2+표준생식이면 된다.(수+목2+화+상화2+표준생식)
증상이 개선되면 체질 처방을 해야 한다.
부항사혈로 혈전을 제거하여 혈액순환을 원활하게 하는 것이 좋다.

2) 몸과 수족이 차고, 소변이 맑고 대변이 묽으며, 발기부전과 몽정을 하는 것은 비장과 신장이 허(虛)해서 나타난다.

단맛을 줄이고 짠맛을 자주 먹으면 좋다.

생식요법은 금+수2+목+상화+표준생식이면 된다.(금+수+목2+상화+표준)
증상이 개선되면 체질 처방을 해야 한다.
부항사혈로 혈전을 제거하여 혈액순환을 원활하게 하는 것이 좋다.

3) 사지 관절이 크게 붓고 변형이 일어나며 쑤시는 통증이 동반되고(류머티즘), 활동이 자유롭지 못한 것은 냉기가 침습한 것이다. 관절 부분에 수분이 부족해서 발생하는 증상이다. 외국의 경우는 물을 처방하여 관절을 치유하는 치료법을 활용하고 있다. (오행상 수(水)기능 저하)

단맛을 줄이고 짠맛을 자주 먹으면 좋다.

생식요법은 수2+목+화+상화+표준생식이면 된다.(수+목2+화+상화+표준)
증상이 개선되면 체질 처방을 해야 한다.
부항사혈로 혈전을 제거하여 혈액순환을 원활하게 하는 것이 좋다.

4) 허벅지(오행상 토(土))와 정강이(오행상 수(水))는 바짝 마르고 무릎(오행상 토(土))만 크게 부어 학의 무릎 같은 것은 족삼음, 즉 발에서 시작되는 음경락인 세 경락(족궐음간경, 족태음비장경, 족소음신장경)이 손상된 상태이며 냉기가 무릎에 쌓인 것이다. (오행상 토(土)기능 저하)

신맛을 줄이고 단맛과 매운맛을 자주 먹으면 좋다.

생식요법은 토2+금+수+상화+표준생식이면 된다.(토+금2+수+상화+표준생식)
증상이 개선되면 체질 처방을 해야 한다.
부항사혈로 혈전을 제거하여 혈액순환을 원활하게 하는 것이 좋다.

5) 사지 관절이 점점 부어 굵어지고 동통(疼痛: 아픈 통증)이 있으며, 활동이 어려운 것은 비장과 신장에 냉기가 침습한 것이다.

단맛과 짠맛을 동시에 가지고 있는 음식을 먹으면 좋다. 바로 간수가 제거된 천일염이다. 천일염으로 만든 먹을거리들인 장류, 장아찌류, 젓갈류의 음식들을 먹으면 사지관절의 통증을 개선시킬 수 있다.

생식요법은 토+금+수2+상화+표준생식이면 된다.
증상이 개선되면 체질 처방을 해야 한다.
부항사혈로 혈전을 제거하여 혈액순환을 원활하게 하는 것이 좋다.

6) 관절이 크게 붓고 타는 듯이 뜨거운 통증이 있고, 짓물러 농이 흐르는 것은 관절염이나 관절 부분에 고름이 생긴 것이다.

관절 부분에 소금물 온습포를 하면 염기의 침투로 염증이 쉽게 가라앉는다. 단맛을 줄이고 짠맛을 자주 먹으면 좋다.

생식요법은 수2+목+화+상화+표준생식이면 된다.(수+목2+화+상화+표준)

증상이 개선되면 체질 처방을 해야 한다.

부항사혈로 혈전을 제거하여 혈액순환을 원활하게 하는 것이 좋다.

1. 하지정맥류(세포가 에너지를 생산한 후 내보내는 탁한 혈액)

종아리 부분의 혈관이 지렁이처럼 구불구불하게 튀어나온 증상으로서 혈관의 탄력성 부족과 판막근육의 기능 저하에서 발생한다. 몸이 차갑거나 습(濕)의 과다 적체로 발생한다. (오행상 화(火)기능 저하)

국민보건체조를 생활화하여 근육의 탄력을 키워라. 운동 부족 시 발생한다. 맨발로 걷거나 호랑이처럼 엎드려서 걷는 호보법도 좋다.

짠맛을 줄이고 쓴맛을 자주 먹으면 좋다.

생식요법은 화2+토+금+상화+표준생식이면 된다.(화+토2+금+상화+표준)

증상이 개선되면 체질 처방을 해야 한다.

부항사혈로 혈전을 제거하여 혈액순환을 원활하게 하는 것이 좋다.

1) 손발에 정(疔: 헗는 증상), 창(瘡: 종기나 부스럼)이 생기고, 국부적으로 붉고 통증이 생기는 증상이다. 손끝, 손톱 안, 손가락의 지문에 생기기도 한다. 이러한 헗는 증상은 대부분 수족에 생기거나 피부에 상처가 나서 독기에 감염된 후 이러한 독기가 경맥을 타고 퍼지기 때문이다. 이런 경우는 짠 소금물에 담그면 수일 내에 사라진다.

단맛을 줄이고 짠맛과 신맛을 자주 먹으면 좋다.

생식요법은 수2+목+화+상화+표준생식이면 된다.(수+목2+화+상화+표준생식)

증상이 개선되면 체질 처방을 해야 한다.

부항사혈로 혈전을 제거하여 혈액순환을 원활하게 하는 것이 좋다.

2) 독기가 깊게 가라앉아 썩은 뼈의 깊은 곳에 고름이 부착된 상태를 저(疽: 등창, 악성종기)라하며 쉽게 아물지 않고 누관(漏管)이 생기며 근골을 손상시킨다.

대퇴부 외측에 생기는 것은 부골저(附骨疽)라 하고, 대퇴부 내부에 생기는 것은 교골저(咬骨疽)라 한다. 손발과 팔다리 등에 생겨 짓물러 터진 후에 썩은 뼈가 나타나는 경우

다골저(多骨疽)라 한다. 풍사(風邪: 찬바람, 냉기, 습기, 한기)가 근골(筋骨: 근육과 뼈)에 쌓여 생긴다.

치유는 소금(죽염)을 수시로 먹고(토할 때까지), 진한 소금물에 담그면 수일 내에 가라앉고 새살이 돋기 시작한다.

단맛을 줄이고 짠맛과 신맛을 자주 먹으면 좋다.

생식요법은 수2+목+화+상화+표준생식이면 된다.(수+목2+화+상화+표준생식)
증상이 개선되면 체질 처방을 해야 한다.
부항사혈로 혈전을 제거하여 혈액순환을 원활하게 하는 것이 좋다.

2. 사지 근육이 늘어지는 증상

사지 근육이 늘어져 연약하고 무력하고 심하면 손으로 물건을 쥘 수도 없고, 발로 몸을 지탱하지 못하며 팔꿈치, 손목뼈, 무릎 복사뼈 등 모든 관절이 빠진 것 같은 느낌이 들고, 살이 위축되는 증상은 오행상 신장과 간 기능이 약할 때 나타난다. (중증근무력증과 유사)

※ 어린아이는 영양실조 시에 나타난다. (오행상 목(木)기능 저하)

단맛을 줄이고 짠맛을 자주 먹으면 좋다.

생식요법은 수2+목+화+상화+표준생식이면 된다.(수+목2+화+상화+표준)
증상이 개선되면 체질 처방을 해야 한다.
부항사혈로 혈전을 제거하여 혈액순환을 원활하게 하는 것이 좋다.

3. 사지를 쓸 수 없는 증상(사지탄탄/四肢癱: 뒤틀릴 탄 瘓: 중풍 탄)

늘 근심이 많고 감상적이며 일희일비하고 눈물을 잘 흘리는 사람들이 갑자기 격노(激怒: 화를 많이 내면)하면 사지가 뒤틀리고 부르르 떨고 마비되는 증상이 발생한다.

항상 마비가 오는 쪽의 얼굴에 구안와사가 따르며 오래되면 사지가 마르고 마비되어 감각이 없어진다. 중풍의 후유증에서 주로 보인다. 상체는 정상인 경우를 하반신 불수라고 한다.(오행상 목(木)기능 저하) 대개 중풍이라 하며 약 15종 정도가 있다.

■ 동의보감에 의하면 중풍을 다음과 같이 구분하고 있다.
- 편풍(偏風): 몸 반쪽이 풍이 든 경우

- 뇌풍(腦風): 뇌 부분에 풍이 든 경우
- 목풍(目風): 안구에 풍이 든 경우
- 누풍(漏風): 눈물이 새는 중풍
- 내풍(內風): 몸 내부 어느 한 부분이 마비되는 중풍
- 수풍(首風): 머리 부분에 풍이 든 경우
- 장풍(腸風): 몸 내장의 한부분이 풍이 든 경우
- 설풍(泄風): 침이 흐르거나 설사를 하는 중풍
- 심풍(心風): 심장 부위가 풍이 든 경우
- 폐풍(肺風): 폐 부위에 풍이 든 경우
- 간풍(肝風): 간 부위에 풍이든 경우
- 비풍(脾風): 비장 부위에 풍이 든 경우
- 신풍(腎風): 신장 부위에 풍이 든 경우
- 위풍(胃風): 위장 부위에 풍이 든 경우
- 노풍(勞風): 힘을 쓰지 못하는 경우

이러한 중풍의 발생은 혈관이 노화되어 탄력성을 잃고 딱딱하게 되면 모든 성인병이 생기게 된다. 동의보감에 의하면 풍자백병지장(風者百病之長)이라 하여 "사람은 혈관과 함께 늙어 간다."고 말을 하는 것이다. 혈관이 탄력성을 잃으면 혈압이 올라가게 마련이다

중풍(中風)은 하루아침에 생기는 것이 아니라 오랜 시간 다양한 원인이 겹쳐서 생기는 것이기 때문에 이런 원인을 찾아서 미리미리 예방을 해야 한다. 이것이 바로 동양의학의 고전인 황제내경에서 말하는 미병지성약(未病之聖藥: 아직 생기지 않은 병의 명약)이다. "예방이 최고의 치료제"임을 강조한 말이다.

단맛을 줄이고 짠맛과 신맛을 자주 먹어라.

생식요법은 수2+목+화+상화+표준생식이면 된다.(수+목2+화+상화+표준생식)
증상이 개선되면 체질 처방을 해야 한다.
부항사혈로 혈전을 제거하여 혈액순환을 원활하게 하는 것이 좋다.

1) 사지의 근육이 단단하게 굳어 쭉 펴서는 구부릴 수 없거나, 사지의 관절이 경직되어 구부리거나 펼 수 없는 증상은 대부분 외사(外邪: 스트레스, 외부에서 들어오는 찬기운인 냉기, 습기, 한기 등)가 낙맥을 막은 경우나 간 기능 저하에서 발생한다.(강직성 척추염) (오행상 목(木)기능 저하)

매운맛을 줄이고 짠맛과 신맛을 자주 먹으면 좋다.

생식요법은 목2+화+토+상화+표준생식이면 된다.(수+목2+화+상화+표준생식)

증상이 개선되면 체질 처방을 해야 한다.
부항사혈로 혈전을 제거하여 혈액순환을 원활하게 하는 것이 좋다.

2) 눈앞이 어찔하며 귀에서 귀뚜라미 우는 소리가 나는 것은 신장과 간 기능이 약하기 때문이다. (오행상 수(水)기능 저하)

단맛을 줄이고 짠맛과 신맛을 자주 먹으면 된다.

생식요법은 수2+목+화+상화+표준생식이면 된다.(수+목2+화+상화+표준생식)
증상이 개선되면 체질 처방을 해야 한다.
부항사혈로 혈전을 제거하여 혈액순환을 원활하게 하는 것이 좋다.

3) 손발이 차고 인사불성이 되며, 소변과 대변을 참지 못하는 것은 양기 부족이다. (오행상 수(水)기능 저하)

수족냉증이 시작된 후 오랜 시간 경과하면 나타나는 증상이다.

생식요법은 토+금+수2+상화2+표준생식이면 된다.(토+금2+수+상화+표준생식)
증상이 개선되면 체질 처방을 해야 한다.
부항사혈로 혈전을 제거하여 혈액순환을 원활하게 하는 것이 좋다.

4) 사지의 근맥(근육)에 경련이 일어나고 당겨서 펴거나 굽히기 힘든 증상은 기혈순환 장애로 인해 근맥에 영양실조로 인해 생긴 것이다. (오행상 목(木)기능 저하)

매운맛을 줄이고 짠맛과 신맛을 자주 먹으면 좋다.

생식요법은 목2+화+토+상화+표준생식이면 된다.(목+화2+토+상화+표준생식)
증상이 개선되면 체질 처방을 해야 한다.
부항사혈로 혈전을 제거하여 혈액순환을 원활하게 하는 것이 좋다.

5) 팔다리의 근맥에 경련이 일고 당기는 증상은 대부분 혈기부족으로 인해 저체온이 되면서 발생한다. (오행상 수(水)/목(木)기능 저하)

매운맛을 줄이고 짠맛과 신맛을 자주 먹으면 좋다.
생식요법은 수+목2+화+상화+표준생식이면 된다.(목2+화+토+상화+표준생식)

증상이 개선되면 체질 처방을 해야 한다.
부항사혈로 혈전을 제거하여 혈액순환을 원활하게 하는 것이 좋다.

6) 손가락은 오그라들어 펴지 못하지만 손목부위 이상은 정상인 증상을 말한다. 대부분 음혈부족으로 근육이 영양을 잃었기 때문이다. (오행상 상화(相火)기능 저하)

편식하지 말고 골고루 먹되 떫은맛을 자주 먹으면 된다.

생식요법은 토+금+수2+상화2+표준생식이면 된다.
증상이 개선되면 체질 처방을 해야 한다.
부항사혈로 혈전을 제거하여 혈액순환을 원활하게 하는 것이 좋다.

7) 사지가 제멋대로 굴신하고 실룩거리는 증상(추풍(抽風)이라 함)은 풍사(風邪)가 결락을 막아 발생하게 된다.(예: 틱 장애) 근육이 냉하면서 더 심해질 수 있어 몸을 따뜻하게 하는 것이 우선이다. 여자들이 생리 전에 발생할 수 있는데 혈허(다이어트로 인한 영양실조)로 근육을 영양하지 못하기 때문이다. (오행상 수(水)/목(木)기능 저하)

매운맛을 줄이고 짠맛과 신맛을 자주 먹으면 좋다.

생식요법은 수2+목+화+상화+표준생식이면 된다.(수+목2+화+상화+표준생식)
증상이 개선되면 체질 처방을 해야 한다.
부항사혈로 혈전을 제거하여 혈액순환을 원활하게 하는 것이 좋다.

8) 뇌전증(간질)은 간(肝)/비(脾)/신(腎) 삼경이 손상되어 풍담이 기를 따라 역상(逆上)하기 때문에 발생한다. 태병(胎病), 양간(羊癎), 저파풍(猪婆風)이라 부른다.

※ 동양의학의 고전인 황제내경에 의하면 간질(신 의학 용어: 뇌전증이라 함)은 태병(胎病)이다. 임신당시 마음의 충격이나 공포, 불안, 놀람, 분노, 초조한 마음을 가지면 아이가 태어나서 간질이나 미친병(신경/정신질환)을 앓게 된다. 그리고 뇌전증(간질)은 유전이 아니다.

생식요법은 수+목2+화+상화+표준생식이면 된다.(수2+목+화+상화+표준생식)

증상이 개선되면 체질 처방을 해야 한다.

부항사혈로 혈전을 제거하여 혈액순환을 원활하게 하는 것이 좋다.

4. 수전증(手顫症: 손떨림)과 두전증(頭顫症: 머리떨림)

손이나 발이 떨리거나 움찔거리는 증상은 수전증이나 족전증이라 하는데 족전증(발떨림)은 대개 수전증(손 떨림)을 동반하게 된다.

수전증은 비/위장 기능 저하 시 나타나며, 족전증은 주로 신장 기능 저하 시에 나타난다. 양팔을 앞으로 든 상태에서 손끝이 떨리는 것은 간 기능 저하에서 나타나는 갑상선 질환이다. 두전증 (머리 떨림)은 신장 기능 저하 시 나타난다.

1) 사지의 근육 부분이 제멋대로 경련을 일으켜 떨리는데 수시로 반복하는 경향이 있다. 이것은 지나치게 힘들고 땀을 많이 흘려 기혈진액이 소모되었기 때문이다. 주로 신장 /방광기운이 약할 때 자주 발생한다.

구분	원인	식이처방
두전증(머리 떨림)	신장 기능 저하	수2+목+화+상화+표준
수전증(손 떨림)	비장 기능 저하	토2+금+수+상화+표준
족전증(발 떨림)	신장 기능 저하	수2+목2+화+상화+표준
양손 끝 떨림	갑상선 기능 저하	수+목2+화+상화2+표준

2) 두 손을 벌린 채로 팔도 움직일 수 없는 증상을 살수(撒水: 뿌릴 살, 물 수)라고 하며, 중풍의 탈증(脫證)이라 한다. 여기서 탈(脫) 이란 음양기혈이 대량 소모되어 생명이 위험하게 되는 것을 의미하며, 정기가 갑자기 외부로 빠져 나가는 것이 특징이라 외탈이라고 한다.

3) 두 주먹을 꼭 쥐는 것은 악권(握拳)이라 하는데 이는 중풍의 폐증(閉證)의 일종이다.

폐증이란, 질병이 급격하게 변화하는 과정에서 정기가 지탱하지 못하고 사기(邪氣)가 내부로 들어가서 장부기능의 순환장애가 발생하게 되는 병리증상을 말한다. 위의 두 가지 증상은 모두 위중한 상태임을 나타낸다.

4) 두 손으로 허공의 물건을 잡으려는 행동을 촬공(撮空)이라 하고, 두 손으로 실

이 있는 것처럼 양쪽으로 당기는 증상을 인선(引線), 옷에 무엇인가 붙어 있어 떼어 내려는 행동은 순의(循衣), 손으로 무엇인가를 찾으려는 행동을 모상(模床)이라 한다.

위에서 알아본 증상들은 정신이 혼미한 상태임을 나타내는 무의식적인 행동으로 심포의 기운이 탁하여 (스트레스나 분노가 극에 달하여) 정신이 산만하고 양(陽)이 부족한 상태에서 나타난다. 모두 실신(失神)의 표현으로 사망의 전조증상이다.

5) 사지 부종(浮腫)은 두 가지로 구분한다.

누르면 들어갔다 나오는 것은 풍수범람 때문이고, 누르면 나오지 않는 것은 각기병(脚氣病)에서 주로 보인다. 주로 신장 기운에 냉기가 침습해서 발생한다. (오행상 수(水)기능 저하)

① 하지부종에 변이 묽고 피곤하며 팔다리가 찬 것은 비장에 양기가 부족한 것이며,

② 하지부종에 누르면 올라오지 아니하고 허리에 냉통(冷痛)이 있으며 쑤시고 묵직하며 가슴이 뛰고 숨이 가쁜 것은 신장기능이 약할 때 나타난다.

①은 오행상 토(土)기능 저하
신맛을 줄이고 단맛과 매운맛을 자주 먹으면 된다.

생식요법은 토2+금+수+상화+표준생식이면 된다.(토+금2+수+상화+표준생식)
증상이 개선되면 체질 처방을 해야 한다.
부항사혈로 혈전을 제거하여 혈액순환을 원활하게 하는 것이 좋다.

②는 오행상 수(水)기능 저하
단맛을 줄이고 짠맛과 신맛을 자주 먹으면 된다.

생식요법은 수2+목+화+상화+표준생식이면 된다.(수+목2+화+상화+표준생식)
증상이 개선되면 체질 처방을 해야 한다.
부항사혈로 혈전을 제거하여 혈액순환을 원활하게 하는 것이 좋다.

6) 손발에 땀이 나는 증상으로서 여자가 손의 피부가 쪼글쪼글해지고 손바닥이 붉고 뜨거우며 땀이 줄줄이 많이 나는 것은 생리 불순이요, 음혈이 소모되고 손상되어 심장과 간장의 음혈이 부족하기 때문이다. 이런 증상은 오랜 스트레스로 인하여 면역력이 저하되어 나타나는 증상이기도 하다.(오행상 상화(相火)기능 저하)

편식하지 말고 골고루 먹되 떫은맛을 자주 먹으면 된다.

생식요법은 토+금+수2+상화2+표준생식이면 된다.
증상이 개선되면 체질 처방을 해야 한다.
부항사혈로 혈전을 제거하여 혈액순환을 원활하게 하는 것이 좋다.

7) 손/발 및 전신에 열이 나고 동시에 손발에 땀이 줄줄 나는 것은 사기(邪氣), 냉기, 한기 등이 위경에 침습한 경우다. 찬 음식(차가운 술, 음료, 과일 등)을 과식할 때 발생한다.

손발에 땀이 물 짜듯이 나는 것은 양명 경락에 사기가 침습한 경우이며 대변이 마르는 변비를 동반한다.(오행상 토(土)기능 저하)
찬 음식, 신맛의 음식을 줄이고 단맛을 자주 먹으면 된다.

생식요법은 토2+금+수+상화+표준생식이면 된다.
증상이 개선되면 체질 처방을 해야 한다.
부항사혈로 혈전을 제거하여 혈액순환을 원활하게 하는 것이 좋다.

과거에 찬 술을 과음한 경우 발생할 수 있으며 신장 기능을 우선적으로 보(補)해야 한다. (오행상 수(水)기능 저하)
단맛을 줄이고 짠맛과 신맛을 자주 먹으면 된다.

생식요법은 수2+목+화+상화+표준생식이면 된다.
증상이 개선되면 체질 처방을 해야 한다.
부항사혈로 혈전을 제거하여 혈액순환을 원활하게 하는 것이 좋다.

8) 왼다리를 항상 오른다리 위에 올려놓고 얼굴이 항상 붉은 사람은 동맥경화와 고혈압 그리고 뇌일혈(중풍)을 앓기 쉽다. (오행상 화(火)기능 저하)

짠맛을 줄이고 쓴맛을 자주 먹으면 좋다.

생식요법은 화2+토+금+상화+표준생식이면 된다.
증상이 개선되면 체질 처방을 해야 한다.
부항사혈로 혈전을 제거하여 혈액순환을 원활하게 하는 것이 좋다.

9) 오른다리를 항상 왼다리 위에 놓고 얼굴이 암회색인 사람은 감기를 앓기 쉽다.

쓴맛을 줄이고 매운맛을 자주 먹으면 좋다. (오행상 금(金)기능 저하)

생식요법은 금2+수+목+상화+표준생식이면 된다.(금+수2+목+상화+표준생식)
증상이 개선되면 체질 처방을 해야 한다.
부항사혈로 혈전을 제거하여 혈액순환을 원활하게 하는 것이 좋다.

10) 두 무릎을 세우고 자는 사람은 호흡기 계통이나 위장 질환이 있다.

흡연하는 사람들이나 스트레스로 인한 위장기능이 저하된 사람에게서 나타난다. (오행상 토(土: 홍맥)/금(金: 모맥) 기능 저하)

생식요법은 흡연자는 금2+수+목+상화+표준생식,
위장기능이 저하된 자는 토2+금+수+상화+표준생식이면 된다.
증상이 개선되면 체질 처방을 해야 한다.
부항사혈로 혈전을 제거하여 혈액순환을 원활하게 하는 것이 좋다.

■ **비장이 튼튼하면 손아귀 힘이 강하다.**

서양의학적으로 볼 때 손아귀 힘이 5㎏ 줄때마다 뇌졸중 발생률이 9%씩 증가한다.

악력(握力)은 신체 근력의 축소판이다. 손아귀 힘은 실제로 우리 몸의 힘을 대변한다. 손으로 물건을 잡거나 악수할 때 발휘되는 힘으로 몸 상태를 가늠할 수 있다. 악력은 인지기능, 심혈관 질환, 골절 같은 질병과도 밀접하다.

손은 복잡한 운동 기능과 구조를 가진 기관이다. 쥐거나 펴고 굽히는 다양한 기능을 수행한다. 손은 손, 손가락, 손목뼈가 서로 밀접하게 연결돼 복잡하게 움직인다.

강한 손 운동에는 손가락에서 팔꿈치까지 늘어져 있는 근육이 관여하고, 정교한 운동에는 손등과 손가락 사이에 걸쳐 있는 미세한 근육이 역할을 한다.

악력은 근육이나 근조직이 한 번 수축할 때 발휘할 수 있는 최대의 힘을 의미한다. 악력으로 근력발달 여부를 측정 할 수 있는 이유다. 악력은 손의 중요한 기능중의 하나이며, 전신 근력을 나타내는 지표라고 말할 수 있다.

2013년 국민실태조사(문광부) 결과를 보면 남자는 30대 초반에(44.5kg), 여자는 20대 후반(25.7kg)에 악력의 정점을 찍는다.

한국인이 중국이나 일본인에 비해 악력이 떨어진다. 한국인이 악력이 떨어지는 이유는 유산소나 일반 신체활동에 비해 근력운동이 부족하다는 의미라며 여성과 노인이 특히 심하다.

악력은 질병과도 밀접하다. 노화가 진행될수록 나타나는 악력약화가 인지기능 저하로 이어질 수 있다. 65세 이상 노인 3,273명의 악력수치와 인지기능 점수의 상관관계를 분석한 결과 악력이 낮을수록 인지기능이 떨어졌다. 노인의 악력이 인지기능의 예측요인으로 활용될 수 있다는 점을 보여준 결과다.

그렇다면 사망률도 예측할 수 있을까?

캐나다 맥매스터 대학 인구집단 건강연구소의 최신 연구 결과(랜싯. 2015)에 의하면 캐나다, 스웨덴, 아랍에미리트, 중국, 인도, 파키스탄 등 세계 17개국 35~70세 성인 13만 9,691명의 악력을 분석했다.

4년 동안 추적 관찰한 결과 악력이 4kg 줄어들 때마다 사망률은 16%, 심혈관 질환 사망률은 17%가 증가했고, 심근경색은 7%, 뇌졸중은 9%가 증가했다.

악력은 사망위험과 인과 관계가 있는 수축기 혈압(최고 혈압)보다 더 강력한 사망 위험 예고지표인 것을 나타낸다.

사망률	심혈관질환 사망률	심금경색 발생률	뇌졸중(중풍)발생률
16%	17%	7%	9%
증가	증가	증가	증가

근육이 감소하면 그 자리는 섬유, 지방조직으로 대체된다. 여기서 비정상적인 염증물질이 과도하게 분비돼 심혈관계 질환의 위험을 높인다.

반면에 근육이 많은 사람은 인슐린 저항성이 낮아 대사증후군 발생이 적은 것으로 보고된다. 근력의 척도인 악력은 모든 원인의 사망률, 심근경색 및 뇌졸중 발병률 등과 상관관계를 갖는다고 말하고 있다.

악력이 약한 사람은 골절 위험이 덩달아 커진다. 악력이나 근력이 떨어지면 몸의 균형을 잡는 능력이 부족해 잘 넘어지기 때문이다. 악력이 낮은 상태에서 골다공증까지 있을 때는 골절이 더욱 쉽게 생긴다. 악력을 유지하기 위해서는 어린이나 청소년은 60분이상 빠르게 걷기, 자전거타기, 댄스, 수영 같은 고강도 유산소 신체 활동을 해야 한다..

성인은 1주일에 150분 이상 유산소 운동을 하고, 주 2회 이상 근력운동을 실시한다. 뒤로 걷기, 옆으로 걷기, 발뒤꿈치로 걷기, 발끝으로 걷기, 앉았다 일어서기 등이 도움이 된다.

〈한국, 중국, 일본의 악력 비교〉

남자(단위: kg)

구분	한국	일본	중국	한국과 일본 비교
30~34세	44.5	47.6	46.5	−3
35~39세	43.7	47.8	46.3	−4
55~59세	38.9	44.8	40.7	−6
60~64세	35.5	42.5	37.4	−7

악력을 보면 나이가 들어 갈수록 일본보다 악력이 점점 낮아진다. 일본이 한국보다 장수국이라는 것과 악력이 상관관계가 있음을 알 수 있다. 현대 젊은이들은 전자장비를 이용한 정적인 생활과 움직이는 동적인 생활을 기피하고 있어 앞으로 일본과의 차이는 점점 더 차이가 날것을 전망한다.

여자(단위: kg)

구분	한국	일본	중국	한국과 일본 비교
30~34세	25.3	28.9	27.6	−3
35~39세	25.4	29.2	27.7	−4
55~59세	23.2	27.1	24.5	−4
60~64세	22.3	26.2	23.3	−4

악력을 보면 여자는 남자와는 다르게 나이가 들어도 변화가 비교적 일정하게 유지되고 있다. 그래서 한국이나 일본의 여성들의 평균 수명의 차이는 별로 나지 않는 이유다. 그것은 일본의 여성들이나 한국의 여성들이 생활 습관이 거의 비슷하다는 것이다. (2015. 10. 5. 중앙일보s1)

■ 일본의 지극(指極) 측량법을 알아본다.

두 손을 좌우로 수평 되게 뻗어 오른손 가운뎃손가락 끝에서 왼손 가운뎃손가락 끝까지의 길이를 지극(指極)이라고 하는데, 키에서 양팔 길이(지극)를 빼는 방법이다. 2~4㎝ 차이면 신체가 건강한 사람이고, 2㎝ 이하면 폐(肺)기능이 약하고, 4㎝ 이상이면 뇌일혈을 앓기 쉽다고 한다.

- **집게손가락: 사람의 간, 위장, 장, 비장 등 소화영양기관을 주관하는데, 우측 손은 간장의 기능을 나타내며(간장은 우리 몸에서 우측 가슴속에 위치하고 있기 때문), 왼손은 위장의 기능(위장은 우리 몸에서 좌측에 위치해 있기 때문)을 나타낸다. 식사량이 많은 사람은 집게손가락이 난난하나.**

- 가운뎃손가락: 심장과 신장, 혈관은 주관하며 하지와도 관계가 있다. 정신적인 면에서는 내성적인 성격을 나타낸다.

오행상으로 보면 가운뎃손가락의 반사구를 보면 손가락 끝은 뇌를 나타나며, 손바닥과 연결된 부분은 양쪽 어깨를 나타내기에 가슴과 연계해서 보는 것이다. 그래서 심장과 연관성을 나타내고 있고, 뇌는 신장과 연관이 있기에 신장과도 연관성을 나타낸다. 또한 신장은 음(陰)이기에 신체의 음인 하지(下肢: 다리/발)와도 연관이 있게 판단하는 것은 일리가 있는 일이다.

정신적인 면은 신장은 스트레스를 받는 장기로서 신장기능이 저하되면 우리가 말하는 수(水)기운이 약하여 수줍음을 많이 타는 내성적인 성격이 된다.

- 넷째 손가락은 신경계통을 주관하는데 미친병, 신경통을 앓는 사람과 벙어리는 무명지의 기능이 덜어진다. 이것은 삼초 경락의 기능이 저하되면서 스트레스를 배출하지 못하여 다양한 정신질환이 발생하는 것과 관계가 있다.

- 새끼손가락은 폐와 생식기관을 주관하는데 소지가 굽은 사람은 같은 쪽에 늑막 유착이 있고, 소지가 짧은 여자는 자궁이 작아 태아가 위험하다.

※ 양팔을 벌렸을 때 손이 새끼손가락 방향으로 굽으면 체내가 지나치게 알칼리화 되어 암(癌)에 걸리기 쉽다. 또한 엄지손가락 쪽으로 굽으면 체내가 지나치게 산성화되어 폐병을 앓기 쉽다. 어느 한 손의 손가락 사이가 넓으면 같은 쪽의 폐에 병이 있다.

11) 길을 걸을 때 무기력하고 걸음걸이가 무거운 사람은 비/위장이 약하고, 허벅지 살이 마르면서 발이 냉하고, 생식기능이 쇠퇴하여 정력이 약하다. 특히 허벅지 안쪽에 살이 없는 것은 노쇠한 증거다. (오행상 토(土)기능 저하)

신맛을 줄이고 단맛과 매운맛을 자주 먹으면 된다.

생식요법은 토2+금+수+상화+표준생식이면 된다.(토+금2+수+상화+표준생식)
증상이 개선되면 체질 처방을 해야 한다.
부항사혈로 혈전을 제거하여 혈액순환을 원활하게 하는 것이 좋다.

12) 발목을 자주 접질리는 것도 방광기능이 약한 증거다. (오행상 수(水)기능 저하)

단맛을 줄이고 짠맛과 신맛을 자주 먹으면 된다.

생식요법은 수2+목+화+상화+표준생식이면 된다.(수+목2+목+상화+표준생식)
증상이 개선되면 체질 처방을 해야 한다.
부항사혈로 혈전을 제거하여 혈액순환을 원활하게 하는 것이 좋다.

동양의학에서 사지(팔/다리)는 음양상으로 양(陽)에 해당한다. 양(陽)이라 함은 항상 움직임이 있어 열(熱)이 발생하고 있는 곳을 의미한다. 열이 있는 곳은 물도 같이 있어야 한다는 것이 음양론이다.

항상 움직임이 발생한다는 곳은 관절 부분들이다. 관절(關節)이 많이 분포되어 있는 곳은 손과 발이다. 손과 발에는 곳곳이 움직일 수 있도록 수분이 충분해야 한다.

그런데 체내에 수분이 부족해지기 시작하면 관절들은 열이 더 더워지기에 물을 많이 보충하려 한다. 이런 증상이 나타나는 것이 관절 부종이다. 이곳에 염증이 발생하면 관절염이라 부른다. 특이한 일은 이렇게 관절 주변에 수분을 모아둔 이유를 모르는 사람들은 주사기를 이용하여 수분을 뽑아내 버린다. 결국에는 관절이 열을 견디지 못하고 못쓰게 되고 마지막에는 인공관절로 교체하는 결과를 초래하게 된다.

관절 질환에는 물을 보충해 주는 것이 해답이다. 외국의 경우는 관절염환자들에게는 매일 충분한 수분을 보충해주라고 처방한다. 2주정도 지나면서 관절염이 서서히 개선되는 결과가 나타난다.

음양의 조화와 균형을 이루는 것이 질병을 치유하는 지혜다.

※ 건강은 아는 만큼 지킬 수 있고, 실천한 만큼 좋아지고 개선된다.

20 손에 나타나는 증상을 살펴 건강을 찾는다.

손은 상지(上肢: 손)의 끝에 위치하며 손에서 시작하는 음경락과 양경락이 교회(教會: 통과하는)하는 곳으로 인체 음양의 조화(調和)여부를 반영하는 중요한 부위다.

손에 주로 나타나는 질병을 알아본다.

동양의학에서 손은 오행상 상화(相火)로 분류하며 면역력과 연관이 있다. 면역력이 저하되면 손에 주부습진이나 쥐젖, 검버섯, 땀 등이 생긴다. 이렇게 손에 다양한 질환과 증상이 나타나는 것은 마음이 불안, 초조, 긴장된 생활의 연속이거나, 스트레스를 과(過)하게 받거나 오랫동안 울화증(鬱火症)이 적체되었을 때 면역력이 저하되면서 나타난다.

이런 사람들은 한열왕래(계절에 따라 변화하는 기온의 변화에 적응하는 체/내외 온도 적응력)조절이 잘되지 않고, 집중력이 없고, 행동이 부산하며, 성격의 기복(起伏: 기분이 좋았다가 금방 화를 내는 성격을 의미함)이 심하며(성질이 지랄 같고 더럽다고 표현함), 짜증이 심한 것이 특징이다.

자연 치유를 위해서는 떫은맛의 음식(음식분류표 참고)을 자주 먹는 것이 좋다.

1) 손가락이 검붉고 터진 후에는 궤양이 생기고 통증이 심하고 이상한 냄새가 코를 찌르고 손가락이 괴사하여 떨어져 나간다. 이런 이유는 냉기와 습기가 몸 안에 침습해서 발생한다. 오행상 면역력이 저하되어 저체온으로 인한 수족냉증이 오래 경과 시 나타나는 증상이다.(탈저(脫疽)) (오행상 수(水)/상화(相火)기능 저하)

편식하지 말고 골고루 먹되 떫은맛을 자주 먹으면 된다.
생식요법은 토+금+수2+상화2+표준생식이면 된다.
증상이 개선되면 체질 처방을 해야 한다.
부항사혈로 혈전을 제거하여 혈액순환을 원활하게 하는 것이 좋다.

2) 손의 어제(엄지손가락 부분의 통통한 부분) 및 손가락 끝 복면(지문이 있는 부분) 피부의 색이 선홍색이며 누르면 퇴색되고 피부가 얇아지는 증상을 말한다.

이런 증상은 어혈(瘀血)이 간(肝)에 울체되어 나타나는 증상이다. 양손에 파란색 핏줄이 많이 보이는 것은 양기가 부족하고 찬 기운이 많은 것이다. (주사장(朱砂掌: 손바닥이 붉은 증상을 의미함) (오행상 목(木)기능 저하)

2지(인지) 손가락 안쪽 마디에 푸른 핏줄이 나타나면 간 기능 역시 저하되고 있음이요, 어린아이들의 경우는 경기를 하고, 성인의 경우는 발작 증세가 나타날 수 있다.

매운맛을 줄이고 짠맛과 신맛을 자주 먹으면 좋다.

생식요법은 목2+화+토+상화2+표준생식이면 된다.(목+화2+토+상화2+표준생식)
증상이 개선되면 체질 처방을 해야 한다.
부항사혈로 혈전을 제거하여 혈액순환을 원활하게 하는 것이 좋다.

3) 손바닥 가운데가 뜨겁고 가려우며 계속 각질이 일어나고 피부가 건조하여 갈라지는 증상이 손바닥 가운데서 손 전체로 번지지만 손등으로는 침범하지 않는다. 이것은 피가 건조하고 차가운 경우에 나타나는 증상이다.(아장풍(鵝掌風)이라함)

음의 병이다. 주로 비/위장에 열과 냉기가 침습하면서 나타나는 증상이다.

신맛을 줄이고 단맛을 자주 먹으면 좋다.

생식요법은 토2+금+수+상화2+표준생식이면 된다.(토+금2+수+상화+표준생식)
증상이 개선되면 체질 처방을 해야 한다.
부항사혈로 혈전을 제거하여 혈액순환을 원활하게 하는 것이 좋다.

4) 손가락이 갈라지는 부위에 겨자씨 같은 것이 생기며, 참기 어렵게 가려운데 열에 닿으면 더욱 가렵고 긁어터진 후에는 피나 진물이 흐르며 엉겨 딱지가 앉고 오래되면 농이 생기면서 가렵고 아픈 것은 개창(疥瘡)이라 한다. 이유는 풍습이 쌓여 독이 생겼기 때문이다.

단맛을 줄이고 짠맛을 먹으면 좋다.

생식요법은 수2+목+화+상화2+표준생식이면 된다.(목2+화+토+상화2+표준생식)
증상이 개선되면 체질 처방을 해야 한다.

부항사혈로 혈전을 제거하여 혈액순환을 원활하게 하는 것이 좋다.

5) 손가락의 지문이 말라 쪼글쪼글해지고 속으로 들어가는 것은 대부분 구토나 설사, 수액폭탈로 발생하는데 주로 곽란(癨亂: 급성 위장병) 환자에게서 주로 나타난다. (오행상 토(土)기능 저하)

신맛을 줄이고 단맛과 매운맛을 자주 먹으면 좋다.

생식요법은 토2+금+수+상화+표준생식이면 된다.(토+금2+수+상화+표준생식)
증상이 개선되면 체질 처방을 해야 한다.
부항사혈로 혈전을 제거하여 혈액순환을 원활하게 하는 것이 좋다.

1. 손가락 형태로 건강을 알아본다.

손가락은 경락상으로 5지는 심/소장경락, 3, 4지는 심포/삼포경락, 엄지와 인지는 폐/대장경락이 시작과 끝나는 중요한 곳이다. 또한 손가락은 각기 다른 연령대의 건강 상태를 읽을 수 있는 곳이기도 하다.

엄지(1지)는 유년기 건강상태, 인지(2지)는 청년기, 중지(3지)는 장년기, 무명지(4지)는 중년 이후, 소지(5지)는 노년기의 신체 상황을 읽을 수 있는 곳이기도 하다.

1) 손가락의 강약으로 건강을 읽다.

건강한 사람은 다섯 손가락이 통통한 것은 건강 상태가 좋다는 의미다. 그러나 어느 한 손가락이 마르고 약한 것은 그 나이 대에 건강 상태가 비교적 좋지 않음을 의미한다.

2) 손가락의 굴곡으로 건강을 읽다.

손가락사이가 공간이 보이는 것은 비/위장 기능이 좋지 않다는 의미다. 또한 몸이 차가운 암 환자들도 손가락사이에 구멍이 보인다. 수족냉증 환자들도 손가락 사이에 구멍이 보인다. 이런 사람들은 후일 다양한 냉증으로 인한 질환이 발생할 전조증상들이다. (오행상 토(土)기능 저하)

신맛을 줄이고 단맛과 매운맛을 자주 먹으면 좋다.

생식요법은 토2+금+수+상화+표준생식이면 된다.(토+금2+수+상화+표준생식)
증상이 개선되면 체질 처방을 해야 한다.
부항사혈로 혈전을 제거하여 혈액순환을 원활하게 하는 것이 좋다.

3) 손가락 길이로 건강을 읽다.

① 집게손가락이 너무 길거나 짧으면 소년기에 영양불량상태를 지냈거나 여러 가지 병을 앓은 것이다.
② 반대로 4지 손가락이 너무 길거나 짧으면 중년기에 장 기능에 손상을 입은 경우다.
③ 새끼손가락이 비교적 짧은 사람은 노년기에 심혈관 계통과 소화계통, 내분비계통을 포함한 심장, 비장, 신장의 기능이 허약해지는 질병을 앓기 쉽다.

4) 손가락의 청근(푸른 핏줄)으로 건강을 읽다.

소장 내 숙변이 많으면 손가락 마디 횡주름이 있는 곳에 푸른 청근이 많이 보인다.
생무를 간식으로 먹어 체내의 숙변과 독소를 제거하는 것이 좋다. 손바닥을 비벼서 열을 내거나 박수치는 습관을 가져도 숙변을 제거할 수 있다.
짠맛을 줄이고 쓴맛을 자주 먹으면 좋다.

생식요법은 화2+토+금+상화+표준생식이면 된다.(화+토2+금+상화+표준생식)
증상이 개선되면 체질 처방을 해야 한다.
부항사혈로 혈전을 제거하여 혈액순환을 원활하게 하는 것이 좋다.

5) 손가락의 혈색

손가락 끝이 붉고 윤기가 흐르는 것은 인체의 기혈운행이 좋은 것이며, 모세혈관의 기능이 좋아 혈액순환이 원활함을 나타낸다. 손가락 끝이 창백하면 기혈이 부족한 것이고, 어두운 자주 색이면 어혈이 있다.

부항사혈로 혈전을 제거하여 혈액순환을 원활하게 하는 것이 좋다.

6) 손가락의 형태로 질병을 찾아라.

손가락이 곧고 끝이 네모형태이면 건강하다. 만약 손가락에 어암(瘀暗: 검은색이나 검은 회색)이 있으면 신경쇠약이나 결석이 잘 생긴다. 이런 사람은 정서불안, 불안, 초조, 긴장을 잘하고 욱하는 성질과 손바닥에 땀이 나서 축축하고 감기나 호흡기 질환을 앓기 쉽다. 중성지방 수치가 높고 폐렴이나 천식을 항상 가지고 있다.
쓴맛을 줄이고 매운맛을 자주 먹으면 좋다

생식요법은 금2+수+목+상화+표준생식이면 된다.(금+수2+목+상화+표준생식)
증상이 개선되면 체질 처방을 해야 한다.
부항사혈로 혈전을 제거하여 혈액순환을 원활하게 하는 것이 좋다.

7) 손가락 끝마디가 넓어 숟가락처럼 생긴 손가락은 고혈압과 심장병, 뇌혈관 질환을 앓기 쉽다. 당뇨병이 있을 때는 반드시 합병증이 발생한다.

짠맛을 줄이고 쓴맛을 자주 먹으면 좋다.

생식요법은 화2+토+금+상화+표준생식이면 된다.(화+토2+금+상화+표준생식)
증상이 개선되면 체질 처방을 해야 한다.
부항사혈로 혈전을 제거하여 혈액순환을 원활하게 하는 것이 좋다.

8) 손가락이 가늘고 길며(손톱의 폭이 좁고 가늘고 길다) 색이 창백하고 힘이 없다. 스트레스 과다로 인해 비/위장 기능이 좋지 않고 우울하고 걱정이 많다. 편식하는 경향이 있고 갑상선 기능 저하증을 앓는 경우가 많다. 이런 사람들은 중성지방과 콜레스테롤, 저밀도 콜레스테롤 수치가 높다. 신장결석이 잘 생기고 천식 기운도 있다. 수족냉증이 심각해 기혈순환이 막혀있다고 보면 된다. 또한 의처증(疑妻症)이나 의부증(疑夫症)이 있어 의심이 많은 삶을 살아간다. 중성지방 수치를 낮추기 위해 운동을 해야 한다. 맨발로 걷기나 엎드려서 네발로 걷는 것이 좋다. 물론 금연은 필수다.(오행상 수(水)기능 저하)

단맛을 줄이고 짠맛과 신맛을 자주 먹으면 좋다.

생식요법은 수2+목+화+상화2+표준생식이면 된다.(금2+수+목+상화2+표준생식)
증상이 개선되면 체질 처방을 해야 한다.
부항사혈로 혈전을 제거하여 혈액순환을 원활하게 하는 것이 좋다.

두한족열의 건강 원칙을 지키기 위해 발을 따뜻하게 하는 다양한 보조요법을 실시하는 것이 도움이 된다.

9) 손가락 관절이 툭 튀어나온 손가락(대나무 마디같이 생긴 손)은 호흡기와 비뇨기 계통의 질병을 앓기 쉽다. 생식기 계통의 질병에도 주의를 기울여야 한다. 이런

손을 가진 사람들은 정서불안, 초조하고 다른 사람과 비교하길 좋아하며 자존심이 세고 독립심이 강하다. 비/위장 기능이 저하된 사람에게서도 나타난다.

몸이 차가운 사람들에게서 주로 나타나며 일부 암 환자들에게서도 나타난다. 선천적으로는 간장/담낭기능이 좋은 얼굴이 긴 사람들에게서 나타나기도 한다. (오행상 토(土)기능 저하)

신맛을 줄이고 단맛과 매운맛을 자주 먹으면 좋다.

생식요법은 토2+금+수+상화2+표준생식이면 된다.(토+금2+수+상화+표준생식)
증상이 개선되면 체질 처방을 해야 한다.
부항사혈로 혈전을 제거하여 혈액순환을 원활하게 하는 것이 좋다.

10) 손가락 끝마디가 튀어나오고 손가락 끝이 뾰족한 사람은 심장병을 앓기 쉽다. 호흡기 질환도 주의를 요한다. (오행상 화(火)기능 저하)

짠맛을 줄이고 쓴맛을 자주 먹으면 좋다.

생식요법은 화2+토+금+상화+표준생식이면 된다.(화+토2+금+상화+표준생식)
증상이 개선되면 체질 처방을 해야 한다.
부항사혈로 혈전을 제거하여 혈액순환을 원활하게 하는 것이 좋다.

11) 손가락 끝마디가 뭉툭하고 피부가 거친 손가락은 만성호흡기질환이나 순환기계통 질환을 앓기 쉽다. (오행상 금(金)기능 저하)

쓴맛을 줄이고 매운맛과 짠맛을 자주 먹으면 좋다.

생식요법은 금2+수+목+상화+표준생식이면 된다.(금+수2+목+상화+표준생식)
증상이 개선되면 체질 처방을 해야 한다.
부항사혈로 혈전을 제거하여 혈액순환을 원활하게 하는 것이 좋다.

12) 손가락이 비교적 통통하고 길며 손가락 끝이 약간 뾰족한 형태의 손은 흉부질환을 앓기 쉽다. 대개 이마가 넓고 턱이 뾰족한 얼굴을 가진 사람들이 화형/화토형 체질을 가진 사람들이 많고 비교적 성격이 활발하고 정서가 안정적이다.

쓴맛을 줄이고 매운맛과 짠맛을 자주 먹으면 좋다.

생식요법은 금+수2+목+상화+표준생식이면 된다.(금+수+목+상화+표준생식)
증상이 개선되면 체질 처방을 해야 한다.
부항사혈로 혈전을 제거하여 혈액순환을 원활하게 하는 것이 좋다.

13) 손가락 중간이 굵은 손가락은 신경계통 질병이나 골다공증, 귓병을 앓기 쉽다. 이런 손을 가진 사람들은 오행상 수(水)기능이 약하며 피부색이 까무잡잡하다.

단맛을 줄이고 짠맛과 신맛을 자주 먹으면 좋다.

생식요법은 수2+목+화+상화+표준생식이면 된다.(수+목2+화+상화+표준생식)
증상이 개선되면 체질 처방을 해야 한다.
부항사혈로 혈전을 제거하여 혈액순환을 원활하게 하는 것이 좋다.

14) 손가락이 굵고 짧아 중지의 길이가 손바닥 길이의 2/3보다 짧고 대어제가 통통하며 손가락 뿌리도 통통하다. 힘이 좋지만 고혈압과 간장 및 신장의 질환을 앓기 쉽다.

단맛을 줄이고 짠맛과 신맛을 자주 먹으면 좋다.

생식요법은 수2+목+화+상화+표준생식이면 된다.(수+목2+화+상화+표준생식)
증상이 개선되면 체질 처방을 해야 한다.
부항사혈로 혈전을 제거하여 혈액순환을 원활하게 하는 것이 좋다.

15) 대부분 소지나 식지가 휜 손가락은 유전병이나 생식기능장애를 앓는 사람이 많다. 어떤 질환이든 중증환자에게서 나타난다. (오행상 수(水)기능 저하)

단맛을 줄이고 짠맛과 신맛을 자주 먹으면 좋다.

생식요법은 수2+목+화+상화2+표준생식이면 된다.(수+목2+화+상화2+표준생식)
증상이 개선되면 체질 처방을 해야 한다.
부항사혈로 혈전을 제거하여 혈액순환을 원활하게 하는 것이 좋다.

2. 손의 생김새로 질병을 찾아라.

1) 손등 마디의 주름이 어지럽고 손바닥에는 청근(靑根)이 있고, 피부색이 비교적 짙은 손은 일반적으로 건강하나 고혈압이나 호흡기 질환을 앓기 쉽다.

이런 손을 가진 사람들은 식사를 빠르게 하며 안정되지 못한 직업을 가지고 있다. 또한 소장 내에 숙변이 많다.

2) 손의 외형이 사각형인 손(금형)은 비교적 건강하다. 그러나 심혈관질환을 앓기 쉽다.

매운맛을 줄이고, 쓴맛을 자주 먹으면 좋다. (1, 2항 해당)

생식요법은 화2+토+금+상화+표준생식이면 된다.(화+토2+금+상화+표준생식)
증상이 개선되면 체질 처방을 해야 한다.
부항사혈로 혈전을 제거하여 혈액순환을 원활하게 하는 것이 좋다.

3) 손등의 손가락 마디가 보이는 손은(마디가 튀어나오고 마른손) 신경이 예민하고 스트레스가 많아 체력이 낮고, 호흡기와 생식/비뇨기계가 약하다. 손가락을 가지런하게 하면 손가락 시작 부분이 공간이 보이기도 한다. 수족냉증을 가지고 있다.

신맛을 줄이고 단맛을 자주 먹으면 좋다.

생식요법은 토2+금+수+상화2+표준생식이면 된다.(토+금+수2+상화+표준생식)
증상이 개선되면 체질 처방을 해야 한다.
부항사혈로 혈전을 제거하여 혈액순환을 원활하게 하는 것이 좋다.

4) 손과 손가락이 가늘고 길며 손끝이 뾰족한 손은 비/위장 기능이 떨어지며 소화기계 질환을 앓기 쉽다. 중년이후에는 관절염을 앓기 쉽다. (목/목화형의 체질의 손) (오행상 토(土)기능 저하)

신맛을 줄이고 단맛과 매운맛을 자주 먹으면 좋다.

생식요법은 토2+금+수+상화+표준생식이면 된다.(토+금2+수+상화+표준생식)
증상이 개선되면 체질 처방을 해야 한다.

부항사혈로 혈전을 제거하여 혈액순환을 원활하게 하는 것이 좋다.

5) 손가락 끝이 뭉툭한 손은 비교적 건강하나 성격이 조급해서 고혈압과 당뇨병이 걸리기 쉽고 손등에 청근이 굵게 불거진다. (수형 체질의 손)

짠맛을 줄이고 쓴맛을 자주 먹으면 좋다.

생식요법은 화2+토+금+상화2+표준생식이면 된다.(화+토2+금+상화+표준생식)
증상이 개선되면 체질 처방을 해야 한다.
부항사혈로 혈전을 제거하여 혈액순환을 원활하게 하는 것이 좋다.

6) 손가락 끝이 병을 앓은 후에는 서서히 굵어지기 때문에 손가락이 시작되는 부위는 상대적으로 가늘고 손바닥도 약하다. 이런 손은 선천성 심장병 환자나 심장병으로 인한 순환기계 질환자, 폐결핵 말기 환자에게서 많이 보인다. (손가락 끝이 뭉툭하고 큰 것은 금기운을 의미하므로 화기운이 약하게 나타난다.) (오행상 화(火)기능 저하)

① 심장병 환자는 짠맛을 줄이고 쓴맛을 자주 먹으면 좋다.

생식요법은 화2+토+금+상화2+표준생식이면 된다.(화+토2+금+상화+표준생식)
증상이 개선되면 체질 처방을 해야 한다.
부항사혈로 혈전을 제거하여 혈액순환을 원활하게 하는 것이 좋다.

② 폐결핵 말기 환자는 쓴맛을 줄이고 매운맛을 자주 먹으면 좋다.

생식요법은 금2+수+목+상화2+표준생식이면 된다.(금+수2+목+상화+표준생식)
증상이 개선되면 체질 처방을 해야 한다.
부항사혈로 혈전을 제거하여 혈액순환을 원활하게 하는 것이 좋다.

7) 손에 살집이 없고 파랗게 혈관이 비치는 연약한 손은 건강 상태가 좋지 않고 신경쇠약에 걸리기 쉽다. 호흡기나 생식/비뇨기계도 좋지 않다. (오행상 수(水)기능 저하)

단맛을 줄이고 짠맛과 신맛을 자주 먹으면 좋다.

생식요법은 수2+목+화+상화2+표준생식이면 된다.(수+목2+화+상화2+표준생식)

증상이 개선되면 체질 처방을 해야 한다.

부항사혈로 혈전을 제거하여 혈액순환을 원활하게 하는 것이 좋다.

3. 손가락으로 질병을 찾아라.

1) 엄지손가락

오행상 간장/담낭의 기능을 볼 수 있는 반사구이며, 경락상으로는 폐 기능의 상태를 볼 수 있는 곳이기도 하다.

인체의 유전 형질의 좋고 나쁨과 뇌수기능의 강약을 추측할 수 있는 곳이다. 굵고 길이가 균등해야 건강하다.

① 빈약하면 신경질적이며 인내력이 부족하다.
② 엄지가 굽은 사람은 신경쇠약이다.
③ 엄지가 짧고 작은 사람은 정서불안과 담력이 없다.
④ 굵고 짧으며 뻿뻿한 엄지는 고혈압과 두통, 심장병, 중풍 환자에게 나타난다.

2) 집게손가락(인지)

오행상으로는 심장/소장의 기능을 볼 수 있는 반사구이며, 경락상으로는 대장의 기능을 볼 수 있는 곳이기도 하다.

세 마디가 고르거나 아래(손바닥연결부)에서 위로(손끝) 올라갈수록 짧아지는 것이 좋다.

① 외형이 곧고 가운뎃손가락과 밀착된 것은 간장/담낭 기운이 좋다는 의미다.
② 집게손가락의 첫째 마디가 지나치게 긴 사람은 건강상태가 좋지 않다.
③ 둘째 마디가 너무 굵은 사람은 칼슘 흡수를 하지 못하여 골격과 치아가 쉽게 상한다.
④ 셋째 마디가 지나치게 짧은 사람은 신경정신과 질환을 앓기 쉽다.
⑤ 집게손가락이 말랐고 약한 것은 간장/담낭의 기능이 좋지 않다.

매운맛을 줄이고 신맛을 자주 먹으면 좋다.

생식요법은 목2+화+토+상화+표준생식이면 된다.(목+화2+토+상화+표준생식)

증상이 개선되면 체질 처방을 해야 한다.

부항사혈로 혈전을 제거하여 혈액순환을 원활하게 하는 것이 좋다.

⑥ 집게손가락이 굽은 사람은 간/담으로 인해 비/위장 기능이 좋지 않다. 신맛을 줄이고 단맛을 자주 먹으면 좋다.

생식요법은 토2+금+수+상화+표준생식이면 된다.(토+금2+수+상화+표준생식)
증상이 개선되면 체질 처방을 해야 한다.
부항사혈로 혈전을 제거하여 혈액순환을 원활하게 하는 것이 좋다.

3) 가운뎃손가락(중지)

오행상 비/위장의 기능을 나타내는 반사구이며, 경락상으로는 심포(면역력)의 기능(스트레스를 받는 곳)을 나타내는 손가락이다.

심혈관 기능의 강약을 나타내는 곳이기도 하다. 세 마디의 길이가 비슷하며 탄력이 있으면 건강하다. 반면 가늘고 창백하고 약한 것은 심혈관 기능이 좋지 않거나 빈혈이 있는 상태다. 스트레스에 취약하다.

손가락이 휘고 마디가 넓은 것은 심장/소장의 기능이 비교적 약함을 나타낸다. 오행상 기혈의 순환을 담당하고 있는 심포장/삼초부의 순환이 좋지 않을 때 가운뎃손가락이 휘는 현상이 발생한다.

가운뎃손가락의 세 마디가 비대칭이고 중간 마디가 특별히 길면 대부분 정력이 부족하고 인내력이 부족하다. 또한 체내에 칼슘대사 기능이 비정상이어서 뼈와 치아의 질병이 잘 발생한다. (골다공증, 충치, 골절)

① 유난히 길면 우울증을 앓기 쉽다.
② 유난히 짧으면 신체는 건강하지만 노년에 폐와 신장 질환을 앓는다.
③ 손가락이 고르게 긴 사람은 심신(心身)의 음양조화가 잘 이루어져 건강하다.

4) 약지(네 번째) 손가락(무명지)

약지 손가락의 강약과 인체 건강 특히 생식/비뇨기계와 근골격계의 건강과 관계가 깊다. 오행상 폐 기능의 반사구를 볼 수 있는 곳이며, 경락상으로는 삼초부의 상태를 나타나는 곳이다.(스트레스를 해소시키는 곳이다.)

① 곧고 길이가 가운뎃손가락의 첫째마디 중간보다 약간 길고 굴문(屈紋: 굽은 주름)이 없으면 건강하다.
② 약지 손가락이 너무 길면 생활이 불규칙하여 건강에 영향을 줄 수 있다. 의욕과 활기가 넘치며 대외적으로 성공하는 사람들이 많다. 이와 함께 방

탕한 생활을 즐긴다.

③ 약지 손가락이 너무 짧으면 원기가 부족하고 체력이 약하다.

④ 약지 손가락의 뿌리 부위 마디는 생식능력과 내분비 기능을 나타내므로 너무 가늘고 약하면 안 된다. 약지 손가락의 주름이 어지러운 것은 인체의 기능이 떨어진다는 것을 의미한다.

⑤ 약지 손가락 둘째 마디에 횡주름이 있는 것은 병약문(病約紋)이라고 하는데 현재의 건강 상태가 좋지 않음을 나타낸다. (대개는 손가락과 같이 길게 종을 형성되는 것이 정상이다.)

⑥ 약지 손가락의 길이가 지나치게 길거나 창백하고 말랐다면 칼슘 흡수가 잘 안되어 골격과 치아가 건강하지 못하다. (신경이 예민하여 갑상선 질환을 주의 하여야 한다.)

⑦ 약지 손가락의 끝이 휘어져 있고 마디의 간격이 넓은 사람은 비뇨기 계통의 질병을 앓기 쉽고 신경쇠약(神經衰弱)에 걸리기 쉽다.

단맛을 줄이고 짠맛을 자주 먹으면 좋다.

생식요법은 금+수2+목+상화2+표준생식이면 된다.(금+수+목+상화2+표준생식)

증상이 개선되면 체질 처방을 해야 한다.

부항사혈로 혈전을 제거하여 혈액순환을 원활하게 하는 것이 좋다.

⑧ 약지 손가락이 가운뎃손가락의 끝마디의 반을 넘어 길이가 비슷한 것은 선천적으로 건강한 체질임을 나타낸다.

5) 새끼손가락(소지)

소화기 계통과 생식기능의 강약을 볼 수 있는 곳이다. 오행상으로는 신장/방광, 생식비뇨기계의 상태를 볼 수 있는 곳이다. 경락상으로는 심장(4지쪽 손톱 옆부분)과 소장(5지 바깥쪽 손톱 옆부분)의 기능을 볼 수 있는 곳이기도 하다.

① 곧으면 좋다. 표준길이는 약지 손가락의 손끝에서 첫마디와 비슷하거나 약간 길다. 이는 비/위장 기능이 양호하고 신체가 건강함을 나타낸다. 새끼손가락이 가늘고 약한 것은 소화흡수 장애와 설사를 자주 한다.

② 손가락 끝이 휘고 마디의 간격이 지나치게 넓은 것은 소화흡수 장애와 설사가 진행 중이다. 손가락이 한쪽으로 굽은 사람은 소화흡수기능이 좋지 않다. 새끼손가락이 휜 것은 폐활량이 작고, 새끼손가락 뿌리 마디에 굴문(주름)이 어지러운 사람은 신체기능이 떨어진다.

4. 손바닥 형태로 질병을 찾아라.

1) 손바닥이 대체로 둥근형은 건강하고 적극적이면 낙천적이다.

2) 손바닥이 네모형인 사람은 건강하나 심장 질환이나 뇌혈관 질환을 앓기 쉽다. (오행상 금(金)형 손이다.)

매운맛을 줄이고 쓴맛을 자주 먹는 것이 좋다.

생식요법은 화2+토+금+상화+표준생식이면 된다.(화+토2+금+상화+표준)
증상이 개선되면 체질 처방을 해야 한다.
부항사혈로 혈전을 제거하여 혈액순환을 원활하게 하는 것이 좋다.

3) 손목과 손가락이 굵은 사람은 60세가 넘으면 쉽게 늙고, 마음의 고민이 많아 요통(腰痛: 허리 통증)을 앓기 쉽다. 손목이 굵으면 후일 발목도 굵어지게 된다. 이런 현상은 관절 부분에 혈액순환 장애와 림프절 기능 저하 시 나타나는 증상이다. 스트레스를 적게 받는 생활과 작은 일에도 감사하는 마음을 가지고 생활하는 것이 좋다.

단맛을 줄이고 짠맛을 자주 먹으면 좋다.

생식요법은 수2+목+화+상화2+표준생식이면 된다.(수+목2+화+상화+표준생식)
증상이 개선되면 체질 처방을 해야 한다.
부항사혈로 혈전을 제거하여 혈액순환을 원활하게 하는 것이 좋다.

4) 손에 살이 별로 없는 사람은 신경질적이고, 성격의 기복이 심하며, 겁이 많고 정력이 쉽게 소모되며 건망증이 심하다.

이런 손을 가진 사람은 항상 스트레스에 시달림을 받으며 살아가고 있고 매사를 부정적인 시각으로 보기 때문에 스트레스가 몸에 기본적으로 누적되어 있는 상태이다. 이런 상태가 되면 우리 몸은 혈액순환 장애가 발생하여 수족냉증을 시작으로 하여 다양한 성인질환에 시달리게 된다.

우리 몸은 혈액순환 장애가 발생하게 되면 혈액순환 장애를 해소시키기 위해 일시적으로 혈당을 올리는 조치를 취한다. 하나는 단맛을 먹어 혈당을 올리는 조치이고, 다른 하나는 분노를 내서 일시적으로 혈당을 올리려고 한다. 그래서 마른 체형을 가진 사람들은 신경질적인 양상을 보이는 것이다.

예를 들면 몸이 차가워서 발생하는 중풍인 경우 중풍이 발생하기 전에 약 3개월 전부터는 본인도 모르게 욕을 자주 하는 버릇이 생기는 것과 같다.

단맛을 줄이고 매운맛과 짠맛을 자주 먹으면 좋다.

생식요법은 금+수2+목+상화2+표준생식이면 된다.(금+수+목+상화2+표준생식)
증상이 개선되면 체질 처방을 해야 한다.
부항사혈로 혈전을 제거하여 혈액순환을 원활하게 하는 것이 좋다.

5. 손바닥 두께로 질병을 찾아라.

1) 손바닥의 두께로 건강을 찾아라.

① 손바닥이 두꺼운 사람은 정력이 넘치고 생기가 있다.
② 손바닥이 얇은 사람은 몸이 약하다.
③ 손바닥이 뻣뻣한 사람은 적응력/면역력이 떨어진다.
④ 손바닥에 탄력이 있는 사람은 체질이 강건하고 정력이 왕성하다.
⑤ 손바닥에 살이 없고 딱딱한 사람은 소화기계통의 기능이 좋지 않다.

2) 소어제(새끼손가락 시작 부분 통통한 곳)와 소지 부분에 살이 없고 푹 꺼진 사람은 체액이 부족(신장 기능 저하)하여 만성적으로 설사나 하리(下痢: 곱똥, 변비)를 앓는 사람이 많다.(오행상 수(水)기능 저하)

단맛을 줄이고 짠맛과 신맛을 자주 먹으면 좋다.

생식요법은 수2+목+화+상화2+표준생식이면 된다.(수+목2+화+상화+표준생식)
증상이 개선되면 체질 처방을 해야 한다.
부항사혈로 혈전을 제거하여 혈액순환을 원활하게 하는 것이 좋다.

3) 손바닥의 청근(푸른 핏줄)

손바닥 가운데에 푸른 청근이 보이며, 손가락 마디사이에도 얇게 들어나는 것은 장내에 숙변이 있고, 마른변이 차있다는 것을 나타낸다. 이런 사람은 습관성변비, 치질, 정맥류 등을 많이 앓는다.

아랫배를 배꼽을 중심으로 우로(시계방향) 60회, 좌로(시계반대방향) 60회를 둥그렇게 원을 그리면서 마사지를 해주면 청근이 사라진다.

이런 현상이 나타나는 사람들은 찬 음식을 급하게 하는 식습관을 가지고 있다. 식사를 따뜻하게 천천히 소식하는 식습관을 가져야 한다. (오행상 금(金)기능 저하)

쓴맛을 줄이고 매운맛과 짠맛을 자주 먹으면 좋다.

생식요법은 금2+수+목+상화+표준생식이면 된다.(금+수2+목+상화+표준생식)
증상이 개선되면 체질 처방을 해야 한다.
부항사혈로 혈전을 제거하여 혈액순환을 원활하게 하는 것이 좋다.

4) 손바닥의 색깔을 살펴라.

① 손바닥 색이 흰 것은 폐에 병이 있다. (오행상 금기능 저하)

쓴맛을 줄이고 매운맛과 짠맛을 자주 먹으면 좋다.

생식요법은 금2+수+목+상화+표준생식이면 된다.(금+수2+목+상화+표준생식)
증상이 개선되면 체질 처방을 해야 한다.
부항사혈로 혈전을 제거하여 혈액순환을 원활하게 하는 것이 좋다.

② 검은색은 신장에 병이 있다. (오행상 수기능 저하)

단맛을 줄이고 짠맛을 자주 먹으면 좋다.

생식요법은 수2+목+화+상화+표준생식이면 된다.(수+목2+화+상화+표준생식)
증상이 개선되면 체질 처방을 해야 한다.
부항사혈로 혈전을 제거하여 혈액순환을 원활하게 하는 것이 좋다.

③ 자주색은 혈액순환 장애다. (오행상 상화기능 저하)

짠맛을 줄이고 떫은맛을 자주 먹으면 좋다.

생식요법은 화+토+금+상화2+표준생식이면 된다.(화+토2+금+상화2+표준생식)
증상이 개선되면 체질 처방을 해야 한다.
부항사혈로 혈전을 제거하여 혈액순환을 원활하게 하는 것이 좋다.

④ 남색이면 소장(腸)에 이상에 있다. (오행상 화기능 저하)

짠맛을 줄이고 쓴맛을 자주 먹으면 좋다.

생식요법은 화2+토+금+상화+표준생식이면 된다.(화+토2+금+상화+표준생식)
증상이 개선되면 체질 처방을 해야 한다.
부항사혈로 혈전을 제거하여 혈액순환을 원활하게 하는 것이 좋다.

⑤ 녹색이면 빈혈이나 비/위의 병이 있다. (오행상 토기능 저하)
신맛을 줄이고 단맛을 자주 먹으면 좋다.

생식요법은 토2+금+수+상화+표준생식이면 된다.(토+금2+수+상화+표준생식)
증상이 개선되면 체질 처방을 해야 한다.
부항사혈로 혈전을 제거하여 혈액순환을 원활하게 하는 것이 좋다.

⑥ 황금색이면 간의 질환이다. (오행상 목기능 저하)
매운맛을 줄이고 신맛을 자주 먹으면 좋다.

생식요법은 목2+화+토+상화2+표준생식이면 된다.(목+화2+토+상화+표준생식)
증상이 개선되면 체질 처방을 해야 한다.
부항사혈로 혈전을 제거하여 혈액순환을 원활하게 하는 것이 좋다.

⑦ 진홍색이면 심장에 열이 있다. (오행상 화기능 저하)
짠맛을 줄이고 쓴맛을 자주 먹으면 좋다.

생식요법은 화2+토+금+상화2+표준생식이면 된다.(화+토2+금+상화+표준생식)
증상이 개선되면 체질 처방을 해야 한다.
부항사혈로 혈전을 제거하여 혈액순환을 원활하게 하는 것이 좋다.

⑧ 희뿌옇거나 암청색이면 빈혈, 울혈, 고혈압, 저혈압, 통풍, 잠출혈 등의 병증이 있다. 손바닥의 세 주선에도 나타나면 병리적 의의를 더욱 확실하게 된다. (오행상 수기능 저하)
단맛을 줄이고 짠맛을 자주 먹으면 좋다.

생식요법은 금+수2+목+상화+표준생식이면 된다.(금+수+목+상화2+표준생식)
증상이 개선되면 체질 처방을 해야 한다.
부항사혈로 혈전을 제거하여 혈액순환을 원활하게 하는 것이 좋다.

⑨ 손바닥 색이 분명하지 않고 청근이 있으면 치질이 있다. (오행상 금기능 저하)

쓴맛을 줄이고 매운맛과 짠맛을 자주 먹으면 좋다.

생식요법은 금2+수+목+상화+표준생식이면 된다.(금+수2+목+상화+표준생식)

증상이 개선되면 체질 처방을 해야 한다.

부항사혈로 혈전을 제거하여 혈액순환을 원활하게 하는 것이 좋다.

⑩ 손바닥에 붉은색의 그물 같은 모세혈관이 보이면 비타민c 결핍을 의미한다.

⑪ 붉고 작은 흰 점들이 많은 것은 지방간 증상이다.
(식사를 빠르게 하는 사람에게서도 나타난다.) (오행상 목기능 저하)

매운맛을 줄이고 신맛을 자주 먹으면 좋다. (10, 11항 해당)

생식요법은 목2+화+토+상화2+표준생식이면 된다.(목+화2+토+상화+표준생식)

증상이 개선되면 체질 처방을 해야 한다.

부항사혈로 혈전을 제거하여 혈액순환을 원활하게 하는 것이 좋다.

⑫ 붉고 흰점이 큰 것은 협심증을 나타낸다.(부정맥이 나온다.)
(오행상 상화기능 저하)

짠맛을 줄이고 떫은맛을 자주 먹으면 좋다.

생식요법은 화+토+금+상화2+표준생식이면 된다.(화+토2+금+상화2+표준생식)

증상이 개선되면 체질 처방을 해야 한다.

부항사혈로 혈전을 제거하여 혈액순환을 원활하게 하는 것이 좋다.

5) 소어제와 대어제 부분이 얼룩덜룩한 것은 간염을 앓았다.

암자색이라면 간세포가 손상됨을 의미한다. (오행상 목(木)기능 저하)

매운맛을 줄이고 신맛을 자주 먹으면 좋다.

생식요법은 목2+화+토+상화2+표준생식이면 된다.(목+화2+토+상화+표준생식)

증상이 개선되면 체질 처방을 해야 한다.

부항사혈로 혈전을 제거하여 혈액순환을 원활하게 하는 것이 좋다.

6) 계통성 홍반성 낭창인 경우는 손바닥 전체가 주홍색이다.

(얼굴에 코를 중심으로 좌우에 나비 모양의 붉은 형태가 형성된다.)

(오행상 수(水)기능 저하)

단맛을 줄이고 짠맛을 자주 먹으면 좋다.

생식요법은 수2+목+화+상화2+표준생식이면 된다.(수+목2+화+상화2+표준생식)
증상이 개선되면 체질 처방을 해야 한다.
부항사혈로 혈전을 제거하여 혈액순환을 원활하게 하는 것이 좋다.

7) 암 환자의 손바닥은 황토색이며 광택이 없다.

항암치료 후에는 세 가닥의 주선(굵은 선)에 암갈색이 나타난다.

일정 시간이 지나고 양손바닥과 손가락이 검어지면 말기의 사독이 침입해 독소가 이미 전신에 퍼진 것으로 치유되기 어렵다.

몸이 차가워서 나타나는 증상들이다. 루푸스병(전신홍반성 낭창)도 암과 같은 질환으로 보면 된다. 몸을 따뜻하게 만드는 가장 빠른 방법은 부항사혈을 실시하여 어혈(瘀血)을 제거해 줌으로서 새로운 피를 만들어 공급함으로써 혈액순환을 원활하게 만들어 체온을 올리는 것이 바람직한 자연 치유법이라 하겠다.

체질에 맞게 고영양 저칼로리의 1:1 맞춤식 생식/식사를 먹으면서 꾸준한 운동을 병행하는 것도 좋다. 물론 발을 자극하는 운동을 병행 한다면 시너지 효과를 얻을 것이다.

(오행상 수(水)기능 저하)

암 환자의 경우는 어느 곳에 암세포가 위치해 있는가에 따라 1:1 맞춤식 생식처방이 달라지기에 정확한 진단을 받은 후에 처방하는 것이 타당하다.

그러나 일반적으로 예방을 위한 처방이라면 체질에 맞는 처방을 하는 것이 좋다.

건강 검진결과 특별한 이상이 없고 건강하다면 다음과 같이 처방하면 좋다.

생식요법은 토+금+수2+상화2+표준생식이면 된다.(토+금2+수+상화+표준생식)
황색인들의 공통적으로 먹을 수 있는 표준처방이기 때문이다.
부항사혈로 혈전을 제거하여 혈액순환을 원활하게 병행하는 것이 좋다.

6. 손바닥 무늬로 질병을 찾아라.

1) 쇠사슬 같은 문형(도형문)은 건강이 좋지 않고 정신상태가 불안정하다.

(덥고 차가운 것이 안정적이지 못하고 불안함을 나타낸다.)
(오행상 수(水)/상화(相火)기능 저하)

식이요법을 통하여 오장육부의 조화와 균형을 유지한다면 도형문이 사라질 수 있다.

단맛을 줄이고 짠맛을 자주 먹으면 좋다.

생식요법은 수2+목+화+상화2+표준생식이면 된다.
증상이 개선되면 체질 처방을 해야 한다.
부항사혈로 혈전을 제거하여 혈액순환을 원활하게 하는 것이 좋다.

2) 십자무늬가 단독으로 있는 것은 좋으나 다른 선을 가로지르는 십자무늬는 나쁘다. 그 손금의 기운을 중단시키는 역할을 하기 때문이다. 혈액순환 장애가 생긴다.

예) 생명선을 가로지르면 수명이 짧다.(급성심혈관질환이 생긴다.) 호흡곤란이나 흉통, 식은땀이 나면 급성 심근경색증상이다. 119를 불러라. (오행상 화(火)기능 저하),

짠맛을 줄이고 쓴맛을 자주 먹으면 좋다.

생식요법은 화2+토+금+상화+표준생식이면 된다.
증상이 개선되면 체질 처방을 해야 한다.
부항사혈로 혈전을 제거하여 혈액순환을 원활하게 하는 것이 좋다.

3) 유선형 문양은 몸이 허약하거나 병을 앓고 있다. (오행상 수(水)기능 저하)

유선형 문양이 어디에 위치해 있으며 어느 반사구에 위치해 있는가를 식별하고 조치를 하여야 한다.

예를 들어 생명선에 있다면 언젠가 아픔이 찾아 올 것을 예시하고 있다는 점이다.
단맛을 줄이고 짠맛을 자주 먹으면 좋다.

생식요법은 토+금+수2+상화+표준생식이면 된다.
증상이 개선되면 체질 처방을 해야 한다.

부항사혈로 혈전을 제거하여 혈액순환을 원활하게 하는 것이 좋다.

4) 손금을 끊는 단절형은 좋지 않다. 특히 생명선의 단절은 위험하다.(+++)

(이런 사람은 심혈관 질환으로서 급/만성심근경색, 협심증환자가 많다.)

※ 손바닥 반사구를 참고로 하여 건강을 찾아라.
짠맛을 줄이고 쓴맛을 자주 먹으면 좋다.

생식요법은 화2+토+금+상화+표준생식이면 된다.
증상이 개선되면 체질 처방을 해야 한다.
부항사혈로 혈전을 제거하여 혈액순환을 원활하게 하는 것이 좋다.

5) 엄지손가락 안쪽 끝부분(대무지구)은 오행상 목(木)으로 분류하며 심장과 발을 주관한다. 주로 신경계통을 주관하기도 한다. 이곳의 손금이 어지러운 것은 항상 긴장한 상태에 있고, 불안 초조한 것을 나타낸다.

그러나 범죄를 저질렀거나 기본을 벗어나 삶을 살아가는 사람들은 엄지가 휘거나 굽거나 하는 등의 변형이 발생한다.
그래서 담력이 좋게 올바르고 떳떳하게 결정한 것에는 엄지손가락을 세우는 행동을 나타내는 것이다.
매운맛을 줄이고 신맛을 자주 먹으면 좋다.

생식요법은 목2+화+토+상화2+표준생식이면 된다.(목+화2+토+상화+표준)
증상이 개선되면 체질 처방을 해야 한다.
부항사혈로 혈전을 제거하여 혈액순환을 원활하게 하는 것이 좋다.

6) 식지(2지) 시작되는 부분(손바닥에서 부터)은 오행상 목(木)으로 분류하며 간/담과 허벅지를 주관한다. 주로 간/담의 기능을 나타낸다. 이 부분에 손금이 어지러운 것은 간/담의 기능이 약함을 나타낸다. 그리고 2지가 곧고 바른 것은 성격이 올곧고 바른 올바르고 합리적인 결정을 할 수 있는 능력을 가지고 있음을 나타낸다. 주로 사업을 잘 하는 사람의 손가락이다. 반사구는 간장, 경락상으로는 대장경락이 흐른다.

허벅지를 함께 나타내는 것은 허벅지는 간에서 주관하는 혈(血)을 보관하는 중요한 장소이기에 허벅지가 부실한 사람은 2지 역시 부실하다.

매운맛을 줄이고 신맛을 자주 먹으면 좋다.

생식요법은 수+목2+화+상화+표준생식이면 된다.
증상이 개선되면 체질 처방을 해야 한다.
부항사혈로 혈전을 제거하여 혈액순환을 원활하게 하는 것이 좋다.

7) 가운뎃손가락과 약지 시작 부분은 오행상 화(火)에 속하며 소장과 눈을 주관한다. 주로 심장기능과 눈의 시력상태를 나타낸다. 이곳의 손금이 어지러운 것은 심장기능과 시력이 떨어짐을 나타낸다.

가운뎃손가락은 뇌기능 상태를 반영하기도 한다. 스트레스를 극심하게 받으면 손가락이 변형하거나 굽거나 각질, 통증, 점, 습진 등이 나타난다. 스트레스를 받으면 혈관이 좁아지면서 혈액순환 장애가 발생하면서 모세혈관이 많이 분포되어 있고 외부로 노출된 장기인 눈은 다른 부분 보다 더 혈관이 수축되어 혈액순환 장애가 발생하게 되어 시력이 낮아지는 결과를 나타나게 된다.

오행상 심포장경락이 끝나는 부분인 것과도 연계해서 보면 좋다. 또 다른 면으로는 토성구라 하여 비/위장과 연계하기도 한다. 그래서 위장에 악성신생물이 있을 시는 이 부분을 손톱으로 살짝 눌러 긁어보면 딸깍하고 모래알 같은 것이 느껴진다. 물론 즐겁지 못한 식습관과 생활 습관을 가져도 이곳에 이런 증상들을 식별할 수 있다. 적극적이고 능동적이 마음으로 생활하면 손가락이 곧고 통통하고 건강하다.

가운뎃손가락이 외측으로 휜 사람은 스트레스를 적게 받고 즐거운 생활을 하여야 한다. 음식을 골고루 먹으면 즐겁게 먹어야 하고 떫은맛을 자주 먹으면 좋다.

생식요법은 토+금+수2+상화2+표준생식이면 된다.
증상이 개선되면 체질 처방을 해야 한다.
부항사혈로 혈전을 제거하여 혈액순환을 원활하게 하는 것이 좋다.

8) 새끼손가락 시작 부분은 오행상 토(土)에 속하며 배와 임맥을 주관한다. 위장과 생식/비뇨기계를 주관한다. 손금이 어지러운 것은 위장기능 저하와 신장/방광기능이 저하됨을 나타낸다. 이 부위가 살집이 없고 뼈가 튀어나오는 것과 피부색이 희고 혈색이 없는 것은 생식기능이 약함을 나타낸다.

단맛을 줄이고 짠맛을 자주 먹으면 좋다.

생식요법은 수2+목+화+상화+표준생식이면 된다.(수+목2+화+상화+표준)
증상이 개선되면 체질 처방을 해야 한다.
부항사혈로 혈전을 제거하여 혈액순환을 원활하게 하는 것이 좋다.

새끼손가락 밑 소어제 부분(손날 부분)은 오행상 금(金)으로 분류하며 폐/대장 그리고 입과 연관이 있다. 호흡기의 기능 상태를 나타낸다. 이곳에 손금이 많은 것은 인후염과 감기에 잘 걸린다. 이 부분이 꺼지고 흐물흐물해지고 푸른 핏줄이 불거지며 피부색이 창백한 것은 만성 기관지염이나 폐기종 같은 폐질환이 있음을 나타낸다.
쓴맛을 줄이고 매운맛을 자주 먹으면 좋다.

생식요법은 금2+수+목+상화+표준생식이면 된다.(금+수2+목+상화+표준)
증상이 개선되면 체질 처방을 해야 한다.
부항사혈로 혈전을 제거하여 혈액순환을 원활하게 하는 것이 좋다.

9) 손바닥 끝부분의 살집이 있는 부분은 오행상 금(金)으로 분류하며 머리와 독맥을 주관한다. 호흡기 계통이나 심리상태를 나타낸다.

이 부분이 손금이 어지럽고 검은색을 나타내는 것은 화를 잘 내고 두통이 있으며 신경질적인 성격을 가지고 있다. 푸른 혈관이 보이며 피부가 건조하고 혈색이 없는 것은 만성적인 폐질환을 가지고 있는 증거다.
쓴맛을 줄이고 매운맛을 자주 먹으면 좋다.

생식요법은 금2+수+목+상화2+표준생식이면 된다.
증상이 개선되면 체질 처방을 해야 한다.
부항사혈로 혈전을 제거하여 혈액순환을 원활하게 하는 것이 좋다.

10) 손바닥 중앙 부분(손목 꺾이는 부분)은 오행상 수(水)로 분류하며 신장/방광, 귀와 연관이 있다. 주로 생식/비뇨기계의 상태를 나타난다.

이 부분의 손금이 어지럽거나 피부색이 탁한 것은 원기가 부족한 상태이며 피로하다. 푸른 핏줄이 있고, 얇고 살집이 없고 손금이 어지러운 것은 신장/생식기계가 약하고 빈뇨증이나 야뇨증, 생리 불순이 있다. 양 손목을 부딪쳤을 때 깨질 듯이 아픈 것은 자궁이 차가운 것이다.

단맛을 줄이고 짠맛을 자주 먹으면 좋다.

생식요법은 수2+목+화+상화+표준생식이면 된다.(금+수2+목+상화+표준)
증상이 개선되면 체질 처방을 해야 한다.
부항사혈로 혈전을 제거하여 혈액순환을 원활하게 하는 것이 좋다.

11) 엄지 손가락 끝부분 통통한 살집이 있는 부분(대어제)은 오행상 토(土)로 분류하며 비/위장과 손의 상태가 나타난다. 이곳에 손금이 어지럽고 피부가 어둡고 거칠고 푸른 핏줄이 보이거나 푸른빛이 나타나는 것은 비/위장의 기능이 약함을 나타낸다.

파란색이 선명하게 보이는 것은 위장에 병이 막 발생했음을 나타내는 것이다. 위장 질환이 있는 사람은 이곳이 푸른빛이 나타난다. 이런 사람은 식사 전에 이곳은 비벼주면 소화 장애를 해소시킬 수 있다.

신맛을 줄이고 단맛을 자주 먹으면 좋다.

생식요법은 토2+금+수+상화+표준생식이면 된다.
증상이 개선되면 체질 처방을 해야 한다.
부항사혈로 혈전을 제거하여 혈액순환을 원활하게 하는 것이 좋다.

12) 손바닥 중앙 부분은 오행상 화(火)로 분류한다. 심장의 강약과 심리상태를 반영하며 위장의 병리상태를 반영하기도 한다. 이 부분의 손금이 복잡한 것은 칠정(기쁘고, 성내고, 근심하고, 생각 많고, 슬프고, 무섭고, 놀랍고)이 혼란스럽고 우울하며 신체가 허약함을 나타난다. 이곳이 생명선이 복잡한 것은 심장 질환이 있다.

이 부분의 색이 암청색이 나타나면 위가 약하거나 만성위염, 위궤양(혀가 누렇고 군데군데 피부가 벗겨져 있다.)이 있는 것이다. 이때는 혀를 같이 보아야 한다. 붉은색을 나타내면 심장기능 항진이며 차고 핏기가 없는 것은 기혈이 허약함을 나타낸다.

짠맛을 줄이고 쓴맛을 자주 먹으면 좋다.

생식요법은 화2+토+금+상화+표준생식이면 된다.
증상이 개선되면 체질 처방을 해야 한다.
부항사혈로 혈전을 제거하여 혈액순환을 원활하게 하는 것이 좋다.

동양의학에서 손은 음양상으로 양(陽)으로 분류한다. (발은 음으로 분류한다.) 대개 음 부분은 통증이 나타나지 않는다. 주로 양부분에서 통증이 나타난다. 양에 문제가 발생했다는 것은 음이 정체되었다는 것을 의미하기도 한다. 양기가 내려가지 못한 만큼 음 기운도 오르지 못하기 때문이다. 예를 들면 손이 차가운 사람은 발도 차갑다. 손에 부종이 있는 사람은 발에도 부종이 있는 것과 같다.

손끝과 발끝은 12경락의 시작점과 종착점들이 분포되어 있고, 중요한 점은 손에서는 음경락이 끝나면서 양경락으로 교체되어 시작점이 되는 중요한 부분들이고, 발은 양경락이 끝나면서 음경락이 시작되는 중요한 부분들이 분포되어 있다는 점이다.

무엇보다 중요한 점은 음에서 양으로, 양에서 음으로 교체되는 지점이라는 것은 음양의 순환점이라는 점이다. 이러한 교차점은 항상 열이 순환되어 기혈(氣血)이 순환되어야 우리 몸은 건강하다는 점이다. 그래서 우리 신체의 다른 부분보다도 열을 발생 시키는 역할을 하는 관절이 많다는 점도 공통점이다.

그런데 이런 교차점이 차가운 수족냉증이 있다는 것은 만병의 발생하고 있다는 것을 예시하고 있다는 점이다.

나이를 먹으면 손발이 마르는 것은 혈(血)이 부족하다는 뜻이다. 그래서 젊고 건강한 사람들은 손이 오동통하다. 손이 오동통한 것은 혈액이 풍부하고 항상 움직임이 많아서 정상 체온을 유지할 수 있기 때문에 건강하다. 이렇게 손가락이 통통해야 하지만 이와 병행해서 엄지손가락부분의 살집(대어제라 부르는 곳)과 새끼 손가락부분의 살집(소어제라고 부르는 곳)이 풍부할수록 건강하다.

손은 항상 무엇인가를 쥐고 흔들고 하는 움직임을 가지고 또는 운동을 하면서 열을 발생 시키며, 발은 걸음을 통하여 이동을 할 때 아치의 근육을 수축과 이완작용을 하면서 열을 발생 시킨다. 손과 발의 열 발생은 사람이 살아가는 근본이다. 과식으로 인한 움직임이 둔하거나 정적인 생활 습관을 가지면 몸에 열이 발생하지 않아 다양한 성인 질환이 발생하는 것은 당연한 일이다.

정상적인 경우에 사람이 살다가 죽은 때는 발부터 떨리기 시작한다. 시간이 지나면서 서서히 상체로 이동하면서 떨림이 진행된다. 대체적으로 머리까지 떨리면 3시간 이내에 사망에 이른다. 이렇게 떨리는 이유는 몸을 떨어서 혈액순환을 시키고자 하는 자연스런 삶을 갈구하는 생명활동이다.

그래서 건강할 때 건강을 지키라고 목청껏 외치고 있는 것이다.

건강은 한번 잃고 나서 다시 회복하기는 어렵다. 왜냐하면 시간이 지나면서 우리 몸의 세포는 조골세포(새로 만드는 작용)의 기능보다 파골세포(세포를 파괴하는 작용)의 비중을 더 증가하기 때문이다.

장수하려면 손과 발의 따스함을 유지하기 위한 좋은 음식과 운동을 병행해야 한다는 결론이 새로워진다.

21 손톱에 나타나는 이상 증상들의 실체를 알다.

손톱은 조갑(爪: 손톱 조, 甲)이라 부르기도 하며 딱딱한 각화상피(角化上皮)로 구성된 피부 부속의 하나다. 손톱은 임신 3개월을 전후해서 자라기 시작해서 5개월 전후가 되면 완전히 형성되며 매일 0.1㎜ 정도 자란다.

일반적으로 오른손잡이는 왼쪽 손톱보다 오른쪽 손톱이 빨리 자란다. 같은 손톱이라도 중지가 가장 빨리 자라며 엄지와 새끼손톱이 늦게 자란다. 많이 활용하는 부분에서 빨리 자란다.

손톱이 자라는 속도는 발톱에 비해 4배 정도 빠르다. (많이 움직이는 부분이 더 빨리 자란다. 빨리 자란다는 것은 그만큼 뜨겁다는 것을 의미한다. 그래서 우리 몸에서 차가운 부분이 발에서 부터 모든 질병이 시작된다고 보는 것도 타당성이 있는 말이다.)

또한 유아나 청소년들은 손톱이 빨리 자라고 노년이 들면 늦게 자라는 것도 같은 이치다. 또한 남자손톱이 여자보다 빨리 자라고 여자는 임신했을 때에 평상시 보다 빨리 자란다. 손톱에 손상을 입어 빠지면 다시 자라는 시간이 약 100일이 소요된다.

동양의학에서는 손톱(발톱)은 오행상 목(木)으로 분류하며 간과 연관이 있다고 본다. 그래서 간과 연관이 있는 사항들은 손톱에 반영되는 것이다.

또한 손톱은 사지 말단의 한 부분으로서 인체의 경락 계통에서 시점과 종점에 위치한 중요한 작용을 하는 곳이기도 하다.

손톱에 나타나는 다양한 증상과 질환의 발생은 간 기능 저하가 원인이다. 이렇게 간 기능이 저하되는 원인으로는 스트레스와 울화증(鬱火症)이 가장 많은 영향을 미치며, 음식으로는 매운맛과 단맛의 과식으로 발생한다. 또 다른 이유는 신맛의 부족으로도 간 기능이 저하되어 다양한 증상들이 나타나게 된다.

이러한 손톱에 나타나는 증상들을 치유하고자 할 때는 매운맛과 단맛을 줄이고 신맛의 음식을 자주 먹어 간 기능을 보강해주면 쉽게 개선된다.

동양의학에서는 손/발톱은 오행상 목(木: 간장/담낭)으로 분류한다. 간장기능이 저하되면 손/발톱에 이상이 생긴다. 잘 부서지거나 깨지거나 부러지는 등의 증상이 나타난다. 손톱은 빠졌다가 다시 자라는 데 약 6개월이 소요되고, 발톱은 약 8개월에서 12개월이나 걸린다. 왜 이렇게 성장시간에 차이가 나는 것일까 하는 의문도 가져 본다.

손은 양(陽)으로 분류하는 곳이기에 손톱은 양 기운이 강하여 빨리 자라고, 발은 음(陰)으로 분류하는 곳이기에 발톱은 음 기운이 강하여 자라는 속도가 느린 것이다.

손톱이 간(肝)과 연관이 있는 이유는 간 기능이 약한 사람들은 대개 손톱의 생김이 변형되어있기 때문이다. 서양의학적으로 볼 때 조갑백선 또는 백선조갑(일명 손발톱 무좀증상)이라 하여 치료를 하고자 할 때는 반드시 간 기능 검사 결과를 보고 약을 처방하는 이유다.

간 기능이 저하되면 해독기능이 저하되어 조갑백선(일명 발톱무좀) 치료약을 처방 시 독(毒)으로 작용하기에 반드시 간 기능 검사 결과를 보고 처방하는 것이다.

그래서 간과 손/발톱은 상관관계가 있다. 우리 몸은 두 가지 형태의 방법으로 단백질을 형성한다. 디노보 합성과 샐비지 합성으로 생성되는 단백질이 손/발톱을 구성하는 단백질이기 때문이기도 하다.

손톱을 구성하는 단백질 합성에 대하여 알아본다.

생체를 구성하는 단백질은 인간의 경우 20종류의 아미노산으로 이루어지는데 DNA의 정보를 RNA가 받아서 번역 등의 과정을 통하여 다양한 아미노산들이 만들어진다.

이들 아미노산이 다양하게 결합하여 약 10만 종류의 단백질을 만들어 내고, 각 단백질들이 역할을 통하여 생체를 유지하는 것이다.

음식물의 인체 내 소화는 크게 섭취-분해(기계적, 효소적)-흡수-이용으로 나누어진다. 핵산도 일반 음식물과 동일한 과정을 통해 소화 흡수된다.

섭취된 핵산은 소장을 거치면서 뉴클레아제라는 효소에 의해 핵산의 기본 구성 물질인 염기, 인, 오탄당으로 분해된다. 분해된 염기, 인, 오탄당은 소장에서 흡수되어 혈액중 적혈구에 의해 온몸으로 운반되어 세포까지 이동하는 과정을 거치게 된다.

샐비지 합성(Salvage pathway)은 핵산이 음식물로 섭취되어 곧바로 세포로 이동하여 DNA, RNA 합성에 사용되는 과정을 재생경로라 할 수 있는 단백질 합성을 말한다.

디노보 합성(De novo pathway)은 샐비지 합성 이외에 또 하나의 인체 내 핵산을 합성하는 신생경로라 할 수 있다. 간에서 이루어지는 핵산 합성법이다.

이러한 섭취된 단백질의 분해 산물인 아미노산을 간에서 받아들여 인체의 각 세포에서 사용될 핵산 염기를 합성하게 되는 과정을 거치게 되는데 디노보 합성은 보통 20~30세를 기준으로 합성하는 양이 점차적으로 줄어들게 된다.

이런 현상은 아마도 인체의 노화가 25세를 전후로 진행되기 때문인가 하는 연구를 계속하고 있다. 이때를 쟁점으로 DNA의 길이가 점차 짧아지는 현상이 발견되었다.

생체는 핵산의 총량을 일정하게 유지하며 핵산 보급량이 적으면 디노보 합성량이 증가하고, 핵산을 많이 섭취하면 디노보 합성량이 감소한다. 우리 인간은 20세가 넘으면 간 기능도 쇠퇴하기 때문에 디노보 합성력도 쇠퇴한다.

따라서 합성력이 감퇴한 만큼 핵산을 보급해 주지 않으면 체내에서는 만성적으로

DNA, RNA 가 부족하게 된다. 또한 세포 자체도 노화되므로 신진대사도 나빠져 회복력이 약해진다. 이렇게 되면 점점 세포의 노화가 진전되어 노화와 질병이 촉진 된다. 또한 샐비지 합성이 늘어나게 되면 간에서는 디노보 합성을 통한 핵산양을 줄이게 되는데 이로 인해 해독, 에너지 대사 등 쉴 틈 없이 활동하는 간의 피로를 덜어줄 수 있다.

어쨌든 간 기능을 보강해 주면 손발톱에 관한 문제점들은 쉽게 해결할 수 있다.

매운맛을 줄이고 신맛을 자주 먹으면 좋다.

생식요법은 목2+화+토+상화+표준생식이면 된다.(수+목2+화+상화+표준)

증상이 개선되면 체질 처방을 해야 한다.

부항사혈로 혈전을 제거하여 혈액순환을 원활하게 하는 것이 좋다.

나이를 먹으면서 고단백질의 영양식을 자주 먹는 사람들이 장수한다는 말이 일리가 있다. 외부에서 고급 단백질을 보충해주면 간에서는 해독과 피로물질을 분해하고 배출하는데 총력을 기울이다보면 혈액순환 장애가 해소되면서 무병장수할 수 있는 여건이 만들기 때문이다.

■ 손톱과 오장육부와의 상관관계에 대하여 알아본다.

- **엄지손톱: 몸 전체의 상태를 나타낸다.**
- **2지 손톱: 대뇌와 심장의 생리변화를 나타낸다.**
- **3지 손톱: 위, 간, 담, 췌장, 비장, 소장/대장(소화기계)의 변화가 나타난다.**
- **4지 손톱: 흉부, 폐, 횡격막, 심장 내막의 변화를 나타난다.**
- **5지 손톱: 신장과 허리의 질병 그리고 남성의 생식계통의 변화가 나타난다.**

또 다른 관계를 볼 때는 다음과 같이 보기도 한다.

- **엄지손톱: 머리와 목**
- **2지 손톱: 가슴, 손과 팔**
- **3지 손톱: 배와 허리**
- **4지 손톱: 엉덩이와 무릎**
- **5지 손톱: 발과 발목**

정상 손톱의 길이는 약 12.8㎜, 두께는 약 0.5~0.8㎜, 폭은 일정하지 않다.

1. 손톱의 색으로 건강을 알아본다.

1) 백색 손톱

① 핏기가 없는 것은 기(氣)와 혈(血)이 허약하다.
② 회색 손톱은 궤양병이 있고, 만성적으로 실혈이 있다.
(혀를 보면 군데군데 허물이 벗어져 있다.)
③ 손톱의 외부가 흰 것은 빈혈이다.

생식요법은 토+금+수2+상화+표준생식이면 된다.
증상이 개선되면 체질 처방을 해야 한다.

④ 손톱이 희면서 손가락 끝부분만 살짝 붉은 것은 간경화 증상이다. 매운맛을 줄이고 신맛을 자주 먹어야 한다.

생식요법은 목2+화+토+상화+표준생식이면 된다.(목+화2+토+상화+표준)
증상이 개선되면 체질 처방을 해야 한다.
부항사혈로 혈전을 제거하여 혈액순환을 원활하게 하는 것이 좋다.

⑤ 회색손톱 끝에 홍갈색이 비치는 것은 만성신부전증이다. 단맛을 줄이고 짠맛을 자주 먹어야 한다.

생식요법은 수2+목+화+상화+표준생식이면 된다.
증상이 개선되면 체질 처방을 해야 한다.
부항사혈로 혈전을 제거하여 혈액순환을 원활하게 하는 것이 좋다.

⑥ 손톱에 흰색 가로선이 생기는 것은 비소, 납 등 중금속에 중독된 경우나 호지킨병(목, 겨드랑이 부분에 림프샘 염증), 조피병(옥수수를 주식으로 하는 지방에서 유발하며 손발, 목, 얼굴 등과 같이 햇볕을 쬐는 피부에 생기는 홍반 및 신경장애와 위장장애가 생기는 질환)에서 볼 수 있다.
⑦ 손톱에 두 줄의 흰색 가로선이 있는 것은 혈액 속에 단백질이 감소된 경우이며 만성신장병의 저단백혈증에서 나타난다.(오행상 수(水)기능 저하)
단맛을 줄이고 짠맛을 자주 먹으면 좋다.(⑥, ⑦ 해당)

생식요법은 수2+목+화+상화+표준생식이면 된다.
증상이 개선되면 체질 처방을 해야 한다.
부항사혈로 혈전을 제거하여 혈액순환을 원활하게 하는 것이 좋다.

⑧ 손톱 표면에 점상이나 흰색 점이 나타나는 것은 영양실조이며, 대부분 만성간질환과 간경화, 신장질병의 증상이다. (흰 점은 미즈라인이라 하여 카드뮴오염 시 나타난다.)

⑨ 영양실조는 비/위장 기능이 약한 홍맥이 나타난다.
신맛을 줄이고 단맛을 자주 먹으면 좋다.

생식요법은 토2+금+수+상화+표준생식이면 된다.
증상이 개선되면 체질 처방을 해야 한다.

⑩ 간질환/간경화는 간장/담낭 기능이 약한 현맥이 나타난다.
매운맛을 줄이고 신맛을 자주 먹으면 좋다.

생식요법은 목2+화+토+상화+표준생식이면 된다.
증상이 개선되면 체질 처방을 해야 한다.
부항사혈로 혈전을 제거하여 혈액순환을 원활하게 하는 것이 좋다.

⑪ 신장질환은 신장/방광이 약한 석맥이 나타난다.
단맛을 줄이고 짠맛을 자주 먹으면 좋다.

생식요법은 수2+목+화+상화+표준생식이면 된다.
증상이 개선되면 체질 처방을 해야 한다.
부항사혈로 혈전을 제거하여 혈액순환을 원활하게 하는 것이 좋다.

⑫ 손톱이 평시에도 회색인 것은 폐결핵 말기거나 폐 기능 저하로 인한 심장병으로 심장기능 고갈을 의미한다. (오행상 화(火), 금(金)기능 저하)

⑬ 폐결핵 말기인 경우는 폐/대장 기능이 약한 모맥이 나타난다.
쓴맛을 줄이고 매운맛을 자주 먹으면 좋다.

생식요법은 금2+수+목+상화+표준생식이면 된다.
증상이 개선되면 체질 처방을 해야 한다.

부항사혈로 혈전을 제거하여 혈액순환을 원활하게 하는 것이 좋다.

⑭ 심장 기능 고갈 시는 심/소장 기능이 약한 구맥이 나타난다.

짠맛을 줄이고 쓴맛을 자주 먹으면 좋다.

생식요법은 화2+토+금+상화2+표준생식이면 된다.
증상이 개선되면 체질 처방을 해야 한다.
부항사혈로 혈전을 제거하여 혈액순환을 원활하게 하는 것이 좋다.

⑮ 손톱이 편평하고 회백색인 것은 갑상선 기능 저하 증상이다. (오행상 목(木)기능 저하), 양손을 나란히 앞으로 하고 손등에 종이 한 장을 올리면 손끝이 파르르 떨린다. 분노가 차면 눈의 흰자위가 온통 붉은 토끼 눈과 같은 증상이 나타난다.

단맛을 줄이고 짠맛과 신맛을 자주 먹으면 좋다.

생식요법은 수+목2+화+상화2+표준생식이면 된다.(수2+목+화+상화+표준)
증상이 개선되면 체질 처방을 해야 한다.
부항사혈로 혈전을 제거하여 혈액순환을 원활하게 하는 것이 좋다.

2) 홍색 손톱

손톱이 붉은 것은 열(마음의 열) 때문이며, 선홍색은 피에 열이 찬 것이다.

① 손톱 뿌리 부분이 빨갛고 가운데와 앞부분이 흰 것은 해소와 각혈증이 있는 상태고(오행상 금(金)기능 저하), 손톱 끝에 가까운 반쪽은 분홍색이나 홍색인 것은 만성적인 신장 기능 저하증상(오행상 수(水)기능 저하)이다.

가) 해소와 각혈증인 경우는 모맥(폐 기능 저하)이 나타난다.

쓴맛을 줄이고 매운맛을 자주 먹으면 좋다.

생식요법은 금2+수+목+상화2+표준생식이면 된다.(금+수2+목+상화+표준)
증상이 개선되면 체질 처방을 해야 한다.
부항사혈로 혈전을 제거하여 혈액순환을 원활하게 하는 것이 좋다.

나) 신장 기능 저하 시는 석맥이 나타난다.
단맛을 줄이고 짠맛을 자주 먹으면 좋다.

생식요법은 수2+목+화+상화2+표준생식이면 된다.
증상이 개선되면 체질 처방을 해야 한다.
부항사혈로 혈전을 제거하여 혈액순환을 원활하게 하는 것이 좋다.

② 손톱 전체가 새빨간 것은 초기 폐결핵 및 장결핵 증상이다. (오행상 금(金)기능 저하)
쓴맛을 줄이고 매운맛을 자주 먹으면 좋다.

생식요법은 금2+수2+목+상화+표준생식이면 된다.
증상이 개선되면 체질 처방을 해야 한다.
부항사혈로 혈전을 제거하여 혈액순환을 원활하게 하는 것이 좋다.

※ 민중 의술에서는 결핵에 걸린 경우 보신탕(간 기능 보강)을 처방하기도 한다.
갑작스러운 다이어트를 하면 면역력이 저하되면서 결핵에 걸리기 쉽기 때문이다.

③ 손톱 아래에 붉은 반점이나 붉은 세로 줄무늬가 생기는 것은 모세혈관의 출혈을 나타내고 있으며, 고혈압이나 피부병, 심장 감염 등 위중함을 나타낸다. (오행상 화(火)기능 저하)
짠맛을 줄이고 쓴맛을 자주 먹으면 좋다.

생식요법은 화2+토+금+상화+표준생식이면 된다.
증상이 개선되면 체질 처방을 해야 한다.
부항사혈로 혈전을 제거하여 혈액순환을 원활하게 하는 것이 좋다.

④ 손톱 주위에 홍반이 나타나는 것은 피부 근육염이나 전신성홍반성 낭창(루푸스) 일 가능성이 많다.(오행상 수(水)기능 저하)
단맛을 줄이고 짠맛과 신맛을 자주 먹으면 좋다.

생식요법은 수2+목+화+상화2+표준생식이면 된다.(수+목2+화+상화+표준)
증상이 개선되면 체질 처방을 해야 한다.
부항사혈로 혈전을 제거하여 혈액순환을 원활하게 하는 것이 좋다.

⑤ 손톱 앞부분에 가로로 붉은 띠가 생기는 것은 위장에 염증이 있거나 심장 판막 탈수와 심방실중격결손이 있다.

가) 위장에 염증 시는 홍맥(위장 기능 저하)이 나타난다.
신맛을 줄이고 단맛을 자주 먹으면 좋다.

생식요법은 토2+금+수2+상화+표준생식이면 된다.(토+금2+수+상화+표준)
증상이 개선되면 체질 처방을 해야 한다.
부항사혈로 혈전을 제거하여 혈액순환을 원활하게 하는 것이 좋다.

나) 심장질환은 구맥(심장 기능 저하)이 나타난다.
짠맛을 줄이고 쓴맛을 자주 먹으면 좋다.

생식요법은 화2+토+금+상화+표준생식이면 된다.
증상이 개선되면 체질 처방을 해야 한다.
부항사혈로 혈전을 제거하여 혈액순환을 원활하게 하는 것이 좋다.

⑥ 손톱이 짙은 홍색이고 눌러도 색이 변하지 않는 것은 어느 내장기관에 심각한 염증이 있을 가능성을 나타낸다.
쓴맛을 줄이고 매운맛과 짠맛을 자주 먹으면 좋다.

생식요법은 금2+수2+목+상화+표준생식이면 된다.(금+수2+목+상화+표준)
증상이 개선되면 체질 처방을 해야 한다.
부항사혈로 혈전을 제거하여 혈액순환을 원활하게 하는 것이 좋다.

3) 황색 손톱

① 손톱이 누렇게 변하는 것은 간에 문제가 있음이요, 대부분 황달형 간염이고, 만성 출혈성질환에서도 볼 수 있다. (오행상 목(木)기능 저하)
매운맛을 줄이고 신맛을 자주 먹으면 좋다.

생식요법은 목2+화+토+상화+표준생식이면 된다.(목+화2+토+상화+표준)
증상이 개선되면 체질 처방을 해야 한다.
부항사혈로 혈전을 제거하여 혈액순환을 원활하게 하는 것이 좋다.

② 손톱이 누렇게 두꺼워지고 측면의 휜 각도가 커지는 것은 간 기능 저하에서 나타난다. (오행상 목(木)기능 저하)

매운맛을 줄이고 신맛을 자주 먹으면 좋다.

생식요법은 목2+화+토+상화+표준생식이면 된다.(수+목2+화+상화+표준)

증상이 개선되면 체질 처방을 해야 한다.

부항사혈로 혈전을 제거하여 혈액순환을 원활하게 하는 것이 좋다.

③ 손톱이 망치로 친 것 같이 황동모양으로 우굴쭈굴한 것은 일종의 자가면역성 탈모증이 진행됨을 나타낸다. (오행상 상화(相火)기능 저하)

편식하지 말고 떫은맛을 중심으로 골고루 먹는 것이 좋다.

생식요법은 토+금+수2+상화2+표준생식이면 된다.

증상이 개선되면 체질 처방을 해야 한다.

부항사혈로 혈전을 제거하여 혈액순환을 원활하게 하는 것이 좋다.

④ 손가락 끝 주위가 황색으로 변하는 것은 갑상선 기능감퇴, 신장 기능 저하, 카로틴혈증에서도 나타난다. (오행상 수(水)/목(木)기능 저하)

가) 갑상선 기능 감퇴는 현맥(간 기능 저하)이 나타난다.

매운맛을 줄이고 신맛을 자주 먹으면 좋다.

생식요법은 수+목2+화+상화+표준생식이면 된다.

증상이 개선되면 체질 처방을 해야 한다.

부항사혈로 혈전을 제거하여 혈액순환을 원활하게 하는 것이 좋다.

나) 신장 기능 저하 시는 석맥(신장 기능 저하)이 나타난다.

단맛을 줄이고 짠맛을 자주 먹으면 좋다.

생식요법은 수2+목+화+상화+표준생식이면 된다.

증상이 개선되면 체질 처방을 해야 한다.

부항사혈로 혈전을 제거하여 혈액순환을 원활하게 하는 것이 좋다.

4) 청색 손톱

① 손톱이 청색인 것은 몸이 차다는 것을 의미한다. 급성 복통환자도 손톱이 파랗게 변하고, 태아가 복중에서 죽은 임산부의 손톱도 계속 청색을 띤다.

② 손톱에 청색반점이 생기는 것은 중독이나 초기 암증(癌症)을 나타내기도 한다.

중독 시는 칡꽃 엑기스를 물에 타서 마시고, 무즙에 조선간장을 타서 먹어야 한다.

암증은 암 종류에 따라 음식과 식이처방을 달리하여야 한다.

③ 손톱이 청자색인 것은 선천적 심장병이나 폐렴, 중증 폐기종에서 나타난다.

가) 심장병일 때는 구맥(심장 기능 저하)이 나타난다.
매운맛을 줄이고 쓴맛을 자주 먹어야 한다.

생식요법은 화2+토+금+상화+표준생식이면 된다.
증상이 개선되면 체질 처방을 해야 한다.
부항사혈로 혈전을 제거하여 혈액순환을 원활하게 하는 것이 좋다.

나) 폐질환일 때는 모맥(폐 기능 저하)이 나타난다.
쓴맛을 줄이고 매운맛을 자주 먹어야 한다.

생식요법은 금2+수+목+상화+표준생식이면 된다.(금+수2+목 +상화+표준)
증상이 개선되면 체질 처방을 해야 한다.
부항사혈로 혈전을 제거하여 혈액순환을 원활하게 하는 것이 좋다.

5) 자주색 손톱

손톱에 자주색이 나타나는 것은 심장병, 혈액병의 특징으로 혈액내의 산소결핍을 나타낸다. 자주색과 푸르스름한 색이 교대로 나타나는 것은 지단(肢端: 손가락 끝부분) 동맥경련증에서 볼 수 있다. (오행상 화(火)기능 저하)
짠맛을 줄이고 쓴맛을 자주 먹으면 좋다.

생식요법은 화2+토+금+상화2+표준생식이면 된다.
증상이 개선되면 체질 처방을 해야 한다.
부항사혈로 혈전을 제거하여 혈액순환을 원활하게 하는 것이 좋다.

6) 검은색 손톱

검은색은 외상에도 발생할 수 있고, 몸속에 사혈(死血)이 있다.
부항사혈을 실시하여 뽑아내야 한다.

① 손톱 끝에 검은색이 나타나는 것은 비타민b12 결핍, 부신피질기능 감퇴, 여러 개의 용종이 장을 틀어막는 증상 등에서 손톱이 검은 회색으로 변한다.

가) 검은색은 부신기능 저하 시는 석맥(신장 기능 저하)이 나타나며, 단맛을 줄이고 짠맛을 자주 먹는 것이 좋다. (오행상 수(水)기능 저하)

생식요법은 수2+목+화+상화+표준생식이면 된다.(수+목2+화+상화+표준)
증상이 개선되면 체질 처방을 해야 한다.
부항사혈로 혈전을 제거하여 혈액순환을 원활하게 하는 것이 좋다.

나) 검은 회색은 대장에 용종이 있을 때 나타나며 모맥(대장 기능 저하)이 나타난다.

쓴맛을 줄이고 매운맛을 자주 먹으면 좋다.

생식요법은 금2+수+목+상화+표준생식이면 된다. (금+수2+목+상화+표준)
증상이 개선되면 체질 처방을 해야 한다.
부항사혈로 혈전을 제거하여 혈액순환을 원활하게 하는 것이 좋다.

② 손톱에 검은색이나 갈색이 나타나거나 작은 점이 나타나면 악성종류가 있을 수 있다. 엄지손가락과 엄지발가락에 나타나면 주의를 기울여야 한다.

※ 손톱뿌리 부위에서 몇 가닥의 검은 선이 생겨 자라면(손톱 중앙부분까지 자란다) 체내에 지금 막 혹은 이미 암이 발생한 것으로 하루 빨리 정확히 진단하고 조기에 치료해야 한다.

단맛을 줄이고 짠맛을 자주 먹는 것이 좋다.

생식요법은 수2+목+화+상화+표준생식이면 된다.(수+목2+화+상화+표준)
증상이 개선되면 체질 처방을 해야 한다.
부항사혈로 혈전을 제거하여 혈액순환을 원활하게 하는 것이 좋다.

7) 녹색 손톱

손톱이나 손가락 전체가 녹색이고 눌러도 퇴색되지 않는다. 녹농간균에 감염 시 나타난다. 병원에서 전문의 처방을 받는 것이 좋다.

8) 회색 손톱

손톱이 회색으로 변하는 것은 전신성 질병, 점액성 수종, 풍습성관절염이나 반신불수 환자에게서 나타난다.
엄지손톱 아래에 회색물결무늬가 나타나는 것은 녹내장인 경우 주로 나타난다.(오행상 목(木)기능 저하)
매운맛을 줄이고 짠맛과 신맛을 자주 먹으면 좋다.

생식요법은 수+목2+화+상화+표준생식이면 된다.
증상이 개선되면 체질 처방을 해야 한다.
부항사혈로 혈전을 제거하여 혈액순환을 원활하게 하는 것이 좋다.

9) 남색 손톱

① 손톱뿌리 부위에 남색의 반월형이 나타나는 것은 환자에게 혈액순환 장애가 있거나 심장병, 레이노 증후군이 있을 때 나타난다. (오행상 화(火) 기능 저하)
짠맛을 줄이고 쓴맛을 자주 먹으면 좋다.

생식요법은 화2+토+금+상화+표준생식이면 된다.
증상이 개선되면 체질 처방을 해야 한다.
부항사혈로 혈전을 제거하여 혈액순환을 원활하게 하는 것이 좋다.

② 갑자기 식도가 막혔을 때 손톱이 청람색으로 변한다.
체내 구리대사 장애발생 시 나타난다.

■ 구리대사 장애로 인해 나타나는 질환은 윌슨병이다.
윌슨병이란?
윌슨병(wilson's disease)은 구리 대사이상으로 인해 주로 간(肝)과 뇌(腦)의 기저핵(주로 운동장애와 관련이 있다. 그래서 기저핵의 기능이 떨어지게 되면 발음이 부정확해지고 연하장애 등이 나타난다.)에 과다한 양의 구리가 축적되는 유전질환이다. 1912년 윌슨에 의해 간경화와 신경증상의 가족력이 있는 환자가 보고되면서 처음으로 알려졌다. 전 세계에 3만 내지 10만 명당 1명꼴의 빈도로 발생되고, 보인자율은 90명당 1명으로 비교적 흔한 유전 질환이다.

소량의 구리는 인체 내에서 비타민만큼 필수물질이다. 구리는 거의 모든 음식에 포함되어 있고, 대부분의 사람들이 체내 요구량보다 더 많은 구리를 섭취하게 되며 건강한 사람의 경우는 필요하지 않은 구리는 배설하게 되지만 윌슨병 환자들은 그렇게 할 수 없기 때문에 문제가 발생한다.

구리는 출생 시부터 축적되며 많은 양의 구리가 간 또는 뇌에 침범하여 간염, 정신과적 또는 신경학적 증상을 초래하게 된다. 증상은 주로 청소년기에 나타난다. 환자들은 황달, 복부팽만, 피로, 복통의 증상을 보이며 떨림, 걷고 말하고 삼키기 어려움을 호소한다.

증상이 더 발전 되면 우울, 조울증, 공격성 등의 정신과적인 문제를 나타내며, 여성의 경우는 생리 불순, 불임, 유산 등의 문제가 발생하게 된다.

윌슨병에서 가장 문제가 되는 것은 간으로서 구리가 담즙을 통해 배설하지 못하고 간세포 내에 축적되어 세포 손상을 일으킴으로서 간경변증이 나타난다. 윌슨병의 50%는 단순하게 간에서만 손상을 받는다.

혈청 내에서 구리의 운반을 맡고 있는 세룰로플라스민(ceruloplasmin)이 선천적으로 적거나 없기 때문에 세포 내 유리 구리(free cu)가 증가하게 된다.

다른 장기의 변화는 소뇌 기저핵에서 변성이 일어난다. 또한 눈의 공막과 각막의 경계부에 녹갈색의 환이 나타나는데 이것은 구리가 데스메트막(descemet, 각막고유막과 내피막 사이에 있는 막)에 침착되기 때문이다. 구리가 침착되어 간경변증을 동반한 진행성의 만성간염, 신경학적 손상, 신세뇨관의 기능장애등의 증상이 특징적으로 나타난다.

간장애가 나타나는 연령은 보통 8~20세이며, 신경증상은 12세 이전에는 잘 나타나지 않는다. 증상이 나타난 후 치료를 계속하지 않으면 사망에 이르게 되며 이중에서 전격성 간부전을 가진 환자의 치사율은 70%이상이다.

원인을 보면 상염색체의 열성으로 유전된다. 부모 모두가 보인자인 경우에 약 25%의 확률로 환자인 자녀가 생길 수 있다. 우리나라의 경우는 90~100명당 1명꼴로 윌슨병의 유전자를 보인하고 있다.

윌슨병은 구리의 흡수에 관여하는 효소인 ATP7B 유전자의 돌연변이에 의해 발병하며 이 유전자는 13번 염색체 장완q14.3에 위치하고 있다. 이 유전자의 이상으로 간장 세포 내에서 미세담도로 구리가 배출되지 못하며, 구리가 셀룰로프라스민과 결합하지 못하여 혈액내로 배출되지 못함으로써 간장 세포, 적혈구, 뇌 등의 장기에 구리가 침착되어 중독증상이 나타나게 된다.

나타나는 증상을 보면 15세 이전에는 주로 간질환이 나타나고, 15세 이후는 신경증상을 보인다. 약 40~50 %의 환자가 간 장애를 나타내며, 35~50%는 신경증상, 정신과 증상을 나타낸다. 각막환은 신경증상을 보이는 경우의 거의 모든 환자에게서 나타난다.

- 간 이상은 5세가 지나면 서서히 나타난다.
- 신경계 이상은 15세 이후 청소년기에 나타난다.
  (구음장애, 연하장애, 무표정한 얼굴, 근육 떨림, 비정상적인 눈 움직임, 불안정한 보행등의 운동장애 발생)
- 정신과 이상은 과잉행동, 불안 공포, 정서불안, 감정조절 곤란, 조울증, 비정상적인 행동, 집중력저하, 정신 분열증 등이 나타난다.
- 안과적 이상은 황록색의 각막환(신경증상이 있을시 거의 나타난다.)이 나타난다. 해바라기 모양의 백내장, 외사시, 야맹증이 나타날 수 있다.
- 혈액이상은 용혈성 빈혈이 생긴다.
- 신장이상은 혈뇨, 아미노산뇨증, 당뇨, 요산뇨증, 과인산뇨증이 나타나기도 하며, 뼈가 아프고 등이 굽기도 한다.
- 골격이상은 골다공증, 구루병, 뼈의 골절이 나타난다.
- 관절통증은 무릎관절통을 호소하기도 한다.
- 내분비 이상은 난소기능 장애로 이차성 무월경 등이 나타난다.

■ 윌슨병의 외형적인 특징을 알아본다.
- 윌슨병은 몸 전체가 떨리고, 갑상선 기능이상은 손만 떨린다.
- 콧날이 넓고, 콧등이 넓적하다.
- 눈의 크기가 크며, 눈과 눈 사이가 넓다.(양안 격리증)
- 입이 열려있고 두꺼우며 뒤집힌 아래 입술, 둥근 콧망울, 뒤로 돌아간 귀
- 좁은 턱을 가지는 것이 외형상 특징이다.

■ 음식 섭취 시 주의 사항
- 1일 구리를 1㎎ 이하로 섭취하여야 한다.
- 구리가 많이 함유된 음식을 피하라.
  (버섯, 코코아, 간, 굴, 조개, 견과류, 초콜릿, 말린 과일, 바나나, 토마토, 포도, 땅콩, 밤, 감자 등의 섭취를 제한해야 한다.)
- 과도한 약물중독 시에도 나타난다.

단맛을 줄이고 신맛을 자주 먹어야 한다.

생식요법은 목2+화+토+상화+표준생식이면 된다.(수+목2+화+상화+표준)

증상이 개선되면 체질 처방을 해야 한다.

부항사혈로 혈전을 제거하여 혈액순환을 원활하게 하는 것이 좋다.

2. 손톱 전체로 건강을 알아본다.

① 엄지손톱: 두경부(頭頸部: 머리와 목 부위) 질병을 찾을 수 있다.
② 2지 손톱: 상초 및 부분적인 인후부와 중초의 질병을 찾을 수 있다.
③ 3지 손톱: 중초 및 부분 적인 상/하초의 질병을 찾을 수 있다.
④ 4지 손톱: 하초 및 부분적인 중초의 질병을 찾을 수 있다.
⑤ 5지 손톱: 대부분 무릎 이하의 질병을 찾을 수 있다.

3. 손톱의 형태로 건강을 알아본다.

1) 메마른 손톱

간 기능에 열(熱)이 있으며, 손톱이 건조하고 빠지며 떨어지는 것은 십이지장에 궤양이 있을 때 나타난다. (반사구와 연관이 있는 장부에 궤양이 있을 때 메마르거나 부서지는 증상이 나타난다.)

이때는 혀를 함께 관찰해야 한다. 혀가 누런색을 띠며 중간 중간 허물이 벗어져 있는 것은 위궤양증상이다.

담낭 기능에 문제가 발생하며 담낭 결석이 잘 발생할 수 있다.

손톱은 단백질로 구성되어 있고 간장과 연관이 있는 점을 볼 때 간장에 열이 있어 수분을 고갈시켜 발생하고 있는 것이다. 간 기능을 보강하고 수분을 보강하는 음식을 먹는 것이 좋다. (오행상 목(木)기능 저하)

① 담낭 기능에 문제가 있을 때는 현맥이 나타난다.
부추 약간+사과 반 개+미나리 약간을 넣고 즙을 내서 먹어도 좋다.
매운맛을 줄이고 신맛을 자주 먹으면 좋다.

생식요법은 목2+화+토+상화+표준생식이면 된다.

증상이 개선되면 체질 처방을 해야 한다.

부항사혈로 혈전을 제거하여 혈액순환을 원활하게 하는 것이 좋다.

② 십이지장에 궤양이 있을 때는 홍맥이 나타난다. 토종 벌꿀을 먹어도 좋다.

신맛을 줄이고 단맛을 자주 먹으면 좋다.

생식요법은 토2+금+수+상화+표준생식이면 된다.(토+금2+수+상화+표준)
증상이 개선되면 체질 처방을 해야 한다.
부항사혈로 혈전을 제거하여 혈액순환을 원활하게 하는 것이 좋다.

2) 말리는 손톱

심장 기능 저하로 인한 혈액순환 장애 시 발생한다. 간 기능 저하 시 손톱 양쪽 끝이 안쪽으로 말리는 증상이 나타난다.

① 혈액순환 장애 시는 구맥(심장 기능 저하)이 나타난다.
짠맛을 줄이고 쓴맛을 자주 먹으면 좋다.

생식요법은 화2+토+금+상화+표준생식이면 된다.
증상이 개선되면 체질 처방을 해야 한다.
부항사혈로 혈전을 제거하여 혈액순환을 원활하게 하는 것이 좋다.

② 간 기능 저하 시는 현맥(간 기능 저하)이 나타난다.
매운맛을 줄이고 신맛을 자주 먹으면 좋다.

생식요법은 목2+화+토+상화+표준생식이면 된다.
증상이 개선되면 체질 처방을 해야 한다.
부항사혈로 혈전을 제거하여 혈액순환을 원활하게 하는 것이 좋다.

3) 죽순처럼 벗겨지는 손톱

소화관이나 기타 장부에 출혈이 있거나 영양불량으로 인한 빈혈 시 나타난다. 갑상선 기능에 이상이 생기면 나타나는 증상이다.

① 영양불량 시는 홍맥(위장 기능 저하)이 나타난다.
신맛을 줄이고 단맛을 자주 먹으면 좋다.

생식요법은 토2+금+수+상화+표준생식이면 된다.
증상이 개선되면 체질 처방을 해야 한다.

부항사혈로 혈전을 제거하여 혈액순환을 원활하게 하는 것이 좋다.

② 갑상선 기능 이상 시는 현맥(간 기능 저하)이 나타난다.
매운맛을 줄이고 신맛을 자주 먹으면 좋다.

생식요법은 수+목2+화+상화2+표준생식이면 된다.
증상이 개선되면 체질 처방을 해야 한다.
부항사혈로 혈전을 제거하여 혈액순환을 원활하게 하는 것이 좋다.

4) 저절로 떨어져 나가는 손톱

명문(신장)에 양기가 부족한 경우이며, 신체가 미약한 사람은 회복이 어렵다. 간 기능 저하로 단백질 공급기능 저하 시 나타나는 증상이다.

① 장 기능이 약한 경우는 석맥이 나타난다.

생식요법은 수2+목+화+상화+표준생식이면 된다.
증상이 개선되면 체질 처방을 해야 한다.
부항사혈로 혈전을 제거하여 혈액순환을 원활하게 하는 것이 좋다.

② 간 기능 저하 시는 현맥이 나타난다.
매운맛을 줄이고 신맛을 자주 먹으면 좋다.

생식요법은 목2+화+토+상화+표준생식이면 된다.
증상이 개선되면 체질 처방을 해야 한다.
부항사혈로 혈전을 제거하여 혈액순환을 원활하게 하는 것이 좋다.

5) 잘 부서지고 한 꺼풀씩 잘 벗겨지는 손톱

순환기계통 질환이나 치매를 앓을 가능성이 많다.

※ 이때는 귀를 병행 관찰하여야 한다. 귓불에 45도 방향의 주름이 생기며 귓불 안쪽으로 딱딱하게 굳는 증상이 나타나며 빨셈이 안 되는 증상은 치매진행의 전조증상이다. 목이 굵어지는 현상이 나타난다. 목이 굵어지는 것은 동맥혈관의 혈관 벽이 두꺼워지기 때문이다. 이로 인해 혈액순환 장애가 발생하면서 치매 발생률이 높아지는

것이다.(오행상 수(水)기능 저하)
단맛을 줄이고 짠맛을 자주 먹으면 좋다.

생식요법은 수2+목+화+상화+표준생식이면 된다.(수+목2+화+상화2+표준)
증상이 개선되면 체질 처방을 해야 한다.
부항사혈로 혈전을 제거하여 혈액순환을 원활하게 하는 것이 좋다.

6) 무른 손톱

혈액순환 장애 시 발생한다. (오행상 화(火)기능 저하)
짠맛을 줄이고 쓴맛을 자주 먹으면 좋다.

생식요법은 화2+토+금+상화+표준생식이면 된다.
증상이 개선되면 체질 처방을 해야 한다.
부항사혈로 혈전을 제거하여 혈액순환을 원활하게 하는 것이 좋다.

7) 회백색이며 두터운 손톱

① 기혈(氣血)이 막히고 고갈 시 나타난다.

생식요법은 토+금+수2+상화2+표준생식이면 된다.(토+금2+수+상화2+표준)
증상이 개선되면 체질 처방을 해야 한다.
부항사혈로 혈전을 제거하여 혈액순환을 원활하게 하는 것이 좋다.

② 간경화 진행 시나 간 기능 저하 시 나타난다.(오행상 목(木)기능 저하)
매운맛을 줄이고 신맛을 자주 먹으면 좋다.

생식요법은 수+목2+화+상화+표준생식이면 된다.
증상이 개선되면 체질 처방을 해야 한다.
부항사혈로 혈전을 제거하여 혈액순환을 원활하게 하는 것이 좋다.

8) 손톱 끝이 굽어지는 손톱

중풍 기운이 있거나 근육질환이 있을 때 나타난다.
이때는 혀를 관찰해야 한다. 한쪽으로 치우쳐 있거나 끝이 뾰족한 경우 또는 혀가 말려 있어 발음이 부정확한 경우 중풍이 들어 있는 전조증상이다. 또한 코가 좌측으로 휘거나 물을 먹을 때 물이 흘러내리면 중풍이 들어 있는 전조증상이다.(오행상 목(木)기능 저하)
단맛을 줄이고 짠맛과 신맛을 자주 먹으면 좋다.
신장과 간 기능 저하 시 나타난다.

생식요법은 수2+목+화+상화2+표준생식이면 된다.(수+목2+화+상화2+표준)
증상이 개선되면 체질 처방을 해야 한다.
부항사혈로 혈전을 제거하여 혈액순환을 원활하게 하는 것이 좋다.

9) 손톱이 숟가락처럼 생긴 손톱 (가운데는 꺼지고 주변이 올라오는 형태)

비/위장 기능 저하 시 나타난다.(오행상 토(土)기능 저하)
신맛을 줄이고 단맛을 자주 먹으면 좋다.

생식요법은 토2+금+수+상화+표준생식이면 된다.
증상이 개선되면 체질 처방을 해야 한다.
부항사혈로 혈전을 제거하여 혈액순환을 원활하게 하는 것이 좋다.

10) 횡 주름(가로주름)이 생기는 손톱

간 기능의 저하 시 나타난다. (오행상 목(木)기능 저하)
매운맛을 줄이고 신맛을 자주 먹으면 좋다.

생식요법은 목2+화+토+상화+표준생식이면 된다.
증상이 개선되면 체질 처방을 해야 한다.
부항사혈로 혈전을 제거하여 혈액순환을 원활하게 하는 것이 좋다.

11) 종으로 골이 파이는 형태 손톱

간 기능 저하, 영양실조, 심장, 폐, 급성병에서 나타난다.
주로 간 기능 저하 시 나타나는 증상이다.(오행상 목(木)기능 저하)
매운맛을 줄이고 신맛을 자주 먹으면 좋다.

생식요법은 수+목2+화+상화+표준생식이면 된다.(토+금+수2+상화+표준)
증상이 개선되면 체질 처방을 해야 한다.
부항사혈로 혈전을 제거하여 혈액순환을 원활하게 하는 것이 좋다.

12) 종으로 줄무늬가 있는 손톱, 거스러미가 있는 손톱

위장 기능 저하, 정서불안 및 호르몬 불균형 시 나타난다.

이럴 때는 발뒤꿈치에 각질이 함께 발생한다.(오행상 토(土)기능 저하)
신맛을 줄이고 단맛, 매운맛을 자주 먹으면 좋다.

생식요법은 토2+금+수+상화+표준생식이면 된다.(토+금2+수+상화+표준)
증상이 개선되면 체질 처방을 해야 한다.
부항사혈로 혈전을 제거하여 혈액순환을 원활하게 하는 것이 좋다.

13) 몽탁한 손톱

정서불안과 신경질적이며 분노하면 고혈압이나 간질환이 발생한다.

3지나 4지가 휘어 있는가를 병행 관찰하라.

면역력 저하 시 나타난다. (오행상 상화(相火)기능 저하)
떫은맛을 중심으로 골고루 먹는 것이 좋다.

생식요법은 수2+목+화+상화2+표준생식이면 된다.(금+수+목2+상화2+표준)
증상이 개선되면 체질 처방을 해야 한다.
부항사혈로 혈전을 제거하여 혈액순환을 원활하게 하는 것이 좋다.

14) 반원형 손톱

정서불안, 어지럼증, 편두통 및 대사장애가 발생할 수 있다.

간장, 면역력 저하 시 나타난다. (오행상 목/상화(相火)기능 저하)
짠맛, 신맛, 떫은맛을 중심으로 골고루 먹는 것이 좋다.

생식요법은 금+수+목2+상화2+표준생식이면 된다.(금+수2+목+상화2+표준)
증상이 개선되면 체질 처방을 해야 한다.
부항사혈로 혈전을 제거하여 혈액순환을 원활하게 하는 것이 좋다.

15) 길게 형성된 손톱(폭이 좁고 (손가락 폭의 1/2) 길다)

정서불안, 초조, 불만이 많고 위장병, 두통, 불면증에 많다.

(오행상 수(水)/목(木)기능 저하)
단맛을 줄이고 짠맛을 자주 먹으면 좋다.

생식요법은 금+수2+목+상화+표준생식이면 된다.(금+수+목2+상화2+표준)
증상이 개선되면 체질 처방을 해야 한다.
부항사혈로 혈전을 제거하여 혈액순환을 원활하게 하는 것이 좋다.

16) 길고 좁게 형성된 손톱(폭이 좁고 (손가락 폭의 1/3) 길다)

경추와 요추의 병, 골다공증, 심장병이 발생하기 쉽다.
신장결석이 잘 생기며 갑상선 기능 저하증을 가지고 있다.
천식 기운도 있으며 중성지방 수치가 높다. (오행상 수(水)/목(木)/상화기능 저하)
단맛을 줄이고 짠맛, 떫은맛을 자주 먹으면 좋다.

생식요법은 금+수2+목+상화2+표준생식이면 된다.
증상이 개선되면 체질 처방을 해야 한다.
부항사혈로 혈전을 제거하여 혈액순환을 원활하게 하는 것이 좋다.

17) 손톱이 가로 직경이 더 긴 손톱(길이가 짧다)

갑상선 기능 이상 시 나타나며 생식기능이 떨어진다.(오행상 목(木)기능 저하)
매운맛을 줄이고 신맛을 자주 먹으면 좋다.

생식요법은 수+목2+화+상화+표준생식이면 된다.
증상이 개선되면 체질 처방을 해야 한다.
부항사혈로 혈전을 제거하여 혈액순환을 원활하게 하는 것이 좋다.

18) 네모난 손톱

순환계통의 질병이나 심장병을 앓기 쉽다. (오행상 화(火)기능 저하)
짠맛을 줄이고 쓴맛을 자주 먹으면 좋다.

생식요법은 화2+토+금+상화2+표준생식이면 된다.
증상이 개선되면 체질 처방을 해야 한다.
부항사혈로 혈전을 제거하여 혈액순환을 원활하게 하는 것이 좋다.

19) 사다리형 손톱

폐렴, 기관지염 등 호흡기계 질환이 발생하기 쉽다. (오행상 금(金)기능 저하) 쓴맛을 줄이고 매운맛을 자주 먹으면 좋다.

생식요법은 금2+수+목+상화+표준생식이면 된다.(금+수2+목+상화2+표준)
증상이 개선되면 체질 처방을 해야 한다.
부항사혈로 혈전을 제거하여 혈액순환을 원활하게 하는 것이 좋다.

20) 역삼각형 손톱

중풍과 뇌혈전(腦血栓)을 앓기 쉽다.

※ 이럴 때는 혀가 틀어져 있는지 아니면 끝이 뾰족하거나 말려 있는지 확인해야 한다. 코가 좌측으로 휘어져 있으면 중풍이 들어 있는 전조증상이다. 혈액순환 장애가 매우 심각한 증상이다. 만일 목젖이 휘어져 있으면 뇌기능에 이상에 생기고 있다는 전조증상이다. 부항사혈을 실시하여 혈전을 제거하는 것이 좋다. (오행상 수(水)/목(木) 기능 저하)

단맛을 줄이고 짠맛을 자주 먹으면 좋다.

생식요법은 금+수2+목+상화+표준생식이면 된다.(수+목+화2+상화+표준)
증상이 개선되면 체질 처방을 해야 한다.
부항사혈로 혈전을 제거하여 혈액순환을 원활하게 하는 것이 좋다.

21) 검은 선이 있는 손톱

가늘고 검은 선이 세로로 나타나는 손톱은 호르몬 불균형과 생리 불순, 생리통, 과도한 체력 소모 시 나타난다.

단맛을 줄이고 짠맛을 자주 먹으면 좋다.

생식요법은 수2+목+화+상화2+표준생식이면 된다.(금+수+목2+상화2+표준)
증상이 개선되면 체질 처방을 해야 한다.
부항사혈로 혈전을 제거하여 혈액순환을 원활하게 하는 것이 좋다.

※ 반달에서부터 손끝으로 생긴 검은 선은 악성(암)이 생기고 있음을 나타내는 전조증상이고, 손톱 끝에서 생긴 검은 선은 일시적인 스트레스로 생긴 것이다. 특히 손발

톱 엄지라면 꼭 검사를 받아야 한다.

정확한 진단을 위해 병원에서 정밀진단을 받아 적절한 조치를 취해야 한다.

22) 손톱 중앙 부분이 볼록하게 솟은 손톱 이런 손톱은 결핵에 걸리기 쉽다. (오행상 금(金)기능 저하)

쓴맛을 줄이고 매운맛을 자주 먹으면 좋다.

생식요법은 금2+수+목+상화+표준생식이면 된다.(금+수2+목+상화+표준)
증상이 개선되면 체질 처방을 해야 한다.
부항사혈로 혈전을 제거하여 혈액순환을 원활하게 하는 것이 좋다.

23) 중앙부가 오목하게 들어간 손톱

간, 신장 기능이 좋지 않고 정력이 약하고 불임증이 발생하기 쉽다.
불면증이 있고 신경안정제를 복용하면 이런 증상이 나타난다.
신장결석이 잘 생기며 갑상선 기능 저하증이 있다.
단맛을 줄이고 짠맛을 자주 먹으면 좋다.

생식요법은 수2+목+화+상화2+표준생식이면 된다.(수+목+화+상화2+표준)
증상이 개선되면 체질 처방을 해야 한다.
부항사혈로 혈전을 제거하여 혈액순환을 원활하게 하는 것이 좋다.

24) 손톱 표면에 체인 같은 모양이 있는 손톱

영양불량이거나 흡수기능 저하, 위장에 열이 있을 때 나타난다.
미량원소가 결핍되고, 음식을 맛있게 과식하고 하루에 대변을 3번 정도 본다. 변은 묽고 끊어지는 토막 난 변을 본다. (오행상 토(土)기능 저하)
신맛을 줄이고 단맛을 자주 먹으면 좋다.

생식요법은 토2+금+수+상화+표준생식이면 된다.(토+금2+수+상화+표준)
증상이 개선되면 체질 처방을 해야 한다.
부항사혈로 혈전을 제거하여 혈액순환을 원활하게 하는 것이 좋다.

25) 반월이 한쪽으로 치우친 손톱

체력을 과(過)소모하거나 영양흡수가 불량하다.

생식요법은 토+금+수2+상화+표준생식이면 된다.
증상이 개선되면 체질 처방을 해야 한다.
부항사혈로 혈전을 제거하여 혈액순환을 원활하게 하는 것이 좋다.

26) 반월이 없는 손톱(반월이 엄지만 있고 나머지는 없는 손톱)

식생활 불규칙, 과식, 정서적으로 긴장된 생활(불안, 초조, 긴장), 피로 누적으로 신체저항력이 낮다. 모든 손가락에 반월이 없는 사람은 순환계통(폐 기능 저하)의 질병 및 혈액병을 앓기 쉽다. (오행상 상화(相火)기능 저하)
짠맛, 신맛, 떫은맛을 중심으로 골고루 먹는 것이 좋다.

생식요법은 금+수2+목+상화2+표준생식이면 된다.(금2+수+목+상화2+표준)
증상이 개선되면 체질 처방을 해야 한다.
부항사혈로 혈전을 제거하여 혈액순환을 원활하게 하는 것이 좋다.

27) 손톱 좌우측이 안으로 말려 들어가는 손톱

게으르고 움직이기 싫어하며 기와 혈이 허약하다. 무거운 병을 앓기 쉽다. 몸 안에 노폐물이 과다 축척되어 있음을 알려주는 전조증상이다. (오행상 수(水)/목(木)기능 저하)
단맛을 줄이고 짠맛을 자주 먹으면 좋다.

생식요법은 금+수2+목+상화+표준생식이면 된다.(금2+수+목+상화+표준)
증상이 개선되면 체질 처방을 해야 한다.
부항사혈로 혈전을 제거하여 혈액순환을 원활하게 하는 것이 좋다.

28) 손톱 좌우측이 살을 파고 들어가는 손톱

신경질환, 자율신경실조증, 선천성심장병 등 신경계통질환을 앓기 쉽다.
단맛의 과식으로 인해 신장과 간 기능 저하 시 나타나는 증상이다.
단맛을 줄이고 짠맛을 자주 먹으면 좋다.

생식요법은 금+수2+목+상화2+표준생식이면 된다.(금+수2+목2+상화+표준)
증상이 개선되면 체질 처방을 해야 한다.
부항사혈로 혈전을 제거하여 혈액순환을 원활하게 하는 것이 좋다.

민중 의술적으로 검은팥을 삶아서 그 물을 상복하면 좋다.
저녁에 소금물에 식초를 타서 솜에 적셔 손톱을 싸매고 자면 좋다.

29) 손톱이 건조하고 썩은 나무색이 되는 손톱

순환기능 장애, 사지말단에 영양공급불량, 혈관염, 근육위축 등이 발생하며 모세혈관의 순환장애로 인해 수족냉증이 나타난다.
스트레스로 인한 혈액순환 장애로 인해 체내에 노폐물 과다 시 나타나는 증상으로서 부항사혈이나 운동으로 노폐물을 배출시켜야 한다.
고영양 저칼로리 자연식을 하여 맑은 혈액을 생산하는 식습관을 가져야 한다. (오행상 화(火)기능 저하)
짠맛을 줄이고 쓴맛을 자주 먹으면 좋다.

생식요법은 화2+토+금+상화+표준생식이면 된다.(화+토+금2+상화+표준)
증상이 개선되면 체질 처방을 해야 한다.
부항사혈로 혈전을 제거하여 혈액순환을 원활하게 하는 것이 좋다.

30) 손톱 중앙에 막대나 조각 같은 흰색무늬가 있는 손톱

체내에 회충이 있다. 연 2회 회충약을 복용하라.

31) 엄지/식지에 모래알 같은 흰 점이 생기는 손톱

회충이 있다. 연 2회 회충약을 복용하라. 흰 점이 많으면 회충이 많다.

32) 손톱에 홍반점이 있는 손톱

만성출혈증, 심내막염, 혈소판감소증 등 순환계통 질병이 있다.
간경화가 진행되는 사람도 손톱에 홍반이 나타난다. 손톱이 울퉁불퉁한 것도 간경화시 나타난다. 이 두 가지가 합성되어 나타난다면 간경화를 점검해야 한다. (오행상 상화(相火)기능 저하)
짠맛, 신맛, 떫은맛을 중심으로 골고루 먹는 것이 좋다.

생식요법은 금+수2+목+상화2+표준생식이면 된다.(금+수+목+상화2+표준)
증상이 개선되면 체질 처방을 해야 한다.
부항사혈로 혈전을 제거하여 혈액순환을 원활하게 하는 것이 좋다.

33) 손톱이 비틀리는 손톱

간 기능 저하/근육기능 저하 (오행상 목(木)기능 저하)
매운맛을 줄이고 신맛을 자주 먹으면 좋다.

생식요법은 목2+화+토+상화+표준생식이면 된다.(수+목2+화+상화+표준)
증상이 개선되면 체질 처방을 해야 한다.
부항사혈로 혈전을 제거하여 혈액순환을 원활하게 하는 것이 좋다.

34) 손톱이 오그라들고 창백한 손톱

음 기운이 고갈되고 설사를 하거나 땀을 많이 흘린다.
신장 기능이 저하되고 골수 기능이 충실하지 못하다. 이런 사람이 눈이 쑥 들어가고 마른 체형을 갖고 있다면 골다공증을 가지고 있다. (오행상 수(水) 기능 저하)
단맛을 줄이고 짠맛을 자주 먹으면 좋다.

생식요법은 수2+목+화+상화+표준생식이면 된다.(수+목2+화+상화+표준)
증상이 개선되면 체질 처방을 해야 한다.
부항사혈로 혈전을 제거하여 혈액순환을 원활하게 하는 것이 좋다.

35) 손톱뿌리에 피부주름이 벗겨져 일어나는 손톱

찬 기운이 피부로 들어가 기혈의 순환장애가 발생한 것이다. 면역력 저하 시 나타난다. 스트레스를 줄이고 즐거운 마음과 고단백 음식을 섭취하면 개선된다. (오행상 상화(相火)기능 저하)
짠맛, 신맛, 떫은맛을 중심으로 골고루 먹는 것이 좋다.

생식요법은 금+수2+목+상화2+표준생식이면 된다.(금+수+목2+상화2+표준)
증상이 개선되면 체질 처방을 해야 한다.
부항사혈로 혈전을 제거하여 혈액순환을 원활하게 하는 것이 좋다.

4. 손톱에서 암증을 찾아라.

1, 2, 3지에 검은 무늬나 자주색 무늬가 나타나는 것은 소화기 종류 및 여성의 생식계통에서 나타나는 전조증상이다.

그리고 손톱뿌리와 수직으로 검은 선이 생기면 암(癌)을 의심하고 주로 우측 엄지에서 찾아라. 이 중에서 1, 2지의 자주색 무늬는 식도암과 위암에서 많이 보이며 3년 후에 발생을 예고하는 전조증상이다. 1, 3지의 자주색 무늬는 여성 생식기 종류의 초기에 나타난다.

손톱은 오행상 목(木)으로 분류하지만 오행상 토(土)의 질환이 많이 나타나는 것을 볼 수 있다.

이것은 목극토(木克土)의 조화와 균형이 깨져 있다는 것을 의미한다. 또한 위장의 문제는 반드시 수(水)와 연관이 있다. 즉 토극수(土克水)의 관계도 불균형을 이루고 있다는 의미다. 왜냐하면 위산의 원료가 바로 염분이기 때문이다. 비/위장, 십이지장에 어떠한 문제가 발생했다는 것은 염분이 부족한 경우를 우선적으로 검토해야 한다.

목(木), 토(土), 수(水)는 모두가 발에서 시점과 종점을 갖는 음(陰)의 병이 할 수 있다. 이러한 음의 병발생의 원인은 양에서 찾아야 한다.

양(陽)이란 바로 마음의 병이나 스트레스의 과다 및 누적으로 인해 발생하는 증상들이 손톱의 이상으로 나타나고 있는 것이다.

손톱의 이상은 쉽게 넘길 질환이 아니다. 마음의 병이 깊다는 것을 알고 호기심 많고 부드럽고 따스한 마음을 가질 때 손톱에 관한 질환들이 개선됨을 알아야 할 것이다. 손톱 질환은 마음의 병이기에 약으로 고칠 수 있는 병이 아니라는 점도 알아야 한다.

우리는 스트레스를 받으면 단맛을 먹어 혈당을 올리려고 한다. 혈당이 오르면 스트레스가 줄어들기 때문이다. 그러나 이렇게 혈당이 오르면 신장 기능을 억제하거나 간 기능을 억제하여 손톱에 이상이 생긴다.

전반적으로 손톱에 관한 질환은 간 기능 저하에서 발생한다. 공통적인 처방은 다음과 같이하면 된다.

단맛을 줄이고 신맛을 자주 먹으면 좋다.

생식요법은 수+목2+화+상화2+표준생식이면 된다.(수2+목+화+상화2+표준)
증상이 개선되면 체질 처방을 해야 한다.
부항사혈로 혈전을 제거하여 혈액순환을 원활하게 하는 것이 좋다.

앞에서 여러 가지 형태의 손톱에 대하여 세부적으로 음식을 맛을 기준으로 적게 먹어야 할 음식과 자주 먹어야 할 음식을 알아봤고, 이에 따른 생식요법에 제시하였다.

각자의 손톱에 나타나는 증상을 찾아보고 스스로 처방하여 예쁘고 건강한 손톱을 가지는 데 도움이 되었으면 하는 바람이다.

22 지문(指紋)으로 건강을 찾는다.

손/발바닥에 있는 주름을 피문(皮紋) 또는 지문(指紋)이라고 부른다.

피문은 수문(手紋: 손지문)과 족문(足紋: 발지문)으로 구분하며, 수문은 장문(掌紋: 손바닥)과 지문(指紋: 손가락)을 합하여 수상학(手相學)이라 부른다. 족문은 지문(趾紋)과 척문(蹠紋)을 포함하여 족상학이라 부른다.

수족의 피문은 타고나는 것으로 후천적인 변화는 극히 적다. 지문의 생성은 태아 3~4개월부터 생기기 시작하여 6개월이 되면 뚜렷하게 생성되고, 이후 나이가 들어감에 따라 무늬가 굵어지거나 작은 변화가 일어난다. 그러나 절대지문이 갖는 특성범위를 벗어나지는 않는다.

우선 손과 내장의 상관관계 반응구를 보면 손바닥을 정면으로 보아 중지를 기준으로 하여 사람이 앉은 형태로 보면 된다.

예) 중지손톱 끝은 뇌/눈, 중지손가락 시작 부분은 심장/위장, 손바닥 중앙부는 비장/대장, 손목부분 방광/생식기(자궁)를 나타낸다.

1. 손바닥 장문을 살펴라.

1) atd각을 찾아라.

손바닥을 펴고 2지를-a, 3지를-b, 4지를-c, 5지를 d, 손목 부분의 꼭짓점을 t 라 할 때, 손목부분에 나타난 손금을 보고 a-t-d 세 개의 선을 연결하면 삼각형이 생기며 a-t-d의 각이 생긴다.

(t를 중심으로 볼 때)

손바닥을 보면서

엄지 2지 3지 4지 5지

a--------b-------c--------d

t각

손목부근의 Y형 삼차(三叉) 손금

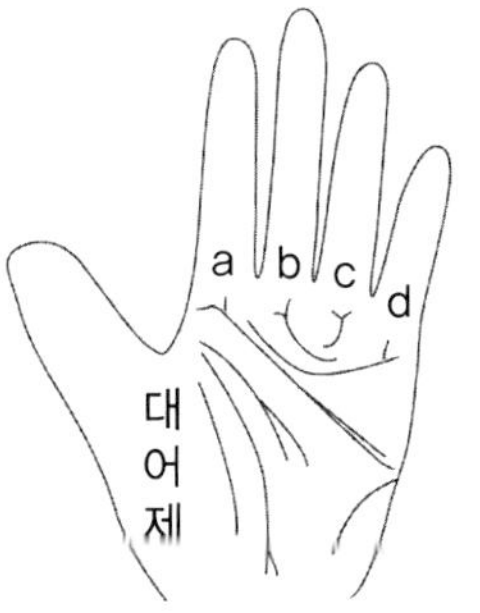

a b c d

대어제

일반적으로 정상인의 atd각은 40°를 넘지 않는다.

(보는 이에 따라 48°까지를 정상으로 보는 사람도 있다.)

여기서 각도의 크기를 결정하는 것은 t로서 거꾸로 된 Y형 삼차의 위치가 높을수록 각도는 커지고 이것은 중요한 건강지표가 된다. 대부분 염색체 병을 가지고 있는 환자는 Y 형 삼차의 위치가 높다.

예들 들면 다운 증후군의 atd각은 81°이고, 터너 증후군(성기발육 기능이상)은 66°다 기능이상)은 66°다.

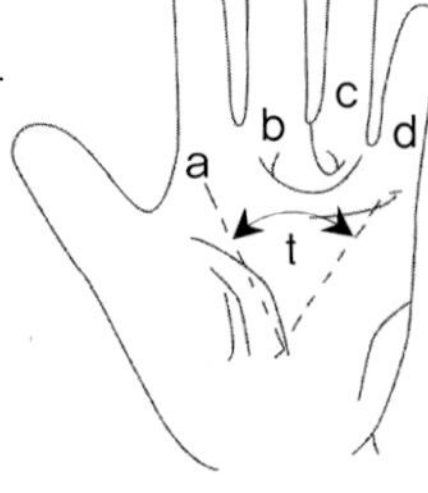

2. 손바닥의 굵은 손금을 살펴라.

1) 손바닥은 굵은 세 가닥의 손금이 형성된다.

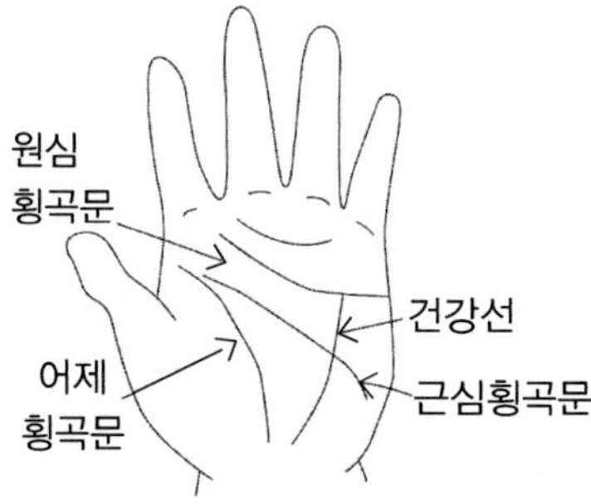

① **근심횡곡문**(두뇌선)은 1, 2지 사이에서 시작하여 손바닥 중앙부를 향해 뻗은 선을 말한다.(뇌기능의 활성도를 보는 선으로 아이큐를 볼 수 있는 선이다. 선이 길수록 아이큐가 높고 머리가 명석하다.)

② **원심횡곡문**(감정선)은 새끼 손가락시작 부분에서 시작하여 2지 방향으로 뻗은 선을 말한다. (감정선으로 정이 많고 적음을 보는 선이다. 이 선이 짧으면 차갑고 냉혈한이다.)

③ **어제횡곡문**은 생명선을 말한다.
(깨끗하고 길게 뻗은 선이 건강한 인생을 살아간다.) 선이 여러 개가 있으면 다양한 인생을 살아간다. 직업을 여러 번 바꾸는 인생을 살아가게 된다.

④ **건강선**은 손바닥 끝에서부터 4지와 5지 사이를 향해 뻗은 선이다.
정신노동을 하거나 신체가 허약한 사람은 나타나지만, 육체노동을 하거나 건강한 사람의 손에는 나타나지 않는다.

건강선은 나타나지 않는 것이 좋으며 있더라도 가늘고 끊어지지 않고 이어진 것이 좋으며 어제횡곡문(생명선)과 만나지 않는 것이 좋다. 예를 들어 통관수(원숭이 손금: 원심횡곡문(생명선)과 근심횡곡문(두뇌선)이 일직선 손금) 손금은 선천성 정신지체의 표시로 체내에는 반드시 세포 염색체의 변이가 존재하며 유전성 대사병과 기관의 결함에 대해 상당한 진단의의가 있다. 그리고 장문의 결손(缺損: 어지러운 손금), 특히 소지 굴문(掘紋)의 결손은 대부분 염색체 변이를 나타낸다.

■ **황색인대골화증이라는 유전 질환을 가지고 있는 경우를 확인했다.(7남매 중 3명이 동일질환을 가지고 있음)**

황색인대골화증이란?

척추의 후방에서 신경을 감싸고 있는 척추 후궁과 척추뼈를 이어주는 강한 탄력인대다. 황색인대골화증이란 이러한 황색인대가 석회화되고 두꺼워지면서 주변의 신경을 압박하여 통증을 유발하는 질환이다. 황색인대골화증은 허리디스크와 같은 일반적인 질환과는 조금 다른 질환으로서 치료가 까다로운 난치병에 속하며 발생부위가 흉요추부와 흉부에 국한 되어 있는 것이 특징이다.

노화로 인해 척추에 퇴행성 변화가 오거나 허리를 많이 사용하는 직업을 가지고 있는 경우 또는 유전적 요인이 주요 발생 원인으로 알려져 있다. 하체통증, 보행 장애, 하체마비까지 유발하는 질환이다.

손금은 사람의 기질 및 장수여부와 관계가 깊다. 손금이 길고 뚜렷하며 밝은 사람은 장수(長壽)하며, 가지가 많고 어지러우며 선명하지 않은 사람은 단명(短命)하며 성격이 괴팍하다. 손금이 굵은 사람은 대부분 흉포하고, 가는 사람은 선량하다.

2) 어제횡곡문(운명선 또는 생명선)을 살펴라.

① 어제횡곡문(생명선) 시작 부분에 잔주름이 많거나, 어제횡곡문(생명선)과 근심횡곡문(두뇌선)에 작은 도형문(-ㅇ-ㅇ-ㅇ-ㅇ)이 나타나면 폐결핵일 수 있다. 이 부분은 경락상 폐 경락이 흐르는 길목이기 때문이다. 이 부분이 차고 푸른색을 띄거나 냉하면 폐기능이 저하되었음을 나타낸다.

쓴맛을 줄이고 매운맛을 자주 먹으면 좋다.

생식요법은 금2+수+목+상화2+표준생식이면 된다.(금+수2+목+상화+표준)
증상이 개선되면 체질 처방을 해야 한다.
부항사혈로 혈전을 제거하여 혈액순환을 원활하게 하는 것이 좋다.

② 어제횡곡문(생명선) 끝부분에 갈라진 것은 풍습병(風濕病)에서 나타난다. 단맛을 줄이고 짠맛을 자주 먹으면 좋다.

생식요법은 수2+목+화+상화2+표준생식이면 된다.(수+목+화+상화2+표준)
증상이 개선되면 체질 처방을 해야 한다.
부항사혈로 혈전을 제거하여 혈액순환을 원활하게 하는 것이 좋다.

③ 어제횡곡문(생명선) 끝부분에 삼각형이 형성되면서, 근심횡곡문(두뇌선) 중앙부분에 단절시키는 짧은 선(십자가 +형태)이 있으면 심장병에서 주로 나타난다. 협심증을 가지고 있거나 호흡곤란증을 가지고 있는 사람도 이런 손금이 나타난다. (부정맥, 급성 심근경색)

짠맛을 줄이고 쓴맛을 자주 먹으면 좋다.

생식요법은 화2+토+금+상화2+표준생식이면 된다.(화+토2+금+상화+표준)
증상이 개선되면 체질 처방을 해야 한다.
부항사혈로 혈전을 제거하여 혈액순환을 원활하게 하는 것이 좋다.

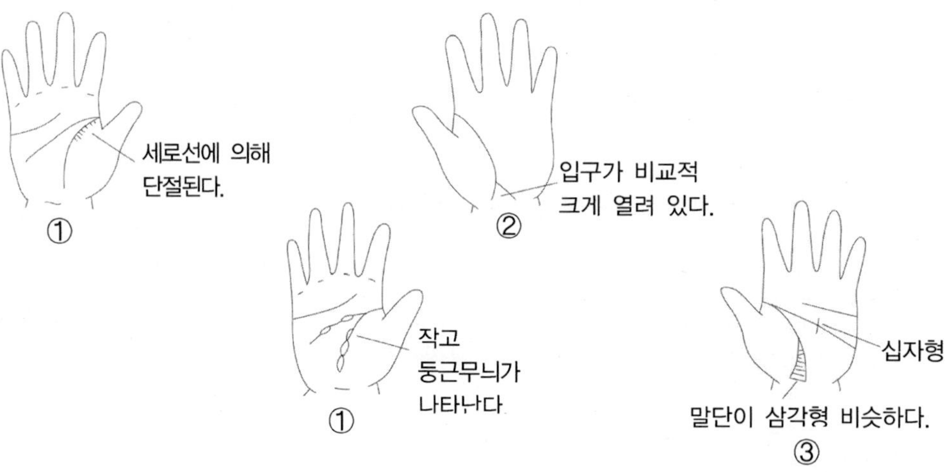
세로선에 의해
단절된다.
①
입구가 비교적
크게 열려 있다.
②
작고
둥근무늬가
나타난다
①
십자형
말단이 삼각형 비슷하다.
③

④ 어제횡곡문(생명선)이 중앙을 넘어서 갑자기 칼로 자른 듯 끊어진 것은 나이가 들어감에 따라 중풍을 앓을 가능성이 많다.
이런 사람은 혀가 어느 한쪽으로 휘는지 또는 혀끝이 뾰족해지는지, 혀가 꼬여 가는지를, 목젖이 어느 한쪽으로 휘고 있는지(목젖이 휘면 뇌질환이 진행되고 있다.)를 함께 관찰해야 한다. 이런 증상이 진행되면 후일 중풍이 발생한다.

단맛을 줄이고 짠맛을 자주 먹으면 좋다.

생식요법은 수2+목2+화+상화+표준생식이면 된다.(금+수+목2+상화2+표준)
증상이 개선되면 체질 처방을 해야 한다.
부항사혈로 혈전을 제거하여 혈액순환을 원활하게 하는 것이 좋다.

⑤ 어제횡곡문(생명선)이 얕고 옅으며, 어제횡곡문(생명선)과 원심횡곡문(감정선), 근심횡곡문(두뇌선)에 모두 갈색의 작은 덩어리가 있으며, 손으로 눌러도 색이 변하지 않는 것은 뇌출혈에서 보인다.
이때는 우측 발 엄지발가락의 지문이 있는 부분중앙부를 눌러보면 모래알 굵기의 딱딱한 것이 만져지면 뇌출혈이다. 또한 목젖을 보면 한쪽으로 기울어져 있는 것도 관찰해야 한다.

짠맛을 줄이고 쓴맛을 자주 먹는 것이 좋다.

생식요법은 화2+토+금+상화+표준생식이면 된다.(금+수2+목+상화+표준)
증상이 개선되면 체질 처방을 해야 한다.
부항사혈로 혈전을 제거하여 혈액순환을 원활하게 하는 것이 좋다.

⑥ 어제횡곡문(생명선)이 중간에 끊겼다가 다시 이어지는 것은 중간에서 어떤 모양으로 끊어졌든 모두 위험한 신호다. 좌우 어느 한 손만 중간에 끊어졌으면 상황이 비교적 가볍고, 양손모두 끊어 졌다면 심각한 상태다. 중단된 곳에 쌀미(米)자나 +자 형태의 표식이 나타나는 것은 갑자기 질병이 발생한다는 신호다.
홍채상 머리 부분에 혈관 경화현상이나 동맥경화정도를 병행 관찰하는 것이 좋다.

예를 들면 발레무용수가 어제횡곡문(생명선)에 이런 형상이 있었는데 중년 들어 갑자기 돌연사 했다. 건강검진을 받아 예방하라.

짠맛을 줄이고 쓴맛을 자주 먹으면 좋다.

생식요법은 화2+토+금+상화+표준생식이면 된다.(금+수2+목+상화+표준)
증상이 개선되면 체질 처방을 해야 한다.
부항사혈로 혈전을 제거하여 혈액순환을 원활하게 하는 것이 좋다.

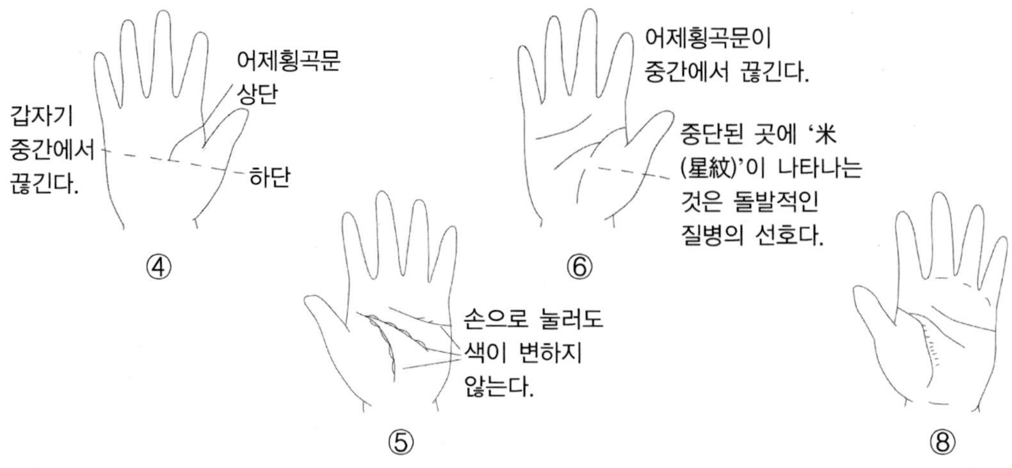

⑦ 어제횡곡문(생명선)이 넓어지는 것은 주로 만성적인 설사나 영양상태가 불량인 경우다.

쓴맛을 줄이고 매운맛을 자주 먹으면 좋다.

생식요법은 토+금2+수+상화+표준생식이면 된다.(토+금2+수+상화+표준)
증상이 개선되면 체질 처방을 해야 한다.
부항사혈로 혈전을 제거하여 혈액순환을 원활하게 하는 것이 좋다.

⑧ 어제횡곡문(생명선)이 완전한 활모양이 아니고 직선으로 뻗어 있거나 파형으로 나타나는 것은 주로 당뇨병에서 나타난다. (중간부분이 직선으로 나타난다.)
손을 만져보면 식빵을 만지는 것과 같이 푸석푸석한 느낌이 든다.
잠복성 당뇨병(지금은 당뇨병이 아니지만 선천적으로 가지고 있어 언젠가는 나오는 증상)은 족삼리 혈을 누르면 압통이 심하다.

생식요법은 1형 당뇨병은 토2+금+수+상화+표준생식,
2형 당뇨병은 수2+목+화+상화+표준생식이면 된다.
증상이 개선되면 체질 처방을 해야 한다.
부항사혈로 혈전을 제거하여 혈액순환을 원활하게 하는 것이 좋다.

⑨ 어제횡곡문(생명선)의 중간부분이 파형이 나타나는 것은 주로 심혈관이 허약하고 동맥경화나 심근경색을 앓을 가능성이 많다. 중간에 단절하는 손금이라면 급성 심근경색을 주의하라.

짠맛을 줄이고 쓴맛을 자주 먹으면 좋다.

생식요법은 화2+토+금+상화2+표준생식이면 된다.
증상이 개선되면 체질 처방을 해야 한다.
부항사혈로 혈전을 제거하여 혈액순환을 원활하게 하는 것이 좋다.

⑩ 어제횡곡문(생명선)전체에 쇠사슬모양이 나타나는 것은 체질이 허약하고 질병에 잘 걸린다. 주로 소화기계 질환이다.
쇠사슬 모양을 3등분하여 엄지와 2지 사이는 청소년시절, 중앙부위는 중년, 하단부(손목부위)는 노년에 질병에 취약함을 나타낸다.

신맛을 줄이고 단맛을 자주 먹으면 좋다.

생식요법은 토2+금+수+상화+표준생식이면 된다.
증상이 개선되면 체질 처방을 해야 한다.
부항사혈로 혈전을 제거하여 혈액순환을 원활하게 하는 것이 좋다.

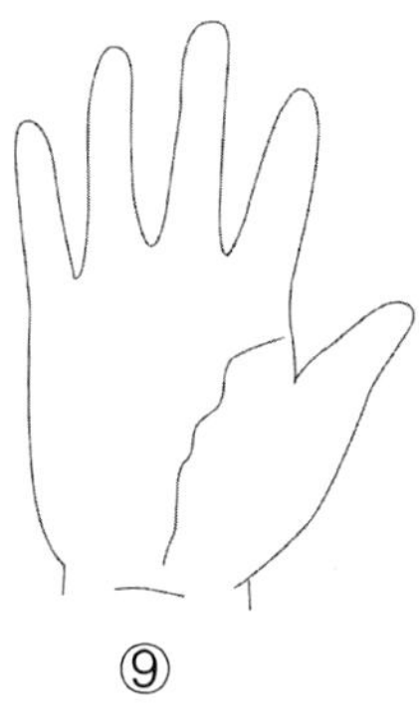
⑨

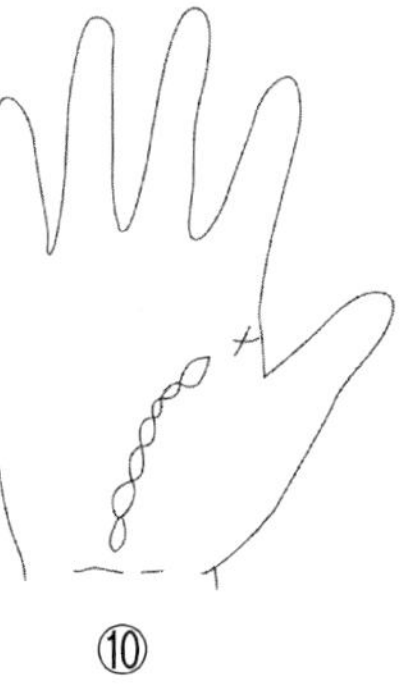
⑩

3) 근심횡곡문(두뇌선)을 살펴라.

일명 시드니선이라고도 한다. 해외에서는 백혈병과 연관이 있다는 보고가 있고, 중국에서도 백혈병과 기타 암 환자 중에도 시드니선이 많다고 자료를 발표했다.
근심횡곡문(두뇌선)이 생기면 적극적으로 암을 예방하도록 일상생활에 특별한 주의를 기울여야 한다.

※ 한국에서도 여인(79세)의 손금에 시드니선이 나타나 병원에서 진단받은 결과 만성백혈병 진단을 받고 약을 복용하는 사례가 확인되있다.

■ **시드니선이란?**

근심횡곡문(近心横曲紋/두뇌선)이 직선으로 형성된 것을 말한다.

① 근심횡곡문(두뇌선)이 손 2지에서 시작하여 무명지(4지)의 하단에서 그치고 이 부분에 크고 둥근모양이 나타나는 것은 대뇌신경에 병변이 있을 가능성이 있다. 뇌에 문제가 발생하면 목젖이 휘기 때문이다.

단맛을 줄이고 짠맛을 자주 먹으면 좋다.

생식요법은 토+금+수2+상화2+표준생식이면 된다.(금+수2+목+상화+표준)

증상이 개선되면 체질 처방을 해야 한다.

부항사혈로 혈전을 제거하여 혈액순환을 원활하게 하는 것이 좋다.

② 근심횡곡문(두뇌선)은 시작 부분에, 어제횡곡문(생명선) 시작 부분에, 원심횡곡문도 시작 부분에 절단문선(가로지르는 짧은 선+～+～+형태)이 나타나는 것은 폐병일 때 나타난다.

쓴맛을 줄이고 매운맛을 자주 먹으면 좋다.

생식요법은 금2+수+목+상화+표준생식이면 된다.(금+수2+목+상화+표준)

증상이 개선되면 체질 처방을 해야 한다.

부항사혈로 혈전을 제거하여 혈액순환을 원활하게 하는 것이 좋다.

③ 근심횡곡문(두뇌선)이 어제횡곡문(생명선)을 끼고 아래로 뻗다가 중간에 끊어져 여러 갈래의 분지선이 생기고, 손바닥 부분 원심횡곡문과 새끼손가락 시작 부분사이에서도 많은 분지선이 생기는 것은 방광염에서 주로 나타난다.(일명 자식선으로 말하는 작은 선을 말한다.)

단맛을 줄이고 짠맛을 자주 먹으면 좋다.

생식요법은 수2+목+화+상화+표준생식이면 된다.(금+수2+목+상화+표준)

증상이 개선되면 체질 처방을 해야 한다.

부항사혈로 혈전을 제거하여 혈액순환을 원활하게 하는 것이 좋다.

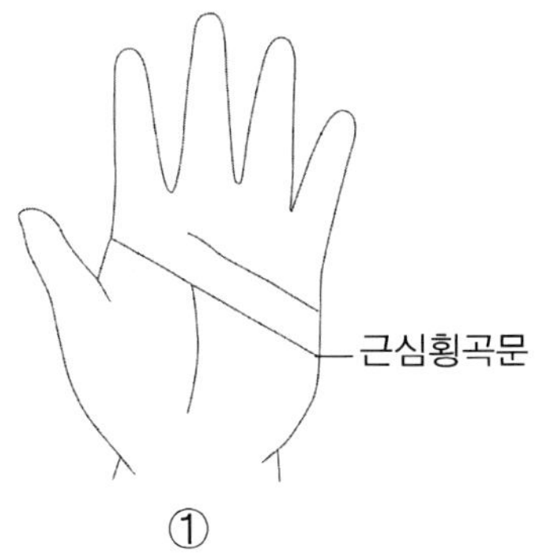

①

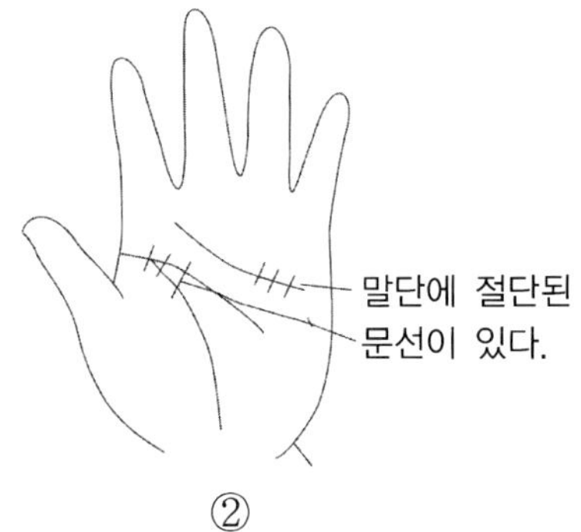

②

④ 근심횡곡문(두뇌선)의 굵기가 일정하지 않아 혹은 가늘거나 끊어진 것은 뇌출혈에서 나타난다. 근심횡곡문(두뇌선)중간이~~~~~끊어진 상태를 나타낸다. 목젖을 확인하라. 우측 발 엄지발가락 지문 있는 부분을 손톱으로 살짝 긁어보면 모래알 같은 것이 느껴진다.

짠맛을 줄이고 쓴맛을 자주 먹으면 좋다.

생식요법은 화2+토+금+상화+표준생식이면 된다.(금+수2+목+상화+표준)

증상이 개선되면 체질 처방을 해야 한다.

부항사혈로 혈전을 제거하여 혈액순환을 원활하게 하는 것이 좋다.

⑤ 근심횡곡문(두뇌선)이 엄지손가락 시작 부분으로 휘어 있으면 정신 질환일 가능성이 높다. 대개는 근심횡곡문(두뇌선)이 한 줄로 나타나지만 엄지와 2지 사이에서 시작하여 손바닥(소어제)까지 나타나는데 시작 부분 1/3 지점에서 제일 먼저 생성되는 분지선이(시작점) 엄지손가락을 향하는 선을 말한다. 목젖이 휘어 있는가를 확인하라.

⑥ 근심횡곡문(두뇌선)에 뚜렷한 물결무늬가 나타나는 것은 신경계통 질환을 알기 쉽다.(~~~~~~)

단맛을 줄이고 짠맛을 자주 먹는 것이 좋다.

생식요법은 수2+목+화+상화2+표준생식이면 된다.(금+수2+목+상화+표준)

증상이 개선되면 체질 처방을 해야 한다.

부항사혈로 혈전을 제거하여 혈액순환을 원활하게 하는 것이 좋다.

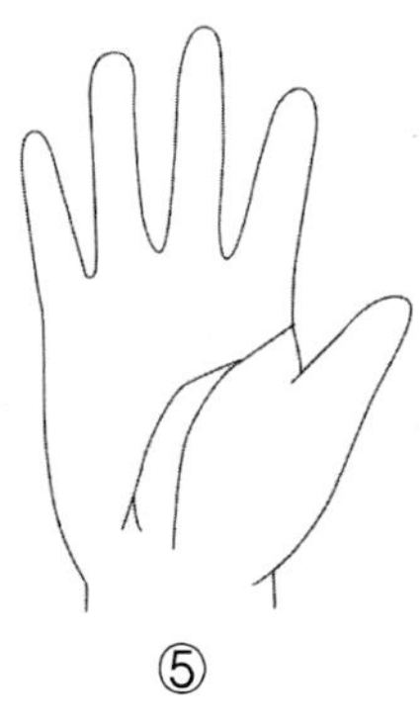

⑤

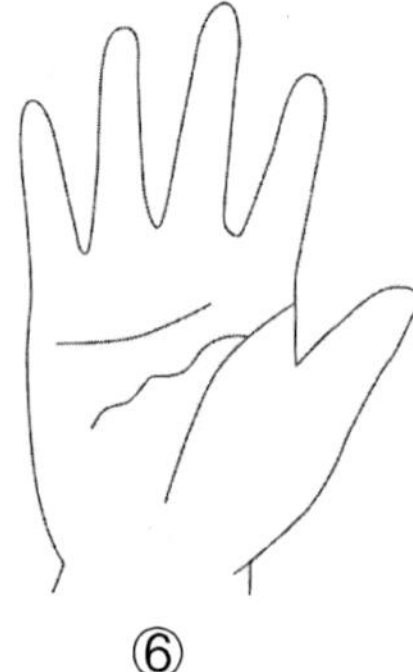

⑥

⑦ 근심횡곡문(두뇌선)에 작은 도형문(-ㅇ-ㅇ-ㅇ-)이 생기는 것은 대뇌에 병이 있음을 나타낸다.

이때는 혀끝에 사마귀나 물혹, 좁쌀 같은 불편한 돌기 같은 것이 느껴진다. 손바닥이 붉은색을 띠거나 간헐적인 두통이 발생한다. 목젖이 휘어졌나를 확인해야 한다.

단맛을 줄이고 짠맛을 자주 먹으면 좋다.

생식요법은 수2+목+화+상화2+표준생식이면 된다.(수+목+화+상화2+표준)

증상이 개선되면 체질 처방을 해야 한다.

부항사혈로 혈전을 제거하여 혈액순환을 원활하게 하는 것이 좋다.

⑧ 근심횡곡문(두뇌선)에 검은 점이나 얼룩덜룩한 점이 생기는 것은 뇌에 종양이 있을 가능성이 높다. 평상시 두통이 있었는가를 확인하고, 구토증상이 나타났는가를 확인해야 한다. 간헐적으로 어지럼증 유무와 엄지 손발톱에 검은 점이나 선이 생겼는가를 확인해야 한다. 또한 설사, 불면증, 체중 감소 유무도 확인해야 한다.

단맛을 줄이고 짠맛을 자주 먹으면 좋다.

생식요법은 수2+목+화+상화2+표준생식이면 된다.(금+수2+목+상화+표준)

증상이 개선되면 체질 처방을 해야 한다.

부항사혈로 혈전을 제거하여 혈액순환을 원활하게 하는 것이 좋다.

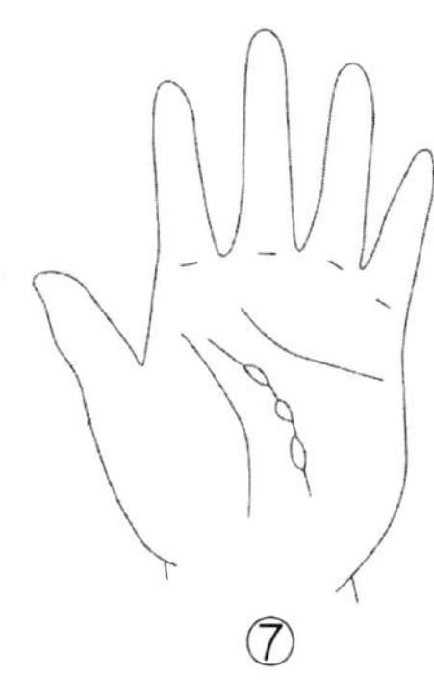
⑦

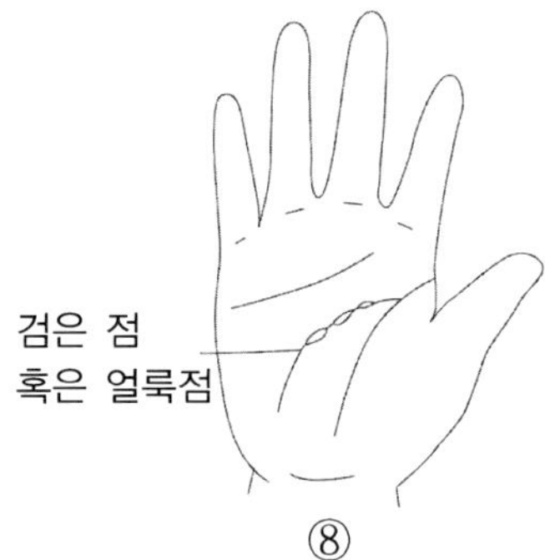

⑧

4) 원심(遠心)횡곡문(감정선)을 살펴라.

① 원심횡곡문(감정선)이 시작되는 지점에 두 가닥의 선이 있는 것은 통풍병에서 주로 보인다. (자식선이 뚜렷하고 길다)
귀 윗부분을 만져보면 작은 물혹이나 돌기 같은 것이 만져지는 것도 확인하라. 통풍이 생기면 귀의 윗부분에 무엇인가 혹 같은 것이 튀어나오거나 만져진다.

단맛을 줄이고 짠맛을 자주 먹으면 좋다.

생식요법은 수2+목+화+상화+표준생식이면 된다.(수+목2+화+상화+표준)
증상이 개선되면 체질 처방을 해야 한다.
부항사혈로 혈전을 제거하여 혈액순환을 원활하게 하는 것이 좋다.

② 원심횡곡문(감정선)의 말단에 칼에 베인 듯한 늑골상(肋骨狀: 갈비뼈같은 빗살무늬)이 생기는 것은 폐결핵에서 주로 보인다.(손금 끝부분이 분지선이 많다). 손가락 끝이 곤봉 같은 곤봉지가 된다.

쓴맛을 줄이고 매운맛을 자주 먹으면 좋다.

생식요법은 금2+수+목+상화+표준생식이면 된다.(금+수2+목+상화+표준)
증상이 개선되면 체질 처방을 해야 한다.
부항사혈로 혈전을 제거하여 혈액순환을 원활하게 하는 것이 좋다.

③ 원심횡곡문(감정선)에 4지 직하방에 두 가닥의 굵고 짧은 선이 절단된 형태를 보이는 것은 고혈압이 있다.
손바닥이 붉고, 귓불에 주름이 생기고, 눈의 상안검이 튀어나온다. 머리를 앞으로 숙이면 옆머리와 뒷골이 깨지는 듯이 아픈 통증이 있다.

단맛을 줄이고 짠맛을 자주 먹으면 좋다.

생식요법은 신장기능 저하로 인한 고혈압인 경우 수2+목+화+상화2+표준생식, 심장기능 저하로 인한 고혈압인 경우 화2+토+금+상화2+표준생식이면 된다.
증상이 개선되면 체질 처방을 해야 한다.
부항사혈로 혈전을 제거하여 혈액순환을 원활하게 하는 것이 좋다.

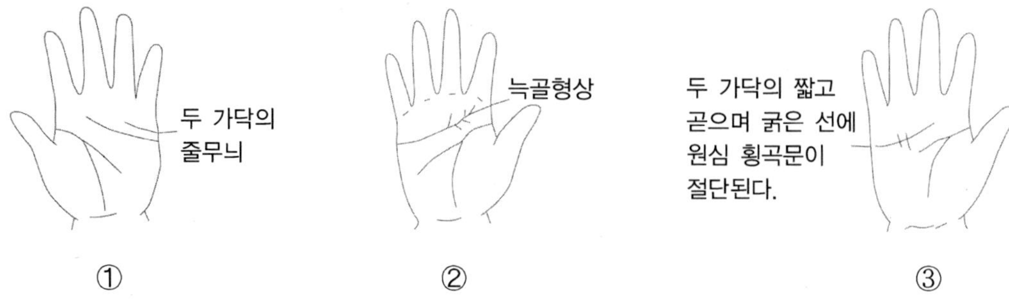

④ 원심횡곡문(감정선)의 하단에 수많은 잔손금이 있는 것은 심흉혈관 계통 질환이 있음을 나타낸다. (감정선에서 근심횡곡문 방향으로 나타난다. 감정선에서 손목방향으로 잔손금이 나있는 것을 의미한다.)

짠맛을 줄이고 쓴맛을 자주 먹으면 좋다.

생식요법은 화2+토+금+상화+표준생식이면 된다.(화+토2+금+상화+표준)
증상이 개선되면 체질 처방을 해야 한다.
부항사혈로 혈전을 제거하여 혈액순환을 원활하게 하는 것이 좋다.

⑤ 원심횡곡문(감정선)이 중간에 끊어졌는데 그 지점이 3지나 4지 아래에 간격이 넓은 것은 순환계통이나 호흡기계통의 질환을 앓고 있다. 5지 아래에 끊어진 것은 간장 질환을 앓기 쉽다.

가) 3지나 4지 하단이 절단된 경우(폐 기능 저하)

쓴맛을 줄이고 매운맛을 자주 먹으면 좋다.

생식요법은 금2+수+목+상화+표준생식이면 된다.(금+수2+목+상화+표준)
증상이 개선되면 체질 처방을 해야 한다.
부항사혈로 혈전을 제거하여 혈액순환을 원활하게 하는 것이 좋다.

나) 5지 아래가 절단된 경우(간 기능 저하)

매운맛을 줄이고 신맛을 자주 먹으면 좋다.

생식요법은 목2+화+토+상화+표준생식이면 된다.(목+화2+토+상화+표준)
증상이 개선되면 체질 처방을 해야 한다.
부항사혈로 혈전을 제거하여 혈액순환을 원활하게 하는 것이 좋다.

⑥ 원심횡곡문(감정선)이 매우 흐리면서 시작되는 부위(5지부분)에서 여러 개의 끊어진 형태이거나 또는 끝부분에서 체인형태가 나타나는 손금은 심장병이 있다. 또는 원심횡곡문(두뇌선)과 근심횡곡문(감정선) 사이에 사선형의 손금이 나타나는 것도 심장병이 있다.
좌측 새끼손가락이 저리거나 통증이 생기고 흉통이 있는가를 확인해야 한다.

짠맛을 줄이고 쓴맛을 자주 먹으면 좋다.

생식요법은 화2+토+금+상화+표준생식이면 된다.(화+토2+금+상화2+표준)
증상이 개선되면 체질 처방을 해야 한다.
부항사혈로 혈전을 제거하여 혈액순환을 원활하게 하는 것이 좋다.

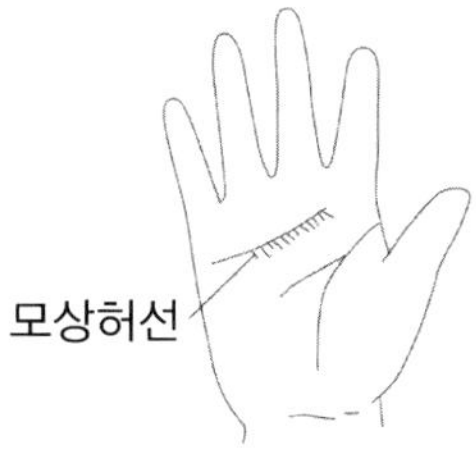

모상허선
④

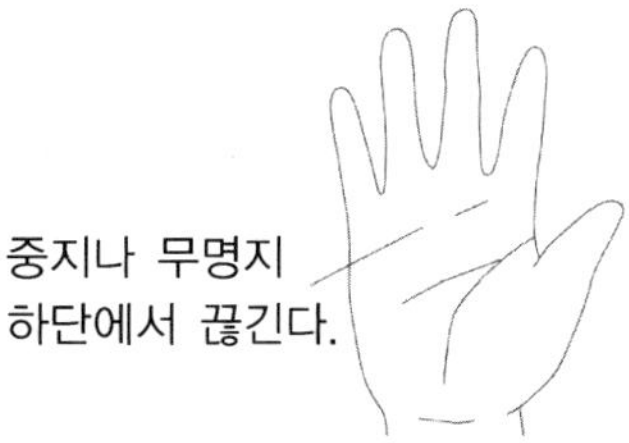

중지나 무명지
하단에서 끊긴다.
⑤

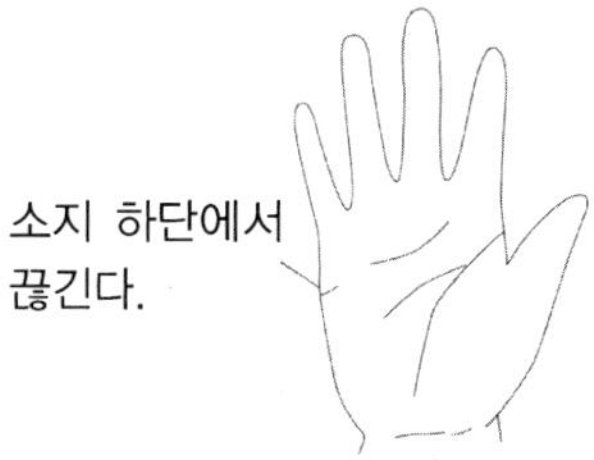

소지 하단에서
끊긴다.
⑤

⑦ 원심횡곡문(감정선)에 종선이 생기는 것(근심횡곡문(두뇌선) 방향으로 생기는 작은 선들)은 인후염을 잘 앓거나 후두암이 생길 가능성이 있다. 이런 경우는 세 가닥 주선에 검은빛이 도는지 확인하고 암 발생 시 나타나는 세 가지 증상(체중 감소, 설사, 불면증)도 확인해야 한다.

쓴맛을 줄이고 매운맛을 자주 먹으면 좋다.

생식요법은 금2+수+목+상화+표준생식이면 된다.(금+수2+목+상화+표준)
증상이 개선되면 체질 처방을 해야 한다.
부항사혈로 혈전을 제거하여 혈액순환을 원활하게 하는 것이 좋다.

⑧ 원심횡곡문(감정선)이 지나치게 긴 것은 신경성 위장병을 앓기 쉽다. (일

편단심 애정이 깊을 때 나타난다. 성춘향 같은 인물)

신맛을 줄이고 단맛을 자주 먹으면 좋다.

생식요법은 토+금+수+상화2+표준생식이면 된다.(토+금2+수+목+상화+표준)

증상이 개선되면 체질 처방을 해야 한다.

부항사혈로 혈전을 제거하여 혈액순환을 원활하게 하는 것이 좋다.

⑨ 원심횡곡문(감정선)에 작은 눈(체인같은 형태)들이 생기는 것은 신경쇠약에서 주로 나타난다.

단맛을 줄이고 짠맛과 떫은맛을 자주 먹으면 좋다.

생식요법은 토+금+수2+상화2+표준생식이면 된다.(금+수2+목+상화2+표준)

증상이 개선되면 체질 처방을 해야 한다.

부항사혈로 혈전을 제거하여 혈액순환을 원활하게 하는 것이 좋다.

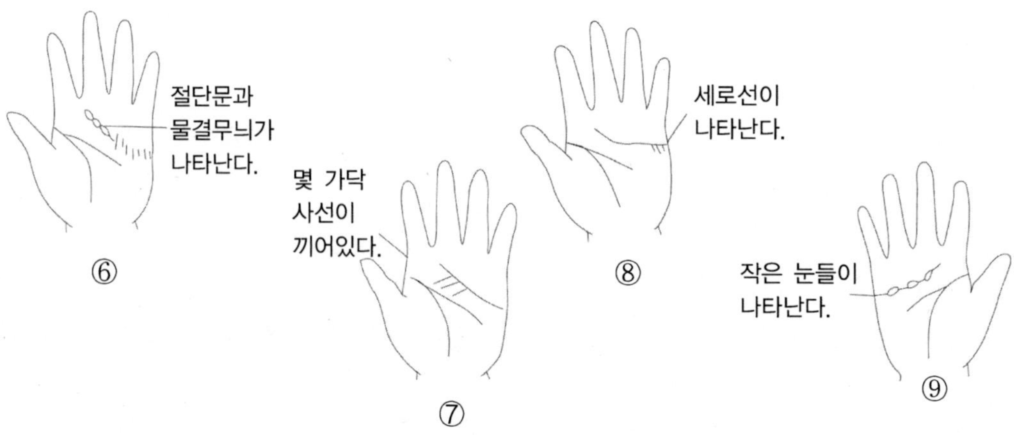
절단문과
물결무늬가
나타난다.
⑥
몇 가닥
사선이
끼어있다.
⑦
세로선이
나타난다.
⑧
작은 눈들이
나타난다.
⑨

5) 건강선(健康線)을 살펴라.

건강선은 나타나지 않는 것이 좋다.

① 손바닥 중앙(위장)에 건강선이 나타나는 것은 심장병에서 주로 볼 수 있다. 건강선 주변에 어두운 색이 나타나는 것은 소화기계통에 질병이 발생할 수 있다.

짠맛을 줄이고 쓴맛을 자주 먹는 것이 좋다.

생식요법은 화+토2+금+상화+표준생식이면 된다.

증상이 개선되면 체질 처방을 해야 한다.

부항사혈로 혈전을 제거하여 혈액순환을 원활하게 하는 것이 좋다.

② 건강선이 짧고 깊으며 원심횡곡문(감정선)과 근심횡곡문(두뇌선)의 중간을 자르며 지나가는 것은 주로 대뇌에 병변이 있음을 의미한다.
이때는 혀끝에 물혹이나 티눈이 생성되었는가를 병행 확인해야 한다. 사마귀나 혹은 티눈 같은 것이 확인되면 뇌동맥류가 있음이다. 목젓이 휘는가도 확인해야 한다.

단맛을 줄이고 짠맛을 자주 먹으면 좋다.

생식요법은 수2+목+화+상화+표준생식이면 된다.(수+목2+화+상화+표준)

증상이 개선되면 체질 처방을 해야 한다.

부항사혈로 혈전을 제거하여 혈액순환을 원활하게 하는 것이 좋다.

③ 건강선이 어제횡곡문(생명선)까지 미치는 것은 심혈관질환에서 주로 나타난다.

짠맛을 줄이고 쓴맛을 자주 먹으면 좋다.

생식요법은 화2+토+금+상화+표준생식이면 된다.(화+토2+금+상화2+표준)

증상이 개선되면 체질 처방을 해야 한다.

부항사혈로 혈전을 제거하여 혈액순환을 원활하게 하는 것이 좋다.

손바닥 중앙에
짧은 건강선이
나타난다.
①
짧은 건강선이
원심횡곡문과
근심횡곡문을
자르면서
지나간다.
②

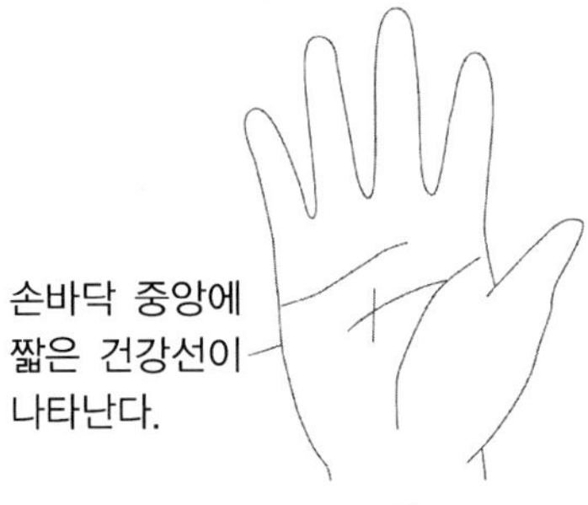

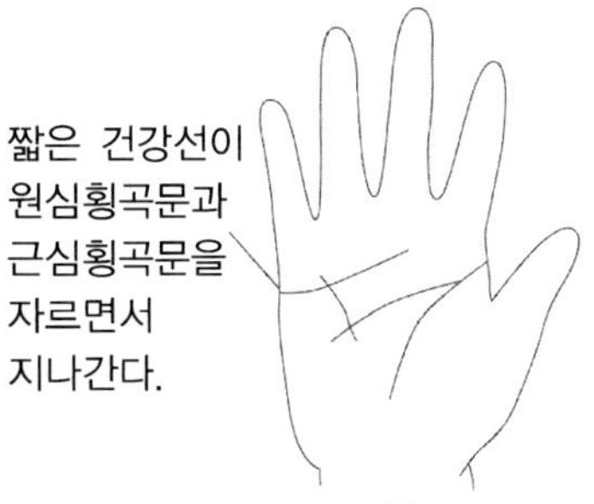

④ 건강선이 어제횡곡문(생명선)을 지나서까지 형성되어 있는 것은 심장쇠약을 나타낸다.

짠맛을 줄이고 쓴맛을 자주 먹으면 좋다.

생식요법은 화2+토+금+상화+표준생식이면 된다.
증상이 개선되면 체질 처방을 해야 한다.
부항사혈로 혈전을 제거하여 혈액순환을 원활하게 하는 것이 좋다.

⑤ 건강선이 점선으로 이어지는 것은 간에 질환이 있음을 나타낸다. 매운맛을 줄이고 신맛을 자주 먹으면 좋다.

생식요법은 목2+화+토+상화+표준생식이면 된다.(목+화2+토+상화+표준)
증상이 개선되면 체질 처방을 해야 한다.
부항사혈로 혈전을 제거하여 혈액순환을 원활하게 하는 것이 좋다.

⑥ 건강선에 작은 쇠사슬 모양이 나타나는 것은 호흡기계통 질환이 있다. 쓴맛을 줄이고 매운맛을 자주 먹으면 좋다.

생식요법은 금2+수+목+상화+표준생식이면 된다.(금+수2+목+상화+표준)
증상이 개선되면 체질 처방을 해야 한다.
부항사혈로 혈전을 제거하여 혈액순환을 원활하게 하는 것이 좋다.

건강선이
어제횡곡문
까지 닿는다.
③
건강선이
점선으로
이어진다.
⑤
건강선이
어제횡곡문을
관통한다.
④
건강선에 작은
눈들이 많고
쇠사슬 모양
으로 나타난다.
⑥

⑦ 건강선 위에 암갈색의 반점이 있는 것은 주로 중병이 있음을 나타내며, 특히 암(癌)일 가능성을 주의해야 한다. 이때는 손가락을 모두 붙였을 때 손가락 시작부위가 구멍이 보이며 수족냉증이면 암을 주의해야 한다. 세가닥 주선에 암갈색이 나타나면 역시 암을 주의해야 한다.

※ 여러 가지 방법으로 정밀 진단을 받는 것이 좋다.

⑧ 건강선과 원심횡곡문(감정선)이 만나는 부분이 암홍색인 것은 심장병일 가능성이 많다. 이때는 새끼손가락이 굽었는가를 확인해야 한다. 손가락이 굽었고 입술이나 잇몸이 파랗다면 심장마비(호흡곤란, 이마에 식은 땀, 가슴을 옥죄는 통증)를 조심해야 한다.

짠맛을 줄이고 쓴맛을 자주 먹으면 좋다.

생식요법은 화2+토+금+상화+표준생식이면 된다.(화+토2+금+상화2+표준)

증상이 개선되면 체질 처방을 해야 한다.

부항사혈로 혈전을 제거하여 혈액순환을 원활하게 하는 것이 좋다.

⑨ 건강선의 무늬가 뚜렷하지 않고 중간에 끊어졌다면 대개 간염인 경우가 많다.

매운맛을 줄이고 신맛을 자주 먹으면 좋다.

생식요법은 수+목2+화+상화+표준생식이면 된다.

증상이 개선되면 체질 처방을 해야 한다.

부항사혈로 혈전을 제거하여 혈액순환을 원활하게 하는 것이 좋다.

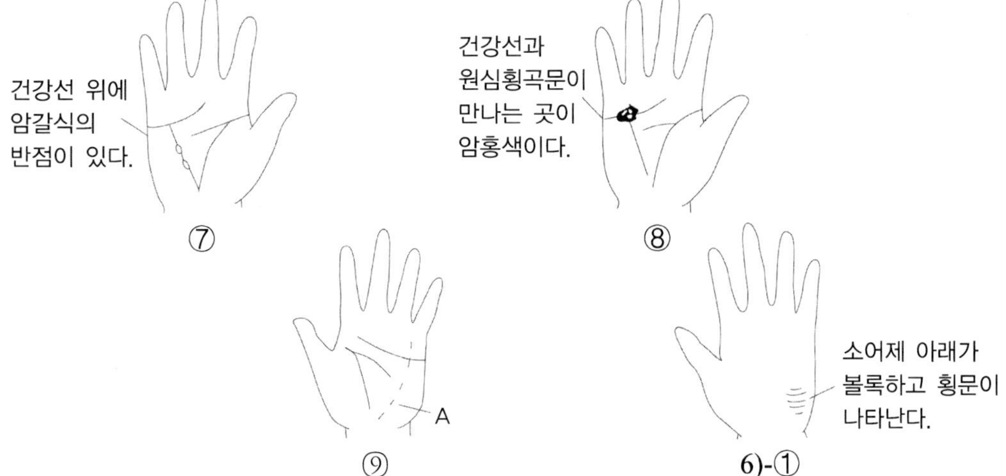
건강선 위에
암갈식의
반점이 있다.
⑦
건강선과
원심횡곡문이
만나는 곳이
암홍색이다.
⑧
A
⑨
소어제 아래가
볼록하고 횡문이
나타난다.
6)-①

6) 기타 손금으로 질병을 찾아라.

① 소어제(새끼손가락과 연결된 손바닥 밑 부분) 부분이 볼록하고 잔주름이 많은 것은 신장병에서 나타난다. (5지가 신장반사구이며, 신장이 차가워져 있음을 나타내는 것이 잔주름이다.)

단맛을 줄이고 짠맛을 자주 먹으면 좋다.

생식요법은 금+수2+목+상화+표준생식이면 된다.
증상이 개선되면 체질 처방을 해야 한다.
부항사혈로 혈전을 제거하여 혈액순환을 원활하게 하는 것이 좋다.

② 소어제 부분에 횡선이나 짧은 활모양의 굽은 잔주름이 있는 것은 당뇨병에서 주로 나타난다.(신장 기능 저하로 인해 발생하는 당뇨)

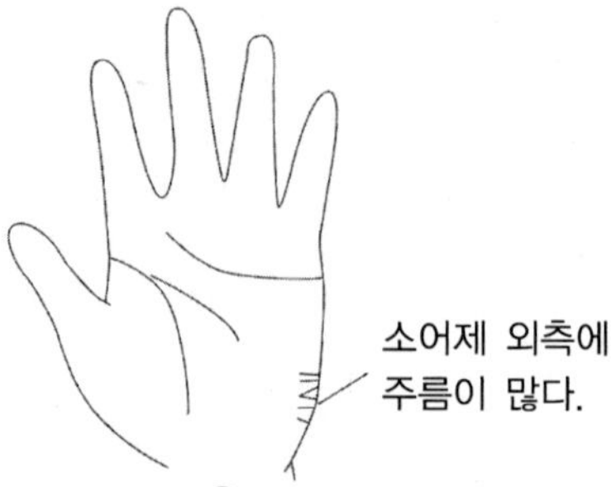

단맛을 줄이고 짠맛을 자주 먹어야 한다.

생식요법은 수2+목+화+상화+표준생식이면 된다.(수+목2+화+상화+표준)
증상이 개선되면 체질 처방을 해야 한다.
부항사혈로 혈전을 제거하여 혈액순환을 원활하게 하는 것이 좋다.

③ 소어제 외측에 잔주름이 많은 것은 위장병에서 많이 나타난다. (염기부족 시 위산의 농도가 엷어지면서 소화 장애가 나타난다.)

신맛을 줄이고 단맛을 자주 먹으면 좋다.

생식요법은 토2+금+수+상화+표준생식이면 된다.(토+금2+수+상화+표준)
증상이 개선되면 체질 처방을 해야 한다.
부항사혈로 혈전을 제거하여 혈액순환을 원활하게 하는 것이 좋다.

소어제 부위에
횡선이나 활 모양의
짧은 선이 있다.
②
소어제 외측에
주름이 많다.
③

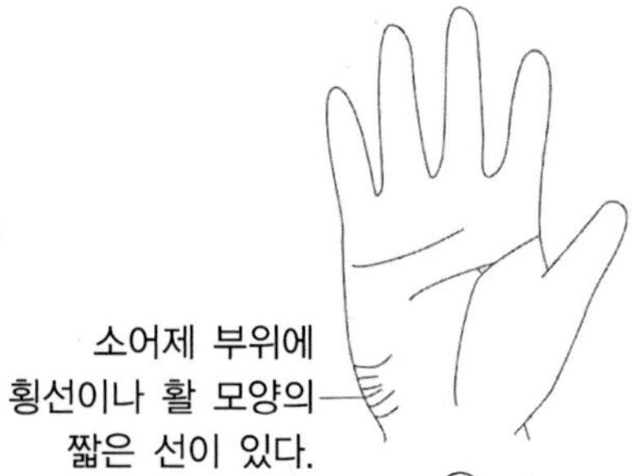

④ 고혈압환자의 손바닥 전체가 붉은색을 띄는 것은 뇌출혈(腦出血)의 전조 증상이니 주의해야 한다.
윗 눈꺼풀이 튀어나온 것도 관찰하라. 그리고 아래 귓불 부분이 붉거나 통통하게 두꺼워지는지를 병행 관찰하라. 우측 엄지발가락 지문 부분을 손톱으로 살짝 눌러서 긁어보면 모래알 같은 것이 느껴지는지 확인해야 한다. 모래알 같은 것이 느껴지면 병원 정밀검사를 받아야 한다. 뇌출혈이 임박한 전조증상이다.

짠맛을 줄이고 쓴맛을 자주 먹으면 좋다.

생식요법은 목+화2+토+상화2+표준생식이면 된다.
증상이 개선되면 체질 처방을 해야 한다.
부항사혈로 혈전을 제거하여 혈액순환을 원활하게 하는 것이 좋다.

⑤ 손바닥 중앙이나 생명선에 십자무늬의 선이 나타나는 것은 심장병에서 주로 보인다.

짠맛을 줄이고 쓴맛을 자주 먹으면 좋다.

생식요법은 화2+토+금+상화+표준생식이면 된다.
증상이 개선되면 체질 처방을 해야 한다.
부항사혈로 혈전을 제거하여 혈액순환을 원활하게 하는 것이 좋다.

⑥ 식지구(2지가 시작되는 볼록한 부분)가 다른 구보다 높은 것은 뇌출혈의 징조일 가능성이 높다. 이때도 역시 우측 엄지발가락 지문 부분을 손톱으로 살짝 눌러서 긁어보면 모래알 같은 것이 느껴지는지 확인해야 한다. 모래알 같은 것이 느껴지면 병원 정밀검사를 받아야 한다. 뇌출혈이 임박한 전조증상이다.

⑦ 손목부터 소어제까지 검은색이나 암자색이 나타나는 것은 풍습으로 인한 요통을 나타낸다.(신장 기능이 약한 신허요통이다.)

단맛을 줄이고 짠맛을 자주 먹으면 좋다.

생식요법은 수2+목+화+상화+표준생식이면 된다.(수+목2+화+상화+표준)
증상이 개선되면 체질 처방을 해야 한다.
부항사혈로 혈전을 제거하여 혈액순환을 원활하게 하는 것이 좋다.

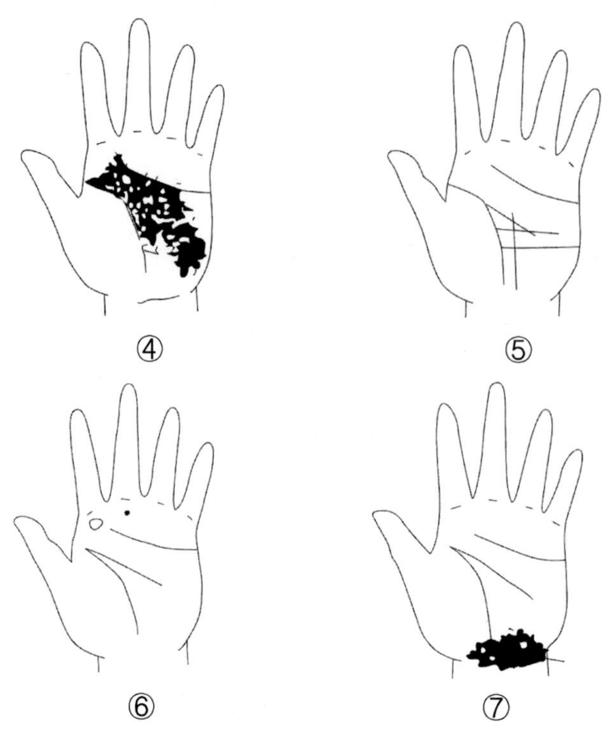

3. 질병별로 나타나는 손금을 살펴라.

1) 심장병

① 손바닥에 붉은색이 나타나다 점차적으로 암자색으로 변한다.

※ 손바닥이 울긋불긋한 증상이 진하고 크게 나타난다.

② 손바닥이 붓고 손바닥이 저리고 마비현상이 나타난다.

③ 원심횡곡문(감정선)이 흐리고 파도무늬가 나타나거나 철사가 꼬인 듯한 무늬가 나타난다.(가-c)

④ 원심횡곡문 (감정선)위에 근심횡곡문(두뇌선) 방향으로 작은 주름이 많이 형성된다.(나-d)

⑤ 원심횡곡문(감정선)과 어제횡곡문(생명선) 사이에 사선의 작은 선이 형성된다.(나-e)

⑥ 어제횡곡문(생명선)의 말미(손목부분)에 삼각주나 마름모형태의 손금이 형성된다.(예: 어린 시절 부모가 이혼을 하거나 부모와 떨어져 생활을 한 사람들에게서 주로 나타난다. 가슴속에 부모에 대한 그리움과 원망이 겹

치는 사람에게도 나타난다.)(가-f)

⑦ 흡연하는 사람은 일단 심장병이 생기면 손바닥에 담배연기 같은 반점이 생긴다.(협심증일 때는 하얀색의 둥근 점이 크게 형성된다.)(나-g)

⑧ 심포염을 앓을 때는 좌측 손가락에 통증이 생기고, 원심횡곡문(감정선)의 중간 부위가 검게 변하며 항상 동통을 느낀다.

⑨ 굵고 짧고 북채 같은 손가락은 선천성 심장병과 선천성 폐병환자에게 주로 나타난다.

짠맛을 줄이고 쓴맛을 자주 먹으면 좋다.

생식요법은 화2+토+금+상화+표준생식이면 된다.(목+화2+토+상화+표준)

증상이 개선되면 체질 처방을 해야 한다.

부항사혈로 혈전을 제거하여 혈액순환을 원활하게 하는 것이 좋다.

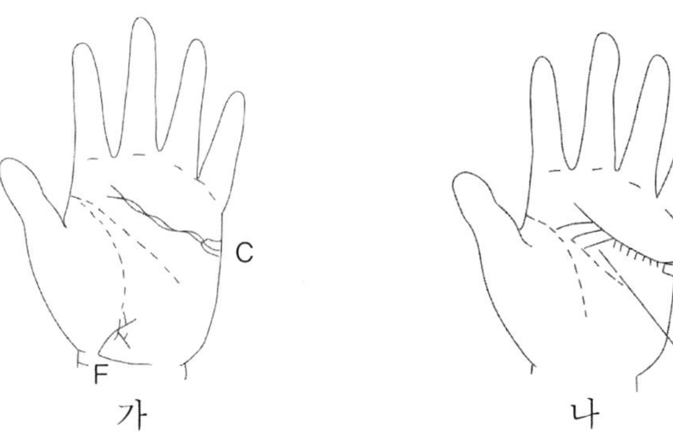

2) 뇌출혈

① 근심횡곡문(두뇌선)의 굵기가 일정치 않고(가-a), 가늘거나 끊어졌다 이어졌다 한다.(가-b)

② 주 횡곡문(감정선, 두뇌선, 생명선)상에 갈색의 작은 반점들이 생긴다.

③ 고혈압환자 손바닥이 붉은색이 나타나는 것은 뇌출혈 전조증상이다.

④ 중지 아래와 소어제 부분(감정선 시작 부분)에 잔손금이 많고, 온종일 머리가 붓고 어지러우며 아픈 증상은 중풍의 전조증상이다.

※ 코가 좌측으로 휘고, 혀가 한쪽으로 휘거나 꼬이고, 혀끝이 뾰족해진다. 신경질적이며 욕을 잘한다.

생식요법은 수+목+화2+상화2+표준생식이면 된다.(수+목2+화+상화+표준)

증상이 개선되면 체질 처방을 해야 한다.

부항사혈로 혈전을 제거하여 혈액순환을 원활하게 하는 것이 좋다.

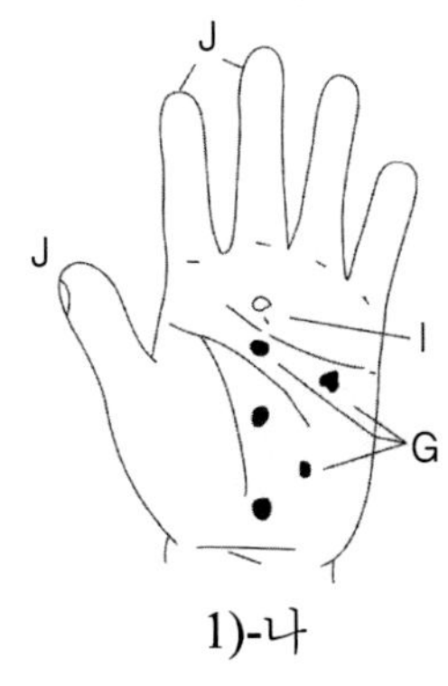

1)-나

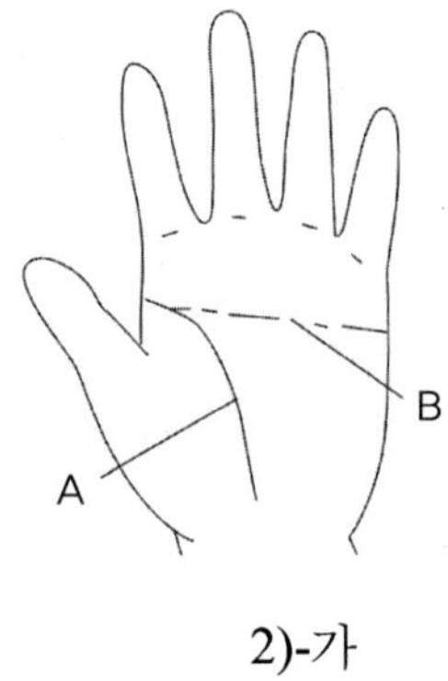

2)-가

3) 신장병

① 신장병으로 인해 부종이 생기면 소어제 아래가 볼록해진다.(가-a)
② 소어제 위에 횡선이 생기는 것은 비교적 심각한 신장병을 앓고 있음이요, 때로는 당뇨병 환자에게도 나타난다. (나-b)
③ 목욕 후에 손에 잔주름이 많은 것은 심장병이나 신장병으로 인한 부종일 수 있다.

단맛을 줄이고 짠맛을 자주 먹으면 좋다.

생식요법은 수2+목+화+상화+표준생식이면 된다.(수+목2+화+상화+표준)
증상이 개선되면 체질 처방을 해야 한다.
부항사혈로 혈전을 제거하여 혈액순환을 원활하게 하는 것이 좋다.

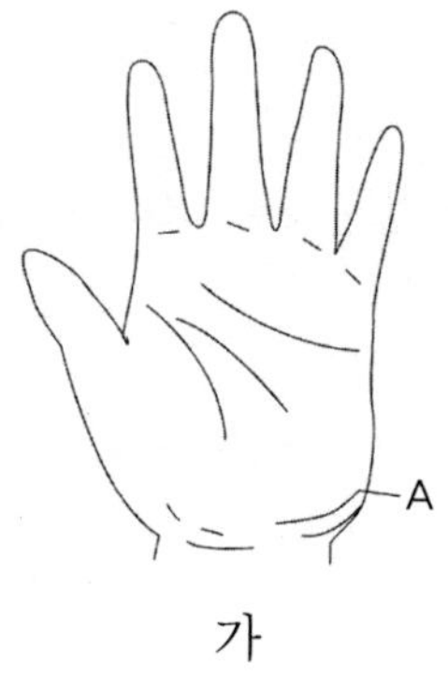

가

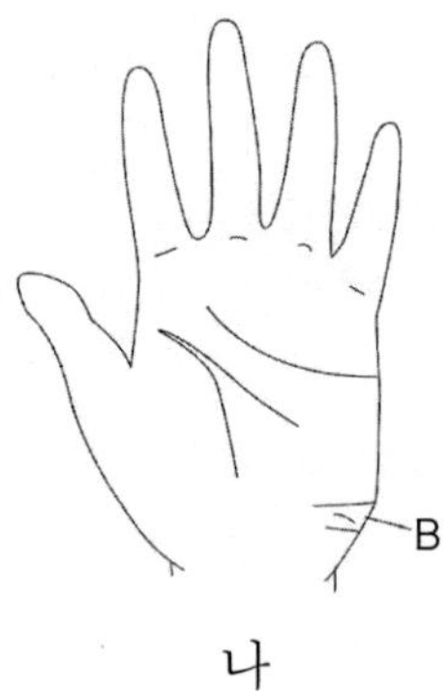

나

4) 방광염

① 근심횡곡문(두뇌선)이 소어제의 중부를 따라 아래로 뻗다가 중간에서 끊기고 가는 선이 많이 생긴다.(a)
② 소지의 뿌리 주위에 가는 선이 많이 생긴다.(자식선이라는 부위)(b)

단맛을 줄이고 짠맛을 자주 먹으면 좋다.

생식요법은 금+수2+목+상화2+표준생식이면 된다.(금2+수+목+상화+표준)
증상이 개선되면 체질 처방을 해야 한다.
부항사혈로 혈전을 제거하여 혈액순환을 원활하게 하는 것이 좋다.

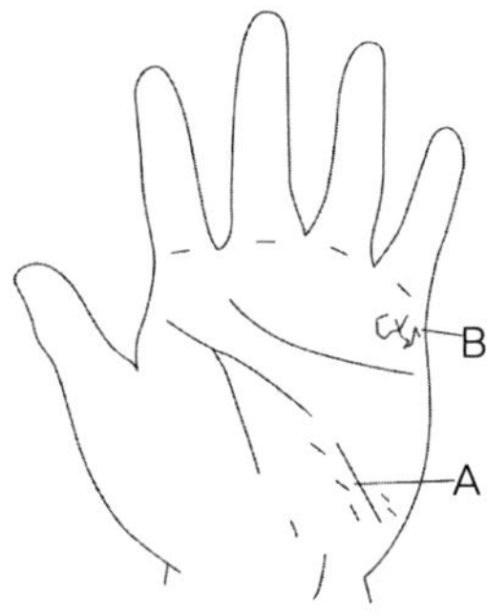

5) 위장병

① 손가락 끝이 가늘고 체질이 약한 사람은 위하수나 기타 위장질환에 잘 걸린다.(가-a)
② 손바닥 중앙에 갈색이나 짙은 황색이 나타난다.(나-b)
③ 소어제 외측에 잔주름이 많다.(나-c)

※ 손가락 끝이 차고 창백하고, 물에 불은 것 같은 골이 깊은 주름이 생기는 것은 대부분 위장병이나 위암을 앓는 것이다. 위암인 경우는 손가락을 가지런하게 하면 손가락 시작 부분에 틈이 보이거나 위장장애가 나타난다.
신맛을 줄이고 단맛을 자주 먹으면 좋다.

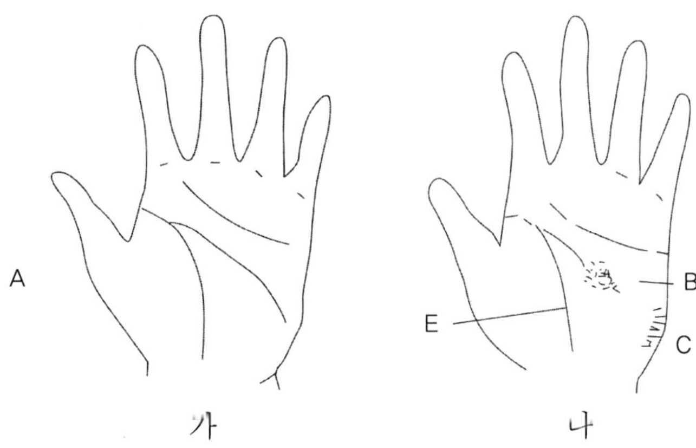

생식요법은 토2+금+수+상화+표준생식이면 된다.(토+금2+수+상화+표준)
증상이 개선되면 체질 처방을 해야 한다.
부항사혈로 혈전을 제거하여 혈액순환을 원활하게 하는 것이 좋다.

6) 당뇨병

① 소어제 부위(손날 부분)에 횡선이나 활모양의 짧은 선이 있다.(a)
② 당뇨병을 앓은 사람들은 어제횡곡문(생명선)의 중앙 부위가 활모양을 이루지 아니하고 직선으로 내려오거나 물결무늬가 나타난다.(b)

※ 손이 식빵을 만지는 것과 같이 푸석푸석한 느낌이 든다.

③ 손톱이 숟가락처럼 변한다.

생식요법은 1형 당뇨병(췌장 기능 저하): 토2+금+수+상화2+표준생식
신맛을 줄이고 단맛을 자주 먹으면 좋다.
2형 당뇨병(신장 기능 저하): 수2+목+화+상화2+표준생식이면 된다.
단맛을 줄이고 짠맛을 자주 먹으면 좋다.
증상이 개선되면 체질 처방을 해야 한다.
부항사혈로 혈전을 제거하여 혈액순환을 원활하게 하는 것이 좋다.

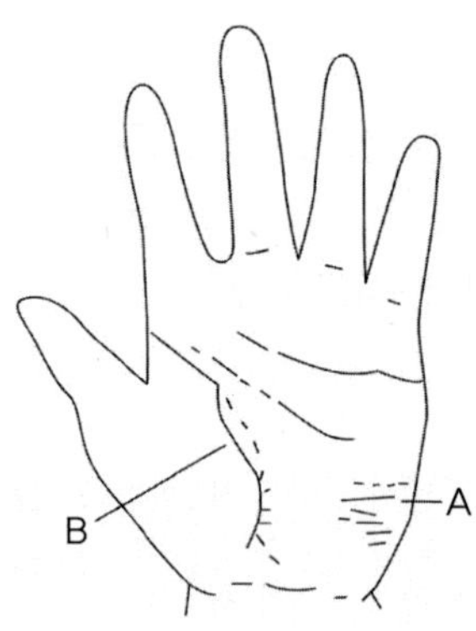

7) 풍습병

① 손바닥이 반질거리고 손가락 관절이 부으며 늘 동통을 느낀다.(b)
② 통풍병 환자는 환자의 원심횡곡문(감정선)은 문선이 시작되는 부위에(새끼손가락 부위 주먹을 쥐면 접히는 부분) 줄무늬가 두선이 생긴다.(c)
③ 대무지구와 소어제 부위가 살집이 없는 것은 (흐물흐물) 운동량의 부족이다.
④ 어제횡곡문(생명선)의 끝부분이 둘로 갈라지고, 갈라진 사이가 넓은 것은

관절의 굴신(허리를 굽히고 펴는 동작)이 자유롭지 못하고 보행이 불편함을 의미하며, 이는 풍습병 말기에 나타난다.(e)

⑤ 4지, 5지가 휘는 것은 풍습성관절염이나 풍습성 마비증을 나타낸다.(f)

단맛을 줄이고 짠맛을 자주 먹으면 좋다.

생식요법은 금+수2+목+화+상화+표준생식이면 된다.(금2+수+목+상화+표준)

증상이 개선되면 체질 처방을 해야 한다.

부항사혈로 혈전을 제거하여 혈액순환을 원활하게 하는 것이 좋다.

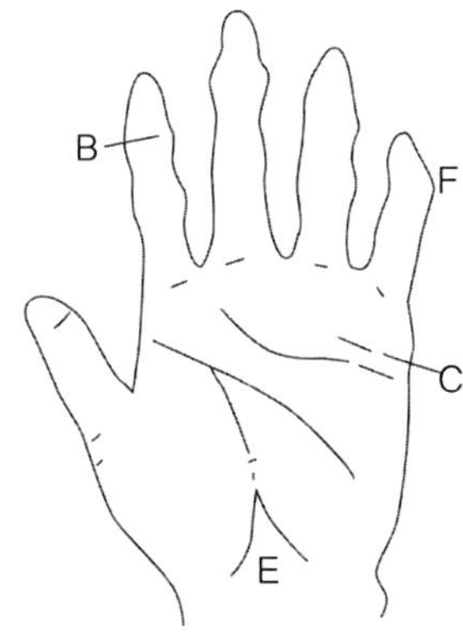

8) 폐결핵

① 어제횡곡문(생명선)이 시작되는 부분에 잔주름이 많다.(가-c)

② 원심횡곡문(감정선)의 말단에 잔주름이 생기고 어긋난 나뭇가지 모양의 분지선이 생긴다.(가-d)

③ 어제횡곡문(생명선)과 근심횡곡문(두뇌선)선상에 작은 도형문(-ㅇ-ㅇ -ㅇ)이 생긴다.(나-e)

④ 소지가 굽은 것은 흉부에 폐렴이나 폐결핵 같은 염증이 있다.

⑤ 손톱에 가로로 골이 생기고 미열에 광대뼈 부위가 붉으며 식은땀이 흐르며 힘이 없고 마른기침을 하는 것은 폐결핵이다.

쓴맛을 줄이고 매운맛을 자주 먹으면 좋다.

생식요법은 금2+수+목+상화+표준생식이면 된다.(금+수2+목+화+상화+표준)

증상이 개선되면 체질 처방을 해야 한다.

부항사혈로 혈전을 제거하여 혈액순환을 원활하게 하는 것이 좋다.

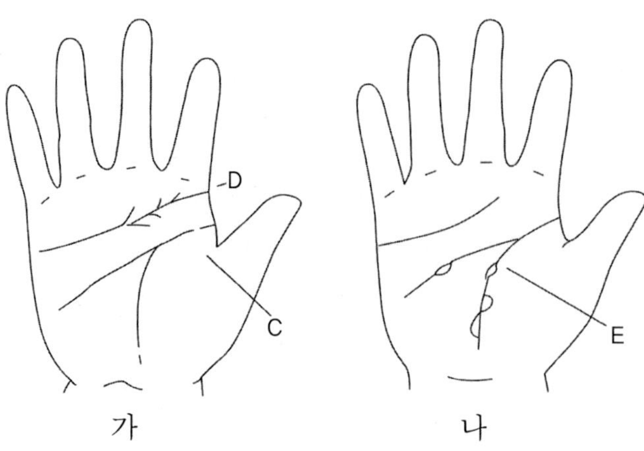

9) 감기와 인후염

① 손바닥이 선홍이나 자홍색으로 변하고, 4지와 5지 시작 부분 마디에 푸른 핏줄이 보이는 것은 감기와 발열의 전조증상이다.(a)
(맥박이 크고 빠르게 뛰는지 확인하라. 감기는 크고 빠르게 뛴다.)

② 원심횡곡문(감정선) 위에 근심횡곡문(두뇌선)방향으로 작은 종선들이 나타나면 인후염과 후두염에 걸리기 쉽다. (b)

쓴맛을 줄이고 매운맛을 자주 먹으면 좋다.

생식요법은 금2+수+목+상화+표준생식이면 된다.(금+수2+목+상화+표준)
증상이 개선되면 체질 처방을 해야 한다.
부항사혈로 혈전을 제거하여 혈액순환을 원활하게 하는 것이 좋다.

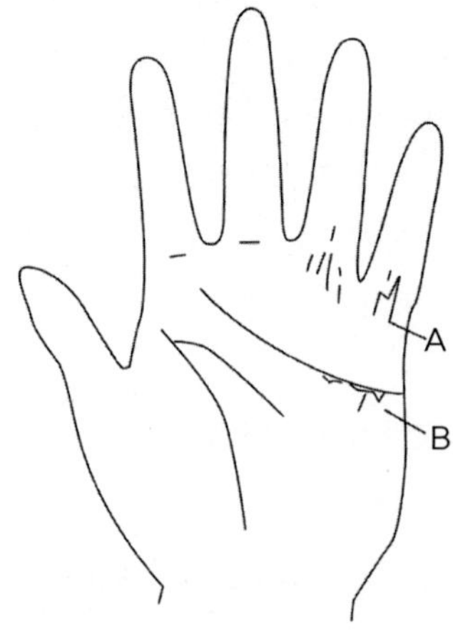

10) 신경계통의 질병

① 근심횡곡문(두뇌선) 선상에 중간 중간 절단된 형태는 두통, 어지럼증, 불안증 등을 앓는다.(가-a)

② 근심횡곡문(두뇌선) 선상에 작은 도형문(-o-o-o-)들이 있으며 뇌신경기능장애, 두통, 어지럼증이 생긴다.(나-b)

③ 근심횡곡문(두뇌선)이 희미한 것은 뇌신경쇠약, 뇌신경경도장애에서 나타난다. 근심횡곡문(두뇌선)이 없으면 대부분 지능이 낮거나 제대로 발달하지 않은 것이다.

단맛을 줄이고 짠맛을 자주 먹으면 좋다.

생식요법은 금+수2+목+상화2+표준생식이면 된다.(토+금2+수+상화2+표준)
증상이 개선되면 체질 처방을 해야 한다.
부항사혈로 혈전을 제거하여 혈액순환을 원활하게 하는 것이 좋다.

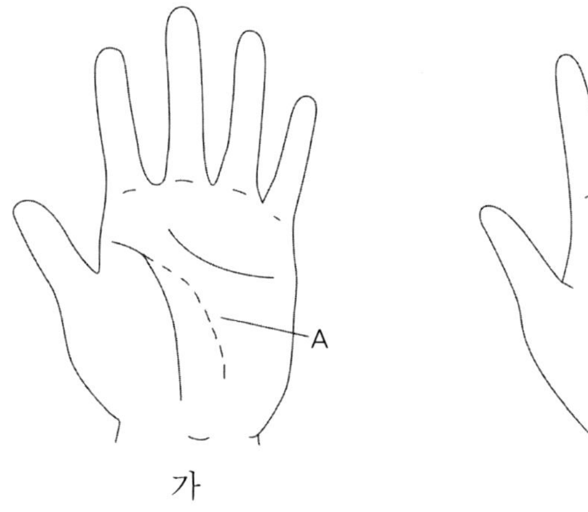

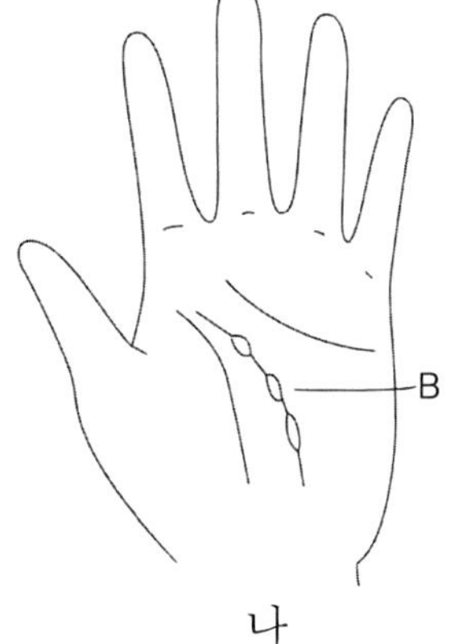

가　　　　나

11) 정신병

① 원심횡곡문(감정선) 위에 작은 도형문들이 생기는 것은 신경쇠약, 초조, 불안, 번민, 불면증 등이 나타난다.(가-a)

② 근심횡곡문(감정선)이 엄지방향으로 굽는다.(가-b)

③ 근심횡곡문(감정선)이 어제횡곡문(생명선)의 중간에서 시작하여 아래로 뻗는 것은 대부분 내성적 정신병을 나타낸다.(나-c)

④ 근심횡곡문(감정선) 중앙부위에 검은 점이나 얼룩덜룩한 점이 생기는 것은 뇌질환 및 뇌종양 환자에게서 볼 수 있다.(다-d)

스트레스를 줄이고 비교와 욕심을 버려라. 자연으로 돌아가라.

생식요법은 토+금+수2+상화2+표준생식이면 된다.(수+목2+화+상화+표준)
증상이 개선되면 체질 처방을 해야 한다.
부항사혈로 혈전을 제거하여 혈액순환을 원활하게 하는 것이 좋다.

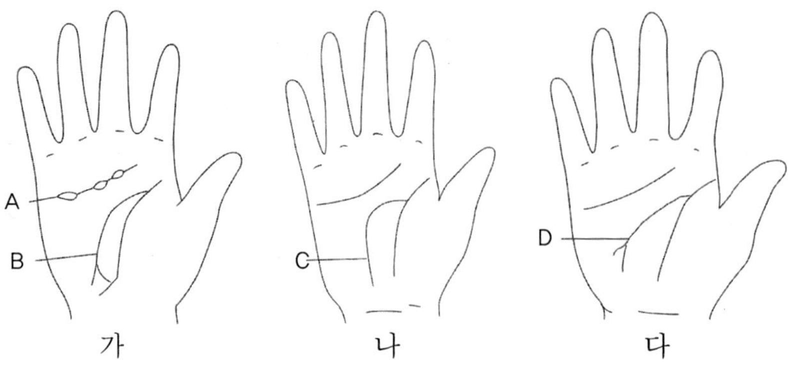

12) 부인과 질병

① 손목 안쪽 꺾이는 부분 아래 1㎝, 손목 내측 1㎝되는 곳에 박동이 느껴진다. 자궁에 문제가 발생하면 이곳을 좌/우측 손목을 부딪쳐보면 통증이 생긴다.(가-a)
② 소어제가 늘어지고(흐물흐물) 혈색이 없는 것은 생식기계통 기능 저하의 징조다.(가-b)
③ 어제횡곡문(생명선)위에 작은 도형문(사슬모양)이 있고, 소어제부위에 많은 횡문선이 있는 것은 자궁기능이 안 좋아 불임증에 걸리기 쉽다.(나-c)
④ 5지(새끼손가락)가 휜 것은 난소기능이 안 좋아 불임증, 폐경, 생리 불순 등을 앓기 쉽다.(가-d)

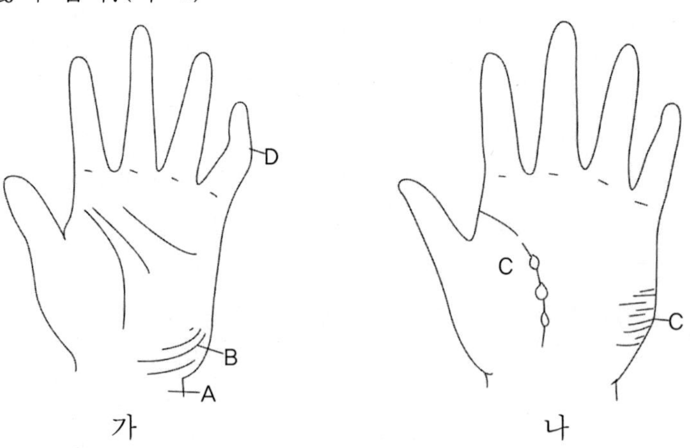

단맛을 줄이고 짠맛을 자주 먹으면 좋다.

생식요법은 수2+목+화+상화+표준생식이면 된다.(수+목2+화+상화+표준)
증상이 개선되면 체질 처방을 해야 한다.
부항사혈로 혈전을 제거하여 혈액순환을 원활하게 하는 것이 좋다.

* 일반적으로 손금을 볼 때
사주팔자보다는 관상이 좋아야 하고
관상보다는 손금이 좋아야 하고
손금보다는 심상이 좋아야 한다고 한다.

이 책에서는 관상학적인 면이 아닌 순수하게 건강에 중점을 둔 손금임을 밝혀둔다.

23 발바닥에서 건강을 찾는다.

발은 우리 몸에서 중심을 이동시키는 가장 중요한 신체기관이다. 동양의학에서는 수많은 경락과 밀접한 관계를 형성하고 있다고 본다.

예를 들면 비장, 신장, 간장, 음유맥, 음교맥의 경락은 발에서 순행을 시작하고, 방광, 위장, 담낭, 양유맥, 양교맥의 경락은 발에서 순행을 마친다.

음양론을 설명할 때 사람은 입으로 영양을 먹지만, 나무는 뿌리로 영양을 먹는다. "나무가 말라 죽으려 할 때는 뿌리부터 메마르고, 사람이 늙은 때는 발이 먼저 노쇠한다."고 한다는 말이 있다. 그래서 발은 원정(元精), 원기(元氣)의 총집합점이라고 표현한다.

발에는 우리 인체의 오장육부의 반사구가 있어 장부의 변화가 반영되는 곳이다. 서양에서는 발을 제2의 심장이라 표현하기도 하며 인체 각 기관의 병변사항을 다양하게 반영할 수 있다고 말하고 있다. 발에는 약 63곳의 반사구가 있어 발 반사구에 압통이나 점, 각질 등이 나타나는 것은 상응기관에 병변이 발생했음을 의미한다.

① 발가락이 길고 크며 발이 넓고 두툼한 사람은 장수한다. 발가락에 살이 없고 짧으며 발이 작고 좁으며 얇은 사람은 요절(夭折)하기 쉽다.
② 발 5지가 굵고 큰 사람은 신장이 튼튼하며, 가는 사람은 신기가 약하다. 발의 피부가 붉으며 윤기 나는 것은 수분이 충분하고 혈액순환이 원활함을 의미한다.
③ 발가락이 비교적 곧은 사람은 안정된 생활을 하는 사람이고, 정신적·육체적으로 불안한 사람들은 발가락이 굽는다.

1. 발에 나타나는 증상으로 질병을 찾아라.

1) 발등이 붓는데 눕거나 휴식을 취하면 좋아지는 것은 비장기능이 약할 때 나타난다.(발등은 오행상 토(土: 비/위장)로 분류한다.) 이런 증상이 있는 사람은 물

을 먹지 않는 것이 특징이다. 면역력이 저하되어 있어 발목주변도 같이 부종이 생긴다. 오행상 토극수(土克水)의 부조화를 이룰 때 나타나며 목극토(木克土)의 부조화 즉 발에서 상체로 오르는 음경락의 부조화가 원인이다.

전체적으로 보면 음이 병이다. 발등이 붓는 증상의 원인은 마음의 병(스트레스)이 크기 때문이다.

즐거운 마음으로 식사하는 식습관을 가지고, 작은 일에도 항상 감사하는 마음을 가지는 것이 좋다. (오행상 토(土)기능 저하)

신맛을 줄이고 단맛을 자주 먹는 것이 좋다.

생식요법은 토2+금+수+상화2+표준생식이면 된다.(토+금2+수+상화+표준)

증상이 개선되면 체질 처방을 해야 한다.

부항사혈로 혈전을 제거하여 혈액순환을 원활하게 하는 것이 좋다.

2) 발가락부터 붓기 시작하여 점차 무릎위로 확산되는 것은 대부분 심장병의 증상이고, 발과 얼굴이 모두 붓는 것은 신장병의 증상이다.

심장기능이 약한 증상이라면 오전에 쓴맛을 자주 먹는 것이 좋고, 발과 얼굴이 붓는 신장 기능 저하 증상이라면 오후나 저녁시간에 짠맛을 자주 먹는 식습관을 가지는 것이 좋다. 과식은 금물이다.

생식요법은 심장질환인 경우: 화2+토+금+상화2+표준생식과

짠맛을 줄이고 쓴맛을 자주 먹으면 좋다.

신장질환인 경우: 수2+목+화+상화+표준생식과

단맛을 줄이고 짠맛을 자주 먹으면 좋다.

증상이 개선되면 체질 처방을 해야 한다.

부항사혈로 혈전을 제거하여 혈액순환을 원활하게 하는 것이 좋다.

3) 남자들 중에서 종아리가 아파서 걷지 못하는 것은 전립선질환이 있을 때 나타나는 증상이다. (오행상 상화(相火)기능 저하)

서양의학적으로는 전립선과 아무런 연관성이 없다. 그러나 동양의학에서는 종아리를 통과하는 방광경락상의 승산혈이 위치한 곳이다. 이곳이 아파서 오래 걷지 못하는 것은 전립선질환이 진행될 때 나타나는 증상이다. 스트레스를 적게 받는 것이 우선이다.

떫은맛을 중심으로 골고루 먹는 것이 좋다.

생식요법은 금+수2+목+상화2+표준생식이면 된다.(금+수+목2+상화2+표준)
증상이 개선되면 체질 처방을 해야 한다.
부항사혈로 혈전을 제거하여 혈액순환을 원활하게 하는 것이 좋다.

4) 발이 썩는 증상은 발에 양기(陽氣)가 부족한 결과다. 오행상 수극화(水克火)를 하지 못하여 발생한다.(수20−, 화20+)

악성 습기로 인해 발바닥이 짓무르고 궤양과 냄새가 심한 증상이 생긴다. 발은 음중의 음이며, 양기와 음기가 교차하는 부분이다.

발은 머리에서 등을 타고 내려와 양기가 끝나고, 음기와 교차하여 앞으로 오르는 증상이 시작되는 곳이다. 그런데 양기가 적게 내려오면 음기 또한 적은 양이 오르는 현상이 나타난다. 이런 음양론으로 인해 정량보다 적은 양의 음이 오르다보니 힘도 부족하고 남은 음기의 양은 발에 머물게 되다보니 발에 음기가 가득 모이게 되는 것이다.

발에 모인 음기는 주로 차가움으로 존재한다. 그래서 발에 습한 기운이 가득하여 궤양이 생기고 짓무르고 악취가 나는 현상이 발생하게 되는 것이다.

발은 원래 26개의 관절을 가동하여 아치 근육의 수축과 이완작용으로 인하여 항상 열이 발생하는 우리 몸의 열 발전소 역할을 하는 곳이다. 그래서 두한족열(頭寒足熱)이 되어야 건강하다고 말을 하는 것이다.

발에 수분이 과잉되면 혈액순환 장애가 발생하면서 열이 발생하지 않게 되어 점점 차가워지는 결과를 초래하게 되어 다양한 형태의 질환들이 발생하게 되는 것이다. (오행상 수(水)기능 저하)

단맛을 줄이고 짠맛을 자주 먹는 것이 좋다.

생식요법은 수2+목+화+상화2+표준생식이면 된다.(수+목2+화+상화2+표준)
증상이 개선되면 체질 처방을 해야 한다.
부항사혈로 혈전을 제거하여 혈액순환을 원활하게 하는 것이 좋다.

인위적으로 수분을 제거하는 부항사혈요법을 병행하면 짧은 시간 내에 개선시킬 수 있고, 염증제거 및 세균사멸 효과를 얻기 위해 소금물에 족욕을 하면 시너지 효과를 얻을 수 있다.

5) 축축하고 습한 발 무좀

오행상 토극수(土克水)의 관계에서 토기운의 항진(20+)으로 인한 수기운(20-)의 저하로 인해 발생하는 것이 발의 습기 무좀이다. 즉 스트레스를 많이 받아서 신장(스트레스를 받는 곳), 간장(스트레스를 저장하는 곳)의 기운이 저하되면서 토기운이(20+) 항진하면 발생한다.

예를 들면 스트레스를 받으면 단맛을 찾거나 과식(20+)을 하면 토극수(土克水)하여 수기운이 약해지는 것(토20+, 수20-)과 같다. (정상은 토20, 수20)

단맛의 음식을 과식하면 무좀이 자연스럽게 생긴다.(염분 부족)

토기운이 항진된 이유는 목극토(木克土)를 못하기 때문이다. 정상인 경우는 목20, 토20인데 무슨 이유인지 몰라도 목20-, 토20+가 되면서 토극수의 관계에서 토20+, 수 20-가 되어 신장기능이 저하되어 발에 무좀이 발생하게 되는 것이다.

그래서 발에서 나는 냄새는 ① 시큼한 냄새가 나든지 아니면 ② 고린내가 심하게 나든지 ③ 고린내와 시큼한 냄새가 혼합되어 나든지 한다.

발에 혈액순환을 시키는 발 관리나 발목펌프, 경침베개 밟기운동을 하면 혈액순환이 원활해지면서 악성 무좀이나 냄새들이 사라지게 된다. 모두가 혈액순환 장애가 발생하면서 발이 차가워진 수족냉증에서 시작된 것이다. 발을 따뜻하게 하는 운동을 하는 생활 습관을 가져야 한다. (오행상 수(水)기능 저하)

단맛을 줄이고 짠맛, 신맛을 자주 먹으면 좋다.

생식요법은 일반적으로 수2+목+화+상화2+표준생식이면 된다.

- 고린내가 심할 때: 수2+목+화+상화+표준생식과

단맛을 줄이고 짠맛을 자주 먹으면 좋다.

- 시큼한 냄새가 심할 때: 목2+화+토+상화+표준생식과

매운맛을 줄이고 신맛을 자주 먹으면 좋다.

증상이 개선되면 체질 처방을 해야 한다.

부항사혈로 혈전을 제거하여 혈액순환을 원활하게 하는 것이 좋다.

6) 발에 생기는 티눈(굳은살)

티눈은 발에 혈액순환 장애 결과로 생긴다. 서양의학적으로 보면 발이 편한 넓은 신발을 신거나 일과 후에는 발을 마사지하여 혈액순환을 원활하게 하면 사라지기도 한다. 경침 베개를 밟거나 발목펌프를 해도 사라진다.

족부 반사구 도표를 기준으로 발 어느 부분에 티눈이 생겼는지를 알면 그 부분에 관련된 장부의 기능이 저하되어 있는지를 알 수 있다.

왜 티눈이 생겼는지 원인을 알고 원인을 해소하는 것이 우선이다.

예를 들어 위장 반사구에 티눈이 생겼다면 신맛을 과식해서 생기는 티눈이라는 것이다. 신맛은 줄이고 위장기운을 보강하는 단맛을 자주 먹으면 티눈이 사라진다. 서양의학적으로 신발이 작아서 혈액순환을 일으켜 생긴 것이라고 말하는 것은 비논리적이다.

동양의학적으로 보면 발에는 오장육부의 반사구가 약 63개가 있다. 이렇게 63곳과 연관된 오장육부의 기능이 저하되면 발에 티눈이 생기는 증상이 나타난다. 기능이 항진된 원인을 찾아서 그 요인을 제거해주거나 부족한 부분을 보강해주면 쉽게 티눈이 사라지게 된다.

내 몸에 발생한 문제점을 해결하는 데 서양의학에만 또는 동양의학에만 전적으로 매달리는 편향적이 사고방식으로는 건강을 되찾기 어려울 것이다.

때로는 서양의학적인 면에서 보강하고, 때로는 동양의학전인 면에서 찾고, 또한 민중의술적으로 원인을 찾을 수 있다면 어떤 방법으로든 원인을 찾고, 문제를 해결하는 방법 역시 어느 한 의학에만 국한시켜 치료나 치유할 필요는 없다.

내 몸은 내가 고치는 것이기에 다양하게 조언은 받되 결정은 내가 해서 문제를 해결하는 적극적인 노력이 필요하다. 문제 해결하는 데 개똥이 필요하다면 개똥을 활용하여 내 몸의 문제를 해결하고 건강하게 살면 되는 것이다. 개똥이라고 하는 생각만 집중하다 보면 혐오스럽기까지 하다. 그러나 그것이 약이 된다면 어떤가. 나는 개똥이 약이 된다면 선택하여 치유할 것이다.

평생 약을 먹으면서 살아가는 불편함보다는 건강한 삶을 살아가는 지혜를 발휘하는 편이 더 낫다고 생각한다. 선택은 각자의 몫이다.

7) 발톱이 살 속으로 파고드는 형태

발톱은 간(肝)과 연관이 있다. 대부분이 몸이 허약하거나 정기(精氣/신장 기능 저하)가 부족한데다가 간장 기운이 허약하면 기혈(氣血)이 정체되면서 생긴다.

발톱은 단백질이다. 우리 몸에서 단백질에 관여하는 장기는 간이기 때문에 발톱의 문제는 간과 연관이 있다고 본다. 그런데 발톱이 오그라들면서 살을 파고드는 것은 어느 물질이든 간에 차가우면 오그라드는 성질을 가지고 있다. 쇠도 추우면 오그라들고 더우면 늘어난다.

간혹 대형 다리를 걷다 보면 톱니 같은 형태로 좌우측이 맞물려 약 10㎝ 정도 떨어진 부분을 발견할 것이다. 또한 기차 철로를 보아도 그렇다 약 10㎝ 정도 떨어진 부분을 발견할 것이다.

이 떨어진 부분을 기차 궤도가 빠르게 지나가는 소리가 일정하게 덜커덩덜커덩하는 소리로 들리는 것이다. 이렇게 간격을 떨어뜨려 놓은 것은 날씨가 더운 여름에는 쇠가 늘어나면 철로가 휘어져 사고가 발생할 수 있기 때문에 간격을 떼어 놓은 것이다. 그래서 겨울에는 쇠가 오그라들어 간격이 넓어지고, 여름에는 쇠가 늘어나 간격이 좁아지는 현상이 발생하는 것이다.

발톱이 오그라드는 것은 발이 차갑다는 것이고 두 번째는 간(肝) 기능이 저하되어 단백질 합성기능이 저하되었다는 신호다. 이 문제를 해결하는 방법은 발을 따뜻하게 하고,

간기능을 보강하는 신맛을 자주 먹으면 발톱이 살을 파고드는 증상이 사라지게 된다.

이때는 짜고 신맛의 음식을 먹으면서 저체온증이 되는 저녁에 족욕을 하고, 밤에 잘 때는 발톱에 소금물에 식초를 한 방울 타서 솜에다 적셔 발톱을 감싸놓으면 발톱이 말랑말랑해지면서 2주 정도 지나면 서서히 개선된다. (오행상 목(木)기능 저하)

매운맛을 줄이고 신맛을 자주 먹으면 좋다.

생식요법은 목2+화+토+상화2+표준생식이면 된다.(목+화2+토+상화+표준)

증상이 개선되면 체질 처방을 해야 한다.

부항사혈로 혈전을 제거하여 혈액순환을 원활하게 하는 것이 좋다.

8) 발바닥 중앙이 아프고 헐고 부스럼 생기고 가렵고 열이 나는 증상과 붓기가 심해질수록 통증이 번지고 벌떡벌떡 박동감이 있다.

통증이 심하고 누런 농(膿)이 나오면서 붓기가 가라앉고 통증도 멈춘다. 이것은 장부에 화독이 응결하여 생기는 증상이다.

발바닥은 오행상 수(水)로 분류한다. 즉 신장 기능이 약하면 다양한 질환과 증상들이 나타난다. 이렇게 발바닥에 이상이 발생하게 되는 이유는 두 가지다.

하나는 쓴맛을 자주 먹어 인위적인 이뇨작용을 부추겨 신장 기능을 저하시키는 것이고, 다른 하나는 단맛을 과식하면 혈액이 끈적거려 혈액순환 장애가 발생하면서 신장 기능을 저하시킨다.

외부에서 치료나 외용연고를 바르면 일시적으로 치료가 될 수는 있지만 반드시 재발한다. 근원은 제거하지 않았기 때문이다. 일시적으로 치료된 것처럼 보이는 것은 혈관이 좁아지는 현상이 발생하여 허는 증상이 일시적으로 꾸덕꾸덕해지기 때문이다.

근원을 제거하기 위해서는 쓴맛과 단맛을 줄이고 몸 내부에서 열을 발생 시켜 염증을 제거하는 효과를 가지는 매운맛과 짠맛을 자주 먹으면 좋다. 부가적으로 노폐물이 누적되어 혈액순환 장애가 발생한 곳인 헐기 시작하는 부분을 부항사혈하여 혈액순환을 시켜주면 쉽게 치유시킬 수 있다. (오행상 금(金)/수(水)기능 저하)

쓴맛과 단맛을 줄이고 매운맛과 짠맛을 자주 먹으면 좋다.

생식요법은 금+수2+목+상화2+표준생식이면 된다.(금2+수2+목+상화+표준)

증상이 개선되면 체질 처방을 해야 한다.

부항사혈로 혈전을 제거하여 혈액순환을 원활하게 하는 것이 좋다.

9) 발바닥의 지문이 뚜렷한 것은 우울증을 앓고 있다는 징조다.

다섯 발가락의 발톱이 모두 들리는 것은 정신적인 스트레스가 심한 징조다. 갑상선 질환을 가지고 있다. 갑상선 질환이 있을 때는 손톱도 같이 관찰하고 양손은 앞으로 뻗어 양손을 나란히(양손이 닿으면 안 된다.) 하고 그 위에 종이 한 장을 올리면 손가락 부분이 파르르 떨리면 갑상선 질환이다. (오행상 수(水)/목(木)기능 저하)

단맛과 쓴맛을 줄이고 짠맛을 자주 먹으면 좋다.

생식요법은 수2+목+화+상화2+표준생식이면 된다.(수+목2+화+상화2+표준)
증상이 개선되면 체질 처방을 해야 한다.
부항사혈로 혈전을 제거하여 혈액순환을 원활하게 하는 것이 좋다.

우울증은 신장 기능이 저하되면서 나타나기도 하고 햇빛을 쐬지 않아 비타민-D가 부족해도 나타나는 질환이다. 햇빛을 자주 쐬는 것도 자연 치유의 한 방법이라 하겠다.

10) 발톱에 세로 줄 무늬가 생긴 것은 신체가 피로하며 장부의 기능이 저하되어 질병이 발생하기 쉬운 조짐이다. 피곤이 누적되어 있음을 나타내는 증상이며 고단백질의 영양식을 먹으면 피로도 해소되고 영양도 보충하는 효과를 얻어 증상이 개선된다. (오행상 목(木)기능 저하)

매운맛을 줄이고 신맛을 자주 먹으면 좋다.

생식요법은 목2+화+토+상화2+표준생식이면 된다.
증상이 개선되면 체질 처방을 해야 한다.
부항사혈로 혈전을 제거하여 혈액순환을 원활하게 하는 것이 좋다.

※ 민중 의술적으로는 간 기능을 보강하는 보신탕을 먹어도 좋은 효과를 얻는다.

11) 엄지발가락 지문이 있는 쪽에 피부 각질이나 점이 생기는 것은 여성은 생리 불순, 성욕감퇴 등의 호르몬분비 장애가 발생할 수 있다.

지문이 있는 부분은 족부반사구 도표상 반응점으로 보면 앞이마, 뇌하수체, 삼차신경, 소뇌, 대뇌가 반응한다. 정 가운데는 뇌하수체가 반응하는 곳이다. 즉 뇌하수체는 호르몬 관여 기관으로서 뇌혈관질환이나 호르몬과 연관이 있는 자궁, 난소의 기능이상이 이곳에 각질이나 무좀, 가려움, 점 등이 생긴다. 이때는 발등 바깥쪽 뒷부분의 각질도 같이 관찰하여야 한다. 이곳은 호르몬의 불균형이 되면 각질이 발생하거나 굳은살(티눈 등)이 생기는 곳이기 때문이다. 신장 기능 저하 시 이런 증상이 나타난다.(오행상 수(水)기능 저하)
단맛을 줄이고 짠맛을 자주 먹으면 좋다.

생식요법은 수2+목+화+상화2+표준생식이면 된다.(수+목2+화+상화2+표준)
증상이 개선되면 체질 처방을 해야 한다.
부항사혈로 혈전을 제거하여 혈액순환을 원활하게 하는 것이 좋다.

12) 발가락 지문이 있는 쪽 중앙부에 부자연스럽게 올록볼록한 현상이 나타나는 것(손톱으로 긁어보면 쉽게 식별할 수 있다.)은 대부분 약물 과용이다. 측면에서 볼 때 제2지와 3지가 구부러져 있는 사람은 위장질환을 가지고 있다. 항상 불안 초조한 생활을 하고 있으며 인슐린을 맞아야 하는 제1형 당뇨병도 가지고 있다.(족삼리를 누르면 압통발생)

우울증이나 신경안정제 약을 복용해도 3지와 4지가 굽어진다.
약물 과용으로 인한 독성분이 축적되면 간 기능이 저하된다. 물론 신장 기능도 저하된다. 평상시 가정에서 몸 안의 독소를 배출하고자 할 때는 일반적으로 세 가지 음식을 먹는 것도 도움이 된다.
고기류는 유황오리나 오리고기를 먹는 것이 좋고, 생선류는 양기가 가득한 바다에서 살며 건조 과정에서 음양의 기운을 모두 가지고 있는 마른 명태 북엇국을 자주 끓여 먹는 것이 좋고, 식물로는 덩굴로 생장하며 길게 자라는 양 기운이 가득한 오이나 칡으로 만든 음식을 자주 먹는 것이 좋다. 이밖에도 수(水)기운을 가지고 있어 신장 기운을 보강하는 돼지 내장탕이라고 하는 순댓국을 먹는 것도 도움이 된다.
이보다 쉬운 우리 몸에서 독소를 배출하는 가까운 음식이 있다. 바로 생무다. 생무를 수시로 간식으로 먹으면 체내에 축적되어 있던 독소를 배출하는 효과를 얻을 수 있다.(생무즙에 조선간장 약간 타서 먹는다)
약독이 너무 많이 누적되어 있다면 여름철에 야생 칡꽃을 따서 엑기스를 담아 100일 동안 숙성시킨 다음 물에 타서 마시면 최고의 해독제가 된다. 칡덩쿨은 지상식물 중에서 지상부분과 지하경(뿌리) 모두가 양 기운이 가득한 먹을거리기에 음성기운이 강한 독을 제거하는데 매우 높은 효과를 가지는 먹을거리다.

13) 발목이 굵은 것은 신장/방광 기능 저하 시 나타난다. 우측 발목이 굵은 사람은 우측 신장기능이 약하고, 좌측 발목이 굵은 사람은 좌측 신장기능이 약하다.

14) 우측 발목이 굵은 사람은 얼굴색이 검은색을 띄며, 정맥계통의 장애와 혈관, 주로 우측 신장에 병이 있기 때문이다.

15) 좌측 발목이 굵은 사람은 얼굴색이 붉으며 번쩍거리는 것은(윤기가 있다.) 동맥계통의 장애와 혈관, 좌측 신장에 병이 있기 때문이다.

우측 신장 기능 저하	좌측 신장 기능 저하
얼굴이 검은색/암자색이다	붉은색/윤기가 있다
우측 발목이 굵다	좌측 발목이 굵다
정맥혈관 장애	동맥혈관 장애
정맥혈전증 주의	동맥경화 주의
우측 눈꺼풀이 처진다.	좌측 눈꺼풀이 처진다.

서양의학적으로는 좌/우 신장기능이 같은 기능을 하지만 동양의학적으로는 음양론에 의해 다른 기능과 효과를 구분한 것이 다른 점이다.

발목이 굵어지면서 불편한 증상이 나타나는 사람은 원인부터 찾아야 한다.

이렇듯 발바닥에 이상이 발생하게 되는 이유는 세 가지다. 하나는 쓴맛을 자주 먹어 인위적인 이뇨작용을 부추겨 신장/방광기능을 저하시키는 것이고, 다른 하나는 단맛을 과식하면 혈액이 끈적거려 혈액순환 장애가 발생하면서 신장 기능을 저하시킨다. 마지막은 평상시 몸에서 요구하는 수준의 염기를 보충하지 못하고 싱겁게 먹는 식습관을 가진 것이 원인이 된다.

근원을 제거하기 위해서는 쓴맛과 단맛을 줄이고 몸 내부에서 열을 발생 시켜 염증을 제거하는 효과를 가지는 매운맛과 짠맛을 자주 먹으면 좋다. 부가적으로 노폐물이 누적되어 혈액순환 장애가 발생하는 증상인 발목의 부종(서양의학적으로는 임파선 부종이다.)은 부항사혈하여 혈액순환을 시켜주면 쉽게 치유시킬 수 있다.

부항사혈은 고혈압점, 알통점, 발목통혈, 중풍혈 등 8군데 주요 혈자리를 선택하여 사혈하면 된다. (오행상 수(水)/상화(相火) 기능 저하)

쓴맛과 단맛을 줄이고 짠맛과 떫은맛을 골고루 먹는 것이 좋다.(13,14,15항 해당)

생식요법은 금+수2+목+상화2+표준생식이면 된다.(수+목2+화+상화2+표준)

증상이 개선되면 체질 처방을 해야 한다.

부항사혈로 혈전을 제거하여 혈액순환을 원활하게 하는 것이 좋다.

2. 누웠을 때 발 모양으로 건강을 살펴라.

1) 엎드렸을 때 좌우 양발의 끝을 바깥 방향으로 돌리면 편안하고 안쪽으로 돌리면 상당히 불편한 사람 중에서, 왼발 끝을 바깥쪽으로 돌리는 사람은 왼다리에 병이 있거나 심장병을 앓을 가능성(우리 신체에 심장이 좌측에 위치해 있기 때문이다.)이 많고, 오른쪽 발끝을 바깥으로 돌리는 사람은 우측 신장과 심장에 병이 있거나 목 부위에 임파결핵이 생기기 쉽다.

목에 문제가 발생하는 것은 배꼽을 기준으로 반으로 접으면 발목이 사람의 목과 같은 곳에 위치해 있기 때문이다.

※ 정상인은 양발을 동시에 바깥쪽으로 돌리기 어렵고 편안하게 놓기도 힘들다.

왼발 끝을 돌리는 사람	오른발 끝을 돌리는 사람
왼다리에 병이나 심장병	우측 신장과 심장질환
심장병 주의(좌측가슴에 심장 위치)	목 부위에 임파결핵 주의

2) 엎드렸을 때 좌우 양발 끝이 일치하지 않고 길이가 다른 사람은 감기와 위장병에 잘 걸리고 여성의 경우 생리통이 잘 생긴다.

양발의 길이가 다른 것은 골반이 틀어져 있는 것이며, 골반이 틀어지는 것은 몸 좌우측 중 어느 한쪽이 차가워진 쪽으로 틀어지기 때문이다. 이런 상태라면 여성들은 두 달에 한 번씩 심한 생리통에 시달릴 수 있다. 자궁과 난소 등 여성 생식기관들이 틀어져 있어 혈액순환 장애가 발생하기 때문이다. 골반교정운동을 하여 스스로 교정해야 한다.

앞에 언급한 골반 교정 운동법을 스스로 해도 교정할 수 있다.

쓴맛과 단맛을 줄이고 매운맛과 짠맛을 자주 먹으면 좋다.

생식요법은 금+수2+목+상화+표준생식이면 된다.

증상이 개선되면 체질 처방을 해야 한다.

부항사혈로 혈전을 제거하여 혈액순환을 원활하게 하는 것이 좋다.

3) 똑바로 누웠을 때 발가락 끝이 앞으로 쭉 뻗고, 몸통 쪽으로 당겨지지 않는 사람은 폐기능이 약하고 폐기종에 잘 걸린다. (정상인은 잘 당겨진다.)

당겨지지 않는 것은 금극목(金克木: 금20-, 목20-)의 부조화에서 비롯된 것이다. 엄지발가락의 간 경락이 차가워지면서 금기운도 함께 차가워진 결과로 나타나는 증상이다. 그래서 폐질환이 발생하는 것이다.

쓴맛을 줄이고 매운맛과 짠맛을 자주 먹으면 좋다.

생식요법은 금2+수+목+상화+표준생식이면 된다.(금+수2+목+상화+표준)
증상이 개선되면 체질 처방을 해야 한다.
부항사혈로 혈전을 제거하여 혈액순환을 원활하게 하는 것이 좋다.

4) 똑바로 누웠을 때 두 발바닥을 하나로 붙일 수 없는 여자는 자궁암, 자궁근종, 자궁전위, 생리통, 난산, 불임, 성기능 감퇴 등의 부인과 질환에 잘 걸린다.

① 두 발바닥을 붙이려면 양쪽 무릎의 관절 가동력이 좋아야 한다. 이러한 관절 가동력이 좋아지려면 무릎 뒤쪽에 흐르는 신장/방광 경락에 기(氣)와 혈(血)의 흐름이 원활해져야 한다.
특히 신장/방광 경락의 냉기 침습으로 인해 무릎 뒤(오금)의 혈액순환 장애와 무릎 안(간경락)밖(담낭 경락)으로 흐르는 간/담낭 경락도 차가워지면서 무릎의 근육이 뻣뻣해지면서 양발을 맞댈 수가 없어진다.
즉 스트레스를 과도하게 받으면 이런 현상이 나타난다. 왜냐하면 스트레스를 받는 곳은 신장이요, 저장은 간에서 하기 때문에 스트레스를 받으면 오행상 수(水)/목(木) 기능이 저하되면서 무릎의 가동률이 떨어지기 때문이다.

② 고관절은 270° ~ 360°를 가동하는 관절이다. 이곳을 주관하는 장부는 오행상 목(木: 간장/담낭)이다. 목 기운이 약해지면 고관절의 기능이 저하되면서 양발을 맞댈 수가 없어진다.

③ 골반 뒤편에 있는 방광경락이 흐르는 곳에서 꺾이는 부분에서 기(氣)와 혈(血)의 흐름이 원활하지 못하면 고관절의 가동이 어려워진다. 결국 오행상 수와 목기운의 저하로 인해 앞서 알아본 다양한 증상들이 발생하는 것이다.

자연 치유를 위해서는 쓴맛과 단맛을 줄이고, 짠맛과 신맛의 음식들을 자주 먹는 식습관을 가지면 개선된다.

생식요법은 수2+목+화+상화+표준생식이면 된다.(수+목2+화+상화+표준)
증상이 개선되면 체질 처방을 해야 한다.
부항사혈로 혈전을 제거하여 혈액순환을 원활하게 하는 것이 좋다.

5) 똑바로 누웠을 때 한쪽 발이 바깥으로 넘어가는 사람은 같은 쪽의 액와(腋窩: 겨드랑이) 임파선종창(붓거나 헗는 증상)을 잘 앓는다.

두 발이 모두 밖으로 벌어지는 사람은 도한(盜汗: 밤에 목 부분에만 땀이 나는 사람으로서 낮에는 땀이 나지 않고 밤에만 땀이 난다.)에 잘 걸린다. 이러한 도한(盜汗)에 잘 걸리는 사람은 과식을 자주 하는 사람으로서 혈당이 높은 사람이다. 위장에 열이 있으면 과식을 하게 되면서 이런 증상이 나타난다.

3. 신발 마모로 건강을 살펴라.

1) 걸을 때 엄지발가락에 힘이 들어가는 사람은 신발의 엄지 부분이 빨리 닳는다. 이런 사람은 간장 질환을 앓기 쉽다. 또한 스트레스가 항상 누적되어 있고 마음이 불안 초조한 생활을 하는 사람이다. 간(肝) 기능이 약하면 엄지발 가락부분의 두툼한 부분이 닿은 곳이 신발이 먼저 닳는다. (오행상 목(木)기능 저하)

매운맛을 줄이고 신맛의 음식을 자주 먹으면 개선된다.

생식요법은 목2+화+토+상화2+표준생식이면 된다.
증상이 개선되면 체질 처방을 해야 한다.
부항사혈로 혈전을 제거하여 혈액순환을 원활하게 하는 것이 좋다.

2) 새끼발가락 쪽이 많이 닳는 사람은 심장질환이 있다. 왜냐하면 족부 반사구를 보면 좌측 발의 새끼발가락 쪽에 심장반사구가 배치되어 있기 때문이다. 좌측 새끼발가락 부분이 먼저 닳는 사람은 좌심실에 우측 새끼발가락 부분이 잘 닳는 사람은 우심실의 기능이 떨어진다. 어깨가 굳은 사람도 신발 새끼발가락 부분이 잘 닳는다.

쓴맛의 음식을 자주 먹으면 좋고 항상 즐거운 마음으로 생활하는 습관을 가져야 한다. (오행상 화(火)기능 저하) 짠맛을 줄이고 쓴맛을 자주 먹으면 좋다.

생식요법은 화2+토+금+상화2+표준생식이면 된다.
증상이 개선되면 체질 처방을 해야 한다.
부항사혈로 혈전을 제거하여 혈액순환을 원활하게 하는 것이 좋다.

3) 뒤꿈치 쪽의 마모가 심한 사람은 수뇨관과 방광에 질환이 있고, 좌우측은 해당 부위의 기능 저하를 나타낸다. 이런 사람은 똑바로 누울 수 없고 밤에 소변을 자주 보는 야뇨증(夜尿症)에 걸리기 쉽다.

자연 치유를 위해서는 1일 20분 정도 경침베개를 밟는 생활 습관을 가지면 개선된다. 단맛을 줄이고, 새우젓 같은 짠맛의 음식을 상복하면 좋다. (오행상 수(水)기능 저하)

단맛을 줄이고 짠맛을 자주 먹으면 좋다.

생식요법은 수2+목+화+상화2+표준생식이면 된다.
증상이 개선되면 체질 처방을 해야 한다.
부항사혈로 혈전을 제거하여 혈액순환을 원활하게 하는 것이 좋다.

4) 뒤꿈치 부분의 외측이 먼저 닳는 사람은 신장 기능이 약하다. 왼쪽 신발이 먼저 닳으면 좌측 신장, 우측이 먼저 닳으면 우측 신장 기능이 약함을 나타낸다. 단맛을 과식하거나 밥을 많이 먹는 사람의 신발이다. 단맛을 줄이고 소식하고 짠맛의 음식을 자주 먹으면 좋아진다. (오행상 수(水)기능 저하)

단맛을 줄이고 짠맛을 자주 먹으면 좋다.

생식요법은 수2+목+화+상화+표준생식이면 된다.
증상이 개선되면 체질 처방을 해야 한다.
부항사혈로 혈전을 제거하여 혈액순환을 원활하게 하는 것이 좋다.

5) 뒤꿈치 안쪽이 먼저 닳는 사람은 방광기능이 약한 사람이다.

족부 반사구에 의한 질병을 찾으려면 반사구 도표를 보면서 손톱으로 반사구 부위를 살짝 누르면서 긁어 보면 알 수 있다.

물렁물렁한 느낌이 든다면 초기 증상들이고, 모래알 같은 느낌이면 중기 진행이고, 깨어진 유리알 같이 날카로운 느낌이 든다면 악성임을 나타낸다.

건강 검진표를 활용하여 자신의 발에서 반사구 도표와 함께 연구하면 쉽게 찾을 수 있을 것이다. 어느 정도 시간이 지나 숙달되면 어떤 질환이든지 쉽게 찾을 수 있다.

동양의학적으로 볼 때 어디라고 꼭 집어 말할 수는 없지만 발이 불편하면 신맛의 음식을 자주 먹으면 좋고, 발바닥이 아픈 사람들은 단맛을 줄이고, 짠맛을 자주 먹으면 개선되고, 발등이 아픈 사람은 신맛을 줄이고, 단맛을 자주 먹으면 불편함이 개선된다.

구분	발 전체	발바닥	발등
오행상 분류	목(간장/담낭)	수(신장/방광)	토(비장/위장)
원인이 되는 음식	매운맛 과식	단맛 과식	신맛 과식
치유시키는 음식	신맛	짠맛	단맛
생식 처방	목2+화+토+상화+표준	수2+목+화+상화+표준	토2+금+수+상화+표준

각자의 체질과 증상을 좀 더 자세하게 파악하고 진단한 후에 현재의 증상만을 제거하기 보다는 근본적인 원인을 제거하는 데 주안점을 두어야 한다.

이보다 더 중요한 것은 불편한 증상이 나타나기 전에 중간 중간 신발 바닥을 살펴보고 사전에 예방하는 것이 더 지혜로운 삶일 것이다.

발에 관한 증상을 예방하고자 할 때는 수시로 맨발로 걷는 운동을 하면 혈액순환 장애가 발생하지 않기 때문에 어떠한 발에 관한 이상 현상이나 불편함이 발생하지 않는다.

24 피부에서 건강을 찾는다.

피부는 우리 인체의 1차 방어선 같은 역할을 한다. 체내의 각종 기관을 보호하면서 감각, 배설, 흡수, 호흡, 체온조절 등의 중요한 기능을 담당한다.

동양의학에서는 피부를 오행상 금(金)으로 분류하며 폐와 상관관계를 가진다. 폐 기능의 저하가 발생하면 피부에 다양한 질환과 증상들이 나타나게 된다.

폐 기능 저하의 원인을 보면 쓴맛을 과식한 경우(화극금(火克金)을 강하게 한 경우, 화20+, 금20-), 신맛의 음식을 과식한 경우(금극목(金克木)을 하지 못한 경우, 금20-, 목 20+)와 매운맛(20-)과 짠맛의 음식을 먹지 않아서(수극화(水克火)를 하지 못한 경우, 수20-, 화20+가 되면서 화극금(火克金: 화 20+, 금20-)을 강하게 하여 결국 금기운을 저하시키는 결과를 초래하게 되기 때문이다.) 폐 기운이 저하된 것이다.

공통적으로 이러한 폐와 연관이 있는 피부 질환을 개선시키기 위해서는 쓴맛과 단맛의 음식을 줄이고 매운맛과 짠맛의 음식을 자주 먹는 식습관을 가지면 쉽게 개선시킬 수 있다.

생식요법은 금2+수+목+상화2+표준생식이면 된다.(금+수2+목+상화+표준)
증상이 개선되면 체질 처방을 해야 한다.
부항사혈로 혈전을 제거하여 혈액순환을 원활하게 하는 것이 좋다.

1. 피부 색깔로 건강을 살펴라.

1) 광대뼈나 뺨 부위에 생기는 흰 덩어리는 백반증일 가능성이 높고, 소수는 암증(癌症)의 징조일 수 있다. 이때 손바닥의 굵은 세 가닥의 선을 보면 암자색이 나타나면서 손가락을 가지런히 했을 때 손가락 시작되는 부분이 구멍이 보인다면 암을 의심해야 한다. 물론 피부암인 경우는 흰색 변을 보기도 한다. 세포 암인 경우는 흰색 변을 본다.

2) 피부가 누렇고 손/발톱과 눈의 흰자위도 황색인 것은 황달의 증상이다. 정상인보다 누런 정도가 심한 것은 황달형 간염, 담낭염, 담석증인 경우다.

매운맛을 줄이고 신맛을 자주 먹으면 좋다.

생식요법은 목2+화+토+상화+표준생식이면 된다.
증상이 개선되면 체질 처방을 해야 한다.
부항사혈로 혈전을 제거하여 혈액순환을 원활하게 하는 것이 좋다.

일반적으로 전신이 누리끼리한 것은 비/위장 기능이 저하되어 나타나는 증상이다.
이보다 더 심하게 누런 것은 황달증상이다. 간혹 췌장기능의 저하도 황달이 발생한다.
황달(黃疸)은 눈부터 노랗게 변하는 것이 특징이다. 비/위장이 약한 때는 눈의 흰자위는 누렇게 변하지 않는다.

〈황달의 종류〉

양달	음달
피부색이 귤처럼 선명한 황색 입이 타고 누런 설태가 낀다. 간장과 비장의 습열(濕熱)이 원인이다.	피부색이 어두운 황색 추위를 싫어한다. 입에 백태가 낀다. 비/위의 한습(寒濕)이 원인이다.

그러나 귤과 같은 카로틴이 풍부한 음식을 과식한 경우와는 구별해야 한다. 카로틴 혈증은 몸은 누렇게 변해도 눈은 변하지 않는다.

※ 손만 노란 경우는 여자들이 경우 피임기구를 자궁 내 설치했거나, 피부 속에 이식한 경우 발생할 수 있다.

3) 피부색이 푸른 것은 심장병과 폐병일 가능성이 높다. 심장기능이 약하면 잇몸이나 입술이 청자색이나 푸른색을 띈다. 심장병일 경우는 가슴 중앙에 통증이 생기면서 호흡곤란이 발생하고, 폐병인 경우는 기침이 나는 것이 다르다.

구분	심장병	폐병
원인	짠맛의 과식	쓴맛의 과식
치유 음식	짠맛을 줄이고, 쓴맛을 자주 먹자	쓴맛을 줄이고, 매운맛을 자주 먹자
생식처방	화2+토+금+상화+표준	금2+수+목+상화+표준

① 심장병인 경우 짠맛을 줄이고 쓴맛을 자주 먹으면 된다.

생식요법은 화2+토+금+상화+표준생식이면 된다.(화+토2+금+상화2+표준)
증상이 개선되면 체질 처방을 해야 한다.
부항사혈로 혈전을 제거하여 혈액순환을 원활하게 하는 것이 좋다.

② 폐병인 경우 쓴맛을 줄이고 매운맛을 자주 먹으면 된다.

생식요법은 금2+수+목+상화+표준생식이면 된다.(금+수2+목+상화+표준)
증상이 개선되면 체질 처방을 해야 한다.
부항사혈로 혈전을 제거하여 혈액순환을 원활하게 하는 것이 좋다.

4) 복부에 푸른빛이 보이는 것은 부신피질기능 항진증에 주로 나타난다. 이는 토극수(土克水: 토20+, 수20−)를 강하게 하기 때문이다.

쓴맛은 강한 이뇨작용으로 신장 기능을 저하시키고, 단맛의 과잉은 혈액의 점도를 높이므로 혈액순환 장애를 일으켜 신장 기능 저하의 원인이 된다. (오행상 수(水)기능 저하)
쓴맛과 단맛을 줄이고 짠맛의 음식을 자주 먹는 것이 좋다.

생식요법은 수2+목+화+상화2+표준생식이면 된다.
증상이 개선되면 체질 처방을 해야 한다.
부항사혈로 혈전을 제거하여 혈액순환을 원활하게 하는 것이 좋다.

5) 피부색이 누런 가운데 검은색이 비춰지고 전체적으로 어두운 것은 흑달(黑疸)이라 한다. 황달이 변한 것이다. 대부분이 과도한 방사가 원인으로 색욕이 과하여 신장 기능을 상하게 했기 때문이다. 여자 때문에 과로했다 하여 여로달(女勞疸)이라 부르기도 한다. 이때는 고단백의 장어탕이나 보신탕을 먹으면 서서히 회복이 된다.

식사 후에 곧바로 성관계를 하면 비장기능이 상하고, 성관계 후 덥다고 찬물로 샤워를 하면 외부의 냉기가 유입하여 신장 기능이 저하되어도 얼굴이 검게 된다. (오행상 수(水)기능 저하)
단맛을 줄이고 짠맛을 자주 먹으면 좋다. 주로 땅속으로 생장하는 먹을거리들이 좋다. (마, 칡, 하수오, 우엉, 연근 등)

생식요법은 토+금+수2+상화2+표준생식이면 된다.(수2+목+화+상화+표준)
증상이 개선되면 체질 처방을 해야 한다.
부항사혈로 혈전을 제거하여 혈액순환을 원활하게 하는 것이 좋다.

6) 피부가 검고 검은색 반점이 생기는 것은 신상선호르몬의 결핍(오행상 수(水)기능 저하)일 가능성이 많다. 피부가 검고 거칠어지면서 회색빛이 도는 것은 주로 위암(오행상 토(土)기능 저하)에서 나타난다.

위암(胃癌)인 경우는 대개 가장 먼저 잘 나타나는 부위는 겨드랑이 아래와 대퇴부 내측, 그리고 배꼽주변과 얼굴의 이마, 그리고 손바닥 가운데도 검은색이 나타난다. 이런 부위는 주로 비/위장에 상응하는 반사구이기 때문이다. 또는 아랫입술에 검은 반점들이 돋아난다.

피부가 검고 거칠게 변하는 것은 암세포가 방출하는 물질 때문이라고 말들을 하지만 사실은 암세포가 성장하면서 우리 몸은 차가워지면서 산소량이 부족해지고, 혈액순환 장애가 발생하기 때문이다.

산소량은 폐와 연관이 되어 있어 피부에 증상이 나타나고 신장은 혈액 생산과 수분 조절이 어려워지면서 몸은 검은색을 띄게 되고, 몸이 차가워지면서 피부 모공이 피부호흡을 하지 못해 거칠어지는 것이다.

노인들에게서 나타나는 검버섯은 평상시 고른 영양을 섭취하면 예방할 수 있고 치유시킬 수 있다. 체질과 증상에 맞는 식습관을 가진다면 건강한 피부를 유지할 수 있다. 발을 따뜻하게 해도 신장 기능이 좋아지면서 피부가 맑아진다.

구분	신상선 호르몬 결핍	위암인 경우
원인 음식	단맛의 과식	신맛의 과식
치유 음식	단맛을 줄이고, 짠맛을 자주 먹자	신맛을 줄이고, 단맛을 자주 먹자
생식 처방	수2+목+화+상화+표준	토2+금+수+상화+표준

이밖에 단기간에 갑자기 수많은 갈색 반점이 생기는 것은 체내에 어떤 악성종류가 생성되거나 숨어 있음을 나타내므로 검사가 필요하다.

2. 피부 손상의 형태로 건강을 살펴라.

1) 색반(色斑): 피부의 얼룩반점을 보고 건강을 살펴라.

반점이 피부위로 오르지 아니하고 점이나 편상(片狀: 조각, 망상(網狀) 등으로 나타나며 가장자리 경계가 뚜렷한 것을 말한다.

① 피부에 자주색 반점이 나타나는 것은 혈소판감소증에서 볼 수 있으며, 피부와 점막 표면에 출혈점과 어반(瘀斑: 병든 자주색 얼룩점)이 있는 것은 유행성 뇌막염에서 나타난다. 또한 자주색 반점(모래알만 한 붉은 점)은 백혈병이나 간경화로 인한 혈소판수치 감소시에도 나타날 수 있다.
가) 혈소판 감소증인 경우: 떫은맛을 자주 먹으면 좋다.

생식요법은 토+금+수2+상화2+표준생식이면 된다.
증상이 개선되면 체질 처방을 해야 한다.
부항사혈로 혈전을 제거하여 혈액순환을 원활하게 하는 것이 좋다.

나) 간경화로 인한 혈소판 수치 감소시: 매운맛을 줄이고 신맛을 자주 먹으면 좋다.

생식요법은 목2+화+토+상화2+표준생식이면 된다.
증상이 개선되면 체질 처방을 해야 한다.
부항사혈로 혈전을 제거하여 혈액순환을 원활하게 하는 것이 좋다.

② 피부에 선홍색이나 약간 수종(水腫: 부스럼/진물생성)기가 있는 홍반이 나타나고 뺨에 생길 경우 주로 나비나 박쥐처럼 좌우 대칭을 이룬다. 이는 청소년기의 여성에게 많이 발생하는 전신홍반성 낭창(루푸스병)에서 볼 수 있다. 주로 신장 기능 저하 시 나타나는 증상이다. (오행상 수(水) 기능 저하)

단맛을 줄이고 짠맛을 자주 먹으면 좋다. 주로 땅속으로 생장하는 먹을거리들이 좋다. (마, 칡, 하수오, 우엉, 연근 등)

생식요법은 수2+목+화+상화2+표준생식이면 된다.
증상이 개선되면 체질 처방을 해야 한다.
부항사혈로 혈전을 제거하여 혈액순환을 원활하게 하는 것이 좋다.

③ 피부에 원형이나 타원형으로 경계가 뚜렷한 고정적인 홍반이 나타나는 것은 대부분 약물에 대한 과민반응에 의한 것이며 약물성 피부염에서 가장 많이 보인다. 대상포진의 경우도 위와 같은 증상이 나타날 수 있으나

대상포진의 경우는 척추를 중심으로 한쪽으로만 나타나는 것이 특징이다. 양쪽에 나타난다면 약물성 피부염으로 보면 된다.

④ 피부에 장미색의 반진(斑疹)이 생겨서 누르면 퇴색되고 심하면 피진이 출혈성으로 되어 손바닥과 발바닥으로 파급된다. 이러한 증상은 상한병(傷寒病: 몸이 차가워서 발생하는 증상)에서 나타난다.

쓴맛을 줄이고 매운맛을 자주 먹으면 좋다.

생식요법은 금2+수+목+상화+표준생식이면 된다.(금+수2+목+상화2+표준)

증상이 개선되면 체질 처방을 해야 한다.

부항사혈로 혈전을 제거하여 혈액순환을 원활하게 하는 것이 좋다.

⑤ 피부에 거미혈관종의 색소반이 보이는 것은 간경변에서 나타난다. 거미혈관종의 특징은 반점의 중앙에 작고 붉은 점이 하나 있어서 주위로 수많은 가늘고 붉은 실을 방사하고 있다는 점이다. 반점 중앙을 누르면 거미줄 모양이 사라졌다가 떼면 다시 나타나는 것이 특징이다. (오행상 목(水)기능 저하)

매운맛을 줄이고 신맛을 자주 먹으면 좋다. 주로 새봄에 성장하거나 새싹 먹을거리들이 좋다. (봄나물, 밀싹, 보리싹, 부추, 등)

생식요법은 목2+화+토+상화2+표준생식이면 된다.

증상이 개선되면 체질 처방을 해야 한다.

부항사혈로 혈전을 제거하여 혈액순환을 원활하게 하는 것이 좋다.

2) 풍단(風團): 피부에 붉은 덩어리 같은 형태로 나타나는 증상

붉은 형태의 덩어리들이 여기저기 나타났다 사라지는 것은 풍사(風邪: 팔풍의 나쁜 찬 기운)에 속하고, 붉은 것은 열사(熱邪: 열병)나 음허(陰虛: 음 기운 부족)에 속한다. 암자색이나 암홍색은 혈어(血瘀: 병든 피) 때문이고, 백색은 찬바람에 쏘였거나 양기가 허약하기 때문이다.

서양의학적으로 켈로이드증상과 구별해야 한다. 켈로이드증상은 피부가 붉게 솟아오르고 사라지지 않는 것이 다른 점이다.

■ 켈로이드란?

켈로이드는 외상의 경계를 넘어서 진행하는 융기된 흉터다. 흉골 부위에 잘 발생하며 등의 위쪽, 어깨, 귀에도 흔하게 나타난다.

증상은 보통 단단하고, 반질반질한 표면을 가진 불규칙한 모양의 홍반 융기물로 나타나는 것이 특징이다. 시간이 지나면서 본래 손상 받은 부위보다 더 넓게 커지고 갈색으로 변하며 딱딱해진다. 가려움증이나 압통이 생길 수 있는 피부과 질환이다.

- 일반적인 피부의 붉은 덩어리라면 쓴맛을 줄이고 매운맛을 자주 먹으면 좋다.
생식요법은 금2+수+목+상화+표준생식이면 된다.(금+수2+목+상화2+표준)
증상이 개선되면 체질 처방을 해야 한다.
부항사혈로 혈전을 제거하여 혈액순환을 원활하게 하는 것이 좋다.

- 켈로이드증상이라면 단맛을 줄이고 짠맛을 자주 먹으면 좋다.
생식요법은 수2+목+화+상화2+표준생식이면 된다.
증상이 개선되면 체질 처방을 해야 한다.
부항사혈로 혈전을 제거하여 혈액순환을 원활하게 하는 것이 좋다.

3) 조흔(抓: 긁을 조, 痕흔적 흔): 긁어서 생기는 흔적

피부를 긁은 후 붉은 선 모양의 피부 손상이 남는 증상을 말한다. 긁어서 표피에 상처가 난후 피딱지가 앉는 것은 내부에 열이 차 있는 경우이고, 긁은 후 흰 선이 남는 것은 풍사가 많거나 조사(燥邪: 건조한 기운 즉 피부에 수분이 부족한 상태로 폐 기능 중 습도 조절을 하지 못하는 증상)가 많은 것이다.

동양의학적으로 피부를 긁으면 붉은 줄이 생기는 것은 간 기능이 저하 시에 나타나고, 긁었을 때 흰 선이 나타나는 사람은 폐기능이 약할 때 나타난다.

구분	붉은 줄이 생긴다(간 기능 저하)	흰 줄이 생긴다(폐 기능 저하)
원인 음식	매운맛의 과식	쓴맛의 과식
치유 음식	매운맛을 줄이고, 신맛을 자주 먹자	쓴맛을 줄이고, 매운맛을 자주 먹자
생식 처방	목2+화+토+상화+표준	금2+수+목+상화+표준

증상이 개선되면 체질 처방을 해야 한다.
부항사혈로 혈전을 제거하여 혈액순환을 원활하게 하는 것이 좋다.

4) 수포(水疱): 피부 표면이 부풀어 오르는 증상

작은 수포는 습열(濕熱)에 속하며, 비/위장 기능 저하 시 나타난다. 큰 수포는 습독(濕毒)이나 열독(熱毒)에 속한다. 이렇게 피부에 수포가 형성되는 것은 신장 기능과 폐기능

이 동시에 저하되면 나타나는 증상이다. (오행상 금(金)/수(水)기능 저하)
쓴맛을 줄이고 매운맛을 자주 먹으면 좋다.

생식요법은 금2+수2+목+상화+표준생식이면 된다.
증상이 개선되면 체질 처방을 해야 한다.
부항사혈로 혈전을 제거하여 혈액순환을 원활하게 하는 것이 좋다.

3. 피부병(皮膚病)의 형태로 건강을 살펴라.

1) 출진(出疹)

피부의 주름진 부위에 가려운 구진(丘疹)이 생기는 증상으로, 대개 옴을 말한다. 그러나 피진(皮疹)이 한곳에 나타나고 이어서 다른 곳에도 똑같은 피진이 나타나는 것은 대개 췌장에 병이 있음을 나타낸다.

췌장에 병이 있을 때는 운전하는 자세를 취하면 좌측 갈비뼈 속이 불편하고, 등 뒤가 아파서 똑바로 눕지 못하고, 소화 장애가 생기는 것이 특징이다. 갑자기 당뇨병이나 황달이 발생하기도 한다. 식욕이 없는 신장 기능 저하와는 구분해야 한다.

2) 풍진(風疹) 또는 풍사(風痧: 괴질)

주로 어린아이에게 많으며 주로 폐 기능 저하 시 나타난다.
카레밥이나 매운 떡볶이를 자주 해 먹으면 좋아진다.(오행상 금(金)기능 저하)
쓴맛을 줄이고 매운맛을 자주 먹으면 좋다.

생식요법은 금2+수+목+상화2+표준생식이면 된다. (금+수2+목+상화+표준)
증상이 개선되면 체질 처방을 해야 한다.
어린아이들은 성장기이기 때문에 면역력을 병행 보강해 주어야 한다.

3) 두드러기(은진(癮疹)

피부에 갑자기 크기와 형태가 일정하지 않은 구진(丘疹)이 생기는 것을 말한다. 이것은 대부분 영혈(榮血)이 손상되고 풍사(風邪)가 경락에 침범해서 발생한다.

쉽게 말해서 몸 안에 나쁜 찬기운의 침습으로 인해 체내가 차가워지면서 혈액순환 장애가 발생한다. 이때는 폐기능이 우선적으로 저하되어 찬 공기에 노출되거나(한랭성 두드러기) 찬 음성기운을 가진 음식을 먹어도 두드러기가 발생하는 것이다. (오행상 금(金)기능 저하)

쓴맛을 줄이고 매운맛을 자주 먹으면 좋다.

생식요법은 금2+수+목+상화2+표준생식이면 된다.
증상이 개선되면 체질 처방을 해야 한다.
평상시 부항사혈로 혈전을 제거하여 혈액순환을 원활하게 하는 것이 좋다.

이때는 몸을 따스하게 하거나 몸 안의 독소를 배출하기 위한 따스한 꿀물을 복용(위장기능 보강)하면 쉽게 개선시킬 수 있다.

식중독으로 인한 두드러기는 허벅지부터 발생하는 것이 특징이며, 단맛을 먹으면 쉽게 가라앉는다. (오행상 토(土)기능 저하)

생식요법은 토2+금+수+상화+표준생식이면 된다.
증상이 개선되면 체질 처방을 해야 한다.

4) 백배(白痞: 흰 흉터가 남는 것)

투명하고 작은 포진이 피부에 돋는 것을 말한다. 이런 증상은 위장에 습(濕)이 침습한 상태에 다시 사기(邪氣)가 침습해서 엉킨 결과로 나타난다. 사계절 새우젓을 상복하면 쉽게 개선시킬 수 있다.

생식요법은 토2+금+수+상화2+표준생식이면 된다.
증상이 개선되면 체질 처방을 해야 한다.
부항사혈로 혈전을 제거하여 혈액순환을 원활하게 하는 것이 좋다.

5) 땀띠

고온 환경에서 피부에 습열(濕熱)이 누적되어 나타나는 증상이다.

6) 입술과 콧구멍 주변의 작은 뾰루지

이것은 체내의 비/위장의 열(熱)이 있는 상태다. (오행상 토(土)기능 저하)

생식요법은 토2+금+수+상화2+표준생식이면 된다.
증상이 개선되면 체질 처방을 해야 한다.
부항사혈로 혈전을 제거하여 혈액순환을 원활하게 하는 것이 좋다.

7) 종기(腫氣)는 기혈(氣血)의 순환장애에서 발생한다.

평소 매운맛과 짠맛을 자주 먹는 식습관을 가지면 피부질환을 예방하고 치유하는 보약으로 작용할 수 있다.

커피, 녹차, 찬 음식을 줄이는 것도 피부질환을 치유시킨다.

공통적인 사항으로는 비/위장에 습열(濕熱)이 차거나 폐 기능 저하 시 피부에 이상 증상과 질환이 발생하고 있다. (오행상 토(土)/금(金)기능 저하)

신맛과 쓴맛의 음식을 줄이고(밀가루 음식과 커피, 녹차류) 단맛과 매운맛의 음식을 자주 먹으면 좋다.

생식요법은 토+금2+수+상화2+표준생식이면 된다.(토+금2+수2+상화+표준생식)

증상이 개선되면 체질 처방을 해야 한다.

부항사혈로 혈전을 제거하여 혈액순환을 원활하게 하는 것이 좋다.

그리고 황색인의 기본 음식인 단맛+매운맛+짠맛의 음식을 즐기면 위에서 알아본 피부질환을 예방하거나 치유할 수 있다. 우리 고유의 음식을 먹으면 피부질환이 발생하지 않는다.

단맛	매운맛	짠맛
밥	김장 김치	된장찌개/절임음식이나 장류

25 체형(體形)/체질로 건강을 찾는다.

체형을 이루는 기본은 근육(筋肉)과 골격(骨格)이다. 몸의 형체를 형성하는 것은 오장육부의 기능과 활성도에 따라 다르게 나타난다. 이것이 바로 체질(體質)이다. 사람은 세상에 태어날 때부터 오장육부의 기능에 따라 얼굴이 다르게 생기게 된다. 얼굴과 체형이 다르다는 것은 오장육부 역시 다름을 의미한다. 그래서 수많은 사람들 중에 같은 체형을 가진 사람이 없듯이 같은 오장육부 역시 없다. 즉 질병 역시 같은 질병은 없고 어딘가는 다르게 차이가 있다는 점이다.

결국 타고난 체형에서 변화가 나타난다면 오장육부의 변화가 있다는 의미로서 이것이 외부로 나타나는 것이 질병(疾病)이요 질환(疾患)이라는 것이다. 정신적・육체적으로 변화가 생기는 것도 바로 질병이고 질환이라는 점이다.

인체에 지방이 과다 축적된 것을 비만(肥滿)이라 한다.

비만의 원인으로는 갑상선 기능 저하등과 같은 호르몬의 실조로 인해 발생할 수 있다. 다른 비만으로는 유전적 소인, 과식, 운동 부족, 스트레스, 환경요인 등을 들 수 있다.

비만이란 일반적으로 표준 체중의 20%를 초과를 의미한다. 비만 환자는 일반적으로 정상인에 비해 질병 발생률이 고혈압은 8배, 당뇨병은 7배에 달한다고 한다. 비만인의 수명 역시 일반인보다 짧다.

복부 비만이 둔부 비만보다 심장병에 걸릴 확률이 높다. 복부가 크고 둔부가 작은 사람은 콜레스테롤의 함량이 낮아 심장병 발병 가능성이 크다. 여자는 둔부에 살이 찌고, 남자는 복부에 살이 찐다. 이것이 남자가 여자보다 심장병에 잘 걸리는 이유다.

일반적으로 체중이 1kg 증가 시 혈관은 500m가 증가한다. 체중이 증가한다는 것은 몸이 차가워지고 있다는 증거이고 혈액순환이 잘 안되고 있다는 의미다. 심장은 전신에 혈액을 순환시키기 위해 안간힘을 쓴다. 이것이 고혈압이 생기는 이유다.

체형에 대하여 하나씩 알아본다.

1. 마른 체형

정상 체중보다 10% 이상 적게 나가는 것을 말한다.

청소년들이 마르는 이유로 식욕부진/소화불량, 수면부족, 신경쇠약, 장기간 영양실조, 신체발육 부진, 호르몬의 불균형 등을 꼽을 수 있다.

스트레스를 받으면 에너지 소비량이 많아진다. 그래서 스트레스를 많이 받고 짜증이 심한 사람들은 대개 마른 체형이다. 이렇게 마른 체형을 가지면서 양쪽 눈 상안검(눈꺼풀 부분)이 푹 꺼진 사람은 저혈압을 나타내며, 골밀도가 낮아 골다공증이 있다. 이것은 신장 기능이 저하되면서 나타나는 증상이다.

■ 중년(中年)인데도 원인 없이 마르는 것은 악성종양을 의심하라.

갑상선 기능 항진증에서는 소화기 질환, 억울증(抑鬱症), 건망증, 노인성정신착란 등이 나타나기도 한다. 뚱뚱했다가 살이 마르는 증상은 당뇨병 증상이다.

■ 몸에 종양(腫瘍/암)이 생겼을 때 나타나는 특징을 관찰하라.

- 불면증(不眠症): 수족냉증이 나타나며 잠을 이루지 못한다.

- 설사: 몸속이 냉하여 수분을 배출하는 설사증상이 나타난다.

- 체중 감소: 6개월 이내 아무런 이유 없이 10%가 감소된다.
(암세포가 영양분을 별도로 흡수하기 때문이다.)

2. 키를 살펴라.

키는 유전적 영향이 75%이다. 비정상적으로 크는 것은 말단비대증이다.

비정상적으로 작은 것은 주유증(侏儒症)이나 태소병(呆小病)이다. 주유증은 대체적으로 뇌하수체 기능 감퇴가 원인이고, 태소병은 유년기 갑상선 기능 감퇴가 원인이다.

서양의학적으로는 왜소증(矮: 키 작을 왜, 小症)이라 부른다.

주요 원인으로는 가족성 정서불안과 기저 질환인 경우 가족성왜소증과 체질성 성장 지연으로 나누어진다.

전체 왜소증의 80%가 아무런 병이 없는 가족성왜소증이나 체질성 성장 지연으로 인한 왜소증이고, 나머지 20%가 정신질환, 심한 만성질환 염색체질환, 태아발육부전, 골질환, 성장호르몬이나 갑상선호르몬 결핍으로 발생한다.

이외에도 후천적으로 영양결핍, 운동 부족, 열악한 생활환경, 정서불안 등도 원인이 될 수 있다.

외부적으로 나타나는 증상은 다음과 같다.

1) 골연골이형성증은 골 및 연골의 내인적인 결합으로 인해 발생하는 다양한질환군이다.

2) 염색체 이상으로 나타나는 증상이다.

① 다운 증후군은 성장장애와 관련된 가장 흔한 염색체 이상 질환이 나타난다.
② 터너 증후군은 키가 작으며 생식샘 형성 장애로 사춘기발달이 제대로 이루어지지 않는다.

3) 자궁 내 성장 지연: 출생 체중 또는 키가 같은 성별과 임신기간의 평균보다 작다.

4) 저신장을 동반한 증후군은 다음과 같다.

① 프레더 윌리 증후군은 영아기에 현저한 근긴장도 저하, 수유 곤란, 저체중을 보인다.
② 러셀 실버증후군은 원인 불명의 다양한 질환군으로서 자궁 내 성장 지연, 출생 후 성정 부전, 선천성 편측 비대, 작은 역삼각형 얼굴, 만지증(彎指症: 굽은 손가락), 성조숙증, 골 연령지연 등이 나타난다.
③ 누난 증후군은 터너증후군과 비슷한 양상을 보이지만 남녀 모두에게 발생하기 때문에 터너 증후군과 다른 질환으로 보고 있다.

임상양상으로는 날개모양의 목, 낮은 뒷머리 모발선, 기형적인 귀, 안검하수, 폐동맥 판막이상 등이 있다. 남아에게는 미소음경, 잠복고환 등이 나타나며 사춘기가 지연되거나 불완전하며 25~50%는 지능저하도 나타난다.

5) 유전적 또는 가족성 저신장: 성장 장애의 다른 원인이 철저히 배제된 경우에 한해 진단하는 것으로 신뢰성이 적다.

6) 특발성 저신장: 출생 시 정상 체중을 가지고 태어났으나 성장 호르몬 분비가 정상인 소아를 말한다.

7) 체질적 성장 지연: 성장과 성(性) 성숙이 정상적으로 다른 또래의 아이들보다 느린 경우를 말한다.

8) 신장 질환: 요독증, 신세뇨관 산증에서 성장장애를 보일 수 있다. 비타민D의 합

성장애로 성장이 지연될 수 있다.

9) 성장 호르몬 결핍증: 뇌종양, 선천성 기형, 두강 내 방사선 조사등과 같은 기질적인 경우도 있고, 특별한 원인을 찾을 수 없는 난산이나 조기 분만도 원인이 될 수 있다.

■ **표준 키 계산 방법**

(아버지 키+어머니 키)/2 ± 6.5㎝(남아는 +6.5㎝, 여아는 -6.5㎝)

※ 치료는 사춘기에 접어들면 성장판이 닫히게 되므로 14~16세 이전에 치료해야 한다.

키는 골격과 근육의 세포성장이 동시에 조화를 이루어야 되는 조직이다.

오행상 골격은 신장이 관여하고, 근육은 간장이 관여하므로 이 두 관련된 장기의 활성도에 따라 키 성장이 정상과 비정상을 구분할 수 있다. 물론 성장호르몬이 갑상선 호르몬과 인슐린 호르몬도 신장이 관여하고 뇌하수체 호르몬과도 연관이 있는 점을 보면 신장 기능의 중요성을 강조해 본다.

그러나 싱겁게 먹는 식습관을 가지고 있다면 체내에 염기의 부족으로 인하여 왜소증 아이들의 증가를 예상해 볼 수 있다.

정상적으로 성장하는 아이들을 보려면 임신하기 전 산모의 식생활과 출생 후의 식습관을 우리 고유의 짭짤한 음식을 먹는 것이 무엇보다 중요하다 하겠다. 현재의 식습관이 우리 고유의 음식을 멀리하고 단맛에 길들여진다면 다음 세대들의 평균 키는 점점 더 작아질 것을 예고해 본다.

단맛을 줄이고 짠맛을 자주 먹는 것이 좋다.

생식요법은 토+금+수2+상화+표준생식이면 된다.

증상이 개선되면 체질 처방을 해야 한다.

3. 체형/체질을 살펴라.

1) 음양 체질로 질병을 찾는 방법

음 체질과 양 체질로 구분하여 음 체질인 사람이 양 체질이 가지는 증상이 나타나면 병이 있는 것이고, 양 체질인 사람이 음 체질이 가지는 증상이 나타난다면 역시 병이 있는 것이다.

물론 음 체질은 음성질환을 가지고 있고, 양 체질은 양성질환을 기본적으로 가지고 있다. 예를 들면 다음 도표와 같다.

구분	음 체질	양 체질
기본 체질	뚱뚱하고 느긋한 성격	마르고 급한 성격
병든 증상	- 뚱뚱하고 급한 성격 - 마르고 느긋한 성격	- 마르고 느린 성격 - 뚱뚱하고 급한 성격

원래 기본 체질과 성격을 벗어난다면 역시 병이 발생한 것이기 때문에 이런 음양 체질을 잘 관찰해도 질병을 찾아낼 수 있다.

음양오행 상생상극관계에서 순행인 경우는 상극관계에 있어서 항진일 경우는 체질에 관한 육체적·정신적 증상이 발현한다.

예) 목형체질이 목(木)기운을 강하게 만들면 목극토(木克土: 목기운 항진)하여 토기운(토기운 저하)을 눌러 비/위장 질환이 나타난다.

다른 한편으로는 금극목(金克木)을 못하면 폐/대장 기운이 약해지면서 폐/대장이 약한 정신적 육체적 증상이 병행하여 나타나기도 한다.

① 목극토(木克土): 간장/담낭의 기운이 강하면 비/위장 질환이 나타난다.
② 토극수(土克水): 비/위장 기운이 강하면 신장/방광 질환이 나타난다.
③ 수극화(水克火): 신장/방광 기운이 강하면 심/소장 질환이 나타난다.
④ 화극금(火克金): 심장/소장의 기운이 강하면 폐/대장 질환이 나타난다.
⑤ 금극목(金克木): 폐/대장 기운이 강하면 간장/담낭 질환이 발생하게 된다.

그래서 가능한 질병은 상극(相克)관계를 보고 찾는 것이 바람직하다. 그러나 체질적으로 나타나는 증상들의 경우는 정경의 병(질병 발생 후 3년 정도인 상태)인 경우는 그리 심각하게 받아들일 필요는 없다.

체질에 맞는 식습관이나 생활 습관의 변화를 가지면 얼마든지 치유할 수 있는 질환이기 때문이다. 이러한 체질에 따라 발생할 수 있는 정신적·육체적 증상들에 대하여 체질에 맞는 음식과 생활 습관을 바꾸어 변화를 주면 되는 것임에도 불구하고 이러한 것을 모를 때에는 바로 병원으로 달려가서 치료를 받고(수술이나 약물치료) 약을 복용하므로 인해 우리 몸의 신장과 간 기능을 서서히 퇴화시키고 있는 것이다.

그래서 체질을 정확하게 판단할 수 있는 혜안(慧眼)을 가진다면 체질에 맞는 식습관과 생활 습관을 올바르게 처방하여 자연 치유하도록 한다면 쓸데없이 신장과 간 기능을 퇴화시키는 일 없이 건강하게 살아갈 수 있을 것이다. 이런 것이 체질을 바로 알아야 하는 이유이며 필요성이다.

2) 오행 체질로 질병을 찾아라.

'알기 쉬운 오행 체질 구분 방법'에 대해서 자세하게 알아본다.

1) 기본적으로 얼굴의 전체 윤곽을 가지고 판단하면 된다.

얼굴을 기준으로 체질 분류 시 참고 사항
① 머리털이 없는 부분을 관찰한다. ② 멀리서 전체의 윤곽을 관찰한다. ③ 제일 큰 장부와 제일 작은 장부를 구분한다. ④ 가능한 상생으로 분류함이 좋다. ⑤ 정면에서 보아야 한다. ⑥ 대머리는 후천적으로 머리털이 없는 부분이 많아진 것으로 본다.

■ **체질 판단 시 주의 사항**

- 옆의 얼굴을 보면 오류를 범할 수 있다.

- 정면으로 쳐다보되 처음 보는 잔영이 맞다.

- 오래도록 쳐다보면 판단이 흐려진다.

- 미리 이럴 것이라고 추측은 금물이다.

- 정보에 의하고, 증상에 의해서 체질을 역으로 판단하지 말아야 한다.

- 상극관계의 얼굴로 판단하면 안 된다.(목토형, 금목형 등)

■ **오행 체질 분류: 木, 火, 土, 金, 水, 相火, 標準**

구분	木	火	土	金	水	相 火
얼굴 생김	직사각형	역삼각형	동그란형	정사각형	사다리형	계란형
큰 장부 (기능향상)	간장/담낭	심장/소장	비장/위장	폐장/대장	신장/방광	심포/삼초
작은 장부 (기능 저하)	비장/위장 폐장/대장	폐장/대장 신장/방광	신장/방광 간장/담낭	간장/담낭 심장/소장	심장/소장 비장/위장	

체질을 구분할 때 얼굴만으로 판단하는 것도 좋으나 성형수술로 인해 안면식별이 애매할 경우가 많다. 그래서 성형을 잘 하지 않는 귀나 손을 병행 판단함으로써 체질판단의 오류를 최소화하는 것이 좋다.

① **목(木)형의 얼굴:** 이마의 폭과 턱이 있는 부분의 폭이 거의 같다. 그리고 얼굴이 긴 느낌이 있어 예쁜 얼굴은 못 된다. 이마에서 턱까지의 길이가 이마 폭보다 긴 얼굴이 해

당된다. 이마에서부터 턱까지의 길이 비율이 얼굴 폭보다 1.5배 이상인 얼굴이다. 그러면 아마도 직사각형의 얼굴을 생각하면 된다.

이런 얼굴은 대체적으로 이마가 좁으며 각이 진 것이 특징이다. 상체 우측가슴속에 간(肝)이 크기 때문에 위아래가 같다. 이는 음식물을 먹으면 아래로 쳐지기 때문에 대개는 토, 금, 수형의 형태를 많이 나타낸다. 그런데 목형은 간 기능이 좋아서 상체가 발달되어 있어 위와 아래의 폭이 같은 것이다. 예를 들면 수영선수 박태환이나 뉴스 앵커인 엄기영과 같은 얼굴이다.

귀는 정면에서보아 귀 윗부분과 귓불의 폭이 같다. 즉 앞에서 보아 귀의 폭보다 길이가 길게 보인다.

손은 손가락 길이가 길쭉길쭉하게 생겼으며 손가락 마디가 유난히 굵다. 손가락을 가지런하게 하고 손가락을 위로하면서 손바닥을 바라보면 손바닥에서 손가락이 시작되는 부분에서 손가락 사이사이가 틈이 살짝 보이는 것이 특징이다. 또한 2, 3, 4지의 길이가 모두 비슷하다.

② **화(火)형의 얼굴:** 이마의 폭이 턱의 폭보다 3배 이상 큰 경우를 말한다. 역삼각형 같은 턱이 뾰족한 얼굴이다. 이런 화(火)형의 얼굴의 또 하나의 특징은 치아를 보면 된다.

윗니는 16개의 이빨이 들어갈 공간이 있으나 턱이 뾰족하여 아랫니는 들어갈 공간이 없는 상태에서 16개의 치아가 배열되다 보니 이빨 하나하나가 작아서 쥐이라고 하는 형태를 가지고, 다른 하나는 16개가 들어갈 공간이 좁아서 덧니가 심하다는 것이다.

얼굴을 보면서 치아를 같이 보면 쉽게 식별할 수 있다. 이마가 훤칠하다고 표현한다. 상체의 가슴속에 있는 심장이 크기 때문에 이마가 넓다. 예를 들면 가수 김국환과 같은 얼굴이다.

귀는 정면으로 보아 윗부분이 툭 튀어나와 있고, 아랫부분인 귓불 부분이 좁게 보이는 귀를 말한다.

손은 손의 두께가 두툼하고 엄지 부분은 폭이 넓지만 손가락 부분은 폭이 좁은 손을 말한다. 손가락 길이를 보면 3지가 가장 길고 4지가 두 번째, 2지가 세 번째이고 5지는 4지의 2번째 마디를 넘지 못한다.

③ **토(土)형의 얼굴:** 이마와 턱의 폭보다 얼굴의 중간, 즉 광대뼈 부분의 폭이 넓다. 그리고 이마는 머리털 난 부분이 동그랗게 원을 그린다. 머리털 난 것과 같은 원이 턱에도 나타난다. 즉 턱도 동그랗다는 것이다. 그러고 보면 얼굴 전체가 동그란 원형을 나타낸다.

얼굴 가운데가 더 넓은 것(광대뼈부분이 넓다.)은 뱃속의 비/위장이 크기 때문이다. 예를 들면 탤런트 김형자, 고두심과 같은 얼굴이다.

귀는 중앙 부분이 상하보다 튀어나와 있고 비교적 둥그런 형태를 보인다.

손은 손가락 끝이 뾰족하고 예쁘다. 손끝이 비교적 가지런하고 예쁜 것이 특징이다. 음식을 만들 때 손맛이 있다고 표현하는 손이다.

④ **금(金)형의 얼굴:** 이마의 폭이나 턱의 폭이나 거의 같다. 그리고 이마로부터 턱까지의 길이도 이마 폭이나 거의 같다. 그러고 보면 아마도 정사각형 비슷한 얼굴이다. 특이한 것은 턱이 각이 진 것이 특징이다. 하관(하악골)이 잘 발달된 얼굴이다.

이런 얼굴은 턱이 입 밑에서부터 시작된 것과 같은 형태를 띤다. 이런 얼굴은 가슴속의 폐가 크고 아래로는 대장이 크기 때문에 얼굴 전체가 팽팽한 느낌을 갖는다. 예를 들면 방송인 박경림, 가수 홍서범과 같은 얼굴이다.

귀는 정면에서 볼 때 윗부분보다 귓불 부분인 아랫부분이 더 튀어나온 형태를 띤다. 그리고 옆에서 보면 귓불 부분이 적지만 아래턱이 툭 튀어나온 부분에 귀가 붙어 있는 형태다.

손을 보면 손이 큰 느낌이 들고 손가락이 굵고 뭉툭하다. 엄지손가락 외부부분이 각이 진 것이 특징이다.

⑤ **수(水)형의 얼굴:** 이마보다 턱의 폭이 더 넓은 얼굴이다. 약간의 마름모꼴 형태의 얼굴을 말한다. 이런 얼굴은 귓불이 없는 것이 대부분이다. 이마 폭보다 턱의 폭이 1.5배 정도 넓은 것이 특징이다.

이는 복부의 하단부에 있는 신장과 방광이 크기 때문이다. 예를 들면 방송인 강호동, 가수 현철과 같은 얼굴이다.

귀는 정면에서 보아 윗부분이 좁고 아랫부분이 툭 튀어나와 보인다.

옆에서 보면 아래턱부분이 넓어 턱에 귀가 붙어 있는 형태다.

손을 보면 손이 큰 손이다!라는 느낌이 들고 손가락이 굵고 끝부분이 뭉툭하다.

⑥ **상화(相火)형의 얼굴:** 화(火)형의 얼굴에서 관자놀이 부분이 발달된 얼굴이다. 아주 미남 미녀의 얼굴형이다. 누구나 이런 얼굴 갖기를 원하지만 그렇게 되지 않은 것이 자연의 조화다. 예를 들면 대체적으로 미인형의 얼굴들이다.

귀나 손은 화형의 손과 귀와 비슷하다.

⑦ **표준(標準)형의 얼굴:** 이러한 6가지 형태의 얼굴을 모두 합한 얼굴이다. 우리가 이야기하는 계란형의 얼굴이다. 예를 들면 배우 김태희와 같은 얼굴이다.

앞에서 얼굴 생김으로 보는 오행 체질 구분에 대하여 자세하게 알아보았다. 세부적으로 손과 귀로 체질을 구분하는 요령을 병행 배운다.

3) 손으로 보는 체질 분류는 다음과 같다.

손의 생김새를 기준으로 체질 분류 시 참고 사항
① 손가락의 길이를 관찰한다. ② 손가락 굵기를 관찰한다. ③ 손가락 끝부분과 손바닥부분을 관찰한다. ④ 손바닥의 살집(두께)을 관찰한다. ⑤ 전체적인 모양새를 관찰 한다.

① **목(木)형의 손가락:** 길쭉길쭉하다. 그리고 2지와 4지의 길이가 같다. 그리고 손가락 관절 부위가 굵다. 즉 마디가 굵고 마디와 마디 사이는 가늘어서 손을 가지런히 하여 보면 손가락 사이에 구멍이 생기는 것이 특징이다. 이런 손을 가진 사람은 색감(色感)을 식별하는 능력이 뛰어난 것이 특징이다.

② **화(火)형의 손가락:** 손바닥 쪽은 두툼하면서 넓고 손가락 쪽은 뾰족한 느낌을 갖는다. 그리고 손가락을 곧게 펴면 목형과는 달리 손가락 사이에 공간이 생기지 아니한다. 손가락 끝이 동그란 형태를 갖는 예쁜 손이라고 표현한다. 이런 손을 가진 사람은 음식의 맛을 식별하는 능력이 뛰어나다.

③ **토(土)형의 손가락:** 손바닥과 연결된 부분의 손가락은 두툼한 반면에 손가락 끝은 뾰족하다. 그리고 중지를 기점으로 하여 동그란 원형을 가지는 것이 특징이다. 이런 손을 가진 사람은 음식을 맛있게 하는 것이 특징이다.

④ **금(金)형의 손가락:** 손가락 하나하나가 굵다. 그리고 짧고 뭉툭하고 투박한 느낌을 가진다. 그리고 손 자체가 크다. 그래서 일부는 왕손이라고 부른다.
이런 손을 가진 사람은 남 앞에 나서기를 좋아하고 조직의 우두머리(예를 들어~~장)가 되기를 좋아한다. 그래서 어떠한 감투를 씌워 주면 열심히 죽을 둥 살 둥 모르고 열심히 업무를 추진한다.

⑤ **수(水)형의 손가락:** 손가락 하나하나가 크기도 하지만 길기도 하다. 또 하나의 특징은 손가락 끝이 손가락보다 뭉툭하여 개구리 발 같은 느낌을 갖는다. 목(木)형의 손은 마디마디가 공간이 뜨지만 수(水)형의 손은 마지막 마디만 공간이 생긴다.
이런 손을 가진 사람은 말수가 적으며 남 앞에 나서기를 싫어하지만 좋은 아이디어를 제시하곤 한다. 그리고 자신이 알고 있는 내용 중에서 10%밖에 입 밖으로 내놓지 아니한다. 즉 알려주지 아니한다.
이렇게 손을 보고도 체질을 분류할 수 있다. 기본은 얼굴을 분류하고 추기해서 손을 분류한다면 더욱더 정확한 체질 분류를 할 수 있을 것이다.

4) 귀의 형태로 보는 체질 분류는 다음과 같다.

귀의 생김새를 기준으로 체질 분류 시 참고 사항
① 정면에서 귀의 형태를 관찰한다.
② 귀의 윗부분과 중간, 아랫부분을 관찰한다.
③ 귀의 아랫부분이 어떤 형태를 갖는지 관찰한다.
④ 귓불이 있는지 없는지를 관찰한다.
⑤ 전체적인 모양새를 관찰 한다.

① **목(木)형의 귀:** 정면에서 보아 눈에 보이는 부분이 위와 아래가 폭이 똑 같다. 예를 들면 부처님 귀처럼 크고 길쭉하며 편안하다.

② **화(火)형의 귀:** 정면에서 보아 귀의 윗부분의 폭이 넓다. 즉 귀의 윗부분이 서있다고 표현한다. 반면에 아랫부분은 얼굴 쪽으로 달라붙은 느낌을 가진다. 귀가 쫑긋하게 서서 당나귀 귀라고 부르기도 한다.

③ **토(土)형의 귀:** 정면에서 보아 중앙 부분이 튀어나온 귀를 말한다. 귀가 작아 보이고 귀가 못생겼다고 말한다.

④ **금(金)형의 귀:** 정면에서 보아 상하 모두 뭉툭하면서 둔탁한 느낌을 준다. 목(木)형과 비슷하지만 폭이 넓고 길이가 짧다.

⑤ **수(水)형의 귀:** 정면에서 보아 귀의 아랫부분이 넓다. 그리고 귓불이 없는 것이 특징이다. 귀가 크기도하지만 아래턱이 넓어서 귀가 흘러서 붙은 것 같은 느낌을 준다. 다른 하나는 아랫부분이 윗부분보다 폭이 넓어 늘어진 낌을 준다.

여기까지 자신들이 얼굴, 손가락, 귀를 통하여 체질의 기본을 알았으니 각각의 목(木) 간장/담낭의 기능이 크거나 활성도가 높을 때 정신적・육체적 증상은 어떻게 나타나는지 하나씩 알아보기로 한다.

체질을 알고 상관관계를 이해하려면 먼저 오행상생상극관계도표를 이해하여야 한다. 상생상극도표는 우리 몸의 오장육부가 각각 20%의 비율을 갖는다면 한 장부의 즉 예를 들어 목(木)이 21%의 비율을 갖는다면 내부에 화살표로 연결된 부분인 토와 금, 그리고 수와 화의 관계에 불균형이 발생하게 된다.

우선적으로 불균형을 이루는 것이 별표내부의 화살표를 주고받는 부분에서부터 불균형을 이루게 된다. 화살표 끝부분에 관련된 장부가 기능이 저하된다.

목이 강화(20+)되면 → 토의 기능이 저하(20-)되어 질병이 발생한다는 이론이다. 또 하나는 목(20+) ← 금의 기능이 저하(20-)된다는 것이다. 그래서 어느 한 기능이 넘쳐도 다른 장부가 적어지고 한 장부가 적어지면 다른 장부가 많아지게 된다는 것이다. 그렇기 때문에 많아도 병이 생기고 적어도 병이 생긴다는 이론이다.

그래서 우리 몸은 오장육부가 서로 넘치지도 않고 부족하지도 않도록 하는 조화와 균형을 이루도록 되어 있다. 이것이 바로 항상성(恒常性)이다. 우리 몸은 내부에서 자율신경계에 의해서 이루어지고 있는 신비로운 존재이다.

이러한 상관관계도표는 봄, 여름, 가을, 겨울의 변화하듯이 사계절이 변하듯이 우리 사람도 자연스럽게 변화한다는 이론이다.

이러한 상관관계 때문에 자연을 읽지 못하면 사람의 변화를 알 수 없다는 것이다. 그러니 동양학의 기본이 바로 음양오행 상생상극 관계표를 정확하게 이해한다면 자연을 모두 읽을 수 있다는 이론이다.

앞으로도 계속 설명이 되겠지만 오행상생상극도표를 활용한다면 생활의 전 분야에 적용할 수 있고 활용이 가능한 관계표이다.

앞에서 언급되었지만 다시 반복한다.

오행 체질 분류인 목-화-토-금-수-상화-표준 체질에 대하여 기능이 항진된 장부와 이로 인해 기능이 저하된 (상극관계)장부와의 관계를 알아본다.

■ **오행 체질 분류: 木, 火, 土, 金, 水, 相火**

구분	木	火	土	金	水	相火
얼굴생김	직사각형	역삼각형	동그란형	정사각형	사다리형	계란형
큰 장부 (기능향상)	간/담	심/소	비/위	폐/대	신/방	심포/삼초
작은 장부 (기능 저하)	비/위장 폐/대장	폐/대장 신장/방광	신장/방광 간장/담낭	간장/담낭 심장/소장	심장/소장 비/위장	

체질에 따라 기능이 항진된 장부와 기능이 저하된 장부가 있다고 분류하는 것이 동양에서 말하는 음양/오행 체질이다. 체질에 따른 식이처방에 대해 알아보면 다음과 같다. 이 부분이 음양오행 체질 처방에서 가장 중요한 부분이니 몇 번이고 확인하고 반드시 이해하고 다음으로 넘어가야 한다.

① 체질을 구분할 때는 반드시 상생(相生)으로 구분한다.

예를 들면 목형, 금수형 등으로 부른다. 그러나 원래의 부르는 명칭은 선천적으로 큰 장부로부터 가장 기능이 떨어지는 장부 순으로 상생으로 부른다.

목형이라 부르는 체질은 원래 목화(상화)토금수형이라 부르는 것이 맞다. 통상적으로 대표성을 띠는 목형이라 요약해서 부르는 것이다.

장부의 크기 순서대로 말하면 가) 간장/담낭이 가장 크고 ➡ 나) 그다음은 심장/소장(심포/삼초) ➡ 다) 비/위장 ➡ 라) 폐/대장 ➡ 마) 신장/방광 순이다. 목형체질은 선천적으로 수(水)기능이 약하다.

오행 체질과 오장육부의 크기나 활성도 순으로 배열을 하면 다음과 같다.

1은 가장 우수하고, 5는 가장 기능이 저하됨을 의미한다.

구분	목형체질	화형체질	토형체질	금형체질	수형체질
간장/담낭	1	5	4	3	2
심장/소장	2	1	5	4	3
비장/위장	3	2	1	5	4
폐장/대장	4	3	2	1	5
신장/방광	5	4	3	2	1

※ 상생상극도표에서 보면 우측으로 돌아가면서 크기순으로 배열됨을 알 수 있다. 그래서 목형인 경우는 장부의 크기순으로 목-화-토-금-수형이라 불러야 함에도 축약해서 가장 큰 장부를 호칭하는 것으로 표현한다.

예) 일반적인 체질 명칭: 본래의 명칭

- **목형: 목-화-상화-토-금-수형**
- **화형: 화-상화-토-금-수-목형**
- **토형: 토-금-수-목-화-상화형**
- **금형: 금-수-목-화-상화-토형**
- **수형: 수-목-화-상화-토-금형**

※ 목형이나 목화형이나 장부의 크기 순서는 같다.

② 질병은 상극(相剋)관계로 찾는 것이 좋다.

예를 들면 목형체질은 목극토(木克土)하여 토로 분류하는 비/위장의 기능이 저하되어 다른 장부보다 질환이 먼저 발생하기 때문이다.

질병을 상극(相剋)으로 찾는 이유를 예를 들어 좀 더 자세하게 알아본다.

五行 相生/相剋圖

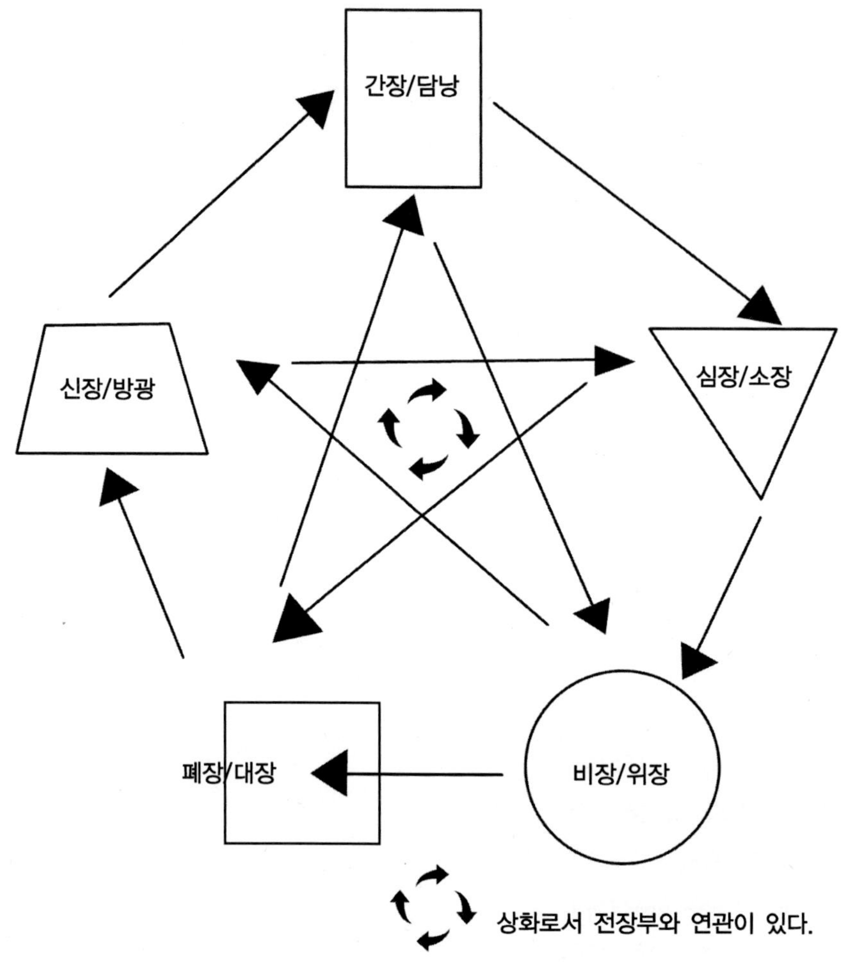

오행상생상극도표에서 오장육부의 비율을 각 20%로 했을 경우 오장육부가 상호 조화와 균형을 이룰 때 가장 이상적으로 건강하다.

- 목형인 경우 목기운이 20+가 되면 상극관계인(화살표 끝부분) 토의 기운은 20-가 된다. 그래서 목과 토의 조화와 균형이 깨어져 기운이 약해진 토로 분류하는 장부인 비/위장에 질환이 발생한다.
- 목화형으로 두 가지가 혼합된 형태의 경우는 목기운이 50%+, 화기운이 50%-를 가지는 경우다.(화기운이 50%를 넘으면 화형이 된다.)

이런 경우는 목기운은 비/위장 기운을 억제하는 효과를 가지며, 화는 금기운을 억제하는 효과를 가지기에 비/위장, 폐/대장의 기능이 약해져 다른 장부보다 우선적으로 질병이 발생한다는 점이다.

※ 주의해야 할 점은 체질에 따른 질병을 찾을 때도 상극관계(목극토, 토극수)로 찾아야지 목토수, 화금목과 같은 관계로 질병을 찾는 것이 아니다. 이렇게 찾는다는 것은 상극관계의 의미와 체질의 의미를 제대로 이해 못한 기초가 부실한 경우다. 기초부터 다시 연구해야 한다.

체질과 오장육부의 크기나 활성도를 상극관계 순으로 배열을 하면 다음과 같다.

단일형	상극관계	약해진 장부 (잠재)	보완 우선순위 (배합비율)		
복합형			1	2	3
목형	목극토	토(금)	토2	금	수
목화형	목극토 화극금	토/금	토	금2	수
화형	화극금	금(수)	금2	수	목
화토형	화극금 토극수	토/금	금	수2	목
토형	토극수	수(목)	수2	목	화
토금형	토극수 금극목	수/목	수	목2	화
금형	금극목	목(화)	목2	화	토
금수형	금극목 수극화	목/화	목	화2	토
수형	수극화	화(토)	화2	토	금
수목형	수극화 목극토	화/토	화	토2	금

여기서 단일형태인 경우와 복합형의 체질은 식이처방이 다르다.

① **목형인 경우:** 비/위장 질환이 외부로 나타날 수 있기 때문에 비/위장을 우선적으로 보충해야 하므로 비/위장을 다른 장부보다 2배 더 보강해야 한다.

② **목화형인 경우:** 비/위장 질환과 폐/대장 질환이 동시에 나타날 수도 있고, 증상들이 잠복하고 있을 수도 있다. 그러나 증상이 나타나는데 주로 작용하는 기운은 목 기운이기에 목 기운을 조절 통제하는 기운을 가진 금 기운을 보강하는 것이 효과가 있어 질병 발생을 억제하고 오장육부의 상생상극의 조화와 균형을 유지할 수 있다. 그래서 복합형인

경우는 목 기운을 통제할 수 있도록 금 기운에 2배 더 보강하면 오장육부가 정상적으로 상생상극할 수 있게 된다.

③ **화형인 경우:** 폐/대장 질환이 외부로 나타날 수 있기 때문에 폐/대장을 우선적으로 보충해야 하므로 폐/대장을 다른 장부보다 2배 더 보강해야 한다.

④ **화토형인 경우:** 폐/대장 질환과 신장/방광 질환이 동시에 나타날 수도 있고, 증상들이 잠복하고 있을 수도 있다. 그러나 증상이 나타나는데 주로 작용하는 기운은 화 기운이기에 화 기운을 조정 통제하는 기운을 가진 수 기운을 보강하는 것이 효과가 있어 질병 발생을 억제하고 오장육부의 상생상극의 조화와 균형을 유지할 수 있다. 그래서 복합형인 경우는 화 기운을 통제할 수 있도록 수 기운에 2배 더 보강하면 오장육부가 정상적으로 상생상극할 수 있게 된다.

⑤ **토형인 경우:** 신장/방광 질환이 외부로 나타날 수 있기 때문에 신장/방광을 우선적으로 보충해야 하므로 신장/방광을 다른 장부보다 2배 보강해야 한다.

⑥ **토금형인 경우:** 신장/방광 질환과 간장/담낭 질환이 동시에 나타날 수도 있고, 증상들이 잠복하고 있을 수도 있다. 그러나 증상이 나타나는데 주로 작용하는 기운은 토 기운이기에 토 기운을 조정 통제하는 기운을 가진 목 기운을 보강하는 것이 효과가 있어 질병 발생을 억제하고 오장육부의 상생상극의 조화와 균형을 유지할 수 있다. 그래서 복합형인 경우는 토 기운을 통제할 수 있도록 목 기운에 2배 더 보강하면 오장육부가 정상적으로 상생상극할 수 있게 된다.

⑦ **금형인 경우:** 간장/담낭 질환이 외부로 나타날 수 있기 때문에 간장/담낭을 우선적으로 보충해야 하므로 간장/담낭을 다른 장부보다 2배 더 보강해야 한다.

⑧ **금수형인 경우:** 간장/담낭 질환과 심장/소장 질환이 동시에 나타날 수도 있고, 증상들이 잠복하고 있을 수도 있다. 그러나 증상이 나타나는데 주로 작용하는 기운은 금 기운이기에 금 기운을 조정 통제하는 기운을 가진 화 기운을 보강하는 것이 효과가 있어 질병 발생을 억제하고 오장육부의 상생상극의 조화와 균형을 유지할 수 있다. 그래서 복합형인 경우는 금 기운을 통제할 수 있도록 화 기운에 2배 더 보강하면 오장육부가 정상적으로 상생상극할 수 있게 된다.

⑨ **수형인 경우:** 심장/소장 질환이 외부로 나타날 수 있기 때문에 심장/소장을 우선적으로 보충해야 하므로 심장/소장을 다른 장부보다 2배 더 보강해야 한다.

⑩ **수목형인 경우:** 심장/소장 질환과 비장/위장 질환이 동시에 나타날 수도 있고, 증상들이 잠복하고 있을 수도 있다. 그러나 증상이 나타나는데 주로 작용하는 기운은 수 기운이기에 수 기운을 조정 통제하는 기운을 가진 토 기운을 보강하는 것이 효과가 있어 질병 발생을 억제하고 오장육부의 상생상극의 조화와 균형을 유지할 수 있다. 그래서 복합형인 경우는 수 기운을 통제할 수 있도록 토 기운에 2배 더 보강하면 오장육부가 정상적으로 상생상극할 수 있게 된다.

이렇듯이 체질에 따라 배합비율을 다르게 처방하는 것이 체질별 식이요법이다. 그런데 일반적으로 건강을 위해서는 육류를 적게 먹고 과일과 야채를 많이 먹으라고 하는 것은 잘못된 식이요법이라 할 수 있다. 채식주의자도 바람직하지 못한 식사법이다.

육류를 줄이고 야채, 과일을 먹으라고 강조하고 있는데도 질병을 종류와 환자 수는 날로 증가하는 이유는 무엇인가?

체질에 맞는 식이요법을 해야지 획일적으로 육류를 줄이고 과일과 야채를 많이 먹는 것도 잘못된 식사법으로, 또 다른 질병 발생을 부르는 원인으로 작용하고 있기 때문이다.

예를 들면 획일적으로 1일 6 g 이하로 염분을 섭취하라고 하는 것은 뭐라고 말할 수 없는 웃긴 일이다. 각자의 체질과 신체의 크기정도, 체내의 염기 농도가 각자가 다른데 6 g 이하로 먹으라는 것은 아프리카에도 없는 이야기다.

밖에서 열심히 일하는 노동자들이나 올림픽 선수촌에서 구슬땀을 흘리는 사람과 방 안에 앉아서 책을 쓰는 사람들이 어찌 같은 6 g 을 먹으라는 것인지 이해가 안 간다.

해답은 각자의 입맛에 맞게 먹는 것이다. 내 입으로 들어가는 것인데 왜 획일적으로 뭐라 하는지 아주 잘못된 정책이라 말하고 싶다.

※ 질병을 예방하고 치유하려면 자연의 음양/오행의 변화와 사람과 먹을거리들의 음양오행 즉 체질을 모르고는 어려운 일이라는 것을 알아야 한다.

그러다 보니 음식으로 질병을 예방하고 치유할 수 있다면, 음식으로 인해 질병이 발생할 수 있다는 점도 함께 알아야 한다.

서양의학의 거성이라 일컫는 히포크라테스가 강조한 “음식으로 못 고치는 병은, 약으로도 못 고친다.”라는 말의 진짜 속뜻은 모든 병은 자연의 음양오행과 사람의 음양/오행, 먹을거리들의 음양오행을 모르고 먹는 식습관이야말로 병을 부른다는 말이다.

즉 내 체질에 맞는 음식을 먹는 식습관이라면 건강한 인생을 살아갈 수 있고, 체질을 무시한 식습관은 병을 부른다는 말이다.

건강한 삶을 살아가려면 지금부터라도 체질을 알고 먹는 식습관의 실천뿐이다. 아는 것과 실천하는 것은 다르기 때문이다.

26 체위(體位), 걸음걸이로 건강을 찾는다.

1. 체위란?

사람이 앉고 서고 누웠을 때 취하는 각종 자세와 상태를 가리키는데 사람의 활동범위와 활동내용에 따라 즉 생활 습관에 따라 다르게 나타나고 변한다. 또한 인체에 질병이 발생했다는 신호로 보는 체위도 있으니 주의 깊게 관찰하여야 한다.

체위는 크게 세 가지로 구분된다.

① 자주(自主)체위: 평상시 생활에 불편함이 없으며 병이 가볍고 질병 초기에 보이는 자세를 말한다. 중풍이나 척추질환, 저림 증상이나 관절탈구, 혈액순환 장애로 인해 약간의 불편한 자세를 포함한다.

② 피동(被動)체위: 환자 스스로 사지와 몸의 위치를 조정하거나 바꾸지 못하는 체위로서 극도로 허약하거나 의식이 없는 상태를 말한다. 중환자실 환자나 노쇠로 거동이 불편한 상태를 말한다.

③ 강박(强迫)체위(억지로 취하는 자세): 질병으로 인한 고통을 경감하기 위해 환자가 부득이 취하는 자세를 말한다.

가) 통증 때문에 다리를 펴지 못하고 웅크린 자세(강박 앙와위/仰臥엎드릴 와, 位): 환자가 두 다리를 접으며 복부근육의 긴장을 줄이려 하는 것은 급성 맹장염과 급성복막염에서 나타난다. 급성 맹장염은 누워서 다리를 들어 올리지 못한다.

나) 통증 때문에 엎드려야 편한 자세(강박 부와위/俯臥位): 환자가 엎드린 자세를 취해 허리와 등의 통증을 줄이려하는 것은 척추나 허리의 질병에서 나타난다. (디스크/협착증) 교정이나 수술을 하고 올바른 생활 습관을 가져야 한다.

다) 통증 때문에 옆으로 눕거나 웅크린 자세(강박 측와위/側臥位): 폐농창(肺膿瘡: 폐에 고름이 생기는 질환), 삼출성 흉막염, 기관지확장

증, 흉강에 심하게 물이 차는 질환에서 나타난다. (오행상 금(金)기능 저하)

쓴맛을 줄이고 매운맛을 자주 먹으면 좋다.

생식요법은 금2+수+목+상화2+표준생식이면 된다.(금+수2+목+상화+표준생식)

증상이 개선되면 체질 처방을 해야 한다.

부항사혈로 혈전을 제거하여 혈액순환을 원활하게 하는 것이 좋다.

라) 등을 벽에 대고 앉아야 편한 자세(강박좌위/단좌호흡): 환자가 앉을 때 항상 모서리에 앉으며 두 손은 무릎위에 올려놓거나 침상 모서리를 짚고 있어야 편안한 자세로서 폐기능이 좋지 않거나 심장으로 돌아오는 정맥량이 적을 때 나타난다. 이는 심폐기능이 불완전한 환자에게서 나타난다. 정맥 혈전증 환자나 하지정맥류가 심한 환자에게서 나타난다. 저혈압이 강하게 나타나도 이런 증상이 나타난다.

매운맛을 줄이고 쓴맛을 자주 먹으면 좋다.

생식요법은 화2+토+금+상화2+표준생식이면 된다.(화+토2+금+상화+표준생식)

증상이 개선되면 체질 처방을 해야 한다.

부항사혈로 혈전을 제거하여 혈액순환을 원활하게 하는 것이 좋다.

마) 갑자기 가슴을 움켜쥐고 쭈그려 앉는 자세(강박 준위/蹲:웅크릴 준, 位): 어떤 사람은 걷거나 다른 활동 중에 호흡이 곤란하고 가슴이 뛰는 느낌 때문에 웅크린 자세를 취하는 것은 말하며 이것은 청색성선천성심장병일 때 나타난다.

매운맛을 줄이고 쓴맛을 자주 먹으면 좋다.

생식요법은 화2+토+금+상화2+표준생식이면 된다.(화+토2+금+상화+표준생식)

증상이 개선되면 체질 처방을 해야 한다.

부항사혈로 혈전을 제거하여 혈액순환을 원활하게 하는 것이 좋다.

바) 갑자기 좌측 가슴에 통증이 있어 괴로운 자세(강박 정립위/停立位): 어떤 사람이 길을 걷다가 갑자기 왼쪽가슴에 눌러 짜는 듯하거나 질식할 것 같은 동통이 생기면서 통증이 상지와 왼쪽어깨로 어깨로 뻗치므로 그 자리에 서서 오른손으로 통증 부위를 누르고 문질러 통증

을 줄인다. 이것은 심장기능 이상이므로 검사를 해야 한다. (오행상 화(火)기능 저하)

※ 이마에 식은땀이 흐르고 호흡이 곤란하면 급성 심근경색 증상이다.

짠맛을 줄이고 쓴맛을 자주 먹으면 좋다.

생식요법은 화2+토+금+상화2+표준생식이면 된다.(화+토2+금+상화+표준생식)

증상이 개선되면 체질 처방을 해야 한다.

부항사혈로 혈전을 제거하여 혈액순환을 원활하게 하는 것이 좋다.

사) 몸을 이리저리 굴리는 자세(전전/輾轉 체위): 복통이 발작했을 때 앉거나 누워도 불편하고 체위를 바꾸며 구르는 것을 말한다. 담석증, 담도 회충증에서 보인다. (오행상 목(木)기능 저하)

매운맛을 줄이고 신맛을 자주 먹으면 좋다.

생식요법은 목2+화+토+상화2+표준생식이면 된다.(수+목2+화+상화+표준생식)

증상이 개선되면 체질 처방을 해야 한다.

부항사혈로 혈전을 제거하여 혈액순환을 원활하게 하는 것이 좋다.

아) 몸이 뒤로 넘어가는 듯한 배가 나오는 C자 자세(각궁반장위/角弓反張位): 환자의 목과 척추근육이 강직되어 머리가 뒤로 들리고 가슴과 배는 앞으로 나오며 등이 지나치게 펴져 몸통이 활처럼 휘는 상태를 말한다. 이것은 파상풍과 소아 뇌막염환자에게 나타난다.

자) 파킨슨병: 머리는 앞으로 숙이고 등은 구부정하며 상하지가 안으로 굽는다.

※ 눈을 감고 서 있을 때 몸이 흔들린다. 두 다리를 붙이고 똑바로 서서 눈을 감았을 때 크게 흔들리는 것은 소뇌(小腦)나 척수 기능에 이상이 발생한 경우다.(소뇌위축증에 나타난다.)

단맛을 줄이고 짠맛을 자주 먹으면 좋다.

생식요법은 수2+목+화+상화2+표준생식이면 된다.

증상이 개선되면 체질 처방을 해야 한다.

부항사혈로 혈전을 제거하여 혈액순환을 원활하게 하는 것이 좋다.

※ 똑바로 누워 머리 위쪽으로 팔을 쭉 뻗고 입을 벌려 숨을 쉬는 자세는 폐와 기관지가가 약하다.

※ 배를 깔고 엎드려 자는 사람은 위장이 차가운 사람이다.

※ 간장/담낭이 약한 사람은 옆으로 웅크리고 잔다.

2. 걸음걸이로 건강을 살펴라.

걷는 자세는 질병과 밀접한 관계가 있다.

① 흔들거리는 걸음걸이: 오리처럼 궁둥이를 뒤뚱 뒤뚱거리는 걸음은 진행성 근육영양불량증과 양쪽의 선천성 관골관절탈위, 구루병이나 대골절병의 증상이다.

신장/간장기능 저하 시 나타난다. (오행상 수(水)/목(木)기능 저하)
단맛을 줄이고 짠맛을 자주 먹으면 좋다.

생식요법은 수2+목+화+상화2+표준생식이면 된다.(수+목2+화+상화+표준생식)
증상이 개선되면 체질 처방을 해야 한다.
부항사혈로 혈전을 제거하여 혈액순환을 원활하게 하는 것이 좋다.

② 비틀거리는 걸음걸이: 소뇌위축증이거나 알코올 중독, 진정, 진통, 최면제로 쓰이는 약물에 중독 시 나타난다.

신장 기능 저하 시 나타난다. (오행상 수(水)기능 저하)
단맛을 줄이고 짠맛을 자주 먹으면 좋다.

생식요법은 수2+목+화+상화+표준생식이면 된다.
증상이 개선되면 체질 처방을 해야 한다.
부항사혈로 혈전을 제거하여 혈액순환을 원활하게 하는 것이 좋다.

③ 허둥대는 걸음걸이: 걸을 때 상체를 앞으로 숙이고 걸음을 뗀 후에 빨리 걸음을 걷는 자세는 파킨슨병에서 보인다.

신장 기능 저하 시 나타난다. (오행상 수(水)기능 저하)
단맛을 줄이고 짠맛을 자주 먹으면 좋다.

생식요법은 수2+목+화+상화2+표준생식이면 된다.(화+토2+금+상화+표준생식)
증상이 개선되면 체질 처방을 해야 한다.
부항사혈로 혈전을 제거하여 혈액순환을 원활하게 하는 것이 좋다.

④ 문지방을 넘는 듯한 걸음걸이: 걸을 때 하지를 높이 들어야만 발걸음을 뗄 수 있다. 하지만 걸음이 작고 발끝을 땅에 끌며 걷는다. 이것은 장딴지 총신경마비, 좌골신경마비, 다발성 신경마비, 다발성 신경염에서 나타난다.

오행상 비/위장 기능 저하 시 나타난다. (오행상 토(土)기능 저하) 신맛을 줄이고 단맛을 자주 먹으면 좋다.

생식요법은 토2+금+수+상화2+표준생식이면 된다.
증상이 개선되면 체질 처방을 해야 한다.
부항사혈로 혈전을 제거하여 혈액순환을 원활하게 하는 것이 좋다.

⑤ 가위걸음: 두 무릎이 앞뒤로 교차하여 가위모양이 되며 발가락을 스치면서 걷는다. 이것은 대뇌성 탄탄(癱瘓: 중풍, 사지가 뒤틀리고 마비되는 증상), 하반신 불수, 하지경련 환자에게서 나타난다.

오행상 신장/간장 기능 저하 시 나타난다. (오행상 수(水)목(木)기능 저하) 단맛을 줄이고 짠맛을 자주 먹으면 좋다.

생식요법은 수2+목+화+상화2+표준생식이면 된다.(수+목2+화+상화+표준생식)
증상이 개선되면 체질 처방을 해야 한다.
부항사혈로 혈전을 제거하여 혈액순환을 원활하게 하는 것이 좋다.

⑥ 발을 들었다가 툭 떨어뜨리는 걸음걸이: 척수손상이 나타난다. 눈을 감으면 평형을 유지하지 못한다. 관절에 있는 인대손상 시 나타나는 걸음걸이다.

서양의학적으로는 근육기능이 약하면 건강한 걸음을 걷지 못한다고 표현한다. 근무력증이나 관절가동의 이상 증상들이다.

동양의학에서는 다른 면으로 살펴본다. 오르막길 보행이 어려운 사람은 오행상 토(土)기운이 약한 사람이다.

이런 사람들은 신맛을 줄이고 단맛을 자주 먹으면 비/위장 기능이 보강되어 오르막길을 자연스럽게 오를 수 있다. 앞무릎이 아프다.

신맛을 줄이고 단맛을 자주 먹으면 좋다.

생식요법은 토2+금+수+상화2+표준생식이면 된다.
증상이 개선되면 체질 처방을 해야 한다.
부항사혈로 혈전을 제거하여 혈액순환을 원활하게 하는 것이 좋다.

⑦ 내리막길 보행이 어려운 사람(다리 떨림이나 발목이 불편한 사람)은 오행상 수(水)기운이 약한 사람이다. 이런 사람들은 단맛을 줄이고 짠맛을 자주 먹어 신장 기능을 보강해주면 내리막길을 자연스럽게 보행할 수 있다. 오금이 아프다.

단맛을 줄이고 짠맛을 자주 먹으면 좋다.

생식요법은 수2+목+화+상화2+표준생식이면 된다.(수+목2+화+상화+표준생식)
증상이 개선되면 체질 처방을 해야 한다.
부항사혈로 혈전을 제거하여 혈액순환을 원활하게 하는 것이 좋다.

⑧ 계단을 내려가거나 오를 때 관절이 아프거나 힘든 사람들은 대체적으로 관절염(關節炎)이라 하여 무릎에 고여 있는 물을 주사기로 빼거나 한다. 무릎 관절염을 포함한 관절염이 있는 사람들은 물을 자주 먹으면 오히려 관절염이 개선된다.

관절이 가동될 때 열이 발생하기 때문에 수분이 부족해서 물을 확보하려는 생리적인 조치다. 그렇기 때문에 물을 충분히 보충하면 무릎관절이나 관절 부분에서는 확보하고 있는 수분을 모두 소모시킨다. 즉 고여 있던 수분을 모두 사용한다는 의미다. 그 결과 관절가동이 원활해지면서 정상적인 관절이 가동되어 계단을 오르내릴 때 불편함이 사라진다.

외국에서는 관절염 환자들에게 1일 2리터 이상 물을 섭취하라고 처방한다. 약 2주 후에는 관절염이 개선되는 사례를 발표하고 있다.

동양의학에서 보는 우리 몸의 관절과 오장육부와의 상관관계를 정리한다.

구분	손목관절	팔꿈치	어깨관절	고관절	무릎관절	발목관절
오행분류	금	화	상화	목	토	수
발병 원인	쓴맛과식	짠맛과식	떫은맛 부족	매운맛 과식	신맛과식	단맛과식
치유 음식	매운맛	쓴맛	떫은맛	신맛	단맛	짠맛

■ **관절별 자연 치유와 예방을 위한 생식처방은 다음과 같다.**

- **손목관절: 금2+수+목+상화+표준생식, 쓴맛을 줄이고 매운맛을 자주 먹는다.**
- **팔꿈치관절: 화2+토+금+상화+표준생식, 짠맛을 줄이고 쓴맛을 자주 먹는다.**
- **어깨관절: 토+금+수+상화2+표준생식, 골고루 먹되 떫은맛을 자주 먹는다.**
- **고관절: 목2+화+토+상화+표준생식, 매운맛을 줄이고 신맛을 자주 먹는다.**
- **무릎관절: 토2+금+수+상화+표준생식, 신맛을 줄이고 단맛을 자주 먹는다.**
- **발목관절: 수2+목+화+상화+표준생식, 단맛을 줄이고 짠맛을 자주 먹는다.**

이렇듯 관절에 문제가 발생한 경우는 정확한 원인을 파악하고 원인을 제거하는 데 주안점을 두어야 한다. 서양의학적으로 뼈 주사(스테로이드주사제)라고 하는 것을 맞으면 일시적으로는 통증이 사라지겠지만 다시 재발한다. 원인을 제거하지 않았기 때문이다.

동양의학에서 보는 것과 같이 관절과 상관관계가 있는 오장육부의 기능의 좋고 나쁨에 따라 관절염이 발생한다는 것은 아프고 고통이 심한 관절염도 식습관과 연관이 깊다는 것을 알 수 있다. 관절염을 개선하고자 하려면 뼈 주사를 맞을 것이 아니라 자신의 식습관을 돌아보는 것이 우선일 것이다.

위의 도표에서 보는 것처럼 발병 원인이 되는 음식을 줄이고, 치유하는 음식을 자주 먹는 것이 좋다. 그리고 증상에 맞는 생식이나 음식을 섭취한다면 좀 더 빠른 시간 내에 관절염의 불편함을 개선시킬 수 있을 것이다. 증상이 개선되면 체질에 맞는 식습관으로 바꾸어야 한다.

27 생식기로 건강을 살핀다.

남녀의 생식기는 다음과 같다.

남자 생식기	여자 생식기
음경, 요도, 음낭	요도, 치구, 음순, 음핵, 질

생식기는 경락상으로 방광경, 위경, 간경, 충맥, 임맥, 독맥과 연계된다.

동양의학에서 생식기는 오행상 수(水)로 분류한다. 즉 신장/방광기능과 연계가 있다고 본다. 순환장애의 일환으로 상화(면역기능)기능도 연계한다.

생식기에 다양한 질환과 증상이 나타나는 것은 토극수(土克水)와 수극화(水克火)의 관계에서 발생한다.

① 토극수(土克水)의 관계란 음식의 맛으로 보면 단맛을 과식하면 비/위장 기능이 항진 (토20+)되면서 혈액이 끈적거려 신장/방광 기능의 저하(수20-)를 가져와 위장과 신장의 부조화로 인해 생식기에 질환이 발생한다. (각각 20이 정상)

② 수극화(水克火)의 관계 역시 화(火)로 분류하는 쓴맛을 과식하면 수극화(水克火)를 하지 못해 심장기능의 항진(화20+)으로 인해 이뇨작용을 강하게 하므로 신장의 체내 수분 조절기능 저하로 인해 신장과 심장의 부조화를 이룬 결과 생식기에 질환이 발생한다. 오행상 신장기능이 저하(수20-)되어 생식기에 질환이 발생한다.

단맛의 과식	쓴맛의 과식
토극수가 강할 때	수극화를 못할 때
토20+, 수 20-	수20-, 화20+

도표에서처럼 단맛과 쓴맛을 과식하면 수(신장/방광)기능이 저하되면서 생식기 질환이 발생하게 된다. (수(水): 신장/방광 20-)

③ 또 다른 이유는 짠맛이 부족하여 수극화(水克火)를 못하거나, 신맛이 부족하여 목극토를 못해도(스트레스를 받거나 간 기능 저하 시) 생식기에 질환이 발생한다.

짠맛의 부족	신맛의 부족
수극화를 못할 때	목극토를 못할 때
수 20-, 화 20+	목20-, 토20+

여기서 수(水)로 분류하는 짠맛이 부족해서 생식기에 질환이 발생하는 것은 이해가 가지만 신맛이 부족한 경우가 이해가 잘 안갈 것이다. 이유는 신맛이 부족하면 목극토를 하지 못하여(목20-, 토20+) 토가 항진되어 토극수를 강하게 하는 결과(토20+, 수20-)가 나타나기 때문이다. 어쨌든 수기능이 20이 정상인데도 불구하고 20-가 되기 때문에 생식기에 질환이 발생하는 것이다.

결과적으로 생식기 질환을 개선시키고자 할 때는 짠맛과 신맛의 음식을 보강하면 빠른 시간 내에 개선된다.

그러나 의료인들이나 방송에서 짜게 먹으면 뭐 죽는 것처럼 이야기 하며 싱겁게 먹으라고 강조하고 있으니 앞으로 생식기계질환자들은 점점 증가할 것을 예상할 수 있을 것이다.

1. 발기부전(勃起不全)

과도한 방사로 인해 신장 기능이 저하되고 정기가 허(虛)하기 때문이다. 과도한 스트레스로 인한 심장 기능 저하, 억울증(抑鬱症)으로 인한 간 기능 손상, 놀람으로 인한 신장 기능 손상, 의심 많고 잘 놀라도 근육이완(오행상 목(木)으로 분류함)으로 발기부전이 된다. (오행상 수(水)/목(木)기능 저하)

단맛을 줄이고 짠맛, 신맛을 자주 먹으면 좋다.

생식요법은 수2+목+화+상화2+표준생식이면 된다.(수+목2+화+상화+표준생식)

증상이 개선되면 체질 처방을 해야 한다.

부항사혈로 혈전을 제거하여 혈액순환을 원활하게 하는 것이 좋다.

2. 발기 후 죽지 않는 음경

발기하여 줄어들지 아니하고 정액이 저절로 흐르는 증상으로서 간장과 신장 기능 저하시 나타난다. (위의 도표를 자세히 이해하기 바람)

3. 성기가 늘어지는 현상

음경이 길게 늘어져 수축되지 않는 증상은 오랜 스트레스나 분로로 인한 간(肝)에 습열(濕熱)이 몰려 생긴다. (오행상 목(木)기능 저하)

매운맛을 줄이고 신맛을 자주 먹으면 좋다.

생식요법은 목2+화+토+상화2+표준생식이면 된다.(수+목2+화+상화+표준생식)

증상이 개선되면 체질 처방을 해야 한다.

부항사혈로 혈전을 제거하여 혈액순환을 원활하게 하는 것이 좋다.

4. 성기가 오그라드는 현상

성기가 안으로 수축되고, 통증이 소복(小腹: 아랫배)으로 인입하는 현상으로 망양(亡陽)을 소실한 경우 발생한다.

사우나에서 과도하게 땀을 빼는 사람들에게 자주 나타나는 증상이다. 남이 땀을 뺀다고 하여 자신의 건강 정도를 모르고 과도하게 땀을 뺄 때 나타난다.

5. 귀두가 붓고 통증이 있는 증상

이럴 때에는 음경암을 의심해 보아야 한다. 음경암은 음경이 붓고 귀두가 점차 짓무르며 냄새가 지독하고 통증이 생긴다. 나중에 사타구니에 음혈이 생긴다.

매운맛을 줄이고 신맛을 자주 먹으면 좋다.

생식요법은 수+목2+화+상화2+표준생식이면 된다.(수+목2+화+상화+표준생식)

증상이 개선되면 체질 처방을 해야 한다.

부항사혈로 혈전을 제거하여 혈액순환을 원활하게 하는 것이 좋다.

6. 음낭이 크게 붓는 증상

간(肝)으로 인해 문제가 생긴다. 생식기의 기능과 자잘한 현상들은 신장과 간 기능을 보강하면 쉽게 개선시킬 수 있다. 물론 근본적으로 스트레스를 줄이는 것이 최선의 치료법이다.

서양의학적으로 생식기관은 생식/비뇨기계로 분류하여 관리한다. 그러나 동양의학에서는 오장육부와 연관 지어 본다. 경락상으로는 임맥, 신장경락, 비/위장 경락, 간장 경락 등이 연관이 있다.

음양상으로 본다면 음의 문제와 연관이 깊다. 음의 문제란 간장/담낭, 비/위장, 신장/방광경락 즉 발에서 시작과 마무리를 하는 경락들이다. 이러한 경락들에서 문제가 발생하는 것은, 양이라 분류하는 마음의 변화가 주원인으로 작용한다는 것이다. 즉 스트레스가 생식기 활성도에 가장 큰 원인으로 작용한다는 것이다.

단맛과 매운맛을 줄이고 짠맛과 신맛을 자주 먹으면 생식기 활용상의 문제를 개선시킬 수 있다.

생식요법은 수2+목+화+상화+표준생식이면 된다.(수+목2+화+상화+표준생식)
증상이 개선되면 체질 처방을 해야 한다.
부항사혈로 혈전을 제거하여 혈액순환을 원활하게 하는 것이 좋다.

건강한 생각이 왕성한 성욕을 돋우는 근본이 된다. 앞서 말한 임맥은 인체의 전면에서 발생하는 이상 현상의 전체를 주관하는 대표성을 띄는 맥상을 의미한다. 음양상으로 볼 때 인체의 전면(全面)은 음(陰)으로 분류하고, 등쪽은 양으로 분류한다. 음의 대표성을 띠는 맥상은 임맥이라 부르고, 양의 대표성을 가지는 맥은 독맥(督脈)이라 부른다.

일반적으로 정력을 보강하기 위해서 비아그라를 먹는 사람들이 있지만 비아그라보다 부작용 없고 효과 좋은 보약이 있다. 바로 우리 고유의 매운맛과 짭짤한 맛을 가진 김치를 먹는 것이고, 또한 익은 김치와 부추를 함께 넣어 만든 빈대떡이 더 좋은 효과를 나타낸다. 아예 부추즙을 아침에 한 잔씩 먹으면 더 좋다. 부추 약간+사과 반 개+미나리 약간 넣고 즙을 내서 먹는 것이면 좋다. 또한 우리 고유의 장아찌나 새우젓 같은 젓갈류를 평상시 먹는 것이 꾸준한 정력을 유지하는 방법이라 하겠다.

28 항문(肛門)에서 건강을 찾는다.

항문은 하행결장의 끝부분에 위치하며 대장으로 분류한다. 항문 기능은 비장/위장/대장/간장/담낭/신장 등과 연관이 있다. 특히 간장과 담낭과 배변과는 아주 밀접한 관계가 있다.

동양의학에서 항문은 오행상 금(金)으로 분류한다. 폐/대장과 연관이 있다고 본다. 이러한 대장에 다양한 질환과 증상이 발생하는 원인은 쓴맛을 과식하면 화극금(火克金)이 항진되어(화20+, 금20-) 금기운이 저하되고, 신맛을 과식하면 금극목(金克木)을 하지 못하여(금20-, 목20+) 대장기능이 저하되어 대장질환이 발생하게 된다.

쓴맛의 과식	신맛의 과식
화극금(火克金)이 강할 때	금극목(金克木)을 못할 때
화 20+, 금 20-	금20-, 목20+

또 다른 이유는 매운맛이 부족하여 금극목(金克木)을 못하거나, 짠맛이 부족하여 수극화(水克火)를 못해도(화기능이 강하여 화극금을 강하게 하기 때문에 금기운이 약해진다.) 대장질환이 발생하다.

매운맛 부족	짠맛 부족
금극목(金克木)을 못할 때	수극화(水克火)를 못할 때
금 20-, 목 20+	수20-, 화20+

여기서 금(金)으로 분류하는 매운맛이 부족해서 항문에 질환이 발생하는 것은 이해가 가지만, 짠맛이 부족한 경우가 이해가 잘 안갈 것이다. 이유는 짠맛이 부족하면 수극화를 하지 못하여(수20-, 화20+) 화가 항진되면서 화극금을 강하게 하는 결과(화20+, 금20-)가 나타나기 때문이다. 어쨌든 금기능이 20이 정상인데도 불구하고 20-가 되기 때문에 항문에 질환이 발생하는 것이다.

결과적으로 항문 질환을 개선시키고자 할 때는 매운맛과 짠맛의 음식을 보강하면 빠른 시간 내에 개선된다.

그러나 의료인들이나 방송에서 맵게 먹고 짜게 먹으면 죽는 것처럼 이야기하며 맵지 않게 싱겁게 먹으라고 강조하고 있으니 앞으로 대장항문 질환자들이 점점 증가할 것으로 예상된다.

또한 대장 항문과를 가보면 젊은 여성들이 많은 것을 볼 수 있다. 이렇게 젊은 여성들에게 항문 질환이 많이 발생하는 이유는 아마도 쓴맛의 커피와 녹차류를 즐김으로 인해 화(火)기능이 항진되면서(화극금(火克金화20+, 금20-) 금기능이 약해지는 결과를 초래한 것이고, 신맛으로 분류하는 밀가루 음식을 즐기는 식습관 역시 금극목(金克木금20-, 목20+)을 못하여 금기운이 저하되어 항문 질환이 많이 발생하는 것이다. 결국 항문 질환도 체질에 맞지 않는 잘못된 식습관에서 비롯된다는 것을 알아야 한다.

1) 치루(痔漏)는 다르게 항루(肛瘻)라고도 한다.

항문 주위에 옹저(癰疽: 종기)나 치창(痔瘡: 항문 주위 부스럼)이 생겨 짓물러서 터진 후에 고름과 피가 흐르며 잘 아물지 아니하고 피부에서 외부로 고름이 나오는 증상을 말한다.

2) 항치(肛痔)

항문 안팎에 작은 살덩이가 볼록하게 돌출하는 것은 치창(痔瘡:항문 주위 부스럼)이라고 한다. 치창이 내부(직장하단)에 생기면 내치라하고, 항문관의 치상선 밖에 생기는 것은 외치라고 한다. 혈액순환 장애 시 발생한다. 치핵을 오래도록 방치하면 항루(肛瘻)가 된다.

민중 의술적으로 보면 항문을 따스하게 좌훈하거나 따스한 물에 반신욕을 하거나 화한 기운이 강한 안티프라민을 바르는 것도 항문 질환을 치유하는 효과를 가진다.

3) 변을 본 후에도 잔변감이 있는 증상(이급후중/裏急後重)

배변 전에 배가 아프고 배변을 참지 못하는 것을 이급(裏急)이라 하고, 시원하게 배출되지 않아 항문에 묵직한 느낌이 있는 것은 후중(後重)이라 한다.

이러한 증상은 오행상 면역력과 연관이 있는 심포장/삼초부의 기능 저하 시 나타난다. (후중증(後重症)이라 하기도 한다.)

4) 탈항(脫肛)

항문 상단의 직장이 항문 밖으로 빠져나오는 증상을 말한다.

이러한 증상은 대부분 위장/소장의 습한 기운, 즉 음 기운이 과다하여 대장으로 옮겨가거나 양기가 부족하여 항문을 닫지 못해서 나타난다.

쉽게 말해서 오행상 대장기운과 근육을 주관하는 간장의 기운이 차가워지므로 인해 항문 주변이 차가워지면서 근육이 수축과 이완을 제대로 하지 못해서 나타나는 증상이다.

오행상 금극목(金克木)의 관계에 있어서 상호 부조화를 이룰 때 나타나는 증상이다.

5) 어린아이들의 경우 출생 후 항문 옆에 하나 혹은 여러 개의 구멍이 있어 농이나 변이 흘러나올 수도 있다.

6) 출생 후 항문이 막히는 경우도 있다.

항문의 질환은 대체적으로 어혈과 탁한 노폐물의 과다로 인한 혈액순환 장애가 원인으로 작용하고 있다.

이러한 항문 질환은 쓴맛을 줄이고 매운맛과 짠맛을 자주 먹으면 쉽게 개선시킬 수 있다. 일반 식사 시 매운맛이 가득한 카레밥이나 떡볶이, 마늘, 생강, 새우젓을 상복하면 좋은 결과를 얻을 수 있다.

생식요법은 금2+수+목+상화2+표준생식이면 된다.(금+수2+목+상화+표준생식)
증상이 개선되면 체질 처방을 해야 한다.
부항사혈로 혈전을 제거하여 혈액순환을 원활하게 하는 것이 좋다.

29 대변을 관찰하여 건강을 찾는다.

대변은 인체에서 소화된 뒤 항문을 거쳐 배출되는 음식물의 찌꺼기다. 음식물은 먹은 후에 대변으로 나오기까지 여러 장부의 도움으로 진행된다. 그래서 대변을 세밀하게 관찰하며 체내 장부의 변화, 특히 소화기 계통의 여러 가지 변화를 읽을 수 있다.

대변의 약 70% 이상은 물이고 나머지는 점액과 세균, 음식의 찌꺼기다. 대변의 색깔, 상태, 양, 횟수 등으로 질병을 진단하고 예후를 판단하는 방법을 알아본다.

동양의학에서 대변의 문제는 오행상 금(金)으로 분류한다.

대변으로 인한 문제들은 항문편을 참고 바란다.

1. 대변의 색깔로 건강을 살펴라.

1) 백색 혹은 회백색 대변

담즙 분비에 장애가 있고, 담도가 막혀 있음을 나타낸다. 담결석, 담도 종류, 췌장암 등의 질병을 앓을 가능성이 많다. 이외에 회백색 대변은 조영제 때문에도 나타날 수 있다. (오행상 목(木)기능 저하)

매운맛을 줄이고 신맛을 자주 먹으면 좋다.

생식요법은 목2+화+토+상화2+표준생식이면 된다.(수+목2+화+상화+표준생식)

증상이 개선되면 체질 처방을 해야 한다.

부항사혈로 혈전을 제거하여 혈액순환을 원활하게 하는 것이 좋다.

2) 백색의 쌀뜨물 같은 대변

대변이 쌀뜨물 같은 희뿌연 액체로 나오며 양이 많다. 이것은 급성 위장병 환자에게서 나타나며 일종의 열성 전염병이다. 치아 부실로 인한 씹는 기능 저하 시, 췌장기능 저하

가 동시에 겹칠 때 나타나는 증상이다. (오행상 토(木)기능 저하)

신맛을 줄이고 단맛을 자주 먹으면 좋다.

생식요법은 토2+금+수+상화2+표준생식이면 된다.(토+금2+수+상화+표준생식)

증상이 개선되면 체질 처방을 해야 한다.

부항사혈로 혈전을 제거하여 혈액순환을 원활하게 하는 것이 좋다.

3) 백색의 기름이 뜨는 변

대변의 양이 많고 악취가 심한 것은 이원성 설사나 소화관 흡수장애에서 주로 보인다. 음식을 급하게 빨리 먹는 식습관과 위장기능 저하 시에 나타나는 증상이다. (오행상 토(木)기능 저하)

신맛을 줄이고 단맛을 자주 먹으면 좋다.

생식요법은 토2+금+수+상화+표준생식이면 된다.(토+금2+수+상화+표준생식)

증상이 개선되면 체질 처방을 해야 한다.

부항사혈로 혈전을 제거하여 혈액순환을 원활하게 하는 것이 좋다.

4) 백색점액 상태의 대변

대변이 콧물처럼 희고 투명한 것은 만성장염과 직장 내 용종이나 피부암종이 있는 경우에 나타난다. 예를 들면 피부암의 일종인 세포 암인 경우에도 흰색 대변을 보는 증상이 나타난다. (오행상 금(金)기능 저하)

쓴맛을 줄이고 매운맛을 자주 먹으면 좋다.

생식요법은 금2+수+목+상화+표준생식이면 된다.(금+수2+목+상화+표준생식)

증상이 개선되면 체질 처방을 해야 한다.

부항사혈로 혈전을 제거하여 혈액순환을 원활하게 하는 것이 좋다.

5) 짙은 황색 대변

황달이 있는 상태이며 빈혈이 있다. 적혈구의 선천적 결함, 용혈성세균 감염, 악성학질, 수혈, 약물중독, 각종 면역반응 등으로 발생한다.

단맛을 줄이고 짠맛을 자주 먹으면 좋다.

생식요법은 수2+목+화+상화2+표준생식이면 된다.
증상이 개선되면 체질 처방을 해야 한다.
부항사혈로 혈전을 제거하여 혈액순환을 원활하게 하는 것이 좋다.

6) 녹색 대변

대변이 물이나 죽 같으며 시큼한 냄새가 나고 거품이 많다. 소화불량과 장기능실조 등의 질병에서 나타난다. 녹색대변에 농이 섞여 나오는 것은 급성장염이나 세균성 이질임을 나타난다. (오행상 수(水)/목(木)기능 저하)

즉 신장, 간장기능 저하 시 나타나는 변의 증상이다. 검은색의 질척한 변은 신장 기능 저하 시 증상이고, 푸른색이 짙은 질척한 변은 간 기능 저하 시 증상이다.

① 검은색의 질척한 변은 단맛을 줄이고 짠맛을 자주 먹으면 좋다.

생식요법은 수2+목+화+상화+표준생식이면 된다.
증상이 개선되면 체질 처방을 해야 한다.
부항사혈로 혈전을 제거하여 혈액순환을 원활하게 하는 것이 좋다.

② 푸른색의 질척한 변은 매운맛을 줄이고 신맛을 자주 먹으면 좋다.

생식요법은 목2+화+토+상화+표준생식이면 된다.(수+목2+화+상화+표준생식)
증상이 개선되면 체질 처방을 해야 한다.
부항사혈로 혈전을 제거하여 혈액순환을 원활하게 하는 것이 좋다.

7) 담홍색 대변

식중독이나 살모넬라균에 감염 시 나타난다. 신맛의 식초나 짠맛을 자주 먹으면 균이 사멸된다.

8) 선홍색 대변

하부 소화관의 출혈(위장에서 출혈인 경우는 변의 색깔이 까맣다.)에서 주로 보인다. 대변 바깥에 선혈이 묻어 나오고 출혈의 양이 적다. 직장암이나 결장암 등 암종(癌腫)도 의심해야 한다.

※ 결장암 환자의 혈변은 선홍색이고 양이 적으며 대량의 점액이나 농액이 섞여 있는 것이 특징이다.
※ 직장암 환자의 혈변 속에는 통상 미란(糜爛: 헐고 문드러진 농)조직이 섞여 있다. (오행상 금(金)기능 저하)

① 변이 검은색이면 신맛을 줄이고 단맛을 자주 먹으면 좋다.

생식요법은 토2+금+수+상화2+표준생식이면 된다.(토+금2+수+상화+표준생식)
증상이 개선되면 체질 처방을 해야 한다.
부항사혈로 혈전을 제거하여 혈액순환을 원활하게 하는 것이 좋다.

② 선홍색 변이라면 쓴맛을 줄이고 매운맛을 자주 먹으면 좋다.

생식요법은 금2+수+목+상화2+표준생식이면 된다.(금+수2+목+상화+표준생식)
증상이 개선되면 체질 처방을 해야 한다.
부항사혈로 혈전을 제거하여 혈액순환을 원활하게 하는 것이 좋다.

9) 암홍색 대변

혈액과 대변이 고르게 섞여 있다. 이질과 대장 내 용종, 결장암에서 나타난다. 기타 특수 질환에서도 음혈기능장애로 인해 변혈(便血)이 발생할 수 있다. (오행상 금(金)기능 저하)
쓴맛을 줄이고 매운맛을 자주 먹으면 좋다.

생식요법은 금2+수+목+상화+표준생식이면 된다.
증상이 개선되면 체질 처방을 해야 한다.
부항사혈로 혈전을 제거하여 혈액순환을 원활하게 하는 것이 좋다.

10) 검은색 대변

검은색 대변은 상부소화관 출혈에서 주로 보이는 증상으로서 위궤양, 십이지장궤양, 위두염(胃竇: 위장이 구멍 난 상태炎), 위점막탈수, 간경화 시의 식도와 위저부 정맥의 곡장(曲墻: 경계선 부분)과 파열로 인한 출혈 등의 질병에서도 보인다.
위장관 질환이라면 신맛을 줄이고 단맛을 자주 먹으면 좋다.

생식요법은 토2+금+수+상화2+표준생식이면 된다.(토+금2+수+상화+표준생식)
증상이 개선되면 체질 처방을 해야 한다.
부항사혈로 혈전을 제거하여 혈액순환을 원활하게 하는 것이 좋다.

검은색 대변을 물로 씻어 보아야 한다. 물로 씻어 보아 붉은색이 나타나면 위장관 출혈이고, 검으면서 밝지 않으며 물로 씻어도 붉은색이 보이지 않으면 음식이나 약물이 원인이다.

2. 대변의 형태를 살펴라.

1) 묽은 물 같은 대변

소화불량이나 트리코모나스감염으로 인한 설사다. 설사와 함께 점액과 농혈이 나타나면 급성장염이다.

대변이 죽 같고 압박감이 있고, 심하면 다리에 경련이 일고, 몸이 마르면서 눈이 퀭하게 꺼지고, 탈수 증세가 나타나는 것은 대부분 급성위장염이나 비소중독에서 나타난다. 급하게 식사하고 잘 씹지 않으며 당뇨병 초기 증상인 경우 나타나는 증상이다. 체내가 차갑다는 의미고 수족 냉증을 가지고 있다. 발을 따뜻하게 하는 생활 습관을 가지면 개선된다.

2) 물컹물컹한 대변

만성 결장염 환자다. 차고 기름기가 많은 음식을 먹으면 나타난다.
오행상 폐기능 저하 시 나타나는 증상이다. (오행상 금(金)기능 저하)

3) 점액형태의 대변

장염, 이질, 흡혈충병 환자의 대변에는 점액이 대량으로 나타난다.

점액이 대변 속에 고르게 섞여 있는 것은 소장에 염증이 있는 경우이며, 점액이 대변의 표면에 부착되어 있는 것은 대장질환이 있다.

4) 언 것처럼 단단한 대변

과민성 결장염에서 나타난다. 스트레스를 줄이는 것이 좋다.
(오행상 금(金)기능 저하)

1), 2), 3), 4) 모두 쓴맛을 줄이고 매운맛을 자주 먹으면 좋다.

생식요법은 금2+수+목+상화+표준생식이면 된다.(금+수2+목+상화+표준생식)
증상이 개선되면 체질 처방을 해야 한다.
부항사혈로 혈전을 제거하여 혈액순환을 원활하게 하는 것이 좋다.

5) 풀 같은 대변

배를 차게 하고 잠을 잔 경우다. 전일 찬 기운이 있는 음식(생선회, 과일 등)을 먹고 배를 차게 한 상태에서 잠을 잔 경우에 나타나는 증상이다.

6) 거품이 많은 대변

설탕이 많이 든 음식을 지나치게 많이 먹은 경우다. (오행상 수(水)기능 저하)
단맛을 줄이고 짠맛을 자주 먹으면 좋다.

생식요법은 수2+목+화+상화+표준생식이면 된다.(수+목2+화+상화+표준생식)
증상이 개선되면 체질 처방을 해야 한다.
부항사혈로 혈전을 제거하여 혈액순환을 원활하게 하는 것이 좋다.

7) 비누형 대변

달걀노른자 색을 띄거나 백색에 가깝고 가끔 돌처럼 단단한 것은 음식물이 장내에서 부패했음을 나타낸다.
꿀이나 설탕 같은 당분이 많은 음식을 먹으면 해소된다.

8) 지방질 대변

췌장기능 저하로 트립신 분비가 부족하여 음식 속의 지방을 소화할 수 없기 때문이다.
새우젓을 상복하면 풍부한 소화효소를 보강할 수 있고 위산 분비를 촉진되어 췌장기능을 정상화시킬 수 있다. (오행상 토(土)기능 저하)
신맛을 줄이고 단맛을 자주 먹으면 좋다.

생식요법은 토2+금+수+상화+표준생식이면 된다.(토+금2+수+상화+표준생식)
증상이 개선되면 체질 처방을 해야 한다.
부항사혈로 혈전을 제거하여 혈액순환을 원활하게 하는 것이 좋다.

9) 두부찌꺼기 같은 대변

곰팡이에 의한 장염, 영양부실, 장기적인 항생제나 부신피질호르몬을 사용한 영아는 대개 아구창(鵝口瘡)을 동시에 앓는다. 신생아라면 간염에 걸린 것이다.

병원 진료를 받고 치료하는 것이 좋다.

10) 팥죽 같은 대변

출혈성장염 환자에게서 나타난다. 병원 진료를 받고 치료하는 것이 좋다.

11) 농혈(膿血: 피고름)대변

이질, 궤양성 결장염, 결장암이나 직장암에서 나타난다. (오행상 금(金)기능 저하)

쓴맛을 줄이고 매운맛을 자주 먹으면 좋다.

생식요법은 금2+수+목+상화2+표준생식이면 된다.(금+수2+목+상화+표준생식)

증상이 개선되면 체질 처방을 해야 한다.

부항사혈로 혈전을 제거하여 혈액순환을 원활하게 하는 것이 좋다.

12) 염소 똥같이 동글동글한 변

복부내의 암종이나 장중첩증에서 나타난다. 이런 증상이 나타나는 사람은 복부에 유동기 적취가 심하게 나타나며 복부가 냉하다.

※ 일반적으로 대변이 묽어 물 같으면 대부분 소장에 이상이 있는 설사이고,

대변이 죽이나 묽은 진흙 같은 것은 회맹장(回盲腸)의 이상이다.

대변에 거품이 끼어 있으면 소장의 불량이고, 대변이 마른 죽 같으면 대부분 결장의 이상이다.

대변에 농혈이 섞여 있고 양이 많지 않으며 이급(裏急: 똥이 급하게 마려운 증상) 후에 다시 증상이 뚜렷해지는 것은 대부분 직장이나 S상 결장의 이상이다.

대변에 다량의 농이 포함되어 있으면서 혈흔이 보이지 않는 것은 만성적인 결장 기능의 이상이다.

대변의 증상에 따라 식이요법을 다르게 하면 쉽게 개선할 수 있다.

3. 대변의 횟수를 살펴라.

1) 기능성 변비: 편식, 정신적인 스트레스, 장시간 누워서 생활하는 경우 발생한다.

2) 기질성 변비: 장유착 등 부분적인 장폐색, 난소 종양, 자궁근종, 복강 내 큰 종류나 복수 등 장 밖의 질병으로 장이 압박을 받는다. 직장 항문의 질병이 원인이다. 변비는 쓴맛을 줄이고 매운맛을 자주 먹으면 좋다. 물론 물을 자주 먹는 것도 좋은 방법이다.

3) 별다른 원인 없이 대변이 가늘어지고 피가 섞여 나오면 결장암이나 직장암을 의심하라.

생식요법은 금2+수+목+상화2+표준생식이면 된다.(금+수2+목+상화+표준생식)
증상이 개선되면 체질 처방을 해야 한다.
부항사혈로 혈전을 제거하여 혈액순환을 원활하게 하는 것이 좋다.

4) 변비와 함께 급성복통과 복부 팽창, 구토가 생기면 장폐색을 의심해야 한다.

이때는 혀가 고동색이나 회색으로 변하는지도 함께 관찰하라.

5) 만성변비와 설사가 교대로 나타나고, 복통과 발열이 나타나면 장결핵을 의심하라.

6) 설사(泄瀉)는 장 점막의 분비와 흡수기능에 장애가 발생하고 장의 운동이 지나치게 빠르기 때문에 생긴다.

〈설사와 복통〉

설사가 나면서 배꼽 주변이 아픈 것	음식물에 의한 중독
설사와 함께 좌측 아랫배 동통	세균성 이질
설사와 함께 우측 아랫배 동통	아메바이질/장결핵
상 복부 가운데 동통	장 위염
설사 후 복통 완화	장염과 장결핵
설사 후 복통 완화되지 않는 것	이질

※ 건강하던 사람이 설사와 변비가 교대로 나타나며, 이급후중(裏急後重)의 잔변감이 있다면 대장암을 의심하라. (오행상 금(金)기능 저하)
쓴맛을 줄이고 매운맛을 자주 먹으면 좋다.

생식요법은 금2+수+목+상화+표준생식이면 된다.(금+수2+목+상화+표준생식)

증상이 개선되면 체질 처방을 해야 한다.

부항사혈로 혈전을 제거하여 혈액순환을 원활하게 하는 것이 좋다.

30 소변(小便)을 관찰하여 건강을 찾는다.

소변은 인체대사를 통해 만들어지는 배출물이다. 소변도 대변과 같은 많은 장부의 협조를 받아 생성되기에 소변의 성질과 상태 및 성분의 변화는 비뇨계통 자체의 질병을 반영할 뿐 아니라 인체의 거의 모든 분야의 변화를 나타낼 수 있다.

정상인의 소변 양은 하루 평균 1,000~2,000㎖ 정도이며, 남자는 1,500~2,000㎖, 여자는 1,000~1,500㎖ 정도다. 소변의 99%는 수분이며 나머지는 요산, 요소 등의 노폐물이다.

동양의학에서 소변은 오행상 수(水)로 분류한다. 생식기 편을 참고하면 된다.

1. 소변의 색으로 건강을 살펴라.

1) 무색 소변

당뇨병과 만성 간질성신염, 요붕증의 신호다.

2) 백색 소변

농뇨	요도의 심각한 화농성 감염, 유백색이고 신우염, 방광염, 신농종이나 신장 결핵에서 나타난다.
유미뇨	필라리아증의 증상으로 우유처럼 희다.
염류뇨	아이에게 많으며 겨울에 숭늉같이 뿌옇다. 소변 속에 인산염이나 요산염의 함량이 많아 생긴다. 끓인 물을 먹으면 사라진다.

3) 황색 소변

소변 색이 진한 차처럼 짙은 황색이면 간장이나 담낭에 병이 있다.

담즙은 주로 장관(腸管)을 통해 배출되지만 소변을 통해 배출되기도 한다. 간장이나 담낭에 병이 있어 담즙이 장관으로 배출되는 통로가 단절되었을 때는 소변을 통해 배출 됩

수밖에 없으므로 소변 속의 담즙 함유량이 높아져 짙은 황색을 띤다.

간염 초기, 아직 황달이 전신에 나타나지 않았을 경우도 소변색이 진한 차 색깔을 볼 수 있는데 이것은 종종 간염의 신호이기도 하다. (오행상 목(木)기능 저하)

매운맛을 줄이고 신맛을 자주 먹으면 좋다.

생식요법은 목2+화+토+상화+표준생식이면 된다.
증상이 개선되면 체질 처방을 해야 한다.
부항사혈로 혈전을 제거하여 혈액순환을 원활하게 하는 것이 좋다.

4) 담록색 소변

엷은 녹색 소변은 소염진통제를 다량 복용했을 때 나타난다.
(이뇨제인 아미노필, 주사제인 메틸렌블루, 인디고카민, 크레오소트, 살리실산을 복용 시)
※ 약을 끊으면 남색이 사라진다.

5) 흑색 소변

말라리아 같은 급성 혈관 내 용혈증 환자에게서 보인다.

6) 홍색 소변

혈뇨를 의미한다. 비뇨기 계통이나 인근 기관 혹은 전신성질병의 신호가 된다. 급성신장염, 비뇨기 계통의 결석이나 결핵등과 같이 비뇨기 계통의 어느 부위가 손상되어 출혈이 있으면 혈뇨가 나타난다. (오행상 수(水)기능 저하)

단맛을 줄이고 짠맛을 자주 먹으면 좋다.

생식요법은 수2+목+화+상화2+표준생식이면 된다.(수+목2+화+상화+표준생식)
증상이 개선되면 체질 처방을 해야 한다.
부항사혈로 혈전을 제거하여 혈액순환을 원활하게 하는 것이 좋다.

2. 소변의 상태를 살펴라.

1) 소변에 거품이 일어 장시간 사라지지 않는다면 단백뇨일 가능성이 높다. 이것은 소변 속에 단백질이 포함되어 있어서 표면 장력이 커져 잘 사라지지 않는다.

소변 속에 단백질 함량이 가장 높게 나타난다면 신장염이고, 간장병에서도 높게 나타난다. 간장병 환자의 소변에서는 황색 거품이 이는데 잔류시간도 아주 길다. 냄새 또한 시큼하다. (오행상 수(水)기능 저하)

단맛을 줄이고 짠맛을 자주 먹으면 좋다.

생식요법은 수2+목+화+상화2+표준생식이면 된다.(수+목2+화+상화+표준생식)
증상이 개선되면 체질 처방을 해야 한다.
부항사혈로 혈전을 제거하여 혈액순환을 원활하게 하는 것이 좋다.

2) 소변이 혼탁한 것은 염류뇨이다. 소변에 모래알 같은 이물질이 있다면 요석(尿石)이다. 소변이 농처럼 혼탁하고 거의 솜 같은 물질이 있는 것은 농뇨(膿尿: 고름이 나오는 현상)라고 하는데 이는 비뇨기 계통의 감염된 증상이다. 이런 사람은 아침에 요도구에서 우윳빛의 하얀 물질들이 나온다. (오행상 수(水)기능 저하)

단맛을 줄이고 짠맛을 자주 먹으면 좋다.

생식요법은 수2+목+화+상화2+표준생식이면 된다.(수+목2+화+상화+표준생식)
증상이 개선되면 체질 처방을 해야 한다.
부항사혈로 혈전을 제거하여 혈액순환을 원활하게 하는 것이 좋다.

3. 소변 양의 변화를 살펴라.

1) 소변 양은 물과 음식 그리고 기후와 연관이 있다.

① 하루 소변 양이 2,400㎖를 초과하는 것은 다뇨(多尿)라 하고, 당뇨병과 요붕증에서 보이며 신장염으로 인한 요농축 기능장애 및 점액성 수종, 지단비대증, 뇌/척수종류의 질병에서도 나타난다.
② 500㎖보다 적으면 소뇨(小尿)라고 하며, 급성 신장염, 신장기능 저하, 심한 구토, 설사, 고열환자에게서 보이며 문맥성 간경화, 복막염, 신장을 손상시키는 약물중독, 혹은 전립선 비대증, 자궁경부암으로 인해 요로가 막혀도 나타날 수 있다.
③ 200㎖ 이하는 무뇨(無尿)라고 한다. 이런 증상이 있는 사람들은 신장 기능이 저하되어 탈모가 진행될 수 있다.
④ 야뇨증(夜尿: 밤에 소변보는 증상): 정상적인 경우 낮에 많이 보고, 야간에는 한두 차례 걸쳐 300～400㎖ 소변을 보거나 보지 않는다. 야간에 지나치게 많이 소변을 보는 것을 의미한다. 쓴맛을 자주 먹으면 이뇨효과

때문에 신장 기능이 저하된다.

신장 기능 저하, 심기능부전, 고혈압, 당뇨병, 요붕증 등 질병에서 나타난다.(오행상 수(水)기능 저하)

단맛, 쓴맛을 줄이고 짠맛을 자주 먹으면 좋다.

생식요법은 수2+목+화+상화+표준생식이면 된다.(수+목2+화+상화+표준생식)

증상이 개선되면 체질 처방을 해야 한다.

부항사혈로 혈전을 제거하여 혈액순환을 원활하게 하는 것이 좋다.

잠자기 2시간 전에 경침베개 밟기를 하고 난후 미지근한 물에 샤워를 하고, 물을 한 잔 먹고 자면 숙면을 취할 수 있다.

우리 몸에서 물이 부족하면 숙면을 취할 수가 없다.

■ 오행상으로 소변 이상증세에 대하여 알아본다.

동양의학적으로 일반적으로 소변이상이라 하면 요실금을 떠올린다. 요실금에 있어서 방광은 수(水)로, 방광 근육은 목(木)으로 분류할 수 있다. 간단하게 정리하면 수(신장/방광)와 목(간장/담낭)의 기능이 저하되면 요실금 증상이 발생한다.

요실금이 있다면 요실금이 발생할 수 있는 식습관이나 생활 습관은 없었는지 돌아보는 것이 먼저일 것이다.

음식으로 말하면 쓴맛과 단맛을 과식하면 요실금이 발생하기 때문이다. 또한 짠맛과 신맛의 음식을 적게 먹어도 요실금이 발생한다.

〈오행상으로 보는 소변 이상의 종류〉

구분	증상
야뇨증 (간 기능이 약할 때)	밤에 자신도 모르게 소변이 나오는 증상 괄약근이 주간에는 스스로 계폐를 하지만 밤에는 항상 열려 있기 때문이다.
찔끔찔끔하는 증세 (면역력이 낮을 때)	전립선염이 있으면 소변을 찔끔찔끔한다. 불안초조 긴장으로 인해 자율신경계의 비정상적 작동으로 인해 개폐기능이 저하된 것이다.
소변을 자주 보는 증상 (방광기능 저하)	야간에 1~5회 소변을 보는 증상 방광기능이 저하되어 저장기능 저하
소변을 지리는 증상 (폐 기능 저하)	소변을 본 후 몇 방울 흘리는 증상 15낙맥의 병이다.
소변불통증 (신장 기능 이상)	소변이 전혀 나오지 않는 증상 15낙맥의 병이다.

〈소변 이상을 발생 시키는 음식과의 상관관계〉

구분	발병 원인 음식들/ 잘못된 식습관	자주 먹어야 할 음식 (생식처방)
야뇨증 (간 기능 저하)	단맛, 매운맛의 음식들/ 신맛을 적게 먹는 식습관	신맛의 음식들 목2+화+토+상화+표준
찔끔찔끔하는 증세 (면역력저하)	단맛, 쓴맛의 음식들/ 떫은맛을 적게 먹는 식습관	떫은맛의 음식들 토+금+수2+상화2+표준
소변을 지리는 증상 (폐 기능 저하)	쓴맛, 단맛의 음식들/ 매운맛을 적게 먹는 식습관	매운맛의 음식들 금2+수+목+상화+표준
소변을 자주 보는 증상 (소변빈삭 /신장 기능 저하)	쓴맛, 단맛의 음식들/ 짠맛을 적게 먹는 식습관	짠맛의 음식들 수2+목+화+상화+표준
소변이 안 나오는 증상 (소변 불통/신장 기능 저하)		

소변의 이상발생은 대개가 단맛과 쓴맛의 과식이 원인으로 작용함을 알 수 있고, 맵고 짜게 먹는 것이 소변 이상 증상을 예방 및 치유하는 방법이다.

■ **황제내경에서 전하는 융병(癃病)에 관하여 알아본다.**

융병은 소변이 잘 나오지 않는 질병을 의미한다.

주요 증상으로는 몸에 열이 나고, 가슴과 머리가 조이는 것처럼 답답하며, 호흡곤란 증상이 나타난다.

주요 원인은 비장경락의 기능이 약한 것이 원인이고, 이와 함께 위장 기능 저하도 함께 한다. 위경에 문제가 발생했다면 상극관계를 살펴보아야 한다. 목극토와 토극수의 부조화도 원인이다. 공교롭게도 목, 토, 수는 음의 장부로서 목기운의 문제는 우리 몸의 옆구리가, 토의 기능이 저하되면 배 전면이, 수기능이 저하되면 등 부분에서 혈액순환 장애가 발생하게 된다. 이러한 융병은 오행적인 병이 아니라 음양의 병이다. 양 기운이 저하되면서(마음의 병이 깊어지면서) 음의 변화가 순조롭지 못해서 나타나는 보기 드문 증상이다.

- **소변불리(小便不利): 소변의 양과 횟수가 모두 적다.**
- **소변삭(小便數): 배뇨횟수는 많지만 한 번의 양이 적다.**
- **소변자리(小便自利): 소변의 양과 횟수가 모두 많다.**
- **소변난(小便難): 배뇨력이 약하다.(오줌발이 약하다.)**

※ 마음을 편안하게 하는 것이 치유의 첫 번째 조건이다.

일반적으로 소변에 관한 내용은 오행상 수(水)기능 저하에서 발생한다.

단맛을 줄이고 짠맛을 자주 먹으면 좋다.

생식요법은 수2+목+화+상화2+표준생식이면 된다.(수+목2+화+상화+표준생식)

증상이 개선되면 체질 처방을 해야 한다.

부항사혈로 혈전을 제거하여 혈액순환을 원활하게 하는 것이 좋다.

아랫배를 단전치기로 단련하는 것도 좋고, 천일염으로 따스한 온찜질을 해주는 것도 효과가 좋다.

31 혈액(血液)으로 건강을 찾는다.

인체의 혈액은 혈장과 혈세포로 구성되어 있다. 혈장은 혈액의 55%를 차지하며 단백질, 당, 지방류, 무기염 등을 함유하고 있다.

유형성분인 혈세포는 45%를 차지하며 적혈구, 백혈구, 혈소판으로 구성된다.

전체 혈액의 총량은 체중이 7~8%를 차지하는데 대략 4,500㎖가 된다. 혈액은 영양물질과 산소운반으로 생명 유지 활동을 관여한다.

동양의학에서 혈액은 오행상 화(火)로 분류한다. 심장과 연관이 있다고 본다. 혈액과 관련된 질환이나 증상들이 발생하는 주요 원인은 짠맛을 과식(수극화(水克火: 수 20+ 화 20-)하므로 인해 심장기능이 저하되었거나, 매운맛의 과식(화극금(火克金: 화20-, 금20+)으로 인해 화기능 저하로 발생한다.

짠맛의 과식	매운맛의 과식
수극화가 강할 때	화극금을 못할 때
수 20+, 화 20−	화20−, 금20+

또 다른 이유는 쓴맛이 부족하여 화극금(火克金)을 못하거나, 단맛이 부족하여 토극수(土克水)를 못해도 혈액에 질환이 발생하다.

쓴맛의 부족	단맛의 부족
화극금을 못할 때	토극수를 못할 때
화 20−, 금 20+	토20−, 수20+ (화20−)

여기서 화(火)로 분류하는 쓴맛이 부족해서 혈액에 질환이 발생하는 것은 이해가 가지만, 단맛이 부족한 경우가 이해가 잘 안 갈 것이다. 이유는 단맛이 부족하면 토극수(土克水: 토20-, 수20+)를 하지 못하여 수(水)가 항진되어 수극화(水克火: 수 20+ 화 20-)를 강하게 하는 결과(수20+, 화20-)가 나타나기 때문이다. 혈당이 너무 낮아도 에너지원이 부족하

여 몸이 차가워지는 결과가 나타나기 때문이다.

어쨌든 화기능이 20이 정상인데도 불구하고 20-가 되기 때문에 혈액 질환이 발생하는 것이다.

결과적으로 혈액 질환을 개선시키고자 할 때는 쓴맛과 단맛의 음식을 보강하면 빠른 시간 내에 개선된다.

한편 생식기편이나 항문편을 보면 쓴맛과 단맛이 이런 질환이 발생하는 주요 원인으로 작용하고 있었으나 오행상 화(火)로 분류하는 혈액 질환에서는 치료제로, 때로는 보약으로 작용되는 것을 볼 때 어느 것이든 하나는 약(藥)이 되고, 다른 하나는 독(毒)이 된다는 것이 동양의학에서 말하는 음양론이다. 즉 이러한 이론은 사람이 기준이 되어야 한다는 것이다. 사람의 체질을 기준으로 자연의 먹을거리들의 체질을 고려하여 먹는 식습관을 가진다면 무병장수하는 기쁨을 누릴 것이라 확신한다.

그러나 사람의 체질을 알지 못하면서 "어떤 음식을 먹어라. 어떤 음식이 좋다."라는 이론은 잘못하면 오히려 독(毒)을 먹으라고 하는 것과 같다.

또한 모든 사람들이 체질이 각자 다름에도 불구하고 천편일률적으로 맵지 않게 먹어라 싱겁게 먹으라고 하는 것 역시 독(毒)을 먹으라고 하는 것과 같다.

앞으로는 동양의학에서 강조하는 음양오행 체질을 깊이 있게 연구하고 체질에 맞는 1:1 맞춤식 식습관으로 식생활을 개선하는 데 노력을 다하고 전파하는 데 힘써야 할 것이다.

1. 혈액이 나오는 형태로 건강을 살펴라.

실 모양의 피가 나오는 것은 폐 기능이 손상된 것이고, 덩어리 모양의 혈액이 나오는 것은 간 기능 저하, 혈액 속에 음식물이 섞여 있으면 위장에 출혈이 있고, 혈액 속에 가래가 있으면 폐에 출혈이 있다.

증상에 따른 치유 방법을 알아본다.

구분	증상	원인 음식	치유 음식	생식 처방
실 모양의 피	폐 기능 손상	쓴맛 과식	매운맛을 먹자	금2+수+목+상화+표준
덩어리 혈액	간 기능 저하	매운맛 과식	신맛을 먹자	목2+화+토+상화+표준
혈액 속에 음식물	위장 출혈	신맛 과식	단맛을 먹자	토2+금+수+상화+표준
혈액 속의 가래	폐 출혈	쓴맛 과식	매운맛을 먹자	금2+수+목+상화+표준

2. 혈액의 색깔을 살펴라.

1) 홍색 혈액은 빈혈이 생길 수 있다.

2) 암홍색 혈액은 가벼운 산소부족 상태로서 혈액 속에 이산화탄소 함량이 산소

양보다 많은 상태다.

3) 암자색 혈액은 폐기종이나 폐원성 심장병인 경우다.

이런 혈액은 산소부족이 주원인이다.

4) 앵두색 혈액은 일산화탄소 중독을 나타낸다.

5) 갈색이나 흑자색 혈액은 아질산염 중독 시 나타난다. 정제염이 들어간 음식이나 변질된 음식을 먹은 경우 장내 세균이 질산염을 아질산으로 환원시키기 때문이다.

6) 너무 맑고 밝은 혈액은 혈당이 높다.

3. 혈액형을 살펴라.

혈액형은 변하지 않는 유전성상의 하나다.

1) A형: 위암이 가장 많이 나타난다.

2) B형: 폐결핵에 잘 걸린다. 유선암, 백혈병, 구강암에 걸릴 확률이 다른 혈액형보다 높다. 충치가 잘 생긴다.

3) AB형: 다른 혈액형에 비해 정신분열증이 3배 많이 걸린다.

4) O형: 병에 잘 걸리지만 장수한다. 신경과민과 위장 질환에 잘 걸린다. 전립선암과 방광암도 많다.

좋은 먹을거리가 맑은 혈액을 만든다. 가능한 자연의 원료를 그대로 활용한 식습관을 가지는 것이 맑은 혈액을 가질 수 있다. 생식과 생채식을 하여 혈액을 맑게 하는 것이 장수의 비결이다.

생식요법은 토+금+수2+상화2+표준생식이면 된다.
증상이 개선되면 체질 처방을 해야 한다.

이제 혈액과 관련된 상식의 오류를 정리해 본다.

조혈(造血)주사 남용하면 피 빽빽해져, 수혈도 안 받는 게 좋다. 맞는 말이다.

혈액 건강은 몸 건강의 지표다. 혈액을 건강하게 유지하는 것만으로도 상당 부분 몸 건강을 지킬 수 있다. 일반적인 건강 습관인 운동, 충분한 휴식, 기름기/당분이 적은 식단이 혈액 건강에 도움이 된다. 오히려 잘못된 상식이 혈액 건강을 해치는 경우가 많다.

1) 물을 많이 마시면 혈액이 묽어진다.

틀린 말은 아니다. 몸이 탈수되면 혈관이 오그라들어 혈액이 점도가 높아진다. 탈수가 동맥경화를 가속화한다. 그러므로 탈수 상태에서는 물을 많이 마시는 것이 혈액의 점도를 낮추는 데 도움이 된다.

수액을 맞아도 혈관으로 가는 수분은 20%에 불과하다. 마실 경우에는 5%도 채 되지 않는다. 또 찬물을 많이 마시면 혈중 지방질이 잘 안 녹아 몸에 좋지 않다는 속설은 낭설에 불과하다. 이 말이 사실이라면 수액주사도 따뜻한 것을 놓아야 한다.

2) 미역 등 해조류는 피를 맑게 해준다.

해조류는 기본적으로 식이섬유가 많고 열량이 적다. 성분 자체가 몸에서 활성화하기 좋고 부작용이 없다는 것이 장점이다.

섭취한 섬유질은 핏속으로 들어가진 않지만 장에서 노폐물을 흡수한 뒤 배출된다. 지방이 장에서 흡수되는 것도 막아 준다. 단, 해조류에는 요오드 성분이 있어 갑상선 질환 가족력이 있는 사람은 해조류를 피하고 채소나 과일을 통해 섬유질을 섭취하는 것이 좋다.

3) 킬레이션, 몸을 해독하는 건강 습관은 나쁘다.

노화 방지, 혈관 해독 등의 효과가 있는 것으로 알려진 킬레이션(chelation) 요법이 있다. 적정량의 혈액을 빼내 비타민과 무기질을 공급한 뒤 다시 몸속으로 주사하는 시술이다. 피곤할 때 반짝 상쾌한 느낌이 나서 운동선수나 연예인들이 맞는 주사로도 알려져 있다. 하지만 시술을 위해 빼내는 혈액은 극히 일부인데다 몸 안에 들어가면 영양성분이 결국 희석된다. 이때 다시 들어온 혈액에 백혈구가 반응해 염증 수치가 높아질 수 있다. 농약이나 중금속에 중독됐을 때나 필요한 시술이다.

4) 조혈주사를 맞으면 오히려 피가 탁해진다.

조혈주사를 영양주사쯤으로 생각하는 사람이 적지 않다. 간혹 빈혈 시에 처방된다. 철분 결핍성 빈혈이라면 오히려 음식으로 철분을 흡수해 체내에 공급하는 것이 가장 좋다.

철분제도 도움이 된다. 조혈(造血)이라는 이미지 자체가 피를 새로 만드는 것이다 보니 조혈주사를 맞으며 피가 깨끗해진다는 인식도 있지만 그렇지 않다.

조혈주사로 만들어지는 것은 주로 적혈구다. 조혈주사를 맞지 않아도 간, 신장, 골수에서 새로운 피는 만들어진다. 조혈주사를 많이 맞으면 오히려 인체 조혈기능이 떨어질 수 있다. 그리고 적혈구가 많아져 피가 뻑뻑해지고 눈이 충혈되거나 어지러워지는 부작용을 부르기도 한다.

5) 건강한 혈액을 수혈받는다고 혈액이 깨끗해지지 않는다.

건강한 사람의 혈액이 내 몸속에 들어온다고 내 몸속의 피가 깨끗해지지 않는다. 수혈을 하면 혈액과 함께 체내에 들어오는 다른 물질이 많다. 몸은 이를 적으로 인식한다. 그래서 수혈 후 몸속에서는 한바탕 전쟁이 치러진다. 동맥경화나 심근경색 등 혈관질환을 초래할 수 있다.

과거에 수혈을 많이 받은 사람은 장기 이식수술이 제한되는 것도 이 때문이다. 실제로 심장 스텐트 시술을 받고 빈혈이 생긴 사람 중 수혈을 받은 사람이 수혈을 받지 않지 않은 사람보다 일찍 사망한다는 연구 결과도 있다.

6) 믹스커피 많이 마시면 피가 찐득찐득해진다.

맞는 말이다. 믹스커피 안에는 일정량의 지방과 설탕이 들어 있다. 장에서 흡수가 빠르고 순간적으로 혈중 혈당, 지방 수치를 높인다. 전문가들은 믹스커피를 너무 많이 마셔 혈액 수치가 조절되지 않는 사람이 많다고 경고하고 있다. 의료진이 심/뇌혈관계 질환의 가족력이 있는 사람이나 환자에게 믹스커피 대신 블랙커피를 마실 것을 권하는 이유다.

7) 신선한 혈액이 오래된 혈액보다 좋다.

수혈은 가급적 받지 않는 것이 좋다. 그러면 혈액에도 신선도가 있을까? 간단히 말해 갓 뽑은 피가 뽑은 뒤 시간이 지난 피보다 수혈받는 데 좋다. 채혈한 지 하루 된 피와 한 달 된 피와는 혈액 속 염증 반응 정도가 다르다. 그래서 수혈을 받으면 몸속에서 염증반응이 즉각적으로 일어난다. 반면에 시간이 얼마 지나지 않은 혈액은 염증 반응 정도가 상대적으로 낮다. 하지만 환자는 어떤 혈액이 신선한 혈액인지 알 수가 없다. 이런 염증 반응에 대한 우려 때문에 자가 수혈을 택하기도 한다.

※ 타고난 혈액형과 질환과의 상관관계보다 더 중요한 것은 건강한 식습관과 생활 습관을 가지고 생활하는 것이 더 중요하다. 우리 몸에는 자연 치유력이 있기 때문이다.

혈액으로 인한 조그마한 불편함이 있다 하더라도 스스로 자정 노력을 통한 맑은 혈액을 가지고 순환을 시키려는 항상성을 가지고 있기 때문에 살아간다. 혈액형에 얽매이지 말고 건강한 삶은 살아가도록 노력하는 것이 중요하다.

32 땀을 보고 건강을 찾는다.

땀은 인체의 땀샘에서 분비되는 액체로, 동양의학에서는 인체의 양기가 진액을 증발시켜 체표로 나오는 것이라고 생각한다. 정상적인 상태에서는 매일 500~1,000㎖의 땀이 분비되는데 수분이 98%이고 나머지는 요소, 요산, 유산, 무기염류 등이다.

땀은 인체의 생리, 병리와 밀접한관계가 있다. 정상적인 상태에서는 땀은 체온조절, 체내 노폐물 배출, 피부의 습도유지 등 중요한 작용을 한다.

동양의학에서는 땀과 혈액은 동원이류(同源異流)로 보면서 "땀은 심액(心液)이 변화된 것이다."라고 말하고 있다.

현대의학에서도 땀을 흘리지 않거나 비정상적으로 땀을 흘리는 것은 모두 질병의 표현이라는 것을 실증하고 있다.

동양의학에서는 땀은 오행상 화(火)로 분류한다. 심장과 연관이 있다고 본다.

앞의 혈액 편을 참고하기 바란다.

1. 땀을 보고 건강을 살펴라.

1) 누런 땀

누런 소변을 보며 땀이 황색이며 시큼한 냄새가 나는 것은 간경화에서 나타난다. (오행상 목(木)기능 저하)

매운맛을 줄이고 신맛을 자주 먹으면 좋다.

생식요법은 목2+화+토+ 상화+표준생식이면 된다.(목+화2+토+상화+표준생식)

증상이 개선되면 체질 처방을 해야 한다.

부항사혈로 혈전을 제거하여 혈액순환을 원활하게 하는 것이 좋다.

2) 붉은 땀

담낭경락에 열이 쌓여 혈액순환 장애가 있거나 비장기능이 약하여 혈액순환이 잘 이루어지지 않을 때 나타난다. 주로 코피, 소변 출혈, 대변 출혈이 동반되거나 피부에 자홍색 반점이 나타난다.

※ 신생아가 붉은 땀을 흘리면 대부분 요절(夭折)한다.

구분	담경 기능 저하(현맥)	비장 기능 저하(홍맥)
원인 음식	매운맛 과식	신맛 과식
치유 음식	신맛을 먹자	단맛을 먹자
생식 처방	목2+화+토+상화+표준	토2+금+수+상화+표준

3) 검은 땀

땀이 끈적거리며 검은색으로 변한다. 이것은 신장 기능이 약할 때 나타난다. 흰색 수건을 1주일 계속 사용하면 알 수 있다. (오행상 수(水)기능 저하)

단맛을 줄이고 짠맛을 자주 먹으면 좋다.

생식요법은 수2+목+화+상화+표준생식이면 된다.(수+목2+화+상화+표준생식)
증상이 개선되면 체질 처방을 해야 한다.
부항사혈로 혈전을 제거하여 혈액순환을 원활하게 하는 것이 좋다.

4) 땀이 없는 사람

땀이 부분적으로 나거나 아주 적게 나는 사람을 말한다. 이것은 전신성 질병이거나 피부병이 지속적으로 발병하기 때문이다. 대부분 체내에 암종(癌腫)이 있으면 그 부위를 중심으로 땀이 나지 않으면 기타 부위도 거의 땀이 나지 않는다.

예를 들면 위암인 경우는 배꼽을 중심으로 땀이 나지 않으며, 여성인 경우 유방암인 경우는 사우나에서 땀을 내도 유방부위는 땀이 나지 않는다. 그래서 땀이 나는 부위와 땀이 나지 않는 부위를 자세히 살피는 것도 건강을 살피는 것이다. 척추 질환이 있으면 하체에 땀이 나지 않는다. 정확한 원인을 찾고 올바른 처방을 해야 한다.

5) 늘 땀이 잘 나는 사람

특별한 행동을 하지 않아도 늘 땀을 흘리고, 신체활동을 하고 나면 더 많이 땀을 흘리는 것은 자한(自汗)이라고 한다. 이것은 위장의 기운과 양기가 부족할 때 나타난다.

생식요법은 토+금+수2+상화2+표준생식이면 된다.

증상이 개선되면 체질 처방을 해야 한다.

부항사혈로 혈전을 제거하여 혈액순환을 원활하게 하는 것이 좋다.

6) 잠잘 때만 나는 땀(도한/盜汗)

잠잘 때는 땀이 나고 일어나면 안 나는 증상을 말한다. 음기가 허한 사람에게 주로 나타나며, 여기에 무기력감, 흉통, 해소, 식욕감퇴, 생리 불순, 발열, 각혈 등의 증상이 동반되면 폐결핵이다.

남자들이 런닝을 입을 경우 목 주변으로만 땀이 발생하는 것은 과식을 하여 혈당이 높아질 때도 도한이 생긴다. (오행상 수(水)기능 저하)

단맛을 줄이고 짠맛을 자주 먹으면 좋다.

생식요법은 수2+목+화+상화2+표준생식이면 된다.(수+목2+화+상화+표준생식)

증상이 개선되면 체질 처방을 해야 한다.

부항사혈로 혈전을 제거하여 혈액순환을 원활하게 하는 것이 좋다.

7) 짧은 시간 많은 땀을 흘리는 증상

저혈당, 갑상선 기능 항진, 약물중독자에게서 보이며, 간혹 방사(房事) 후에 나타나기도 한다.

8) 땀이 뚝뚝 떨어질 정도로 떨어지는 땀

땀이 많이 나면서 그치지 아니하고 차갑다. 이것은 망양(亡陽)의 증상으로 위험한 증상에 속하므로 주의를 기울여야 한다.

많은 양의 양기(陽氣)를 순식간에 잃어 생기는 증상으로 진액을 흡수하지 못하고 진액과 함께 양기가 밖으로 빠져나가기 때문이다.

운동을 과하게 한 후 사우나에서 많은 양의 땀을 뺄 때도 나타난다. 주의해야 한다. (오행상 화(火)기능 저하)

짠맛을 줄이고 쓴맛을 자주 먹으면 좋다.

생식요법은 화2+토+금+상화+표준생식이면 된다.(화+토2+금+상화+표준생식)

증상이 개선되면 체질 처방을 해야 한다.

부항사혈로 혈전을 제거하여 혈액순환을 원활하게 하는 것이 좋다.

9) 두한(頭汗)

이마에만 땀이 나는 경우로 문제되지 않는다. 다만 이마 한쪽에만 땀이 나는 것은 대부분 동맥류(動脈瘤)나 흉강의 낭종(囊腫)으로 교감신경이 자극을 받을 때 나타난다.

※ 호흡이 곤란하고, 두통이 극심하면서 이마에 식은땀이 나는 증상은 급성 심근경색(심장마비) 증상이므로 119의 도움을 요청해야 한다.

10) 심흉한(心胸汗)

앞가슴의 양쪽 유방 부위에 땀이 많이 나고, 다른 부위는 땀이 적거나 땀이 나지 않는 것을 말한다. 이것은 신장과 심장의 부조화를 이룰 때 나타난다.

11) 겨드랑이 땀

겨드랑이에 땀이 나는 것은 간장과 담낭의 경맥이 순환장애로 인해 발생한다. 면역력이 저하되어도 나타날 수 있다. 결국 스트레스와 분노로인 인해 간 기능과 면역력이 저하되면 겨드랑이에 땀이 생긴다. (오행상 목(木)/상화(相火)기능 저하)
매운맛을 줄이고 신맛/떫은맛을 자주 먹으면 좋다.

생식요법은 목2+화+토+상화2+표준생식이면 된다.(목+화2+토+상화2+표준생식)
증상이 개선되면 체질 처방을 해야 한다.
부항사혈로 혈전을 제거하여 혈액순환을 원활하게 하는 것이 좋다.

12) 허리에서 나는 땀

허리에서 땀이 나고 다른 증상은 없는 것을 말하며 이것은 신장기능이 약할 때 나타난다. (오행상 수(水)기능 저하)
단맛을 줄이고 짠맛을 자주 먹으면 좋다.

생식요법은 수2+목+화+상화2+표준생식이면 된다.(수+목2+화+상화+표준생식)
증상이 개선되면 체질 처방을 해야 한다.
부항사혈로 혈전을 제거하여 혈액순환을 원활하게 하는 것이 좋다.

13) 불알이 축축한 땀(음한/陰汗)

음낭 부분에만 땀이 나는 것을 말하며, 땀이 나서 차가운 것은 신장에 양기가 없는 것이며, 땀이 끈적거리는 것은 신장 기능 저하로 인해 음/양 기운이 순행하지 못해서 나타난다. (오행상 수(水)기능 저하)

단맛을 줄이고 짠맛을 자주 먹으면 좋다.

생식요법은 수2+목+화+상화2+표준생식이면 된다.(수+목2+화+상화+표준생식)

증상이 개선되면 체질 처방을 해야 한다.

부항사혈로 혈전을 제거하여 혈액순환을 원활하게 하는 것이 좋다.

14) 손과 발에 항상 땀이 나는 증상

동양의학에서 손과 발은 비/위장의 기(氣)를 받으므로 비/위에 열이 쌓이며 진액이 증발하여 사지말단으로 빠져나가 손발에 땀이 난다고 생각한다.

오행상으로는 면역력이 저하되면서 한열왕래조절이 안되면서 주부 습진이라 하는 수족에 땀이 나는 증상이 나타난다. 스트레스를 줄이고 호기심 많은 생각과 생활, 봉사, 취미활동, 기부 등 마음을 편안하게 하면 개선된다.

짠맛과 떫은맛을 자주 먹으면 좋다.

생식요법은 토+금+수2+상화2+표준생식이면 된다.

증상이 개선되면 체질 처방을 해야 한다.

부항사혈로 혈전을 제거하여 혈액순환을 원활하게 하는 것이 좋다.

15) 신체 반쪽에서만 땀이 나는 증상

신체의 상하 반쪽이나 좌우 반쪽에서 나는 것을 말한다. 이것은 영기와 위기가 조화를 이루지 못하고 기혈이 약하며, 풍사(風邪)가 가득하여 나타난다. 몸 반쪽에서만 땀이 나는 것은 중풍 발생의 전조증상이므로 주의해야 한다.

간혹 척추관 협착증이나 척추 디스크가 있으면 무릎/종아리 아래로는 땀이 나지 않는 경우도 있다. 이럴 경우는 척추관 협착증이나 디스크 검사를 해 보아야 한다.

간단하게 증상 구별법을 정리한다.

구분	증상
척추관 협착증	- 허리를 앞으로 굽힐 때 통증이 있다. - 걸을 때 증상이 심하고 쉬면 완화된다.
급성/파열성 디스크	- 급성 통증이 생긴다. - 갑자기 다리가 저리거나 당긴다. - 누어서 다리를 들기 어렵다.
만성/퇴행성 디스크	- 오래 앉아 있지 못한다. - 허리를 숙이면 힘들고, 뒤로 젖히면 통증이 가라앉는다. - 무거운 물건을 들기가 힘들다.

올바른 자세를 취하는 생활 습관을 가지는 것이 중요하다.
일반적으로 오행상 수(水)기능 저하 시 나타난다.
단맛을 줄이고 짠맛을 자주 먹으면 좋다.

생식요법은 수2+목+화+상화2+표준생식이면 된다.(수+목2+화+상화+표준생식)
증상이 개선되면 체질 처방을 해야 한다.
부항사혈로 혈전을 제거하여 혈액순환을 원활하게 하는 것이 좋다.

33 가래(담/痰), 침(연/涎), 구토물(嘔吐物)을 살펴 건강을 찾는다.

가래는 폐와 기도에서 배출되는 점액이며, 탁하고 걸쭉한 것을 담(痰)이라 하고, 맑고 묽은 것은 음(飮)이라 한다. 모두 담(痰)에 속한다.

침은 구강에서 흘러나오는 맑고 묽은 점액이다. 구토물은 위기가 역상하여 나오는 것으로서 각양각색의 음식물이나 맑은 물, 혹은 가래와 침이 나오고 때로는 농혈이 섞여 나오기도 한다. 구토물의 형태, 색깔, 성질을 살펴본다.

가래는 오행상 목(木: 간장/담낭)으로 분류한다. 매운맛을 줄이고 신맛을 자주 먹으면 좋다.

1. 가래로 건강을 살펴라.

1) 가래의 색깔

① 백색 가래: 기관지염이나 폐렴에서 나타난다.
② 황색이나 녹황색 가래: 호흡기 감염 시 나타난다.
③ 녹색 가래: 황달과 폐렴, 폐부 녹농간균 감염에서 나타난다.
④ 홍색이나 홍갈색 가래: 가래 속에 혈액이나 혈홍 단백질이 있다.
⑤ 분홍색 가래: 급성 폐수종에서 나타난다.
예) 링거액주사 속도가 빠르면 많은 양의 링거액이 폐로 들어가 급성폐수종을 일으킬 수 있다. 이때 분홍색 가래가 나온다.
⑥ 철 녹슨 것 같은 가래: 대엽성(크루프성)폐렴에서 나타난다.
⑦ 갈색 가래: 심장병 환자의 폐부에 만성 출혈이 있거나, 폐부에 출혈 후에 변성혈액이 있을 때 나타난다.

쓴맛을 줄이고 매운맛을 자주 먹으면 좋다.

생식요법은 금2+수+목+상화+표준생식이면 된다.(금+수2+목+상화+표준생식)

증상이 개선되면 체질 처방을 해야 한다.
부항사혈로 혈전을 제거하여 혈액순환을 원활하게 하는 것이 좋다.

⑧ 초콜릿색 가래: 아메바이질을 앓았음을 나타낸다. 이유는 아메바 원충이 간에 들어가 간농종을 일으키고 다시 폐로 들어가 폐 속의 기관지를 파괴하기 때문이다. 아메바 원충으로 인한 간종종의 농액은 초콜릿색과 같아서 환자는 초콜릿색의 가래를 뱉는다.
⑨ 검은색이나 회색 가래: 기관지 내 분진이 많다.

2) 가래의 상태

① 점액성 가래: 호흡기 감염, 급성 기관지염, 폐렴 초기, 만성 기관지염에서 나타나며 가래가 걸쭉하고 거품이 있다.
② 점액농성 가래: 감기와 기관지염, 폐렴 회복기에 나타난다. 옅은 황색덩어리로 나타난다.
③ 장액(漿液)성 가래: 합병증 없는 기관지 확장증에서 나타나며 가래가 맑고 거품이 있다.
④ 장액농성 가래: 합병증으로 인한 기관지 확장증에서 나타난다.
⑤ 농성(膿性)가래: 폐암 말기 등 심각한 감염에서 나타난다.
⑥ 혈성(血性) 가래: 폐결핵이나 기관지 확장, 인후부의 염증 시 나타난다. 몸이 마르면 기관지 폐암을 주의하라.

2. 침으로 건강을 살펴라.

1) 어린아이가 침을 흘리는 것은 위장에 열이 있거나 기생충이 있는 것이다.

위장에 열이 있을 때는 단맛을 먹이고, 기생충인 경우(뺨에 주근깨가 생긴다.)에는 약을 복용시켜야 한다.

2) 성인이 침을 흘리는 것은 두 가지 경우다.

하나는 중풍의 전조증상이고, 입가로 침을 흘리고 반신불수나 구안와사가 들어 있다.
다른 하나는 비장 기운이 허약한 경우이며 입가에 끈적끈적한 침을 흘리는 것은 비장이 허약한 경우다.

① 중풍 증상에 따른 생식처방

생식요법은 수2+목+화+상화+표준생식이면 된다.(금+수2+목+상화+표준생식)
증상이 개선되면 체질 처방을 해야 한다.
부항사혈로 혈전을 제거하여 혈액순환을 원활하게 하는 것이 좋다.

② 구안와사인 경우와 비장이 약한 경우 생식처방

생식요법은 토2+금+수+상화+표준생식이면 된다.(토+금2+수+상화+표준생식)
증상이 개선되면 체질 처방을 해야 한다.
부항사혈로 혈전을 제거하여 혈액순환을 원활하게 하는 것이 좋다.

3) 어린아이가 얼굴이 누렇고 침을 흘리는 것은 빈혈이다. 돼지 간을 먹으면 좋다.

4) 치매나 선천성 갑상선 분비 부족 등과 같은 신경이나 정신 혹은 호르몬 계통의 질병으로 인해 침을 흘릴 수 있다.

3. 구토물(嘔吐物)을 살펴 건강을 살펴라.

1) 비장과 신장의 기운의 부조화가 원인이다.

2) 위장 내 염분 부족 시도 구토물이 나온다.

3) 구토물에서 시큼하고 썩은 냄새가 나고 소화 안 된 음식물이 있는 것은 위장의 밑 부분에 있는 유문(위장에서 십이지장으로 내려가는 관문)이 막힌 경우다.

4) 황녹색의 쓴 구토물은 십이지장폐색이다.

5) 맑은 물이나 가래와 침을 토해내고 입이 마르지만 물을 마시려 하지 않고 가슴이 답답하면서 더러운 설태가 끼는 것은 비장기능 저하다.

6) 선혈이나 암자색을 구토하는 것은 위/십이지장궤양이나 위암에서 나타난다.

신맛을 줄이고 단맛을 자주 먹으면 좋다. (5, 6항 해당)

생식요법은 토2+금+수+상화2+표준생식이면 된다.(토+금2+수+상화+표준생식)
증상이 개선되면 체질 처방을 해야 한다.
부항사혈로 혈전을 제거하여 혈액순환을 원활하게 하는 것이 좋다.

7) 식후에 바로 토하는 것은 식도폐색이다.

8) 구토물에 분변이 섞여 있는 것은 대장폐색 말기 증상이고, 쓴맛을 줄이고 매운 맛을 자주 먹으면 좋다.

생식요법은 금2+수+목+상화2+표준생식이면 된다.(금+수2+목+상화+표준생식)
증상이 개선되면 체질 처방을 해야 한다.
부항사혈로 혈전을 제거하여 혈액순환을 원활하게 하는 것이 좋다.

9) 분변냄새가 나는 것은 소장폐색에서 나타난다.

10) 대추색 구토물은 급성 위확장에서 보인다.

신맛을 줄이고 단맛을 자주 먹으면 좋다.

생식요법은 토2+금+수+상화2+표준생식이면 된다.(토+금2+수+상화+표준생식)
증상이 개선되면 체질 처방을 해야 한다.
부항사혈로 혈전을 제거하여 혈액순환을 원활하게 하는 것이 좋다.

11) 구토물이 많은 것은 유문폐색이고, 구토물이 적은 것은 위신경증이나 임신으로 인한 구토증상이다.

12) 구토물을 분수처럼 쏟아내는 것은 뇌염과 뇌막염같이 뇌압이 높아진 환자에게서 보인다. 구토물을 입안 가득히 물고 분출하는 것은 장폐색에서 주로 보인다.

13) 음식물이 위장에 도달하기 전(먹자마자 구토)에 구토하는 것은 대부분 식도암과 식도와 위를 연결하는 분문(식도에서 위장으로 내려가는 관문)의 협착과 같은 식도의 질병에서 발생한다.

14) 음식을 먹은 후에 바로 오심이나 구토를 하고 복통과 복부 팽만감이 따르는 것은 주로 급성위장염이다.

15) 유부녀가 갑자기 생리가 멈추고 대략 2개월 후 구토가 나면 임신인 경우가 많다.

16) 식후 2~3시간 후에 구토가 일어나는 것은 위염과 위궤양, 위암에서 볼 수 있다.

17) 4~6시간 후에 구토가 일어나는 것은 십이지장궤양이다.

18) 야간에 구토가 나고 양이 많으며 발효냄새가 나는 것은 유문폐색(위장에서 십이지 장으로 내려가는 관문)과 십이지장궤양, 위암에서 나타난다.

신맛을 줄이고 단맛을 자주 먹으면 좋다(16, 17, 18항 해당)

생식요법은 토2+금+수+상화2+표준생식이면 된다.(토+금2+수+상화+표준생식)
증상이 개선되면 체질 처방을 해야 한다.
부항사혈로 혈전을 제거하여 혈액순환을 원활하게 하는 것이 좋다.

19) 속이 울렁거림의 징조 없이 구토가 갑자기 일어나면서 두통이 동반되고, 두통이 극심할 때 구토가 일어나는 것은 혈관신경성 두통과 뇌진탕, 뇌일혈, 뇌염, 뇌막염, 뇌종양에서 나타난다.

20) 머리에 외상을 입은 적이 없는 사람과 구토와 함께 혈압이 올라가는 노인에게 극렬한 두통이 생기면서 진행성으로 더욱 심해지면 머리 내부의 출혈이나 감염을 의심해야 한다.

21) 구토와 함께 안압이 올라가 눈알이 팽창하고 두통이 극심하며, 눈 부위가 현저하게 충혈되고, 구토가 나고 동공이 커지면 녹내장(綠內障)을 의심해야 한다.

이런 증상과 함께 표적 중앙 부분만 보이고 주변이 잘 안 보이는 증상이 나타난다.

매운맛을 줄이고 신맛을 자주 먹으면 좋다

생식요법은 목2+화+토+상화2+표준생식이면 된다.(목+화2+토+상화+표준생식)
증상이 개선되면 체질 처방을 해야 한다.
부항사혈로 혈전을 제거하여 혈액순환을 원활하게 하는 것이 좋다.

22) 구토와 함께 상복부에 극심한 통증과 발열이 생기는데, 발병 전에 폭음과 폭식을 했다면 급/만성 췌장염을 의심해야 한다.

운전하는 자세를 취했을 때 좌측 갈비뼈 안쪽이 통증이 나타나거나 불편한 증상이 나타나고, 좌측 등 뒤 중간부분이 아파서 똑바로 눕지 못하는 증상이 함께 나타난다.

갑자기 소화 장애가 심하게 생기거나, 또는 당뇨병이 생기는 증상이 나타나기도 한다.

23) 구토와 함께 정신이 혼미해지면 요독증, 당뇨병성 케톤혈증, 간성혼수 등을 의심해야 한다.

이러한 위장 질환을 대개 신맛을 줄이고 단맛을 자주 먹으면 좋다.

생식요법은 토2+금+수+상화+표준생식이면 된다.(토+금2+수+상화+표준생식)
증상이 개선되면 체질 처방을 해야 한다.
부항사혈로 혈전을 제거하여 혈액순환을 원활하게 하는 것이 좋다.

34 월경(月經/생리), 대하(帶下)를 살펴 건강을 찾는다.

1. 월경(생리) 상태로 건강을 살펴라.

월경의 주성분은 혈액이며, 그 밖의 자궁내막의 조직과 자궁경부의 점액 및 질의 상피세포 등이다.

월경은 여자의 고유의 생리현상으로 월경이 시작되는 첫날부터 다음 월경이 시작되는 첫날까지가 월경주기가 된다. 주기는 일반적으로 28~30일이며 7일을 전후해 빠르거나 늦는 것은 정상 범위에 속한다.

정상적인 생리는 보통 3~5일간 지속되며, 몇몇은 2~7일간 지속되기도 한다. 생리 양은 약 50㎖ 정도가 된다. 생리에 이상이 생기면 신체에 이상이 발생했음을 경고하는 것이다.

1) 생리 주기

각자가 자신만의 주기를 갖는다. 갑자기 주기가 8일 이상 빠르고 늦어지면 검사를 해봐야 한다.

2) 생리 색깔

암홍색이 정상이다.

선홍색이 양이 많고, 핏덩이가 있다면 기(氣)가 허하고, 색이 어둡고 핏덩이가 있다면 어혈이다. 커피색은 한사(寒邪)가 침습한 것이다.

3) 생리 양 과다

자궁내막이 불규칙적으로 떨어지거나 자궁내막증식증이 있는 경우, 자궁근종, 출혈성 질병, 간 기능장애시 나타난다.

4) 생리 양 감소

과거에는 정상이었는데 3개월 이상 생리가 나오지 않으면 폐경이다.

2. 대하 상태로 건강을 살펴라.

대하는 질 내부의 분비물로서 질 점막의 점액과 자궁경관샘과 자궁내막의 분비물이 혼합되어 만들어진다.

정상 대하는 백색으로 점도가 높고 양이 많지 않으며 특별한 냄새가 없고, 약간 촉촉한 느낌이 있는 정도다.

대하는 질과 자궁의 습도를 유지하며, 산성 물질을 만드는 질간균의 생장과 번식을 도와 질 내로 침입하는 병균을 죽이는 역할을 한다.

예를 들면,

① 대하 양이 많은 것은 염증이 있다.
② 황색의 점액성 대하는 자궁경부미란과 만성 자궁경관염에서 보인다.
③ 황색의 물 같은 대하는 자궁경부암, 자궁체암, 자궁점막하근종에서 보인다.

■ **중앙일보 내용을 인용하면 다음과 같다. (2016. 8. 2)**

"질 세척을 자주 하면 난소암 발병 위험이 2배 높다."라는 내용이 게재됐다.
(미 국립환경보건과학 연구소 연구 결과 발표)

질 세정제 사용 시 진균성 감염, 골반 염증, 자궁 외 임신, 자궁경부암, 임신능력 저하, 각종 성병 감염, 난소암이 증가한다고 한다. 그래서 난소암을 조용한 살인자라고 부른다.

미국에서는 매년 2만 명씩 난소암 진단을 받고 14,500명씩 사망한다. 2003년부터 2014년까지 35세~74세까지 여성 4만 1천여 명을 대상으로 조사했다. 이들은 건강한 여성으로 시작 했는데 조사기간 동안 난소암 환자가 154명 발생했다. 일상적으로 인공세제로 질 세척을 한 경우가 일반보다 2배 많았다고 발표했다.

여성들이 질 세척을 할 필요 없고 자주 해서는 안 된다. 자연적으로 자정기능을 가지고 있기 때문이다. 인공세제로 자주 질 세척을 하면 유해 세균의 과다 증식과 효모균의 감염으로 세균이 증식하고, 이러한 결과로 자궁, 나팔관, 난소에 침범하기 때문이라고 발표했다. 그러므로 질 세척은 외음부만 하면 된다고 강조했다.

1) 포말성 대하

트리코모니스에 의한 질염에서 보인다. 대하 양이 많고 외음부의 질이 가렵고, 대하가 누런 고름처럼 변하며, 거품이 생긴다.

2) 콩비지 같은 대하

대하 속에 콩비지 같은 백색 덩어리가 섞여 있다. 때로는 이런 백색물질이 질 벽에 붙어 잘 떨어지지 않는다. 이것은 곰팡이에 의한 질염을 나타낸다.

통상 굉장히 가렵고 당뇨병 환자가 잘 걸린다.

3) 고름 같은 대하

대하의 색이 황색이나 황록색이고 냄새가 심하다.

생식기관의 감염 때문에 생긴다.

4) 혈성(血性) 대하

자궁경부암이나 자궁체암과 같은 악성종양의 가능성을 의심해 봐야한다. 그러나 자궁경관의 혹, 자궁점막하근종, 노년성 질염, 심한 만성 자궁경관염, 자궁 내 피임기구로 인한 부작용으로도 생길 수 있다.

대하가 생기고 있다는 것은 체내에 염기의 부족을 나타낸다.

염기가 부족한 것은 싱겁게 먹는 식습관의 결과와 쓴맛과 단맛의 음식을 자주 먹으면 신장 기능이 저하되면서 염기가 부족해진다. 이 결과 대하가 발생하게 된다.

대하를 줄이고 건강한 자궁이나 질을 유지하려면 단맛을 줄이고 가능한 짠맛을 자주 먹는 것이 좋다. 우리나라의 김치류, 장류, 젓갈류, 절임음식을 자주 먹는 것이 좋다.

가장 이상적인 식사 습관으로는 밥+ 김장 김치+ 된장찌개+ 장아찌+ 젓갈류를 즐겨 먹는 먹는 것이다.

생식요법은 금+수2+목+상화2+표준생식이면 된다.

증상이 개선되면 체질 처방을 해야 한다.

부항사혈로 혈전을 제거하여 혈액순환을 원활하게 하는 것이 좋다.

PART 2 음양/오행론적으로 본 내 몸의 이상 신호

01 오장육부의 정신적·육체적 증상을 알아본다.

동양의학적으로 우리 몸에 대한 이상 증상을 이해하려면 먼저 음양오행론과 장상학설에 대한 이해를 먼저 이해하는 것이 좋다.

1. 음양오행(陰陽五行) 학설에 대하여 알아본다.

음양오행 학설은 고대 동양의 철학(哲學)사상이다. 음양학설과 오행학설을 모두 포괄하고 있다. 자연계의 모든 현상을 해석하는 데에 널리 이용되었을 뿐만 아니라 의학 영역(醫學領域)에도 깊은 영향을 준 이론이다.

1) 음양학설(陰陽學說)이란?

고대 동양인들이 생활하며 생업에 종사하는 가운데 장기간에 걸쳐 수없이 관찰하여 나온 이론이다. 이는 자연계의 모든 사물의 성질은 음(陰)과 양(陽) 두 종류로 나눌 수 있고, 어떠한 사물(事物)의 내부에도 음(陰)과 양(陽)의 양면을 포함하고 있으며, 음양(陰陽) 사이에는 상호의존(相互依存), 상호대립(相互對立), 상호소장(相互消長), 상호전화(相互轉化)하는 관계가 있음을 밝힌 것이다.

① 음양의 상호의존: 음(陰)과 양(陽) 양면은 서로 대립할 뿐만 아니라 또한 서로 의존하기 때문에 어떠한 한쪽으로도 분리(分離)할 수 없고 한쪽만이 존재할 수도 없다.
음(陰)이 없으면 바로 양(陽)이 없고, 양이 없으면 음이 있다고 할 수 없기 때문에 음양은 일정한 조건하에서 서로 대립(對立)할 뿐만 아니라 서로 의존(依存)하고 있다는 것이다. 만약 음이 있는데 양이 없거나, 양이 있는데 음이 없으면 모든 사물은 정지(停止)하여 없어질 것이다.

② 음양의 상호대립: 음양학설은 모든 사물이 대립적(對立的)인 음과 양의

양면(兩面)이 있다고 보는 것이다.

예를 들면 하늘은 양(陽), 땅은 음(陰), 대낮은 양(陽), 밤은 음(陰), 인체의 체표와 그 기능은 양(陽)에 속하고, 내장과 물질은 음(陰)에 속하며, 기(氣)는 양(陽), 혈(血)은 음(陰), 동(動)은 양(陽), 정(靜)은 음(陰)에 속하는 예다.

모든 사물은 하나가 둘로 나누어지는데, 음(陰)에 속하거나 양(陽)에 속하는 어떠한 사물도 다시 음양(陰陽)으로 나누어 질수 있다. 예를 들면 낮은 양(陽)이지만 오전은 양중(陽中)의 양(陽)이고, 오후는 양중(陽中)의 음(陰)에 속한다. 이러한 모순된 양면(兩面)은 음과 양으로 대표하며 이와 같은 방법으로 헤아리면 몇 백 몇 천으로 나누어 질수 있으므로 모든 사물을 음양(陰陽)속성(屬性)의 상대성(相對性)과 무한성(無限性)으로 설명할 수 있다는 것이다.

③ 음양의 상호소장(相互消長:소멸하고 성장함을 의미함): 음양이 쌍방 간에 서로 대립(對立)하고 서로 의존(依存)한다는 것은 정지(停止)불변(不變)의 상태에 처해 있다는 것이 아니라 끊임없이 소장(消長: 소멸하고 성장함), 운동(運動), 변화(變化)한다는 것이다.

예를 들면 사시(四時)기후(氣候)의 변화에 있어서 겨울에서 봄-여름에 이르기 까지 추위가 점차로 더위로 변하는 것은 음(陰)이 소멸하고, 양이 성장하는 과정이며, 여름에서 가을-겨울에 이르기까지 더위가 점차로 변하는 것은 양(陽)이 소멸하고 음(陰)이 성장하는 과정이다.

인체의 각종 기능은 양(陽)에 속하고 이러한 기능 활동의 발생은 반드시 음(陰)에 속하는 영양물질을 소모해야 하는데 이것이 곧 양장음소(陽長陰消)하는 과정이다. 그리고 각종 영양물질의 신진대사도 반드시 일정한 용량의 기능을 소모하는데 이것이 바로 음장(陰長) 양소(陽消)하는 과정이다.

인체로 말하면 정상적인 상황에서 이러한 음양의 상호(相互)소장(消長)은 상대적으로 평형(平衡)상태에 있으며 만약 이러한 소장(消長)관계가 파괴되어 상대적인 평형상태를 유지할 수 없을 때 바로 질병이 발생하는 것이다.

④ 음양의 상호전화(相互轉化: 바뀌어 변화함): 사물(事物)의 음양은 그 진전이 일정한 단계에 이르면 각자가 상반된 방면으로 전화(轉化: 바뀌어 변화함)할 수 있는데, 음(陰)은 양(陽)으로 전화할 수 있고, 양(陽)도 또한 음(陰)으로 전화(轉化)할 수 있다.

질병의 진전과정에 있어서 양증(陽證)과 음증(陰證), 한증(寒證)과 열증(熱證) 사이에 상호전화는 언제나 이루어질 수 있다.

예를 들면 폐렴 환자가 고열에 얼굴이 붉어지고 가슴이 답답하며 맥은 빠르면서 힘이 있으면 실열증(實熱症)에 속하지만, 병세가 아주 심각한 단계에 이르면 사지(四肢)와 손발이 싸늘해지고 안색(顔色)이 창백하며 맥은 가늘고 약하게 된다. 이는 실열증(實熱症)이 허한증(虛寒症: 수족냉증)으로 전화(轉化)된 것이다. 그러나 적시에 급히 치료하고 알맞게 처리하면 사지(四肢)는 따뜻해지고 안색(顔色)과 맥(脈)은 부드러우며 양기(陽氣)는 회복되므로 병세가 호전된다. 이것을 음(陰)에서 양(陽)으로 전화된다고 하는 것이다.

2) 오행학설(五行學說)이란?

우주 내의 모든 사물이 목(木), 화(火), 토(土), 금(金), 수(水)의 5가지 운동변화(運動變化)로 구성(構成)되어 있다. 아울러 이 다섯 가지 사물(事物)은 상호자생(相互資生)과 상호제약(相互制約)의 관계를 갖고 있을 뿐만 아니라 끊임없이 운동 변화하기 때문에 이것을 오행이라 한다. 서로 돕고 도움을 받으며 상호 견제하면서 조화와 균형을 유지한다.

2. 장상학설(臟象學說)에 대하여 알아본다.

장상학설이란, '장(藏)'은 감춘다는 의미이고, 내부에 감추어져 있는 물건(物件), 즉 인체의 각 장기(臟器)를 가리킨다. '상(象)'은 상징(象徵) 또는 형상의 뜻인데 장부(臟腑)의 생리활동(生理活動)과 병리 변화(病理變化)가 외적인 상징으로 반영되기 때문에 장상(臟象)이라 한다. 장상학설은 밖에 나타나는 상징을 통하여 체내 장부의 생리기능, 병리 변화 및 상호관계를 연구하는 학설이다.

쉽게 말해서 우리 몸속에서 발생하고 있는 현상들이 몸 밖으로 나타나고 있는 것이 장상론(臟象論)이다.

황제내경 제 9편을 연구하다 보면 육절장상론이라는 말이 나온다.

여기서 육절이란, 1절은 60일을 나타내는 시간의 단위다. 육절이니까 60일 × 6절=360일이 된다. 즉 1년을 나타내는 말이다.

즉, 장상학설이란, 1년 동안 자연이 변화하면서 인체가 변화 할 때 나타나는 오장육부의 변화(증상 또는 전조증상)를 알고 치유하거나 예방하는 방법을 연구하는 학문을 말한다.

다시 쉽게 정리하면 장상(臟象)이란, 앞에서 말한 것처럼 '장(臟)'은 오장을 의미하며, 숨겨진 이야기를 보면 장(藏)은 '감추다'의 의미를 갖는다. 내부에 감추어져 있는 물건, 즉 인체의 각 장기(오장육부)를 가리킨다. (비속어로 감추는 것을 '짱박는다.'라는 말의 의미) '상(象)'은 상징(象徵) 또는 형상(形象)의 뜻인데 장부의 병리활동(病理活動)과 병리 변화(病理變化)가 외적(外的)인 상징(象徵)으로 반영되기 때문에 장상이라고 표현하는 것이다. 장상학설이란, 외부로 나타나는 상징(정신적 · 육체적 증상)을 통하여 체내의 오장육부의 생리기능과 병리 변화 및 상호관계를 연구하는 학설이다. 우리가 지금껏 공부하고 연구하고 있는 음양오행론도 장상학설의 한 분야라고 할 수 있다.

장상학설은 크게 두 가지로 구분할 수 있다.

하나는 오장육부와 기항지부, 오관, 오체 등의 장부조직 및 이들 사이의 관계를 연구하는 것이다. 다른 하나는 인체의 장부 조직과 생명활동의 물질적인 기본인 기(氣), 혈(血), 정(精), 진액(津液)등과 장부와의 상관관계를 연구하는 것이다.

앞에서 언급한 육절장상론을 좀 더 알아본다.

1년 동안 인체의 건강상태가 어떻게 변화/진행되는가를 알아본 내용이다. 우리 몸은 1년 동안 자연의 변화(계절이 바뀔 때마다 변화한다.)에 따라 사람의 몸도 변화한다. 자연의 변화에 적응하지 못하면 세 가지 증상이 나타난다.

바로 발열(發熱), 부종(浮腫), 통증(痛症)이다. 발열, 부종, 통증이 있다는 것은 쉽게 말해서 오장육부의 기능이 서로 상생상극관계가 조화와 균형을 이루지 못하고 있다는 표현이다.

이러한 증상과 함께 오장육부 중에서 어느 장부의 기능이 저하되어 있는지, 가장 먼저 보강을 해주어야 할 장부에 대하여 정신적 · 육체적 증상으로, 또는 색깔로, 때로는 입에서 음식의 맛으로 표현하고 있다.

이러한 증상을 알아차린다면 쉽게 치유할 수 있을 것이다. 이런 것에 대하여 연구하고, 음식으로 보완해서 질병이 발생하지 않도록 예방하고, 이상이 발생했으면 음식으로 보강하여 본래의 체질로 돌려놓아 건강한 인생을 살아가도록 하는 불치이병(不治已病) 치미병(治未病)이며(병이 오기 전에 예방하자는 의미), 또한 자연 치유법의 한 방법이라 할 수 있다.

3. 동양의학적으로 오장육부의 조화와 균형 상태를 알아보는 사진(四診)의 진단 방법을 알아본다.

1) 망진(望診): 바라보고 관찰하면서 진단하는 방법

① 정신(精神)의 망진
② 형체의 강약과 비(肥: 살찐 곳), 수(搜: 고른 곳)의 망진
③ 안색(顔色), 피부(皮膚), 이목구비(耳目口鼻), 치은(齒齦), 인후(咽喉), 설진(舌診), 배설물(排泄物) 등

2) 문진(問診): 물어보면서 진단하는 방법

① 청성음(聽聲音)

② 문취기(聞臭氣)

3) 문진(聞診): 들어보면서 진단하는 방법

① 현재의 병력(病歷)
② 기왕력(旣往歷): 과거의 병력
③ 개인 생활(生活史): 식습관과 생활 습관

4) 절진(切診): 만져보면서 진단하는 방법

① 맥진(脈診): 절맥(切脈)하는 부위(部位)와 방법, 맥상의 종류
② 안(按: 누를 안)촉진(觸診): 피부, 수족, 복부, 농종(膿腫)

위의 방법은 기계적이 방법이나 약품을 이용하여 질병을 진단하는 것이 아니라 몸 안에서 오장육부의 변화하는 내용을 몸의 겉으로 나타나는 현상, 즉 전조증상을 알기 위한 방법들이다.

서양의학적으로는 이해하기 어려운 부분들이다. 그러나 동양의학에서는 이런 다양한 진단 방법을 통하여 몸 안의 오장육부의 변화를 읽고 정상으로 되돌려놓는 방법을 수천 년을 이어오는 것이다.

■ **서양의학과 다른 예방(豫防)과 치료(治療) 방법에 대해 알아본다.**

기본: 허증(虛證)에는 보법(補法)을 쓰고, 실증(實證)에는 사법(瀉法)을 응용하여 허(虛)한 것은 보(補)하고, 실(實)한 것은 사(瀉)하여 주는 것이 치료법칙의 하나다.

좌우/상하/앞뒤/안팎의 조화와 균형을 유지하는 것이라 할 수 있다.

1) 예방(豫防)에 대하여 알아본다.

이미 병든 뒤에 치료하지 말고 병이 발생하기 전에 미리 예방하며 세상이 혼란해진 뒤에 다스리는 것이 아니라 혼란해지기 전에 다스려야 한다. 병이 발생한 뒤에 약을 쓰고 이미 혼란해진 뒤에 평정 한다는 것은 마치 목이 말라서야 우물을 파고, 전쟁이 발발한 뒤에 병기를 만드는 것과 같은데 이 또한 늦지 않겠는가? 예방의 중요성을 강조한 말들이다.

구체적인 방법을 제시해 본다.

- 정신을 맑고 편안하고 밝게 유지하며 강렬하고 지속적인 정신자극을 피한다. (스트레스를 줄인다.)

- 더욱 강하게 신체를 단련한다. 각종 체조나 운동으로 강한 신체를 만든다.
- 음식(飮食)과 기거(起居)의 조절에 주의하고 위생(衛生)에 힘쓰며 과로 하지 않는다.
- 병인(病因)의 침범에 주의한다.
- 때로는 약물을 사용하여 예방한다.

2) 치료 법칙(治療法則)에 대하여 알아본다.

- 치병구본(治病求本): 질병의 치료는 먼저 병의 본질을 파악해야 한다.
- 표본(標本) 완급(緩急): 경중(輕重)과 완급(緩急)을 나누어 치료하여야 하며 급즉치표(急則治標), 완즉치본(緩則治本)구분하여 치료한다.
- 부정거사(扶正袪邪): 정기(正氣)가 허약(虛弱)하고 사기(邪氣)가 약간 실(實)한 병증에 정기(正氣)를 보하는 치료를 위주로 하면서 사기(邪氣)를 내쫓는 치료가 원칙이다.
- 인시(因時), 인지(因地), 인인제의(因人制宜): 질병을 치료할 때에는 계절, 지역 환경과 환자의 체질, 연령, 성별, 생활 습관에 따라야 한다.

4. 음양/오행론적으로 본 질병의 발생과 상호 상관관계를 알아본다.

우리 몸의 내부는 육장 육부로 구성되어 있다.(다른 이는 오장육부라 하는 이론도 있다.)

황제내경에 기초한 음양/오행론에서는 사람의 질병 발생에 관하여 크게 네 가지로 분류한다. 인체를 음양론적으로 분류할 때 배꼽을 기준으로 하여 상하, 좌우, 앞뒤, 안팎으로 구분한다.

음	앞	하	안	좌
양	뒤	상	밖	우

1) 육장육부론(六臟六腑論)

우리 몸은 오장육부로 구성되어 있다고 기존에는 알고 있었다. 그러나 오행론에서는 육장육부론을 전개하고 있다. 하나의 장부가 심포장으로서 식별 가능한 장부가 아니다. 위치는 심장을 둘러싸고 있는 얇은 막을 의미한다.(일종의 장간막 같은 형태로 존재) 서양의학에서는 존재를 인정하지 않고 있다.

장부라는 용어 중에서 장(臟)이란 의미부터 알아본다.

육장(六臟)이란, 간장, 심장, 비장, 폐장, 신장, 심포장이라 하여 이러한 장기들은 무엇인가 생산하거나 내부가 차 있음으로 인해서 제 기능을 발휘하는 장기다.

간장	심장	비장	폐장	신장	심포장
혈액보관 해독기능	혈액송출	소화효소	산소정화	혈액생산 수분 조절	마음생산

도표에서처럼 생산이나 가득 들어 있어야 하는데 그 기능이 제대로 활성화되지 않을 때는 우리 몸에서 정신적·육체적으로 불편함을 밖으로 호소하는 것이다. 이것이 바로 병증으로 나타난다.

예) 간장에서 몸 안의 노폐물이나 독소들을 해독하는 기능이 저하되면 우리 몸은 독소들로 인해 혈액순환 장애가 발생하면서 피로물질인 젖산이 누적되어 피로가 겹치고 간기능 저하로 인해 황달이나 간경화가 발생하게 되는 것이다.

육부(六腑)란, 담낭, 소장, 위장, 대장, 방광, 삼초부라 하여 이러한 장기들은 저장, 보관, 운반하는 기능을 담당한다. 그런데 이런 장기가 어떠한 것을 저장할 수 없거나 보관능력이 없거나 운반능력이 저하되면 우리 몸은 정신적 육체적으로 불편함을 밖으로 호소한다. 이것 역시 병증으로 나타난다.

담낭	소장	위장	대장	방광	삼초부
담즙보관	영양소 흡수 운반/보관	음식물 보관/ 운반	음식물 찌꺼기 운반/배출	소변 보관/ 배출	스트레스 해소

① 저장 기능: 담낭에 담즙이 저장되어 있지 않다면 무산증이 발생하여 소화장애를 일으키는 원인된다.

② 보관 기능: 방광이 소변 보관기능이 저하되면 요실금이라고 하는 질환이 발생한다.

③ 운반 기능: 대장에서 음식물 소화 후 남은 찌꺼기인 대변을 신속하게 운반/배출하여야 하는데 이런 운반 기능이 저하되면 숙변이나 변비가 발생한다.

2) 음양론(陰陽論)

음양이라 함은 서로 상대성을 가지고 있음을 의미한다. 음(陰)이라 하여 항상 음만 추구하는 것이 아니다. 예를 들면 음중에서 다시 음양이 구분되고 또다시 음양으로 구분되는 수많은 음양을 이루고 있다는 것이다.

양(陽)이라 함은 역시 양중에서도 다시 음양이 구분됨을 알아야 한다. 음양론이라 함은 상대성을 가지되 영원성을 띄지는 않는다는 것이다.

단 음양론은 백분율로 볼 때 항상 **50% : 50%**를 유지하는 것이 가장 좋다고 할 수 있다. 음양론은 양이 많다고 하여 건강한 것이고, 음이 많다고 하여 병이 있다고 생각하면 안 된다.

음(陰)과 양(陽)이 상호 필요에 따라 양이 45%를 유지할 때 음도 45%를 유지하는 것은 바람직하지만, 음이 55%를 가지는 것도 병 발생의 원인이 된다는 것이다.

음양론에서는 음과 양이 상호 같은 비율을 가지는 것이 가장 바람직하고 조화와 균형을 이룰 때 건강하다고 말할 수 있는 것이다.

사람의 신체에 국한해서 음양을 구분한다면 상하, 좌우, 앞뒤, 안팎으로 구분할 수 있다.

3) 허실론(虛實論)

허실론, 생소한 말일 것이다. 넘치고 부족함을 의미한다. 두 가지 의미를 가지고 있다. 하나는 실제 장부의 크기가 큰 것을 말하는 것이고, 다른 하나는 장기 기능의 활성도가 좋다는 것을 의미한다.

① 장부가 실제 크기가 크다.
② 장부의 기능 활성도가 높다.

예를 들면, 직사각형을 얼굴은 간(肝)의 크기가 다른 사람보다 큰 것을 의미하고, 다른 의미는 간 기능이, 즉 해독기능이나 혈액보관 기능들이 활성도가 다른 사람보다 좋다는 것을 의미한다.

두 가지를 통합해서 이해하면 된다. 어쨌든 간이 크던 기능이 활성화 하던 간에 간 고유의 기능이 활성화되어 정상적으로 가동되고 있다고 보면 된다.

그래서 허실론이란 태어날 때부터 간이 크게 태어났던지, 아니면 후천적으로 성장하면서 기능이 좋아진 경우 모든 장부가 기능이 활성화된 장부가 있는 반면에 기능이 저하된 장부가 있다는 이론이다.

이런 육장육부의 기능의 활성도에 따라 장부의 기능이 좋다면 실(實)하다고 표현을 한 것이고, 장부가 작거나 기능이 저하된 상태를 허(虛)하다고 표현하는 이론이다.

한의학에서 말하는 허(虛)와 실(實)의 의미는 다음과 같다. 허(虛)는 몸의 면역력이 저하되어 외부에서 침입하는 병원균에 대하여 막아낼 힘이 없는 상태이고, 실(實)은 이미 병원균들이 몸 안에 침입한 상태를 말한다. 앞의 허실론의 의미와 다른 것을 이해하여야 한다.

4) 한열론(寒熱論)

한열론이란, 차갑고 따뜻함으로 인해 질병이 발생한다는 것이다.

여기서도 두 가지 의미를 가지고 보아야 할 것이다. 사람은 36.5~37.2℃의 정온동물이기에 이 정상적인 체온보다 찬 것도 병이요(냉병), 뜨거운 것도 병(열병)이라는 이론이다. 육장육부가 서로 다르게(음양의 부조화) 차고 뜨겁고 한 것(부조화)도 질병 발생의 원인이라는 이론이다.

① 정상 체온보다 높거나 낮아도 질병 발생의 원인이다.

② 육장육부가 각자 고유의 기능을 수행하기 위한 정상 체온보다 높거나 낮으면 질병 발생의 원인이 된다.

예) 심장과 소장은 39℃를 유지하는 것이 정상인데 정상 체온 36.5℃를 기준으로 하여 체온이 높다고 하면 안 된다는 것이다.

쉽게 이야기해서 우리 몸에서 상하, 좌우, 앞뒤, 안팎의 온도 차이가 발생하면 따스한 곳에서는 혈액의 흐름이 정상적으로 흐르지만 차가운 쪽에서는 혈관이 좁아지면서 혈액순환 장애가 발생하며 결국에는 질병 발생의 원인으로 작용한다는 이론이다.

동양의학	서양의학
- 전인치료(全人治療)를 한다. (사람 전체를 보고 치료를 한다) 오장육부의 조화와 균형을 본다. - 오장육부(五臟六腑)의 조화와 균형 - 음양(陰陽)의 조화와 균형 - 한열(寒熱)의 조화와 균형 - 허실(虛實)의 조화와 균형 + 상하, 좌우, 앞뒤, 안팎의 조화와 균형 # 산을 보고, 숲을 보고, 나무를 본다. + 원인을 제거함으로써 재발을 막는데 중점을 둔다. - 부작용이 없거나 적다. - 면역력이 향상된다. - 반응이 느리게 나타난다.	- 부분치료(部分治療)를 한다. (사람이 아닌 질병부위만 본다.) - 국소, 병명, 통계, 약물, 수술 (수술과 약물이 주치가 된다.) + 상하, 좌우, 앞뒤, 안팎의 부조화와 불균형 # 나무만 보고 숲이나 산을 보지 못한다. + 현재의 증상은 제거하지만 원인을 제거하지 못하므로 재발이 발생한다. - 부작용이 발생한다. - 면역력이 저하된다. - 반응이 빠르게 나타난다.

도표를 통해서 동/서 의학의 특징을 비교해 본다.

치료나 치유의 중점은 사람에게 정신적·육체적으로 부작용이 발생하면 안 된다는 점이다. 부작용이 나타나면 반드시 후유증이 남기 때문이다.

다른 의미로 보면 자연의학, 대체의학, 제3의학, 보완의학이라는 여러 가지 말로 표현하지만 모두 인위적인 것이 아닌 자연물을 이용하여 치유하는 의학을 의미한다.

인체를 종합적이고 전인적인 방법으로 고찰하여 천연산물과 자연요법 등을 통해 생명력과 면역기능을 극대화시켜 부작용 없이 치료 또는 치유하는 의학 분야를 말한다.

병(病)을 치료하는 데 단순히 질병의 기전만 생각하는 것이 아니라 그 사람의 식습관과 생활 습관, 영양 요건, 유전 요인, 생활환경과 태도, 가정환경, 정서와 감정, 직업적인 요인, 스트레스 요인, 생활정도 등 다양한 면을 파악하여 이에 따른 전인적인 방법으로 접근하여 원인을 찾는 데 중점을 두고 치유를 위한 변화를 도모하는 치료법을 의미한다.

즉 자연의학은 올바른 음식섭생과 생활 자체가 건강법이자 치료법이다.

■ 병이란?

병(病)이란 글자를 파자해 보면, 병들어 기댈 역(疒) 자+병(丙) 자가 합성된 글자다. 병(丙)이란 천간에서 갑을(甲乙)은 목(木)이요, 병정(丙丁)은 화(火)로서 심장과 소장의 기운을 가진 글자다. 즉 마음의 병인 스트레스나 울화증이 병 발생의 근원이라는 것이다.

병을 치료하거나 치유하고자 할 때는 그 사람의 식습관과 생활 습관을 통하여 그 사람의 마음을 읽고 문제를 찾아내어 해소시키는 것이 가장 먼저라는 점이다. 마음의 병이 해소되면 육체의 병을 자연이 개선되게 된다.

■ 자연의학, 대체의학이란?

만성병(성인병, 인조병, 생활 습관병) 치유를 위한 주 치료법이다.

대체의학이요, 제3의학의 기본은 자연의 순리를 따르는 생활을 기본으로 하여 자연에서 생산되는 먹을거리들을 제철에 먹는 식습관을 체질에 맞게 먹으며 자연이 부르기 전에 자연으로 돌아가는 것이 치유의 기본임을 강조하는 의학이다.

자연은 대우주요, 사람은 소우주이기 때문(자연의 변화에 따라 우리 인체도 변화하기 때문에 대우주요 소우주라고 부르고 있음)에 자연의 변화에 따라 적응하며 살아가는 것이 질병 발생을 예방하고 건강을 유지할 수 있는 것이다. 그래서 깊은 아픔을 가지고 있는 사람들은 스스로 자연을 찾아서 돌아가는 사람은 건강을 찾을 수 있으나 병원을 찾는 사람들의 대부분은 병원에서 생을 마감하는 일이 비일비재하여 안타깝기만 하다.

그러면 어떻게 자연으로 돌아가는가 하는 것이 문제다. 대도시에서 생활권을 가지고 있는 현대인들은 의아해 할 것이다. 모든 직장을 버리고 산속으로 들어갈 수 없는 현실을 어떻게 하란 말인가?

생활권을 바꿀 수 없다면 식습관이라도 자연으로 돌아가자는 것이다.

자연에서 주는 먹을거리들을 가능한 오염시키지 말고 먹자는 것이다. 그것이 바로 생식이며 생채식이다.

앞에서도 체질을 여러 번 언급했지만 내가 타고난 체질에 맞는 1:1 맞춤식 체질생식과 생채식이야말로 현 시대 최고의 식이요법이라 할 수 있다.

5. 개인별 1:1 맞춤식 체질생식요법에 대하여 알아본다.

누구나 알기 쉽게 풀어 쓴 체질(오행)생식요법이란, 음양오행(陰陽五行)과 생식(生食)이 결합되어 생긴 오행생식요법은 사람의 체질에 따라 음식을 처방하여 생식하는 것을 말한다.

생식(生食)이란 몸을 건강하게 하여 자신의 육체 스스로가 질병을 이겨내도록 유도하는 식사법이며, 동양의학의 경전이라고 하는 황제내경의 식사법을 체계화시킨 자연 건강 식사법이라고 할 수 있다.

여기서 생식(生食)이란 자연의 기운을 머금고 있는 상태의 먹을거리들을 가능한 조리를 최소화하여 사시사철 먹을 수 있도록 만든 먹을거리를 의미한다.

오행생식요법은 목(木), 화(火), 토(土), 금(金), 수(水), 상화(相火), 표준(標準)의 7가지 체질로 분류하여 각 체질에 맞는 음식물을 섭취하는 것을 말한다. 아울러 신체의 장부 중 건강하지 못한 장부를 찾아내어 이를 튼튼하게 해주는 음식을 먹음으로써 건강을 유지하고 체력을 증진시켜 여러 질병 등을 퇴치하는 데 효과 높은 식사방법이다.

1) 체질에 맞는 식사법이란?

본래 타고난 얼굴의 생김생김이 다름에 따라 즉 얼굴 생긴 것을 기준으로 하여 자주 먹으면 건강해지는 음식(보약으로 작용)과 자주 먹으면 건강을 해치는 음식(독으로 작용)이 있어 주로 건강을 위한 음식을 찾아 먹도록 하는 식사법을 말한다.

자신의 체질을 잘 모르고 먹어 어떠한 질환이 발생하였다면 자신이 가지고 있는 증상을 개선시키기 위한 음식을 먹는 것 역시 오행생식요법이라 한다.

음식의 맛 역시 6가지 맛으로 구분하여 자신의 체질과 몸에 나타나는 증상을 개선시키기 위해 음식의 맛을 자신에 맞게 먹는 것 역시 오행생식요법이라 한다.

체질별 오행생식요법에 대하여 알아본다.

체질	얼굴생김	자주 먹어야 할 음식	적게 먹어야 할 음식
간장과 담낭의 기능이 좋은 체질	직사각형의 긴 얼굴	달고 매콤한 음식들	신맛의 음식들
심장과 소장의 기능이 좋은 체질	이마는 넓고 턱이 좁은 얼굴	맵고 짭짤한 음식들	쓴맛의 음식들
비장과 위장의 기능이 좋은 체질	동그란 느낌이 드는 얼굴	짜고 시큼한 음식들	단맛의 음식들
폐장과 대장의 기능이 좋은 체질	정사각형의 느낌이 드는 얼굴	시고 쓴맛의 음식들	매운맛의 음식들
신장과 방광의 기능이 좋은 체질	턱이 넓으며 사다리형의 얼굴	쓰고 달콤한 음식들	짠맛의 음식들
면역력(심포장과 삼초부)의 기능이 좋은 체질	계란형의 미인/미남형 얼굴	골고루 /떫은 음식들	

위의 도표에서처럼 얼굴생김에 따라 자주 먹으면 좋은 음식이 있고, 적게 먹어야 할 음식이 있다. 여기서 주의할 것은 남이 좋다고 하여 나에게도 좋은 음식이 아니라는 점이다. 자신의 체질을 모른 채 남이 좋다고 하여 자주 먹는다면 편식하는 결과를 초래하여 전혀 다른 질환을 발생 시킨다. 자신의 음양오행 체질에 맞게 먹는 것이 체질별식이요법이다.

식이처방할 때는 상생으로 함을 원칙으로 한다.

단 선천적으로 타고난 체질에 기경팔맥의 병(맥상이 4~5성)이 발생했다면 주식-부식-후식을 병증에 맞게 식이처방하여야 한다.

예) 목형체질은 선천적으로 간장/담낭 기능 활성화되어 건강하지만 어떤 이유인지 모르지만 간장/담낭질환이 발생했다면(현맥 4~5성) 적게 먹어야 할 음식임에도 불구하고 신맛의 음식을 집중해서 처방하는 식이요법이다.

증상이 개선된 뒤에는 체질 처방을 해야 한다.

2) 증상별 식이요법에 대하여 알아본다.

증상별 식이요법이란, 선천적이거나 후천적으로 자신이 가지고 있는 어떠한 오장육부의 질환에 대하여 그 증상을 집중해서 개선시키고자 하는 식이요법을 말한다.

정경의 병에 해당하는 질환이라면 정상적으로 상생으로 처방하는 것이 좋다. 그러나 기경의 병에 해당하는 질환이라면 주식-부식-후식을 질병 개선을 위해 집중처방을 하는 식이요법을 말한다.

체질	적게 먹어야 할 음식	자주 먹어야 할 음식
간장과 담낭의 질환	매운맛, 짠맛 음식들	신맛, 쓴맛, 단맛의 음식들
심장과 소장의 질환	짠맛, 신맛 음식들	쓴맛, 단맛 매운맛의 음식들
비장과 위장의 질환	신맛, 쓴맛 음식들	단맛, 매운맛 짠맛의 음식들
폐장과 대장의 질환	쓴맛, 단맛 음식들	매운맛, 짠맛 신맛의 음식들
신장과 방광의 질환	단맛, 매운맛 음식들	짠맛, 신맛 쓴맛의 음식들
면역력이 약한 질환	-	골고루 /떫은 음식들

예 1) 정경의 병(병 발생이 3년이내 질환)으로서 현맥 1~3성이라면 신맛, 쓴맛, 단맛의 음식을 배합 비율에 맞게 처방한다.

예 2) 기경의 병(병 발생이 3년경과한 질환)으로서 현맥4~5성이라면 주식-부식-후식을 신맛의 음식으로 처방하는 것을 말한다.

※ 증상이 개선된 뒤에는 체질 처방을 해야 한다.

도표에서 보는 것처럼 체질과 병증에 맞게 먹는다면 체질적으로 가지고 있는 질환이나 병증을 개선시킬 수 있는 것이 오행생식요법의 특징이고 장점이다.

체질별 오행생식요법은 체질과 병증을 개선시키는 데 중점을 둔 것이 아니라 건강한 사람이 건강은 유지하는 데 중점을 둔 식이요법이라는 점을 먼저 알아야 한다.

3) 음식의 맛과 색깔은 오장육부와 어떠한 관계가 있는지 알아본다.

〈음식의 맛, 색깔과 오장육부와의 상관관계〉

구 분	이로운 맛(음식/예)		이로운 색깔
	진한 맛	순한 맛	
간장 /담낭질환	신맛(식초)	고소한 맛 노린내 나는 맛	푸른색(부추)
심장 /소장질환	쓴맛(커피)	단내 또는 불내나는 맛	붉은색(토마토)
비장 /위장질환	단맛(꿀)	향내 또는 흙내 나는 맛	노란색(호박)
폐장 /대장질환	매운맛 (고추장/가루)	비린 맛, 화한 맛	하얀색(무)
신장 /방광 질환	짠맛(소금)	고린내 지린내 나는 맛	검은색(검은 콩)
면역력 관련 질환	떫은맛 (도토리가루)	담백한 맛, 생내나는 맛	옥수수가루

※ 맛과 색깔이 상충될 시는 맛을 우선시한다.

예) 고추는 붉은색이나 맵다. 이럴 경우는 매운맛을 우선한다.

진한 맛은 효과가 빠르게 나타나고, 순한 맛은 효과가 느리게 나타난다.

■ 체질별 오행생식요법을 정리해 본다.

체질별 오행생식요법은 자신의 질환에 대하여 동/서의학적으로 다양하게 진단하고, 그 결과에 따라 음식으로 질환을 개선시키고자 하는 식이요법이다.

즉 자신의 선천적/후천적인 체질과 병증에 대하여 오장육부의 상호 상생상극관계에서 서로 조화와 균형을 이루도록 하여 건강을 유지하고 질병을 개선시키는 식이요법이 바로 오행생식요법이다.

이상과 같이 동양의학적으로 우리 몸에 대한 이상 증상을 이해하기 위한 음양오행론과 장상학설에 대한 충분한 이해가 되었을 것이다.

지금부터는 실제 우리 몸 안에서 일어나고 있는 오장육부 병리 변화가 밖으로 어떻게 나타나는 (전조증상) 장부별로 양(陽)으로 부류하는 정신적 증상과 음(陰)으로 분류하는 육체적 증상에 대하여 알아보기로 한다.

다음 장부터는 각 장부별 기능 저하에 대한 정신적・육체적 증상을 나열하여 정리해 보기로 한다.

02 간장/담낭 기능 이상 시 나타나는 정신적 · 육체적 증상

간장/담낭의 기능이 저하 시 나타나는 신체의 관련 부위와 정신적·육체적 증상은 다음과 같다.

1. 간장/담낭의 기능 저하 시 나타나는 정신적 증상

본래의 성격 (간, 담이 건강할 때)	병든 성격 (간, 담이 허약할 때)
- 따뜻하고 온화하다	- 심술부리고, 약 올린다
- 인자하다	- 폭언하고, 욕한다
- 시적이다	- 노하기를 잘하고, 폭력적이다
- 문학적이다	- 무시하고, 비꼬고, 부르짖는다
- 교육적이다	- 한숨을 잘 쉰다
- 생육하고 발아한다	- 쉽게 결단 내린다
- 색감분별력이 우수하다	- 결벽증이 있다
- 꾀가 많다	- 신 것, 고소한 것을 좋아한다
- 행정적이다	- 바람을 싫어한다
- 계획적이다	- 봄과 새벽에 심하다
- 문필가이다	- 쉰내, 노린내가 난다

2. 간장/담낭의 기능 저하 시 나타나는 육체적 증상

간장/담낭의 기능이 저하됐을 때에는 간장, 담낭, 간장경락/담낭경락, 대맥, 고관절, 발, 목, 눈, 근육, 손발톱, 편도선 부위에 이상 증상이 나타난다.

① 경맥(간장, 담낭, 대맥이 흐르는 곳)주행상 통증이 있다.
② 팔과 다리에 근육 경련이나 쥐가 잘 나고 자주 저림 증상이 나타난다.
③ 아침이나 장시간 앉았다가 일어설 때 전후굴신(허리를 앞으로 굽혔다 폈다 하는 동작)이 힘든 요통이 생긴다.
④ 새벽녘에 야뇨증(오줌 싸는 증상)이 생기고, 뇨/변폐 증상이 나타나기도 한다.

⑤ 에어컨이나 선풍기 바람, 또는 차가운 겨울에 눈에서 눈물이 흐른다.
⑥ 눈이 시고, 버겁고, 따갑고(안구건조증) 또한 구토, 설사가 난다.
⑦ 담석증, 늑막염, 몽유병(꿈에 일어나서 돌아다니는 증상)이 생긴다.
⑧ 간 부위 통증으로서 우측 옆구리와 등 뒤쪽에 따끔거리거나 불편함이 있다.
⑨ 입이 쓰고 백태가 끼며, 환도 관절통이 생긴다.
(똑바로 섰을 때 엉덩이외측 쏙 들어가는 곳)
⑩ 발가락 제4지가 휘거나 오그라드는 등 이상이 생긴다.
⑪ 배꼽 좌측의 유동기(流動氣: 움직이는 것) 적취(積聚)가 생긴다.
(딱딱한 것(적(積))이나 물렁물렁한 것(취(聚))이 만져지는 것)
⑫ 손, 발톱에 줄이 가고, 부서지고, 깨지는 등 이상이 생긴다.
⑬ A/C형 간염에 걸리며, 간경화, 간암, 경기, 사시(부등 시)형의 눈이 생긴다.
⑭ 목에 가래가 자주 생기고, 콧잔등에 (비주(鼻柱)) 파란색이 나타난다.
⑮ 질이나 음경 부위에 가려움증이 생긴다.
(음부 소양증(陰部搔 / 긁을 소, 양(痒): 헐 양, 症)
⑯ 피부가 닭살이 되고, 얼굴이 푸른빛을 띠며(파랗게 질리고), 편두통이 생긴다.
⑰ 편도선이 붓기도 하고, 목이 자주 쉰다.
⑱ 새벽에 복통이 있고, 잠잘 때 잠꼬대를 하며, 이를 간다.
⑲ 탈장이 자주 생기고, 살이 야위며, 목이 굵어진다.

각항별로 예를 들어 세부적인 설명을 보완한다.

- 팔과 다리에 근육 경련이나 쥐가 잘 나고 자주 저림 증상이 나타난다.

이는 혈액순환 장애로 인하여 모세혈관에 적혈구가 통과하기 어려운 현상일 때 나타난다. 이것이 우리 몸에서는 근육경련으로 나타난다. 근육에서 차가워짐으로 인한 움츠린 증상이다. 우리가 추우면 몸을 움츠리는 것과 같은 증상이다. 이때 스트레스나 분노로 가득차면 간장과 담낭의 기능이 저하되면서 몸이 차가워진다. 그러면 우리 몸은 근육경련이나 쥐가 자주 발생한다. 그래서 간이 차가워지는 즉 음주를 많이 해서 발생하는 간경변증이 있는 사람은 근육경련이 자주 발생하는 것이다. 이는 간이 근육과 연관이 있음을 알려주는 동양의학의 관계표이다.

- 아침이나 장시간 앉았다가 일어설 때 전후굴신(굽혔다 폈다하는 행동)이 힘든 요통이 생긴다.

이는 간경의 기경팔맥의 하나인 대맥, 즉 허리를 따라 빙 둘러 형성되어 있는 경락이 차가워지면서 허리를 사용하기가 불편해진 현상이다. 특히 이러한 증상은 아침에 주로 발생한다. 아침에 주로 발생하는 이유는 밤이 되면 기초대사로 인하여 저체온이 된다. 간 기능 저하로 인하여 차가워진 체내를 기초대사가 더욱더 차가워지기에 아침에 허리가 굳어지는 현상이 오고 일과 시간을 음양오행으로 보면 새벽이 간 기능이 저하되는 시간이 겹쳐서 허리가 차가워지는 증상이 나타난다. 그래서 아침에 허리가 굳어지는 사람은 간 기능이 저하되어 있는 사람이다.

- 새벽녘에 야뇨증이 생기고, 뇨/변폐 증상이 나타나기도 한다.

이는 음양오행상 하루의 시간대를 보면 새벽이 간 기능이 저하되는 시간이다.

이때는 우리 인체가 저체온증이기도 하지만 1차적으로 방광에 오줌이 가득해 있기에 차가워진다. 이때 차가워지는 방광 근육에 혈액순환 장애가 발생하면서 근육이 위축되는 현상이 발생한다.

이때 방광의 2차 관문을 통제하는 근육의 기능이 소실되면서 소변을 보고 싶다 할 때 문을 열어야 하는데 그 2차 통제 기능이 떨어지면서 나도 모르게 수면상태에서 소변을 보게 된다. 우리는 이를 야뇨증이라 하여 오줌싸개라고 하여 어렸을 때 키를 쓰고 옆집으로 소금을 얻으러 갔던 기억이 난다. 이런 행동에는 다 이유가 있다.

소금의 짠맛은 우리 몸속에서 양(陽)으로 작용하여 신장/방광기능을 향상시켜 체내를 따뜻하게 만든다. 그리하여 방광이 따뜻해지면서 2차 근육의 기능을 활성화시킨다. 그래서 야뇨증을 해소시키는 것이다. 또한 신장/방광기능이 좋아지지 않고는 간 기능이 좋아지지를 않는다. (오행상 수생목(水生木)관계) 그래서 우리는 어떠한 질병이 발생하면 그 원인을 찾고 그 원인을 제거하도록 해야 한다. 그렇다면 야뇨증은 어린아이만 있는 것이 아니고 어른도 있다. 어른이 경우는 지나친 스트레스로 인하여 신장과 간 기능 저하 시에도 발생할 수 있다.

이러한 현상이 너무나 급격하게 발생하거나 강도가 강하면 뇨/변폐 즉 똥과 오줌이 안 나오는 증상이 발생한다. 또한 어떠한 강한 약물에 중독되었을 때도 뇨/변폐 증상이 나타날 수 있다. 그리고 간혹 자궁이나 난소 수술을 할 때 의료인의 실수로 인하여 방광의 뇨관을 묶는 경우도 소변이 안 나올 수 있다. 또 너무나 갑작스러운 경우를 당했을 때도 이런 경우가 발생한다.

어쨌든 신장과 간장의 기능 저하 시 나타나는 증상임을 알고 평상시에 야뇨증이 있는 아이들을 무조건 혼내고 나무라지 말고 토닥여 주고 격려해 주고 누구나 그렇게 자라왔단다 하면서 긴장을 풀어 주면서 음식을 약간 짜고 신맛이 들어간 음식을 먹이면 자연스럽게 해소된다.

- 에어컨이나 선풍기 바람, 또는 차가운 겨울에는 눈에서 눈물이 흐르고 시고 안구건조증이 생긴다.

오행상 간은 바람을 싫어하기 때문에 찬바람이나 에어콘, 선풍기 바람이 불면 간 기능이 저하되면서 몸이 움츠려 드는 현상이 나타난다.

이러한 바람은 음중의 양이기에 상초에부터 영향을 미친다. 우리 몸의 상초는 가슴위로부터 머리 부분이다. 그래서 이 부분에 자극현상이 나타난다. 또한 얼굴 부분에서 간과 관련된 부분은 눈이다. 눈에서 눈물이 나는 이유는 눈은 1분에 6~10회를 깜빡이며 눈 속의 먼지를 닦아 내어 아래 눈꺼풀이 있는 안쪽에 있는 비루관을 통하여 눈 닦은 기름을 콧구멍으로 내려 보내는 기능을 한다.

이러한 과정에서 비루관도 근육으로 이루어져 있어서 추워지면 관이 오그라들어 막히면 1분에 6~10회를 깜빡이며 닦은 물이 비루관이 막혀 밖으로 흐르는 현상이다. 일부에서는 "세상에 이런 일이" 라는 프로그램에서는 콧속으로 우유를 먹고 코를 막고 힘차게 불면 우유나 담배연기가 비루관을 통하여 눈으로 나오는 신기한 현상을 보는 것이다. 그리고 병원에 가면 조영제를 비루관에 쏘아서 비루관을 뚫기도 한다.

그러나 눈물샘통로가 얼마 후면 다시 막힌다. 여자 분들은 예쁘게 화장을 하고 난후에 외출을 하려고 하면 눈물이 주르르 흘러 화장을 망쳐버리는 경우가 생겨 속이 상한다. 병원에서는 비루관이 막히는 원인이 간에서 오고 있음을 모르고 조영제를 쏘고 하여 일시적으로 소통은 되나 잠시 후에 다시 막히는 것은 근본적인 치료가 안 되었기 때문이다. 비루관이 콧구멍과 연결된 증거가 또 있다.

어린아이들은 울면 반드시 콧물도 같이 나와 얼굴이 범벅이 된다. 그런 아이가 얼마나 건강한 아이란 말인가. 어른은 스트레스를 받거나 간 기능이 저하되어 비루관이 막힌 사람은 울어도 콧물 없이 눈물만 흐르는 것이다. 이때 눈을 닦을 기름이 부족하면 눈이 버겁고 모래알이 낀 것 같은 느낌이다. 이를 서양의학 에서는 안구건조증이라 하여 인공눈물을 투약한다. 그냥 놔두면 눈이 벌겋게 충혈되고 눈이 피곤해서 앞을 못 볼 지경이 된다.

근본 원인은 간 기능 저하이니 간 기능만 향상시켜주면 해결될 일이다. 일부 방송에서는 어느 할머니의 비방이라 하여 방송한 것을 본 적이 있다. 다름 아닌 땅콩기름이다. 땅콩기름을 눈에다 넣으면서, 안구건조증이 해소되었다는 내용이다. 사실은 땅콩이 간 기능을 좋게 하는 신맛의 음식이란 사실이다.

할머니는 이론은 잘 모르셨더라도 땅콩을 먹어도 되는 사실을 모르셨기에 기름을 짜서 눈에 넣은 수고를 하셨던 것이다. 계절적으로 보면 간 기능이 저하되는 봄에는 수시로 땅콩을 간식으로 먹어 두면 1년 내내 시력 손상을 막을 수 있는 생활의 지혜를 가져야 할 것이다.

그리고 평소에 우리가 맥주를 먹을 때 안주로 땅콩을 먹는 이유도 맥주가 몸을 차갑게 하기 때문에 이고 해독하는데 간 기능이 힘들어 저하되는 것을 막기 위하여 보완음식으로서 땅콩을 먹는 이유가 여기에 있다.

잘못된 음주법의 예를 들면, 맥주에다 과일 안주는 먹는 경우이다. 음양오행상 궁합이 맞지 않는 음식이기 때문이다. 맥주에 과일 안주를 자주 즐기다 보면 안경을 써야 하는 경우가 발생할 수밖에 없는 것이다.

- 구토, 설사가 난다.

우리 장부는 어떠한 조금의 오차도 없이 서로 합리적으로 돕고 도와 가면서 살아가고 있다. 간에서 하는 기능 중에서 중요한 것이 해독 기능이다. 우리 몸에 병원균이나 몸에 들어가서는 안 될 물질들이 위장 내에 있을 시는 담즙을 과잉 발생 시켜 구토를 시키고 위장을 통과한 것에 대하여는 2차 담즙산의 작용으로 인하여 설사를 유도 하게 한다. 그래서 설사를 자주 하는 사람은 장내가 차가워져있고 습한 여건이 되어 있어 여기에 각종 세균번식을 방지하기 위한 작용이다.

그래서 옛날에는 우리네 할머니들이 설사를 자주 할 때는 매실원액을 물에 희석해서 마시게 했다. 몇 번만 먹으면 감쪽같이 설사가 멈추고 했다. 이는 매실이 가지는 특성을 이용했던 것이다. 매실이 가지는 신맛 역시 간 기능을 향상시켰지만 더욱더 중요한 것은 매실이 가지고 있는 청산배당체의 항균작용을 강화시켜 체내의 균을 제거하는 기능도 합세 했던 지혜이다.

특히 여름이면 몸 내부가 차가워지면서 각종 부패균들이 늘어나는 것을 방지하기 위하여 매실이 생산되는 계절에 흑설탕을 1:1비율로 하여 발효시켜 100일(5월~7월까지 3개월) 경과 후에 먹는 한여름의 최고의 천연음료가 바로 신맛의 매실원액음료이다.

- 담석증, 늑막염, 몽유병이 생긴다.

서양의학적으로 보면 담석이라 함은 우리국민의 5~10%가 가지고 있다. 흔히 4F, 즉 여성(Female), 다산(Fertile), 비만(Fatty), 40대(Forties)의 질환으로 통한다.

담석은 간에서 만들어진 담즙이 여러 원인에 의해 돌처럼 단단하게 굳어진 것이다. 주성분이 콜레스테롤이면 콜레스테롤 담석, 빌리루빈(색소의 일종)이면 색소성 담석이라 한다. 식생활이 서구화되면서 비만 인구의 증가로 콜레스테롤 담석이 증가하고 있다.

콜레스테롤 담석은 담낭에 색소성 담석은 담관에 잘 생긴다. 담석이 담낭에 생겼을 때 60~80%가 무증상이다. 골치 아픈 것은 간 내부나 담관에 생긴 담석이며 이는 담즙의 흐름을 방해하여 간 기능을 저해하기 때문이다. (중앙일보 2008. 7. 21, 23면)

동양의학적으로 분석하면 간 기능이 차가워지면서 담즙생산과 저장기능을 갖는 담낭이 차가워지면서 담낭 내부의 차가운 환경으로 인하여 간으로 부터 만들어진 담즙을 받아서 보관하는 담낭의 내부가 차가워지면서 담즙자체가 서로 응결되는 현상이라 말한다.

그러다 보면 입을 통하여 음식물의 양과 종류, 먹는 속도에 맞게 내려 보내는 기능(식사시작 후 30분후에 담즙이 내려옴)이 이상이 생기고 담즙의 양이 적어지면서 소화 장애가 발생할 수 있고, 담낭에서는 아무 문제가 없으나 담관 중간에 담석이 생기거나 내려가다가 정체된 경우도 문제가 발생한다. 중요한 것은 담석이 왜 생기느냐는 것이다.

그것은 몸의 내부가 화가 가득 차 있기 때문에 혈액순환 장애가 발생하면서 몸이 차가워지면서 담낭 내부에 있는 콜레스테롤의 수분이 서로 엉기기 시작하면서 담석이 생기는 것이다.

그렇다면 문제는 화를 즉 가슴에 분노를 가지지 않도록 긍정적인 성격을 가지는 것도 좋은 해결책일 것이다. 담석이 주로 생기는 사람들을 보면 성격이 외곬수이고 화를 잘 내는 짜증을 어깨에 지고 다니는 사람이 많다. 서양의학적으로 보면 물이 부족한 사람들, 즉 평상시 물을 자주 먹지 않는 사람들에게서 자주 발생하는 것을 볼 수 있다.

- 간 부위 통증으로서 우측 옆구리와 등 뒤쪽에 따끔거리거나 불편함이 있다.

간(肝)은 우리의 우측 가슴, 즉 우측 가슴 젖꼭지에서부터 아래로 한 뼘 밑으로부터 직각 삼각형처럼 좌측 가슴젖꼭지 밑까지 2/3는 우측가슴에 1/3은 좌측 가슴속에 있다. 그런데 우측 가슴 갈비뼈 속안이 통증이 있거나 무엇인가 만져지는 경우가 있다. 뭔가 만져지는 경우는 간경화가 50% 이상 진행되고 있다고 보면 된다.

여기에 통증이 같이 나타난다면 더 심각한 경우라고 보면 된다. 그리고 우측 옆구리와 등 뒤쪽이 따끔거리는 것은 담낭에 담석이 생겼다는 신호다.

우측 옆구리가 불편한 것은 간장경락의 장문혈이 담낭경락의 경문과 대맥혈이 꺾이는 부분이기에 통증이 발생하는 것이다.

이뿐만 아니라 이유 없이 옆구리가 우리한 것도 간 기능이 저하되었을 때 나타나는 현상이다. 기의 흐름이 원활하지 않기 때문이다.

- 입이 쓰고 백태가 낀다.

입이 쓰다는 것은 담낭에 이상이 발생했다는 것이다. 담즙이 무척이나 쓰다. 우리가 몸이 불편하거나 하면 소의 쓸개를 사다가 소주에다 담가서 약으로 먹는다. 먹어본 사람은 죽기 아니면 까무러치기니까 먹지 두 번 못 먹을 쓴맛을 느낀다. 담즙분비 기능이 저하되면 우리 몸은 노폐물이 축적되어 혈전이 누적된다.

오행상으로는 폐의 기운이 넘친다. 폐의 기운이 넘치고 있음을 나타내는 것이 흰색이다. 즉 금극목이 너무 강하여 목기운이 약하게 된 것을 의미한다. 이렇게 되면 담즙분비가 적어지면서 소화 장애가 발생한다. 그래서 입안에 백태가 끼면 밥맛이 없고 소화 장애가 발생하면서 입에서 밥알이 모래알 씹는 것처럼 밥맛이 없는 것이다.

이와 반대로 담즙이 과잉 생산되면 위산 과다가 발생한다. 이렇듯이 적당히 되어야지 많고 적음 모두가 병으로 발전됨을 알아야 한다. 이렇게 백태가 끼는 원인은 신장기능이 저하되면서 적혈구의 공급이 원활하지 못하면서 발생하게 된다. 근본적으로 백태가 끼고 밥맛이 없을 때는 밥을 물에다 말아서 장아찌나 새우젓을 먹는 것이 처방이다. 그러면 서서히 담낭기능이 좋아져서 백태가 사라질 것이다.

긴급처방으로는 매실원액을 물에 타서 1일 3회 3일을 먹으면 개선될 것이다. 아니면 식초(흑초/산도 3~5%)를 물과 2:1~5:1 비율로 해서 음용해도 2~3일이면 해소된다. 이때는 매운 음식을 삼가야 한다.

- 환도 관절통이 생긴다.

우리 몸의 관절통은 담낭의 기능이 약하면서 몸 안에 습기가 많을 때 발생한다. 즉 방광기능이 약한 것으로, 배출기능이 저하되었다는 이야기이다. 근본적으로 볼 때 담낭기능의 이상 시 발생하는 증상이다. 이때는 담낭경락인 엉덩이를 차렷 자세로 서있을 때 양쪽 옆 볼기짝에 힘을 주면 쏙 들어가는 곳이 환도혈로서 이곳에 통증이 나타남을 말한다. 이때는 담낭경락의 시점인 발가락 4지 외측을 사혈하거나 족임읍혈을 자극하면(침/뜸/안마/지압 등) 통증이 해소된다.

긴급처방으로는 매실원액을 물에 타서 1일 3회 3일을 먹으면 개선될 것이다. 아니면 식초(흑초/산도3~5%)를 물과 2:1~5:1비율로 해서 음용해도 2~3일이면 해소된다. 이때는 매운 음식을 삼가야 한다.

- 발가락 제4지가 휘거나 오그라드는 등 이상이 생긴다.

담낭경락의 시점인 발 4지가 3지 쪽으로 휘어 들어가는 현상이다. 이는 담낭경락의 모세혈관에 혈액순환 장애가 발생하면서 차가워질 때 발생하는 현상이다. 이때는 족임읍혈에 침을 놓는 것이 효과적이다. 이때에는 아마도 눈에서 눈물이 흐르는 증상이 동반될 수 있다.

- 배꼽 좌측의 유동기, 적/취가 생긴다.

아픈 사람을 기준으로 배꼽 좌측의 뱃속에 무엇인가 딱딱한 것이 있는 경우와 있다가 없어지거나 하는 경우이다. 동양의학에서는 적(癪)이라고 하는데, 이것은 병들어 기댈 녁(疒)에다 쌓을 적(積)이 합해서 만들어진 글자이다. 이를 화낼 적(癪)이라고 쓴다.

성질이 급하여 화를 자주 내면 머리로 뜨거운 기운이 올라가고, 머리의 차가운 기운이 몸으로 내려와 누적되고 굳어 버려 적(癪)을 만들기 때문이라고 하여 이런 글자를 쓴 것이다.

다른 한편으로는 모세혈관으로 냉기가 침습되었을 때 부항사혈요법으로 해결하지 못하여 오랫동안 방치하여 그 찬 기운이 오장육부에 도달하여 장기의 기능이 저하되고 있는 상태를 말한다.

이 냉기는 서양의학적으로는 첨단장비를 이용하여 진단하여도 발견되지 않는 것이 특징이다. 그래서 의사들은 좀 더 두고 봅시다 하고 만다. 그런데 당사자는 소화 장애와 변이 묽게나오는 조금만 차가운 음식이나 이상한 음식을 먹으면 바로 화장실을 가야 하는 불편함이 있다. 이러한 적취를 동양의학에서는 적(癪)이라하고 일본의 신도요시하루선생은 냉기(冷氣)라 표현하고 있다.

복부의 유동기 적취는 몸 안에 냉기가, 즉 오장육부의 기능 저하가 최소한 5년 이상 진행되었다고 보면 된다. 5년 전부터 나의 몸은 서서히 신진대사에서 장애가 발생했음을 알고 고쳐야 한다. 그런데 단기간에 이러한 유동기 적취가 나가리라 생각해서는 안 된다.

헤링의 법칙에 의하면 3~5년 동안 꾸준히 식이요법과 생활 습관을 바꿔야 하는 작업이다. 어떠한 질환이던지 발생 후에 치료하려 하지 말고 예방이 최선의 치료라는 생각을 갖는 것이 무엇보다 중요하다 하겠다.

- 손, 발톱에 줄이 가고, 부서지고, 깨지는 등 이상이 생긴다.

여름이 되면 더욱더 기승을 부리는 질환 중에 하나이다. 예쁘게 단장을 하고 외출을 하려 해도 남들은 다 노출의 멋을 내는데 나는 의기소침해지는 곳이 있다.

감추려 해도 감출 수 없는 곳이기에 더욱 속이 상한다. 손톱도 예쁘게 단장하려고 하니 깨져버린 것이다. 발톱은 하얗게 부서지고 있고 엄지발톱은 안으로 파고들어 아프기도 하고 엄지손톱은 꺾어지기도 하고 두꺼워지기도 하고 힘이 없기도 하고 속이 상하기가 이만 저만이 아니다. 피부과 병원에 가서 진료를 받으니 조갑백선이라나 백선조갑이라나 하면서 독한 피부병 약을 준다.

그 약을 먹어도 아무 소용도 없지만 그래도 위안이 되고자 병원을 찾지만 모두가 허사이다. 그런데 희한한 것은 발가락의 조갑백선을 치료하기위해 갔는데 왜 간 기능검사를 받은 후에 약을 준다는 것인지 이해가 안 간다.

백선조갑은 간 기능 저하에서 오는 증상이기 때문이다. 간에서는 단백질을 합성하는 일을 한다. 단백질을 합성해서 세포에게 나누어 주는 일을 한다. 하나는 디노보 합성이요 다른 하나는 샐비지합성을 통하여 단백질을 공급을 하는데 간 기능이 저하되면 이러한 단백질 합성능력이 떨어지면서 우리 몸의 단백질 부분인 손발톱부분이 눈에 띄게 나타나는 것뿐이다. 이때는 머리칼도 푸석푸석하고 피부도 거칠고 치아도 부식이 잘되고 그렇다. 이럴 때는 간 기능 왜 저하되었는가를 파악하고 그 원인을 찾아서 제거하면서 간 기능의 회복을 유도하는 것이 좋다.

그 원인을 찾아보면 음주로 인한 간 기능이 저하되는 경우와 스트레스로 인한 지방간이 오래도록 경과할 경우 간 기능이 저하되기 시작한다. 간은 음의 장기이기 때문에 80% 이상 기능 저하가 와도 증상이 나타나지 않는다.

이런 경우에는 급한 대로 엄지발가락 내측과 4지 외측을 사혈하고 소금물을 진하게 타고 거기에 식초를 몇 방울 넣은 뒤에 거즈에 묻혀서 손톱이나 발톱이 부서지는 곳에 싸매두면 서서히 개선되기 시작한다. 너무 급하게 생각하면 아무것도 안 된다.

왜냐하면 손톱은 6개월 자라야 하고 발톱은 8개월에서 1년을 자라기 때문이다.

부평에서 찾아온 어느 여자의 사례를 들면, 엄지손톱만 부서지는데 왜 그런지 대한민국의 유명하다는 피부과 의사를 모두 찾아서 상담을 하고 약을 처방 받아서 먹어 보았으나 아무 효능이 없었다. 무슨 인연이 되어 찾아왔다. 선생님 이건 왜 이런가요? 하고 손을 내미는데 유일하게도 엄지손톱만 하얗게 부서지는 조갑백선증상이란다.

체질도 분석하고 홍채분석을 세밀하게 한 결과 놀라웠다. 마음속의 화(분노)가 가득한 상태라고 말하고 무슨 화인지를 상담하다 보니 남편을 돈 대주어 대학교수 시켜놓으니 제자하고 눈이 맞아서 도망을 간 상태라서 그것이 얄밉고 분해서 이혼도 안 해주고 가슴으로 독을 품고 어린아이 하나를 키우려고 하니 속에서 화가 나서 매일 가슴속에는 한숨과 독설만 가득하게 지낸 지가 5년이나 되었던 것이다.

이것이 화근이 되면서 간 기능이 서서히 저하되어 우측 엄지손톱이 부서지기 시작한 것이다. 이것을 피부병이라 하여 독한 피부병 약만 먹었으니 간은 더 망가지고 손톱은 이제 새 손톱이 나기는커녕 점점 더 심하게 부서져 아예 우측 손에는 흰색 장갑을 끼고 다니는 처지가 되었던 것이다.

이것에 대한 처방은 간단하다. 이혼서류에 도장을 찍고, 용서하고 새로운 인생을 가는 길이다. 그리고 신장과 간장을 좋게 하는 식이요법과 주 1회 와서 1주일 동안에 있었던 이야기들을 주절주절 떠들고 밥 먹고 가는 것이 전부였다. 그런데 신기하게도 4개월이 지나면서 속에서부터 새 손톱이 나오는 것이 아닌가!

더욱더 신기하고 신이 나서 근무도 열심히 하고 즐거운 마음으로 생활을 바꾸니 약속했던 대로 6개월이 시간이 지나면서 분홍색의 볼그레한 예쁜 손톱을 갖게 된 것이다. 그러니 감사의 보답으로 박카스 2박스를 사가지고 웃으면서 들어오던 사례가 있듯이 원인을 제거하지 않으면 질환을 절대로 치료나 치유되지 않는 것을 알아야 한다.

앞으로는 더욱더 많은 질병들이 늘어날 것이다. 그렇다면 원인도 역시 다양할 것이다. 원인을 찾는 데 노력을 기울여야 병을 치유할 수 있을 것이다. 더욱더 힘들어진다는 이야기다. 그래서 더욱더 노력하고 정확한 진단법을 꾸준히 연구해야 한다.

■ 민중 의술로 보는 간장/담낭기능 저하 시 나타나는 육체적 증상을 알아본다.

- 양 손목을 굽혔을 때 잘 굽혀지지 않는다.
- 코가 좌측으로 휘면 중풍이 들어 있거나 중풍을 치료한 사람이다.
- 반면에 코가 우측으로 휘면 신경섬유종이 있다.
  몸에 커피색 반점이 발생하는 가장 흔한 증상이다. 다양하게 나타난다.
  ※ 홍채 상에는 붉은 곰팡이가 핀 것처럼 나타난다.
- 콧등 좌우측에 종기나 뾰루지가 생기면 담석이 생기고 있는 것이다.
- 손가락 인지(2지)에 푸른 핏줄이 보이면 경기를 하는 것이고, 간 기능이 저하된 것이다.
- 손 2지와 3지 사이의 볼록한 부분을 손으로 만졌을 때 속에 유리알 깨진 것 같은 느낌이 촉지 되면 암종(癌腫)을 의심해 본다.
- 손가락을 가지런히 하였을 때 손바닥에서 손가락이 시작되는 부분이 구멍이 숭숭 보인다면 몸이 냉한 것이다. 대책을 강구해야 한다.
- 손바닥에 나있는 굵은 손금 3개에 검푸른 색이나 자색의 빛이 울어 나오면 어딘가 암종이 생성되고 있다는 신호일수 있다.
- 인중에 점이나 뾰루지가 생기면 식도에 문제가 생기고 역류성 식도염이 있다.
- 아랫입술과 턱 끝과 중간 오목한곳에 점이나 뾰루지가 있으면 갑상선 질환이 발생하고 있는 것이다.
- 편도선 질환이 있으면 턱이 앞으로 돌출된다.(주걱턱)
- 뺨 부위에 거미줄 같은 붉은 모세혈관이 보이면 간경화가 진행된 것이다.
- 발 날이 아프면 간(肝)이 약한 것이다.
- 발바닥 엄지 부분의 두툼한 부분에 잘 갈라지는 것은 갑상선 질환이 진행되고 있는 것이다.
- 눈이 토끼 눈처럼 빨간 것(충혈)은 갑상선 질환이 있는 증거다.
- 손등을 위로 가게 하여 앞으로 나란히 자세를 취할 때 손끝이 떨리면 갑상선이 진행되고 있는 것이다.
- 손등을 위로 하여 앞으로 내밀어 2지 손가락에 얇은 티슈를(폭 2센티 정도 길이 10센티) 걸었을 때 떨리면 갑상선 기능 항진증이다.

※ 증상별 건수를 종합하면 다음과 같다.

계	정신적 증상	육체적 증상	민중 의술적 증상
78건	16건	45건	17건

이상과 같이 알아본 간장과 담낭 기능 저하 시 나타나는 정신적・육체적 증상이 나타날 때는 서두르거나 당황하지 말고 지금까지 또는 바로 전날에 어떤 음식을 먹고 어떤 행동을 했었는지 따져보면 된다.

짧게는 전날(어제) 간과 담낭 기능을 저하시키는 음식을 먹어도 위와 같은 증상이 나타날 수 있기 때문이다. 증상이 나타난다고 하여 너무 급하게 병원부터 찾는 일이 없도록 하기 위해서 이 글을 쓰는 이유도 있다. 물론 "내 병은 내가 고친다."는 의식의 변화를 갖도록 하기 위함과 "거의 모든 병은 음식을 잘못 먹는 것에서부터 시작된다."는 것을 강조하고 싶다.

역으로 생각하면 거의 모든 병은 음식으로 치유할 수 있다는 메시지를 보내는 것이다.

내 입으로 들어가는 음식으로 인해 병이 생기는 것이라면 의사가 대신할 수 없다. 반대로 음식을 올바르게 먹으면 병을 고칠 수 있다는 것 역시 의사가 해줄 사항이 아니다.

내 몸의 병은 내가 발생하게 하는 원인이 되었고, 고치는 것 역시 나 스스로밖에 할 수 없다는 것을 알아야 한다.

그래서 "음식으로 못 고치는 병은, 의사도 못 고친다."라고 히포크라테스가 강조한 것이다.

간장/담낭의 질환에 대한 음식 처방은 다음과 같다.

① 증상이 심할 때

가) 1:1 맞춤식 체질 생식: 목2+화+토+상화2+표준생식

나) 일반 식사 시: 신맛과 쓴맛을 많이 먹자.

다) 집중처방: 팥을 가루로 내어 1일 3회 한 번에 밥숟가락으로 3스푼을 미지근한 물에 타서 마신다. 그리고 주식+부식+후식을 모두 신맛의 음식으로 먹는다.

〈간장/담낭을 영양하는 식품(신맛의 음식)〉

식품(맛)	신맛, 고소한 맛, 누린내 나는 맛
곡식	팥, 밀, 귀리, 메밀, 보리, 동부, 강낭콩, 완두콩
과일	귤, 딸기, 포도, 모과, 사과, 앵두, 유자, 매실
야채	부추, 신 김치, 깻잎
육류	개, 닭고기, 계란, 메추리알, 동물의 간/쓸개
조미료	식초, 참기름, 들기름, 마가린
차	오미자차, 땅콩 차, 유자차, 들깨 차, 오렌지주스
근과류	땅콩, 들깨, 잣, 호두

증상이 개선되면 체질에 맞게 처방해야 한다.

② 증상이 약하게 나타날 때

가) 1:1 맞춤식 체질 생식: 목+화2+토+상화+표준생식

나) 일반 식사 시: 쓴맛을 많이 먹자.

다) 기타 처방: 수수밥, 도라지 무침, 생은행 1일 9알 먹기, 영지차를 마신다.

03 심장/소장 기능 이상 시 나타나는 정신적 · 육체적 증상

심장/소장의 기능 저하 시 나타나는 신체의 관련 부위와 정신적 · 육체적 증상은 다음과 같다.

1. 심장/소장의 기능 저하 시 나타나는 정신적 증상

본래의 성격 (심, 소장이 건강할 때)	병든 성격 (심, 소장이 허약할 때)
– 명랑하다 – 밝다 – 환하다 – 화려하다 – 아름답고 환상적이다 – 뜨겁고 정열적이다 – 체육을 좋아한다 – 육감이 예민하다 – 예술적이다 – 예절이 바르다 – 질서를 잘 지킨다 – 탐구한다 – 용감하다 – 희생한다 – 산화하고 확신한다	– 꿈이 많다 – 야하다 – 사치한다 – 지나치게 웃는다 – 깜짝깜짝 놀라고 가슴이 두근거린다 – 신경질적이고 교만하다 – 화를 잘 낸다 – 버릇이 없다 – 존칭을 잘 안하고, 반말한다 – 돌격적이다 – 폭발적이다 – 사생결단하며 급하다 – 딸꾹질을 자주 한다 – 오전과 여름에 발병한다 – 쓴내/단내가 난다

2. 심장/소장의 기능이 저하 시 나타나는 육체적 증상

심장/소장의 기능이 저하됐을 때에는 심장, 소장, 심장경락, 소장경락, 독맥, 상완, 혀 팔꿈치 관절, 얼굴, 피, 혈관, 땀에 이상이 생긴다.

① 경맥(심장, 소장, 독맥) 주행상 통증이 있다.
② 얼굴이 붓고, 땀이 많이 난다.

③ 심장에 통증, 즉 가슴이 아프고 답답하다.
④ 상완통(上腕痛)(알통이 생기는 부위)이 아프다.
⑤ 목이 자주 마르다.
⑥ 주(肘) 관절통(팔 뒤꿈치)이 아프다.
⑦ 견갑골(肩胛骨) 통증, 양 볼이 붉어진다.
⑧ 하혈을 자주 하며, 습관성 유산을 하게 되며, 딸꾹질을 하게 된다.
⑨ 새끼손가락이 부자유스럽거나 휘거나 짧아진다.
⑩ 배꼽 상단(명치 부분)에 유동기 적/취(딱딱하게 뭉친 것)가 생긴다.
⑪ 엉덩이 밑 부분에 좌골신경통(坐骨神經痛)이 생긴다.
⑫ 혀에 이상이 생겨 말을 더듬거나 혀 짧은 소리를 한다.
⑬ 여드름(면종(面腫))이 생긴다.
⑭ 얼굴이 붉어지고, 불임증(不姙症: 스트레스성이나 혈액순환 장애)이 생긴다.
⑮ 생리통이 생기고, 눈(흰자위)에 핏발이 생긴다.
⑯ 얼굴이 앞으로 붉어지면서 혈압이 오르는 심장성고혈압이 생긴다.
⑰ 명치뼈 바로 밑에 통증이 생긴다.
⑱ 심장판막증, 심근경색증, 동맥경화증이 생긴다.
⑲ 심장에 구멍이 있다.
⑳ 조금만 경사진 길을 걸어도 숨이 찬다.

※ 심포/삼초증 수반

각항별로 예를 들어 세부적인 설명을 보완한다.

- 얼굴이 붓고, 땀이 많이 난다.

얼굴이 부종이 생기는 이유는 음양오행상 화(火)의 기운이 가장 많이 몰려 있는 위치에 있고 수승화강(水昇火降)이 안 이루어질 때 화의 기운이 가득한 상태가 된다.

화의 기운이 가득한 상태이기 때문에 얼굴이 붉어지면서 부종이 생기는 것이 특징이다.

서양의학적인 부종을 보면 얼굴부종은 신장기능이 저하 시에 생기고, 종아리 부종은 심장기능 저하 시에 발생하고, 얼굴에 딱딱한 부종이 생기는 것은 갑상선 기능이상으로 인한 부종이다. 그리고 손/발의 부종은 면역력이 저하 시에 오는 부종이다.

참고적으로 부종에 대하여 알아보면, 통계적으로 다리와 발의 만성적인 부종은 심부전으로 인하거나 하지정맥에 생긴 정맥염으로 인할 가능성이 많다.

정맥염에서는 한쪽 다리만 부종이 생기지만 울혈성심부전에서는 양쪽 다리에 생기며 또 정맥염에서는 통증이 있지만 심부전으로 인한 부종은 그렇지 않다. 다양한 원인에 의한 각각의 기전과 독특한 특징을 가지고 있다, 이 가운데 제일 먼저 심부전을 고려해 보아야 한다.

종종 신장 질환으로 인한 부종은 다리, 안면, 그리고 손(반지를 끼거나 뺄 수 없다.) 등 온몸이 붓는다.

이 범발성 부종은 소변을 통해 단백질인 알부민이 대량으로 빠져나가 생긴다. 알부민은 간에서 만들어져서 혈류를 타고 순환한다. 신장이 건강할 때는 알부민이 소변으로 빠져나가는 것을 허용하지 않는다. 그러나 신장이 병들면 알부민이 쏟아져 나간다.

알부민은 혈액 내에서뿐만 아니라 그 주위 조직에서도 발견된다. 정상적으로 이 두 구획에서는 알부민의 내용물의 균형이 존재한다. 그러나 많은 알부민이 소실될 때는 대자연은 평형을 회복하려는 노력으로 혈중의 체액이 주위 조직으로 확산되어 알부민 농도의 균형을 맞추려 한다. 여기서 남은 체액이 전신부종을 일으키는 것이다.

간질환으로 인한 부종은 오래 진행된 단계로서의 간질환은 두 가지 기전에 의해 다리를 붓게 한다.

우선 손상된 간세포는 충분히 알부민을 만들 수 없게 되는데 그 최종 결과는 마치 신장에서 알부민이 빠져나간 것과 똑 같다. 따라서 혈관과 주위 조직 간의 알부민 농도를 맞추려는 몸의 시도로 이 조직들이 붓게 된다.

또 하나는 간에 상처가 생기고 그래서 다리에서 심장으로 환류되는 혈액이 목적지에 이르지 못하고 되돌아간다. 내분비선의 종대나 복강 내의 종양도 이 정맥들을 눌러 발을 붓게 할 수 있다.

기아로 인한 복부 종창은 음식물중 단백질(알부민)이 부족에 기인한다. 그래서 체액이 혈관 밖으로 새어가 조직으로 흘러드는데, 이 경우에는 복부로 들어와서 신장질환과 간장 질환에서처럼 배가 붓게 된다.

종종의 갑상선 기능 저하는 다리를 포함해서 전신에 부종을 일으킨다. 이 부종은 신장과 간장 질환에서처럼 단백질 불균형 때와 같이 알부민 평형을 구하기 위해 혈류에서 조직으로 체액이 흘러 들어가서 생긴다.

이외에도 몇몇 약물들은 다리에 부종을 일으킬 수 있다.

만약 부종이 한쪽으로만 있다면 혈중 단백질 부족, 심부전 혹은 간 또는 신장질환 등과 같은 전신성장애는 아닐 것이다.

심부전에서는 대개 다리만 붓지 눈, 안면, 그리고 손가락이 붓지 않는다. 만약에 배가 그리고 다리가 붓는다면 심장 쪽보다는 간에 문제가 있을 가능성이 높다. 특히 복부 종창이 먼저 왔다면 특히 그렇다.

■ 주요 관찰사항

- 엄지손가락으로 부은 다리를 몇 초간 눌렀다가 떼보라. 만약 1~2분간 지속되는 손 자국이 있다면 그것은 함요(陷凹)pitting 라고 부른다. 함요는 갑상선 기능 저하로 인한 부종에서는 생기지 않으니 다른 요인이라 보면 된다.
- 만약 당신이 남자이며 다리 부종과 함께 황달이 있고 유방이 종대 되어 있고 2~3일 정도 면도를 안 해도 되고 손바닥에 붉은 반점이나 붉고, 호흡곤란 증상이 있다면 심각한 간질환이다.
- 만약 다리뿐만 아니라 얼굴도 붓는다면 그것은 아마도 심장이나 간질환으로 인한 것은 아닐 것이다. 대신에 갑상선 기능 저하, 어떤 전신성 알레르기 반응, 심포장에 의한 심장의 수축이나 신장 질환을 의심해야 한다.
- 부종이 있는 다리가 갈색을 띠고, 특히 발목 주위가 그렇다면 그것은 오랫동안 정맥에 만성적인 정맥류가 생겨 그런 것이다. 이 색소 침착은 혈액이 정맥벽을 떠나 그 부근의 조직으로 스며들어가 생긴 것이다.
- 부종 부위가 아프고 붉어지며 열감이 있다면 당신은 다리를 다쳤거나 감염이 되었거나 아니면 급성 정맥염에 걸린 것이다.

합병증을 동반하지 않는 심부전 혹은 신장질환이나 간질환은 통증을 일으키지 않는다. 앞서 이야기했듯이 양쪽 다리가 붓고 호흡곤란이 있다면 심부전을 의심해야 한다. 그리고 잠들 때 붓는다면 심부전이다.

동양의학적인 소견으로는 얼굴부종은 신장기능이 약할 시에, 종아리 부종은 심장기능이 약할 시에 발생한다.

부종이라 하는 것은 외관상으로 붓기가 있는 것과 정강이 뼈있는 부분을 만졌을 때 움푹 들어갔다가 복원하는데 시간이 오래 걸리는 경우를 말한다.

얼굴이 붓는 경우는 짠맛의 음식을 먹으면 붓기가 가라앉고, 종아리의 부종은 쓴맛의 음식으로 먹으면 부종이 해소된다.

우리가 일반적으로 볼 때 부종이 발생하는 이유는 혈관 내에 수분이 많을 때 혈액의 작용에 의해 수분을 혈관 밖으로 내보낸 결과 피부에 수분량이 증가하면서 발생하는 것이다. 즉 체내에 수분이 많다는 것은 음(陰)이 많다는 것이다. 그렇다면 양이 부족하니 양을 보충해주면 된다. 그 양(陽)이 바로 소금인 것이다. 소금을 먹으면 체액이 따스해져서 혈액순환도 빠르게 되지만 혈관내의 수분 조절도 되어 부종이 해소되면서 신진대사가 원활해져서 몸이 가벼워지는 결과를 가져 온다.

부종이 있는 사람은 음(陰)이 많은 사람이니 양을 보충해주면 간단하다. 양을 보충하는 방법은 앞서 4가지를 이야기했으니 참고하면 된다.

- 심장에 통증, 즉 가슴이 아프고 답답하다.

우리는 가끔씩 화가 나거나 억울한 일을 당했을 때 가슴을 두드리며 호소하면서 막 울고 나면 조금은 시원해짐을 느낀다.

우리 몸은 화가 나면 즉 스트레스가 쌓이면 호르몬분비도 정상이 안 되지만 갑자기 혈당이 상승되면서 혈액순환 장애를 겪는다.

배가 고파 식당에 가서 음식을 주문했을 때 우리보다 늦게 온 사람들에게 음식이 먼저 나오면 속에 화가 치밀어 오른다. 그리고는 잠시 후에 소리를 지르고 나면 밥맛이 없어진다. 이때 혈당을 재어 보면 혈당이 올라 있다. 이는 우리 몸이 스트레스를 받으면 혈당이 상승됨을 알 수 있다.

그래서 스트레스가 만병의 원인이라고 말하는 것이다. 혈당이 높아지면 고혈압, 당뇨병, 고지혈증과 같은 심혈관 질환들이 심심치 않게 발생한다. 이러한 병들을 생활 습관병이라 하는 이유가 여기에 있다. 혈당이 갑자기 상승하면 혈액순환 장애가 발생하면서 혈관이 좁아져서 혈액을 공급하는 기능을 가진 심장이 갑자기 힘이 들어 진다. 그리고 혈액순환이 제한을 받으면 몸이 차가워진다. 몸이 차가워 질 때 가장 힘이 드는 곳은 심장이다. 차가워지면 심장박동이 어려움을 겪게 된다.

가슴에 통증이 있다고 하는 것은 심장 근육이 작아지고 있다고 보면 된다. 그래서 가슴을 두드리고 나면 통증이 조금은 해소되는 것이다. 두드리는 자체가 운동을 하는 것이고 운동이 열을 발산하는 역할을 해 주었기 때문이다.

이때는 급한 대로 커피 알갱이를 티스푼으로 한 스푼을 입에 넣고 침으로 서서히 녹여라 (15분 간격으로 3회 실시) 그러면 가슴이 후련해질 것이다. 그리고 근본적으로 개인별 맞춤식 생식 식이요법을 통하여 질환을 개선시키는 것이 좋다.

이때 급하게 커피를 입에 넣는 이유는 쓴맛이 우리 몸에 들어가서 혈관을 확장하는 기능을 하기 때문에 혈액량이 많아져서 몸이 따뜻해지는 기능을 한다. 그래서 가슴의 흉통이 해소되는 역할을 한다. 그렇다면 평소에 생활 습관병을 앓고 있는 사람들은 심장과 소장이 약해지는 시간대인 오전 10~11시경에 커피 한 잔을 마시면 심장을 강화하는 역할을 하기에 심혈관 질환을 개선시킬 수 있다.

이외에도 생은행을 하루에 9알을 매일 먹으면 심혈관 질환을 막을 수 있고, 또는 솔순을 생으로 1일 2개씩 믹서에 갈아서 먹어도 심혈관 질환을 예방할 수 있다.

- 상완통(알통이 형성되는 곳)이 아프다.

우리가 별로 한 일도 없는데 팔뚝이 아프다고 한다면 꾀병처럼 들릴 것이다. 특히 어린아이들이 “엄마 나 팔뚝 아파요.” 하면 그것을 인정을 해 주어야 하는데 엄마의 입장에서 보면 아플 리가 없다는 생각에 꾀병처럼 대수롭지 않게 넘기는 것이다.

아이가 심장기능이 저하되면 전조증상으로 팔뚝이 아픈 것을 모르고서 나중에 가서 보면 심장 판막증이네 뭐네 하고 야단법석이다. 그럴 수 있다. 몰랐으니까. 이제는 그러면 아니 된다.

이것은 수소음 심경락 5, 6번을 보면 이해가 갈 것이다. 6번의 상박 안쪽을 따라 내려가 수태음 및 수궐음경의 뒤로 가서 팔꿈치 안쪽으로 내려간다고 한 것과 수태양 소장경 4번 상박의 바깥쪽 뒤 가장자리를 따라 어깨로 오른다 라는 경락의 설명과 같이 상박의 뒤편 알통보다도 뒤편의 삼두박근이 있는 쪽이 아프고 불편하다.

인영의 맥상(목 부분)이 크다면 소장기능이 저하되고 있음이요, 촌구맥상(손목)이 크다면 심장의 기능이 저하되고 있음을 나타낸다.

- 목이 자주 마르고, 주(肘) 관절통(팔 뒤꿈치)이 아프다.

(연구/토의해 보면 새로운 세상을 볼 수 있다.)

■ 지리산 끝자락의 벌교주먹과 녹차이야기

우리나라에서 "벌교에 가서는 주먹 자랑하지 말라."라는 이야기가 있다. 다른 곳에서 사는 사람들도 모두가 운동도 하고 했을 텐데 왜 하필이면 벌교 사람들이 주먹이 강한가를 보면 다 이유가 있다.

백두대간의 높은 산맥들은 음양오행상의 음(陰)에 해당된다. 음이 가득할수록 양이 부족하여 양(陽)을 요구한다.

반대로 저지대, 즉 평지는 양(陽)이 가득하다. 그리고 바닷가는 양이 더욱더 강하다. 우리는 양이 가득하면 다혈질이 되어 음양의 조화가 불균형을 이룬다. 그러면 성격이 불같아진다. 우리나라의 다른 지형보다도 백두대간이 끝나는 지역인 벌교 순천지역이 유난히 양의 기운을 요구하는 지역이다.

그래서 벌교지역이 양의 기운을 가득 담은 주먹이 센 사람들이 많이 나온다. 그리고 보성지역이 녹차 밭이 유명한 것은 자연스런 일이다. 녹차의 쓴맛은 내리는 성질을 가진다. 이뿐만이 아니다. 커피도 내리는 성질을 가지고 있기 때문에 이른 아침에 변비가 있는 사람들이 커피 한 잔을 마시면 화장실을 가는 습관을 갖는 것이다. 이뿐만 아니라 커피관장도 마찬가지 이론이다.

벌교지역의 강한 주먹들은 녹차를 마심으로써 성질을 죽이고 정상적인 삶을 살아가라고 보성에 녹차를 준 자연의 지혜에 감탄할 뿐이다.

주의해야 할 것은 녹차를 너무 오랫동안 장복하면 위장이 탈나고 위염과 더불어 위암이 발생한다는 이론이 발표된 것을 보면 화생토(火生土)가 지나친 결과에서 오는 증상임을 알 수 있다. 어떤 음식이던지 과하면 안 되고 편식이 오랫동안 지속되면 우리 몸의 영양의 불균형이 발생하여 질병이 발생한다는 것이다.

녹차 밭이 백두대간의 마지막 끝자락에 위치한 것도 다 이유가 있다. 녹차는 음(陰)의 기운이 가득한 사람들에게 음을 내리는 역할을 하기 위해서 마시는 음식이다. 그래서 사찰에서 차를 마시는 풍습이 있는 이유도 여기에 있다. 사찰은 음의 지역에 위치한 것이다. 산에 위치해 있다는 것이 음의 지역이라는 것이다.

이런 이유에서 뚱뚱한 사람들이 녹차를 먹고 다이어트를 한다는 이야기가 녹차의 내리는 성질을 응용한 것이라 하겠다. 그러나 너무 많이 먹으면 위장기능이 약해져서 맛을 모르고 많이 먹는 대식가로 변신해서 더욱더 뚱뚱해지는 역효과를 가져오기도 한다.

그래서 녹차는 육지 사람들이 먹는 음식이 아니라 저지대 평야지대 그리고 바닷가 사람들이 먹는 음식이라는 것을 알아야 한다.

그런데 바닷가 사람들은 이러한 녹차 대신에 쓴맛이 음식인 소주를 대접으로 먹는 이유도 이와 상관관계가 있다. 바닷가가 양(陽)이 강한 지역이기 때문에 음(陰)인 깡소주를 먹어도 거뜬한 것은 음양의 조화가 잘 이루어졌기 때문이다. 그러나 육지에서 생활하는 사람들이 바닷사람들처럼 소주를 먹는다면 아마도 벌써 저 높은 곳에 계신 큰형님(하늘나라)한테 놀러오라는 전화를 받았을 것이다.

그렇다면 강원도 같은 산악지역에서 밭(양지식물)에서 생산되는 음식물을 자주 먹으면 우리 몸(음성)과 산악이라는 음성의 성격이 양보다 강하기 때문에(외부는 추워서 음으로 분류하나 먹을거리의 내부의 기운은 양의 성격이 강함) 성격이 유(柔)해지는 것이다.

그래서 강원도 사람들이 모진 사람들이 없다는 것이다. 그러고 보면 전라도처럼 평야지대에 사는 사람들이 머리가 명석하다. 이것도 음양의 조화다.

지역에 따라 생긴 것(체질)에 따라 성장과정에 따라 지금까지 먹어온 음식의 종류에 따라, 그리고 생활 습관에 따라 모두가 다르게 적용되어야 함을 보았다.

그런데 방송에서는 획일적으로 뭐가 좋다 나쁘다 하고 방송을 해대니 국민들은 방송에서 했으니까 의사가 말했으니까 하고 그대로 믿고 하니 병의 원인을 찾지도 않고 처방하는 꼴이 되니 치료율이랄까 아니면 치유율이랄까 하는 것이 낮을 수밖에 없지 않는가! 그것은 당연한 결과일 것이다.

우리가 여자 분들이 날씬한 몸매와 매끈한 피부를 갖기 위해서 집에 먹을 것은 없어도 다이어트나 피부가 좋아지는 것에 투자한다는데 방송에서 나온 대로 어떤 이는 포도 다이어트에 성공했는데 누구는 엉망이 됐다고 울상 짓는 것을 보면 왜 저렇게 어리석을까? 그 사람과 내가 모든 것이 다른데 똑같이 한다는 것은 어리석은 결정이 아니겠는가.

방송에서 나왔다고 그대로 한다는 것도 그 사람이 어떤 조건에서 한 결과인지도 모르고 그대로 행하니 결과는 다르게 나타나서 신랑한테 "그냥 생긴 대로 살아라." 하는 창피한 이야기를 듣게 되는 것이다.

■ 민중 의술로 보는 심장/소장기능 저하 시 나타나는 육체적 증상을 알아본다.

- 혀끝에 돌기 같은 것이 느껴지면 뇌동맥류가 진행되고 있다.
- 본인을 기준으로 혀끝의 좌측이 열꽃이 피면 뇌혈관장애가 발생하고 있는 것이고, 우측에 열꽃이 피면 심장질환이 발생하고 있다는 것이다.
- 귓불이 빨갛게 부풀어 있는 사람은 혈액순환 장애를 겪고 있고, 남자는 발기부전과 고혈압을 병행 가지고 있다.
- 귓불에 주름이 생기면 혈압이 상승하고 있다.
- 귓불 부분 안쪽이 딱딱하게 굳어있거나 돌기부분이 두드러져 있다면 치매가 진행되고 있는 뇌혈관 장애가 진행되고 있다.
- 목이 두꺼워져도 치매가 온다. 이유는 경동맥의 두께가 두꺼워지면서 혈액순환 장애가 발생하기 때문이다. 목뒤에 경침베개를 놓고 좌우로 움직이는 운동을 하면 좋다.
- 눈 상안검 부분(윗눈꺼풀)이 튀어나와 있으면 고혈압이 있다.
- 말을 할 때 발음이 부정확하다면 심장질환이 진행되고 있다.
- 눈 흰자에 핏줄이 여러 갈래 보이는 것은 심장이 약해지고 있다는 것이고, 빨갛게 토끼눈과 같이 빨간 것은 갑상선이 진행되고 있는 것이다.
- 가슴이 답답하고 얼굴에 식은땀이 흐르면 심장마비 증상이므로 지체 없이 119를 불러야 한다.
- 중풍이 발생하기 약 3개월 전에는 평소에 안하던 욕을 많이 하고 짜증을 굉장히 심하게 낸다.
- 어느 날 갑자기 앞이 안 보인다고 하면 뇌경색이 발생한 것이다.
- 치매는 단순한 빼기가 안 된다. 11-7에 대한 답을 못 내거나 다른 답을 낸다.
- 뇌일혈이나 뇌동맥경화증이 있으면 아픈 쪽의 안구가 아래로 쳐져있다. 반대쪽 눈가에는 주름이 비대칭으로 생긴다.
- 눈동자가 안쪽으로 몰린 사람과 두 눈동자의 크기가 다른 사람은 뇌일혈(중풍)에 걸리기 쉽다.
- 눈동자가 밖으로 벌어진 외사시기가 있는 사람은 암을 주의해야 한다.
- 혀를 내밀어 안쪽이 검은색은 신장 기능이 극도로 저하된 상태이다.
- 몸에 암이 생겼다는 자신만의 생각을 하면 혀 안쪽이 검게 변하는 증상이 나타난다. 또한 신장 기능이 고갈되면 나타나기도 한다. (방치하면 죽음에 이른다.)
- 검은색이 혀끝으로 나오면 죽음에 이르게 된다.

※ 증상별 건수를 종합하면 다음과 같다.

계	정신적 증상	육체적 증상	민중 의술적 증상
65건	16건	31건	18건

이상과 같이 알아본 심장과 소장 기능 저하 시 나타나는 정신적·육체적 증상이 나타날 때는 서두르거나 당황하지 말고 지금까지 또는 바로 전날에 어떤 음식을 먹고 어떤 행동을 했었는지 따져보면 된다.

짧게는 전날(어제) 심장과 소장 기능을 저하시키는 음식을 먹어도 위와 같은 증상이 나타날 수 있기 때문이다. 증상이 나타난다고 하여 너무 급하게 병원부터 찾는 일이 없도록 하기 위해서 이 글을 쓰는 이유도 있다. 물론 "내 병은 내가 고친다."는 의식의 변화를 갖도록 하기 위함과 "거의 모든 병은 음식을 잘못 먹는 것에서부터 시작된다."는 것을 강조하고 싶다.

역으로 생각하면 거의 모든 병은 음식으로 치유할 수 있다는 메시지를 보내는 것이다.

내 입으로 들어가는 음식으로 인해 병이 생기는 것이라면 의사가 대신할 수 없다. 반대로 음식을 올바르게 먹으면 병을 고칠 수 있다는 것 역시 의사가 해줄 사항이 아니다.

내 몸의 병은 내가 발생하게 하는 원인이 되었고, 고치는 것 역시 나 스스로밖에 할 수 없다는 것을 알아야 한다.

그래서 "음식으로 못 고치는 병은, 의사도 못 고친다."라고 히포크라테스가 강조한 것이다.

심장/소장의 질환에 대한 음식 처방은 다음과 같다.

① 증상이 심할 때

가) 1:1 맞춤식 체질 생식: 화2+토+금+상화2+표준생식

나) 일반 식사 시: 쓴맛과 단맛을 많이 먹자.

다) 집중처방: 생수수를 가루로 내어 1일 3회 한 번에 밥숟가락으로 3스푼을 미지근한 물에 타서 마신다. 그리고 주식+부식+후식을 모두 쓴맛의 음식으로 먹는다.

〈심장/소장을 영양하는 식품(쓴맛의 음식)〉

식품(맛)	쓴맛, 단내/불내 나는 맛
곡식	수수
과일	살구, 은행, 해바라기 씨, 자몽
야채	풋고추, 냉이, 쑥갓, 상추, 샐러리, 취나물, 고들빼기
육류	염소, 참새, 칠면조, 메뚜기, 동물의 염통/곱창/피
조미료	술, 짜장, 면실류
차	홍차, 녹차, 커피, 영지 차, 쑥차
근과류	더덕, 도라지

증상이 개선되면 체질에 맞게 처방해야 한다.

② 증상이 약하게 나타날 때

가) 1:1 맞춤식 체질 생식: 화+토2+금+상화+표준생식

나) 일반 식사 시: 단맛을 많이 먹자.

다) 기타 처방: 찹쌀밥, 호박 나물, 미나리 무침, 생 인삼, 대추차를 마신다.

04 비장/위장 기능 이상 시 타나나는 정신적·육체적 증상

비장/위장의 기능 저하 시 나타나는 신체의 관련 부위와 정신적·육체적 증상은 다음과 같다.

1. 비장/위장의 기능 저하 시 나타나는 정신적 증상

본래의 성격 (비/위장이 건강할 때)	병든 성격 (비/위장이 허약할 때)
- 모든 일에 확실하다 - 실 셈을 철저히 한다 - 수치와 실제가 정확하고 틀림없다 - 외골수이다 - 하나밖에 모른다 - 일편단심이다 - 배운 대로만 한다 - 명령대로 시행한다 - 신용 있다 - 직접 일하며 모든 것을 직접 확인한다 - 화합하고 결합하여 통일한다 - 단단하게 하고 굳건하게 한다	- 공상하고 허황된 생각을 한다 - 몸을 뒤로 젖히고 망상한다 - 호언장담하여 실수를 하며 신용을 지키지 못한다 - 거짓말한다 - 쓸데없이 생각하여 에너지를 낭비한다 - 생각이 깊다 - 의심을 잘하며 의처증이나 의부증이 생긴다 - 안되는 일도 추진하는 미련함이 있다. - 반복해서 말하고 행동한다(궁시렁거림) - 확인하고 또 확인한다 - 거추장스럽고 부담스럽다. - 트림을 잘한다 - 단 것을 좋아한다 - 곯은 내 나는 음식을 좋아한다 - 정오와 한여름에 심하다 - 습기를 싫어한다

2. 비장/위장의 기능 저하 시 나타나는 육체적 증상

비장/위장의 기능이 저하됐을 때에는 비장, 위장, 췌장, 비경, 위경, 충맥, 무릎관절, 대퇴부, 배통, 입, 입술, 유방, 비계 등에 이상이 발생한다.

① 경맥(비장, 위장 경락, 충맥)주행상 통증이 생긴다.
② 무릎이 차고 통증(관절염, 주로 앞무릎)이 생긴다.
③ 앞이마가 차가워지면서 시리고 통증이 생긴다.
④ 발가락 제1, 2지가 휘거나(모지 외반증) 둘째 발가락이 꼬부라진다.
⑤ 배에서 출렁출렁하는 소리가 난다.
⑥ 입병, 즉 입과 입술이 자주 헐거나 염증이 생긴다.
⑦ 췌장암/비장암/위암이 생긴다.
⑧ 입맛을 모르고 무엇이나 잘 먹어 비만증이 된다.(맛을 모르는 대식가)
⑨ 백혈구 이상이 생긴다.
⑩ 밥을 먹어도 또는 먹지 않아도 더부룩한 증상이 있다.(도포증)
⑪ 위궤양/속쓰림이 있다.
⑫ 배꼽 바로 윗부분에 유동기 적/취가 있다.
⑬ 발뒤꿈치가 갈라진다.
⑭ 몸이 무겁고 게으르며 만사가 귀찮으며 눕기를 좋아한다.
⑮ 하치통(下齒痛)이 생긴다.
⑯ 전두통(前頭痛: 앞이마가 아프다.)이 생긴다.
⑰ 손이 와들와들 떨리는 수전증(手顫症)이 생긴다.
⑱ 피부빛이 노랗고 개기름이 흐른다.
⑲ 얼굴이 누렇게 뜬다.
⑳ 이마가 검어진다.
㉑ 변이 흙처럼 풀어지고 물에 뜬다.
㉒ 전면에 열이 있다.
㉓ 무력, 위하수가 생긴다.
㉔ 형 당뇨병/저혈당이 생긴다.
㉕ 구안와사, 코끝이 빨개(코주부)진다.
㉖ 입에서 냄새(구취)가 심하다.

각항별로 예를 들어 세부적인 설명을 보완한다.

- 무릎이 차고 통증이 생긴다. (무릎 관절염/關節炎)

서양의학적인 소견으로 보는 관절염(關節炎, arthritis)이란, 관절(關節)에 생긴 염증(炎症)으로 인해 나타나는 여러 증상을 말하며, 급성(急性)일 때는 관절 주위가 빨갛게 부어오르며 통증이 심하다.(감염성관절염, 골관절염, 류마티스 관절염 등이 있다.)

관절염은 그냥 무릎이 아픈 것을 말하고 일반적으로 퇴행성 관절염과 류마티스 관절염으로 구분한다. 어떤 것은 그냥 아프기만 하고, 어떤 것은 무릎에 물이 차고 퉁퉁 부면서 아픈 것을 말한다.

퇴행성 관절염은 아침에는 안 아프다가 오후가 되면 아픔이 오는 말 그대로 오전에 많이 사용해서 통증이 오는 것이고, 류마티스 관절염은 움직이지 않고 자고 일어나서부터 그냥 아프기 시작하는 관절염을 말한다.

동양의학적으로 보면 근본적으로 무릎이 아픈 관절염으로서 물이 차면서 아프던 물이 차지 않으면서 아프던 이는 비/위장기능이 약할 때 나타나는 증상이라는 것이다. 왜 비/위장 기능이 약해서 나타나는 증상으로 보느냐 하면 무릎을 지나는 비/위장 경락을 보면 무릎좌우측에 외측에 위장경락(독비혈)과 내측에 비장경락(혈해혈과 음릉천혈)이 있다. 이곳이 차가워지기 시작하면 기혈의 순환이 장애가 생기면서 무릎에 통증이 생긴다.

그리고 물이 차면서 아픈 것은 비/위장과 신장/방광기능의 즉 토극수(土克水)와 수극화(水克火) 가 상호 불균형을 이루면서 발생하는 관절염이다. 통증이 있다는 것은 염증(炎症)이 있다는 것이다. 염증이라 하는 것은 수분이 많다는 뜻으로서 이는 혈액순환 장애도 함께 보아야 한다.

■ 염증(炎症)이란?

염(炎)이란 따스함을 두 배로 늘리라는 의미다. 체내와 밖에서(체외) 모두 따스함을 주라는 의미다. 안에서 따스함을 늘리는 방법은 양기가 가득한 매운맛과 짠맛(소금)을 먹는 것이고, 외부에서 따스함을 늘리는 것은 온열마사지를 해주면 된다. 즉 소금 먹으면서 온열마사지를 병행하면 염증이 제거된다. 물론 무릎 관절염도 개선된다.

한편으로는 수종병이다. 체액이 무릎관절에 정체되어 있다는 것을 의미한다. 그러면 그곳이 차갑다는 것이다. 체내/외를 따뜻하게 하면 된다는 결론이 된다.

쉽게 말해서 체내를 따뜻하게 하는 것은 소금이 최고의 양기(陽氣) 음식이다. 외적으로는 진한 소금물로 따뜻한 온열마사지를 하면 빠르게 개선된다. 그리고 참고적으로 소금의 맛은 단맛과 짠맛이 함께 있어 무릎관절염에는 아주 효과 좋은 음식이다. 물차지 않는 무릎관절염은 단맛의 식품을 주로 하는 식이요법을 하면 빠르게 개선되는 것을 볼 수 있다.

참고적으로 류마티스 관절염은 자가면역질환으로서 백혈구가 백혈구를 파괴함으로써 나타나는 관절염이다. 이 역시 백혈구는 비장에서 관여하기 때문에 비장의 기능을 정상으로 돌려놓아야한다. 비장의 기능이 항진된 이유는 간장 기능의 이상이 주원인이다.

그러므로 류마티스 관절염은 신장, 간장, 비장 세 개의 장기가 서로 불균형에서 오는 질환이다. 모든 관절이 아프지만 전관절염과 류마티스 관절염을 구분하는 방법은 류마티스는 손목새끼손가락이 있는 쪽의 손목뼈(심장경락의 신문혈)를 꼭 잡아 보면 통증이 굉장히 심하다.

그리고 자고 일어나서 손가락이 시작되는 곳이 뻣뻣한 증상이 나타나면 류마티스 관절염을 의심해보면 된다. 어느 관절이던 틀어진 곳이 있다면 꽤 진행된 상태다. 서양의학적으로는 조조강직이라고 표현한다.

- 앞이마가 차가워지면서 시리고 통증이 생긴다. (전두통)

족양명 위경락 6, 7번째를 보면 귀 앞으로 올라가 귀 앞의 객주인을 지나 발제를 따라 이마 끝으로 올라가서 두유 혈까지 올랐다가 내려오는 혈이다. 그래서 이 경락이 차가워지면 즉 혈액순환이 잘 안되면 이마 끝부분, 즉 두유혈부터 혈액순환이 안되어 차가워짐을 느낀다. 그래서 앞이마가 차가워진다.

그리고 두무냉통(頭無冷痛)이라 하여 실제로 머릿속 내부가 차가워지는 현상이 생긴다. 머릿속이 차가워져서 통증이 온다는 것은 무엇을 의미하는가? 이는 굉장한 중병을 의미한다. 뇌종양이나 뇌경색, 뇌졸중 등 이러한 질환이 오기 전에 모두가 두통을 호소한다는 것이다. 우리는 쉽게 생각하고 약국에 가서 게보린이나 뭐 두통약 주세요 해서 먹고 일시적으로 가라앉히는 경우가 대부분이다. 그래서는 안 된다. 그러면 여기서 두한족열(頭寒足熱)은 뭐냐고 반문을 할 것이다.

사람이 건강하려면 "머리는 차고 발은 따뜻해야 한다."라는 말이 그럼 무슨 의미인지 질문을 던질 것이다. 이는 음양상 몸 상체 중의 상체인 머리는 강양(强陽)의 성격이 강하다. 그래서 음(陰)의 성질인 차게 하여 중화시키라는 의미다. 이를 그냥 놔두면 즉 우리가 성질이 나면 열이 오른다. 머리를 식히지 아니하고 그대로 놔두면 머리가 열 받아서 아니 열 기운이 넘쳐나서 정신질환(精神疾患: 제정신이 아닌 상태로서 감정이 너무 편중된 상태를 의미함)이 생긴다. 그러기 때문에 머리를 차게 하라(머리가 차면 냉철하게 이성적으로 판단하고 행동을 한다.)는 이야기다.

두한족열에서 머리를 차게 하라는 것은 기운을 의미하는 것이지 머릿속 뇌혈관을 차게 하라는 의미가 아니다. 그렇다고 머릿속 혈관이 차가우면 뇌에 혈액순환 장애가 발생한다. 그것이 바로 뇌종양(腦腫瘍)의 원인이기 때문이다.

우리가 추운겨울에 머리에 모자를 안 쓰고 다니면 머리가 시리다 못해 깨질 것 같은 차가움을 느낀다. 이것이 냉두통(冷頭痛)이다. 이럴 때는 얼른 모자를 써서 머리 외부를 따뜻하게 하라는 것이다. 냉두통은 피부 표면에 분포되어 있는 모세혈관이 좁아지면서 머리에 혈액순환 장애가 생겨 오그라드는 느낌이 들면서 냉두통이 생기는 것이다.

우리가 모자를 쓰는 이유는 여름에는 너무 뜨겁게 하지 아니하고, 겨울에는 차갑지 않게 하기 위함이고, 옛날에는 통풍이 잘되는 갓을 이용한 조상들의 지혜에 고개를 숙이다. 갓은 현대의 모자 개념하고는 다르게 보아야 한다. 현대의 모자는 갓과 다르게 통풍이 안되는 것이 다르다.

앞머리가 통증이 있는 것을 전두통(全頭痛)이라 한다. 앞서 알아보았듯이 위장경락이 통과하기 때문이다. 이는 비/위장에 질환이 있거나 또는 과식을 하거나 위경련이나 토사곽란(吐瀉癨亂)이 있을 때도 앞머리가 싸늘해지고 아파온다.

급한 대로 일시적인 경우(급체/과식/정신적인 스트레스과다로 인한 속쓰림이나 위경련 등)라면 달콤한 꿀물이나 흑설탕 물을 진하게 먹으면 해소되지만 어떠한 위장 질환이 있는 경우는 근본적으로 진단을 하고 증상에 맞게 1:1맞춤식 단맛을 위주로 한 생식으로 식이요법을 하여야 한다.

그러나 어떤 것이든지 과(過)하면 아니 되므로 과하지 않도록 할 것이며, 단맛의 음식을 먹되 아! 너무 달다 하면 체내의 필요한 단맛이 보충이 된 것으로 보면 된다. 과(過)하면 신장기능이 저하되기 때문이다.

- 발 제1, 2지가 휘거나(모지외반증, 한자로는 무지(拇指)외반증이라 활용함, 혼용 사용함) 둘째 발가락이 꼬부라진다.

족태음비경락의 시작하는 엄지발가락 끝은 은백(隱白)혈로서 시작하여 위로 오르고 족양명위경락은 콧마루뼈 속에서 시작하여 아래로 흘러 발 둘째발가락 외측 끝 여태(厲兌)혈을 지나 엄지발가락(은백/隱白)으로 연결된다.

이 비/위장에 어떠한 질환이 있거나 혈액순환 장애가 발생하면 어떤 경락이던지 시점과 종점부터 소식이 온다. 즉 통증이 오든지 아니면 굽든지 휘든지 하는 이상 현상을 나타낸다. 그래서 비장에 문제가 생기면 엄지발가락이 휘든지 굽든지 하고 위장에 문제가 생기면 둘째 발가락이 길든지, 아니면 유난히 짧든지, 아니면 굽든지 하는 증상이 나타난다.

특히 비장기능이 저하되면 엄지발가락 바로 밑 툭 튀어나온 곳)에서부터 엄지발가락이 2지 쪽으로 휜다. 이것을 서양의학에서는 모지외반증이라 하여 툭 튀어나온 부분을 깎아내는 수술을 하기도 한다. 수술을 하면 비장경락이 흐르는 대도혈이나 태백혈이 손상을 입는다. 대도(大都)혈은 위장의 기(氣)가 여기에 모이기에 큰 도회지와 같다 하여 대도(大都)라고 하였다. 이곳은 비/위장의 기능을 원활하게 해주며 기(氣)를 조절하고 습(濕)을 없애는 중요 혈이다. 이곳은 배에 도포증이 있는 경우(더부룩한 증상), 구토, 설사, 눈앞이 캄캄해지는 경우, 손발이 찬 경우를 치료하는 혈이다.

태백(太白)혈은 몹시 크고 희다는 의미이며 엄지발가락 뒤쪽의 두터운 피부와 부드러운 피부사이에 있고 이 부위가 다른 부위보다 더 희고 넓기에 태백이라 하였다. 이곳은 대도(大都)혈과 같은 치료 작용을 하고 치질, 각기병, 몸이 무겁고 뼈마디가 아픈 경우, 마음이 불안하여 눕지 못하고 집중이 안 될 때 치료점이고, 현대의학에서는 당뇨병을 치료하는 중요 혈이다. 이러한 혈자리를 모지외반증, 즉 엄지발가락이 2지 쪽으로 기형이 되었다하여 깎아 내거나 하는 것은 그리 바람직하지 않다고 본다.

동양의학적으로 보면 비/위장의 기능을 개선시키면 된다는 이론이다. 즉 단맛의 음식을 통한 식이요법을 6개월에서 1년 정도 실천하면 모지외반증이 곧게 원래대로 되돌아온다. 그리고 앉아서 양발을 곧게 펴고 양발의 엄지부분, 즉 발의 툭 튀어나온 부분을 좌우로 툭툭치는 운동을 병행하면 더 빨리 개선된다.

이런 노력 없이 그냥 수술한다면 앞서 알아본 치료점을 잃는 것이다.

악이유식(樂而侑食)이란 말처럼 "식사는 즐겁게 해야 함"에도 식사가 즐겁지 못하고 항상 짜증나는 생활을 하면 위장도 찡그리면서 소화 장애가 발생할 때 엄지발가락의 무지외반증이 생긴다.

■ 서양의학적으로 본 모지외반증(Hallux Valgus)이란?

엄지발가락의 안쪽이 튀어나와 보기에도 흉하고 신발을 때 아프기도 한 모지외반증은 발 변형의 대표적 질환이다. 신발을 신게 되면 금방 모양이 볼품없게 변하기도 할 뿐더러 조금만 조이는 구두를 신어도 금방 통증을 느끼게 된다. 최근 들어 적극적으로 치료하려는 사람들이 늘고 있는 추세이다

이 질환의 문제는 나이가 들어감에 따라 점차 변형이 심해지고 나머지 작은 발가락마저도 같이 기울어지며, 발바닥의 굳은 살 및 신경종 등 여러 질환을 유발한다는 데 있다. 또한 이러한 기형이 점차 심해지면서 걸음걸이에 문제가 발생하고 이차적으로 무릎 및 고관절 허리 등에 통증을 일으키기 때문에 조기 치료가 필요한 것이다.

버선발기형은 대개 선천적인 요인, 즉 부모나 형제 중에서 모지외반증이 있는 경우에 흔히 발생하고, 후천적인 원인으로서 하이힐이나 앞이 뾰족한 신발 등 잘못된 신발이 주요한 원인이다. 따라서 대개는 선천적 요인을 갖는 사람이 예쁜 신발을 신음으로써 발생한다고 보면 된다. 부모가 기형이 있는 사람들은 꼭 한번 확인해 보는 것이 바람직하다. 이것은 유전이라기보다는 동일한 식사습관과 생활 습관을 통하여 동일한 유형의 비/위장 질환이 발생했을 가능성이 더 크다고 보는 것이 바람직하다 하겠다.

- 배에서 출렁출렁하는 소리가 난다.

배에서 출렁거리는 소리는 위장 내에 액체가 많은 것을 의미한다. 액체가 많은 이유는 물일수도 있고, 위액이 많을 수도 있다.

이러한 증상이 왜 생기느냐 하는 것이다. 쉽게 말하면 밥과 국의 비율이 달라서 생길 수 있고, 다른 하나는 담즙이 과잉 분비되어 이를 중화시키려고 위액이 증가한 경우를 볼 수 있다. 또 다른 하나는 식사를 급하게 하거나 많은 량을 한꺼번에 먹을 때 이런 증상이 나타난다. 이런 출렁거리는 증상이 있는 사람은 위장기능이 떨어지면서 소화능력도 떨어진다. 그래서 변이 묽어지면서 변이 물 위에 뜨는 현상이 나타난다.

음양상으로 위장에는 비어 있어야 함에도 수분이 가득하다는 것은 양기(陽氣)가 부족하여 음기(陰氣)가 많다는 증거다. 음기(陰氣)가 많으면 사람은 자동적으로 병이 발생한다. 어디에? 그렇다. 위장에 병(위장질환)이 생기는 것이다. 위장은 양의 장부이기에 더욱

더 병이 깊어진다. 그렇다 보면 따뜻해야 할 장기인 위장이 차갑다는 것이다. 그래서 조금만 차가운 음식을 먹어도 설사를 하게 되는 것이다.

예를 들면 차가운 우유를 먹어도 설사하고, 돼지고기에 소주를 한잔해도 설사하고, 냉면 먹으면서 시원한 맥주한잔 해도 설사하고, 참외를 먹어도 설사하고 이렇듯이 속이 차갑다보니 조금만 차가운 음식을 먹어도 설사를 하다 보니 영양흡수 능력이 떨어진다. 남들은 저렇게 잘 먹고 많이 먹어도 살이 안 쪄서 좋겠다고 하지만 사실은 위장이 차가워서 오는 증상을 알면 그리 좋아할 일도 아니다.

이런 사람은 항상 따뜻한 음식을 먹는 습관을 가지고 달고, 맵고, 짠 음식을 먹어 속을 항상 따뜻하게 만들어야 한다. 우선적으로 단맛의 음식을 자주 먹어서 위장의 기능을 정상으로 가동하여야 한다.

- 입병, 즉 입과 입술이 자주 헐거나 염증이 생긴다.

서양의학적으로 보면 구각염/구내염이란?

피로, 입안상처 등으로 인해 발생하기도 하지만 가장 주된 이유는 비타민B2 부족이다.

실제 수십 년간 체질적으로 구내염을 정기적으로 앓던 사람이 비타민B 섭취 이후 구내염이 거의 발생하지 않은 사례가 있다. 비타민B2 부족은 식습관(해당 영양소가 함유된 음식에 대한 편식), 체질(해당 영양소에 대한 흡수 능력이 떨어짐) 등에 의해 발생할 수 있다.

동양의학적인 소견은 족양명 위경락 2, 3, 4, 5번째를 보면 콧마루 밖을 따라 내려와 위 구각으로 들어갔다가 다시 입술을 끼고 돌아서 아래로 내려와 승장(承漿)에서 교차되고 다시 턱 후면 아래쪽으로 내려가서 대영(大迎)으로 나온다. 이것을 보면 위장경락은 입가를 맴돌고 목을 타고 내려온다. 이 위장 경락이 차가워지기 시작하면 입안에 혈액순환이 안 된다. 혈액순환이 안 되면 입안에 부종이 생긴다. 그것이 입술이 부르트는 것이다. 종아리에 부종이 생기는 것과 같은 현상이다.

좌/우측 입가 경락상으로 보면 지창혈자리가 하얗게 헗는 현상은 비장기능이 약하면 나타나는 증상이다. 그리고 입가에 침이 고이고 말 할 때 침이 튀는 사람도 비/위장이 약할 때 나타나는 증상이다.

이외에도 양치질을 할 때 조금만 스쳐도 금방 허옇게 되면서 아프고 식사도 제대로 못할 정도의 아픔을 느끼는 것도 같은 현상이다. 아무 이유 없이 가끔씩 입병이 나서 고생하는 경우도 마찬가지이다. 그러나 혀가 문제가 생기는 것은 화(火), 즉 심/소장의 문제다.

이렇게 입안에 궤양이 발생하는 이유는 음양오행상 목(木)기운이 강하기 때문이다. 즉 음식으로 말하면 신맛의 음식을 자주 먹으면 비/위장기능이 저하되어 입병이 난다. 그런데도 피곤해서 그렇다고 오렌지주스를 자주 먹고 아니면 비타민C를 먹어대면 병은 더욱 더 심해지고 짜증만 늘어 간다. 그리고 이런 입병이 자주 나는 사람은 국수와 같은 밀가루 음식을 자주 먹어도 그런 현상이 난다.

급한 대로 오렌지주스, 비타민C, 그리고 밀가루 음식을 먹지 말고 달콤한 음식을 자주 먹으면 된다. 꿀이나 인삼, 그리고 휴대가 간편한 마른대추를 간식으로 먹으면 2~3일 이내에 개선된다.

꿀은 아침, 점심, 저녁, 그리고 밤에는 한 숟가락 먹고 입술에 꿀을 바르고 자면 자면서 자신도 모르게 입술의 꿀을 빨아 먹어 항상 비/위장의 기능을 보강하는 역할을 하기 때문에 빠르게 개선된다.

근본적으로 비/위장을 개선시키는 단맛의 음식을 근본으로 한 1:1맞춤 생식으로 식이요법을 4개월 이상 하면 입병도 좋겠지만 비/위장기능이 향상된다. 몸의 상태를 보아 가면서 즉 체질의 변화를 보아 가면서 해야 한다. 욕심내고 너무 지나치게 하면 반대로 토극수(土克水)가 강하여 즉 신장/방광기능의 저하를 가져온다. 무엇이던지 넘치지 않고 부족함이 없게 하는 자연의 지혜를 배워야 한다.

■ 민중 의술로 보는 비장/위장 기능 저하 시 나타나는 육체적 증상에 대해 알아본다.

- 양 코 옆에 팔자 주름이 생기면 위하수가 있고, 양 입가에서 턱으로 팔자 주름 심술턱이 생기면 위무력이 있다.
- 양눈의 크기가 다르면 유방의 크기가 다르다. 눈이 크면 유방이 크고, 눈이 작으면 유방이 작다.
- 손바닥 어제혈(엄지손가락부위) 부분이 푸른빛이 돌면 위장이 차갑다.
- 손가락 마디마디와 손 끝마디가 주름이 많으면 위장이 약하다. 이런 증상이 나타나면서 손바닥의 굵은 손금 부분에 안에서 푸른빛이 비춰 오르면 암이 생성됨을 의심해야 한다.
- 손바닥에서 손가락 3지와 4지가 시작되는 사이에 볼록한 부분에 굵은 모래알 같은 것이 속으로 만져지면 역시 위암을 의심해야 한다.
- 손바닥에서 손가락 4지와 5지가 시작되는 사이에 볼록한 부분에 굵은 모래알 같은 것이 속으로 만져지면 유방암을 의심해야 한다.
- 엎드린 상태에서 허벅지 중앙 부위를 손으로 눌렀을 때 역시 모래알 같은 것이 만져지면 암종을 의심해야 한다.
- 손바닥이 노란색이면 위장 질환이다.
- 손바닥이 물에 불은 것 같이 잔주름이 쪼글쪼글하면 역시 위장 질환이다.
- 손목부터 손바닥 전체가 노란색을 띄면 이것은 위장 질환이 아니라 피임기구(미레나, 팔에 심는 칩)로 인한 호르몬의 불균형으로 인해 발생하는 부작용이다.
- 콧등에 점이나 뾰루지가 생기는 것은 위장 내에 산도가 맞지 않아 조직이 변하고 있음을 나타낸다.
- 비익(콧망울)이 큰 것은 소화효소를 많이 분비하고 있음을 나타낸다. 즉 과식하고 있다는 증거다.
- 눈 밑에 통통하게 늘어진 주름은 과식을 하고 있다는 것이고, 위장이 늘어진 것이다. (후일 위하수가 진행된다.)
- 발등이 아프면 위장이 약한 것이다.
- 손이 떨리면(수전증) 비장이 약한 것이다.
- 눈 밑이 검은 빛이 반달형인 경우는 위장이 차가운 경우로서 냉한 음식을 과식하고 있고 설사를 자주 한다.
- 머리털이 나는 부위를 빙 둘러 사마귀나 종기 뾰루지가 나는 것은 위장 기능이 약할

때 나타난다.

- 혀가 갈라지는 것은 영양실조로서 보신을 하면(고단백 영양식) 좋아진다.

- 발뒤꿈치 외측에 각질이 생기는 것은 호르몬의 불균형이다.

- 발가락 2지가 굽는 것은 혈당이 상승되고 있는 것이다.

- 족삼리 혈을 눌렀을 때 압통이 심하면 선천성 당뇨를 가지고 있다.

지금은 당뇨증상이 안 나타나더라도 후일 당뇨병이 나타난다.

※ 증상별 건수를 종합하면 다음과 같다.

계	정신적 증상	육체적 증상	민중 의술적 증상
74건	17건	34건	23건

이상과 같이 알아본 비장과 위장 기능 저하 시 나타나는 정신적·육체적 증상이 나타날 때는 서두르거나 당황하지 말고 지금까지 또는 바로 전날에 어떤 음식을 먹고 어떤 행동을 했었는지 따져보면 된다.

짧게는 전날(어제) 비장과 위장 기능을 저하시키는 음식을 먹어도 위와 같은 증상이 나타날 수 있기 때문이다. 증상이 나타난다고 하여 너무 급하게 병원부터 찾는 일이 없도록 하기 위해서 이 글을 쓰는 이유도 있다. 물론 "내 병은 내가 고친다."는 의식의 변화를 갖도록 하기 위함과 "거의 모든 병은 음식을 잘못 먹는 것에서 부터 시작된다."는 것을 강조하고 싶다.

역으로 생각하면 거의 모든 병은 음식으로 치유할 수 있다는 메시지를 보내는 것이다.

내 입으로 들어가는 음식으로 인해 병이 생기는 것이라면 의사가 대신할 수 없다. 반대로 음식을 올바르게 먹으면 병을 고칠 수 있다는 것 역시 의사가 해줄 사항이 아니다.

내 몸의 병은 내가 발생하게 하는 원인이 되었고, 고치는 것 역시 나 스스로밖에 할 수 없다는 것을 알아야 한다.

그래서 "음식으로 못 고치는 병은, 의사도 못 고친다."라고 히포크라테스가 강조한 것이다.

비장 /위장의 질환에 대한 음식 처방은 다음과 같다.

① 증상이 심할 때

가) 1:1 맞춤식 체질 생식: 토2+금+수+상화2+표준생식

나) 일반 식사 시: 단맛과 매운맛을 많이 먹자.

다) 집중처방: 생기장을 가루로 내어 1일 3회 한 번에 밥숟가락으로 3스

푼을 미지근한 물에 타서 마신다. 그리고 주식+부식+후식을 모두 단맛의 음식으로 먹는다.

〈비장/위장을 영양하는 식품(단맛의 음식)〉

식품(맛)	단맛, 향내 나는 맛, 곯은 내 나는 맛
곡식	기장, 피, 찹쌀
과일	참외, 호박, 대추, 감
야채	고구마 줄기, 미나리, 시금치
육류	소고기, 토끼, 동물의 비장/위장/췌장
조미료	엿기름,꿀,설탕,잼,우유,버터,포도당
차	인삼차,칡차,식혜,두충차,구기자차,대추차
근과류	고구마, 칡, 연근

증상이 개선되면 체질에 맞게 처방해야 한다.

② 증상이 약하게 나타날 때

가) 1:1 맞춤식 체질 생식: 토+금2+수+상화+표준생식

나) 일반 식사 시: 매운맛을 많이 먹자.

다) 기타 처방: 현미쌀밥, 김장김치/고추장, 마늘장아찌, 양파, 생강차를 마신다.

05 폐장/대장 기능 이상 시 나타나는 정신적·육체적 증상

폐장/대장 기능 저하 시 나타나는 신체의 관련 부위와 정신적·육체적 증상은 다음과 같다.

1. 폐장/대장의 기능 저하 시 나타나는 정신적 증상

본래의 성격 (폐/대장이 건강할 때)	병든 성격 (폐/대장이 허약할 때)
- 의리가 있다 - 자존심이 강하다 - 준법정신이 있다 - 획일적이다 - 규칙적인 것을 좋아한다 - 승부욕이 강하다 - 지도력이 있다 - 다스리기를 좋아한다 - 상전/반장/우두머리가 되고자 하며 기상이 있다 - 결실하고 정리하며 숙살한다	- 동정심이 지나치다 - 슬퍼한다 - 눈물이 많다 - 창백한 얼굴이고 표정이 차갑다 - 염세적이고 비관하여 자살한다 - 징징 우는 곡소리(哭)로 말한다 - 독재한다 - 죽여서 다른 것이 되도록 유도한다 - 재채기를 잘한다 - 가을과 저녁에 더한다 - 건조한 것을 싫어한다 - 비린내/매운 것을 좋아한다 - 숨이 차서 헐떡거린다

2. 폐장/대장의 기능 저하 시 나타나는 육체적 증상

폐장/대장의 기능이 저하됐을 때에는 폐/대장, 폐경/대장경, 임맥, 손목관절, 하완(아래팔뚝), 가슴통, 코, 피부, 체모, 맹장, 항문 질환 등에 이상이 발생한다.

① 경맥(폐경락, 대장경락, 임맥) 주행상 통증이 있다.
② 손가락 1, 2지에 이상이 생긴다.
③ 손목관절이 시리고 아프며 굳어 있다.(손목터널 증후군이라고도 함)

④ 하완(아래팔뚝)통증, 견비통(肩臂痛: 어깨와 팔의 통증)이 있다.
⑤ 상치(윗 이빨)통증이 있다.
⑥ 코피가 자주 나며, 콧물이 나거나 코가 막혀 찍찍거린다.
⑦ 피부 알레르기나 비염, 축농증이 있다.
⑧ 각종 피부병이 있고, 몸에서 비린내가 난다.
⑨ 대변이 묽거나 설사를 자주 한다.
⑩ 배꼽 우측에 유동기 적/취가 있다.
⑪ 변비, 치질(痔漏,치핵)이 생긴다.
⑫ 체모가 적거나 없다.
⑬ 대장에서 꼬르륵 꼬르륵 소리가 납니다.
⑭ 폐병, 폐결핵, 폐암, 폐수축이 생긴다.
⑮ 대장무력, 대장암, 직장암, 피부암이 생긴다.
⑯ 기침이나 재채기를 한다.(해수/천식)

각항별로 예를 들어 세부적인 설명을 보완한다.

- 손가락 1, 2지에 이상이 생긴다.

수태음폐경 11째를 보면 엄지손가락(소상)에서 마치고 수양명대장경락 1, 2항을 보면 둘째손가락 끝안쪽(상양)에서 시작하여 둘째손가락 안쪽 가장자리를 따라(이간, 삼간), 제 1,2 장골사이(합곡)에서 위로 나와 두 힘줄가운데(양계)로 들어갔다가 위로 오른다.

여기서 폐와 대장의 기능이 차가워지면(혈액순환 장애) 엄지손가락이 뭉툭해지든지 굽든지 하는 증상이 나타난다. 저림 증상이 나타나기도 하고 가렵기도 한다.

급한 대로 엄지손가락 소상혈과 2지의 상양혈을 사혈하면 좋다.

- 하완통(아래팔뚝)/손목관절이 시리고 아프며 굳어 있다.

하완통은 아래 팔뚝을 가리킨다. 그리고 손목관절은 폐경의 어제와 태연혈과 대장경의 양계혈이 손목에 걸려 있다. 손목 관절은 음양경락이 모두 차가워 졌을 때 나타나고, 그리고 팔뚝은 상렴, 하렴, 수삼리가 지난다. 이곳이 음양(陰陽)으로 보면 양(陽)경락이다.

우리 몸은 음이기에 양이 조금만 부족해도 통증이 발생한다. 다행하게도 음(陰)경락은 통증이 발생하지 않는다. 그래서 팔뚝은 양(陽)경락의 대장경락이 차가워질 때 나타나는 증상이다.

찬 공기가 코를 통해서 흡입되는 찬 공기가 주원인이다. 찬 공기가 코를 통해서 들어오지 못하도록 하면 된다. 그것이 바로 마스크를 착용하는 것이다. 즉시 효과가 나타난다. 그리고 생강차를 즐겨 마시면 좋은 효과를 본다.

- 견비통(肩臂痛: 어깨와 팔에 나타나는 통증)이 생긴다.

앞서 알아본 바와 같이 어깨가 통증이 생기는 것은 세 가지 경우다. 하나는 상화(相火)경락의 삼초경락이, 하나는 화(火)경락의 소장경락이 차가워 질 때 그리고 금(金)경락의 대장경락이 차가워질 때 통증이 나타난다. 세 경락이 모두 양(陽)경락이다.

견비통은 수양명대장경의 4, 5, 6, 7번째를 보면 상박의 바깥쪽(견우-거골) 앞 가장자리를 따라 어깨에 올라가고 어깨위의 앞쪽으로 나왔다가 다시올라가 척추골의 대추(大椎)에 모였다가 나와서 아래로 내려가서 결분에 들어간다. 7번째는 무혈경락이다.

견비통이 발생하면 손가락 2지 상양혈을 사혈하면 된다. 쓴 소주를 많이 먹거나 녹차, 커피와 같은 쓴맛의 음식을 많이 먹거나 차가운 맥주와 식초와 같은 신맛의 음식을 자주 먹으면 이런 견비통이 서서히 발생한다. 다른 하나는 매운 음식을 적게 먹을 때 나타나는 증상이다.

정리하면 신맛, 쓴맛을 줄이고, 매운맛의 음식을 자주 먹으면 해소된다. 그리고 뜨거운 물수건을 어깨 위에 올리면 즉시 효과를 본다.

- 상치통이 생긴다.

아래치통은 위장경락이 차가워지면 나타나는 증상이라고 토(土)편에서 알아보았다.

상치통 즉 윗잇몸이 아픈 것은 수양명대장경 14-15항을 보면 뺨을 뚫고 아래 구각(口角)으로 들어가 다시나와 입술을 돌아 인중(人中)에 올라가 교차되어 왼쪽에서 온 것은 오른쪽으로 가고, 오른쪽에서 온 것은 왼쪽으로 가서 콧구멍(영향에서부터 족양명 위장경/승읍(承泣))을 끼고 올라갔다.

임맥을 보면 승장혈에서 입 구각을 돌아 은교(윗이빨 정중앙)를 돌아 눈 밑의 승읍까지 연결된다. 그래서 윗 이빨 정중앙의 은교혈과 여기서 윗잇몸을 좌우로 교행하는 폐/대장경락이 차가워지면 혈액순환 장애가 발생하면 몸이 차가워지면서 싸늘함이 나타나는 것이 상치통으로 나타나는 것이다.

급한 대로 코 양옆의 영향혈과 엄지의 소상혈과 2지 손가락의 상양혈을 사혈하라. 그리고 발가락 2지의 여태혈도 같이 사혈하면 증상이 완화되는 즉시 효과를 본다.

- 코피가 자주 난다.

코피는 피곤해도 나고, 허약해도 나고, 심장과 폐 등 호흡기를 주관하는 몸의 시스템인 상초(上焦)에 열이 많아도 나고, 비염으로 코 점막이 부어있고 코를 자주 풀어도 나고, 콧속이 건조해도 나타난다.

코의 점막 속에는 무수하게 많은 혈관이 분포해 있다. 그중 하비도에 있는 혈관들은 온도감지기 역할을 하고, 상비도에 있는 혈관들은 냄새감지기 역할을 한다. 그러나 어느 쪽이든 너무 무리하게 사용되면 과열돼서 터져 버린다. 그러면서 코피가 나게 된다. 또 온도 변화를 너무 과도하게 느껴도, 작은 온도변화에 너무 과민하게 반응해도, 냄새에 민감해도, 냄새감각이 약해져 냄새감지에 너무 많은 양의 혈액이 소모되어도 코피가 난다.

특히 알레르기성비염이나 부비동염으로 인해 코의 기능이 약해지거나 이상과열이 되어도 코피가 나기 쉽다. 외부환경의 영향을 많이 받아 건조해도, 습도가 너무 높아도 쉽게 코피가 난다.

코피는 주로 몸이 피곤할 때 자주 난다. 피곤하면 폐 기능에 열이 차서 머리 쪽으로 올라오는 열을 식히지 못해서 열을 배출하기 위해 코피로 표현되기도 한다.

그러므로 머리 쪽의 열을 식히는 처방을 씁니다. 특히 성장기 아이들은 몸이 빨리 피로해 지기 때문에 코피가 더 자주 난다고 볼 수 있다.

이외에 가을이나 겨울철 건조한 날씨에 나는 코피는 대부분 코 안의 혈관 벽이 손상되었다고 볼 수 있다. 건조한 날씨에 코 혈관이 건조해지고 손가락으로 후비는 경우 콧벽이 헐게 된다. 또한 감기 뒤에 나는 코피는 생리적으로 감기가 풀리기 위해 열을 배출해서 몸을 회복하기 위한 코피이므로 정상적인 반응이니 걱정 안 해도 된다.

코피가 많이 나는 편일 경우 평소에 머리의 열기를 식히고 피로를 푸는 처방을 하는 것이 좋다. 피로를 풀어주는 지압법이나 각종 보양식을 먹는 것도 좋다. 시장에서 연근을 사다가 음식을 만들어 먹든지 아니면 연근 즙을 마시면 효과가 빠르게 나타난다.

무엇보다도 규칙적인 생활과 영양을 골고루 섭취하는 것이 가장 효과적이라 볼 수 있다. 이럴 때는 차고 매운 음식이 효과를 나타낸다. 시원한 수정과나 율무차, 신이차도 효과가 있다. 급한 대로 손 엄지와 2지를 사혈해도 효과가 빠르다.

- 비염, 축농증, 콧물이 나거나 코가 막혀 찍찍거리고 콧물이 항상 있는 것 같은 증상이 있다.

① 비염(鼻炎, rhinitis)이란, 서양의학적 소견으로 코 점막에 생긴 염증(炎症)을 말하며, 급성과 만성으로 나뉜다.

급성비염은 흔히 코감기라고도 하는데, 원인균은 여과성세균으로 재채기나 비말접촉(飛沫接觸: 기침이나 침으로 전파) 등으로 전파된다. 급성비염에 걸리면 2~3일 동안에 가장 전파가 잘되므로 사람이 많이 모이는 곳은 되도록 피하는 것이 좋다. 증상은 재채기, 오한, 근육통, 미열, 피로, 다량의 분비물 등이 있다. 합병증이 없는 한 투약 없이도 1주일 정도만 지나면 모든 증상이 사라진다. 증상에 따라 치료하며, 몸을 따뜻하게 하고 침상안정을 취하며 적절한 수분섭취를 하면 된다.

만성비염은 급성비염이 만성화된 것으로 먼지가 많은 작업장에서 일하는 사람, 허약체질이거나 알레르기 체질인 사람에게 빈발한다. 증상은 비폐색이 일어나 후각 장애를 일으키고 콧소리를 내며 점액이 많은 콧물을 분비한다. 치료는 원인에 따라 차이가 있으며 중증인 경우 수술을 하기도 한다.

요약하면, 비염(鼻炎)이란 콧속 점막에 생기는 염증을 통틀어 이르는 말로서 급성 비염, 만성 비염, 알레르기성 비염 따위가 있는데, 코가 막히고 콧물이 흐르며 두통과 기억력 감퇴를 가져오기도 한다.

가) 비후성비염(肥厚性鼻炎): 만성 비염의 하나로서 코 점막이 부어 코가 막히기 때문에 잘 때는 크게 코를 골게 되고, 콧물을 입 안으로 들이마셔 내뱉는 버릇이 생기게 된다.

나) 위축성비염(萎縮性鼻炎): 코의 점막과 뼈가 위축됨으로써 생기는 병으로서 콧구멍과 목이 마르고, 진한 콧물이나 코딱지가 끼며, 머리가 무겁고 후각 감퇴 및 출혈 증상이 나타난다. 단순한 위축성 비염과 심한 악취가 나는 취비증(吹鼻症)이 있다.

다) 건조성전비염(乾燥性前鼻炎): 코의 안쪽 점막 부근이 계속적인 자극을 받아 염증과 위축을 일으키는 병. 코 안의 가려움, 건조감 따위 증상이 나타나고 그 부위에 딱지가 생기는데, 이를 벗겨 내면 코피가 나며 비중격(鼻中隔)에 구멍이 생기기도 한다.

라) 알레르기성비염[(독일어)Allergie 性鼻炎]: 먼지, 꽃가루 따위의 항원에 대한 알레르기 반응으로 코 점막에 생기는 염증으로서 재채기, 콧물이 쉴 새 없이 나서 감기에 걸린 것 같은 상태가 된다. 흔히 천식이나 두드러기와 함께 일어나는 경우가 많다.

② 축농증(蓄膿症, empyema)이란, 신체의 강(腔)에 고름[膿]이 축적되는 현상으로서 주로 폐를 둘러싸고 있는 장막(漿膜, serous membrane)인 흉막(胸膜)에서 발생하며 이 경우 농흉(膿胸)이라고 한다.

축농증은 대부분의 경우 체강(體腔)이 미생물(주로 세균)에 의해 감염되어 발생한다. 농흉의 특징은 흉통, 열, 기침, 체중 감소 등이며 흉부 X선 사진으로 액체가 축적되어 있는 것을 확인할 수 있다. 치료는 소량의 고름은 바늘로 뽑아내고 다량의 고름은 배농관(排膿管)으로 뽑아낸다. 그밖에 축농증의 원인이 된 감염을 치료하기 위해 항생제를 사용한다. 폐쇄된 담낭이 세균에 감염되어 축농증이 발생할 수도 있는데, 이 경우 천공과 전신감염의 위험성이 크기 때문에 감염된 담낭을 즉시 제거해야 한다.

요약하면, 코 안 체강(體腔) 안에 고름이 괴는 병으로서 원래는 늑막강, 부비강, 관절, 뇌강 따위에 고름이 괴는 것을 의미하지만 일반적으로 부비강 점막의 염증을 이른다. 두통, 협부 긴장 따위를 일으켜 건망증이 되고 때로는 악취가 나는 건락 같은 분비물이 코

에서 나온다. (부비강염, 상악동)

이와 같이 콧구멍에도 다양한 질환이 발생한다. 시도 때도 없이 콧물이 주르르 흐르는 경험을 해 본 사람이 아니면 그 고충을 모를 것이다. 어디 이뿐인가, 냄새도 식별 못하고 머리가 아파서 집중도 안 된다. 학생들은 성적이 오르지 않는다. 그리고 윗이빨(치아)이 변형되기도 한다.

왜 코의 비염과 축농증이 폐와 관련이 있는지 궁금하다. 이유는?

동양의학적으로 보면 수양명대장경의 13, 14, 15째를 보면 인중을 중심으로 좌우측으로 교차된다. 그리고 폐가 뜨거워진 상태라면 코 안의 혈관이 팽창되고 압력이 증가되어 파열되어 코피가 나오고, 차가워지면 수축되면서 습기가 생기는 현상이다.

예를 들면 추운 겨울 습기가 창밖과 안쪽 어느 곳에 서리는가를 보면 된다. 그렇다. 따뜻한 방 안쪽에 생긴다. 우리 몸도 자연과 동일하다. 폐는 차갑고 코 밖이 따뜻하면 비염이 생기고 오래되면 각종 병원균들이 생긴 것이 축농증이다. 이러한 증상의 맨 처음단계가 콧물이 찍찍거리는 증상이 생기는 것이다.

그렇다면 에어컨이나 선풍기 등 냉방기를 자주 애용하다 보면 찬 공기가 콧구멍으로 호흡을 통하여 흡입하다 보면 폐가 차가워져서 비염이 생기는 것이다. 해결 방법은 따뜻한 공기가 코로 들어가도록 하면 된다. 그것이 바로 마스크를 착용하고 생활하는 것이다.

급한 대로 폐 기능을 좋게 하는 음식을 매운맛의 음식을 자주 먹고, 손가락 소상과 상양혈을 사혈하면 된다.

- 각종 피부병/피부암, 피부 알레르기가 있다.

서양의학적인 소견으로 피부병(皮膚病, skin diseases)이란, 피부 및 피부에 관계하는 모발, 땀샘, 기름샘 등의 질병의 총칭하는 말로서 피부에 영향을 미치는 대부분의 질병은 피부 자체에서 시작하지만 이들 질병은 내부의 질병을 진단하는 데 있어서도 중요한 요소가 된다.

피부는 눈으로 보고 손으로 만질 수 있다는 점에서 내부의 병적 증세를 진단하는 첫 번째 신체기관이 된다. 따라서 피부의 이상은 종종 대사(代謝)나 샘[腺]에서의 병을 나타낸다.

다른 조직과 마찬가지로 피부도 유전, 염증, 양성 및 악성종양, 호르몬, 외상, 퇴행변성(退行變性) 등의 병적 변화에 영향을 받는다. 또한 감정도 피부 건강에 작용한다.

하지만 이런 병과 이상에 대한 피부의 반응은 다른 조직의 그것과는 많은 점에서 차이가 난다. 예를 들어 피부의 광범위한 염증은 신체조직과 다른 기관 내의 대사 작용에 영향을 끼쳐 빈혈, 순환허탈(循環虛脫), 신체온도의 이상, 혈액 내의 수분과 전해질의 균형 파괴 등을 일으킨다. 또한 피부는 왕성한 치유력을 지니고 있어서 화상과 같은 광범위한 상처도 작은 흉터만을 남기고 재생된다.

피부병의 증상은 통증, 가려움, 작열감(灼熱感) 등의 자각증세가 있고 발진과 같은 피부 표면의 변화가 있으며 발열, 혈액 및 오줌의 변화 등과 같은 전신증세가 있다. 습진은 대표적인 피부병이고 피부의 육안적 병변의 총칭인 피진(皮疹)은 가장 잘 연구되어 있는 분야이다. 수두(水痘), 농가진, 매독 등은 세균이나 바이러스 등이 원인이 된다.

펠라그라는 비타민 B2나 니코틴산, 니코틴산아미드의 결핍, 각화증(角化症)은 비타민 A의 결핍으로 나타난다. 에디슨병, 간반(肝斑), 점액수종, 여드름 등은 내분비장애, 홍반성낭창, 피부근염, 공피증(鞏皮症) 등은 전신 콜라겐 조직의 침범, 어린선(魚鱗癬), 액취증, 알비노증 등은 유전에 의해 각각 발병한다.

요약하면, 피부나 모발, 땀샘, 기름샘 따위에 생기는 병을 통틀어 이르는 말이며 선천적인 점이나 사마귀, 성병, 급성 전염병, 진균류(眞菌類), 결핵, 나균(癩菌) 따위의 전염성의 것, 습진, 염증 따위의 비전염성의 것이 있다. (비슷한 말: 살갗병)

전염성 피부병(傳染性皮膚病)이란, 세균, 바이러스, 사상균 따위의 감염으로 생기는 피부병으로서 주로 접촉으로 감염되며 무좀, 백선(白癬), 전염성 연속종, 농가진, 성병 따위가 있다. 이런 상태가 오랫동안 지속되다 보면 악성세포의 발현이 바로 피부암으로 발전되는 결과를 가져온다.

동양의학적으로 보면 피부를 금(金: 폐/대장), 즉 폐기능이 약해서 나타나는 증상이라고 한다. 폐는 우리 몸에 호흡을 주관하는 장부로서 호흡은 코로만 하는 것이 아니라 피부를 통해서도 호흡을 하고 있다. 그래서 우리가 맨몸을 랩으로 싸면 죽고, 화상을 입어서 피부가 상해도 죽는 것이 호흡량이 줄어들어 나타나는 현상이다.

피부에 산소 공급이 줄어들면 차가워지면서 피부의 모공을 막아버리면 피부세포의 기능이 저하된다. 그러면 피부세포가 차가워지면서 허는 증상을 피부병이라는 이름으로 표현한다.

급한 대로 매운맛의 음식을 먹어서 속에서 열을 발상하여 피부세포에 따스함과 혈액순환이 잘되도록 하면 된다. 쓴맛의 커피, 녹차, 술을 줄이고, 신맛의 비타민C 등을 줄이면 빠르게 효과를 볼 수 있다. 운동을 병행하면 좋은 효과를 볼 수 있다.

- 배꼽 우측에 유동기(流動氣) 적(積)/취(聚)가 생긴다.

서양의학적으로는 설명할 수 없는 사항이다. 수양명 대장경 9, 10, 11번째를 보면 횡격막을 뚫고 내려가 대장에 속한다. 이것을 보면 본인의 우측 배꼽주변에 냉기가 뭉치는 결과가 나타난다. 이는 모세혈관으로 냉기가 침습해온 결과 오장육부 내로 들어와서 장부의 기능의 저하를 가져오고 있는 것이다. (폐와 심장의 부조화가 주원인)

급한 대로 복부의 냉기는 뜸을 떠야 하고 복근운동을 병행해야 한다. 그리고 꾸준한 식이요법을 6개월 이상 실천해야 한다.

- **변비(便秘)가 생기고 대장이 무력해진다.**

서양의학적으로 변비(便秘)[Constipation]란, 의학적으로 배변습관이 감소한 상태나 배변의 수분량이 감소할 때를 말한다. 객관적으로 정의는 어렵다. 건강인 1일 분변량은 평균 150g이지만 개인차가 심하고 동일인인 경우에도 양에 따라 배변횟수가 1일에 1회이지만, 일반적으로는 1주일에 3회까지는 정상 범위이다.

일반적으로 이완성 변비, 경련성 변비, 장애성 변비로 분류한다.

① 이완성 변비

직장의 예민성 부족이나 활동의 느림으로 생기는 변비이다. 즉, 배변을 하기 위한 장의 운동이 부족하여 연동작용이 약해지고 변이 천천히 이동한다. 주요 원인으로는 부적당한 음식의 섭취, 불규칙한 식사, 불충분한 액체의 섭취와 배변을 할 규칙적인 시간을 갖지 못하기 때문이다.

섬유소가 필요하다. 그래서 매일 정상의 장운동을 위해 과일, 채소 및 덜 정제된 곡물 등의 섬유소를 공급해야 한다. 또 물은 매일 8~10컵 마신다. 아니면 요구르트를 마시면 된다. 왜냐하면 요구르트나 우유가 변비를 방지하는 역할을 하기도 한다. 영양불균형 상태의 환자의 경우 고지방식도 필요하다. 너무 많으면 설사를 일으키기도 한다.

② 경련성 변비

이완성 변비 형태와 반대이다. 장의 불규칙한 수축으로 인해 장의 신경 말단이 지나치게 수축하여 발생한다. 발생하는 이유는 매우 거친 음식의 섭취, 많은 양의 커피, 홍차, 알코올의 과음, 다량의 하제 복용, 지나친 흡연의 습관이 원인 때문에 긴장이나 정서적인 혼란, 전에 앓았던 위장병, 항생적인 치료, 장의 감염과 나쁜 환경 등이 원인이 되기도 한다.

환자는 장의 팽창에 대해 불쾌감을 가지며 속이 쓰리고 배가 불룩 나오고 심한 경련을 일으킨다. 또한 이들 환자에게는 흔히 체중 미달과 신경질적 증세가 나타난다.

경련성 변비는 이완성 변비와는 정반대로 장의 불규칙한 수축으로 인한 장의 신경말단의 지나친 수축으로 일어나 저 섬유소 식사를 하면 좋다.

③ 장애성 변비

장(腸) 내용물의 이동이 방해되거나 막히는 것을 말한다. 암, 종양, 장의 점착 등은 이러한 장애를 일으키므로 수술 치료가 필요하다.

장애성 변비는 보통 수술을 요하며 식이요법으로는 치료될 수 없다. 하지만 환자에게 기본 영양은 공급할 수 있다. 변을 만드는 물질이 최소가 되도록 식사 구성을 해야 하며, 심할 경우 유동식으로 공급한다.

정리하면, 변비증(便秘症)이란 대변이 대장 속에 오래 맺혀 있고, 잘 누어지지 아니하는 병을 말한다.

동양의학에서는 변비의 주원인을 대장의 수분 조절 능력이 저하되면서 나타나는 것으로 본다. 체질에 따라서는 대장근육의 굳어지면서 더욱 악화된다. 그래서 식초를 먹으면 변비가 해소되는 경우도 있다. 그러나 근본적인 것은 대장 근육이 정상적으로 연동운동과 분절운동을 할 수 있도록 혈액순환이 잘되도록 하는 것이 중요하다. 혈액순환이 잘되려면 충분한 량의 산소 공급이 필요하다. 그래서 산소를 주관하는 폐기능이 저하되면 대장근육이 제 기능을 못하기에 변비가 발생하는 것이다.

매운맛의 양파나 생강차류를 자주 먹어서 폐/대장기능을 활성화시키면 변비가 해소된다. 충분하게 섬유질을 섭취하던지 아니면 수분이 많은 음식을 먹으면 변비가 해소된다. 체질에 따라서는 식초를 자주 먹으면 변비에서 탈출할 수 있다. (간 기능이 약한 변비인 경우에 한함)

- 치질(痔漏,치핵)이 생긴다.

서양의학적으로 치질(痔疾)[hemorrhoid, 치핵]이란, 항문관(肛門管)을 둘러싸는 점막(粘膜)이나 항문의 외부를 덮는 피부 아래에 있는 정맥의 망상조직(網狀組織)이 부풀어서 생긴 덩어리를 말한다.

정맥류성 정맥의 한 형태인 치질은 항문감염 또는 임신 중 무거운 물건을 들거나 배변시 힘을 줄 때 등과 같이 복부내압(腹部內壓)의 증가로 생길 수 있으며, 만성간질환이나 종양의 합병증으로도 생길 수도 있다. 혈관 벽이 약해서 생기는 치질은 유전되는 경우도 있다. 심하지 않은 치질은 좌약(坐藥), 무자극성 변비약, 좌욕 등으로 치료할 수 있다. 혈병이 생기거나 다른 합병증이 있을 때는 수술하여 제거하기도 하는 질환을 말한다.

정리하면, 치질(痔疾)이란 항문 안팎에 생기는 외과적 질병을 통틀어 이르는 말로서 치루, 치핵, 치열 따위가 있다.

- 속치질 또는 암치질[속痔疾]: 항문 속에 생긴 치질을 말한다.
- 숫치질: 항문 밖으로 콩알이나 엄지손가락만 한 것이 두드러져 나오는 치질을 말한다.

동양의학적으로 보면 금(金)기능이 약해서 오는 질환으로 본다. 근본적인 것은 왜 폐/대장기능이 약해지느냐 하는 것이다. 그것은 먼저 상극(相剋)관계를 보아야 한다. 금(金)과 연결된 나간 것은 목(木)으로 갔고, 들어 온 것은 화(火)에서 왔다. 원인을 보면 나간 것 보다는 들어온 것이 더 큰 영향을 미친다. 즉 화(火)의 기운이 강하면 금(金)의 기운이 약해진다. 그러면 폐/대장과 관련된 신체부위에서 질환이 발생한다. 그중에 하나 항문에 문제가 생긴 것이 치질이다.

해결 방법은 화(火)를 약하게 하고 금(金)의 기운을 높여 주면 된다. 음식으로 처방 한다면 신맛과 쓴맛을 줄이고, 금의 맛인 매운맛과 쓴맛을 억제하는 기능을 가진 짠맛을 먹으면 치질이 없어진다.

요즘 방송이나 신문에서 음양오행과 우리 몸의 상관관계를 알지도 못하면서 맵지 않고 짜지 않게 먹어야 한다고 떠들어 댄다. 이론상으로 방송에서 떠드는 대로 먹으면 아예 치질을 키워서 나중에는 어깨에 메고 다녀야 할 때가 올 것이다.

판단은 개인이 해야 한다. 병은 의사가 고쳐주지 않는다. 본인이 고치는 것이다. 얼마 전 점심시간에 동네 교회에 가서 점심 먹고 커피 한잔 하면서 손님들과 이야기한 것을 보면 어느 아주머니가 36년을 고혈압 약을 먹고 있다고 그래서 고혈압을 고쳤냐고 되물으니 "아니요, 하나도 못 고쳤어요!" 하신다. 그러면 다양한 여러 가지 방법이 있으니 선택하셔서 고치고 건강하게 사세요! 하고 위로의 말씀을 드린다. 무조건 의사 말만 믿지 마시고 내 몸은 내가 고친다고 달려들 때 병이 물러갑니다 하면서 돌아왔다.

앞서 말한 것처럼 상극관계를 보고 주원인을 제거하고 부족한 부분을 보충해 주는 것이 옳다고 본다.

미역이나 톳, 함초 같은 해조류 음식(섬유질 풍부)을 자주 먹으면 변비를 해소시킬 수 있는 것은 수극화(水克火)를 강하게 함으로써 화(火)기운을 억제시켜 화극금(火克金)으로 인해 금(金)기운이 약해져 발생하는 대장 항문 질환을 개선시키는 효과를 얻는 것이다.

여기서 매운맛의 음식을 자주 먹어도 변비를 개선시킬 수 있으나 변비의 근원은 강한 화(火)기운에 있으니 이런 강한 화기운을 억제하는 데는 강한 수(水)기운이 더 효과적이기 때문이며 근원을 제거하는 효과도 병행하기 때문에 미역이나 함초를 활용하는 것이다.

이런 점들이 동양의학의 음양/오행론의 신비다.

■ 민중 의술로 보는 폐/대장 기능 저하 시 나타나는 육체적 증상에 대해 알아본다.

- 양손을 엇갈려 깍지를 끼고 안에서 밖으로 뒤집을 때 잘 뒤집어지지 않으면 폐기능이 약하다. 이런 사람은 숨겨진 치질이 있다.
- 항상 입을 굳게 다문사람은 항상 항문이 긴장되어 있다.
- 항상 입을 헤 벌리고 있는 사람은 항문이 열려 있고 항문근육이 느슨하다.
- 우측 관자놀이 부분에 핏줄이 구불구불하게 정맥류가 튀어나온 사람은 우측 아랫배 부근 맹장 부위에 대변이 막혀 있는 것이다. 이렇게 대변이 막혀 있으면 남자는 우측 손발이 마비가 오고, 여자는 좌측 손발이 마비가 온다.
- 발등에 회색빛이 돌며 모래알 같은 작은 점들이 나타나면 안 좋은 경우이므로 정밀 검사를 받아야 한다.
- 복통이 심하면서 움직이기 힘들 때 혀가 회색빛이면 장폐색 (대장꼬임)이다.
- 아랫입술 좌측에 검은 점이 생기면 하행결장에 용종이 있는 것이고, 용종을 제거하면 검은 점이 사라진다. 넓은 점은 위장계열 암이다.
- 좌우측 손등에 1, 2지 사이에 검버섯이나 쥐젖이 생기면 폐기능이 저하된 것이다.
- 어깨가 앞으로 굽어지면 폐가 차가워진 것이다.
- 엄지손가락이 있는 통통한 부분(어제혈 부분)이 탄력이 없으면 역시 폐기능이 약하다.
- 엄지손가락이 뭉툭한 사람 역시 폐기능이 약하다.
- 경추가 틀어진 사람은 흉추 1, 2, 3번이 틀어져 있고 폐기능이 약하다.
- 얼굴이 좌우가 비대칭인 사람은 경추가 틀어져 있다.
- 부정교합인 사람 역시 경추가 틀어져 있고, 근본적인 것은 골반~척추~경추가 틀어진 것이다.
- 하완(아랫팔뚝)에 검을 모래알 같은 점이 있으면 어릴 적에 폐렴을 앓은 것이다.
- 발등이 회색이며 모래알 같은 점들이 나타나면 폐기능이 극도로 저하된 상태니 정밀 검사를 받아야 한다.
- 몸에 비듬이 잘 생기거나 목욕 후에도 비듬이 생기는 것은 폐기능이 약하다.
- 추우면 두드러기가 돋는 것은 폐 기능 저하다.
- 손등에 쥐젖이 돋아나는 것도 폐 기능 저하다.

※ 증상별 건수를 종합하면 다음과 같다.

계	정신적 증상	육체적 증상	민중 의술적 증상
59건	13건	27건	10건

이상과 같이 알아본 폐장과 대장 기능 저하 시 나타나는 정신적·육체적 증상이 나타날 때는 서두르거나 당황하지 말고 지금까지 또는 바로 전날에 어떤 음식을 먹고 어떤 행동을 했었는지 따져보면 된다.

짧게는 전날(어제) 폐장과 대장 기능을 저하시키는 음식을 먹어도 위와 같은 증상이 나타날 수 있기 때문이다. 증상이 나타난다고 하여 너무 급하게 병원부터 찾는 일이 없도록 하기 위해서 이 글을 쓰는 이유도 있다. 물론 "내 병은 내가 고친다."는 의식의 변화를 갖도록 하기 위함과 "거의 모든 병은 음식을 잘못 먹는 것에서 부터 시작된다."는 것을 강조하고 싶다.

역으로 생각하면 거의 모든 병은 음식으로 치유할 수 있다는 메시지를 보내는 것이다.

내 입으로 들어가는 음식으로 인해 병이 생기는 것이라면 의사가 대신할 수 없다. 반대로 음식을 올바르게 먹으면 병을 고칠 수 있다는 것 역시 의사가 해줄 사항이 아니다.

내 몸의 병은 내가 발생하게 하는 원인이 되었고, 고치는 것 역시 나 스스로밖에 할 수 없다는 것을 알아야 한다.

그래서 "음식으로 못 고치는 병은, 의사도 못 고친다."라고 히포크라테스가 강조한 것이다.

폐장/대장의 질환에 대한 음식 처방은 다음과 같다.

① 증상이 심할 때

가) 1:1 맞춤식 체질 생식: 금2+수+목+상화2+표준생식

나) 일반 식사 시: 매운맛과 짠맛을 많이 먹자.

다) 집중처방: 현미를 가루로 내어 1일 3회 한 번에 밥숟가락으로 3스푼을 미지근한 물에 타서 마신다. 그리고 주식+부식+후식을 모두 매운맛의 음식으로 먹는다.

〈폐장/대장을 영양하는 식품(매운맛의 음식)〉

식품(맛)	매운맛, 비린내 나는 맛, 화한 맛
곡식	현미, 율무
과 일	배, 복숭아
야채	파, 마늘, 고추, 달래, 무, 배추, 겨자추
육류	말, 고양이, 조개, 생선류, 동물의 허파/대장
조미료	고춧가루,고추장,후추,박하,생강,겨자,와사비
차	생강차, 율무차, 수정과
근과류	양파, 무릇

증상이 개선되면 체질에 맞게 처방해야 한다.

② 증상이 약하게 나타날 때

가) 1:1 맞춤식 체질 생식: 금+수2+목+상화+표준생식

나) 일반 식사 시: 짠맛을 많이 먹자.

다) 기타 처방: 검은콩 밥, 미역국, 새우젓, 두부요리, 베지밀을 마신다.

06 신장/방광 기능 이상 시 나타나는 정신적 · 육체적 증상

신장/방광 기능이 저하됐을 때 나타나는 신체의 관련 부위와 정신적 · 육체적 증상은 다음과 같다.

1. 신장/방광 기능 저하 시 나타나는 정신적 증상

본래의 성 격 (신장, 방광이 건강할 때)	병든 성격 (신장, 방광이 허약할 때)
- 저장성이 있다 - 동면한다 - 지구력이 강하다 - 참고 견딘다 - 내성적이다 - 한발 물러서서 기다린다 - 양보한다 - 지혜가 있다 - 수학적이고 과학적이다 - 정력이 강하다 - 생식능력이 좋다 - 발전적이다 - 새로운 의견을 제시한다 - 연구 개발한다	- 부정적이다 - 반대한다 - 저항하고 반항한다 - 개혁하고 혁명한다 - 안 될 것을 된다고 생각하고 될 것은 안 된다고 생각한다 - 핑계 대며 감추며 뒤로 처진다 - 책임을 전가한다 - 공포증이 있다 - 무서워한다 - 겁이 많다 - 밤과 겨울에 심하다 - 짠 것을 좋아한다

2. 신장/방광 기능 저하 시 나타나는 육체적 증상

신장/방광 기능이 저하됐을 때에는 신장, 방광, 생식기, 신장경락, 방광경락, 음/양교맥, 발목관절, 허리, 정강이, 귀, 뼈, 골수, 힘줄, 치아, 음부, 머리털, 침 등에 이상이 나타난다.

① 경맥(신장경락, 방광경락, 음/양교맥) 주행상 통증이 생긴다.
② 얼굴이 검고 두 뺨에 검은색이 나타난다.
③ 하품을 잘하고, 식욕이 없다.

④ 신음소리로 말한다.
⑤ 뒷목이 뻣뻣하며 굳는 증상이 나타난다(후두통).
⑥ 오금(무릎 뒤쪽)과 종아리가 아픈 증상이 나타난다.
⑦ 소변빈삭(小便頻數: 소변을 자주 보는 증상) 증상이 나타난다.
⑧ 귀울림(이명(耳鳴)), 중이염(中耳炎) 등이 생긴다.
⑨ 골, 골수염, 힘줄 병이 생긴다.
⑩ 잠을 잘 때 침을 흘리며, 거리에서 침을 뱉는 증상이 있다.
⑪ 허리가 묵직한 요통(허리통증)이 있다.
⑫ 정신이 없고 날뛰며 미친 것같이 된다.
⑬ 적혈구 부족증으로 인한 빈혈 증상이 나타난다.
⑭ 발목관절통, 즉 자주 삐끗(발목이 바깥쪽으로)하거나 시큰거림 증상이 생긴다.
⑮ 눈알이 빠질 듯한 증상이 나타난다.
⑯ 화가 나거나 신경이 날카로울 때 목뒤가 뻣뻣해지는 증상이 나타난다. (신장성 고혈압)
⑰ 몸에서 썩은 내가 난다. (입 냄새/발냄새, 몸/겨드랑이)
⑱ 신석증(腎石症: 콩팥에 돌)이 생긴다.
⑲ 배꼽 아래(단전 부위)에 유동기 적/취가 생긴다.
⑳ 전신에 부종이 생기는 증상인 신부전증이 생긴다.
㉑ 신장암, 방광암, 부종, 부신 피질의 병(에디슨 병)이 생긴다.
㉒ 근시, 원시가 생긴다.

각항별로 예를 들어 세부적인 설명을 보완한다.

- 얼굴이 검고 두 뺨에 검은색이 나타난다.

길을 다니다 보면 얼굴은 예쁜데 양 볼에 종기 같은 부스럼이 모여 있는 사람을 볼 수 있다. 얼굴은 미인인데 속이 미인이 아니기 때문이다. 얼마 있으면 어디가 불편할 텐데 하는 생각이 떠오른다.

양 볼은 음양/오행상으로 보면 아무 상관관계가 없는 것 같다. 그러나 무혈경락과 다른 경락의 상관관계를 살펴보면 알 수 있다.

족소음신경 12, 13, 14항을 보면 발가락에서 시작하여 오르다가 가슴의 기관을 따라 올라가서 혀 밑으로 가고 한 가닥은 폐에서 갈라져 나와 심장을 연결하고 가슴속으로 들어가서 수궐음 심포경락과 연결된다.

이때 수양명 삼초경을 14항을 확인하면 뺨 중앙에서 끝난다. 여기서 뺨에 부스럼이나 종기가 가득한 사람은 스트레스가 있으면서 호르몬의 불균형을 이루고 있는 사람이다. 여기다가 얼굴이 검은빛을 띈다면 신장의 기능이 함께 저하되고 있다는 증거다.

그래서 얼굴 어디에 종기나 부스럼이 나느냐에 따라 장부의 허실을 구할 수 있으며, 얼굴이 깨끗한 사람이 오장육부가 건강함을 알 수 있다.

〈오장육부의 기능 저하 시 나타나는 신체의 색깔 관계〉

구분	신체 부위	나타나는 색깔
목(木)	눈 주위	청색으로 변함
화(火)	혀	적색으로 변함
토(土)	입술	황색으로 변함
금(金)	피부	백색으로 변함
수(水)	귀	검은색으로 변함

외관상으로 나타나는 색깔을 보고 질병의 진행 상태를 보는 것이 동양의학(東洋醫學)의 묘미일 것이다.

색깔과 장부의 기능 저하 시 나타내는 상관관계를 정리해 본다.

구분	목	화	토	금	수
장부	간장/담낭	심/소장	비/위장	폐/대장	신장/방광
색깔	푸른색	붉은색	노란색	하얀색	검은색

이것은 각 신체 부위에서 기능에 이상이 발생했을 때 나타나는 색깔이다. 왜 이런 색깔이 나타나는가는 별도로 알아본다.

- 하품을 잘하고, 식욕이 없다.

서양의학적 소견으로는 하품(yawn)이란, 입을 열고 깊이 들이마시는 불수의흡기(不隨意吸氣)를 말하며, 입을 크게 벌리고 길고 깊게 숨을 들이마신 후 내쉬는데, 이때 대개 전신의 신근(伸筋)수축을 수반한다. 입을 크게 벌릴 때 상/하악골 사이에 붙어 있는 교근(咬筋)이 강하게 늘어나고 교근안의 근방추(筋紡錘)가 자극되어 신호가 뇌에 전달되며 그로써 뇌의 작용이 활발해진다. 또 숨을 깊이 들이마심으로써 흉강 내의 압력이 저하하여 심장으로 돌아오는 혈액의 흐름이 좋아지고 손발의 혈관수축이 일어난다.

일반적으로 졸릴 때 잘 일어나며, 저혈압인 사람에게 일어나기 쉽다. (신장기능 저하 시 눈이 쑥 들어간 사람)

정리하면 졸리거나 고단하거나 배부르거나 할 때, 절로 입이 벌어지면서 하는 깊은 호흡을 말한다.

그러면 왜 졸리거나 고단할 때 또는 배부를 때 우리 몸에서는 어떤 현상이 발생하기에 하품이 나오는가 하는 의문이 생긴다. 밥을 많이 먹거나 하면 위장으로 혈액이 몰리는 증상이 나타나 다른 장부의 혈액이 부족 현상이 발생하면서 신장의 조혈기능이 갑자기 과하게 운용된다.

어느 정도는 견딜 수 있으나 과하면 조혈기능이 저하되면서 몸 안에 산소량이 부족해진다. 그러면 체내생산량이 부족하니 체외 즉 호흡을 통하여 부족량을 보충하기위해 입을 크게 벌리고 하품을 하면서 오염된 공기를 빨리 배출하고 많은 양의 산소를 흡입하고자 하는 행동이 하품이다.

하품을 자주 한다는 것은 첫째 신장기능이 저하되었다는 신호요, 다른 하나는 체내에 나쁜 공기들이 많이 정체되어 있다는, 즉 산소량이 부족하여 모든 세포들에게 영양분과 산소 공급이 잘 안되고 있다는 신호이다. 그러다 보니 혈액순환이 잘 안되어 피곤하다는 신호라고 보면 된다. 그것을 이겨 내려고 안간힘을 쓰는 것이 하품이다. 우리 몸 내부에 산소가 부족하면 산소와 영양분을 공급하는 적혈구가 부족하다는 것이다. 그러면 신장기능 저하가 원인이라는 것을 알아야 한다. 그래서 산소량이 풍부한 산이나 바닷가에서는 하품하는 증상이 잘 나타나지 않는 것이다.

이것을 빠르게 해결하는 것은 소금을 섭취하는 것이다. 졸음이 올 때 소금을 입에다 넣어 보라. 잠이 확 달아날 것이다.

그렇다면 평상시에 짭짤하게 음식을 먹는 습관을 가진다면 신장 기능 저하도 예방하고 하품하는 습관도 막을 수 있을 것이다.

- 신음소리로 말한다.

우리의 장부의 기능 저하에 따라 목소리가 다르게 난다는 것이다. 화가 날 때 목소리는 날카롭고 톤이 높고, 기분이 좋을 때는 밝고 환한 목소리가 난다. 이렇듯이 상황에 따라, 즉 마음과 육체의 좋고 나쁨에 따라 목소리가 다르게 나타나는 것은 구분한다면 병 발견에 많은 도움이 될 것이다.

〈오장육부와 목소리와의 상관관계〉

구분	목(木)	화(火)	토(土)	금(金)	수(水)	상화
장 부	간장/담낭	심장/소장	비장/위장	폐/대장	신장/방광	심포/삼초
느낌	호(呼)	소(笑)	가(歌)	곡(哭)	신(呻)	흐느낌
목소리	크게 호통치는 소리	웃음소리	중얼중얼, 노래목소리	곡소리	신음소리	흐느끼는 소리

예를 들어 신장/방광의 기능이 저하된 사람은 대화를 하든, 전화 통화를 하든 허리가 아파서 하는 끙끙 앓는 한 목소리를 한다. 앉을 때나 일어설 때나 끙 하는 소리가 난다.

이 소리는 신장 기능 저하에서 오는 목소리다.

- **뒷목이 뻣뻣하며 혈압이 오른다. (신장성 고혈압)**

우리는 영화나 TV에서 사장들이 충격을 받으면 뒷목을 움켜쥐고 쓰러지는 장면을 본 기억이 난다. 이런 현상은 고혈압이 진행되고 있기 때문이다. 서양의학적으로 보면 고혈압을 동일하게 취급하고 있지만 동양의학적으로는 다르게 보고 있다. 서양의학적으로는 혈관확장제나 강하제를 사용하여 혈압을 내리고 있다. 그렇다고 약을 먹어서 고혈압을 낫게 하는 것이 아니라 관리하는 수준이다. 그러면 왜 "약으로 못 고치고 관리만 하는 것일까?" 이것은 근본 원인을 찾지 못하고 약을 처방했기 때문이라고 생각된다.

서양의학적인 소견으로 고혈압(高血壓, hypertension)이란, high blood pressure라고도 한다. 동맥이나 정맥의 혈압이 비정상적으로 높은 상태를 말한다.

혈압이란, 혈액이 혈관 벽에 가하는 힘을 말한다. 정상상태에서는 심장이 박동하면 혈액이 혈관 벽을 따라 혈관 벽에 대해 규칙적인 압력을 가하는데, 혈관은 수축하거나 이완하는 유연성이 있어서 압력을 일정하게 유지한다. 의사들은 건강한 성인의 혈압을 보통 120/80㎜Hg, 즉 심장이 수축하는 동안(심장수축기 systole)에는 120㎜ 높이의 수은관이 가하는 압력과 심장이 이완하는 동안(심장이완기 diastole)에는 80㎜ 높이의 수은관이 가하는 압력 정도라고 한다.

그러나 때로는 여러 가지 이유 때문에 혈관에 유연성이 없어지거나 혈관 주위의 근육이 혈관을 수축하게 한다. 그 결과로 좁아진 혈관을 통해서 같은 양의 혈액을 모세혈관으로 보내기 위해서는 심장이 더 세게 펌프질을 해야 하기 때문에 혈압이 올라간다.

고혈압이 지속되면 간, 신장, 뇌와 같은 기관의 소동맥(모세혈관으로 이어지는 동맥의 마지막 가지)에 손상이 생길 수 있고, 심장이 지나치게 많은 일을 해서 약해질 수도 있다. 고혈압으로 인해 발생하는 중요한 위험은 울혈성심부전(鬱血性心不全)이나 신부전, 뇌출혈발작증후군 등으로 사망률이 높아지는 것이다.

고혈압은 아무런 자각증상이 없이 몇 년씩 지낼 수도 있기 때문에 '소리 없는 살인자'라고도 하며 보통 혈압을 측정해 보아 고혈압이라는 것을 알 수 있다. 도시에 사는 성인에게는 매우 흔하며 치료하지 않으면 치명적일 수도 있지만, 고혈압은 약물요법이나 비약물요법으로 잘 조절된다.

고혈압은 보통 원인에 따라 본태성(本態: 원인을 알 수 없음)과 2차성(특정한 질병이나 질환의 결과)으로 분류한다. 2차성 고혈압은 여러 가지 원인으로 생긴다.

① 신혈관성 고혈압: 신장에 혈액을 공급하는 대동맥 분지인 신동맥의 고혈압 때문에 생기는 것으로 체순환에 영향을 미친다. 신장의 질병 또는 세동맥경화증(細動脈硬化症 arteriosclerosis) 등에 의해 동맥이 좁아지거

나 막히는 데 원인이 있다.

고혈압은 또한 부신피질이 비정상적으로 과도한 호르몬을 분비하기 때문에 일어나기도 하고(쿠싱 증후군, 알도스테론증), 부신수질에 종양이 생기는 갈색 세포종(pheochromocytoma)으로 인한 호르몬 과다 또는 뇌하수체종양 때문에 과다하게 분비되는 호르몬 때문에 일어나기도 한다. 2차성 고혈압의 또 다른 원인은 대동맥 축착(縮窄: 부분적으로 좁아지는 것), 임신 등이다. 2차성 고혈압은 원인 질환을 치료함으로써 고혈압을 완화시킨다.

② 본태성 고혈압: 가장 흔한 고혈압 형태이다(90%). 이 경우 특정한 원인을 찾아낼 수 없지만, 몇 가지 관련되는 요인에 대해 집중적인 연구를 해 왔다.

이런 요인으로는 집안에 고혈압을 가진 사람이 있었는가의 여부, 비만과 과다한 염분 섭취, 흡연, 감정적/육체적 긴장 등이 있다. 경증고혈압은 대개 체중 감소를 위한 식이요법을 하거나 담배를 끊거나 줄이기, 운동, 스트레스를 주는 상황에 잘 대처하기 등과 같이 생활양식을 조절하여 치료한다. 이러한 방법들로 환자의 혈압이 내려가지 않으면 의사는 보통 이뇨제와 교감신경차단제를 써서 처방한다.

이뇨제는 나트륨 분비를 증가시키므로 체내 수분량을 줄일 뿐만 아니라 체내의 칼륨도 함께 배출하므로, 칼륨을 보충해 주거나 칼륨을 보존하는 약품을 이뇨제와 함께 쓰기도 한다.

교감신경차단제는 보통 심박출량과 말초혈관 저항을 감소시키는 작용을 한다. 베타 차단제가 이러한 약품으로 가장 흔히 사용되는데, 메토프롤롤, 나돌롤, 프로프라놀롤 등이 있다.

고혈압이 심각할 때는 혈관을 확장시켜 혈압을 낮추는 혈관확장제를 사용할 필요가 있다. 하이드랄라진이나 미녹시딜 등 경구혈관확장제는 흔히 이뇨제나 교감신경차단제와 함께 사용하는데, 이는 동맥이 확장되면서 체액을 증가시키려는 신체의 자연스러운 경향으로 인해 혈액량이 증가하는 것을 막기 위해서이다.

본태성 고혈압에 대해 약물치료를 일단 시작하면, 환자의 남은 생애 동안 계속해야 한다. 동양의학에서는 치료하지 않도록 하고 있다.

③ 악성 고혈압: 본태성이든 2차성이든 생명을 위협하는 심각한 상태를 말하는데, 보통 입원해서 빨리 치료해야 한다. 치료로는 디아족시드 같은 혈관확장제를 정맥 주사하는 것 등이 있다.

요약하면, 정상 상태보다 혈압이 높은 증상으로서 일반적으로 최고 혈압이 150~160mmHg 이상이거나 최저 혈압이 90~95mmHg 이상인 경우를 말한다. 동양의학적인 소견으로는 보는 시각이 약간 차이가 있다.

〈오장육부와 고혈압의 상관관계〉

구분	심장성 고혈압	신장성 고혈압	심포/삼초성 고혈압	본태성 고혈압
관련 장부	심장/소장기능 저하 시	신장/방광기능 저하 시	심포/삼초기능 저하 시	원래부터 높음
원인 음식	짠맛의 음식	단맛의 음식	떫은맛의 부족	
주요 증상	얼굴이 붉어짐 가슴부터 얼굴로 열기가 벌겋게 오르면서 뒤로 넘어가는 느낌	얼굴에 검은빛 뒷목이 뻣뻣함 열기와 통증이 앞으로 넘어오는 듯 한 증상	혈압상승/저하 신경 예민 / 불안 초조	없음
식이 처방	수수가루를 매일 3회 한 번에 3스푼씩 물에 타서 먹음	쥐눈이콩 가루를 매일 3회 한 번에 3스푼씩 물에 타서 먹음	옥수수가루를 매일 3회 한 번에 3스푼씩 물에 타서 먹음	아무 것이나 잘 먹음, 약을 먹으면 안 됨
침 치료점	후계혈	신맥	외관/내관	
응급처방사혈	새끼손가락 좌우 사혈	새끼발가락 좌우 사혈	손3,4,5지 사혈	–
추가병행사혈	엄지 외측사혈	새끼손가락 좌우 사혈	새끼발가락 좌우 사혈	

고혈압이 발생하는 이유를 따져 보면 다음과 같다.

① 신장기능이 저하되어 조혈기능이 떨어지면 혈액량이 부족하여 몸이 차가워지면서 좁아진 혈관을 통하여 심장에서 혈액을 공급하려고 할 때 혈압이 오른다.(역삼투압 현상)

② 혈액이 너무 뜨거워서 수분이 적어지면서 혈액의 점도가 높아지면 심장에서 혈액 공급이 힘들어 혈압이 오른다. (혈액점도 증가)

③ 손/발의 수족냉증 등으로 인해 모세혈관이 차가워져서 심장에서 혈액 공급이 힘들 때 혈압이 오른다. (수족냉증)

④ 운동 부족으로 인하여 체내 혈관에 노폐물이 많아 혈액 공급이 힘들 때 혈압이 오른다. (고지혈증)

이렇듯이 고혈압의 원인을 하나씩 분석해보고 문제점을 해결해 나간다면 서양의학에서 이야기하는 관리에 앞서 치료로 전환하여 정상의 혈압을 가지고 건강하게 살아갈 수 있다.

무엇보다 중요한 것은 병을 고치고자 할 때는 발이 차가운 상태에서는 어떠한 좋은 약과 치료도 소용이 없다는 것을 알아야 한다. 답은 하나뿐이다. 발을 따뜻하게 하면서 고쳐야 한다는 것이다. 그러면 발을 어떻게 따뜻하게 하느냐 하는 것이 문제다.

이 정도 생각하고 있다면 어떤 병도 고칠 수 있을 것 같다. 하나는 음식을 맵고 짜게 먹는 것이요, 운동은 손끝과 발끝을 못살게 주물러주면 된다. 손으로 발가락을 마구 주물러대면 손과 발이 동시에 운동이 된다는 사실이다. 어려운 병일수록 쉽게 처방하라는 원나라 고서 식경(食經)의 가르침이 맞는 것이다. (경침베개 밟기, 발 관리, 발목펌프, 족욕, 반신욕 등)

그럼 고혈압도 문제될 것이 아니네! 하고 말할 수 있을 것이다. 그러나 문제는 알고 있으면서 실제 행동으로 옮기지 않고는 고쳐지지 않는다는 것이다. 그래서 병을 고치려면 생활 습관을 바꾸지 않으면 안 된다는 것이다. 지금부터 결심하고 행동으로 옮기면 지긋지긋한 병에서 벗어날 수 있다고 확신한다.

- 오금(무릎 뒤쪽)과 종아리가 아픈 증상이 나타난다.

족태양 방광경락 14, 15항을 보면 태양이니까 머리에서 아래로 내려오는 경락이다. 위에서 내려오다 오금패기(무릎 뒤편 접히는 부분)에서 먼저 내려온 경락과 합하여 다시 장딴지를 뚫고 내려간다.

족소음 신장경락 4, 5, 6항을 보면 소음이니까 발에서 위로 오른다. 발뒤꿈치 가운데(태종)로 들어가 장딴지 속(복류)으로 올라와 오금안쪽(음곡)으로 나와 허벅지로 오른다. 이곳이 방광경락이 차가워지면 위중과 위양주변의 모세혈관이 차가워지면서 통증이 생기고, 신장경락의 종아리에 있는 비양과 승산혈이 있는 곳의 모세혈관이 차가워지면서 종아리가 아픈 증상이 나타난다. 그러면 왜 이곳이 차가워지는가 하는 것이다. 그것은 수(水)기능이 저하되었기 때문이다.

왜 수(水)기능이 저하되었는가 하고 의문이 생길 것이다.

하나는 쓴맛과 단맛의 음식을 많이 섭취한 것이 원인이고, 또 하나는 맵고 짠맛의 음식이 부족한 것이 원인이다. 그리고 다른 하나는 운동 부족으로 인한 수(水)기능 저하가 원인이다. 해결 방법은 반대로만 하면 된다.

원인이었던 쓴맛과 단맛을 먹지 말고 맵고 짠맛의 음식을 많이 먹고 발목운동을 많이 하면 된다.

급한 대로 천일염으로 만든 음식이나 죽염을 짜게 먹으면 잠시 후에 해소되는 결과를 본다. 그리고 이러한 통증이 나타나는 곳은 따뜻하게 소금물을 짙게 해서 수건을 적셔서 종아리나 오금에 따뜻하게 온(溫) 찜질을 해주면 통증이 해소된다. 그리고 아픈 곳을 밟아주거나 긁어주어도 해소된다. 사혈침이 있다면 발바닥의 용천혈과 발가락 5지 외측을 사혈해도 통증이 해소된다.

남자와 여자가 다리가 아픈 것이 다르다. 특히 남자가 아픈 것은 전립선이 진행될 때 종아리가 당겨서 두 정거장을 올바르게 걷지를 못한다. 여자는 신장/방광기능이 저하되면서 종아리나 오금이 아파오는 것하고는 다르다.

- **소변빈삭(小便-頻數: 소변을 자주 보는 증상)이 생긴다.**

소변-빈삭(小便-頻數) 이란, 오줌을 조금씩 자주 누는 증상을 말한다. 중요한 것은 왜 소변을 자주 보느냐 하는 것이다.

소변에 관련된 장부는 방광이다. 그러면 방광의 구조와 기능을 알아야 왜 소변을 자주 보는지 원인을 찾을 수 있을 것 같다.

방광(膀胱, urinary bladder)이란, 조류를 제외한 대부분의 척추동물에서, 신장에서 걸러낸 소변을 일시적으로 저장하는 기관을 말한다. 수뇨관이라는 관 모양의 구조물을 통해 신장과 연결되어 있다. 어류의 방광은 팽창할 수 있는 수뇨관의 한 부분이고, 양서류와 방광을 갖고 있는 파충류(거북이, 옛도마뱀을 비롯한 대부분의 도마뱀)의 경우는 총배설강(cloaca) 안에 존재한다. 포유동물의 방광은 크게 확장될 수 있는 근육주머니이다. 평균 성인의 방광은 대략 약 350㎖의 소변이 차면 불쾌감을 주면서 팽창된다. 방광의 용량은 사람마다 달라서 180cc인 사람이 있는가 하면 720cc인 사람도 있다.

유태반(有胎盤) 포유동물은 요도를 통해 방광에서 외부로 소변을 배출한다. 즉 요도는 더 원시적 형태였던 총배설강의 배설 기능을 수행한다. 암컷은 요도가 생식관과 분리되어 있고, 수컷은 정관(精管: 정자를 운반하는 관)이 요도 속으로 내용물을 비우므로 소변과 정액 모두 요도를 통해 외부로 배출된다. 사람의 방광은 속이 비어 있는 근육성 기관으로 중요한 소변 저장고다. 골반바닥 중에서도 앞부분을 차지하며 치골결합의 바로 뒤, 복막 아래에 위치한다. 방광바닥, 방광몸통, 방광목, 방광꼭대기로 나뉘고, 윗면과 좌우의 아래외측면 등 모두 3개의 면으로 되어 있다.

방광목은 요도입구를 바로 둘러싸는 부위로 남자는 전립선에 굳게 붙어 있다. 방광의 윗면은 3각형 모양이고 복막으로 덮여 있다.

방광의 혈액 공급은 상-중-하 방광동맥에 의해서 이루어진다. 상방광동맥은 방광 윗부분에, 중방광동맥은 방광 바닥에, 그리고 하방광동맥은 아래외측면에 혈액을 공급한다. 방광의 신경지배는 자율신경계의 교감신경과 부교감신경에 의해 이루어진다.

교감신경은 방광의 팽만감을 중추신경계에 전달해 방광근육의 이완과 조임근(괄약근)의 수축에 관여함으로 소변을 참는 역할을 한다. 반면 부교감신경은 방광근육을 수축시키고 조임근을 이완시킴으로써 소변이 배설되도록 한다.

방광의 윗면에는 장막이 덮여 있고 이것은 복막과 연결되어 있다. 방광벽의 구조를 보면 가장 바깥의 판층, 근육층, 점막아래층, 가장 안쪽의 점막층으로 되어 있다.

판층은 근육층을 덮고 있는 얇은 결합 조직층이다. 근육층은 근섬유의 방향에 따라 3개의 층으로 이루어지는데 안쪽과 바깥쪽에 있는 수직방향 근섬유와 중간층의 환형 근섬유가 있다. 이 근육들은 강력한 방광 수축근으로서 소변을 배출시키는 역할을 한다. 점막아래조직은 성긴 결합조직으로서 탄력섬유를 함유하고 있고, 점막조직은 방광 내피조직으로 소변이 침투할 수 없게 되어 있다.

요도를 통해 하루에 내보내는 오줌의 양은 0.5리터에서 7리터로 사람마다 다르다.

사람이 오줌을 배설할 때는 방광 윗부분에 있는 근육이 먼저 수축하고 그다음에 밑의 근육들이 가세하여 방광을 압박하게 된다.

배설횟수는 여러 가지 요인에 의해 결정된다. 근심, 걱정, 두려움은 혈압을 올라가게 하고 그에 따라 콩팥의 활동과 오줌이 생산된다. 또한 정신적인 스트레스와 운동경기로 인한 흥분 혹은 분노 등은 방광이 근육 벽을 압박한다. 그래서 오줌이 가득 차지 않았어도 오줌이 마려워지는 것이다. 스트레스를 과도하게 받으면 교감신경과 부교감신경의 불균형이 이루어지면서 소변이 자주 마려운 것이다.

교감신경 → 소변을 참게 하고, 부교감신경 → 소변을 배출하는 기능인데 이 교감신경이 소변을 배출하게 바뀌니 소변이 더 많이 나오는 것이다.

동양의학적인 소견으로는 수(水: 신장/방광)기능이 약할 때 나타나는 증상이라고 한다. 이는 신장뿐만 아니라 음양오행상 화(火)인 소장과도 밀접한 관계가 있다. 소변은 신장에서만 생산하는 것이 아니라 모든 신체기관에서 노폐물이나 과잉생산물을 오줌으로 배설한다.

주로 많은 노폐물을 배설하는 기관이 소장이다. 영양분을 흡수하고 남는 노폐물은 방광으로 보내진다. 그래서 수극화(水克火) 의 불균형이 발생해도 소변 양이 많아진다. 수기능이 약해지는 경우를 보면 금생수(金生水)가 안 될 때도 있다. 이는 금(金: 폐/대장)기능이 약하다는 것이다.

금기능이 약하면 화(火: 심장/소장)기능이 항진된 상태가 된다. 그러면 수극화(水克火)가 이루어 지지 않아서 수(水)기능의 저하가 발생한다. 그래서 신장과 방광의 기능이 저하되어 정상적인 소변보다 소변을 자주 보는 현상이 발생하는 것이다.

여기서 기능이 저하된다는 것은 그 장부가 차갑다는 것이며 차갑다는 것은 혈액순환이 잘 안되는 것을 의미한다. 그러면 우리 몸 안이 항상성(恒常性)을 자동적으로 조절하는 자율신경체계가 깨어지는 현상이 발생되어 다양한 형태의 질환이 발생하게 된다.

그래서 정상적인 건강한 성인의 1일 소변 배출횟수인 5~6회(남자), 6~7회(여자)를 넘어서 1시간이나 30분 간격으로 소변을 보는 현상이 발생하는 것이다. 이는 근본적으로 스트레스를 적게 받고 설사 스트레스를 받는다 하더라도 이를 이겨낼 수 있는 능력을 가질 수 있도록 하려면 신장 기능(부신)이 좋아야 한다. 그러려면 짠맛의 음식을 자주 먹어서 신장의 기능을 향상시켜야 한다는 것이다.

그런데 방송에서 짜게 먹지 말고 싱겁게 먹어라 하고 방송을 해대는 판에 신장 기능의 저하로 인한 다양한 질병들이 무수히 증가 하고 있는 것이다. 대표적인 것이 자궁에 물혹이나, 아이들의 충치율과 근시와 원시, 난시로 인한 저시력자들의 증가를 볼 수 있다. 이러한 질환들은 음식을 조금만 짭짤하게 먹으면 얼마든지 예방할 수 있는 질환들이다.

동의보감(東醫寶鑑)에 의하거나 일본인들이 쓴 자료들에 의하면 소금(천일염을 말함)은 잘 쓰면 혈액을 맑게 하고 혈행을 빠르게 하지만 과하면 피를 탁하게 한다고 하였다. 이는 소금이 따뜻한 성질을 가지고 있어 적당하게 먹으면 몸에 열을 주어 기혈(氣血)의 흐름을 원활하게 하여 오장육부의 기능을 정상적으로 가동하도록 한다. 그러나 따스한 것이 과하면 너무 뜨거워 혈액 속의 수분을 증발시켜 피를 끈적끈적하게 만든다는 것이다. 이렇게 되면 신진대사 작용의 저하로 인한 다양한 질병들이 발생한다.

원래로 돌아와서 적당한 염분(천일염이나 죽염으로 만든 음식들)의 섭취는 신장의 기능을 향상시켜 기혈의 흐름을 원활하게 하며 자율신경계의 균형을 유지 하는 주요 기능을 담당한다.

그래서 수(水)기능이 좋아지면 소변을 자주 보는 현상을 줄일 수 있다.

■ 민중 의술로 보는 신장/방광기능 저하 시 나타나는 육체적 증상을 알아본다.

- 양쪽 손목 안쪽을 부딪쳐 볼 때 깨질듯이 아프면 자궁의 병이다.
- 눈 꼬리가 푸른 기운이 돌면 역시 자궁의 병이다.
- 여자가 잔수염이 자라면 난소에 물혹이 생기고 있는 것이다.
- 손톱이 폭이 좁고 좁은 직사각형이면 결석이 잘 생긴다.
- 치아가 담배를 피우는 사람의 치아처럼 누렇고 회색을 띄면 신장결석이 있다.
- 발뒤꿈치가 아프면 난소의 병이다.
- 발뒤꿈치 중앙에서 발가락 쪽으로 약 3센티미터 정도 앞쪽이 아프면 자궁의 병이다.
- 발바닥이 아프면 신장기능이 약한 것이다.
- 회색 머리카락은 갑상선 질환이 진행되고 있는 것이다.
- 붉은색 머리카락은 납에 중독됐을 때 나타나는 증상이다.
- 흰 머리카락이 갑자기 검은색으로 변하면 암(癌)을 의심하라.
- 머리카락이 별다른 이유 없이 수시로 빠지는 것은 아연이 부족한 증거다. 경동맥이 경화되고 있다는 증거다. 소라/굴을 먹으면 좋다.
- 남자의 앞이마 대머리는 신장병을 앓고 있다.
- 여자의 산발적인 탈모의 진행은 신장 기능 저하다.
- 정수리부위 탈모는 결장염이나 담낭염이 있다.
- 전신에 탈모가 진행되는 것은 호르몬의 불균형이다.
- 손 5지가 짧거나 휘어져 있다.
- 발 5지가 안으로 굽어져 있다.
- 상안검(윗 눈꺼풀)이 쑥 들어가 있으면 신장 기능이 약하다.
- 상안검이 쑥 들어가 있고 마른 체형이면 골다공증이 있다.
- 귀가 작으면 신장크기가 작다. 그렇다고 신장 기능이 저하된 것은 아니다.
- 귀가 지저분하면 골수병이 있다. 귀를 만져보면 딱딱하게 굳어 있다.
- 생리할 때 입가에 뾰루지가 생기면 신장 기능이 저하된 상태다.
- 턱이 차가우면 신장 기능 저하다.
- 귀가 아프면 신장 기능 저하다.
- 발 4, 5지 사이에 무좀이 생기면 신장 기능 저하다.
- 어금니만 충치가 생기면 신장 기능 저하다.
- 근시/원시는 신장 기능 저하다.
- 어린아이들이 안경을 쓰는 것은 신장 기능 저하다.

- 여자가 수염이 나는 것은 난소에 물혹이 생기고 있다는 증거다.
- 검은 빛이 도는 것은 자궁이 차가워지고 있는 것이다.
- 눈 밑에 다크서클이 길게 종으로 검게 보이는 것은 신장 기능 저하다.
- 코가 우측으로 휘면 신경섬유화증(피부에 갈색 반점이 생긴다.)이 생기고 있다. 역시 우측 신장기능이 저하되면서 정신 질환이 진행되고 있음을 암시한다.
- 유방 안쪽에 종기나 뾰루지, 점이 생기면 신장 기능 저하다.
- 눈알이 빠질 듯이 아픈 것은 방광이 약한 것이다.
- 귀에 점이 생기면 신장에 물혹이 생기고 있다.
- 귀가 우그러져 있으면 신장이 찬 것이다.
- 발바닥에 불이 나는 듯한 작열감이 있으면 신장 기능이 약하다.
- 새끼발가락이 4지 쪽으로 오그라들면 방광기능이 약하다.
- 콧구멍 크기가 다른 거나 좌우가 수평이 안 맞으면 골반이 틀어져 있다.
- 눈이 쑥 들어가 있고 마른 체형은 골다공증이 진행되고 있다.
- 간헐적으로 발가락이나 종아리 외부가 뜨겁게 느껴지는 것은 골반이 틀어진 것이다.

※ 증상별 건수를 종합하면 다음과 같다.

계	정신적 증상	육체적 증상	민중 의술적 증상
90건	15건	32건	43건

이상과 같이 알아본 신장과 방광 기능 저하 시 나타나는 정신적·육체적 증상이 나타날 때는 서두르거나 당황하지 말고 지금까지 또는 바로 전날에 어떤 음식을 먹고 어떤 행동을 했었는지 따져보면 된다.

짧게는 전날(어제) 신장과 방광 기능을 저하시키는 음식을 먹어도 위와 같은 증상이 나타날 수 있기 때문이다. 증상이 나타난다고 하여 너무 급하게 병원부터 찾는 일이 없도록 하기 위해서 이 글을 쓰는 이유도 있다. 물론 "내 병은 내가 고친다."는 의식의 변화를 갖도록 하기 위함과 "거의 모든 병은 음식을 잘못 먹는 것에서 부터 시작된다."는 것을 강조하고 싶다.

역으로 생각하면 거의 모든 병은 음식으로 치유할 수 있다는 메시지를 보내는 것이다.

내 입으로 들어가는 음식으로 인해 병이 생기는 것이라면 의사가 대신할 수 없다. 반대로 음식을 올바르게 먹으면 병을 고칠 수 있다는 것 역시 의사가 해줄 사항이 아니다.

내 몸의 병은 내가 발생하게 하는 원인이 되었고, 고치는 것 역시 나 스스로밖에 할 수 없다는 것을 알아야 한다.

그래서 "음식으로 못 고치는 병은, 의사도 못 고친다."라고 히포크라테스가 강조한 것이다.

신장/방광의 질환에 대한 음식 처방은 다음과 같다.

① 증상이 심할 때

가) 1:1 맞춤식 체질 생식: 수2+목+화+상화2+표준생식

나) 일반 식사 시: 짠맛과 신맛을 많이 먹자.

다) 집중처방: 쥐눈이콩을 가루로 내어 1일 3회 한 번에 밥숟가락으로 3스푼을 미지근한 물에 타서 마신다. 그리고 주식+부식+후식을 모두 짠맛의 음식으로 먹는다.

〈신장/방광을 영양하는 식품(짠맛의 음식)〉

식품(맛)	짠맛, 고린내 나는 맛, 지린내 나는 맛
곡식	콩, 서목태(쥐눈이콩)
과일	밤, 수박
야채	미역, 다시마, 김, 파래, 각종 해초류, 콩떡 잎
육류	돼지, 해삼, 개구리, 지렁이, 동물의 신장/방광/생식기, 굼벵이, 뱀, 새우젓, 명란젓, 조개젓, 기타젓갈류
조미료	소금, 된장, 두부, 간장, 치즈, 젓갈류
차	두향 차, 두유
근과류	마

증상이 개선되면 체질에 맞게 처방해야 한다.

② 증상이 약하게 나타날 때

가) 1:1 맞춤식 체질 생식: 수+목2+화+상화+표준생식

나) 일반 식사 시: 신맛을 많이 먹자.

다) 기타 처방: 팥밥, 부추무침, 신 김치, 깻잎조림, 오미자차를 마신다.

07 면역력 기능 이상 시 나타나는 정신적 · 육체적 증상

면역력 기능 저하 시 나타나는 신체의 관련 부위와 정신적 · 육체적 증상은 다음과 같다.

1. 면역력 저하 시 나타나는 정신적 증상

본래의 성격 (심포, 삼초가 건강할 때)	병든 성격 (심포, 삼초가 허약할 때)
- 다재다능하다 - 능수능란하다 - 임기응변이 좋다 - 중재하는 능력이 있다 - 천재적이다 - 팔방미인이고 차분하다 - 생명력이 강하다 - 저항력이 강하다 - 순발력이 있다 - 정력적이다 - 초능력적이다 - 한열에 대한 저항력이 강하다 - 중노동에 대한 저항력이 강하다	- 불안하고 초조하며 신경이 예민하다 - 우울증이 있다 - 울화가 치민다 - 부끄럽고 수줍다 - 아니꼽다 - 창피하다 - 요령을 피운다 - 잔꾀를 쓴다 - 잘난 척한다 - 간신질을 한다 - 이간질을 한다 - 집중력이 없다 - 부산하다 - 각종 저항력이 없다 - 피곤하고 무력하다 - 변절기에 심하다 - 흐느끼기를 잘한다

2. 면역 기능 저하 시 나타나는 육체적 증상

면역 기능이 저하됐을 때에는 심포장, 삼초부, 심포경락, 삼초경락, 음유맥, 양유맥, 견관절, 손, 임파액, 표정, 감정, 생명력, 저항력, 신진대사 등에 이상이 생긴다.

① 경맥(심포경락, 삼초경락, 음유맥, 양유맥,) 주행상 통증이 생긴다.

② 손바닥에 땀이 나고, 벗겨지고, 저리고, 붓고(주부습진), 갈라진다.
③ 심계항진, 즉 맥박이 빠르게 뛴다.
④ 몸 안과 밖의 체온의 불균형이 생긴다(한열왕래조절불가).
⑤ 흉통(잔중통)이 생긴다.
⑥ 목에 이물감이 있어 간질간질하다.(매핵)
⑦ 전립선염이 발생한다.
⑧ 혈소판 부족증과 백혈병이 생긴다.
⑨ 오줌소태가 생긴다.
⑩ 목과 편도선이 붓고, 갈증이 자주 난다.
⑪ 임파액이(쥐마담) 뭉친다.
(근육 속에 쌀이나 팥알같이 딱딱하게 만져지는 것)
⑫ 미릉골통, 요하통, 꼬리뼈통증이 생긴다.
⑬ 소변곤란 증상이 나타난다.
⑭ 생리곤란/불규칙해진다. (생리 양 과다/기간의 변화)
⑮ 신경성 소화불량이 생긴다.
⑯ 얼굴이 울그락 불그락거림 증상이 생긴다. (면홍면황)
⑰ 각종 다양한 신경성 질환이 생긴다.
⑱ 손가락 3, 4지가 휘거나 굽는다.
⑲ 어깨가 무겁고 손발 저린 증상이 나타난다.
⑳ 신진대사가 잘 이루어지지 않아 짜증이 심해진다.
㉑ 협심증(狹心症), 부정맥이 생긴다.
㉒ 전관절염, 견관절염(肩關節炎)이 생긴다.
㉓ 변을 보았는데도 잔변이 있는 것 같은 느낌이 있다(후중증).
㉔ 통증이 이동하고, 저린 증상이 여기 저기 돌아다니며 나타난다.

각항별로 예를 들어 세부적인 설명을 보완한다.

- 손바닥에 땀이 나고, 벗겨지고, 저리고 붓고(주부습진/主婦濕疹) 갈라진다.

주부습진이란 처음에 손이 건조해지면서 붉어지고, 점차 진행되면 꺼칠해지며 손가락에 비늘이 생겨 벗겨지는 현상을 말한다. 심하면 손등도 트고 손바닥이 두터워지면서 갈라진다. 일반적으로 반지를 낀 부위부터 시작한다. 서양의학적인 소견을 보면 '지장각피증'을 달리 이르는 말이며, 물을 많이 다루는 주부에게서 주로 생기므로 이렇게 부른다.

원인 및 악화 요인을 보면 다음과 같다.

① 장시간 손을 물에 담그거나 또는 세제나 비누를 사용한 경우.
② 파, 양파, 마늘, 당근, 무, 간장, 된장, 고춧가루 등의 양념에 자극을 받거나 알레르기가 생기면 주부 습진이 악화된다.
③ 주부습진을 예방하려고 낀 고무장갑에 포함된 화학물질에 의해 알레르기성 접촉피부염이 생겨 더욱 악화된다.
④ 상한 피부에 2차적으로 세균, 곰팡이 등이 감염되어 잘 낫지 않는 경우도 있다.

손에 생기는 습진이라고 모두 주부습진은 아니다. 한포상습진, 알레르기성 접촉피부염, 진균증, 건선, 발에 생긴 급성 무좀에 의해 나타나는 '이드(id)' 반응 등을 구별해야 한다.

주부습진은 어느 부위에나 생길 수 있으며 다양한 형태로 나타나며 화학물질 등에 계속적으로 노출이 되면 손에 홍반성 습진성 발진이 생기며, 이 발진은 아토피 피부염이 있을 경우 더욱 현저합니다. 습진성 병변은 손가락의 건조, 발적으로 시작되며 손가락 말단부와 손등에 가려움증을 동반한 인설이 생깁니다.

예방 및 주의점은 다음과 같다.

① 가능한 물일을 피하고, 빨래를 할 때는 반드시 고무장갑을 끼도록 한다.
② 고무장갑에 의한 접촉피부염도 발생하므로 반드시 먼저 면장갑을 껴야 한다.
③ 오래 일하다 보면 땀으로 면장갑이 젖을 경우가 있으므로 여러 켤레를 준비하여 두었다가 갈아 끼도록 한다.
④ 강력한 세척제의 사용을 금한다.

치료 증세가 경할 경우 국소적으로 부신피질 호르몬제 연고를 1일 3~4회 도포하며, 심하면 항히스타민제와 부신피질 호르몬제를 경구 투여한다.

이와 같이 서양의학적인 소견을 보면 굉장히 어려운 난치병 중의 하나이다. 그러나 중요한 것은 주부들이 물에 손을 대지 않아도 주부습진에 걸려 고생한다는 점이다. 그렇다면 서양의학적인 소견에 무엇인가 문제가 있다는 것을 알 수가 있다. 어느 33세 아가씨는 귀한 집에서 태어나 지금까지 설거지 한 번 아니 했음에도 주부습진으로 너무 고생하고 있는 것은 무슨 일이란 말인가 말이다.

이런 현상을 이론으로 설명해야 한다. 어떻게 설명할 것인가?

동양의학적인 소견은 서양의학과 전혀 다르게 본다. 동양의학적인 면에서는 자율신경계의 불균형에서 오는 증상으로 본다. 음양오행상 분류에 의하면 손은 심포장 삼초부와 연계되어 있다고 분류한다. 손가락의 3지와 4지는 심포장, 삼초부의 경락이 흐른다.

그리고 5지는 심장과 소장의 경락이 흐른다. 1지와 2지는 폐/대장경락이 흐른다.

면역(免疫)력이 떨어졌다는 것은 외부에서 병원균이 침투해도 막을 힘이 없다는 이야기다. 외부에서 병원균이 몸 내부로 침투 할 수 있는 여건이라는 것은 몸내부가 차가워지고 있다는 것이다. 이것은 산소의 문제가 관련되어 있다.

하나는 신장 기능 저하에서 오는 적혈구의 생산기능 저하를 들 수가 있고, 다른 하나는 폐 기능 저하에서 오는 산소 공급 부족 시 나타날 수 있다. 스트레스를 받으면 신장 기능 저하와 함께 자율신경계의 불균형이 발생하면서 적혈구 생산량이 줄어들어 몸이 차가워진다. 이렇게 되면 신장과 심장과의 상관관계도 불균형을 이룬다.(수극화/水克火)

자율신경계가 불균형을 이루면 호르몬의 불균형이 나타난다. 이렇게 되면 우리 몸은 모든 균형이 깨져서 오장육부가 불균형을 이루면서 가장 심하게 나타나는 것은 체온조절 능력이 떨어진다는 것이다. 그러면서 자연의 기온 변화에 따라 우리 몸이 변해야 함에도 불구하고 자연과 관계없이 자체적으로 열이 오르락내리락하는 현상이 발생하면서 열을 주관하는 심장으로부터 멀고, 모세혈관이 많이 분포되어 있는 손/발/머리에 땀이 축축하게 젖는 현상이 발생한다. 이것을 서양의학적으로는 주부습진이라 칭한다.

그렇다면 주부습진을 남자들은 물에 손을 대지 않는 사람도 걸릴 수 있다는 이야기인가? 그렇다. 누구라도 걸릴 수 있다. 물을 자주 접하는 사람이 걸리는 것이 아니라 걸릴 수 있는 사람은 자율신경계가 불균형을 이룬 사람이다. 신경이 예민하고 스트레스가 많이 누적될 때 나타나는 증상이다.

그렇다면 왜 주부들에게 많은 것인가?

아마도 주부가 살림도 살아야 하고 아이들 공부시키랴, 남편 뒷바라지하랴, 시댁 관계, 고부간의 갈등, 재테크, 호르몬의 변화 등 여러 가지를 복합적으로 처리하다 보니 마음이 복잡해진다. 그러나 세상일이 내 맘대로 되면 걱정할 것이 하나도 없다. 이게 하나 해결되면 저게 안 되고 저것이 해결되면 이것이 안 되고 그러다 보면 스트레스가 남자보다 더 많이 쌓이게 된다. 그러다 보니 자연히 모세혈관이 나도 모르는 사이에 좁아지는 현상이 나타나는 것이다. 모세혈관이 많은 곳부터 항상성을 유지하고자 하는 현상이 나타난다.

우리가 무더운 여름에는 땀을 많이 흘리는 만큼 속 내부는 차가워진다. 그래서 여름에 질병이 많이 발생하는 것이다. 반대로 겨울에는 외부는 차가운 만큼 몸 내부는 따뜻하기에 병이 없는 것과 같다. 이렇듯이 손과 발에서 속이 차가워진 결과로 손/발에만 땀이 많이 발생하고 이것이 일시적으로 나타나는 증상이 아니고 항상 그런 상태가 되다 보니 혈관과 피부사이에서 수분 조절능력이 떨어진 상태로서 피하조직이 습하다 보니 각종 다양한 균류들이 서식할 수 있는 여건을 만들어준 결과가 된다.

그렇다면 이러한 경우는 근본 원인인 스트레스를 줄이고 여유 있는 마음을 가지면 자연스럽게 해소된다. 성격이 급한 사람은 부항사혈을 통한 기와 혈, 수분 조절과 양의 기운을 보강하면 좋아진다. 음식으로는 떫은맛의 음식인 옥수수가루를 1일 3회 먹으면 3개월 정도 지나면 개선된다. (1일3회 1회 물 100cc에 밥숟가락으로 세 숟가락)

- 심계(心悸)항진(亢進), 즉 맥박이 빠르게 뛴다.

서양의학적인 소견을 보면 심장의 박동이 빠르고 강해지는 증상이며, 흥분, 과로, 심장병 따위로 말미암아 일어나는 증상이다.

심장질환이 있는 사람이 심각한 부정맥에 대해 아무런 증상을 못 느끼는 경우가 있는가 하면 정상 심박동임에도 불구하고 심계항진을 느끼는 경우도 있다.

서양의학에서 심계항진의 원인은 크게 3가지로 분류되는데, 첫째는 정신적인 스트레스 또는 불안, 둘째는 규칙적이나 강한 심실 수축, 셋째는 간헐적인 빈맥증, 서맥증, 기외수축 등의 심장질환에서 발생한다고 보고 있다.

심장질환 없이 두근거림(동계)을 느끼는 사람도 심계항진이 기질적인 심장질환이나 치명적인 부정맥에 의해 발생한 것으로 생각하여 곧 죽을 수도 있다는 불안에 사로잡히기도 하는데, 이러한 불안감은 심장증상에 대해 감수성을 높이고, 자율신경계 활성을 증가시키고 이로 인해 심박동 수가 증가하고 수축력이 강해져 심계항진을 더욱 느끼게 되는 악순환이 반복되는 증상이 나타난다.

병적인 원인으로는 심장 자체의 질병으로 예를 들면 심내막염이나 심근염, 빈혈, 크레브스씨병, 갑상선 기능 항진 등이 일어날 때도 이 심계항진이 있다.

동양의학적인 소견을 보면 스트레스로 인한 불규칙적인 산소 공급으로 발생하는 현상을 말한다.

심박동과 혈압과의 상관관계를 보면 심박동이 빠르면 혈압이 감소한다. 자연의 음양이 있듯이 우리 몸에서는 심박동이 빠르면, 즉 심계항진 증상이면 반대로 혈압이 떨어지는 현상이 발생한다. 그래서 가슴이 뛰지만 무엇인지 모르게 죽을 것만 같은 느낌이 나오는 것이다.

우리가 사람도 운명을 다할 때 보면 심장 박동이 대개 126～130을 넘으면 혈압이 뚝 떨어져서 호흡이 멈춰져 사망에 이르는 것입니다. 그래서 심계항진, 즉 가슴이 빠르게 뛰는 현상이 나타나면 반대로 혈압이 떨어지면서 오장육부의 장기에 혈액 공급이 저하되므로 모든 기능이 떨어져 결국은 사망에 이르는 위험한 질환입이다.

산소 공급의 주 장기는 신장(콩팥)과 폐장이다. 신장은 스트레스와 아주 밀접한 관계가 있다. 스트레스를 받으면 혈관을 좁히는 것도 문제지만 생산량도 일정치 않기 때문이다. 신장과 심장의 불균형을 해소시켜 준다면 심계항진증상이 사라진다. 신장에서 맑은 혈액을 생산하여 공급한다면 신진대사가 활발해지면서 오장육부의 기능이 정상화되어 몸 내부가 따뜻해지면서 정상적인 혈압과 심박동으로 돌아온다.

- 협심증, 부정맥이 생긴다.

서양의학적인 소견으로 협심증(狹心症, angina pectoris)이란, 흉골 아래와 심장 위에 걸쳐 느껴지는 심한 경련성 통증을 말한다. 때로는 왼쪽 어깨와 왼팔 안쪽 아래로 방사되기도 한다.

심방부정맥(心房不整脈)이란, 심방수축의 리듬 이상 증상은 심방성빈맥, 심방조동증, 심방세동 등을 포함한다. 심방성빈맥은 갑상선중독증과 같은 질환에 의한 것일 수도 있고 정상 개체의 스트레스성 자극에 의한 증상일 수도 있다. 심방조동증은 매우 빠른 심방의 박동에 의한 것으로 심방의 박동은 규칙적이나 너무 빠르기 때문에 심실로의 충격이 지체되어 충격 중 일부만이 심실을 자극하게 된다. 심방세동은 또 다른 형태의 부정맥으로서 불규칙적이며 비효율적인 심방수축이 원인이다.

심실부정맥(心室不整脈)이란, 심실의 수축이 심방이나 방실결절의 장애에 반응하기 때문에 심부정맥의 주요한 원인이 될 수 있다. 관상동맥질환 같은 심각한 심장질환에 의해서도 심실성 빈맥이 유도될 수 있다. 박동은 규칙적이나 매우 빠르기 때문에 정상적인 심장의 수축과 이완이 방해를 받게 되어 울혈성심부전이 되며, 이 상태가 계속 지연되면 쇼크를 유발할 수 있다. 심실세동이 일어나면 심실의 기능이 극단적으로 방해를 받게 되므로 몇 초 또는 몇 분 내에 조절되지 않는다면 치명적일 수 있다.

급한 처방은 손 3지 내측과 4지 외측 그리고 5지 내외를 사혈하면 쉽게 해소된다.

이런 것들의 주원인이 스트레스라는 것이다. 우리는 살면서 스트레스를 받지 않을 수 없지만 스스로 해소하는 지혜를 가져야 할 것이다.

협심증은 운동을 하거나 정신적 스트레스를 받을 때 촉진되며, 관상동맥이 산소가 풍부한 혈액을 심근에 제대로 운반하지 못할 때 초래되기도 한다. 휴식을 취하거나 니트로글리세린이나 혈관 이완제를 투여하면 통증이 완화된다. 정신적 스트레스를 피하거나 힘이 덜 드는 운동을 하면 협심증이 일어나는 횟수를 줄일 수 있다.

심장 표면에는 직경 2~4mm 정도의 혈관들이 있어 끊임없이 운동하는 심장 근육에 산소와 영양분을 공급하는데, 이 혈관을 관상동맥이라고 부른다. 이 관상동맥의 어느 부위가 좁아져서 심장이 필요로 하는 혈액의 공급에 지장이 오면 앞가슴 한복판에 통증을 느끼게 되는데 이를 협심증이라 한다.

협심증의 증상을 보면 다음과 같다. 흔히 협심증의 증상은 빨리 걷거나 언덕을 오르거나 힘든 일을 할 때 또는 추운 날 따뜻한 실내에 있다가 갑자기 밖으로 걸어 나갈 때 가슴을 압박하거나 쥐어짜는 듯한 통증으로 나타난다. 그리고 이와 함께 어깨나 팔, 목으로 통증이 뻗치는 경우도 있고, 목을 압박 하는듯한 증상이나 치통을 느끼는 수도 있다. 통증이 심한 경우에는 기운이 빠지면서 진땀이 나고 호흡곤란, 메스꺼움, 가슴이 뛰는 증상을 동반할 수 있다. 한편 고령자에게서는 통증 없이 단지 유난히 숨이 찬 증상만으로 나타나기도 한다.

협심증의 종류를 알아본다. 수개월 이상 일정한 정도 이상의 힘든 활동을 할 때만 증상이 나타나는 경우를 안정 협심증이라고 하고, 통증이 점점 더 심해지거나 빈도가 잦아지고 휴식 중에도 통증이 발생하던가 전에는 통증이 없다가 갑자기 통증을 느끼는 경우는 불안정 협심증이라고 부른다. 대개의 협심증은 힘든 일이나 활동을 할 때 발생하므로 노동성 협심증이라고 부르나, 활동을 하지 않는 상태에서 관상동맥의 경련성 수축에 의해 통증이 나타나는 이형(異型)협심증도 있으며 이 경우 새벽에 통증으로 잠을 깨는 수가 많다.

협심증은 주로 육체적 정신적 스트레스에 의해 유발되는 수가 많으므로 안정을 취하는 것이 증상을 가라앉히는 중요한 방법이다.

혀 밑에 넣는 니트로글리세린은 증상을 신속히 가라앉히는 구급약으로 널리 쓰이고 있다. 통증이 발생했을 때 즉시 혀 밑에 넣고 기다리면 약이 녹으면서 흡수되어 1~2분 내에 통증이 사라진다. 그러나 5분이 지나도 통증이 지속되면 두 번째 알약을 넣어 보고, 다시 5분간 기다려도 통증이 지속되면 세 번째 알약까지 사용할 수 있다. 그래도 통증이 지속되면 혈관이 완전히 막힌 심근경색증이 의심되므로 가까운 종합병원 응급실로 즉시 가야 한다.

동맥경화성 심장병인 협심증이나 심근경색증을 앓고 난 후, 위험한 심근경색증의 발생이나 재발을 예방하기 위하여 아스피린을 하루 한 번 1/2정 혹은 1정씩 복용하면 훌륭한 효과가 있는 것으로 알려져 있다. 그러나 아스피린에 대한 알레르기, 위궤양 출혈성 질환 등 금기사항이 있을 수 있으므로 담당의사와 상의하여 복용 여부를 결정하도록 한다.

이외에도 베타차단제, 칼슘길항제 등 많은 종류의 약제들이 개발되어 있는데 심장 기능 상태에 따른 전문의의 처방에 따라 적절히 조심스럽게 사용하여야 한다.

약물치료는 혈관을 확장시켜 혈액순환을 돕거나 혈관이 완전히 막히는 것을 예방하도록 도울 수는 있지만, 동맥경화증으로 인해 좁아진 혈관병변 자체를 제거하지는 못한다. 따라서 관상동맥 상태를 파악하는 기능검사결과 이상이 있으면 혈관 특수촬영을 시행하고 그 결과에 따라 풍선을 이용한 성형술이나 혈관이식수술을 시행하여 증상을 개선시키거나 수명을 연장시킬 수 있다.

협심증 환자 중 급히 병원으로 가서 치료를 받아야 할 응급상황은 가슴의 통증이 전에 비하여 매우 심하거나 점점 악화되거나 15분 이상 지속될 때, 가슴의 통증과 함께 전신의 기운이 빠지거나 메스껍거나 기절할 때, 니트로글리세린 설하정을 5분 간격으로 세 번 투여한 후에도 통증이 멎지 않을 때 등이다.

서양의학적인 소견을 보면 복잡하고 어렵다. 무슨 말인지도 그게 그것 같고 어쨌든지 많이 알아야 한다.

동양의학적인 소견을 보면, 심장이 일정한 혈액을 공급 받아서 일정하게 심박동을 통한 혈액 공급을 하여야 정상이나 불규칙한 혈액 공급과 불규칙한 배출로 인한 오장육부의 기능 저하 결과가 부정맥이요 협심증이라는 병명을 받는 것이다.

예를 들면 맥을 촉지 하는 곳의 손목(촌구)과 목(인영)의 심박동을 보면 정상적으로 뛰는 것은 √(크기10) √ √ √ √ √ 하고 1분에 일정한 간격으로 60회를 뛰어야 하지만 비정상적인 경우는 √ √(크기8) √ - √ √ -(크기0) √ √ - √ - √ √(크기6) √ 이렇게 불규칙하게 맥박이 뛰는 것을 말한다. -표식된 것은 맥박이 건너뛰는 것을 말한다. 맥박이 한번 건너뛴다는 의미는 건너 뛸 때는 오장육부에 혈액 공급이 안 된다는 것이다. 그러면 혈액 공급형태가 다양하다. 정상적인 공급량을 10으로 볼 때 어떤 때는 10으로 공급하고 어떤 때는 0 이고 어떤 때는 8, 6 등 다양하게 나타난다.

이런 것 모두가 부정맥이다. 이럴 때마다 가슴의 흉통이 생긴다. 흉통이 있다는 것은 주인님 "나 산소와 영양분 좀 제대로 주세요!" 하고 세포들의 외침이라고 생 하면 된다. 다행인 것은 산소 공급이 일시적으로 중단되는데도 세포들이 죽지 않고 살아 있다는 것이다. 다음에 나오겠지만 심근경색은 심근세포가 괴사되는 것이 다른 차이점이다.

주원인은 스트레스로 인한 면역력 저하다. 임시방편으로 사관(좌우 합곡, 좌우 태충)에다 침을 좌/우, 상/하의 균형을 잡는 침을 놓으면 즉시 부정맥이 사라진다.

근본적인 해결책은 스트레스를 적게 받고 적극적이고 활발한 생활 습관을 갖는 것이다.

부정맥이 나오면 협심증이 오고 맥상을 말할 때는 부정맥이라 하고 증상을 말할 때는 가슴이 답답해지고 조여 오는 증상이라 하여 협심증이라 한다.

- 몸 안과 밖의 체온의 불균형이 생긴다(한열왕래조절불가).

우리는 살면서 다양한 삶을 살아가는 사람들을 본다. 사우나에 가보면 어떤 이는 사우나에서 조금만 있어도 땀이 비 오듯 흐르는 사람이 있는가 하면 그 뜨거운 곳에 오래도록 있는데도 땀 한 방울 안 나오는 사람이 있다.

더위를 유난히 타는 사람이 있는가 하면 추위를 유난히 타는 사람이 있고, 또 몸이 더웠다가 추웠다가 하는 사람도 있다.

이런 현상이 왜 나타나는가 하는 생각을 가져본다. 사람의 체온은 36.5℃인데 말이다.

그것은 사람의 평균 체온이라는 것은 몸 안의 온도와 몸 외부의 온도를 더해서 둘로 나눈 평균값이 36.5℃라는 것이다. 그렇다면 사람이 밖이 더우면 내부의 온도가 내려가고 내부의 온도가 오르면 외부의 온도가 내려간다는 이론이 성립되어야 한다.

이해가 간다. 열대 사막에서 생활하는 사람의 체온도 36.5℃이고, 시베리아 벌판에 사는 사람의 체온도 36.5℃라면 뭔가 이상하지 않는가?

더운 곳에서 사는 사람이나 찬 곳에서 사는 사람이나 모두가 평균 체온 36.5℃를 유지하는 것은 덥거나 춥거나 몸의 내외를 조절하는 자동 조절장치인 자율신경체계가 정상적으로 가동되고 있다는 증거다. 이 자율신경계가 정상으로 작동되지 않는 사람은 앞서 말한 다양한 형태의 땀이 나고 안 나고, 추위를 타고 안 타고 하는 항상성이 깨어진 경우다. 그래서 건강한 사람은 계절에 맞게 체온 조절하면서 즐겁게 살아가는 것이다.

이열치열(以熱治熱), 즉 "열은 열로서 다스려라", 더울 때는 더운 것으로 이겨내라 하는 이야기다. 우리가 삼복더위에 더위를 이기기 위해서 무엇을 먹는가. 보신탕이나 삼계탕을 먹어서 여름을 이겨낸다. 여기서 '탕(湯)'은 '물 수(氵)'변에 '볕 양(昜)' 자가 합성된 글자다.

이는 뜨거운 물이라는 뜻이다. 보신탕이란 뜨거운 국물이 있는 몸을 보양하는 음식이라는 것이다. 삼복더위에 뜨거운 보신탕을 먹고 나면 시원함을 느낀다. 이는 뜨거운 음식이 몸내부의 온도를 높이니 몸 외부의 온도는 내리는 현상이 발생된 것이다. 그래서 시원함을 느끼는 것이다. 이와 반대로 차가운 아이스크림을 먹으면 더 덥고 갈증 심해진다. 이는 속이 더욱 더 차가워지기 때문에 더욱더 더위를 타는 것이다.

음양의 이치에 의해 외부가 더운 여름은 몸 내부는 차가워진다. 그래서 더운 여름에는 속을 뜨겁게 하기 위해서 보양식인 삼계탕이나 보신탕을 먹는 것이다.

반대로 겨울은 외부가 추운 만큼 몸 내부는 따뜻해진다. 그래서 겨울에는 차가운 음식을 먹어서 속을 식히는 것도 건강법이다, 그래서 겨울에는 살얼음이 뜬 동치미나 차가운 냉면을 먹는 것이다. 서양의학적으로는 이해할 수 없는 것이 음양론이다. 동양에서는 이런 이론은 이열치열이라고 표현한다.

보신탕에 관한 이야기는 앞에서 자세하게 설명되었다. 이렇듯이 우리 몸이 자연의 변화에 따라서 우리 몸의 내외부의 온도를 조절한다는 것이다. 자연의 변화란 봄, 여름, 가을, 겨울의 변화와 밤과 낮의 기온의 차이를 말한다.

스트레스를 받으면 우리 신장에서 혈액량이 줄어들고 공급량이 줄고 결국은 우리 몸의 최말단부 즉 피부에 수없이 많이 분포되어 있는 혈관에 산소 공급과 세포들의 먹이공급이 줄어들어 자연의 변화에 맞추어 몸의 온도를 변화시키는 자율 신경 체계가 무너졌다는 결론이다.

그래서 스트레스를 너무 많이 받으면 면역력이 저하되면서 계절의 변화와 관계없이 덥고 춥고 하는 현상이 발생하는 것이다.(여자들의 갱년기 증상과는 다르다)

- 흉통(잔중통)이 생긴다.

흉통(胸痛)이란? 가슴의 경맥 순환이 안 되어 가슴이 아픈 증상을 말한다. 가슴 안에 있는 여러 장기들과 가슴 벽에 병이 생겼을 때에 나타나는 증상이다.

가슴 안에는 심장을 비롯하여 폐, 식도, 기관 등이 있다. 흉통에서 제일 심한 것이 협심증으로 오는 통증이다. 이때에는 발작적으로 앞가슴뼈 뒤에서 졸아드는 것 같기도 하고, 바늘로 찌르는 듯도 한 통증이 오는데, 몇 초 동안 계속되다가 멎기도 하고 때로는 몇 분 계속될 때도 있습니다.

통증은 앞가슴뼈 뒤에서뿐 아니라 왼쪽 어깨와 목, 팔 쪽으로 점차 뻗어 나가게 됩니다. 흉통은 또한 숨을 깊이 들이쉬거나 기침, 재채기를 할 때 옆구리와 뒷가슴이 바늘로 찌르는 듯이 아플 때가 있는데, 이것은 늑막염 때의 증상입니다.

통증이 늑골을 따라 생기는 것은 늑간 신경통입니다.

가슴통증에는 병이 생기면서 즉시 아픔을 느끼는 것도 있지만 폐렴, 결핵, 폐농양과 같이 병은 심하지만 통증은 느끼지 못하는 것도 있습니다.

그것은 폐에는 통증을 느끼는 신경이 없기 때문입니다. 이때에는 병이 심화되어 가슴팍을 자극할 때 가슴 답답한 감과 함께 가슴 뻐근한 감을 느끼게 됩니다. 이밖에도 가슴 통증에는 타박이나 이상으로 통증이 나타날 수 있습니다.

앞서 설명한 것처럼 산소 공급이 불규칙하면 나타나는 증상이므로 스트레스를 최소화하는 것이 최고의 처방이다.

흉통에 대한 민간의료는 다른 때와 마찬가지로 원인을 치료하는 것을 기본으로 하면서 통증을 해소하는 처방을 적용할 필요가 있습니다.

- 목에 이물감이 있어 간질간질하다.(매핵)

매핵이라 함은 梅核氣를 이르는 말이다. 그야말로 목에 매실 씨가 걸린 것 같은 기분이 든다는 말이다. 요즘말로 신경성질환이다. 이런 경우 이비인후과적인 검사를 해도 특별한 것이 나오지 않아 환자는 답답함을 금할 길이 없다. 경우에 따라 코가 목으로 넘어가서 그렇다는 등 여러 가지 의견들이 있지만 꼭 그렇다고 할 수는 없는 것이다.

이런 분들의 신체 구조적 특징은 물을 잘 마시지 않는 경향이 있고 구부정한 자세로 생활을 하는 사람이 많다. 예를 들어 수험생들은 물을 마실 기회도 적을뿐더러 자세도 하루 종일 구부정한 자세로 책상에 앉아 있어야 하는 까닭에 인후부의 근육들이 이완 구축되어 이물감을 느끼는 것이다. 더구나 수분 부족으로 인후부가 건조해지므로 자주 침을 삼키거나 헛기침을 하게 되는 것이다. 그리고 사람이 스트레스를 받으면 인후부가 건조해지기 마련이다. 스트레스가 쌓이면 혈액순환 장애가 발생하게 된다. 그래서 한약처방들이 스트레스를 해소해 주는 약물 위주로 구성되어 있는 것이다.

적절한 약물치료와 함께 명랑한 기분을 유지하고, 바른 자세를 자주 유지하려고 노력하면 신장기능이 활성화되어 모든 기능이 정상 가동되면서 매핵이란 증상이 서서히 해소될 것이다. 가만히 보면 스트레스가 별의 별 다양한 종류의 병들을 유발하는 것을 알 수 있다.

■ 민중 의술로 보는 면역력 저하 시 나타나는 육체적 증상을 알아본다.

- 이마에 세로 주름이 생긴다.
- 손톱을 입으로 물어뜯는다.
- 신경질을 자주 낸다.
- 좌우 손가락 3지가 4지 쪽으로 휜다.
- 몸에 붉은 점이 생긴다.
- 온몸이 여기저기 아프다.
- 성격의 기복이 심하다.(우울–명랑–우울–명랑)
- 눈썹이 얼기설기하게 적다.
- 눈 깜빡임이 심하다.
- 겨드랑이 쪽이 뻐근하고 아프다.
- 여자들은 유방 밑 브래지어와이어 있는 선을 따라 아프거나 겨드랑이 쪽으로 가며 통증이 생긴다.
- 감기 증상이 한 달 이상 지속된다.
- 감기약을 먹어도 낫지 않는다. (콧물이 나고 몸살 감기증상과 유사)
- 목과 겨드랑이, 사타구니 등 주요 관절부위에 근육 속에 콩알만 한 근육 뭉침이 만져진다. 때로는 등이나 팔에도 생긴다. 서양의학적으로는 피지라 하여 수술하면 노란 기름덩이리가 나온다.
- 생리가 없는데도 임신이 된다.
- 장기간 생리 불순이 생긴다.(3개월, 6개월, 1년 동안 생리를 안 한다.)
- 어깨 밑 팔뚝의 쏙 들어간 부분에 통증이 생긴다.
- 원형 탈모가 생긴다.
- 대상포진이 생긴다.

※ 증상별 건수를 종합하면 다음과 같다.

계	정신적 증상	육체적 증상	민중 의술적 증상
72건	19건	33건	20건

이상과 같이 알아본 심포장과 삼초부의(면역력) 기능 저하 시 나타나는 정신적·육체적 증상이 나타날 때는 서두르거나 당황하지 말고 지금까지 또는 바로 전날에 어떤 음식을 먹고 어떤 행동(말과 스트레스를 받은 경우)을 했있는지 따져 보면 된다.

짧게는 전날(어제) 심한 스트레스를 받거나 면역력을 저하시키는 음식을 먹어도 위와 같은 증상이 나타날 수 있기 때문이다. 증상이 나타난다고 하여 너무 급하게 병원부터 찾는 일이 없도록 하기 위해서 이글을 쓰는 이유도 있다. 물론 "내 병은 내가 고친다."는 의식의 변화를 갖도록 하기 위함과 "거의 모든 병은 음식을 잘못 먹는 것에서 부터 시작된다."는 것을 강조하고 싶다.

역으로 생각하면 거의 모든 병은 음식으로 치유할 수 있다는 메시지를 보내는 것이다.

내 입으로 들어가는 음식으로 인해 병이 생기는 것이라면 의사가 대신할 수 없다. 반대로 음식을 올바르게 먹으면 병을 고칠 수 있다는 것 역시 의사가 해줄 사항이 아니다.

내 몸의 병은 내가 발생하게 하는 원인이 되었고, 고치는 것 역시 나 스스로 밖에 할 수 없다는 것을 알아야 한다.

그래서 "음식으로 못 고치는 병은, 의사도 못 고친다."고 히포크라테스가 강조한 것이다.

심포장/삼초부의 질환에 대한 음식 처방은 다음과 같다.

① 증상이 심할 때

가) 1:1 맞춤식 체질 생식: 토+금+수2+상화2+표준생식

나) 일반 식사 시: 떫은맛을 많이 먹자.

다) 집중처방: 노란옥수수를 가루로 내어 1일 3회 한 번에 밥숟가락으로 3스푼을 미지근한 물에 타서 마신다. 그리고 주식+부식+후식을 모두 떫은맛의 음식으로 먹는다.

〈심포장/삼초부를 영양하는 식품(떫은맛의 음식)〉

식품(맛)	떫은맛, 생내 나는 맛, 아린 맛
곡식	옥수수, 녹두, 조
과일	오이, 가지, 바나나, 토마토, 덜 익은 감, 생밤, 도토리
야채	콩나물, 고사리, 우엉, 버섯, 양배추, 우무, 아욱
육류	양고기, 오리/알, 꿩, 번데기
조미료	된장, 케첩, 마요네즈
차	요구르트, 코코아, 덩굴차, 로열젤리, 알로에, 이온음료
근과류	감자, 토란, 죽순, 당근

증상이 개선되면 체질에 맞게 처방해야 한다.

② 증상이 약하게 나타날 때

가) 1:1 맞춤식 체질 생식: 토+금+수+상화2+표준생식

나) 일반 식사 시: 골고루 잘 먹되 떫은맛을 많이 먹자.

다) 기타 처방: 옥수수밥이나 조밥, 도토리무침, 버섯요리, 콩나물국, 코코아차를 마신다.

앞에서 알아본 정신적·육체적, 민중 의술적으로 알아본 증상들이 음식으로 치유할 수 있다니 놀라울 뿐이다.

과연 몇 가지나 개선시킬 수 있는지 종합해 본다.

구분	계	정신적 증상	육체적 증상	민중 의술적 증상
총계	438	96	202	140
간장/담낭 질환	78	16	45	17
심장/소장 질환	65	16	31	18
비/위장 질환	74	17	34	23
폐/대장 질환	59	13	27	19
신장/방광 질환	90	15	32	43
심포/삼초 질환	72	19	33	20

도표에서 보는 바와 같이 약 438개의 증상에 대하여 음식으로 치유할 수 있다는 점에 놀란다.

아니 치유할 수 있는 숫자에 놀랄 것이 아니라, 음식을 잘못 먹으면 438개의 질병이 발생할 수 있다는 점에 더 놀라야 한다. 이외에도 자가면역질환들을 추가한다면 수많은 질환들이 발생할 수 있다.

이 책을 보는 분들은 앞으로의 생활에서 1:1 맞춤식 체질에 맞는 식사가 바로 건강을 지키는 길이고 무병장수 할 수 있는 유일한 길임을 인식해야 한다. 쉽게 말해서 약은 개인별로 먹으면서 음식은 모두가 같은 음식을 먹는지 의문이 가질 않는가? 물론 상급자가 먹는다고 같은 음식을 먹는 것은 잘못된 식습관이다. 또한 내가 좋아하는 음식이라고 남에게 추천은 할 수 있으나 권하는 것 역시 실례되는 음식문화다.

현대는 100세 시대라고 말들은 하지만 100세를 살아가는 사람들이 얼마나 있는가 찾아보라.

2015년 통계치를 보면 약 1500명 정도 100세를 넘게 살아가고 있다

5000만 명 중에 1500명은 미미한 수준이다. 이들은 공교롭게도 자신의 체질에 맞게 먹는 식습관을 가졌든지 아니면 소식하는 식습관을 가진 사람들이다. 현대인들의 식습관으로는 100세 인생은 공염불에 불과할 뿐이다.

건강한 인생을 살아가는 유일한 방법을 소개한다.

① 제철에 생산되는 먹을거리들을 먹는 것이 좋다.
② 자신의 체질에 맞게 1:1 맞춤식 체질생식을 실천하는 것이다.
(하루 한 끼 또는 두 끼를 실천)
③ 자신이 가지고 있는 병증에 맞게 먹어야 한다.
④ 고영양, 저칼로리 음식을 먹어야 한다.
⑤ 소식을 실천해야 한다.
⑥ 즐겁게 식사를 하는 습관을 가져야 한다.

100세 장수는 아무나 하는 것이 아니기 때문이다.

건강한 인생을 살아가기 위해서는 자신에게 투자해야 한다. 집을 사기 위해서는 투자를 하면서 건강한 인생을 살아가는 데는 투자를 꺼리는 사람들을 보면 안타까울 뿐이다.

언젠가는 한 번에 털어 넣어야(병원비로 거액을 지불해야 함) 하는 상황이 닥칠 텐데 나는 아닐 것이라는 생각이 많기 때문이다.

자연은 누구에게든 노력한 만큼만 주기 때문이다.

요행은 없다는 것을 빨리 알수록 건강한 인생을 살아갈 수 있을 것이다.

제3부

병? 근본부터 다스리자

01 혈액순환: 자연 치유력을 되살리는 생명의 순환이다.

몸속에 어혈(혈전/血栓))이 있으면 손바닥이 붉다, 정맥이 돌출되었다 하는 말을 한다. 혈전이나 어혈은 질병이 걸리기 전에 나타나는 대표적인 전조증상이다. 혈전은 혈액이 흐름이 원활하지 않음을 표시하는 증상이다.

우리 몸의 수많은 세포는 혈액이 운반해주는 산소와 영양분을 먹고 성장하므로 혈액이 오염되면 온몸의 세포가 타격을 받아 질병이 생기는 것은 당연한 일이다. 그러므로 피가 더러워지면 우리 몸은 다양한 반응을 일으켜 그 오염을 제거해 질병으로부터 몸을 보호하려고 애를 쓰는 현상들이 밖으로 들어난 것을 전조증상이라고 한다.

그렇다면 내 혈액이 얼마나 오염됐는지를 어떻게 알 수 있을까?

아침에 자고 일어난 직후 내쉬는 숨에서 구린내가 나거나 눈곱이 끼고 콧물이 차 있으며, 소변 색깔이 진하여 마치 단식할 때와 같은 현상이 나타난다면 몸속 어딘가 어혈이 있다는 신호다.

이런 배설현상은 전날 저녁 식사를 한 후 밤에 잠을 자는 동안에 음식을 섭취하지 않아 마치 단식을 한 것과 같은 효과를 가지기 때문이다.

그래서 가능한 저녁 6시경에 저녁을 먹고 다음 날 아침 8시 지 먹지 않는다면 14시간 단식을 한 것과 같은 효과를 보는 것이다.

그래서 우리는 매일 저녁 단식을 통해서 몸 안의 독소를 배출하기에 건강하게 살아가는 것이다. 대개 병이 많은 사람들을 보면 잠자기 직전까지 먹는 식습관을 가진 사람들이 많다. 그 이유는 몸 안이 독소를 배출하는 시간이 짧아 독소를 배출하지 못하고 몸 안에 누적되어 산소가 차지하는 공간을 독소가 차지하여 몸이 차가워지는 현상이 발생하기 때문이다. 몸이 차가워지면서 혈관이 좁아지고 혈액순환 장애가 발생하면서 혈전은 점점 누적되는 악순환을 겪으면서 다양한 질병이 발생하게 되는 구조다.

영어로 아침 식사는 블랙퍼스트(breakfast)라고 하는데 이는 'break(깨다, 깨트리다)'라는 의미와 'fast(굶다, 단식하다)'라는 의미가 합성된 단어다. 이 의미는 아침을 먹으라는 말이다. 왜냐하면 낮 시간 동안에 세포들이 활동할 수 있는 먹이를 공급해야 세포들이 에너지를 생산하여 몸이 따뜻해지고 혈액순환을 원활하게 할 수 있도록 만드는 역할을 하기 때문이다.

그러나 아침을 먹지 않으면 어제저녁에 먹은 음식물들을 소화시키지 않고, 오전에 쓰려고 저장해두는 현상이 발생한다. 음식물들을 저장하면 그만큼 다양한 독소들이 발생하여 결국 몸 안은 독소로 가득하게 되기 때문이다.

그래서 영어에서도 아침을 꼭 먹어야 한다고 표현하고 있는 것이다.

아침을 꼭 먹는다는 것은 몸 안의 독소를 배출하는 아주 중요한 역할을 하기 때문이다.

1) 몸속에서 독소들이 배출되는 현상들은 다음과 같다.

① 내쉬는 숨에서 구린내가 난다.
② 혀의 표면에 이끼처럼 설태가 끼고 두꺼워진다.
③ 눈곱이나 가래가 나온다.
④ 소변이 진하게 나온다.
⑤ 검은색의 숙변이 나온다.
⑥ 발진이 생긴다.
⑦ 냉/대하가 나온다.

2) 혈전을 해결하는 생활요법들을 알아본다.

① 생무즙을 갈아 먹는다.
② 시래기된장국을 자주 먹는다.(감자+팽이버섯)
③ 발을 따뜻하게 한다.(경침베개 밟기, 발 관리 족욕 등····)
④ 하복부를 두드려 열을 발생케 한다.
⑤ 하복부에 뜨거운 소금 팩을 한다.
⑥ 맨발로 걷기운동을 한다.
⑦ 국민보건체조를 생활화한다.
⑧ 마음의 보약인 밝고 적극적이고 긍정적인 생활을 한다.
⑨ 작은 일에도 감사하는 마음을 가진다.

02 두한족열(頭寒足熱): 건강의 대원칙을 지키자.

몸 어딘가를 만졌을 때 찬 부분이 있는가?

건강할 때 체온이 정상 체온보다 낮은가? 하는 점에 관심을 가져야 한다. 왜냐하면 죽은 사람은 몸이 차가운 점을 비교해 보면 될 것이다. 젊은이들은 몸이 뜨거운데 나이를 먹거나 몸에 병이 들면 몸이 차가워진다. 몸이 차다는 것은 혈액순환이 잘 안 된다는 의미이고 그곳의 세포에게 영양공급이 순조롭지 못하여 결국은 나쁜 결과를 초래하게 되는 것이다. 쉽게 예를 들면 팔이 부러져서 8주 동안 깁스를 한다면 그곳에 혈액순환이 안 되어 정상적으로 활동하지 못하는 것과 같다.

반대로 이해한다면 다양한 질환으로 인해 몸이 차고 병이 들었다 하더라도 몸을 따뜻하게 하는 대책을 수립하여 혈액순환이 좋아진다면 몸이 따뜻하져 쉽게 치료가 된다는 말이다.

배꼽을 중심으로 위와 아래에 손을 대보면 위는 따뜻한데 아래는 대체로 차다. 그 이유는 다음과 같다.

첫째, 배꼽보다 아래인 하반신은 심장에서 멀기 때문에 혈액순환이 원활하지 않기 때문이다. 동양의학으로 말하면 상체는 양이요, 하체는 음이기 때문에 항상 차가운 기운이 많기 때문이다. 둘째, 체온의 50% 전후를 만들어내는 근육의 70% 이상은 배꼽보다 아래에 있다. 따라서 운동을 하면 에너지를 소비하여 열을 발생 시킬 수 있으나 운동 부족으로 인해 열을 발생 시킬 수 없기 때문에 하반신이 차가운 것이다. 셋째, 특히 물 비만인 여성은 배꼽보다 아랫부분에 수분이 많이 쌓여 하반신이 비만해지고 그만큼 냉해지기 때문이다.

그런데 하반신이 냉하다는 것은 단순이 발끝이 찬 것만으로 그치지 않는다. 왜냐하면 원래 하반신에 있어야 할 혈액이나 열, 기(氣)가 하반신에 있지 못하고 상반신으로 상승하기 때문이다.

그래서 심장이 두근두근하거나, 숨이 차고 얼굴이 달아오르고, 발진, 구역질, 기침, 구내염, 구취, 초조, 불안, 불면과 같은 '아래에서 치밀어 오르는 증상'들이 줄을 잇게 되는 것이다. 그러니 하반신을 냉(冷)한 채로 방치해서는 아무리 약을 먹어도 낫지 않는 것은 당연한 일이다. 또 배꼽보다 아래가 냉한 상태로는 요통이나 생리통, 무릎 통증이 생기기 쉽다. 또한 자궁이나 난소, 방광 등 하복부에 있는 기관이 기능이 저하되어 생리 불순, 불임증이나 빈뇨, 방광염도 잘 걸리게 되는 것이다.

물을 차게 하면 얼음이 된다. 음식물을 냉동고에 넣어두면 딱딱하게 굳어지듯이 모든 물체는 차가우면 굳어진다. 특히 사람은 36.5℃를 유지해야 하는 정온동물이기 때문에 차가우면 안 된다. 몸이 차가우면 혈관근육이 오그라들게 되고 혈액순환 장애가 발생하게 되기 때문이다. 혈액순환 장애는 모든 병의 근원이기 때문이다. 이와 마찬가지로 자궁근종이나 난소낭종, 다리의 정맥류 등과 같이 굳어지는 병이 생기는 것이다.

혈액순환이 나빠지면 혈액에 오염된다. 그 오염된 혈액을 조금이라도 정화하려는 반응이 '출혈'이다. 따라서 어혈이 진행되면 멍(피하출혈), 코피, 치질출혈, 여성성기의 부정출혈 등이 나타난다.

건강의 대원칙은 머리는 차게 하고 발은 따뜻하게 하는 일인데, 이를 두한족열(頭寒足熱)이라고 한다. 혈액순환이 좋지 않아 하반신이 냉한 것은 건강하지 못한 생태임을 타나내는 것임을 알아야 한다.

03 소식(小食): 무병장수를 위한 지름길이다.

황제내경의 양생법의 의하면 음식을 섭취 할 때는 잡(雜), 담(淡), 소(少), 만(慢), 온(溫)의 5대 원칙을 강조하고 있다.

영양상으로는 단백질과 비타민, 섬유질이 풍부하고 당분과 염분, 지방 등 골고루 먹어야 한다는 말이다.

① 잡(雜): 다양한 음식을 골고루 먹어야 한다.
② 담(淡): 소화력을 고려하여 담백한 음식을 즐기라.
③ 소(少): 적게 먹되 과식하지 말라.
④ 만(慢): 지나치게 급하고 빨리 먹어서는 안 된다.
⑤ 온(溫): 음식은 따뜻하게 먹어라.

소식을 하라고 하는 것은 조금씩 자주 먹는 것을 강조하기도 하거니와 일정한 시간에 소식을 하는 것이 좋다고 하는 말이다.

왜냐하면 과식을 하면 오장육부의 상생상극의 조화가 깨질 뿐만 아니라 과도한 노폐물로 인하여 혈액순환 장애가 발생하면서 저체온증과 면역력이 저하되면서 다양한 질병 발생의 근본 원인이 되기 때문이다.

우리는 많이 먹는 과식을 하는 사람을 보면 돼지같이 먹지 말라고 하는 말을 하곤 한다. 그것은 아주 잘못된 표현이다.

돼지의 체지방률은 15~20% 내외다. 우리 사람도 과거에는 20% 이내의 체지방률을 유지했었다. 그리고 돼지는 아무리 많이 먹는 것 같아도 자신의 위에 80% 이상은 채우지 않는다. 그러나 사람을 보면 자신의 위장에 100%이 상을 채우면서 살아가고, 체지방율도 40~50% 이상을 넘나들고 있으니 어찌 보면 돼지보다 못한 인생을 살아가고 있는 셈이다. 돼지들이 이런 사람들을 보면 '똥 묻은 것이 재 묻은 나를 뭐라고 하네!' 하면서 꿀꿀거리고 수군덕거리면서 웃을 것이다.

혈액 오염을 일으키는 원인 중의 한 가지는 '과식(過食)'이다. 그 증거로 누구나 몸 상태가 나빠지거나 병에 걸리면 식욕이 떨어진다. 이런 현상은 일시적으로 식욕을 중단시켜 혈액의 오염을 정화시켜 병을 치유시키려는 자연스러운 현상이다. 그래서 말 못하는 개도 병에 걸리면 먹는 것을 중단하고 단식을 하여 스스로 치유시키는 행동을 한다.

그러나 사람들의 행동을 보라. 병원에 입원한 사람들에게 병문안을 갈 때 다양한 종류의 음료수와 햄버거 등 인스턴트 음식으로 위문을 한다. 어디 이뿐인가. 잘 먹어야 병이 빨리 낫는다고 삼겹살에다 불고기로 과식을 하게 만든다. 얼마나 어리석은 인간들이란 말인가?

또 사람이 병에 걸리면 열이 나는 경우가 많다. 이는 열의 힘으로 탁해진 혈액을 연소해 처리하려는 몸의 반응이다. 그와 동시에 병으로 이어지는 혈액 오염의 원인이 '냉기'라는 사실도 시사한다. 몸이 냉하기 때문에 몸속의 노폐물이나 잉여물이 연소되지 못해 혈액이 탁해지는 것이다. 이때 혈관내의 혈전들이 혈관 벽에 침착하여(달라붙어) 혈액의 흐름을 방해하게 된다. 이런 혈전을 떼어내기 위해 열이 발생하는 몸의 치유 현상이다.

예를 들면 가마솥의 누룽지는 차가운 상태에서는 잘 안 긁어지지만 열을 가하면 누룽지가 뜨거워서 앗 뜨거! 하면서 가마솥에서 스스로 떨어져 일어나는 현상과 같다.

이런 현상은 우리 몸의 치유반응 중에 생리활성물질인 프로스타글란딘이 활성화되면 발열, 부종, 통증 중에 한 가지 이상의 현상이 반드시 발생하게 되는 것이다.

프로스타글란딘의 역할은 혈관을 넓혀 혈류량을 많이 보내는 역할을 하기 때문이다. 이런 과정 속에서 발열, 부종, 통증, 또는 가려움증 등이 발생하게 되는 것이다.

■ 프로스타글란딘이란?

동물에서 호르몬과 같은 다양한 효과를 지닌 생리 활성물질이다. 1935년 스웨덴의 생리학자 울프 폰 오일러가 인간의 정액에서 발견했는데 그는 이 물질을 전립선에서 분비된다고 생각하여 프로스타글란딘이라고 명명했다. 현재 동물 조직에 널리 존재하며 여기에서 다불포화지방산으로부터 형성되어 재빨리 대사된다고 알려져 있다.

그런데 서양의학에서는 이런 현상을 제거하기 위해 스테로이드 주사를 놓는다. 스테로이드 주사의 역할을 몸을 차갑게 만들어 혈관을 좁히는 역할을 한다. 혈관이 좁아지면 발열, 부종, 통증은 순식간에 사라진다. 안타까운 일이다. 그래서 어느 양심 있는 일본인 의사는 "병을 고치려면 약을 끊어야 병을 고친다."라고 홍보하고 있는 것이다.

그래서 의료인들은 우리 몸이 자연 치유하고자 하는 것에 대하여 최소한 방해(약 복용하는 것)는 하지 말라!고 강조하는 것이다.

병을 고치려면 과식보다는 소식을 하는 식습관으로 바꾸는 것부터 시작해야 한다. 식욕도 없는데 고기 먹어야 빨리 낫는다고 하는 돼지보다 못한 무식한 생각에서 벗어나야 병을 고칠 수 있다는 점을 다시 한 번 강조해본다.

일본에서는 **'약간 모자란 듯이 먹으면 병이 없고, 배부르게 먹으면 아무리 의사가 많아도 당해 낼 재간이 없다.'는 속담**이 있다. **'사람은 먹는 양의 4분의 1로도 살 수 있다. 남은 4분의 3은 의사를 배부르게 한다.'는 이집트 피라미드의 비문**도 있다.

이런 말들을 통해서 알 수 있는 사실은 아무리 탁월한 약효를 지닌 좋은 음식도 과하게 먹으면 병이 된다는 것이다.

현대인들이 골머리를 앓는 질병은 고지혈증(지방 과다), 고혈당(당 과다), 고요산혈증(육류 과다), 고혈압(정제염 과다), 지방간(지방, 당 과다), 비만 등이 있다. 이런 질병들의 공통 원인은 '과식'이다. 암 역시 몸속에서 없던 것이 생긴 것으로서 과식으로 인한 혈액순환 장애로 발생한 면을 지닌다.

일본에서 쥐를 대상으로 실험한 결과를 알아본다.

매일 포동포동하게 포식을 시킨 쥐와 이들에 한 번씩 단식을 시킨 쥐를 비교했더니 뚱뚱한 쥐는 암에 걸릴 확률이 단식한 쥐보다 5.3배 높았고 반면 적게 먹은 쥐는 장수할 수 있는 여건을 가졌던 것이다.

또한 뚱뚱한 쥐에게 일정량의 방사선을 쪼이자 금방 암이 발생하였지만, 마른 쥐는 방사선을 쬐어도 쉽게 암이 발생하지 않았다.

즉 이 결과에서 보듯이 '과식과 비만'은 건강장수의 최대의 적일 뿐이다.

소식을 생활화하면 살이 빠질 뿐만 아니라 여러 가지 불쾌한 증상뿐만 아니라 만성병이 개선된다.

아침을 제대로 먹지 않으면 안 된다는 말이 있다. 하지만 영양과다 상태인 현대인들에게는 잠에서 깨어나지 않은 상태에서 위장에 부담을 줄이고 뇌를 비롯한 온몸 내장기관의 에너지원으로서 생식이면 충분하다고 본다.

아침 식사를 하지 않을 경우에 점심을 과식하게 되고, 이어서 저녁 모임을 갖는 현대인들은 항상 과식을 하는 식습관을 가지게 된다. 이런 과식 식습관은 결국 노폐물을 과다 생산하게 되면서 혈액순환 장애가 발생하게 되고 다양한 성인질환이 발생하게 되는 주원인이 된다.

가장 바람직한 식습관은 매 끼니 소식을 하는 식습관이다. 저칼로리에 풍부한 영양을 고루 가지고 있는 개인별 체질과 병증에 맞게 1:1 맞춤식 체질생식을 먹는 것이 무병장수를 위한 가장 바람직한 식습관이라 할 수 있다.

04 따뜻한 물: 면역력을 높이는 건강법의 하나다.

50년 전 일본인의 평균 체온은 36.8℃였다. 그러나 현재의 환자들의 체온을 재보면 36.8℃인 사람은 한 사람도 없다. 그중에서 체온이 높은 사람이 36.2℃나 36.3℃이고 대부분이 35℃대의 저체온 현상을 보이고 있다.

체온이 1도 내려가면 면역력은 30% 이상 떨어진다. 암세포는 35℃에서 가장 많이 증식하고 39.3℃ 이상이 되면 죽는다. 이런 점들을 보면 일본의 사망 1위인 암과 체온과의 깊은 상관관계가 있음을 알 수 있다. 33℃에서는 바이러스 증식 속도가 증가하고, 37℃에서는 인체의 방어 속도가 증가한다는 결과가 발표되기도 했다.

체온 저하의 원인으로는 교통기관이나 편리한 가전제품의 보급에 따른 운동 부족과 근육운동 부족이나 수분 과잉 등을 생각할 수 있다.

또한 몸을 차갑게 만드는 음식이나 물을 지나치게 많이 먹거나 염분을 적게 먹는 싱겁게 먹는 식습관이나 몸을 따스하게 만드는 음식을 적게 먹는 것도 원인이 된다.

따라서 몸을 차갑게 하는 음식을 피하고, 몸을 따뜻하게 만드는 음식을 자주 먹는 것이 좋다.

1) 몸을 냉하게 만드는 음성(陰性: 차가운 기운) 음식

① 수분이 많은 음식: 물, 녹차, 커피, 콜라, 주스, 우유, 맥주 등
② 산지가 남방인 식품: 바나나, 파인애플, 귤, 레몬, 멜론, 토마토, 오이 수박 등
③ 신맛이 나는 식품: 식초, 감귤류
④ 우유, 흰 살 육류와 같은 동물성 식품
⑤ 잎채소류의 식물성 식품
⑥ 강도가 부드러운 식품: 빵, 버터, 마요네즈, 크림 등
⑦ 푸른색, 흰색, 녹색 식품: 우유, 우동, 양과자, 백설탕, 잎채소 등

2) 몸을 따뜻하게 만드는 양성 음식

① 수분이 적은 식품: 청주, 포도주, 쌀 막걸리 등
② 산지가 북쪽인 식품: 메밀, 북쪽에서 잡는 물고기 류
③ 짠맛이 나는 식품류: 소금(천일염이나 죽염), 된장, 간장 등 장류, 젓갈류, 해초류, 해산물이나 조림, 절임식품들
④ 붉은 살 육류, 달걀, 치즈, 생선, 어패류 등의 동물성 식품들
⑤ 강도가 딱딱한 식품들: 현미, 팥, 검은깨 등
⑥ 우엉, 당근, 양파 참마 등 뿌리 근경식품들
⑦ 붉은색, 검은색, 주황색 식품들: 적포도주, 흑맥주, 메밀국수, 흑설탕 등

1982년 미국의 과학아카데미는 '암은 세금처럼 피할 수 없는 것은 아니다'라는 제목으로 '암은 비타민 A, C를 많이 섭취하면 확실히 예방할 수 있다'는 사실을 밝혔다. 그 비타민 A, C, E를 모두 함유한 먹을거리가 당근이다. 수시로 당근을 즐기는 식습관도 암을 예방할 수 있는 식습관이라 할 수 있다.

흑설탕은 몸을 따뜻하게 해 저체온으로 인한 아침의 에너지를 생산해 준다. 체온이 올라가면 체내의 지방과 노폐물, 당분의 연소가 촉진 되어 체중 감소와 혈액이 정화된다. 흑설탕에는 비타민 B1, B2 이외에 철, 아연, 칼슘, 칼륨과 같은 미네랄이 풍부하다. 따라서 현대인의 특징인 단백질, 지방, 탄수화물의 3대 영양소 과다 섭취와 비타민, 미네랄 부족 현상에 따르는 현대병을 치유시키는 좋은 먹을거리라 하겠다.

05 수분 제거: 몸을 안정시키는 최적의 방법이다.

일본인의 경우 사망 원인 2, 3위는 심근경색(심장마비)과 뇌경색이다. 이들 병은 혈전증(血栓症)으로 '혈액을 깨끗하게 한다.'는 명분으로 물을 많이 마시라고 권하고 있다.

분명 수분은 생명체에게 공기(산소) 다음으로 중요한 것이고, 몸속의 신진대사는 물과 열에 의해 이루어지므로 그 중요성은 더해간다.

그러나 물도 너무 많으면 독이 된다. '나무에 물을 많이 주면 뿌리가 썩는다. '습기가 많으면 불쾌지수가 올라간다. 는 말처럼 우리 몸속에도 수분이 많으면, 여러 건강상의 이상이나 병이 발생하게 된다.

현대의학에서는 '수분은 섭취하면 반드시 배설된다.'고 보고 수시로 물을 많이 섭취하라고 하고 있지만, 수분이라고 해서 반드시 배설되는 것은 아니다. 냉기, 수분, 통증은 서로 밀접한 관계를 가지고 있다.

① 아이가 차게 자서 설사를 하고 복통이 있다면 냉기가 수분과 만나서 통증(痛症)을 유발했기 때문이다.
② 과도한 냉방이 두통을 일으킨다면 냉기가 두통의 원인이다.
③ 비가 오면 신경통이 심해진다면 수분 과잉이 통증을 유발한 것이다.
④ 비를 맞으면 몸이 차가워지는 현상은 수분 과잉이 냉기를 유발케 한 것이다.

위에서 알아본 것처럼 냉기, 수분, 통증은 상관관계가 있음을 알 수 있다.

예를 들면 아무리 튼튼하고 건강한 사람이라도 한겨울에 산에서 조난을 당하면 부상이 없어도 사망하는 경우가 발생한다.

하루 중 기온과 체온이 최저가 되는 새벽 3~5시 사이가 사망률이 가장 높다.(동양의학에서는 음에서 양으로 전환하는 시점으로 본다. 그래서 기독교에서는 새벽기도나 불교에서는 새벽예불을 시작한다.) 천식이나 협심증으로 인한 발작도 이 시간대에 빈번하게 발생한다.

참고적으로 우리 몸의 1일 서카디언 리듬을 보면,

새벽 3~5시: 코르티솔 호르몬(스트레스 호르몬) 농도가 낮아진다.
(휴식 여건 보장, 알도스테론 호르몬(좋은 호르몬) 증가)
체온, 혈액, 산소 소모량이 낮다.(새벽에 저체온이 나타난다.)
예) 히스타민 분비가 활발해져 천식 같은 폐질환이 새벽에 악화된다.
(멜라토닌/휴식호르몬에서 아드레날린/활동호르몬으로 변화가 생긴다.)

이처럼 체온 저하는 건강과 생명에 아주 위험하다. 비를 맞으면 몸이 차가워지고, 목욕 후에 물기를 제대로 닦지 않으면 체온이 내려가는 현상을 느낄 수 있듯이, 수분을 많이 섭취해 충분히 배설하지 못하면 몸이 냉해지고 면역력이 떨어진다.

우리 몸에 수분의 과잉으로 인해 수독증(水毒症)과 냉증이 있으면 맥을 빨리 뛰게 해 신진대사를 높이고, 발열을 촉진해 냉증에서 벗어나려는 반응을 보이는 사람도 있다. 맥박이 1분에 10회 빨라지면 신진 대사가 12%, 체온이 약 1도가 상승하는 점을 고려하면 빈맥이나 부정맥도 수분을 제거하기 위한 우리 몸의 증상이라 할 수 있다.

서양의학에서는 심전도를 비롯해 다양한 심장검사에서 부정맥의 원인을 찾으려하고 있지만 확진을 내리지 못하고 있다. 이는 빈맥이나 부정맥의 진짜 원인이 심장이 아닌 수분에 있기 때문이다.

류머티즘을 비롯한 요통, 무릎 통증과 같은 것들도 수독(水毒: 체내에 수분 과잉), 냉기와 관련이 있다. 따라서 입욕을 통해 몸을 따뜻하게 하거나 기온이 오르는 계절이 되면 통증이 경감되기도 하는 것을 볼 때 체온과 수분 과잉과는 상관관계가 있음을 알 수 있다.

혈전(血栓)을 막고, 혈액을 깨끗하게 하기 위해서 수분을 보급할 필요가 있다면 몸을 따뜻하게 하고 신장의 혈류를 좋게 해 발한과 배뇨를 촉진하는 수분, 즉 '체내에 축적되지 않는 수분'으로 보급해야 한다.

■ 체내에 축적되지 않는 수분이란?

몸을 따뜻하게 해주고 이뇨작용을 하는 수분을 말한다. 주로 바다에서 생산되는 수분이 많은 먹을거리나 땅속으로 생장하는 먹을거리, 주로 북방지역에서 생산되는 먹을거리들로 만드는 차와 음식들을 말한다.

예를 들면 생강차나, 다시마차 등은 이뇨작용이 좋은 반면, 열대지방이나 따뜻한 곳에서 생장하는 커피나 녹차는 몸을 냉하게 한다. 그 결과 몸 안이 차가워져서 장에서 혈액의 수분 흡수가 나빠진다. 또 몸이 냉해 온몸의 세포가 혈액에서 수분을 흡수하는 기능도 떨어진다.

신장에서 소변을 통해 수분을 배출하는 기능도 떨어져 몸속에 수분이 쌓여 수독(水毒)

을 일으킨다.

사람의 몸을 말하자면 소금물에 담겨 있는 상태다. 그래서 생강차나 허브티에 소금을 약간 첨가하면 수분흡수와 이용이 좋아지고 아주 묘한 맛을 낸다. 다시마차는 소금기를 머금고 있기에 그대로 마셔도 좋다.

좋지 않은 감정은 혈관을 좁혀 체온을 낮추고, 면역력을 떨어트려 병에 쉽게 걸리게 한다. 반대로 언제나 밝고 적극적으로 취미 생활에 몰두하며 남을 위해 봉사하거나 감사하는 마음으로 생활하면 체온이 상승하고 면역력도 보강되어 건강한 삶을 살 수 있다.

제4부

내 몸은 내가 고치는 자연 치유법

01 염증(炎症): 노폐물을 제거해 연소 작용을 멈춘다.

염증은 노폐물을 제거해 연소 작용을 멈추기 위한 노력이다.

염증이란, '염(炎)' 자는 '불타다'라는 뜨거운 의미를 가진 글자다. 우리 몸속에서 뜨거움을 요구할 때 나타나는 증상이다. 염증이라 하면 폐렴, 간염, 신우신염 등을 통칭하는 말이기도 하다. 염증의 가장 큰 원인은 서양의학으로는 세균과 같은 병원체를 말하고, 동양의학적으로는 몸이 차가워지면서 혈액순환 장애가 생기고 이어서 저체온이 발생하면서 면역력이 저하되어 다양한 질환이 발생한다고 본다.

동/서양의학의 공통적인 점은 정상 체온이 아닌 저체온으로 인한 면역력이 저하되어 다양한 균이 서식하는 것으로 볼 수 있다.

그리고 염증의 특징은 발열, 부종, 통증, 발적 등이 나타난다는 것이다. 몸에서 이런 증상이 나타난다는 것은 생리활성물질인 프로스타글란딘이 활성화되면 혈관을 확장하면서 혈류량을 증가시킬 때 나타나는 증상이다. 또한 이런 증상이 나타날 때는 체온이 상승하는 것을 볼 수 있다.

서양의학적으로 볼 때 염증을 영어로 'inflammation'이라고 하는데 이 글자 속의 'flame'는 불꽃이라는 뜻이다. 즉 염증이란 몸속의 노폐물을 연소하는 것이라 할 수 있고, 연소시키고 있기 때문에 열이 난다고 표현하고 있다.

동양의학적으로 염(炎) 자는 불 화(火) 자가 2개가 상하 음양으로 겹쳐 있어 불이 두 배가 필요하다는 의미로 표현한다. 그만큼 몸이 차갑다는 것을 암시하고 있는 것이다. 그래서 먹는 음식으로는 운동으로든 몸을 따뜻하게 하면 염증이 사라진다는 이론을 펼치고 있는 것이다.

연소 작용이란, 물질이 빛이나 열 또는 불꽃을 내면서 빠르게 산소와 결합하는 반응을 말한다. 물질이 완전히 연소할 때 발생하는 열을 연소열이라 하고, 대부분의 연소반응은 발열반응이라 한다.

종합적으로 보면, 혈액순환 장애로서 몸이 차가워지면서 다양한 염증이 발생하고 있으니 몸을 따뜻하게 만드는 것이 바로 염증을 치료 또는 치유하는 것임을 강조하는 것이다.

그러면 혈액순환 장애가 발생하는 주원인이 무엇인가 하는 점이다. 바로 과식(過食)이 주범이다. 염증을 치유하고자 할 때는 소식(小食)이 최고의 처방이다.

다양한 염증들에 대하여 해결책을 하나씩 알아본다.

1. 감기, 기관지염, 기침

서양의학에서는 감기, 비염, 편도선염, 폐렴 등과 같은 진단 병명으로 부른다. 이런 감염증을 일으키는 병원체로서 세균, 바이러스, 진균(곰팡이)등이 주원인이라고 말한다.

그러나 진짜 원인을 든다면 체내에 노폐물이 과잉 축적되어 혈액순환 장애가 발생한 것이다. 호흡기 염증 질환에 걸렸다면 식사량을 일시적으로 줄이거나 중단하고, 몸을 따뜻하게 하면서 땀을 빼야 한다. 수분과 미네랄, 비타민을 보충하고 과일을 많이 먹어서 그 안에 들어 있는 파이토케미컬의 효과를 기대하는 것도 좋다.

우리는 감기에 걸리면 면역력이 떨어졌다고 말을 한다. 면역이라는 것은 쉽게 말을 하지만 눈으로 볼 수 있는 것도 아니고 만져지는 것도 아니다. 우리가 쉽게 말하는 면역(免疫)이라 함은 과학으로 규명할 수 없는 신비로운 영역이다.

인체에 세균이 침입하면 초당 2,000개의 항체가 만들어져 세균에 대항한다. 약 3일째가 되는 날에 항체 생산은 극에 달하게 되고, 7일 정도가 지나면서 면역세포인 T-세포 생산이 최고조에 달한다. 그래서 대부분의 가벼운 질병들은 7일을 전후로 해서 낫게 된다.

이렇게 대량으로 만들어져 세균을 이겨낸 T-세포는 스스로 사라지지만 일부는 몸속에 남아 다시 침입하는 동일한 세균을 인식하고 공격한다. 따라서 병을 한번 이겨낸 사람은 다시는 같은 병에는 걸리지 않게 된다.

예를 들면 후두염과 중이염, 기관지염에 걸렸을 때 항생제를 복용하면 7일 만에 낫고, 항생제를 복용하지 않으면 일주일 만에 낫는다는 말이 있다. 면역체계가 강한 사람은 새로운 형태의 바이러스가 등장해도 일정한 시간이 지나면 항체를 만들어 낼 수 있기 때문에 스스로 나을 수 있는 질환이기도 하다.

동양의학적으로 보는 감기의 종류와 자연 치유법을 알아본다.

구분	증상	음식 처방
간장/담낭/ 면역력 저하 시 (목 감기)	약한 열과 목감기 기침, 가래, 목쉬고, 편도선 붓고	요구르트+식초 약간
심장/소장 신장/방광 기능 저하 시 (삭신 감기)	약하게 삭신이 쑤신다. 기침, 땀, 뼈가 아프다, 오줌을 찔끔거린다.	커피 2티스푼+ 소금 티스푼 1.5
비/위장 폐/대장 기능 저하 시 (몸살 감기)	약한 몸살감기 기침, 투하고, 콧물, 살이 아프다,	생강차+흑설탕 약간

1) 간장/담낭/면역력 저하 시

① 주요 증상: 약한 열과 목감기, 기침, 가래, 목쉬고, 편도선 붓는 증상이 나타난다.
② 좋은 음식: 요구르트 2개를 따뜻하게 데우고, 식초를 티스푼 1개 정도 넣고 마신다.

방을 따뜻하게 하고, 이불을 머리까지 뒤집어쓰고 땀을 낸다. 이때 옷은 땀이 잘 흡수되는 면소재이면 좋다. 이불을 뒤집어쓰고 난 뒤에는 약 15분 정도 지나면 땀이 비 오듯이 흐른다. 2시간 정도 땀을 흘리고 나서 이불속에서 땀으로 젖은 옷을 마른 옷으로 갈아입고, 다시 또 한 잔의 요구르트를 동일하게 마시고 땀을 낸다. 이렇게 두 번을 하면 감기가 언제 들어왔었느냐는 듯이 다음 날이면 개운하게 출근할 수 있다.

감기라는 것은 몸을 과로했기에 면역력이 저하되어 좀 휴식을 하면서 몸을 돌보시오! 라는 신호라 생각하면 된다.

2) 심장/소장, 신장/방광 기능 저하 시

① 주요 증상 : 약하게 삭신이 쑤신다. 기침, 땀, 뼈가 아프다, 오줌을 찔끔거린다.
② 좋은 음식: 따뜻한 물에 커피 2 티스푼+소금 티스푼 1.5를 넣고 마신다. (맛은 짜고 쓰고 한 맛이어서 지구상에서 가장 맛이 없는 음식이다.) 아마도 "입에 쓴 약은 몸에 이롭다고 한 것"을 느낄 수 있는 맛이 라고 생각하면 좋을 것이다.

※ 이불 덮고 땀을 내는 것은 전과 동일하게 하면 된다.

3) 비/위장, 폐/대장 기능 저하 시

① 주요 증상: 약한 몸살감기, 기침, 토하고, 콧물, 살이 아프다.
② 좋은 음식: 따뜻하게 생강차를 진하게 한 잔 +흑설탕 티스푼 2개 정도 넣고 마신다.

※ 이불 덮고 땀을 내는 것은 전과 동일하게 하면 된다.

약이 아닌 음식으로 감기를 몰아낸다. 어찌 보면 당연한 일이다.

아무리 음식이 중요하다고 강조해도 믿어지지 않는다. 직접 체험을 해보면 믿음이 간다. 예를 들면, 감기가 걸려서 뼈 속이 사근사근할 때 두 번째 말한 커피 두 스푼에 소금 1.5 스푼을 타서 먹어 보라. 짜고 쓴맛의 음식물을 목에 삼키는 순간에 뼈 속의 사근사근함이 사라지는 것을 체험할 것이다.

이렇듯이 그 만병의 원인이 되는 감기를 음식으로 치유할 수 있도록 지혜를 준 자연에 또 한 번 놀랄 것이다. 어떤 분들은 이렇게 조치를 하면 무슨 약을 탔느냐고 하시는 분들도 있다. 즉효성을 나타내기 때문이다.

만병의 근원이라는 감기를 치유하는 음식들이 특별한 것이 아니다.

모두 우리의 주방에 항상 있는 음식 재료들이다.

신맛	쓴맛	단맛	매운맛	짠맛	떫은맛
식초	커피	설탕	고춧가루	소금	물

이들을 적절히 배합하여 먹으면 되는 것이다.

그래서 강조하는 것이다. 엄마는 우리 집의 주치의가 되어야 한다고~ 가족이 조금만 아프면 병원으로 달려가는 어리석은 엄마가 되지 말라고 말하는 것이다.

■ 집에서 할 수 있는 치유법

- 열이 나서 식욕이 없을 때(식욕부진)는 굶어라. (식욕부진은 위장을 쉬게 해서 노폐물생성을 줄여 혈액순환 장애를 해소하려는 노력임)

- 매콤하고 짭짤한 음식을 자주 먹어 체내의 열을 올리자.

- 콩나물국밥을 먹어 체내를 따뜻하게 하라.

- 순댓국밥을 먹어 체내를 따뜻하게 만들어라.

- 따뜻한 물에 발을 담그고 발을 주물러라. 열이 내려가는 것은 느낄 것이다.

단맛을 줄이고 짠맛을 자주 먹으면 좋다.

생식요법은 토+금+수2+상화2+표준생식이면 된다.(금+수2+목+상화+표준생식)

증상이 개선되면 체질 처방을 해야 한다.

부항사혈로 혈전을 제거하여 혈액순환을 원활하게 하는 것이 좋다.

2. 피부염증과 발진

살면서 가끔씩 뾰루지나 부스럼도 체내에 노폐물이 많이 쌓여 노폐물이 피지선이나 모근을 감싸는 조직인 모포에서 배출되고, 기 배출된 노폐물에 세균이 달라붙어 노폐물을 연소하여 처리하는 상태라고 보면 된다.

실제로 과식하거나 초콜릿과 같은 고영양 식품을 지나치게 많이 먹었을 때 쉽게 뾰루지가 생기는 사실을 고려한다면 고개가 끄덕여진다.

■ 집에서 할 수 있는 치유법

- 과식(過食)을 줄이자.
- 식이섬유가 풍부한 음식을 자주 먹자.
- 땀을 내서 노폐물을 배출 시켜라.
- 무+우엉+오이를 넣고 갈아서 즙을 먹는다.(우엉, 오이: 해독작용)
- 발 반사구 도표상에서 폐/기관지 부분을 자극해도 좋다.
- 카레밥에 마늘장아찌를 먹어도 좋다.
- 아이들은 매콤한 떡볶이를 먹이고 발을 따스한 물에 담그고 주물러 주면 개선된다.

쓴맛을 줄이고 매운맛을 자주 먹으면 좋다.

생식요법은 금2+수+목+상화2+표준생식이면 된다.(금+수2+목+상화+표준생식)
증상이 개선되면 체질 처방을 해야 한다.
부항사혈로 혈전을 제거하여 혈액순환을 원활하게 하는 것이 좋다.

3. 방광염과 신우염

주로 여성에게서 많이 발생하는 염증이다. 여성은 항문 부근에 있는 대장균이 요도에 침입해 요로를 타고 올라가서 방광염이 되고 이것이 더 악화되면 더욱 위쪽으로 올라가 신우염이 된다. 이때 세균으로부터 몸을 보호해 주는 것이 혈액 속의 백혈구다.

그러나 대부분의 여성들은 배꼽보다 아래 부위가 차서 혈액순환이 나쁘기 때문에 순환 횟수도 적어 침입한 세균을 퇴치할 수 없는 면도 있다.

현대의학에서는 방광염이나 신우염에 걸리면 물을 많이 마셔 오줌의 양을 늘려서 세균을 배출하라고 말하고 있다. 그러나 수분은 몸을 차게 하고 방광과 신장 부근의 혈류를 좋지 않게 하므로 무턱대고 물을 마시는 게 좋은 것은 아니다.

■ 집에서 할 수 있는 치유법

- 하복을 따스하게 소금(천일염)온찜질을 해준다.
- 반신욕, 족욕, 발목펌프, 경침베개 밟는 운동을 하여 발을 따뜻하게 하라.
- 양기가 가득한 근경식물(땅속으로 자라는 먹을거리)을 자주 먹는다.
- 발반사구 도표상 신장– 수뇨관– 방광부분을 집중 마사지해 주면 좋다.
- 해조류를 즐겨 먹거나 미역국을 장복해도 개선된다.
- 쓴맛과 단맛을 줄이는 것도 효과가 좋다.
- 짭짤한 새우젓을 상복해도 좋은 효과를 얻는다.

- 우리 고유의 김장 김치, 된장찌개, 장아찌를 주로 하는 식습관을 가지면 좋다.
- 수시로 하복 단전 부분을 두드리는 운동을 하면 좋아진다.

단맛을 줄이고 짠맛을 자주 먹으면 좋다.

생식요법은 수2+목+화+상화2+표준생식이면 된다.(수+목2+화+상화+표준생식)
증상이 개선되면 체질 처방을 해야 한다.
부항사혈로 혈전을 제거하여 혈액순환을 원활하게 하는 것이 좋다.

4. 간염(肝炎)

간은 혈액이나 체내에서 발생하는 유해물을 해독하는 기관이다. 그러므로 과식이나 육류를 과잉 섭취하면 장내에 아민, 암모니아, 인돌, 스카톨과 같은 맹독 물질이 발생한다. 이때 간(肝)은 그 독을 해독(解毒)하느라고 손상을 입는다. 그렇게 되면 바이러스나 알코올, 약품에 의해 간염에 걸릴 가능성이 높아진다.

마찬가지로 변비도 장내에 유해물질을 발생 시켜 간을 손상시키는 원인이 된다. 즉 간염 바이러스는 간염을 일으키는 방아쇠에 지나지 않는다. 간염의 진짜 원인은 육류, 달걀, 우유로 대표되는 동물성 식품과 백미, 흰빵, 백설탕으로 대표되는 정백식품을 지나치게 많이 섭취하여 만들어진 장내 부패산물이다.

■ 집에서 할 수 있는 치유법

- 과식을 하지 않는다.
- 특히 육류를 극히 제한한다.
- 간에 좋은 음식을 자주 먹는다.
- 가막조개, 바지락 등이 담즙산(음식물의 소화 및 소화산물, 특히 지방, 카로티노이드, 비타민의 흡수를 도와주는 역할을 한다.)작용을 하여 이담(利膽)작용을 하는 조개류를 넣은 된장국을 매일 먹는다.
- 간을 튼튼하게 화는 타우린을 많이 함유된 새우, 게, 오징어, 문어, 굴을 자주 먹는다.
- 우상복부에 2일에 한 번씩 온찜질을 해주어 간 부분에 혈액순환을 개선시킨다.
- 돼지간이나 소간을 먹어도 좋다.
- 경침베개를 밟으면 발바닥의 간 반사구가 자극되어 간 기능이 개선되는 효과를 얻는다.
- 팥을 삶아서 그 물을 장복해도 간 기능이 개선된다.

매운맛을 줄이고 신맛을 자주 먹으면 좋다.

생식요법은 목2+화+토+상화2+표준생식이면 된다.(목+화2+토+상화+표준생식)
증상이 개선되면 체질 처방을 해야 한다.
부항사혈로 혈전을 제거하여 혈액순환을 원활하게 하는 것이 좋다.

5. 치조농루

치조농루는 입안에 세균 독소와 그 대사산물, 치석, 음식물찌꺼기 등으로 잇몸이 자극을 받아 염증을 일으켜 생기는 질병이다. 따라서 음식물을 꼭꼭 씹어서 침을 많이 분비하고 칫솔로 잇몸의 혈액순환을 좋게 하는 것이 치조농루를 예방, 치료하는 데 중요하다.

침은 이처럼 염증을 일으키는 물질을 없애는 기능을 하므로, 평상시에 음식물을 꼭꼭 씹어 먹어서 입 주위나 혀를 충분히 움직이면 음식물의 찌꺼기나 산성 물질은 침과 함께 제거되어(자정 작용) 치조농루나 충치를 예방하거나 치유할 수 있다.

■ 집에서 할 수 있는 치유법

- 수시로 혀를 돌려서 입에 침을 고이도록 하면서 잇몸을 마사지하라.
- 치약 위에 소금을 뿌려 양치질을 하는 것도 도움이 된다.
- 순수하게 소금으로 양치질을 하면 더 좋다.
- 무청으로 만든 음식을 먹는 것도 좋다. 잇몸을 튼튼하게 만든다.
- 필요 시 잇몸을 보강하기 위해 옥수수 속을 삶아서 입가심을 자주 하는 것도 잇몸을 보강한다. (인사돌 성분)
- 해조류나 미역국을 상복해도 좋다.
- 쓴맛과 단맛을 줄여야 한다.
- 부드러운 칫솔을 사용하고 월 단위로 교체하는 것이 좋다.
- 잠자기 전에는 반드시 소금(천일염/죽염)을 침으로 녹여 삼키고 자는 습관도 좋다.

쓴맛을 줄이고 매운맛을 자주 먹으면 좋다.

생식요법은 수2+목+화+상화2+표준생식이면 된다.(수+목2+화+상화+표준생식)
증상이 개선되면 체질 처방을 해야 한다.
부항사혈로 혈전을 제거하여 혈액순환을 원활하게 하는 것이 좋다.

6. 냉/대하, 자궁내막염증

여성의 성기에서 나오는 분비물을 '냉/대하'라고 한다. 이런 대하가 나오는 여성 성기의 염증도 다른 염증과 마찬가지로 근본적인 원인은 혈액 오염이다. 그 밖의 원인으로는 여성 특유의 하복부 냉증에 의해 여성 장기로 가는 혈액의 순환이 나빠졌기 때문이다.

■ 집에서 할 수 있는 치유법

- 평시 천일염으로 하복온찜질을 한다.
- 하복을 두드리는 하복치기를 하는 생활 습관을 가지면 하복이 따뜻해져 냉/대하를 치유할 수 있다.
- 정기적인 반신욕이나 발 관리, 경침베개 밟기도 좋은 결과를 얻는다.
- 동양의학상 여성의 성기는 음으로 분류하기에 양기가 가득한 먹을거리를 먹거나 활용해도 좋다.
  (땅속으로 깊게 생장할수록 좋다. 예를 들면 우엉은 하반신에 있는 장기의 기능을 보강한다. 특히 우엉에 함유된 알기닌은 생식 장기의 기능을 높여 준다.)
- 윗몸일으키기 운동을 하면 좋다.
- 쓴맛과 단맛을 줄이고 짠맛을 자주 먹는 것이 좋다.
- 해조류를 즐겨 먹거나 미역국을 장복해도 개선된다.
- 짭짤한 새우젓을 상복해도 좋은 효과를 얻는다.
- 우리 고유의 김장 김치, 된장찌개, 장아찌를 주로 하는 식습관을 가지면 좋다.
- 수시로 하복 단전부분을 두드리는 운동을 하면 좋아진다.
- 훌라후프를 돌리는 운동도 도움이 된다.

단맛을 줄이고 짠맛을 자주 먹으면 좋다.

생식요법은 수2+목+화+상화2+표준생식이면 된다.(수+목2+화+상화+표준생식)
증상이 개선되면 체질 처방을 해야 한다.
부항사혈로 혈전을 제거하여 혈액순환을 원활하게 하는 것이 좋다.

02 혈액순환 장애: 수분의 흐름을 조절해 신진대사를 촉진시켜라

우리 몸속은 한시도 쉼 없이 혈액이 순환하고 있다. 혈액이 순환하면 노폐물은 누구나가 발생하게 된다. 그러나 몸이 따뜻하면 노폐물을 분해 배출하는 기능이 활발해져서 수성은 소변으로 배출하고, 유성이나 휘발성이 있는 것은 코 호흡이나 피부호흡을 통해서 배출하게 된다.

그러나 몸이 차가운 사람들은 이러한 노폐물을 배출하지 못하여 체내에 축적되면서 혈액순환 장애가 발생하여 다양한 증상과 질환을 발생케 한다.(고혈압, 당뇨병 등 다양한 형태의 성인병이 발생하게 된다.)

이러한 혈액순환 장애를 극복하기 위해 두 가지 조건을 개선하고 노력한다.

하나는 몸을 따뜻하게 하려는 노력이요, 다른 하나는 혈액의 양을 증가시키려고 하는 노력이다. 이러한 노력을 하면 우리 몸은 다양한 형태로 증상이 나타난다. 부종, 발열, 통증 등이 발생하게 된다.

우리 몸은 약 60~70%의 수분으로 되어 있다. 이러한 물이 따뜻해야 기화하면서 따뜻한 물은 오르고, 찬 물기운은 내리고 하는 순환체계를 갖고 있다.

이런 수분은 끊임없이 순환하면서 체내의 신진대사를 촉진한다. 이러한 신진대사가 장애를 극복하기 위해 수분은 없어서는 안 될 중요한 존재다. 적당한 수분 유지로 인한 신진대사가 촉진된다면 다양한 질병으로부터 벗어날 수 있을 것이다.

1. 고혈압

뇌졸중에는 뇌출혈, 뇌경색, 거미막하 출혈, 일과성 뇌허혈 발작 등이 있다. 1950년대 후반~1960년대 초반 까지는 뇌졸중 하면 대부분이 뇌출혈이었다. 그러나 현대에 와서는 거의가 뇌경색이다.

영양상태가 너무 좋아져 혈액 속 콜레스테롤, 중성지방 이외에 단백질, 적혈구, 혈소판 등 잉여물이 늘어나 그 잉여물이 혈전(어혈)을 형성해 뇌동맥을 막아버리기 때문이다.

물론 다 그런 것은 아니다. 젊은이들은 먹고 움직이기에 혈전이 생겼다 하더라도 쉽게 배출하지만 나이가 들면서 운동 부족으로 인한 저체온으로 인해 혈전의 누적되어 결국 혈액순환 장애의 주원인으로 작용하게 되었다.

뇌졸중을 다른 말로 뇌일혈이라고도 한다. 사람은 젊었을 때는 다리, 허리의 근육이 튼튼하고 하반신에 혈액이 많이 모여 머리는 차고 발은 따스한 두한족열(頭寒足熱)이라는 아주 건강한 상태를 보인다. 그러나 나이가 들면서 허리와 엉덩이, 다리의 근육이 적어지면서 몸이 차가워져서 기화하지 못하여 혈액순환 장애가 발생하는 것이다.(기(氣)부족)

이러한 상태가 오랜 시간 지속되다 보면 혈관 속의 찌꺼기는 점점 더 증가하게 되고 결국에는 혈관이 막히고 좁아지더라도 심장에서는 혈액을 공급하려는 압력을 더욱더 세게 밀려고 하는 것이 고혈압이다. 이러한 혈압을 이기지 못하고 혈관이 파열되는 것이 뇌출혈이다. 이러한 질환을 예방하거나 치유하려면 동양의학에서 강조하는 두한족열(頭寒足熱)의 건강 원칙을 지키는 것이다. 나이가 들면서 발을 따뜻하게 하는 식습관과 생활습관을 가지는 것이다.

■ 집에서 할 수 있는 치유법

- 맵고 짠맛의 음식을 먹어 몸속을 따뜻하게 하자.
- 발효 식품이나 절임식품을 먹어 체온을 올리자.
- 양기가 많은 음식을 먹자.
- 발을 따뜻하게 하는 운동을 하자.
- 소식하라.
- 오래 씹어 먹는 식습관을 가지자.
- 오이를 자주 먹자.
(오이에는 칼륨과 이소퀘르시트린 등 강력한 이뇨작용을 하는 성분이 있어 잉여 수분과 염분을 배출하는 효과를 얻는다.)

고혈압의 종류와 음양/오행론적 식이처방에 대하여 자세하게 알아본다.
고혈압의 종류 - 원인 음식 - 자연 치유를 위한 음식들을 알아본다.

구 분	발병 원인 음식들/ 먹지 말아야 할 음식	자주 먹어야 할 음식
심장성 고혈압 (심장 기능 저하)	맵고, 짠맛의 음식들/ 야채를 먹지 않는 습관	쓴맛의 음식들 (후계에 침 치료)
신장성 고혈압 (신장 기능 저하)	쓰고, 단맛의 음식들/ 저염식 식습관	짠맛의 음식들 (신맥에 침 치료)
신경성 고혈압 (스트레스 과다누적 시)	과도한 스트레스 외골수 성격 쓴맛, 단맛의 음식들	떫은맛의 음식들 그러려니 하는 마음가짐 (외관/내관 침 치료점)

1) 고혈압의 정의

고혈압(Essential (Primary) Hypertension)은 무증상, 두통, 피로감, 어지러움, 가슴 두근거림이 생긴다. 관련 질병으로는 양성 종격동 종양, 악성 종격동 종양, 자발성 두개강내 출혈, 뇌졸중, 망막박리, 부신종양, 혈뇨, 임신중독증, 만성 신부전, 뇌경색, 전이성 신장암, 자간증, 폐성 고혈압, IgA 신병증, 신우요관폐색, 갈색세포종, 뇌하수체 기능 항진증이 있다.

■ 혈압(血壓)이란?

동맥 혈관 벽에 대항한 혈액의 압력을 말한다. 심장이 수축하여 동맥혈관으로 혈액을 보낼 때의 압력이 가장 높은데 이때의 혈압을 수축기 혈압이라 하고, 심장이 늘어나서 혈액을 받아들일 때의 혈압이 가장 낮은데 이때의 혈압을 이완기 혈압이라고 한다.

이러한 혈압이 여러 가지 이유로 높아진 것을 고혈압이라고 하며 우리나라 성인 인구의 약 15%가 고혈압을 가지고 있는 것으로 추정되고 있다.

다음은 미국 국립보건원의 고혈압의 예방, 발견, 평가 및 치료에 관한 합동위원회 제7차 보고서에 나온 혈압의 분류와 2007년 유럽 심장 학회(ESC)와 유럽 고혈압 학회(ESH) 가이드라인에 의한 혈압의 기준이다.

① 정상 혈압: 수축기 혈압 120mmHg 미만이고 확장기 혈압 80mmHg 미만
② 고혈압 전 단계: 수축기 혈압 120~139mmHg이거나 확장기 혈압 80~89mmHg
③ 1기 고혈압(경도 고혈압): 수축기 혈압 140~159mmHg이거나 확장기 혈압 90~99mmHg
④ 2기 고혈압(중등도 이상 고혈압): 수축기 혈압 160mmHg 이상이거나 확장기 혈압 100mmHg 이상

2) 고혈압의 원인

고혈압은 교감신경에 의한 신경성요인 및 레닌-안지오텐신 기전에 의한 체액성 요인에 의해 발생되나 흡연, 남성, 노령화 및 유전에 의해서 유발이 촉진된다.

부모 한쪽이 고혈압이면 자녀의 약 50%가 고혈압에 걸릴 위험이 있고 부모 모두 고혈압이면 자녀의 70%에서 고혈압이 발생한다는 보고를 볼 때 유전은 고혈압 발생의 가장 중요한 요인이다.

흡연은 혈관을 수축시키고 혈소판 응집을 촉진함으로써 혈압을 상승시키고, 고지혈증은 동맥경화를 유발함으로써 고혈압의 발생에 관여한다.

3) 고혈압을 발생 시키는 요인들

① 심혈관질환의 가족력(유전)
② 흡연
③ 고지혈증
④ 당뇨병
⑤ 60세 이후 노년층
⑥ 성별(남성과 폐경 이후 여성)
⑦ 식사성 요인: Na, 지방 및 알코올의 과잉섭취, K, Mg, Ca의 섭취부족
⑧ 약물 요인: 경구 피임약, 제산제, 항염제, 식욕억제제

4) 고혈압의 증상

고혈압은 뚜렷한 증상이 없어 자신도 모르게 지내다가 우연히 신체검사나 진찰 중 발견되는 경우도 적지 않다. 고혈압은 '소리 없는 죽음의 악마'라고 할 정도로 증상이 없는 경우가 대부분이다. 간혹 증상이 있어서 병원을 찾는 경우는 두통이나 어지러움, 심계항진, 피로감 등의 혈압 상승에 의한 증상과 코피나 혈뇨, 시력 저하, 뇌혈관 장애증상, 협심증 등 고혈압성 혈관질환에 의한 증상에 의해서이며, 종종 이차성 고혈압의 경우 원인질환의 증상 때문이다.

두통이 있는 경우에도 혈압이 올라갈 수 있으므로 두통이 있는 경우 혈압 때문에 두통이 생긴 것보다는 두통 때문에 혈압이 올라간 경우가 대부분이므로 두통을 먼저 조절하는 것이 혈압조절보다 우선이다. 흔히 뒷목이 뻣뻣하다고 혈압이 높다고 생각하는 경우가 많은데, 이는 과도한 스트레스로 인해 목이 뻣뻣한 증상이 있을 수 있고 그로 인해 혈압이 올라갈 수 있으므로, 먼저 다른 원인들을 고려해야 한다.

5) 고혈압을 진단하는 방법

고혈압은 혈압을 1회 측정하여 진단하는 것은 바람직하지 않으며, 처음 측정한 혈압이 높은 경우에는 1일 간격을 두고 최소한 두 번 더 측정하여 이완기 혈압이 90mmHg 이상 또는 수축기 혈압이 140mmHg 이상이면 고혈압으로 진단한다.

혈압 측정은 앉은 자세에서 5분 이상 안정 후 왼쪽 팔을 걷고 심장 높이에 두고 해야 하며 측정 전 30분 이내에 담배나 카페인 섭취는 피해야 한다. 혈압은 2분 간격으로 2회 이상 측정하여 평균치를 구하는데 두 번의 기록이 5mmHg 이상 차이가 나면 한 번 더 측정하도록 한다.

고혈압 환자로 의심되면 소변검사, 혈색소검사(hematocrit), 혈당치, 혈청전해질(Ca, K), 요산, 콜레스테롤, 중성지방, 심전도, 흉부 X-선 검사를 기본적으로 시행한다. 또한 부종

여부를 알아내기 위한 신장 기능 검사와 몸무게 측정도 필요하며 안저 검사는 고혈압의 정도 및 예후 평가 시 중요하다.

6) 고혈압으로 인한 합병증

고혈압의 경우 합병증이 생기기 전에는 별 증상이 없는 경우가 대부분이지만, 머리가 무겁고 두통, 이명, 현기증 및 숨이 차는 등의 증세가 일어날 수도 있다. 고혈압이 지속되면 인체 기관들에 손상을 일으키거나 관상동맥 및 뇌의 혈관 등에 죽상경화를 유발하며 합병증을 일으키는 경우가 있다.

합병증은 심부전, 협심증, 심근경색 등의 심장증세와 신경화, 신부전, 요독증 등의 신장증세, 시력 저하, 뇌출혈, 뇌졸중, 혼수 등의 뇌신경증상으로 나타나게 된다.

① 뇌혈관 질환: 고혈압의 가장 심각한 합병증은 뇌출혈인데, 이는 고혈압으로 인해 미세한 뇌동맥이 파열됨으로써 피가 뇌 조직을 손상시켜 일어나는 현상이다. 뇌출혈이 발생하면 심한 두통과 함께 의식의 혼미해지는 증상이 나타난다.

고혈압이 뇌출혈을 유발하여 뇌졸중을 발생하면 반신불수, 언어장애, 기억력 상실, 치매 등을 나타내게 되는데, 뇌졸중 환자의 약 80%가 고혈압이 원인으로 나타나므로 고혈압을 치료하는 것은 뇌졸중 예방에 매우 중요하다.

② 심부전증: 고혈압이 지속되면 심장근육이 비대해지고 기능이 저하된다. 그 결과 운동 시 호흡곤란을 느끼게 되고 심지어는 휴식 시에도 숨쉬기가 어려워지며 부정맥이 나타나기도 한다. 또한 발이나 폐에 부종이 생기기도 한다.

③ 관상동맥질환: 고혈압은 흡연, 고지혈증과 함께 동맥경화증의 3대 발생 위험 인자로 꼽히는데, 고혈압에 의해 혈관이 손상되면 손상부위를 치료하기 위한 백혈구 및 혈소판 등의 반응으로 인해 동맥경화를 유발하게 된다.

④ 신장질환: 고혈압을 치료하지 않고 방치하면 초기에는 단백뇨 등의 증상을 보이나 점차 악화되어 신경화증, 신부전증, 요독증 등의 만성 신부전을 발생하게 된다.

⑤ 기타: 그 외에도 고혈압은 흉부 또는 복부에 동맥류를 유발하기도 하고 말초동맥질환 및 망막병을 나타내기도 한다.

6) 고혈압의 치료 방법

최근의 고혈압 관리에는 비약물적 요법과 약물적 요법이 함께 포함되어 실시된다. 고혈압 전 단계에서는 체중 조절과 식사 요법, 행동 수정 및 규칙적인 운동 실시 등의 비약물적 요법을 먼저 시행하는 것이 권장되지만, 고혈압으로 진단받은 경우에는 약물로서 혈압을 정상으로 조절하여 주는 것이 필수적인 치료다. 흡연은 심혈관계 질환의 주요 위험 인자이므로 고혈압에서도 금연이 권장된다.

7) 고혈압 환자가 주의해야 할 사항

대부분의 고혈압 환자는 복합적인 위험요소를 지니고 있으므로 고혈압에서 식사의 역할에 대해서는 아직 논란이 있으나, 식사 요법은 고혈압 관리에 있어 매우 중요하다.

고혈압 환자의 관리에서는 체중 조절, 염분섭취 제한, 알코올 섭취 제한 등의 생활 수정이 우선적으로 시행되어야 한다. 특히 체중 조절은 가장 중요한 요소인데, 과체중이나 비만환자의 경우에는 저열량식 실시로 체중을 감량하여 심혈관계 위험 인자를 줄이고 약물요법의 강압효과를 증가시키는 것이 필요하다.

그러나 열량 제한 시 단백질 섭취도 제한될 수 있는데, 신장기능이 정상으로 유지되는 한 단백질은 체중 kg당 1~1.5g으로 양질의 단백질을 충분히 공급하도록 한다. 과도한 알코올 섭취는 고혈압 및 뇌졸중의 중요한 위험 인자가 되고 약물요법의 효과를 약화시키므로 피하도록 한다. 또한 칼슘 섭취량을 증가시키고 섬유소와 불포화지방산의 섭취 비율을 증가시키며 카페인을 적절히 제한하도록 권장하고 있다.

〈서양의학적으로 보는 혈압 기준치〉

구 분	수축기 혈압 (최고혈압)	확장기 혈압 (최저혈압)
정상혈압	120	80
전 고혈압	121~139	81~89
고혈압1기 (경증)	140~159	90~99
고혈압2기 (중증)	160이상	100이상

■ 동양의학에서 보는 고혈압의 종류와 증상에 대하여 알아본다.

① 고혈압의 종류와 증상

가) 본태성 고혈압(본시 혈압이 높은 상태로 정상임)은 치료하지 않는다.

나) 심장성 고혈압의 특징은 얼굴이 붉어지고 숨이 차고, 혈압이 오를 때는 얼굴이 더욱 붉어지면서 얼굴을 들어 올리면서 뒤로 넘어가는 증상이 나타난다.

다) 신장성 고혈압은 얼굴이 검은색을 띄기도 하고, 귀가 붉어지는 증상이 나타난다. 혈압이 오르면 목뒤(목덜미)를 잡고 앞으로 넘어지는 증상이 나타난다.

라) 신경성 고혈압은 평상시는 아무런 증상이(정상혈압) 없다가 스트레스만 받으면 혈압이 상승하는 특징이 있다.

② 질환별 식이처방

가) 심장성 고혈압: 약한 구맥 인영4~5성이 발현(기경의 병으로 혈압이 발생한지 3~5년이 경과된 상태)되며 다음과 같은 증상이 나타난다. 얼굴이 붉은색이 감돌며 가슴부터 시작하여 얼굴로 열기가 벌겋게 달아오르며 뒤로 넘어가는 느낌이 있다.

– 발병 원인을 음양/오행상으로 알아본다.

음양론적으로 사람은 배꼽을 중심으로 상체는 양이요, 하체는 음이라 분류한다.

이때 경락은 팔은 양팔을 든 것을 기준으로 한다. 손에서 시작되는 경락을 양경락이라 하고, 발에서부터 시작되는 경락을 음경락이라고 한다. 양장부는 화(심장/소장), 상화(심포/삼초), 금(폐/대장)이다.

화 기운이 약한 증상이 발현된 것은 양에 해당한다. 또한 양장부에서 질병이 발생했다면 원인은 음부분에 있다는 것이 음양론의 기준이다. 일반적인 질환은 팔을 내린 현 상태에서 배꼽을 중심으로 하체를 음, 상체를 양으로 분류한다.

음 부분인 발에서 원인을 제공한 것이다. 즉 화기능이 저하된 주원인을 보면 정신적인 양기에서 발현된 것보다 음기부분인 혈액과 관련된 순환장애로 인해 화기능 저하로 인해 발생한 것이다.

오행상으로 설명하면 화기운(심장/소장)이 약해지는 경우는 다음과 같다.

- 수극화가 강할 때(구맥이 발현됨): 신장 기능 항진으로 인해 심장기능이 저하된 상태
- 수극화를 못할 때: 심장기능이 강하여 폐 기능을 강하게 견제하는 상태
- 목생화를 못할 때: 간 기능이 약하여 심장을 도와주지 못할 때
- 화생토가 강할 때: 심장 기능 항진으로 인해 비장기능이 저하되는 경우

- 식이처방에 대하여 알아본다.

- 자주 먹어야 할 음식: ① 쓴맛 ② 단맛, 매운맛을 자주 먹는 것이 좋다.
- 적게 먹어야 할 음식: ① 짠맛 ② 신맛을 줄이는 것이 좋다.

- **심장/소장이 약한 고혈압이 발생한 이유를 알아본다.**
  - 수극화가 강해서: 신장/방광 기운이 심장/소장 기운을 억제하기 때문이다.
  - 화극금을 못해서: 수기운이 강해서 화기운을 억제하기에 화극금을 못하기 때문이다.
  - 금극목은 정상인 경우: 금기운과 목기운은 조화를 이루는 상태이나 목생화를 하지 못하기 때문이다.
  - 목극토가 강해서: 목기운이 강하여 토기운이 약화되면서 토극수를 못하여 수기운인 신장/방광이 강하여 수극화를 강하게 하여 화기운이 약해진 것이다.
  - 토극수를 못해서: 토기운이 약해진 이유는 목극토가 강하게 억제했기 때문이다.

식이처방으로서 자주 먹으면 좋은 음식으로서는 쓴맛, 단맛, 매운맛의 음식을 보강하는 것이 좋다.

쓴맛을 먹는 이유는 쓴맛이 심/소장의 기운을 보강하기 때문이다. 단맛의 음식을 먹는 이유는 비/위장의 기운을 보강하여 질병을 발생케 한 수기운을 억제하기 위함이다. 그래서 단맛의 음식은 쓴맛보다 더 많이 먹는 것이 바람직하다.

그러나 증상이 약하게 발현된 지금은 쓴맛을 1로 하고, 단맛을 2배로 한다면 동시에 심/소장질환을 개선하면서 심/소장 질환을 발생케 한 원인인 수기운을 억제하는 효과를 얻을 수 있기 때문이다.

매운맛의 음식을 먹는 이유는 목기능을 억제하기 위함이다. 그 이유는 금기능이 강하여 목기운을 억제하면(금극목), 목기운이 약하여 토기운을 억제하지 못하면(목극토), 토기운이 강하여(토극수) 화를 너무 강하게 억제하는(수극화) 관계를 해소하는 열쇠음식이기 때문에 매운맛의 음식을 먹는 것이다.

적게 먹어야 할 음식은 짠맛, 신맛의 음식들이다.

짠맛의 음식은 신장/방광 기운을 보강하여 수극화하여 화기운을 더욱 약하게 만들기 때문이다. 신맛을 먹으면 목기능이 강하여(목극토) 토기운을 억제하여 토극수를 하지 못하여 결국은 수기운을 보강하는 격이 되기에 신맛을 먹지 않는 것이 좋다.

짠맛을 줄이고 쓴맛을 자주 먹으면 좋다.

생식요법은 화2+토+금+상화2+표준생식이면 된다.(화+토2+금+상화+표준생식)

증상이 개선되면 체질 처방을 해야 한다.

부항사혈로 혈전을 제거하여 혈액순환을 원활하게 하는 것이 좋다.

위에서 알아본 것과 같이 질환은 심장/소장 질환 한 가지로 나타나지만 우리 몸에서 관련된 장부는 결국 오장육부 모두가 연관 되어 있음을 알 수 있다. 그렇다고 심장질환인데 다른 장부의 약을 먹을 수도 없는 노릇이다. 다른 장부의 기능이상이 발생하지 않았기 때문이다.

결국 우리 몸에 어느 한곳에 이상이 발생한 것은 오장육부가 상호상생상극의 부조화와 불균형이 발생했기 때문이다.

이렇게 이지러진 오장육부에 대하여 항시 조화와 균형을 유지할 수 있고, 부조화를 조화롭게 할 수 있는 방법 중에 하나가 바로 오장육부의 상태에 따라 1:1맞춤식으로 체질(오행)생식을 맞춰 먹는 것이 효과적이다. 이것이 바로 음양/오행론에 입각한 체질(오행) 생식 식이요법이요 자연 치유를 위한 체질별식이요법이라 할 수 있다.

이렇게 하여 심장과 소장의 질환이 정상으로 돌아오면 각자의 타고난 체질에 맞는 식이요법을 실천하면 무병장수 할 수 있을 것이다.

나) 신장성 고혈압: 약한 석맥, 인영 4~5성이 발현(기경의 병으로 혈압이 발생한지 3~5년이 경과된 상태)되며 다음과 같은 증상이 나타난다. 얼굴에 검은 빛이 감돌며, 뒷목부터 열기와 통증이 치밀어 올라 앞으로 넘어오는 듯한 증상을 느낀다.

- 발병 원인을 음양/오행상으로 알아본다.

음양론적으로는 사람은 배꼽을 중심으로 상체는 양이요, 하체는 음이라 분류한다.

이때 경락은 팔은 양팔을 든 것을 기준으로 한다. 손에서 시작되는 경락을 양경락이라 하고, 발에서부터 시작되는 경락을 음경락이라고 한다. 음장부는 목(간장/담낭), 토(비/위장), 수(신장/방광)이다.

수(水) 기운이 약한 증상이 발현된 것은 음(陰)에 해당한다. 또한 음장부에서 질병이 발생했다면 원인은 양부분에 있다는 것이 음양론의 기준이다. 일반적인 질환은 팔을 내린 현 상태에서 배꼽을 중심으로 하체를 음, 상체를 양으로 분류한다.

양 부분인 머리에서 원인을 제공한 것이다. 즉 수기능이 저하된 주원인을 보면 육체적인 음기에서 발현된 것보다 양기 부분이 과도한 스트레스 누적으로 인해 수기능 저하가 발생한 것이다.

- 오행상으로 수(水)기운이 약해지는 경우를 알아본다.

· 토극수가 강할 때(석맥이 발현됨)
· 수극화를 못할 때
· 금생수를 못할 때
· 수생목이 강할 때

- **식이처방에 대하여 알아본다.**
  - 자주 먹어야 할 음식: ① 짠맛 ② 신맛, 쓴맛을 자주 먹는 것이 좋다.
  - 적게 먹어야 할 음식: ① 단맛 ② 매운맛을 적게 먹는 것이 좋다.

- **신장/방광 질환이 발생한 이유에 대하여 알아본다.**
  - 토극수가 강해서: 비장/위장 기운이 신장/방광 기운을 억제하기 때문이다.
  - 수극화를 못해서: 화기운이 강해서 수기운을 억제하기에 수극화를 못하기 때문이다.
  - 화극금은 정상인 경우: 화기운과 금기운은 조화를 이루는 상태이나 금생수를 하지 못하기 때문이다.
  - 금극목이 강해서: 금기운이 강하여 목기운이 약화되면 목극토를 못하여 토기운인 비장/위장이 강하여 토극수를 강하게 하여 수기운이 약해진 것이다.
  - 목극토를 못해서: 토기운이 강해진 이유는 목극토가 약하기 때문이다.

식이처방으로서 자주 먹으면 좋은 음식으로서는 짠맛, 신맛, 쓴맛의 음식을 보강하는 것이 좋다. 짠맛을 먹는 이유는 짠맛이 신장/방광 기운을 보강하기 때문이다. 신맛의 음식을 먹는 이유는 간장/담낭 기운을 보강하여 질병을 발생케 한 토기운을 억제하기 위함이다. 그래서 신맛의 음식은 짠맛보다 더 많이 먹는 것이 바람직하다.

그러나 약한 증상이 발현된 지금은 짠맛을 1로 하고, 신맛을 2로 한다면 동시에 신장/방광 질환을 개선하면서 신장/방광 질환을 발생케 한 주원인인 토기운을 억제하는 효과를 얻을 수 있기 때문이다. 쓴맛의 음식을 먹는 이유는 금기능을 억제하기 위함이다. 그 이유는 화기능이 강하여 금기운을 억제하면(화극금), 금기운이 약하여 목기운을 억제하지 못하면(금극목), 목기운이 강하여(목극토) 수기운을 너무 강하게 억제하는(토극수) 관계를 해소하는 열쇠음식이기 때문에 쓴맛의 음식을 먹는 것이다.

적게 먹어야 할 음식은 단맛, 매운맛의 음식들이다. 단맛의 음식은 비장/위장기운을 보강하여 토극수하여 수기운을 더욱 약하게 만들기 때문이다.

매운맛을 먹으면 금기능이 강하여(금극목) 목기운을 억제하여 목극토를 하지 못하면 결국은 토기운을 보강하는 격이 되기에 매운맛을 먹지 않는 것이 좋다.

단맛을 줄이고 짠맛을 자주 먹으면 좋다.

생식요법은 수2+목+화+상화2+표준생식이면 된다.(수+목2+화+상화+표준생식)

증상이 개선되면 체질 처방을 해야 한다.

부항사혈로 혈전을 제거하여 혈액순환을 원활하게 하는 것이 좋다.

위에서 알아본 것과 같이 질환은 신장/방광 질환 한 가지로 나타나지만 우리 몸에서 관련된 장부는 결국 오장육부 모두가 연관 되어 있음을 알 수 있다. 그렇다고 신장질환인데 다른 장부의 약을 먹을 수도 없는 노릇이다. 다른 장부의 기능이상이 발생하지 않았기 때문이다.

결국 우리 몸에 어느 한곳이 이상이 발생한 것은 오장육부가 상호상생상극의 부조화와 불균형이 발생했기 때문이다.

이렇게 이지러진 오장육부에 대하여 항시 조화와 균형을 유지할 수 있고, 부조화를 조화롭게 할 수 있는 방법 중에 하나가 바로 오장육부의 상태에 따라 1:1맞춤식으로 체질(오행)생식을 맞춰 먹는 것이 효과적이다. 이것이 바로 음양/오행론에 입각한 체질(오행)생식 식이요법이요 자연 치유를 위한 체질별 식이요법이라 할 수 있다.

이렇게 하여 신장/장광, 생식비뇨기계 질환이 정상으로 돌아오면 각자의 타고난 체질에 맞는 식이요법을 실천하면 무병장수 할 수 있을 것이다.

다) 신경성 고혈압: 약한 구삼맥 인영4～5성이 발현(기경의 병으로 스트레스가 누적되어 혈압이 발생한 지 3～5년이 경과된 상태)되며 다음과 같은 증상이 나타난다.

한열조절능력이 비정상적이어서 수시로 열이 올랐다 내렸다 하는 증상과 스트레스를 받으면 혈관이 좋아지면서 혈압이 상승하는 증상이 나타났다가 스트레스 요인이 없어지면 혈압이 정상치로 돌아온다.

- 발병 원인을 음양/오행상으로 알아본다.

음양론적으로는, 음양의 조화가 이루어지지 않고 기와 혈의 순환장애로 발생한다.

오행상으로는, 오장육부의 상생상극의 부조화로 인해 발생한다.

- 식이처방에 대하여 알아본다.

- 발병 원인 음식들/먹지 말아야 할 음식: 쓴맛, 단맛의 음식들
  과도한 스트레스, 외골수, 완벽한 성격, 타협 없는 성격이 사람들이다.
- 자주 먹어야 할 음식: 떫은맛의 음식들
  그러려니 하는 마음가짐
  (외관/내관 침 치료점)

- 신경성 고혈압이 발생한 이유

(화/상화기운이 약해지면서 기와 혈의 순환장애로 발생한다.)

· 수극화: 불균형
· 화극금: 불균형
· 금극목: 불균형
· 목극토: 불균형
· 토극수: 불균형

식이처방으로서 자주 먹으면 좋은 음식으로서는 골고루 먹어 오장육부의 기능을 보강하는 것이 좋다. 신맛을 먹는 이유는 체내의 노폐물을 해독함으로써 혈액순환을 원활하게 하고, 누적된 스트레스를 해소하는 효과를 가진다. 쓴맛을 먹는 이유는 쓴맛이 심/소장의 기운을 보강하고 막힌 곳을 소통케 하여 혈액순환을 원활하게 하여 기혈의 순환을 보강하여 면역력을 보강하고 정상 체온을 유지시키기 위함이다. 단맛의 음식을 먹는 이유는 비/위장의 기운을 보강하여 체내의 에너지를 보강하여 활력을 되찾기 위함이다. 매운맛의 음식을 먹는 이유는 몸 안의 따뜻하게 만들어 노폐물을 배출시키고 체내 산소량을 확보하여 혈액순환을 원활하게 하면서 정상 체온을 유지시키기 위함이다. 짠맛의 음식을 먹는 이유는 신장 기능을 보강하여 골수기능을 튼튼하게 하여 적혈구 생산량을 증가시켜 체액을 조절하고 혈압을 조절하는 기능을 보강하고, 정상 체온을 조절하며, 신경계와 호르몬계를 정상화하기 위함이다.

그러나 증상이 약하게 발현된 지금은 짠맛을 2로 하고, 신맛을 1배, 떫은맛을 2로 하는 배합비율로 음식을 먹으면서 정신적인 스트레스를 해소하기 위한 충분한 휴식을 하는 것이 신경성 고혈압을 이기는 길이다.

스트레스를 줄이고 골고루 잘 먹는 것이 좋다.

생식요법은 수2+목+화+상화2+표준생식이면 된다.(수+목+화+상화2+표준생식)
증상이 개선되면 체질 처방을 해야 한다.
부항사혈로 혈전을 제거하여 혈액순환을 원활하게 하는 것이 좋다.

위에서 알아본 것과 같이 질환은 신경성 고혈압이라는 질환 한가지로 나타나지만 우리 몸에서 관련된 장부는 결국 오장육부 모두가 연관 되어 있음을 알 수 있다. 그렇다고 신경성 고혈압인데 다른 장부의 약을 먹을 수도 없는 노릇이다. 다른 장부의 기능이상이 발생하지 않았기 때문이다.

결국 우리 몸에 어느 한곳에 이상이 발생한 것은 오장육부가 상호상생상극의 부조화와 불균형이 발생했기 때문이다.

이렇게 이지러진 오장육부에 대하여 항시 조화와 균형을 유지할 수 있고, 부조화를 조화롭게 할 수 있는 방법 중에 하나가 바로 오장육부의 상태에 따라 1:1맞춤식으로 체질(오행)생식을 맞춰 먹는 것이 효과적이다. 이것이 바로 음양/오행론에 입각한 체질(오행)생식 식이요법이요 자연 치유를 위한 체질별 식이요법이라 할 수 있다.

이렇게 하여 신경성 고혈압 질환이 정상으로 돌아오면 각자의 타고난 체질에 맞는 식이요법을 실천하면 무병장수 할 수 있을 것이다.

2. 부종(浮腫)

흔히들 심부전(心不全)이라고 하면 곧바로 죽을 거라는 생각이 먼저 든다. 심각한 심부전과 경미한 심부전까지 다양하다. 심장판막증이나 심근증, 협심증, 고혈압성 심장병 등으로 심장의 기능(힘)이 저하되면 심장은 온몸의 세포로 혈액을 보내는 힘이 약해진다. 동시에 온몸에서 혈액을 받아들이는 힘도 약해진다. 그렇게 되면 온몸의 기관, 조직, 세포에서 혈액이 막히고 혈관 벽에서 수분이 누출돼 심부전 특유의 '부종'이 생긴다.

그러니 심부전에서 이뇨제를 처방해서 치료하는 것이다.

심부전은 이외에도 폐에 물이 차는 폐수종 증상도 더해져 숨이 차고, 가슴이 두근거리고, 호흡곤란과 같은 증상이 나타난다. 또 위장이나 간이 부으면 식욕부진이나 구역질, 울혈간(鬱血肝)에 의한 간 기능 저하 현상도 발생한다. 심부전에 걸리면 하루 500g에서 1kg이나 체중이 늘기도 하는데 이는 수분 배설이 원활하게 이루어지지 않기 때문이다.

그러므로 보리차, 커피, 녹차, 청량음료를 마시는 것은 신장을 포함하여 몸을 냉하게 하므로 배뇨를 약하게 만드는 원인이므로 먹지 말아야 한다. 양기가 많은 음식 위주로 먹어 배설을 촉진시키는 것이 좋다.

신장도 열에 의해 움직이기에 몸이 차가워지면 기능이 떨어지는 것은 당연하다. 신장이 차가운 것을 느낄 있는 곳이 발이다. 발이 차가우면 신장도 차갑다고 생각하면 맞다.

1) 집에서 할 수 있는 치유법

① 팥을 자주 먹는다. 팥을 삶아서 그 물을 음료수처럼 마시면 좋다.
팥은 이뇨작용이 강력하기 때문에 부종에 효과적이다.

② 옥수수 수염차를 마신다.

③ 수박을 먹어도 좋다. 손발이 차가운 사람은 수박을 죽염이나 천일염을 찍어 먹으면 좋다.

④ 절임 음식이나 발효 음식을 먹으면 효과가 좋다.

⑤ 바다에서 생산되는 먹을거리나 땅속으로 생장하는 근경식물을 먹으면 좋다.

⑥ 맨발로 걸어라.

⑦ 손발을 자주 흔들거나 털어라.

⑧ 호보법(호랑이처럼 엎드려서 팔과 다리로 걷는 법)을 하라.

심장기능 저하로 인한 심부전은 짠맛을 줄이고 쓴맛을 자주 먹으면 좋다.

생식요법은 화2+토+금+상화2+표준생식이면 된다.(화+토2+금+상화+표준생식)

증상이 개선되면 체질 처방을 해야 한다.

부항사혈로 혈전을 제거하여 혈액순환을 원활하게 하는 것이 좋다.

3. 현기증(眩氣症)과 이명(耳鳴)

현기증이라 하면 그냥 쉽게 말해서 어지럼증이다. 누구나 발생할 수 있고, 일시적으로 발생할 수 있는 증상이다.

서양의학적으로 설명하면 '자신의 몸과 주변 물체의 공간적 관계를 비정상적으로 느끼는 것'이라고 정의한다. 그러나 뇌종양, 소뇌의 위축, 청신경의 염증이나 당뇨병, 종양과 같은 명백한 기질적인 병변이 없을 때 생기는 현기증과 이명은 동양의학에서는 수독(水毒)이 그 원인이다.

현기증과 이명이 심해지면 심한 구토를 동반한다. 즉 위액이라는 수분을 몸 밖으로 배출해 몸에 있는 수분의 양을 줄이려는 반응이다.

이것이 서양의학에서 말하는 '메니에르 증후군'이라는 병이다. 메니에르증후군에 걸리면 의사는 '피로나 수면부족 혹은 스트레스가 원인이겠지요!' 라고 종종 말을 한다. 이처럼 피곤이나 스트레스는 배설, 특히 수분 배설을 악화시켜 몸 안에 수독을 형성하는 원인이 되기도 한다.

그밖에 평상시 차나 물을 커피 같은 수분만 많이 섭취하고 몸을 그다지 많이 움직이지 않아 배뇨나 땀이 적은 사람들에게 현기증과 이명이 자주 일어난다. 따라서 몸을 따뜻하게 하고 땀과 소변을 자주 배출하도록 하는 것이 좋다.

1) 집에서 할 수 있는 치유법

① 수분을 억지로 과잉 섭취하지 않는다.

② 천일염, 된장, 간장, 젓갈류 같은 양성식품을 많이 먹는다.

③ 근경식물을 많이 먹어 양기를 보충한다.

④ 원산지가 내가 살고 있는 곳보다 북방에서 생산된 먹을거리를 먹는 것이 좋다. 북쪽일수록 양기가 많다.

⑤ 색이 진한 먹을거리 일수록 양기가 강하다.

⑥ 근육을 단련하여 체온을 높여 수분을 소비시킨나.

⑦ 반신욕을 자주하여 체온을 올린다.
⑧ 매운맛과 짠맛의 음식을 자주 먹는다. 예를 들면 계피가루를 적당히 활용하여 음식을 먹는다. 계피(시나몬)는 내이를 포함한 뇌 속 혈액순환을 개선한다. 내이에 쌓여 있는 과잉 수분을 혈액에 흡수시켜 배출한다.
⑨ 팥을 삶아서 물을 장복한다. 이뇨효과가 뛰어난 식품이다.
⑩ 현기증이나 메니에르증후군은 이뇨 성분이 들어 있는 음식들을 자주 먹는 것이 좋다. (육계, 말굽버섯, 삽주, 감초를 넣어 끓인 영계출감탕도 좋다.)
⑪ 맨발로 걸어라.
⑫ 호보법을 실천하라.
⑬ 주기적인 부항사혈을 실시하여 체내의 노폐물을 배출시켜 혈액순환을 원활하게 하라.

신장 기능 저하로 인한 현훈증이나 이명에는 단맛을 줄이고 짠맛을 자주 먹으면 좋다.

생식요법은 수2+목+화+상화2+표준생식이면 된다.(수+목2+화+상화+표준생식)
증상이 개선되면 체질 처방을 해야 한다.
부항사혈로 혈전을 제거하여 혈액순환을 원활하게 하는 것이 좋다.

4. 가슴 두근거림, 빈맥, 부정맥

현대의학에서는 가슴 두근거림, 빈맥, 부정맥 등을 심장질환이라고 분류하지만 동양의학에서는 수독(水毒)으로 본다. 몸속에 여분의 수분이 쌓이면 몸을 냉하게 하여 신진대사가 나빠진다. 따라서 신진대사를 높이기 위해 가슴 두근거림이나 빈맥, 부정맥을 일으켜 수분을 배설하려는 반응이 나타나는 것이다.

가슴 두근거림이나 빈맥, 부정맥은 어떤 활동을 하고 있을 때는 나타나지 않지만 대개 안정을 취할 때 나타난다. 무언가를 할 때는 근육이 움직이므로 수분을 소비하거나 근육에서 발생하는 열(熱)로서 수분이 처리되기 때문이다. 가슴 두근거림이나 빈맥을 호소하는 사람들 대부분은 차, 커피 등 수분을 지나치게 많이 섭취하는 사람들이다.

한편 몸을 움직였을 때 가슴 두근거림, 빈맥이 나타나는 경우는 심장의 이상을 검사 받는 것이 좋다.

1) 집에서 할 수 있는 치유법

① 항상 일정하게 움직이는 운동습관을 통해 잉여 수분을 배출시킨다.
② 반신욕을 통해 혈액순환을 원활하게 한다.
③ 항상 즐거운 마음으로 생활하는 것이 좋다.

④ 작은 일에도 감사하는 마음을 가지고 취미 생활을 하는 것이 좋다.
⑤ 매사에 그러려니! 하는 느긋한 마음을 가지는 것이 좋다.
⑥ 생은행을 1일 9알 장복하라.
⑦ 솔순주를 하루 1/2잔 장복하라.
⑧ 커피를 끊어라.
⑨ 맨발로 걸어라.

짠맛을 줄이고 쓴맛과 떫은맛을 자주 먹으면 좋다.

생식요법은 화2+토+금+상화2+표준생식이면 된다.(수+목2+화+상화2+표준생식)
증상이 개선되면 체질 처방을 해야 한다.
부항사혈로 혈전을 제거하여 혈액순환을 원활하게 하는 것이 좋다.

5. 동맥경화증

동맥경화란 동맥혈관이 굳어 가는 현상을 말한다. 왜 동맥혈관이 굳어 가는가? 하는 의문을 가지는 것부터 시작해야 한다.

혈관이 굳어 가는 현상은 몸이 차갑고, 혈관근육이 오그라들고, 혈관 내에 찌꺼기가 많이 쌓여 있고, 혈액순환 장애가 있을 때 발생하게 된다.

동맥경화증을 예방하기 위해서는 몸을 따뜻하게 하는 것이 최우선적인 방법이다.

서양의학적으로 동맥경화증을 예방하기 위해서는 우선 혈관 벽의 손상을 막는 비타민 C와 니코틴산, 그리고 지방대사에 관여하는 비타민B6, B15, 이노시톨과 같은 미량 영양소를 섭취하면 좋다. 이 같은 미량 영양소를 보충하면 불필요한 지방을 연소/배설하고 혈관내벽을 튼튼하게 할 수 있다.

또 최근에 백혈구 안의 매크로파지가 동맥벽에 침착해 동맥경화를 촉진하는 나쁜 콜레스테롤인 LDL콜레스테롤을 먹어치워 동맥경화를 개선한다는 사실이 밝혀졌다.

이 백혈구의 기능을 촉진하려면 무나 양파에 들어 있는 유황화합물을 많이 먹거나 목욕, 운동으로 몸을 따뜻하게 하는 것이 가장 좋다.

1) 집에서 할 수 있는 치유법

① 무 3, 양파 1의 비율로 갈아서 즙을 먹는 식습관을 가지면 좋다.
(무즙을 천천히 강판에 갈고 조선간장을 약간 타서 먹으면 좋다.)
② 타우린이 많은 음식을 자주 먹는 것이 좋다. (오징어, 문어, 어패류 등)
③ 바다생선 기름 속에 많이 들어 있는 EPA, DHA는 좋은 콜레스테롤인 HDL을 증가시켜 동맥경화를 예방시켜 주고, 타우린은 동맥경화와 혈전

(血栓)을 예방, 개선시켜 주는 효과가 있기 때문이다.

④ 맨발로 걸어라.

⑤ 잠을 잘 때는 발가벗고 자라.

⑥ 호보법을 실천하라.

⑦ 주기적인 부항사혈을 실시하라.

단맛을 줄이고 짠맛을 자주 먹으면 좋다.

생식요법은 수2+목+화+상화2+표준생식이면 된다.(수+목+화2+상화+표준생식)

증상이 개선되면 체질 처방을 해야 한다.

부항사혈로 혈전을 제거하여 혈액순환을 원활하게 하는 것이 좋다.

6. 저혈압

순환부전, 대출혈, 중증빈혈, 영양실조증, 소모성 질환 따위에서 볼 수 있는 저혈압처럼 원인이 명백한 저혈압을 '증후성(이차성) 저혈압'이라고 한다. 그리고 특별히 원인이 될 만한 병이 없는 저혈압을 '본태성(일차성) 저혈압'이라고 한다.

통계적으로 봤을 때 저혈압을 앓는 사람은 고혈압을 앓는 사람보다 훨씬 장수할 가능성이 높다고 알려져 있다. 그러나 아침에 잠자리에서 일어나는 것이 힘들다. 오전 중에는 몸 컨디션이 안 좋고, 몸이 냉하다, 위장 상태가 어쩐지 안 좋다는 다양한 이상한 증상들을 호소하는 사람들이 많다. 바로 이런 점들이 동양의학에서 말하는 몸이 냉한 음성체질임을 시사한다.

저혈압을 앓는 사람들은 평소 붉은 살 육류나 어패류, 치즈와 같은 동물성 식품, 소금, 된장, 간장, 젓갈류, 뱅어포와 같은 염분이 많은 식품, 뿌리채소류, 삶거나 볶거나 열을 가한 식품 등 소위 양성식품을 많이 섭취하고 몸을 따뜻하게 해야 한다.

그리고 수분이 많은 음식(물, 차, 커피, 청량음료), 생야채, 흰색식품(흰 빵, 백설탕, 화학조미료), 원산지가 남방인 식품(파인애플, 멜론, 망고, 오이, 수박, 카레 등)을 삼가는 것이 좋다.

또 근육운동을 해서 근육량을 늘리면 좋다. 왜냐하면 체온의 40% 이상이 근육에서 발생하기 때문이다. 주로 천일염이 들어간 김장 김치나 각종 장류, 장아찌류를 자주 먹는 것이 좋다.

1) 집에서 할 수 있는 치유법

① 말린 견과류나 건어물을 먹는 것이 좋다.

② 맵고 짠맛의 음식을 자주 먹는 것이 좋다.

③ 탕류의 음식도 좋다.
④ 고단백 음식을 자주 먹는다.(장어, 개고기, 매운탕, 순댓국밥)
⑤ 말린 새우가 들어간 음식을 자주 먹는 것이 좋다.
⑥ 경침베개 밟기나 발 관리를 하라.
⑦ 맨발로 걸어라.
⑧ 호보법을 실천하라.
⑨ 주기적인 부항사혈을 실시하라.
⑩ 견과류나 열매음식, 해조류나 근경식품을 자주 먹는 것이 좋다.
⑪ 마늘장아찌와 새우젓을 상복하는 것이 좋다.

단맛을 줄이고 짠맛을 자주 먹는 것이 좋다.

생식요법은 금+수2+목+상화2+표준생식이면 된다.(금2+수+목+상화+표준생식)
증상이 개선되면 체질 처방을 해야 한다.
부항사혈로 혈전을 제거하여 혈액순환을 원활하게 하는 것이 좋다.

7. 치질

치질(痔疾)은 항문 부근에 있는 치정맥이 막혀 피가 고여서 정맥류를 만들고 있는 상태다. 임신, 변비, 과음, 앉아 있는 일을 오래하는 직업 등이 원인 일수 있다. 이런 국소적인 원인들 외에도 혈액 속에 콜레스테롤, 중성지방, 피블린과 같은 응고물질들이 지나치게 많아져 이들 물질이 혈액의 흐름을 악화하여 생기는 '어혈(瘀血)'의 한 증상이다.

즉 치질은 흰쌀, 흰빵, 백설탕과 같은 정백식품, 육류, 달걀, 우유, 버터로 대표되는 고지방, 고단백식품을 지나치게 많이 섭취했기 때문이다. 따라서 치질을 근본적으로 치료하려면 변통을 개선해 대장속의 노폐물을 배출하고, 과식을 삼가고, 운동이나 목욕으로 몸을 따뜻하게 하여 혈액순환을 개선하고 혈액을 깨끗하게 유지하는 것이 최선이다.

1) 집에서 할 수 있는 치유법

① 식이섬유가 풍부한 음식을 자주 먹는다.(해조류, 콩, 현미, 참깨 등)
② 제철 과일을 충분히 먹는다.
③ 마늘 목욕을 하면 혈액순환이 개선되어 치질이 풀린다.
④ 당근, 시금치, 파인애플 주스가 효과가 있다.
⑤ 시금치: 위장 전체를 청소, 정화해 변비를 개선시킨다.
⑥ 파인애플: 단백질을 분해하여 혈류가 정체되는 원인인 피블린을 없애 혈액순환을 좋게 한다.

⑦ 무, 당근 즙을 만들어 먹는다.

⑧ 마늘대를 삶은 물로 항문을 자주 닦아주면 좋다.

⑨ 마늘장아찌를 장복하면 개선된다.

⑩ 찬 곳에 오래 앉아 있지 말라.

⑪ 민중 의술적으로 항문 주변에 안티프라민을 바르고 잠을 자도 개선된다. 쓴맛과 단맛을 먹지 말아야 한다. 쓴맛을 줄이고 매운맛을 자주 먹으면 좋다.

생식요법은 금2+수+목+상화2+표준생식이면 된다.(금+수2+목+상화+표준생식)

증상이 개선되면 체질 처방을 해야 한다.

부항사혈로 혈전을 제거하여 혈액순환을 원활하게 하는 것이 좋다.

03 면역 이상 : 곡물 위주 자연식이 건강한 세포를 만든다.

면역 이상은 곡물 위주 자연식으로 건강한 세포를 보강하여야 한다.

면역(免疫)이란, 질병을 이기려는 힘을 말한다. 우리 몸은 항상 건강해지려고 스스로 노력을 하고 있다. 이것이 자연 치유력이다. 자연의학이요 대체의학 관점에서 보면 체내의 노폐물이나 잉여 수분을 밖으로 내보내려는 노력이 가래나 발진으로 내보내려는 것은 알레르기고, 잘못 먹은 음식이나 체질에 맞지 않는 음식, 과식이나 지나친 육류 섭취로 인해 만들어진 건강하지 못한 세포를 처리하려는 노력이 자가면역질환이다.

사람은 치아의 비율대로 먹어야 함에도 남이 좋다고 하면 마구잡이식으로 음식을 먹다 보니 몸에서는 이상반응이 나타나게 된다. 우리가 가지고 있는 치아의 비율을 보면 총 32개 중 4개의 송곳니는 생선이나 육류를 먹으라는 의미고, 8개의 대문니는 야채나 과일을 먹을 때 활용하라는 것이고, 나머지 20개는 곡물을 갈고 분쇄할 때 활용하라는 의미다.

이것을 1주일의 식사하는 하루 3끼 × 7일= 21끼를 비율로 환산하면 1주일에 한 번은 생선을 먹는 것이 좋고, 한 번은 육류를 먹는 것이 가장 적당한 육류의 섭취 권장 기준이라 할 수 있다.

그러나 현대인들은 1주일 거의 매일 삼겹살로 회식이나 저녁을 먹는 생활을 하여 육류를 과식하는 경향이 있어 이런 식생활의 결과물로서 몸 안의 혈액은 탁(濁)할 대로 탁해져서 혈액순환 장애를 일으켜 과거 60대 넘어서야 발생하는 질환인 성인병들이 이제는 30대부터 발생하고 있는 것이다.

면역력을 기르려면 치아의 배열비율대로 먹는 것이 좋다. 즉 과거의 우리 본연의 식습관으로 돌아가는 것이다.

1. 알레르기 질환, 아토피

알레르기성 질환은 재채기, 콧물(비염), 물과 같은 묽은 가래(천식), 습진(아토피)처럼, 몸속에 추적된 과잉 수분(수독)이 밖으로 배출되는 병이다.

아토피가 좀처럼 낫지 않는 까닭은 혈액 오염이 원인이기 때문이다. 따라서 스테로이드제나 항히스타민제 따위를 써서 몸속에 있는 과잉 수분이나 노폐물, 유해물의 배설반응자체를 억제해도 잘 낫지 않는 것은 당연한 일이다.

예를 들면 삼나무 화분증(알레르기)을 앓고 있는 한 환자가 "조깅을 하면서 땀을 흘리거나 사우나에서 땀을 내면 눈물이나 콧물이 딱 멈춘다."라고 말했는데 이는 몸 안의 탁한 찌꺼기와 잉여 수분을 배출한 결과이기 때문이다. 그래서 숯가마 사우나를 자주 하면 피부병이나 알레르기를 치유할 수 있는 것이다.

1) 집에서 할 수 있는 치유법

① 염분을 비롯한 양성식품을 자주 먹는다.
② 신맛과 쓴맛을 먹지 말아야 한다.
③ 밀가루(글루텐)와 우유(카제인)를 끊어라.
④ 맵고 짠맛의 음식, 발효 식품, 염장식품을 자주 먹으면 좋다.
⑤ 현미를 가루로 내어 1일 3회 한 번에 밥숟가락으로 3숟가락을 미지근한 물에 타서 먹고, 마늘장아찌를 반찬으로 먹고 생강차를 마시면 좋다. 밥은 카레밥을 먹는 것이 좋다. 현미는 식이섬유가 풍부해 노폐물을 배출하는 효과가 높다.
⑥ 소금물 온욕으로 체온을 올리자.
⑦ 소식으로 혈액을 맑게 하자.
⑧ 근경식물을 자주 먹자. 예를 들면 우엉은 해독, 배설 작용이 강하므로 프랑스에서는 피부병 약으로 활용하고 있다. 생무는 체내의 약독을 해독/배출하는 효과를 가진다.
⑨ 마늘대를 삶아서 그물로 목욕을 하면 좋다.

동양의학적으로 알레르기나 아토피는 오행상 폐 기능 저하로 본다. 식습관이던 생활습관이든 간에 폐기능이 저하되면 아토피가 발생하기 때문이다.

이러한 아토피를 개선시키기 위해서는 폐 기능을 저하시키는 쓴맛을 줄이고 폐 기능을 보강하는 매운맛을 자주 먹는 것이 좋다.

생식요법은 금2+수+목+상화2+표준생식이면 된다.(금+수2+목+상화+표준생식)
증상이 개선되면 체질 처방을 해야 한다.
부항사혈로 혈전을 제거하여 혈액순환을 원활하게 하는 것이 좋다.

2. 천식(喘息)

천식은 몸속에서 배출된 수분과 노폐물인 점액이 기관지 속에 쌓여 생기는 경련성 호흡곤란이다. 천식은 알레르기 현상에 의해 일어난다. 알레르기성 질환의 원인이 되는 항원인 알레르겐으로는 집먼지 진드기, 꽃가루, 진균, 동물의 털과 같은 흡인성 항원과 게, 새우, 달걀, 우유, 육류, 고등어와 같은 식사성 항원도 있다.

그러나 기관지가 수축해 떨리는 현상인 경련은 우리들이 비를 맞으면 몸이 차가워져 떨리는 것과 마찬가지로 기관지 속의 과잉 수분에 따른 냉기가 원인이다.

그 결과 공기의 출입이 원활하지 못해 쌕쌕하는 소리가 난다. 따라서 천식 대처 방안으로는 몸을 따뜻하게 해 기관지를 확장하고, 발한과 이뇨를 촉진해 과잉 수분을 몸 밖으로 배출하는 것이 가장 좋다.

1) 집에서 할 수 있는 치유법

① 무와 파인애플, 양파 주스를 만들어 먹는다. 파인애플에 들어 있는 브로멜린이 피블린을 분해해 가래를 없애 주는 작용을 한다. 양파는 혈액순환을 좋게 해서 몸을 따뜻하게 하고 발한, 이뇨작용을 촉진하다.

② 배+도라지+생강탕을 마신다.

③ 우엉즙을 마신다.

④ 맨발로 걷는 운동을 하여 중성지방 수치를 낮춰야 한다. 중성지방 수치가 높으면 천식이 발생하기도 하기 때문이다.

⑤ 검은콩, 흑설탕, 고구마, 된장국도 가래를 없애는 작용을 하므로 매일 먹으면 좋다.

■ **민중 의술 소개**

콩나물을 머리와 뿌리를 떼어내고, 사기그릇에 한 줌 넣고, 수수엿 몇 조각을 넣고, 즉 콩나물-수수엿-콩나물-수수엿을 켜켜이 놓고 뚜껑을 닫아 따뜻한 방에서 이불을 덮어 하루를 지나면 맑은 물이 생긴다. 맑은 물을 2주간 매일 먹으면 평생 고생하던 천식을 시원하게 이겨낼 수 있다.

현대는 이불에 덮지 않고 보온밥통을 활용해도 된다. 재료를 준비해서 보온밥통에 넣고 보온 상태로 밤을 지내고 아침에 되면 맑은 물이 생긴다. 이렇게 만들어 먹어도 좋다.

동양의학적으로 천식(喘息)은 오행상 폐 기능 저하로 본다. 식습관이던 생활 습관이든 간에 폐기능이 저하되면 천식이 발생하기 때문이다. 물론 특이한 경우라고 할 수 있지만 중성지방 수치가 상승해도 천식이 발생한다.(정상은 150이하지만 500이상 오르면 천식이 생긴다.)

이러한 천식을 개선시키기 위해서는 폐 기능을 저하시키는 쓴맛을 줄이고 폐 기능을 보강하는 매운맛을 자주 먹는 것이 좋다.

생식요법은 금2+수+목+상화2+표준생식이면 된다.(금+수2+목+상화+표준생식)

증상이 개선되면 체질 처방을 해야 한다.

부항사혈로 혈전을 제거하여 혈액순환을 원활하게 하는 것이 좋다.

04 쌓이고 뭉치는 병: 체온 상승이 배설을 촉진시킨다.

쌓이고 뭉치는 병은 체온을 상승시켜 배설을 촉진시켜야 한다.

체온이 있는 한 우리 몸은 항상 혈액순환이 이루어진다. 혈액순환이 이루어지려면 신진대사가 이루어져야 한다.

신진대사란? 먹은 음식물들을 소화, 흡수를 통하여 생명활동을 유지하는 것을 말한다. 이러한 생명유지 활동을 하고 나면 체내에는 노폐물이나 찌꺼기가 발생하기 마련이다. 이런 과정에서 어딘가 문제로 인해 정상적인 활동을 하지 못하면 신진대사가 방해를 받고 또한 발생하는 찌꺼기나 노폐물도 배출장애를 받아 혈액순환 장애가 발생하게 된다. 이러한 노폐물들이 대량 누적되어 생기는 증상을 '변성성 질환' 또는 '퇴행성 병변'이라고 한다.

우리 몸에 침착하는 물질의 종류에 따라 단백질 변성, 지방변성(지방간이 대표적), 석회변성(유방이나 어깨에 석회질 뭉침 현상), 결정체 변성(신장결석, 요관 결석, 방광결석, 담석 등)으로 나뉜다.

변성성 질환은 한마디로 말하면 배설 기능이 저하되어 나타나는 증상이다. 몸속의 잉여물이나 노폐물을 배설하지 못한 상태다. 체온 저하로 인해 배설 기능이 떨어진 상태라고 말 할 수 있다. 이렇게 본다면 비만은 변성성 질환 중에 으뜸이라고 할 수 있다.

1. 비만(肥滿)

항간에 비만이라고 하면 체지방률이 20%냐 30%냐 하여 지방량을 따지는 사람들이 많다. 그러나 사람 체중의 65%는 물로 이루어져 있어 지방보다 수분이 더 많은 영향을 미친다. 따라서 물만 마셔도 살이 찐다는 사람의 말도 일리는 있는 말일 것이다.

서양의학에서는 비만의 원인을 섭취하는 칼로리가 소비하는 칼로리보다 많을 때 발생한다고 본다. 한마디로 과식(過食)이 비만을 부른다고 말하고 있다.

동양의학에서는 두 가지로 분류한다.

하나는 몸 전체의 혈액순환 장애로 인해 증가하는 비만으로 주로 체지방 증가가 원인이다. 하반신 비만으로 얼굴이 희고, 살이 출렁거리는 물 비만이며, 땀이 많고, 무릎 관절이 아픈 비만을 말하며, 이때는 수분을 배출해야 살이 빠진다.

다른 하나는 내장비만으로서 성인병을 가지고 있는 복부 비만으로서 변비에 잘 걸리며, 혈압이 높고, 배만 볼록하게 튀어나온 비만으로서 어느 정도 체력을 갖고 있는 비만으로 분류한다. 이때는 대/소변의 배설을 촉진하여 몸속의 노폐물의 배출과 연소를 돕는 운동을 병행해야 한다.

간단하게 말하면 비만이란 신진대사장애이고 한마디로 배설을 하지 못해서 발생하는 질환이요, 증상이라 할 수 있다. 특히 수분 배설이 적은 사람, 소변 양이 적거나 소변횟수가 적은 것이 큰 원인으로 작용한다. 그 증거로 다이어트를 하거나 운동을 하게 되면 엄청나게 많은 소변과 대변을 배출하는 것을 볼 수 있다.

이와 같은 배설 기능 저하는 저체온이 주원인이다. 체온 1도가 내려가면 신진대사는 12%가 떨어진다. 즉 같은 음식을 먹더라도 체온이 정상인 사람보다 12%가 더 살찌게 된다는 말이다.

남성과 비교했을 때 여성이 체온이 낮다. 따라서 비만이나 무다리가 남성보다 많은 것이다. 물을 비닐봉지에 넣고 들어 올리면 아래쪽으로 쳐지는 것과 같이 물 비만이 되면 하반신이 더 많은 물을 축적하게 된다.

동양의학에 상사이론(相似理論)이 있다. 상사 이론은 사람의 하반신은 식물의 뿌리에 해당하는 것이고, 상반신은 잎과 줄기, 꽃에 해당한다고 보는 이론이다. 따라서 하반신을 강화하고 싶다면 식물의 뿌리에 해당하는 뿌리채소(땅속으로 생장하는 먹을거리)를 섭취하고, 상반신의 건강을 위한다면 잎채소류를 섭취하면 좋다.

상사이론에서 본다면 물이나, 차, 커피와 같은 수분을 자주 섭취하는 사람, 빵, 케이크, 귤, 그레이프프루트와 같은 말랑말랑한 식품을 좋아하는 사람은 물 비만이 되기 쉽다. 그래서 먹는 식습관과 같은 체형이 되기 쉽다는 것이다. (상사(相似: 서로 모양이 비슷함)

그래서 마르고 싶다면 우엉, 당근, 연근, 파, 양파, 참마와 같은 색이 진하고 단단한 식품을 먹으면 자신의 몸도 날씬해진다는 논리다. 또 민달팽이에 물이나 맥주를 부으면 한없이 커지지만 소금을 뿌리면 줄어든다. 비만인 사람은 '수분 과잉에 염분 부족'이라는 특징을 가지고 있다. 이것 또한 동양의학에서는 동기상구(同氣相求)라고 표현하고 있다. 외형이 비슷한 것은 내게도 유사한 효과를 가진다는 말이다.

즉 우엉처럼 날씬한 음식을 자주 먹으면 날씬한 몸매를 가질 수 있고 돼지고기를 자주 먹는 사람은 돼지처럼 살이 찐다는 이론이다.

1) 집에서 할 수 있는 치유법

① 규칙적인 운동을 통해 잉여 에너지를 소비시켜야 한다.
② 사우나, 족욕으로 땀을 내면 수분이 배출되면서 체중이 감량된다.

③ 풍부한 식이섬유를 섭취하여 체내의 수분과 노폐물을 배출한다.
④ 매운맛은 음식을 자주 먹어 혈액순환을 좋게 하고 체온을 올리도록 한다.
⑤ 생강차를 자주 마시는 것도 좋다.
⑥ 천일염으로 만든 음식이나 젓갈류, 절임음식을 자주 먹어, 염분은 물을 배출하고 몸을 탄력 있게 만들어 준다.
⑦ 팥을 삶아서 그 물을 자주 먹는다.(이뇨와 배변활동 촉진 효과)
⑧ 맨발로 걸어라. 맨발로 걷는 이유는 발에 있는 63개의 반사구를 자극함으로써 전신의 조직을 활성케 함으로써 혈액순환을 원활하게 하여 체내의 축적되고 있는 노폐물을 배출하는 효과를 가지기 때문이다.
⑨ 과식이 근본적인 원인이다. 가능한 소식하고 자주 움직이는 생활 습관을 가지는 것이 좋다.
⑩ 맨발로 호랑이처럼 엎드려서 걷는 운동을 하면 좋다.

단맛을 줄이고 짠맛을 자주 먹는 것이 좋다.
이쯤에서 왜 사람들이 자신도 모르게 과식을 하는지 이유를 알아본다.

"맛을 모르는 대식가"에 대한 오행적 해설

음양/오행론은 연구하다 보면 고(故) 김춘식 선생이 쓴 체질론에 토(土) 비/위장의 육체적 증상 편에 보면 비/위장 기능에 이상이 발생하면 "맛을 모르는 대식가"가 된다는 이야기가 언급된다. 무슨 의미인지 자세하게 알아본다.

사람은 살아가면서 음식물을 먹지 않고는 살아갈 수 없다. 그러나 얼마만큼 먹어야 하는지에 대한 기준은 개인마다 모두 다르다.
배고픈 사람들은 많이 먹을 것이고, 배가 고프지 않는 사람은 적게 먹을 것이다. 그래서 많이 먹고 적게 먹는 것에 대한 정의는 사실 명확하게 내릴 수없는 사안이다.

그러나 하루 세끼를 먹고 살아온 사람들이 때가 되면 "배가 고프다" 하고 느끼는 것과 식사를 하다 보면 "아 배부르다" 하고 느끼는 경우를 중심으로 알아본다.

우리 몸에는 먹는 것에 관한 신경계가 존재하며 그 신경계에 의해서 배가 고프다는 것을 느끼고 배부른 것을 느낀다. 이런 신경계가 하나는 섭식 중추이고, 다른 하나는 포만 중추다.
이러한 섭식 중추와 포만 중추는 서로 반대의 작용을 한다.

우선 배가 고프면 공복감을 느끼고, 배가 부르면 포만감을 느낀다. 이 두 가지는 어떻게 다른 것인가?

공복감(空腹感)	포만감(飽滿感)
신체에 필요한 영양분을 섭취하도록 하는 신호	영양소를 충분히 섭취했다는 신호

이러한 것을 느끼게 하는 조직의 상부에는 시상하부라는 조직이 있어 관여한다. 이 조직에서 섭식 중추와 포만 중추를 조절한다.

섭식(攝食)중추	포만(飽滿) 중추
- 음식물이 필요할 때 자극을 받으면 활발해진다.	- 뇌나 몸의 각 부위에 신호를 보내 먹고 싶은 의욕을 높인다. 그래서 음식을 먹고 침이 나오게 한다. - 영양분을 충분히 섭취했다고 판단되면 먹는 행동을 중지하라는 신호를 보내는 기능도 가지고 있다.

먹는 것에 대해 관여하는 또 다른 부분도 있다는 점이다.

바로 스트레스 호르몬도 식탐을 부추긴다는 점이다. 뇌가 몸의 에너지 섭취와 저장에 대한 정보를 전달받는 통로중의 하나가 호르몬이다.

바로 렙틴이라는 호르몬과 크렐린이라는 호르몬이다. 두 호르몬을 비교해 본다.

렙틴 호르몬	크렐린 호르몬
- 지방 세포에서 만들어지는 호르몬이다. - 체지방 량이 많아지면 렙틴 역시 증가해 시상하부에 보고된다. 그래서 식욕을 억제하라고 지시받고 에너지 소비가 증가되도록 한다.	- 위장에서 분비되는 것으로 허기를 느끼는 호르몬이다. - 배가 고플 때 분비량을 늘리다가 위가 차면 분비량이 급격히 줄어든다.

그러나 체지방이 증가하면 렙틴의 수치가 정상치를 벗어나면 뇌에서 “먹지 말라”는 신호를 보내도 반응하지 않고 계속 먹는다.

여기서 체지방의 정상치란?

남자 (체중에서 체지방이 차지하는 비율)	여자 (체중에서 체지방이 차지하는 비율)
21~23 (15~20%)	18.5~20 (20~25%)

복부 비만은 허리둘레가 남자는 90㎝ 이상, 여자는 80㎝ 이상
체지방 계산법은 체중을 키(m)의 제곱으로 나눈 수치를 말한다.
예를 들어 체중이 60㎏, 키 156㎝라면 60÷(1.56×1.56)=24로 과체중이다.

또한 스트레스호르몬인 코르티솔 같은 호르몬도 식탐과 밀접한 관계가 있다.

급성 스트레스	만성 스트레스
식욕을 떨어트리고 소화액 분비 및 위장운동 기능 저하로 입맛을 잃게 하고 먹지 못하게 한다.	체내의 스트레스 농도가 높아져 식욕조절이 힘들다.

실제 과다 분비된 코르티솔은 지방조직에 있는 수용체와 결합해 지방이 잘 저장되도록 만든다. 그래서 스트레스를 오랫동안 받는 사람들은 비만이 될 확률이 높아지는 것이다.

우리 몸은 오행상 목극토(木克土: 목 20+, 토20-)를 강하게 하여 비/위장의 기능이 저하되면 "맛을 모르는 대식가", 즉 과식함으로 인해 비만이 될 수 있다는 것이다.

우리 몸은 맛을 알고 먹어야 앞에서도 언급된 것과 같이 섭식 중추와 포만 중추가 상호 조화와 균형을 이루어 정상적인 체지방을 유지하여 혈액순환을 원활하게 만드는 역할을 하는데도 불구하고 두 렙틴과 크렐린 호르몬의 조화와 균형이 깨지는 경우 맛을 모르고 과식을 하게 되는 것이다.

이런 경우를 동양의학에서 오행론적으로 목극토를 강하게 하여 토기능이 저하되면 맛을 모르는 대식가가 된다고 표현하는 것이다.

이러한 원인에는 신맛의 음식을 과식하다보면 자연스럽게 위장내의 ph 농도조절이 안되어 위장기능이 저하되고, 이 결과 위장에서 분비되는 크렐린이라는 호르몬의 이상 현상이 발생하고, 이어서 렙틴 호르몬과의 조화도 깨지면서 과식을 하게 되는 구조로 되어 있다.

이러한 "맛을 모르는 대식가"에서 벗어나려면 목기능(신맛)을 억제하는 금기운(매운맛)을 보강하여 금극목(金克木: 금20+, 목20-)을 할 수 있도록 조절해주어야 한다. 이렇게 함으로써 금극목과 목극토의 상극관계의 조화와 균형을 유지하여 맛을 알고 필요한 만큼만 먹는 식습관을 가질 수 있을 것이다.

다이어트 식품으로서 최고의 인기를 끌었던 미국의 유명한 앵커였던 오프라 윈프리가 즐겨 먹었던 고춧가루 다이어트를 기억할 것이다.

일리 있는 이론이다. 그런데 매운맛을 먹으면 위장질환이 발생한다고 하는 방송이나 의료

인들의 잘못 알고 있는 건강상식의 전파로 인해 현대의 젊은이들의 비만은 날이 갈수록 심각한 수준에 도달했다. 오죽하면 비만도 이제는 질환으로 분류하여 치료를 해야 하는 정도이다.

자신의 건강은 자신이 관리하고 지켜야 한다는 것을 새삼 깨닫는 시간이 된 것 같다. 비만인 사람들은 매운맛을 먹지 않고는 비만 탈출은 어렵다는 것을 알아야 한다.

생식요법은 금2+수+목+상화2+표준생식이면 된다.(금+수2+목+상화+표준생식)
증상이 개선되면 체질 처방을 해야 한다.
부항사혈로 혈전을 제거하여 혈액순환을 원활하게 하는 것이 좋다.

2. 지방간(脂肪肝)

지방간의 원인은 과음, 당뇨병 등 매우 다양하다. 가장 많은 원인은 '과영양성 지방간'이다. 간세포 속에 침착해 있는 지질의 대부분이 중성지방이라는 사실을 봐도 비만인 사람이 지방간에 걸리는 것은 당연한 일이다.

쉽게 피로하고 나른해지면 드물게 황달이 나타나기도 하고, 만성 간염과 증상이 비슷하다. 그러나 내버려두면 '간경변증'으로 발전하기도 하므로 방심은 금물이다.

지방간 치료에는 과음과 과식을 피하고 땀을 흘리는 운동을 통해 체중 감량을 하는 것이 우선과제다. 또한 지방간을 예방하고 치료하는 비타민인 콜린(choline), 이노시톨(inositol), 비타민B15를 많이 함유한 식품을 먹는 것이 좋다.

지방간은 스트레스로 인해서도 혈액순환 장애가 발생하면서 발생할 수도 있다.

1) 집에서 할 수 있는 치유법

① 신선한 야채와 과일을 즐기는 식습관을 가진다.
② 배를 따뜻하게 하는 운동이나 하복치기를 하는 것이 좋다.
③ 식사를 천천히 하는 습관을 가져야 한다.
④ 팥을 삶아서 그 물을 상복하는 것이 좋다.
⑤ 취미 생활이나 자신이 하고 싶은 것을 주 2시간 이상 즐겨라.

매운맛을 줄이고 신맛을 자주 먹는 것이 좋다.

생식요법은 목2+화+토+상화2+표준생식이면 된다.(목+화2+토+상화+표준생식)
증상이 개선되면 체질 처방을 해야 한다.
부항사혈로 혈전을 제거하여 혈액순환을 원활하게 하는 것이 좋다.

3. 담석(膽石)

담석이란, 담즙성분이 침전해 굳어져 돌을 만드는 병이다. 특히 담낭염을 되풀이하면 담석에 잘 걸리고, 담석이 있으면 담낭염에도 잘 걸리는 인과관계가 있다.

담즙 성분이 너무 진할 때와 담즙의 흐름을 맑고 깨끗하게 유지하기 위해 필요한 수분, 비타민, 미네랄이 부족한 때 담석이 생긴다.

1960년 이전에는 담즙 성분의 하나인 빌리루빈에 의해 생기는 결석이 많았지만 이후에는 담즙성분의 하나인 콜레스테롤을 주성분으로 하는 결석이 늘고 있다. 서양인에게는 콜레스테롤 담석이 많다는 것을 통하여 서구화된 식생활과 담석의 발병, 증가가 서로 밀접한 관련이 있음을 알 수 있다. 담석 증상으로는 우상복부의 심한 통증, 구역질, 발열, 황달 등이 있다.

1) 집에서 할 수 있는 치유법

① 타우린이 풍부한 음식을 자주 먹자. (새우, 오징어, 문어, 조개, 굴)
② 가막조개나 바지락을 매일 끓여 먹는다.
③ 신맛이 강한 음식을 자주 먹는다.
④ 목욕 후에 우측 옆구리에 온찜질을 해준다.
⑤ 당근, 우엉주스를 만들어 먹는다.
⑥ 이뇨작용이 큰 쓴맛의 커피나 녹차류를 줄이고, 짠맛을 자주 먹어 체내에 물을 보충 하는 것이 좋다.
⑦ 팥을 삶아서 팥 삶은 물을 자주 먹어도 좋다. 팥에는 몸 안의 노폐물을 분해/배출하는 기능이 있어 간 기능과 담낭기능을 보강해주기 때문이다.

■ 물을 자주 먹어라.

매운맛을 줄이고 신맛을 자주 먹으면 좋다. 담석이 있는 사람들은 공통적으로 물을 적게 먹는 것이 특징이고, 시력이 떨어진다는 것이 특징이다. 물을 자주 먹으면 담석생성을 예방하거나 개선시킬 수 있고, 떨어진 시력도 개선시키는 일석이조의 효과를 얻을 수 있다.

생식요법은 목2+화+토+상화2+표준생식이면 된다.(목+화2+토+상화+표준생식)
증상이 개선되면 체질 처방을 해야 한다.
부항사혈로 혈전을 제거하여 혈액순환을 원활하게 하는 것이 좋다.

4. 요로결석

요로결석은 돌에 생긴 장소에 따라 다르지만 복부에서 등에 걸쳐 켕기는 듯 한 격통(선통)과 혈뇨가 주된 증상이다. 요로 결석은 소변에 노폐물이 너무 많아서 소변의 흐름이 원활하지 못한 상태가 오래되면 생긴다. 소변은 신장에서 혈액으로 만들어지므로 요로결석을 예방, 치료하는 데는 혈액 정화가 매우 중요하다.

그밖에 요로감염증(방광염, 신우신염)이 있을 때 장기간 누워서 있어서 운동 부족으로 뼛속에 있는 칼슘이 혈액 속에 녹아 다량으로 소변으로 배설되는 경우가 있다. 또 통풍, 백혈병, 다혈증일 때 요산이 너무 많이 생성돼 소변 속에 대량으로 배설되어도 결석이 잘 생긴다.

요로결석의 예방 및 치료법으로는 이뇨작용을 돕는 수분을 자주 마시는 것이 좋다. 그러나 버터, 우유, 육류와 같은 고단백식품이나 지방이 많은 식품의 과식은 금물이다.

단백질 과잉 섭취는 요산, 요소를 비롯한 노폐물을 많이 만든다. 따라서 소변이 진해져 결석증에 걸린 사람들은 단백질 섭취에 조심해야 한다.

1) 집에서 할 수 있는 치유법

① 오이, 당근, 우엉, 샐러리 주스를 만들어 먹는다.(강력한 이뇨작용)
② 샐러리는 결석과 같이 굳은 것을 용해하는 유기 나트륨을 많이 함유하고 있어 좋다.
③ 신맛의 음식을 자주 먹어 노폐물 배출을 촉진시킨다.
④ 하반신을 따뜻하게 하여 혈액순환을 원활하게 만든다.
⑤ 물을 자주 먹는 것이 가장 좋은 방법이다.
⑥ 중성지방을 줄이기 위해 맨발로 걷거나 호랑이처럼 엎드려서 걷는 운동을 하면 좋다.

몸 안에 결석이 생겼다는 것은 물을 먹지 않는다는 것이다. 또 다른 하나는 혈액순환을 저해하는 가장 큰 원인 중의 하나인 중성지방 수치(정상 150 이하)가 높으면 혈액순환 장애가 생기면서 신장결석이 생긴다.

신장 기능을 저하시키는 단맛을 줄이고 짠맛을 자주 먹으면 좋다.

생식요법은 수2+목+화+상화2+표준생식이면 된다.(수+목2+화+상화+표준생식)
증상이 개선되면 체질 처방을 해야 한다.
부항사혈로 혈전을 제거하여 혈액순환을 원활하게 하는 것이 좋다.

5. 통풍(痛風)

통풍은 혈액 속에 요산(尿酸)이 증가해 생기는 병이다. 요산은 글자 그대로 "소변으로 배출되어야 할 산(노폐물)"이며 지나친 육식, 채소, 과일, 수분이 부족한, 운동이 부족한 사람, 소변 양이 적은 사람 등이 혈액 속에 요산을 축적해 고요산혈증에 걸린다.

고요산혈증에 걸리면 관절에 요산이 침착해 염증을 일으키고 통풍을 부른다.

통풍이 가장 많이 일어나는 부위는 엄지발가락의 뿌리 관절로, 심한통증과 발적, 부종을 동반한다. 고요산혈증 상태가 지속되면 피부나 여러 관절, 심장, 혈관, 신장 등에도 요산이 침착해 피부결절, 관절파괴, 심장, 혈관장애, 요로결석 등을 일으킨다.

통풍 환자는 요독증, 뇌혈관 장애(중풍), 심근경색으로 목숨을 잃기도 한다. '기껏해야 통풍'이라는 것으로 우습게 넘길 질환이 아니다.

1) 집에서 할 수 있는 치유법

① 체중을 줄여라.
② 육류나 유제품을 삼가고 생선류를 먹어라.
③ 식이섬유가 풍부한 음식을 먹어 장을 청소하라.
④ 사과, 당근, 우엉, 샐러리 주스를 만들어 먹어라. 샐러리는 뼈, 혈관, 신장에 침착해 있는 요산 침전물을 녹여 준다. 샐러리 대용으로 오이를 활용해도 좋다. 오이도 배뇨를 촉진해 혈중 요산의 배설을 촉진해 준다.
⑤ 물을 자주 먹어라.
⑥ 중성지방 수치를 낮추기 위해 맨발로 걷거나 엎드려서 걷는 운동을 하라.
⑦ 신맛의 음식을 자주 먹어라. 식초는 양성병(陽性病)인 통풍에 효과가 있다. 특히 흑식초나 매실초는 요산의 배설을 촉진하는 작용이 강력하므로 식초가 들어간 음식을 자주 먹는 것이 좋다. 신맛의 유기산 성분이 몸속의 노폐물인 젖산을 분해 배출하는 효과를 가지기 때문이다.
⑧ 요산이 굳어서 결정을 만드는 것은 냉기다. 발끝의 온도는 27도 정도밖에 안 되므로 매일 족욕이나 반신욕을 해서 발과 하반신의 온도를 올려 혈액순환을 원활하게 만들면 좋다.
⑨ 팥을 삶아서 그 물을 장복해도 좋고, 잘 때는 주머니에 팥을 넣고 그 주머니에 발을 넣고 자도 좋다.

요산을 생성하는 것은 신장이 관여하고, 배출하는 것은 간장에서 관여한다. 신장에서 과잉 생산도 문제이고, 간장에서 배출 곤란도 문제가 발생하게 된다. 이 두 장부 중에서 어느 장부 하나라도 기능이 저하되면 통풍이 발생하게 된다.

단맛을 줄이고 신장과 간장의 기능을 보강하는 짠맛과 신맛의 음식을 자주 먹는 것이 좋다.

생식요법은 수2+목+화+상화2+표준생식이면 된다.(수+목2+화+상화+표준생식)
증상이 개선되면 체질 처방을 해야 한다.
부항사혈로 혈전을 제거하여 혈액순환을 원활하게 하는 것이 좋다.

6. 당뇨병(糖尿病)

당뇨병은 라틴어로 '디아베테스 멜리투스(diabetes mellitus)'라고 한다.

'디아베테스(diabetes)'는 희랍어 '사이폰(siphon, 흘러나간다는 의미임)'에 해당하는 말로 '다뇨(多尿)'를 뜻한다. '멜리투스(mellitus)'는 '달다'라는 뜻이다.

당뇨병은 췌장에 분비되는 혈당을 세포로 보내어 펌프 역할을 하는 인슐린 결핍으로 생기는 병이다.

혈중 당분이 몸속 세포에 이용되고 남은(고혈당) 탓에 혈당을 조금이라도 낮추려는 반응이 생겨 갈증을 느끼고 물을 많이 마시게 된다. 그 결과 소변의 양이 많아지고 소변 속에 당이 배출된다.

에너지원인 당분이 혈액 속에 많은데도 몸속 세포에 이용되지 않기 때문에 온몸은 힘이 없고 나른해진다. 당분은 세균이 아주 좋아하는 먹이가 되므로 몸속에 세균이 증식해 폐렴, 결핵, 방광염, 피부염에도 잘 걸린다. 또 고혈당 상태가 지속되면 눈 망막의 혈관, 신장 혈관, 신경을 성장시키는 혈관이 손상을 입어 망막증에서 실명으로, 당뇨병성 신증에서 신부전으로, 신부전에서 투석으로 진행되기도 한다. 때로는 지각이상이나 운동마비 등이 일어나기도 한다.

당(糖)이 세포 안에서 연소되려면 비타민 B-1, B-2, B-6, 니코틴산, 판토텐산과 같은 비타민과 인, 마그네슘, 철, 아연과 같은 미네랄이 필요하다. 또 인슐린 합성에는 망간과 아연이 관여한다.

따라서 당뇨병의 원인에는 단순히 당분을 지나치게 섭취한 것뿐 아니라 이 같은 비타민이나 미네랄이 부족한 점도 큰 영향을 미친다.

게다가 체온이 낮으면 당분이 잘 연소되지 않는다. 그래서 몸의 냉증도 당뇨병과 근육과도 관련이 있다.

평소 당뇨병 환자들을 상대하면서 얻은 지식은 상반신은 비만이지만 하반신은 비정상적으로 마른 체형이 대부분이라는 점이다. 당뇨병은 다리 저림, 부종, 임포텐츠(성적 불능증), 당뇨병성 신증처럼 하반신에 증상이 집중되어 있다.

이는 상사이론을 근거로 생각하면 부실한 하반신이 당뇨병의 원인이 된다고 할 수 있다. 따라서 뿌리채소를 많이 섭취하고 자주 먹어서 하반신을 단련할 필요가 있다.
동양의학에서는 뿌리채소를 양기가 많은 먹을거리로 분류한다.

1) 집에서 할 수 있는 치유법

① 식이섬유가 풍부한 음식을 자주 먹어 장에서 혈액으로 당분이 흡수되는 것을 막는다.
② 굴이나 생강 같은 인슐린의 성분이 되는 아연을 함유한 식품을 자주 먹는다.
③ 호박에도 췌장기능을 보강하는 물질이 있어 자주 먹는 것이 좋다.
④ 체중을 줄여 혈액순환을 원활하게 만든다.
⑤ 양파에는 글루코키닌(glucokinin) 성분이 있어 혈당 강하 작용을 하므로 자주 먹는 것이 좋다.
⑥ 양파 대신에 아연이 많은 강낭콩의 콩깍지를 먹어도 좋다.
⑦ 식후에 산보를 하는 습관을 가진다.
⑧ 식사는 여럿이 모여 즐겁게 하는 습관을 가진다.
⑨ 여럿이 모여 주접을 떠는 모임에 참가하고 마음속의 고민과 불만을 모두 토론한다.

현대의학적으로 당뇨병은 크게 두 가지로 구분한다. 하나는 1형 당뇨병인 인슐린 의존형이 있고, 다른 하나는 2형 당뇨병으로서 인슐린 비의존형이 있다.
이러한 두 가지 당뇨병 모두 스트레스를 줄이고 소식을 해야 한다.
앞에서도 언급하였지만 혈액순환을 원활하게 해주는 것이 우선되어야 한다. 병증에 맞는 1:1 맞춤식 체질 생식을 하면 좋다.
1형 당뇨병인 경우 신맛을 줄이고 단맛을 자주 먹는 것이 좋다.

생식요법은 토2+금+수+상화2+표준생식이면 된다.(토+금2+수+상화+표준생식)
증상이 개선되면 체질 처방을 해야 한다.
부항사혈로 혈전을 제거하여 혈액순환을 원활하게 하는 것이 좋다.

2형 당뇨병인 경우 단맛을 줄이고 짠맛을 자주 먹으면 좋다.

생식요법은 수2+목+화+상화2+표준생식이면 된다.(수+목2+화+상화+표준생식)
증상이 개선되면 체질 처방을 해야 한다.
부항사혈로 혈전을 제거하여 혈액순환을 원활하게 하는 것이 좋다.

05 하반신 부실: 뿌리채소로 하체(下體)를 보강한다.

하반신의 부실은 뿌리채소로 보강하여야 한다.

우리는 살아가면서 젊어서는 안 그랬는데 50세가 넘어가면서 이곳저곳이 아프기 시작한다. 허리도 아프고 어깨도 결리고, 발도 붓고, 쥐도 나고, 경련도 생기고, 소변도 약해지고 숨도 차고, 정력도 약해지는 등 여러 가지 증상들이 나타난다. 이중에서 특히 하반신이 차가워지면서 나타나는 증상들이 더욱더 심해진다.

반면 하반신과 연관이 되어 있는 상반신에도 노안, 백내장, 눈의 피로, 이명(耳鳴: 귀에서 소리 나는 증상), 난청과 같은 노화 현상이 여기저기 나타나게 된다.

이런 증상을 동양의학에서는 신장의 기능이 약하다고 표현한다. 동양의학에서는 신장은 원기(元氣)라 하여 모든 생명력의 근원으로 표현한다.

예를 들면 당뇨병, 정력 감퇴, 침침한 눈과 같은 증상이 나타나고 이때는 신장의 기능도 저하됨을 알 수 있다. 실제로 당뇨병 환자들은 하반신이 말랐다고 하는 경우가 있다. 대개 신장 기능 저하로 어떠한 질환이 있는 사람들은 운동이나 걸어서 하반신을 단련하는 것 외에 상사(相似)이론에 따라 우엉, 당근, 연근, 파, 양파, 참마와 같은 뿌리채소류를 평소에 자주 먹는 것이 좋다.

물론 약해진 신장 기능을 보강하게 위해 짠맛의 음식이나 검은색, 젓갈류의 음식들을 자주 섭취하는 것이 좋다.

1. 변비(便秘)

변비도 두 가지 경우를 생각해 볼 수 있다. 몸이 따뜻한 사람이 걸리는 변비는 지나치게 영양흡수가 좋고 배설이 나쁜 것이 원인이다. 따라서 일반적으로 말하는 변비 대책에 따라 수분이나 과일, 생야채, 우유 등을 많이 섭취해 변에 수분이 많아지게 한 후 변을 보면 충분하다.

그러나 문제는 냉한 체질인데도 변비인 경우다. 이런 변비가 대부분이다. 이때는 수분을 많이 섭취하는 일반적인 변비대책을 따라 했다가는 오히려 역효과가 난다.

냉기, 수분, 통증의 삼각관계를 통해서도 알 수 있듯이 냉한 체질의 사람은 몸이 냉기를 없애려고 여분의 수분을 배출하기 때문에 설사를 하는 것이 보통이다. 그러나 배가 너무 차면 동면하는 동물처럼 장이 움직이질 않아 변비에 걸리게 된다. 따라서 이런 타입은 설사약을 조금 사용하는 것만으로도 심한 설사를 하기도 한다.

이처럼 근육이 적고 지방이나 수분이 체내에 많은 음성 체질인 사람이 걸리는 변비는 수분 섭취보다는 장을 따뜻하게 하고 장의 힘을 강화해야 한다.

변비로 고생하는 사람들의 대부분이 이 '냉기가 원인이 되어 장 기능에 장애가 생긴 변비'라고 생각하면 된다.

1) 집에서 할 수 있는 치유법

① 팥을 따뜻하게 데워서 아랫배를 찜질을 하여 변통케 하는 것이 좋다.
② 밥에 검은 깨소금을 뿌려 먹으면 좋다.(미네랄과 식이섬유 풍부)
③ 매일 사과나 키위를 먹어도 좋다. 유기산 성분이 노폐물을 분해 배출한다.
④ 제철 포도를 자주 먹어라. (이뇨/완화작용 탁월)
⑤ 해조류와 식이섬유를 같이 섭취하면 시너지 효과를 얻을 수 있다.
⑥ 매일 운동하는 습관과 복근 운동을 한다.
⑦ 당근, 우엉, 사과주스를 자주 먹는다.
⑧ 발목 펌프운동을 하여 직장의 근육을 보강하면 변비가 개선된다.
⑨ 국민보건체조를 하면 전신 근육을 이완해주는 효과가 있어 좋다.
⑩ 맨발로 걸어라.
⑪ 호랑이처럼 엎드려서 걷는 운동을 하면 좋다.
⑫ 발목펌프 운동을 하여 직장 기능을 보강하면 좋다.

쓴맛의 커피나 녹차를 줄이고, 매운맛을 자주 먹으면 좋다.

생식요법은 금2+수+목+상화2+표준생식이면 된다.(금+수2+목+상화+표준생식)
증상이 개선되면 체질 처방을 해야 한다.
부항사혈로 혈전을 제거하여 혈액순환을 원활하게 하는 것이 좋다.

2. 골다공증(骨多孔症)

뼛속에 작은 구멍이 많이 생겨서 뼈가 무른 상태가 되는 것을 골다공증(골조송증)이라 한다. 골다공증의 원인은 뼈에서 칼슘이 녹아 나오는 데 있다. 뼛속에 있는 칼슘, 인과 같은 미네랄(골염)의 양이 줄어들면 골다공증에 잘 걸린다. 여성은 폐경기에 뼈를 형성하는

데 중요한 여성호르몬 분비가 급격히 저하되어 골다공증에 걸리게 된다.

운동선수들은 운동을 하지 않는 사람에 비해 골염량이 약 20% 이상 높아 골다공증에 잘 걸리지 않는다. 수영을 하는 사람은 골염량이 10%정도밖에 되지 않는다. 따라서 골다공증의 예방/치료하기 위해서는 땅위에서 자신의 체중을 실어 걷는 운동이 좋다.

튼튼하고 건강한 우주비행사도 며칠 동안 캡슐 안에 갇혀 운동 부족이 되면 뼛속에 있는 칼슘이 녹아나와 혈액에서 신장, 요로로 배설되어 요로결석이 생긴다. 반대로 운동을 자주해 뼈와 근육에 자극을 주면 혈액 속에 칼슘은 뼈에 침착한다.

뼈에 중력을 가하는 것이 중요한데 한쪽 다리로 1분간 서 있으면 양쪽 다리로 50분간 걷는 것과 같은 부하량이 되므로 걷기나 운동을 할 수 없는 날은 '한쪽 다리로 서 있기'를 하면 좋다.

또한 대두(콩)에는 이소플라본이라고 하는 여성호르몬과 흡사한 물질이 있어 두부, 청국장, 된장국을 많이 먹는 것도 여성의 골다공증을 예방하는 데 도움이 된다.

1) 집에서 할 수 있는 치유법

① 칼슘이 풍부한 음식을 자주 먹는다.
② 대두나 칡가루에는 이소플라본이 함유되어 있어 자주 먹으면 좋다.
③ 새우젓+청양고추를 잘게 썰어 넣고+청양고춧가루를 넣고 살짝 볶아서 상복한다.
④ 미역국을 포함한 해조류를 자주 먹는 것이 좋다.(신장 기능보강, 골밀도 보강효과)
⑤ 매일 15분 이상 햇볕을 쬔다.
⑥ 무말랭이(비타민-D가 풍부하다.)+고춧잎을 넣고 버무린 음식을 자주 먹는다.

※ 다리 하나를 뒤로 접고서 외발서기를 자주 한다.
외발로 1분간 서 있는 효과는 50분 운동한 효과와 동일하다.

골밀도는 낮추는 단맛과 쓴맛을 줄인다. 단맛을 줄이고 짠맛을 자주 먹으면 좋다.

생식요법은 수2+목+화+상화2+표준생식이면 된다.(수+목2+화+상화+표준생식)
증상이 개선되면 체질 처방을 해야 한다.
부항사혈로 혈전을 제거하여 혈액순환을 원활하게 하는 것이 좋다.

3. 신장병(腎臟病)

신장은 하반신에 위치하므로 배꼽 아래 힘이 약한 사람은 신장병에 잘 걸린다. 누어서 배꼽을 기준으로 위보다 아래쪽이 탄력이 없는 사람은 신장병이거나 임포텐츠, 전립선 질환에 걸리기 쉽다.

상사이론으로 말하면 허리 아래는 뿌리에 해당하므로 이런 사람들은 당근, 연근, 파, 양파, 참마와 같은 뿌리채소류를 많이 먹으면 좋다. 신장병에 잘 듣는 약재 중 참마, 지황, 택사, 부자, 모란의 다섯 가지 뿌리의 생약이 좋다. 자주 걸어서 하반신을 단련하는 것이 좋고, 집에서는 한 발로 서는 운동을 자주 하는 것이 좋다.

1) 집에서 할 수 있는 치유법

① 팥을 삶아서 그 물을 자주 먹는다.(이뇨작용)
② 반신욕이나 족욕을 한다.
③ 해조류 음식을 자주 먹는 것이 좋다.
④ 한 발로 서 있는 운동을 자주 하면 골밀도가 높아진다.
⑤ 새우젓+청양고추를 잘게 썰어 넣고+청양고춧가루를 넣고 살짝 볶아서 상복한다.
⑥ 근경식품인 마, 메꽃뿌리, 우엉을 자주 먹는 것이 좋다.
⑦ 천일염이나 죽염으로 만든 먹을거리들을 자주 먹는 것이 좋다.
(김장 김치나 장류, 장아찌류, 젓갈류, 절임음식)
⑧ 바다에서 생산되는 해조류를 자주 먹는 것도 많은 도움이 된다.

단맛을 줄이고 짠맛을 자주 먹으면 좋다.

생식요법은 수2+목+화+상화2+표준생식이면 된다.(수+목2+화+상화+표준생식)
증상이 개선되면 체질 처방을 해야 한다.
부항사혈로 혈전을 제거하여 혈액순환을 원활하게 하는 것이 좋다.

4. 정력 감퇴(精力減退)

유럽에서는 권투 선수, 사이클 선수처럼 체력 소모가 큰 스포츠 선수나 바람둥이들이 양파를 즐겨 먹는다. 양파뿐만 아니라 부추, 마늘과 같이 알리움속에 해당하는 야채는 흥분, 최음작용을 한다. 발목통증, 결림, 빈뇨, 임포텐츠와 같이 하반신이 부실할 때는 우엉, 당근, 연근, 파, 양파, 참마 같은 뿌리채소류를 먹는 것이 좋다.

참마를 자주 먹으면 좋고, 섹스미네랄이라고 부르는 아연을 다량 함유하고 있는 굴, 새우, 생강 등을 많이 먹는 것도 강장, 정력 증강에 좋다.

1) 집에서 할 수 있는 치유법

① 참마를 자주 먹고, 참마주도 좋다.
② 해초류를 자주 먹거나 새우젓을 자주 먹는다.
③ 발목 펌프운동이나 배트맨(엎드려서 양팔과 다리를 드는 자세) 운동을 한다.
④ 검은깨나 검은콩을 자주 먹는다.
⑤ 생굴이나 굴전을 먹는다.
⑥ 자주 걸어서 혈액순환을 월환하게 한다.
⑦ 사과, 당근, 샐러리 주스를 만들어 먹는다.
⑧ 양발을 어깨넓이 11자로 하고 양손은 앞으로 나란히 한 자세에서 천천히 앉았다 일어서는 운동을 1회 20회 정도, 1일 3회를 실시한다.
⑨ 경침베개를 자주 밟아 발바닥 반사구를 자극해 전신의 혈액순환을 원활하게 한다.
⑩ 계단 끝 같은 모서리에 똑바로 서서 발가락부분으로 지탱을 한 뒤 발뒤꿈치를 위로 올렸다 아래로 내렸다 하는 운동을 하는 것이 좋다. 양팔은 넘어지지 않게 지지대나 벽을 잡아도 된다.
⑪ 발기부전이나 정력이 감퇴된 사람들은 귓불 부분이 퉁퉁하게 붓거나 붉은색을 띠게 된다. 이 부분을 자주 만져서 동맥경화 현상을 개선시키는 것도 많은 도움이 된다. 귓불 부분을 자주 만져 주는 것도 굉장한 도움이 된다.
⑫ 스트레스를 줄이고 호기심 많은 생각과 행동을 하면 쉽게 개선된다. 혈액순환 장애의 근본 원인이 되는 단맛을 줄이고, 짠맛을 자주 먹는 것이 좋다.
  가) 단맛: 혈액 내의 당도를 높여 혈액을 끈적끈적하게 만들기 때문이다.
  나) 짠맛(수): 맑은 피를 생산하고 적당한 수분 조절로 혈액순환을 원활하게 한다. 체내의 노폐물 제거로 혈관을 튼튼하게 하는 기초가 된다.
  다) 신맛(목): 혈관의 수축과 이완 시 기능을 보강해주어 혈관의 탄력성을 유지하여 혈액순환을 원활하게 한다.
  라) 쓴맛(화): 혈관내의 찌꺼기들을 제거/배출하는 효과가 있고 막힌 곳을 소통케 하는 효과가 있어 혈액순환 장애 특히 동맥경화를 개선시키는 효과를 가진다.

생식요법은 수2+목+화+상화2+표준생식이면 된다.(수+목2+화+상화+표준생식)

증상이 개선되면 체질 처방을 해야 한다.

부항사혈로 혈전을 제거하여 혈액순환을 원활하게 하는 것이 좋다.

5. 전립선 질환

전립선은 방광 가까이에 있는 남성 생식기로 정액의 일부를 만들어 낸다. 전립선염은 요도나 체내 다른 부위에 있는 세균이 전립선으로 파급되어 감염이 생긴 것으로 급성과 만성이 있다.

급성 전립선염의 증상은 배뇨통, 잔뇨감, 자주 오줌이 마려운 증상, 배뇨 끝 무렵에 탁한 소변이나 혈뇨의 배출, 발열, 식욕부진, 권태감 등이다.

만성 전립선염의 증상으로는 하복부나 회음부에 둔통, 배뇨통, 잔뇨감, 사정 전후의 통증, 발기부전 등이다.

하루 종일 책상에 앉아 있는 사람, 운전수와 같이 전립선을 압박하는 자세를 장시간 지속하는 사람들에게 많이 생긴다. 전립선 질환은 신장 기능이 저하됐을 때 생긴다. (신허증상)

그러므로 산책, 스쿼드 운동, 뿌리채소를 섭취하여 하반신을 단련해야 한다. 또 전립선암은 남성호르몬의 과잉으로 생긴다. 남성호르몬은 콜레스테롤을 원료로 생성된다. 따라서 전립선암을 예방하려면 육류, 달걀, 우유, 버터, 마요네즈로 대표되는 서구식 식품을 삼가고, 전통식 위주로 먹어야 한다.

그리고 비타민-A가 부족해도 전립선암의 발생을 증가시키므로, 당근, 사과 주스 등 생야채 주스를 자주 먹는 것이 좋다.

1) 집에서 할 수 있는 치유법

① 육류에서 한식으로 바꾸어라.

② 많이 걸어서 하반신의 혈액순환을 활성화시켜라.

③ 떫은맛의 옥수수나 도토리 음식을 자주 먹어라.

④ 까치발을 들고 걸어 다니는 운동을 자주 한다.

⑤ 경침베개를 자주 밟아 발바닥 반사구를 자극해 전신의 혈액순환을 원활하게 한다.

⑥ 계단 끝 같은 모서리에 똑바로 서서 발가락 부분으로 지탱을 한 뒤 발뒤꿈치를 위로 올렸다 아래로 내렸다 하는 운동을 하는 것이 좋다. 양팔은 넘어지지 않게 지지대나 벽을 잡아도 된다.

⑦ 발기부진이나 정력이 감퇴된 사람들은 볏볼 부분이 통통하게 붓거나 붉

은색을 띠게 된다. 이 부분을 자주 만져서 동맥경화 현상을 개선시키는 것도 많은 도움이 된다. 귓불 부분을 자주 만져 주는 것도 굉장한 도움이 된다.

⑧ 양 무릎을 꿇고 앉아서(무릎은 어깨 넓이로 벌리고) 허리를 곧게 펴고, 엉덩이를 좌우로 움직이는 운동을 하는 것이 좋다. 이 운동을 하면 항문의 괄약근과 회음부의 역삼각형 근육이 자극되어 전립선질환을 개선시키는 좋은 효과를 얻을 수 있다.

단맛을 줄이고 짠맛을 자주 먹으면 좋다.

생식요법은 수2+목+화+상화2+표준생식이면 된다.(수+목2+화+상화+표준생식)
증상이 개선되면 체질 처방을 해야 한다.
부항사혈로 혈전을 제거하여 혈액순환을 원활하게 하는 것이 좋다.

6. 생리통, 생리 불순, 갱년기 장애

대부분의 여성들의 아랫배를 보면 거의가 냉(冷)하다. 하복부에 위치하는 자궁, 난소, 방광으로 가는 혈액순환이 나쁘다는 것이다.

사람의 장기는 혈액이 운반해주는 영양, 산소, 물, 백혈구, 면역물질에 의해 각 장기가 가지는 독특한 기능을 발휘하고 병을 예방한다.

난소, 자궁으로 가는 혈액순환이 나쁘면 각 기능이 떨어져 호르몬분비 장애나 생리 불순은 당연한 일이다.

냉한 부위는 수분대사가 저하되어 난소에 수분이 쌓인다. 이것이 난소낭종의 주된 원인으로 작용하기도 한다. 또 냉한 부위는 잘 굳어지므로 자궁근종이나 자궁암이 발생한다. 이처럼 여성 특유의 질환을 예방하고 치료하려면 하복부, 하반신을 따뜻하게 하는 것이 우선이라 하겠다.

1) 집에서 할 수 있는 치유법

① 사과, 당근, 우엉 주스를 만들어 먹자.

② 검은깨(8):소금(2)을 섞어 밥에 뿌려 먹는다.

③ 무청으로 만든 음식을 자주 먹는 것이 좋다. 무청은 부인병 치료에 효과가 좋다.

④ 청국장을 자주 먹으면 자궁, 난소의 기능을 활성화시킨다.

⑤ 하복 단전 부분을 양손으로 살짝 주먹을 만들어 두드리는 운동을 한다.

(매일 조석으로 200회 이상)

⑥ 까치발을 들고 걸어 다니는 운동을 자주 한다.

⑦ 경침베개를 자주 밟아 발바닥 반사구를 자극해 전신의 혈액순환을 원활하게 한다.

⑧ 계단 끝 같은 모서리에 똑바로 서서 발가락 부분으로 지탱을 한 뒤 발뒤꿈치를 위로 올렸다 아래로 내렸다 하는 운동을 하는 것이 좋다. 양팔은 넘어지지 않게 지지대나 벽을 잡아도 된다. 이 운동을 하면 아랫배와 종아리, 발목이 자극되어 좋은 효과를 얻는다.

⑨ 양 무릎을 꿇고 앉아서(무릎은 어깨 넓이로 벌리고) 허리를 곧게 펴고, 엉덩이를 좌우로 움직이는 운동을 하는 것이 좋다. 이 운동을 하면 항문의 괄약근과 회음부의 역삼각형 근육이 자극되어 생리통, 생리 불순, 갱년기장애를 개선시키는 좋은 효과를 얻을 수 있다.

단맛을 줄이고 짠맛을 자주 먹으면 좋다.

생식요법은 수2+목+화+상화2+표준생식이면 된다.(수+목2+화+상화+표준생식)
증상이 개선되면 체질 처방을 해야 한다.
부항사혈로 혈전을 제거하여 혈액순환을 원활하게 하는 것이 좋다.

7. 불임(不姙)

아이를 갖고 싶어도 임신이 안 되어 고민하는 부부들이 많다. 과거 평균적으로 남성 정액 1cc 속에 약 1억 3000만 마리의 정자가 있었다. 그러나 현재는 반 이하로 줄었다는 데이터가 발표되었다. 이렇게 남성들의 생식능력이 떨어진 것도 불임증의 큰 요인 중의 하나라고 볼 수 있다.

영양상태가 좋지 않은 개발도상국에서는 출산율이 높고, 선진국에서는 출산율이 낮아 인구 감소는 이제 사회적 문제로 부각되고 있다.

이는 자신이 영양실조에 빠지면 생명 존속의 위기에 처하면서 자손을 남겨 종족을 보존하려는 동물적 메커니즘이 작용하기 때문일 것이다.

반대로 개체가 영양 과잉 상태가 되면 자손을 남기려는 능력이 저하된다고 보아도 좋을 것이다. 사과, 당근, 우엉 주스를 먹는 것이 도움이 된다.

1) 집에서 할 수 있는 치유법

① 몸을 따뜻하게 하는 바다에서 생산되는 벅을서리를 들저 먹는다.

② 과식을 피하고 소식한다.
③ 체온을 유지하도록 의복을 잘 입어야 한다. 여자는 하체를 차갑게 하는 노출을 피해야 하고, 남자는 불알의 온도를 올리는 꽉 끼는 속옷이나 바지를 입지 말아야 한다. 통풍이 잘되는 헐렁한 옷이 좋다.
④ 냉한 기온에 장시간 노출하지 말아야 한다.
⑤ 쓴맛과 단맛을 줄여야 한다.
⑥ 남자는 비아그라를 먹지 말아야 한다. 비아그라를 먹으면 정자가 난자에 도달하여 터지는 정자 머리에 있는 아크로좀(정자의 머리 부분에 있는 물질로서 난자의 외벽을 뚫는 역할을 하는 물질)이라는 물질이 난자에게 가는 도중에 터져서 임신이 안 되기 때문이다. 정자는 약 20만 번의 꼬리를 쳐야 아크로좀이라는 물질이 터진다. 그러나 비아그라를 먹으면 정자의 활동성이 너무 강해 이동 도중에 20만 번을 넘어 터지기 때문에 임신이 안 된다. (자궁경부에서 부터 임신할 수 있는 나팔관까지 가는데 정자가 약 20만 번을 꼬리쳐야 갈수 있기 때문이다.)
⑦ 하복부와 발을 따뜻하게 하는 반신욕이나 하복치기, 족욕, 발 관리를 한다.

단맛을 줄이고 짠맛을 자주 먹는 것이 좋다.

생식요법은 수2+목+화+상화2+표준생식이면 된다.(수+목2+화+상화+표준생식)
증상이 개선되면 체질 처방을 해야 한다.
부항사혈로 혈전을 제거하여 혈액순환을 원활하게 하는 것이 좋다.

06 종양(腫瘍)과 그 밖의 질환들: 현재의 습관을 바꿔야 한다.

종양(腫瘍)과 그 밖의 병들은 습관을 바꾸어야 한다.

우리가 나이를 먹어 가면서 젊은 시절을 그리워하는 시간이 점점 다가온다. 나이를 먹어 아픔이 오고 난 뒤에 젊었을 때는 안 그랬는데 하고 후회를 한다. 또한 살아가면서 가장 큰 것을 놓치는 사람들이 많다. 인생을 살아가면서 놓치지 말아야 할 것이 건강에 관한 투자다. 젊었을 때는 언제까지나 건강한 인생을 살아갈 것만 같은 느낌이었기 때문이다. 그러나 세상은 모두가 변한다. 동물/식물 공기, 물, 자연 모두가 변한다.

그런데 만물의 영장이라고 하는 사람들이 자신의 미래를 보지 못하고 살아간다는 것을 보면 얼마나 어리석은 인생을 살아가는지 모른다.

어느 가수가 불렀던 유행가 가사가 생각이 난다.

'100년도 못 살면서 1000년을 살 것처럼~~~~~~ 살다 보면 알게 돼 어리석다는 것을~~~~'

어리석은 인생을 살아가다 보면 나이 들어 아픔을 겪어야 한다.

젊어서 나이 들어 아픔을 예방할 수 있는 삶의 지혜를 가진다면 건강한 노후를 보낼 수 있을 것이다. 그래서 건강은 건강할 때 지키라는 말을 의미를 다시금 되새겨 본다.

젊었을 때는 알레르기나 발진 등 몸 안에 어떠한 노폐물이 발생하면 바로 배출하려는 증상들이 나타나지만 나이가 들면서 모든 기능이 저하되면서 노폐물이 많이 쌓이지만 배출하는 노력은 느려지게 되어 몸 안에는 점점 많은 노폐물이 축적되게 된다.

이러한 노폐물을 주기적으로 배출하지 못하면 다양한 형태의 질환들로 몸 안이 오염되었거나 노폐물이 과다 축적되었음을 나타낸다. 암, 고혈압, 당뇨병, 고지혈증 등 성인병들이다.

혈전, 뇌경색, 뇌졸중, 뇌경색, 심근경색 등이 발생하면 우리는 혈전용해제를 사용한다. 이들 약제가 일시적으로 뇌졸중이나 심근경색을 억제하는 효과가 있다.

그러나 식생활을 비롯해 잘못된 생활 습관을 그대로 유지하면 혈액 속에 노폐물이 계속 쌓여 온몸 세포에 노폐물이 유발되고 결국 모든 세포와 기관에 병이 발생하게 된다.

이렇게 최악의 사태를 막기 위한 방어수단으로 혈액 속의 노폐물, 유독물질들을 한곳에 모아놓고 처리하기 위한 것이 '암세포'라고 보면 된다.

현대의학에서 말하는 암세포는 암 독소가 배설되고 있는 것이다. 암 독소란 지금까지 줄곧 말해 왔던 '혈액 오염' 그 자체라고 할 수 있다.

즉 암은 오염된 혈액을 모아놓고 그 자리에서 처리하는 '정화 장치'인 셈이다. 따라서 암을 수술로 제거하거나 방사선이나 항암제로 없앤다 해도 그 사람의 잘못된 식습관과 생활 습관을 바꾸지 않으면 또다시 혈액이 오염돼 새로운 정화장치를 만드는 것이다.

이 새로운 정화장치를 현대의학에서는 암의 '전이'라고 말한다.

항암제나 방사선은 다량의 활성산소를 발생 시킨다. 따라서 항암제나 방사선치료를 한 후 혈액 오염이 더욱 심해져 전이가 빨라지는 점도 수긍이 가는 일이다.

1. 암(癌)

암은 일본이나 우리나라의 사망 원인 순위에서 압도적인 1위 자리를 차지하고 있다.

암에 관한 연구 성과와 지식은 어마어마한 양에 달하고, 수술법이나 방사선 요법, 항암제 요법도 눈부신 발전을 했는데도 사망 1위는 암이다. 이와 같은 사실은 현대의학에서 실시하고 있는 암 치료법이 무엇인지 모르지만 잘못돼 있음을 말해 주고 있는 것이라 의문이 생긴다.

암 발생의 원인을 알아본다.

암은 우리가 평상시 생활 속에서 대수롭지 않게 여기던 평범한 습관이 암 발생의 주요 원인이라는 점에 놀라울 뿐이다. 하나씩 알아본다.

1) 과식(過食)이 주범이다.

암에 관한 데이터에서 분명한 사실은 위암, 자궁경부암은 감소하고, 대신에 서구인들에게 많은 폐암, 대장암, 유방암, 난소암, 자궁체암, 전립선암, 췌장암, 식도암 등은 증가하고 있다는 점이다. 즉 암의 형태가 서구화되어 가고 있다는 점이다.

우리나라에서 2015년 발표한 자료에 따르면, 20~30대에서는 서구의 개방된 성문화로 인해 자궁경부암 발생 환자가 증가하고 있다고 발표하기도 했다.

미국인 역시 20세기 전반까지는 위암과 자궁경부암이 많았으나 육류, 달걀, 우유, 버터 섭취가 늘어나고 곡류와 감자류 섭취가 줄어든 1940년대부터 앞에 열거한 폐암, 대장암, 유방암 등이 증가했다.

그렇다면 왜 암의 형태가 변한 것일까?

육류, 달걀, 우유, 버터, 마요네즈로 대표되는 식단은 한마디로 말하면 고지방식이다.

혈중콜레스테롤이 증가하면 여성은 난소 내에 콜레스테롤을 원료로 한 여성호르몬(에스트로겐)이 많아지게 된다. 그 결과 볼륨 있고 피부가 희며, 유방과 엉덩이가 발달한 여성스러운 체형을 가지게 된다.

그렇지만 여성호르몬에 지배되는 유방, 난소, 자궁체부에 암이 잘 생기게 된다.

남성은 고환에서 남성호르몬(안드로겐)이 만들어지고 이 남성 호르몬이 지나치게 많아지면 전립선암에 걸린다. 또 고지방식을 소화하기 위해 담즙분비가 늘고 이 담즙산이 장속에 있는 유해균에 의해 대사되어 데히드로콜산(dehydrocholic: 강력한 담즙분비 촉진제)으로 바뀐다. 이 데히드로콜산이 대장 점막에 계속 작용하여 대장암이 유발한다.

고지방식은 폐에도 부담을 주어 폐암에 걸릴 확률을 높인다. 왜냐하면 폐는 호흡하는 장기 일 뿐 아니라 지방분해와 생성에도 관여하기 때문이다. 그밖에 췌장암, 식도암, 신장암 그리고 백혈병등도 고지방식 섭취와 비례해서 생기기 쉽다. 이처럼 고지방, 고단백인 서구식식단은 암 예방과 재발예방에 바람직하지 않다.

또 몇 가지 동물 실험을 통해 '소식(小食: 양을 적게 먹는 식사)'이 암을 억제한다는 사실이 밝혀졌다. 미국 벨 박사팀은 단백질과 칼로리를 제한 한다면 암을 죽이는 T세포의 기능이 강화된다는 사실이 밝혀졌다.

2) 저체온이 발암의 원인이다.

암세포는 35도에서 가장 많이 증식하고, 39.3도 이상이 되면 사멸한다. 즉 저체온, 몸의 냉기가 암을 만드는 커다란 요인이 된다.

암은 우선 심장과 소장에는 잘 생기지 않는다. 왜냐하면 심장은 체중의 200분의 1밖에 안되지만 체열의 9분의 1을 산출할 만큼 열을 내는 기관이기 때문이다. 비장은 적혈구가 밀집해 있고 붉고 온도가 높다. 소장도 마찬가지로 열을 내는데 이는 소화를 위해 항상 연동운동을 하고 있기 때문에 열이 있는 장부라 암이 생기지 않는다.

이와는 반대로 암이 다발하는 곳은 식도, 위, 폐, 대장, 자궁 등이다. 이들 부위는 속이 비어 있고, 주위에만 세포가 있어 체온이 낮아지기 쉽다. 게다가 체온보다 낮은 외부와 항상 통해있기 때문에 더욱 차가워지기 쉽다.

또 여성의 유방도 몸에서 돌출되어 있기 때문에 체온이 낮다. 유방암은 유방이 큰 사람일수록 잘 걸린다. 이는 유방의 크기에 상관없이 영양을 운반하는 동맥수가 같기 때문이다. 즉 유방이 커도 동맥의 수는 많지 않기 때문에 온도는 더욱 낮아질 수밖에 없다.

세계에서 암의 자연 치유 사례를 처음으로 발표한 사람은 1866년 독일의 부시 의학박사이다. 이때 암에 걸린 후 자연적으로 치유된 사람은 모두 폐렴에 걸려 발열한 사람들이었다. 이후 발열에 의해 암이 치유되는 사례는 몇 차례나 발표되어 유럽의 자연요법 병원에서는 암 환자를 45도 정도 되는 뜨거운 물에 들어가게 하거나 알루미늄호일 같은 것을 몸을 감싸고 열을 가해 몸을 따뜻하게 하는 온열요법을 시행했다.

오늘 날에는 현대의학에서도 온열요법을 활용하고 있다. 암 예방과 치료를 위해 몸을 따뜻하게 하고, 체온을 높이는 것이 가장 중요하다. 체온의 40% 이상은 근육에서 발생히므로 걷기를 비롯한 운동, 입욕, 발 관리, 경침베개 밟기 등으로 항상 몸을 따뜻하게 할 필요가 있다.

이렇게 본다면 암이 급증하게 된 배경에는 저체온화가 자리 잡고 있음이 틀림이 없다. 유럽의 자연요법 병원에서는 예로부터 암 치료를 당근 주스로 활용해 왔다. 지금도 멕시코의 게르손병원, 영국의 브리스틀 암헬프센터, 독일의 자연요법 병원에서는 암 치료의 주역이 당근주스다. 또한 미국의 과학아카데미에서도 비타민A,C, E 가 암을 예방한다는 점과 비타민 A, C, E가 전부 함유된 채소는 당근이라는 사실을 발표했다.

암은 예방이 제일 중요하다. 하지만 불행이도 암에 걸렸다 해도 포기해서는 안 된다. 수술은 어쩔 수 없다 해도 그 후 재발, 전이되는 것을 방지하려면 '자가 치료법'을 실시해야 한다.

또한 화학요법이나 방사선 요법을 받더라도 몸을 따뜻하게 하는 항암식단을 섭취하는 것이 좋다. 이런 방법들을 실천했을 때 컨디션이 좋고 기분이 상쾌하다면 자신의 면역력이 증강하고 있다는 신호다.

그렇다면 왜 말기암은 치료법이 없는가? 치료를 잘 했는데도 왜 재발하는가? 에 대한 일본의 의학박사인 오카모토 유타카의 ≪의사의 90%는 암을 오해하고 있다≫라는 책의 내용을 요약, 인용하여 알기 쉽게 정리한다.

암이 발생하여 병원에서 수술, 방사선, 항암제를 활용하여 치료 했음에도 얼마간의 시간이 지나면 재발했다는 안타까운 소식을 들을 때면 하늘이 무너지는 충격을 견뎌내기가 더 힘들다. 병원에서 치료가 잘 되었다고 했는데 왜 내게 재발이라는 아픔을 주는 것인가 하고 한없이 울고 또 운다. 아무리 생각을 해도 잘못 없이 착하게 살아왔는데 왜 이런 아픔을 두 번씩이나 주시는 것인가 하고 세상의 모든 것들을 원망해본다.

그래도 얼마간 치료를 하는 것만으로도 희망을 가지고 있다. 그러나 말기 암이나 어느 때인가 의사의 입에서 "이제는 병원에서 더 이상 치료해 줄 것이 없습니다."라는 말을 들으면 삶이 흔들리기 시작한다.

이럴 때면 환자도 정확한 의사의 말을 이해해야 한다. 의사가 한 말은 병원에서 치료하는 세 가지 방법인 수술, 항암제, 방사선 요법으로는 암을 치료하기 힘들다는 의미로 알아들어야 한다. 의사로서는 더 이상 세 가지 외에는 치료법에 대하여 아는 것이 없으니 환자가 알아서 치료방법을 찾아보시오 라는 말로 이해해야 한다.

옛말에 "병은 자랑하라."는 말이 있다. 이 말은 누군가는 이런 병을 "치유하거나 고친 사람이 있으니 널리 알리라."는 말이다. 지금까지는 의사에게만 알렸지 않는가. 동양의학적이나 민중 의술, 대체의학적으로 알려고 하지도 않았던 점이 아쉽다. 그것은 의사가 암을 완벽하게 고쳐 줄 것이라 믿었기 때문이다. 여기서부터 잘못된 것이다. 병은 나 자신이 고쳐야 되는데 의사가 고쳐줄 것이라고 믿었던 것이 잘못이라는 점이다.

이제부터는 내가 주체가 되어 내 스스로 고치려는 마음을 가져야 한다는 점이다.

환자나 의사들이 오해하고 있는 점들이 하나 있다.

"수술로 암을 제거했으니 과거와 같이 생활해도 된다."고 믿는 착각을 하고 있다는 점이다. 암이 발생한 후에는 기존의 사고방식과 생활 습관이 바뀌지 않고는 암은 절대로 완치되지 않는다는 특징을 알아야 한다. 이런 특징을 알지 못하고 과거대로 생활을 하기 때문에 재발이 되는 것이다.

또 일본의 일부 의사들은 현재의 세 가지 치료법으로는 암을 절대 완치 할 수 없다는 의사도 있다. 그렇다면 왜 이런 치료를 하는가 하는 의문이 생긴다. 의사들이 암 환자들에 대하여 할 수 있는 게 세 가지밖에 없으니까 할 수 없이 한다는 것이다.

또한 "암 세포가 사라지는 것"과 "암이 치료되는 것"과는 전혀 다른 의미라고 말하고 있다. 암이 3대 요법으로 암세포를 소멸시켰다고 해도 거의 절반은 암이 재발한다.

왜 재발하느냐는 점이다. 앞에서 말한 "기존의 사고방식과 생활 습관을 바꾸지 않고 암을 고치기 전의 사고방식과 생활 습관으로 돌아갔기 때문에 재발하는 것이다.

이제는 나 스스로 살아날 길, 암을 이겨낼 길을 찾아야 한다. 진작 암을 이겨낼 방법을 찾고 스스로 치유했더라면 좋았을 것을 하는 생각이 든다.

일본에서는 이런 방법을 셀프 치료법이라고 말하고 있다. 자가치료법이다.

암을 극복하기 위해서는 우선 자신의 건강 상태를 보고 부족한 부분의 영양을 공급해 주기 위해서는 1:1 맞춤식 병증에 맞는 생식을 하고, 충분한 혈류량을 확보하기 위하여 천일염이나 죽염으로 만든 음식을 자주 먹어 혈액순환을 원활하게 함으로써 정상 체온을 유지하게 하여 면역력을 높이는 식습관(양기가 많은 음식과 양기를 보충하여 먹는 음식)과 생활 습관(발을 따뜻하게 하는 족욕이나 발 관리 등을 통하여 항상 36.5℃의 체온은 유지하게 한다.)을 가져야 한다. 즉 암세포가 증식하지 못하고 전이되지 못하도록 하는 신체 환경을 만들어야 한다. 쉽게 말해서 암세포는 정상적인 체온을 가진 환경에서는 증식하거나 전이되지 못한다.

답은 간단하다. 젊은 사람들과 같은 생각과 행동을 하면 된다.

① 잘 먹고(계절에 맞게+ 체질에 맞게+ 증상에 맞게+ 소식하고+ 즐겁게 먹고+ 고영양저칼로리 음식을 먹는다), ② 잘 움직이고(국민보건체조와 발을 자극하는 생활 습관), ③ 잘 자면(충분한 수분 보충으로 담즙 관리 체계 유지) 된다. 이런 사람들은 암에 잘 걸리지 않는다. 이렇게 자연의 섭리에 잘 순응하면서 생활하는 사람들이 자연 치유력이 높다. 가끔 방송에서 "나는 자연인이다."라는 방송을 보면 암 환자이거나 병원에서 더 이상 치료를 해줄 것이 없으니 "알아서 하시오."라고 시한부 선고를 받은 사람들이 산속으로 들어와 자연과 함께 생활을 하다 보니 자연스럽게 암을 극복하고 건강한 삶을 살아가는 사람들이 소개된다.

서양의학적으로 보면 불가능한 이야기들이다. 모두가 스스로 암을 치료하고 살아간다. 일본인 의사는 이런 치료법을 셀프치료법이라고 말한다. 돈도 별로 들어가지 않고 부작용도 별로 없는 효과 높은 치유법이다.

암을 극복한 사람들의 이야기를 정리하면 다음과 같다.

스트레스를 줄이고 마음을 안정시키는 정신치료(자연과 대화)를 하고, 식생활 개선(제철음식을 욕심내지 않고 소식하는 식습관)과 건강보조제를 통한 충분한 영양을 보충하며, 혈액순환과 자율신경의 리듬(해 뜨면 일어나고, 해지면 자는 생활조건), 그리고 기(氣)의 흐름을 개선시키는 운동(욕심내지 않고 자연이 주는 대로 생활)을 하는 것이 좋다고 강조한다.

<u>한 가지 치료법과 치료약으로는 암을 고칠 수 없다고 강조</u>하고 있다.

작은 것들을 쌓아올린 종합적인 힘이 상승 작용을 통해 커다란 힘이 되어 효과를 나타내어 암을 극복할 수 있다고 강조하고 있다.

결국 암은 나 스스로 가 만든 생활 습관병이라는 것을 인식하고, 나 스스로 식습관과 생활 습관을 개선해야만 된다는 것을 인식하는 것이 우선되어야 한다.

재발 없이 건강한 삶을 살아가는 방법은 과거로 돌아가서는 절대 안 된다는 점을 명심해야 한다.

① 집에서 할 수 있는 치유법

가) 서구식 식단을 피하고 몸 안이 따스해지는 항암식단을 즐긴다.
나) 식이섬유가 많은 음식을 먹어 노폐물을 배출하도록 한다.
다) 혈액을 오염시키지 않도록 천천히 오래 씹고 소식을 한다.
라) 암세포는 열에 약하므로 일상생활에서 산책, 노래 부르기, 취미 생활에 몰두하기, 반신욕 등을 통하여 체온을 올린다.
마) 양성식품, 양기가 많은 음식을 즐긴다.
바) 암이 있는 신체 부위에 따스한 온찜질을 해준다.
사) 매운맛과 짠맛(천일염으로 만든 음식이나 죽염으로 만든 음식들)을 즐기는 식습관을 가진다.
아) 비교와 욕심을 줄이는 습관을 가진다.(만병의 근원인 스트레스를 줄인다.)

※ 현재의 식습관(화식 → 생식)과 생활 습관(상체운동 → 하체운동)을 180도로 바꾼다.

- **발을 따뜻하게 하는 생활 습관(발 관리, 족욕, 경침베개 밟기, 발목펌프 운동)을 가진다.**
- **맨발로 걷거나 호랑이처럼 엎드려서 걸어 다니는 운동을 하여 전신 혈액순환을 원활하게 하여 정상 체온을 유지시킨다.**
- **알칼리성이 높은 음식을 자주 먹는다.**

암 환자들은 체액이 산성 쪽(정상인의 경우 ph가 7.35~7.45정도 되는데 암 환자들은 7.0 이하가 대부분이다.)으로 기울어 있기 때문이다. (천일염: ph 9.13, 죽염: ph 11.04) 그래서 알칼리성이 높은 음식(천일염이나 죽염)을 먹어 정상보다 약간 높은 수준의 체액을 유지시켜야 암을 치유할 수 있기 때문이다.

(각종 장류, 김치류, 젓갈류, 절임음식이 대체적으로 알칼리성 음식들이다.)

산성식품인 단맛을 줄이고 짠맛을 자주 먹으면 좋다.

생식요법은 수2+목+화+상화2+표준생식이면 된다.(수+목2+화+상화+표준생식)

증상이 개선되면 체질 처방을 해야 한다.

부항사혈로 혈전을 제거하여 혈액순환을 원활하게 하는 것이 좋다.

2. 위/십이지장궤양

위염이나 위/십이지장 궤양은 명치 언저리의 통증, 특히 빈속일 때의 통증, 트림, 식욕부진과 같은 일반적인 소화기 증상을 보인다.

이밖에도 심해지면 위/십이지장 점막에서 출혈을 동반해 검을 변을 본다.(타르 같은 질척한 변)위/십이지장궤양에 걸린 사람은 명치 언저리를 만져보면 예외 없이 차갑다.

즉 그 아래에 있는 위나 십이지장의 혈액순환이 나쁘다는 뜻이다. 혈액순환이 좋지 않은 곳에는 반드시 병이 생기게 되며, 반대로 혈액순환을 개선하면 병이 낫는다.

1) 집에서 할 수 있는 치유법

① 스트레스를 줄이도록 해야 한다.
(모든 일에 대하여 비교와 욕심을 버려야 한다.)

② 양배추는 궤양에 좋은 성분인 비타민U가 들어 있어, 양배추를 주스로 만들면 음성식품의 성질이 강해진다.(채소, 수분을 많이 함유한 먹을거리기 때문에 음성으로 분류) 그래서 양성기운이 강한 간장을 뿌려서 먹으면 좋다.

③ 무를 갈아서 양념간장을 타서 먹으면 좋다.

④ 토종꿀을 물에 타지 말고 1일 4~5회 한 숟가락씩 퍼 먹으면 쉽게 개선된다.

⑤ 신맛의 음식을 먹지 말아야 한다.

〈과식하면 위장질환을 발생 시키는 신맛의 음식들〉

식품(맛)	신맛, 고소한 맛, 누린내 나는 맛
곡식	팥, 밀, 귀리, 메밀, 보리, 동부, 강낭콩, 완두콩
과일	귤, 딸기, 포도, 모과, 사과, 앵두, 유자, 매실
야채	부추, 신 김치, 깻잎
육류	개, 닭고기, 계란, 메추리알, 동물의 간/쓸개
조미료	식초, 참기름, 들기름, 마가린
차	오미자차, 땅콩 차, 유자차, 들깨 차, 오렌지주스
근과류	땅콩, 들깨, 잣, 호두

단맛을 자주 먹으면 좋다.

〈비장/위장질환을 개선시키는 단맛의 음식들〉

식품(맛)	단맛, 향내 나는 맛, 곯은 내 나는 맛
곡식	기장, 피, 찹쌀
과일	참외, 호박, 대추, 감
야채	고구마 줄기, 미나리, 시금치
육류	소고기, 토끼, 동물의 비장/위장/췌장
조미료	엿기름,꿀,설탕,잼,우유,버터,포도당
차	인삼차,칡차,식혜,두충차,구기자차,대추차
근과류	고구마, 칡, 연근

생식요법은 토2+금+수+상화2+표준생식이면 된다.(토+금2+수+상화+표준생식)
증상이 개선되면 체질 처방을 해야 한다.
부항사혈로 혈전을 제거하여 혈액순환을 원활하게 하는 것이 좋다.

3. 두통(頭痛)

대부분의 두통은 냉기와 수분 과다에서 온다. 즉 편두통이 심한 사람 중에 구토하는 사람이 있는데 이것은 위액을 배출해서 치유하려는 반응이다.

1) 집에서 할 수 있는 치유법

① 팥을 삶아서 그 물을 자주 먹는다. 이뇨작용이 강하기 때문에 수독을 해소한다.

② 매실 원액을 따스하게 타서 마시면 가라앉는다.
③ 양쪽 윗눈썹 끝을 꾸~욱 눌러주면 통증이 사라진다.

동양의학에서는 두통은 양(陽)의 병으로서 원인을 음(陰)으로 분류하는 발에서 찾아야 한다. 즉 발이 차가워서 혈액순환이 안 되면 두통이 생긴다. 웬만한 두통은 발을 따뜻하게 하는 발 관리, 족욕, 반신욕, 경침베개 밟기, 발목펌프 같은 발을 따뜻하게 만드는 운동을 하면 두통이 쉽게 사라진다.

④ 싱겁게 먹는 식습관을 가지고 있는 사람도 두통이 자주 발생한다. 싱거운 식습관을 짠맛을 가진 식습관으로 가지면 두통이 사라진다. 짠맛의 식습관은 신장 기능과 골수 기능을 보강해주고 뇌기능까지 보강해주는 효과(몸을 따뜻하게 만들어 혈액순환을 원활하게 해주는 효과)를 가지기 때문이다.
⑤ 가운뎃손가락 끝을 자주 주물러 주든지 아니면 손끝을 사혈해 주어도 두통이 쉽게 개선된다.
⑥ 단맛을 줄이고 짠맛(신장 기능 보강과 생식/비뇨기계 보강 효과)을 자주 먹으면 좋다.
⑦ 근경식품을 자주 먹으면 좋다.(우엉, 마, 메꽃 뿌리, 칡, 하수오 등)
⑧ 모세혈관을 튼튼하게 해주는 라스베라트롤이 풍부한 음식도 좋다.
(포도, 머루, 버찌, 오디, 가지, 까마중 등)

생식요법은 수2+목+화+상화2+표준생식이면 된다.(수+목2+화+상화+표준생식)
증상이 개선되면 체질 처방을 해야 한다.
부항사혈로 혈전을 제거하여 혈액순환을 원활하게 하는 것이 좋다.

4. 복통(腹痛)

복통이라고 해도 천차만별이다. 급성 충수염, 복막염, 급성췌장염, 위/십이장궤양, 장폐색, 부인병과 같은 위급한 질병은 말할 것도 없이 우선 병원부터 가야 한다.

그러나 이렇다 할 병명이 없는데 복통이라면 대체로 배에 가득 찬 '가스' 때문이라든가 '냉증'에 의한 복통이므로 위장을 따뜻하게 하는 것이 좋다.

1) 집에서 할 수 있는 치유법

① 복부를 따뜻하게 마사지해 주고, 복부를 헤어드라이기로 따뜻하게 해 준다.
② 평상시 하복을 단전치기로 단련시킨다.
③ 따뜻한 생강+소금 팩을 복부에 대준다.
④ 마늘대를 삶아서 목욕하거나 소금물 목욕을 한다.
⑤ 천일염을 따뜻하게 만들어 복통이 있는 부위에 온찜질을 해준다.
⑥ 해조류가 들어간 따스한 국(미역국, 톳, 파래국)을 자주 먹는 것도 두통을 예방한다.
⑦ 평상시 손가락 끝을 주물러 주면 두통을 예방할 수 있다.
⑧ 배를 시계방향으로 60회 정도 돌려 주고, 반대로 60회 정도 돌려주면 기혈의 순환이 이루어지면서 복통이 사라진다.

※ 복통이 심하면 전문의에게 정확한 진단을 받고 조치를 취하는 것이 좋다.

5. 설사

설사는 냉한 체질의 사람이나 수독 증상이 있는 사람이 보이는 증상이다. 몸속에 여분의 수분이 있어서 몸을 냉하게 하므로 조금이라도 몸 밖으로 수분을 배출하려는 반응이다. 수분을 소변이나 땀으로 배출하면 설사는 멈춘다.(서양의학에서는 이뇨제를 활용하기도 한다.)

1) 집에서 할 수 있는 치유법

① 매실원액을 따스한 물에 타서 마신다.
② 아랫배를 따스하게 한다.
③ 팥을 삶아서 그 물을 따뜻하게 마시면 좋다.
④ 염기가 부족해도 설사를 하기에 따뜻한 된장국을 짭짤하게 먹어도 개선된다.
⑤ 체내가 차가워도 설사를 하기 때문에 복부를 따스하게 소금찜질을 해주어도 쉽게 설사를 멈추게 할 수 있다.

※ 여름에 더위를 먹어서 하는 설사(외부가 더운 만큼 몸 내부는 차가워지기 때문에 설사를 통하여 몸을 따뜻하게 하기 위한 생명활동임)는 생익모초를 뜯어다 즙을 내서 먹으면 즉효성을 나타낸다.

매운맛을 줄이고 신맛을 자주 먹으면 좋다. 대체적으로 간 기능이 저하되면 설사가 발생한다.

생식요법은 목2+화+토+상화2+표준생식이면 된다.(목+화+토+상화+표준생식)

증상이 개선되면 체질 처방을 해야 한다.

부항사혈로 혈전을 제거하여 혈액순환을 원활하게 하는 것이 좋다.

6. 요통(腰痛)

요통은 발목 근육의 쇠퇴로 나타나는 '노인성 요통'과 하반신이 차가운 탓에 혈액순환이 나빠져서 소위 '어혈의 한 증상으로 나타나는 요통'이 있다. 요즘은 노인성 요통이 운동 부족인 20대 젊은이에게도 나타난다. 둘 중에 어떤 경우든 통증은 '냉기'와 '수분'이 주된 원인이므로 몸을 따뜻하게 하는 것이 중요하다. 평소 많이 걷고 양성식품인 우엉, 당근, 연근, 파, 양파, 참마와 같은 뿌리채소를 많이 섭취하면 좋다.

1) 집에서 할 수 있는 치유법

① 소금물 온욕을 하면 좋다.
② 천일염을 따뜻하게 데워 아픈 부위에 온찜질을 해준다.
③ 반신욕 전에 발목을 단련(발목펌프나 경침베개를 밟기)한다.
④ 무시래기를 따스한 물에 넣고 목욕을 한다.
⑤ 엎드려서 팔을 살며시 펴서 허리를 뒤로 굽게 만드는 자세를 취하는 운동을 한다.
⑥ 바닷가 모래를 퍼다가 커다란 고무 그릇에 담아놓고 맨발로 밟는 운동을 한다.

단맛을 줄이고 짠맛을 자주 먹으면 좋다.

생식요법은 수2+목+화+상화2+표준생식이면 된다.(수+목2+화+상화+표준생식)

증상이 개선되면 체질 처방을 해야 한다.

부항사혈로 혈전을 제거하여 혈액순환을 원활하게 하는 것이 좋다.

7. 어깨 결림, 오십견

단순한 혈액순환 장애로 나타나는 증상이 어깨 결림과 오십견이다. 어깨 결림과 오십견의 주된 원인은 운동 부족, 근육단련의 부족이다.

발바닥은 '제2의 심장'이라고 할 만큼 많이 걸어서 전체적으로 혈액순환을 원활하게 하는 것도 중요하지만, 어깨, 목덜미, 팔 근력을 단련해 혈액순환을 좋게 하는 것이 더욱 중요하다 하겠다.

1) 집에서 할 수 있는 치유법

① 맨발로 걸어서 온몸의 혈액순환을 좋게 한다.
② 팔이 아프기 시작할 때나 아픈 후에도 호랑이처럼 엎드려서 걷는 운동을 한다.
③ 엎드려서 배트맨 운동을 하면 좋다.
④ 손가락 끝을 자주 주물러 주면 개선된다.
⑤ 발 엄지발가락과 3, 4, 5지 발가락이 시작되는 두툼한 부분을 마사지해 주면 개선된다. 이곳이 어깨 근육의 반사구이기 때문이다.
⑥ 급한 대로 아픈 부위를 부항사혈해도 좋다.
⑦ 국민보건체조를 할 수 있는 만큼씩 늘려 나간다.
⑧ 아이소메트릭(isometric) 운동을 하면 좋다.
(양손을 가슴 앞에서 맞잡은 형태로 잡고, 그 자세에서 팔꿈치를 굽힌 양 팔을 좌우로 7초간 잡아당긴다. 그 후 그 손을 그대로 목뒤로 넘겨 마찬가지로 7초간 힘을 주어 좌우로 잡아당긴다. 이렇게 하면 어깨근육의 체온이 올라가 어깨 결림 증상이 곧바로 좋아질 것이다. 하루에 이 동작을 몇 차례 반복하면 좋다.)
⑨ 반신욕을 할 때는 통증부위에 천일염을 바르고 하면 혈액순환이 좋아진다.
⑩ 무를 갈아서 매운 고추와 섞어서 통증 부위에 대주면 좋다.
⑪ 발 관리, 경침베개 밟기, 반신욕, 발목 펌프 운동을 하라.
⑫ 무즙을 내서 율무가루에 섞어서 아픈 부위에 바르면 통증이 개선된다.

단맛을 줄이고 짠맛을 자주 먹으면 좋다.

생식요법은 수2+목+화+상화2+표준생식이면 된다.(수+목2+화+상화+표준생식)
증상이 개선되면 체질 처방을 해야 한다.
부항사혈로 혈전을 제거하여 혈액순환을 원활하게 하는 것이 좋다.

8. 빈혈(貧血)

저혈압으로 자주 어지럽거나 체력과 기력이 없는 상태를 '빈혈'이라고 표현하는 경우가 많다. 하지만 빈혈은 저혈압과 다르다. 빈혈은 적혈구가 적은 상태다. 단 동양의학적으로 볼 때 저혈압과 빈혈은 둘 다 음성체질의 병으로 대처방법이 비슷하다.

빈혈인 사람은 창백한 안색에 붉은 기가 부족한 상태이므로 색깔이 검거나 붉은 식품을 먹으면 좋다. 즉 팥, 검은콩, 검은깨, 흑설탕, 시금치 같이 색이 짙은 채소에는 철분이 많다. 해조류도 철분의 보고라고 할 수 있다. 게, 새우, 오징어, 문어, 조개, 굴과 같은 해산물은 바다의 '화신'이기도 하다. 피를 만드는데 꼭 필요한 철을 비롯해 구리, 코발트와 같은 미네랄이 듬뿍 들어 있다.

1) 집에서 할 수 있는 치유법

① 밥에 검은깨소금을 뿌려 먹는다.
② 부추에도 철분이 많이 있으므로 부추/간볶음을 자주 먹으면 좋다.
③ 적포도주도 철분을 많이 함유하고 있으므로 즐기면 좋다.(과음금지)
④ 해조류를 자주 먹는 것이 좋다.
⑤ 식사 시에 장류, 젓갈류, 절임음식을 자주 먹는 것이 좋다.
⑥ 육류보다는 생선, 조개류를 자주 먹는 것이 좋다.
⑦ 육류는 소고기보다 돼지고기가 더 좋다.

단맛을 줄이고 짠맛을 자주 먹으면 좋다.

생식요법은 금+수2+목+상화2+표준생식이면 된다.(금+수+목+화+상화+표준생식)
증상이 개선되면 체질 처방을 해야 한다.
부항사혈로 혈전을 제거하여 혈액순환을 원활하게 하는 것이 좋다.

9. 불면증(不眠症)

불면증은 일반적으로 신경쇠약이나 뇌충혈(뇌에 혈액이 과잉 집중되는 상태), 커피나 차, 더위나 추위 같은 요인이 대뇌를 흥분시키기 때문에 일어난다.

그밖에 가려움증, 통증, 빈뇨와 같은 신체적인 조건이 원인이 되기도 한다. 하지만 냉한 체질을 가진 사람들이 불면증에 잘 걸린다. 손발이 차면 건강의 대원칙인 두한족열(頭寒足熱)의 정반대 상태인 두열족한이 되어 머리로 피가 몰린다. 따라서 머릿속에 피가 충혈 돼 뇌신경이 쉴 수가 없다. 이와 반대로 손발이 따뜻해지면 기분이 좋게 숙면을 취할 수 있다.

1) 집에서 할 수 있는 치유법

① 주간에 충분한 운동을 하여 체온을 올려 혈액순환을 원활하게 한다.

② 반신욕이나 족욕을 통해 혈액순환을 좋게 한다.

③ 생강이나 양파를 얇게 썰어 머리맡에 접시에 놓아둔다. 생강의 정유성분과 방향성분(파네솔, 시네올), 매운맛 성분(쇼가올, 진게론)이 후각을 자극하고 뇌신경을 진정시켜 편안한 잠을 유도한다.

④ 부항사혈을 주기적(주 2회)으로 실시한다.

⑤ 맨발로 걷거나 호랑이처럼 엎드려서 걷는 운동을 통하여 체지방수치를 낮추면 불면증이 개선된다.

⑥ 여럿이 함께하는 취미 생활이나 호기심을 자극하는 생활을 하라. (각설이 공연 참가, 산삼캐기 동호회 참가)

⑦ 맨발로 발을 자극하는 활동을 한다.(지압판 밟기, 자갈밭 걷기)

⑧ 체온을 올려라.

단맛을 줄이고 짠맛을 자주 먹으면 좋다.

생식요법은 수2+목+화+상화2+표준생식이면 된다.(수+목2+화+상화+표준생식)

증상이 개선되면 체질 처방을 해야 한다.

부항사혈로 혈전을 제거하여 혈액순환을 원활하게 하는 것이 좋다.

10. 피로, 권태, 더위 먹음

피로에도 정신적 피로와 육체적 피로가 있다.

정신적 피로에는 샐러리가 좋다. 2000여 년 전에도 히포크라테스가 "신경이 지쳤다면 샐러리를 약 삼아 먹어라."라고 말했다. 샐러리에는 신경과민, 신경쇠약, 정신이상에 효과가 있는 칼슘, 유황, 인, 염소가 균형 있게 들어 있으므로 많이 섭취하면 좋은 효과를 얻을 수 있다.

육체적인 피로에는 혈액순환을 개선하고 당분이나 비타민, 미네랄과 같은 미량 영양소를 보충해주면 쉽게 회복된다. 따라서 꿀, 흑설탕, 꿀을 넣은 사과식초와 같은 피로회복제는 당분과 비타민, 미네랄을 보충하는 것이 좋다.

포도는 링거주사에 사용하는 포도당을 포함해 철(빈혈에 좋다)을 비롯한 다양한 미네랄과 비타민 b1, c를 많이 함유하고 있어 피로회복과 불면증 치료제로 활용하면 좋다.

1) 집에서 할 수 있는 치유법

① 부추 된장국을 자주 먹으면 좋고, 계란 부추 무침도 좋다.

② 새우젓+청양고추+청양고춧가루를 넣고 살짝 볶아서 장복하면 좋다.

③ 족발이나 장어구이를 먹는 것도 좋다.
④ 재래시장 구경을 하면서 양기(움직이는 많은 사람들)를 얻는 것도 좋다.
⑤ 침이나 뜸을 뜨면서 충분한 수면을 취하는 것도 좋다.

단맛을 줄이고 짠맛을 자주 먹는 것이 좋다.

생식요법은 수2+목+화+상화2+표준생식이면 된다.(수+목+화+상화+표준생식)
증상이 개선되면 체질 처방을 해야 한다.
부항사혈로 혈전을 제거하여 혈액순환을 원활하게 하는 것이 좋다.

11. 숙취(宿醉)

현대의학에서는 알코올을 숙취의 원인으로 본다. 동양의학에서는 숙취를 수독으로 본다. 몸속에 수분이 남아돌아 몸이 냉해지면 몸 밖으로 수분을 배출해 몸을 따뜻하게 하려는 반응이다.

즉 설사, 재채기, 콧물, 구토 현상이 나타난다. 또한 여분의 수분이 있으면 두통이나 복통과 같은 통증이 발생한다. 이로써 숙취로 인한 증상이 수독증상이라는 것이 이해가 갈 것이다.

음주로 인해 상승하는 간 기능 검사 수치중의 하나인 GPT는 술을 전혀 마시지 않는 사람이라도 올라가는 경우가 있다. 이는 물이나 차, 커피와 같은 수분을 많이 섭취하면 나타나는 증상이다. 이 점을 통해서도 '숙취는 수독'임을 알 수 있다. 그러니 숙취를 해소하기 위해서는 발한, 이뇨제를 촉진해 수독을 없애는 것이 핵심이다.

1) 집에서 할 수 있는 치유법

① 연근+우엉 즙을 먹는다.
② 팥을 삶아서 그 물을 먹는다.
③ 무+오이를 갈아서 양념간장을 타서 먹는다. (무는 소화작용, 오이는 이뇨작용 촉진)
④ 생강 탕이나 매실 원액을 따뜻하게 마신다.
⑤ 3년 이상 된 천일염이나 죽염을 입에서 녹이면 좋다.
⑥ 생콩나물이나 숙주나물에 참기름을 살짝 넣고 먹으면 좋다.
⑦ 무즙(강판에 천천히 갈아야 한다.)에 조선간장을 타서 먹으면 좋다.

단맛을 줄이고 짠맛을 자주 먹으면 좋다.

생식요법은 수2+목+화+상화2+표준생식이면 된다.(수+목2+화+상화+표준생식)

증상이 개선되면 체질 처방을 해야 한다.

부항사혈로 혈전을 제거하여 혈액순환을 원활하게 하는 것이 좋다.

12. 치매(癡呆)

인간의 뇌세포는 24세가 되면서 서서히 사멸되기 시작한다. 즉 늙어가기 시작한다는 말이다. 나이가 들어감에 따라 건망증이 심해지므로 치매 증상이 시작되는 것은 오히려 당연한 일이라고 하겠다. 단 치매라고 해도 단순환 노화에 따른 치매와 나이보다 훨씬 빨리 찾아오는 혈관성 치매를 구별해야 한다.

혈관성치매는 한창 일할 나이인 40~50대의 사람에게 생기는 치매로, 뇌혈관 장애(뇌졸중이나 뇌동맥류 경화증 등)나 원인 불명의 알츠하이머병 때문이다. 뇌혈관 장애로 인한 치매는 심한 스트레스를 비롯해 고혈압이나 당뇨병이 있는 사람이나 뇌졸중후 생기는 것으로 뇌 혈류가 나빠지거나 뇌동맥이 막혀서 뇌세포기능이 저하되는 증상을 보인다.

알츠하이머병은 이렇다 할 병이 없는데도 돌연 발병해 서서히 악화되는 것이 특징이다.

미국 콜롬비아 대학에서'APOE4'라는 유전자를 가진 980명 (평균 75세)을 4년간 추적조사한 결과 242명에게서 알츠하이머병이 발병했다고 한다. 또 발병한 대부분이 육류, 달걀, 우유, 버터로 대표되는 고지방식, 고칼로리식을 즐겨 먹고 있었다. 이 사실은 고지방식, 고칼로식을 먹지 않았던 사람들은 알츠하이머병이 발병하기 쉬운 유전자를 갖고 있어도 실제로 알츠하이머병에 잘 걸리지 않는다고 말할 수 있다.

최근 일본의 오사카 대학 의학부 연구진은 실험을 통해 알츠하이머병환자의 뇌에서 기억을 담당하는 해마와 그 주변 혈류가 부족한 현상이 나타난다는 사실을 밝혔다.

모든 병이 혈액의 흐름이 좋지 않은 곳에서 생긴다는 것을 증명하는 셈이다. 혈액순환장애가 모든 병 발생의 근원이다.

치매에 걸리면 의욕도 잃고 정신도 불안정해진다. 정신을 안정시키는 세로토닌(cerotonin)을 늘리기 위해서는 세로토닌의 원료가 되는 필수 아미노산인 트립토판(trypotophan)을 듬뿍 섭취할 필요가 있다.

트립토판은 대두와 어패류, 배아에 많이 함유하고 있다. 또 뇌속으로 트립토판이 들어가려면 포도당이 필요하므로 꿀이나 흑설탕도 많이 섭취하면 좋다.

대두에 들어 있는 폴리페놀의 일종인 이소플라본은 여성 호르몬인 에스트로겐과 같은 기능을 하고 뇌기능을 활성화 시킨다.

1) 집에서 할 수 있는 치유법

① 두부요리나 청국장을 자주 먹어 뇌기능을 활성화시켜라.

② 달걀이나 명란젓을 많이 먹는다. 평소 악당 취급을 받는 콜레스테롤은 뇌 신경세포의 성장에 없어서는 안 되는 물질이다.
③ 매일 30분 이상 야외에서 활동하는 생활 습관을 가져라. 운동이 부족하거나 일광이 부족해도 세로토닌 분비가 저하된다.
④ 읽기, 쓰기, 계산은 뇌세포를 활성화하므로 매일 신문 읽기, 일기 쓰기 등을 생활화하는 것이 좋다.
⑤ 치매를 예방하는 수면시간은 7시간 반에서 8시간이라고 한다. 이 시간보다 너무 적거나 많아도 치매가 발병하기 쉬우므로 주의해야 한다.
⑥ 검은콩 강정을 만들어 먹는다.
⑦ 노루 궁뎅이 버섯을 가루로 내서 장복한다. 노루 궁뎅이 버섯에는 "헤레세논과 에리나신류"라는 성분이 들어 있어 뇌세포를 활성화시켜 치매를 예방하고, 글루칸류는 항암작용을 하고, 노루궁뎅이 버섯에만 들어 있는 "갈락토실글루칸과 만글루코키실란"은 항종양 억제율이 높다. 또한 "올레아놀릭산"은 소화기 계통질병 치료에 효과가 좋다.
⑧ 발표 모임에 나가서 발표하는 시간을 가지는 것도 좋다.
(시나 문물, 여행 수필기, 숲 해설가, 향토 문화 해설가 등도 좋다.)

동양의학상으로 뇌는 신장과 연관이 깊기 때문에 신장 기능을 보강하는 음식인 짠맛을 자주 먹는 것이 좋다.

단맛을 줄이고 짠맛을 자주 먹는 것이 좋다.

생식요법은 수2+목+화+상화2+표준생식이면 된다.(수+목2+화+상화+표준생식)
증상이 개선되면 체질 처방을 해야 한다.
부항사혈로 혈전을 제거하여 혈액순환을 원활하게 하는 것이 좋다.

13. 우울증, 정신병, 자율신경실조증

우울증에 걸린 사람이나 자살자는 스웨덴, 핀란드와 같은 북유럽, 일본에서는 북쪽에 위치한 아키타현, 니키타현, 이오테현에 많은 것으로 알려져 있다.

또 자살자의 90%는 우울증에 걸렸거나 우울 상태에 있다고들 한다.

계절적으로 우울증은 11월에서 3월에 발병할 확률이 가장 높은 점에서 정신적 질환은 '냉기'와 깊은 관련이 있음을 알 수 있다.

우울증 환자는 체온, 기온이 모두 낮은 오전 중에 몸 상태가 최악이며, 체온과 기온이 올라가는 오후에는 몸 상태가 좋아진다. 불면증이 있는 사람은 새벽에 눈이 떠지는 것은 역시 하루 중 체온과 기온이 가장 낮은 시간대인 오전 3~5시사이다. 반대로 햇볕이 내리쬐는 따뜻한 방이나 난방이 잘 되는 곳에서는 졸음이 온다.

우울증이나 자율신경실조증, 불면증과 같은 정신적 부조화는 거의 예외 없이 인류의 평균 체온인 36.5도와 거리가 먼 저체온의 사람에게 나타날 확률이 높다.

뉴욕 시립병원에서 낸 통계에 따르면 보름달이 뜨는 밤에는 정신에 이상이 생긴 사람, 부부싸움, 살상사건, 교통사고가 많다고 한다. 이런 사건들과 보름달은 얼핏 보아서는 아무런 관계가 없는 것처럼 보이지만, 달빛은 푸르스름한 빛을 내뿜기 때문에 보름달이 뜨는 밤을 음성기운이 많은 상태로 본다면 쉽게 이해가 갈 것이다.

인도에서는 정신병을 '달의 병'이라고 부른다. 영어에서도 '그는 조금 정신이 이상하다'를 "he is lunatic(luna=달)"이라고 말한다. 즉 동양의학에서는 냉기, 즉 음(陰)이 정신병, 우울증, 노이로제, 자율신경실조증의 원인으로 본다.

그러므로 이런 병에 걸렸을 때는 몸을 냉하게 하는 '음성식품'은 먹지 말아야 하고, 양성식품을 많이 먹어야 한다.

1) 집에서 할 수 있는 치유법

① 자연으로 돌아가서 자연과 대화를 하는 시간을 가져라.
② 흙을 밟으며 생활한다.
③ 자연의 삶을 배워라. 비교와 욕심을 버리는 법을 배우면 된다.
④ 해조류, 장류, 젓갈류, 절임음식, 발효 음식을 즐겨 먹는 것이 좋다.
⑤ 근경식물(뿌리채소)을 자주 먹는 것이 좋다.(마, 하수오, 칡, 우엉, 더덕, 도라지, 무 등)
⑥ 하루 3회 이상 차조기 잎을 넣은 생강 탕을 마신다.
⑦ 된장국이나 청국장을 자주 끓여 먹는다.(차조기 잎, 감자+ 팽이버섯을 넣으면 좋다.)
⑧ 양성식품 위주로 먹고 항상 야외에 나가 신선한 공기를 마신다.
⑨ 산야 열매를 즐겨 먹는다.
(머루, 다래, 산사과, 팥배, 아구배, 잣, 돌배, 개복숭아, 살구, 앵두, 자두 등)

단맛을 줄이고 짠맛을 자주 먹는다.

생식요법은 수2+목+화+상화2+표준생식이면 된다.(수+목2+화+상화+표준생식)
증상이 개선되면 체질 처방을 해야 한다.
부항사혈로 혈전을 제거하여 혈액순환을 원활하게 하는 것이 좋다.

아프지 않게 살다가 아프지 않게 가는 법

무질이종(無疾而終) 고종명(考終命)을 바란다

제5부

내 건강을 지키는 건강의 3대 원칙

이 글을 쓰는 이유가 있다.

고령화 사회에 접어들면서 아픔을 겪어야 하는 시간이 너무 길다. 신체의 변화를 보면 여자는 49세를 기점으로 하여 호르몬이 변화(폐경)가 시작하여 다양한 질환이 발생하기 시작한다. 남자는 64세를 기점으로 하여 호르몬의 변화가 발생하기 시작하여 다양한 질환이 발생하기 시작한다.

앞으로 살아갈 수많은 아픔의 시간들을 조금이나마 줄이기 위해 평소에 건강에 관해 듣고, 공부하고, 연구하고 몇 장씩 메모했던 내용들을 하나씩 정리해 본다.

건강에 관하여 항간에 떠도는 이야기들을 보면 각자 모두 자기네가 하는 요법들이 사람을 살리는 최고의 요법이라고 하지만 아픔을 가지고 있는 사람들은 지푸라기라도 잡으려는 심정으로 돈과 노력을 투자하지만 모두가 허사로 돌아간다. 아픔을 가지고 살아가는 사람들의 마음을 두 번씩 아프게 하는 잘못을 저지르곤 한다.

건강에 관한 이런 일들을 솔직하게 적어보고자 한다.

나도 나이가 들어가면서 가장 큰 걱정이 하나 있다.

살면서 부모가 자식에게 또는 가족에게 아낌없이 줄 수 있는 것이 있다면 사랑과 애정이 으뜸이다. 그러나 숨겨진 또 하나가 있다. 바로 내 건강이라는 점이다. 내가 아프고 병들면 모두에게 짐이 되기 때문이다. 아니 인생을 살아가면서 어찌 하면 아픔 없이 건강하게 살아갈 수 있을까 하는 마음을 고민하는 것이 먼저일 것이다.

사람이 앓는 질환은 약 3000여 가지나 된다고 한다. 그런데 겉으로 드러나는 질환은 불과 100여 가지에 불과하다고 한다. 질환이 다른데도 증상이 비슷한 경우가 많다. 또한 경증이나 중증 간에도 별다를 차이가 별로 없다. 그래서 비슷한 증상은 조기 진단을 어렵게 한다. “이러다가 말겠지, 약을 사먹으면 금방 낫겠지” 하는 생각으로 넘어가는 사람들이 대부분이다. 바로 이런 점이 문제다. 자세하게 알지 못하면서 방심하거나 방치하다가 병을 키울 수 있기 때문이다.

증상은 몸이 우리에게 주는 경고의 메시지다. 무심코 지나치다가는 치료나 치유기간이 길어지고 치료자체가 어려워질 수 있기 때문에 **“내 몸에 나타나는 증상”**에 관심을 기울여야 한다.

01 현대 질병의 특징을 알아본다.

1. 과거와 현대 질병의 차이점

과거에는 급성병(急性病)이라 하여 위생관념이 그리 좋지 못하여 세균의 침입으로 인한 질병이 대부분이었다.

그러나 현대는 세균으로 인한 질병은 거의 찾아보기 힘든 상황이다. 또한 위생관념이 향상되었다고 볼 수도 있겠다. 다른 한편으로 생각하면 과거에는 자연환경의 오염이 덜 되어 각종 세균이 살아갈 수 있었던 것이라고 볼 수도 있다. 그러나 현대 사회는 전자파와 각종 사회 환경호르몬의 오염과 농약, 공기의 오염 등으로 인해 세균도 살아가기 어려운 사회적 환경이 되었다.

예를 들면 시골의 1급수 지역에서 살아가던 가재나 검정망둑(뚝지), 참종개(수수미꾸라지)와 같은 물고기들이 요즘은 보기 어렵다. 아예 없다. 그 이유는 산등성이에서 등성이를 연결한 고압선로에서 발생하는 전자파 때문이다. 전자파로 인한 폐해는 이루 말할 수 없다.

충청도의 어느 마을은 온 동리 주민들의 80%가 다양한 암이 발생한 사례 등을 볼 때 시대가 발달하면 좋은 점도 있지만, 나쁜 점은 사람을 원인도 모르게 병들게 하거나 죽게 만드는 원인이 된다는 점이다.

현대 질병은 각종 세균으로 인해 발생하는 질환이 별로 효과가 없다고 보는 것이 더 타당할 것이다. 그래서 과거에는 오염되지 않고 세균으로 인한 질병 발생이기에 항생제 한방이면 치료가 되었던 것이다.

그러나 현대의 질병은 항생제도, 어떤 약물도 효과가 없다. 그런데도 병원을 찾으니 병원에서는 이런 약 저런 약을 모두 활용해서 질병을 고치려 하지만 아무런 효과가 없다. 실험대상이 될 뿐이다. 그러는 사이 환자의 몸 상태는 엉망진창이 되어 간다. 다양한 약물의 투약으로 인해 몸 안의 해독기능이 저하되면서 오히려 면역력만 저하시키고 있는 점이 큰 문제라는 것이다

이제는 의료인들도 지쳐서 현대의 질병들은 치료하는 것이 아니라 더 나빠지지 않도록

하는 조치만 하면서 평생 관리하라고 처방하는 지경에 이른 것이 현실이다.

예를 들어 고혈압, 당뇨병, 고지혈증, 암, 관절염, 치매 등 성인병들에 대하여 어디 한번 시원하게 완치한 적이 있는가! 평생을 약을 먹으면서 조절해야 한다.

약(藥)이 몸에 좋은 것이라면 약을 주식(主食)으로 먹지 왜 안 먹겠는가? 약을 먹으면 몸에 좋은 효과 보다는 부작용이 더 심각한 폐해(弊害)를 가져오기 때문에 장복하지 못하는 것이다. 그래서 의료인들은 웬만해서는 잘 약을 먹지 않는 이유일 것이다.

2. 과거와 현대의 질병 발생 원인의 차이점

과거의 질병은 바로 어떠한 현상이 바로 나타난다하여 급성병(急性病)이라고 부르고, 현대의 질병은 오랜 시간이 경과한 다음에 증상이 나타나는 현상이 다른 점이다. 병을 부르는 이름도 만성병(慢性病)이요, 생활 습관병이라 부른다.

과거의 질병 발생의 원인은 앞에서도 언급했지만 세균의 침입으로 인한 질병의 발생이고, 현대의 질병은 오염된 토양과 공기, 오염된 음식물을 먹는 식습관, 개인별로 타고난 체질을 무시한 채 마구잡이식으로 먹거나 인종을 넘나드는 식습관과 잘못된 생활 습관으로 인해 발생하는 질병이라는 점이 다르다.

그래서 현대의 질병은 과거의 급성병과는 근본적으로 원인과 성격이 다른 질환이고, 발생하는 시간 역시 다르고 질병이 발생한 후 나타나는 시간이 오랜 시간 경과했다는 점이 다르다.

3. 현대 질병의 특징

앞서 설명했듯이 잘못된 식습관과 생활 습관을 바로잡지 않고는 치료가 어렵다는 점이다. 과거의 질병은 세균이 주원인이었기 때문에 약이나 항생제를 처방하여 쉽게 치료가 되었으나, 현대의 질병원인은 잘못된 식습관과 생활 습관을 바로잡아야 고쳐진다는 점이다. 그것도 오랜 시간의 바로잡아야 한다는 점이다.

또한 질병이라는 것은 원인을 알고, 그 병에 알맞은 처방을 해야 치료가 되는 것이지 원인과 처방이 다른데 어찌 병이 치료가 되겠는가?

과거의 동적(動的)인 생활과 곡물 위주의 생활에서, 현대의 정적(靜的)이고 육류 위주의 생활로 변한 사회여건상 과거로 돌아가기는 어렵다고 본다. 왜냐하면 사람은 한 번 현대생활의 편리함에 젖어본 사람은 더 편리함을 추구하게 되기 때문에 과거로 회귀하기는 굉장히 어렵다고 본다. 그러나 건강한 인생을 살아가고자 원한다면 지금부터라도 과거의 생활로 돌아가려는 변화가 있어야 한다.

지금 변하지 않고는 절대로 건강한 인생을 살아갈 수 없기 때문이다.

4. 현대 질병 치료의 문제점

현대 질병의 치료는 약으로는 어렵다는 점이다. 왜냐하면 약으로 고칠 수 있는 질환들이 아니기 때문이다. 식습관과 생활 습관을 바꾸지 않고는 고치기 어려운 질환이기 때문이다.

예를 들면 과거에는 급성병으로서 항생제를 사용하면 즉시 치료가 되는 성격이었으나 현대의 병은 항생제로 치료되는 성질의 병들이 아니다.

현대의학의 치료 형태를 보면, 병명(病名)만으로 치료하고, 통계적(統計的)으로 약물투약하고, 부분적(部分的)으로 치료하고, 증상(症狀)만을 보고 치료하는 형태다. 사람은 모두가 생김생김과 체질이 모두 다른데 이렇게 4가지 형태의 병명, 통계, 국소(부분), 증상 위주로 일괄적으로 치료를 하니 잘 치료가 되지 않는 것이다.

그래서 아무리 좋은 신약이라 할지라도 약으로도 치료가 어렵다. 한번 발병하면 죽을 때까지 약을 먹으면서 관리하는 개념으로 바뀐 만성병 즉 생활 습관병이라는 점이 과거의 병과 다른 점이다.

또 하나의 특징은 원인을 제거하지 않고 현재 외적으로 나타난 발열(發熱), 부종(浮腫), 통증(痛症)을 제거하는데 만 주력하고 있다는 점(대증요법)이 과거와 다른 점이다. 이것이 서양의학의 치료방법이다.

현대 질병의 무서운 생활 습관병이라면 암, 치매, 고혈압, 당뇨병, 고지혈증, 급성 심근경색, 폐동맥혈전증, 정맥혈전증, 중풍, 관절염, 자가면역질환 등 너무도 다양하다.

또한 과거에는 보지도 듣지도 못하던 질병들이 증가하고 있다. 이뿐만이 아니다. 우리는 살면서 다양한 질병이 너무 많은 것에 놀란다.

모야모야병, 가와사키병, 항문중풍병, 식도중풍, 시각/실인증, 눈알중풍, 소안구증, 어느 날 갑자기 당뇨병이 발생하더니 2년 뒤 췌장암선고를 받는 등, 그런데 왜 의료기술과 의학은 발달하는데 질병의 종류와 환자의 수는 점점 증가하고 있는 것은 어찌된 일인가?

이런 병들의 문제점들을 알아보면 서양의학적으로 혈액순환 장애가 주 요원인이라는 점과 또 하나는 면역력이 저하되었다고 하는 점이다.

동양의학적으로 어혈(瘀血)이라고 하고, 서양의학적으로 혈전(血栓) 이라고 말한다. 이런 증상 모두가 몸이 차가워지면서 발생하는 냉병 증상이라는 것이 공통점이다.

이제는 주변에서 다양한 질병으로 고통받다가 하늘나라로 가는 모습을 너무 많이 보다 보니 나이가 들면서 작은 소망을 매일매일 기도해 본다.

살면서 소망이 하나 있다면 무엇인가? 하고 질문을 하면

무질이종(無疾而終) 고종명(考終命)(병 없이 살다가 잠자듯이 천명을 다하는 것)이죠! 라고 대답한다.

생각해보면 젊어서는 건강했는데 왜 나이가 들면서 여기저기 아픔이 점점 증가하는 이유는 무엇이란 말인가? 세월이 흐르면서 지켜야 할 것들에는 어떤 것들이 있는지 생각나는 대로 정리해 본다.

〈연령대별 건강의 원칙〉

초년/유년기	중년	말년
온가족 사랑이 최고	부부간의 사랑이 최고	자신의 건강이 최고
0~30세	31~55세	56~90세

초년기에는 부모의 사랑을 듬뿍 받으면 부모, 형제자매들 간의 사랑이 넘치는 시간 속에는 질병이 발생할 수가 없다. 왜냐하면 온가족들의 상호 양기를 뿜어내며 웃음이라는 가장 좋은 양질의 양기가 항상 집안에 돌고 있기 때문에 질병이 침입을 할 수 없다.

"웃음이 바로 명약"이기 때문이다. 매일매일 어느 것과도 견줄 수 없는 명약을 먹고 살아가기에 질병이 발생할 수 없어서 초년시절을 건강하게 살아가는 것이다.

중년이 되면 초반에는 결혼도 해야 하고, 아이도 키워야 하고, 직장에서 돈도 벌어야 하는 시간들 속에서 자신의 건강을 돌볼 시간도 없거니와 지금은 건강하니까 미래 건강에 대하여 신경을 쓰지 않아도 된다고 생각한다.

왜냐하면 초년기의 건강상태가 약 10년 동안 좋은 기운을 넘겨주기 때문이다.

중반쯤 되면 아이들 학교에 보내야 하고, 집 장만해야 하고, 이런저런 일들로 역시 자신의 건강을 돌볼 시간이 없다.

인생 후반쯤 되면 아이들은 중/고등학교에 다니기 시작하여 아침 일찍부터 저녁 늦게까지 밖에서 생활을 하고, 남편 역시 학비를 벌어야 하고, 집 장만을 위한 추가적인 돈을 벌기 위해 주야를 가리지 않고 업무를 하다 보니 역시 건강을 돌볼 시간이 없다. 이런 시간 동안에 자신의 건강을 위한다면 어떤 이는 사치라고까지 하는 사람도 있다.

이렇게 중년의 후반을 보내다 보면 아이들을 독립을 위한 발판을 마련하기 위해 공부하느라고 부모와 대화도 없고, 남자들은 밖에서 일을 하느라고 가족 간의 대화가 없고, 하다 보니 가족 간의 대화가 거의 없다고 보면 된다.

그러면 건강했던 초년시절과 차이점이란 한 가지뿐이다. "대화와 웃음이 없다"는 것이다. 즉 가족 간에 내 뿜는 양기가 없는 생활을 하고 있다는 점이다. 양기가 없다보니 음기운(陰氣運)이 점점 더 증가하게 되는 것이고, 음기가 50%를 넘어서면서 서서히 양(陽)부분부터 질병이 서서히 발생하게 된다.

우리 몸에서 양부분이란 마음을 나타내고, 음부분은 육체를 가리킨다. 즉 마음의 병이 들기 시작한다. 우울증이요 사이코패스, 묻지마 살인, 성폭행이나 성추행, 지하철에서의 몰카, 유치원 교사들의 어린아이들 폭행, 이혼, 불륜, 성매매 등 어떤 형태로든 다양한 정신질환으로 나타나게 된다. 그런데 이런 증상들이 육체적인 불편함이 아니기에 무심코 넘겨버린다.

더 무서운 것은 마음의 병이 들면 육체의 병은 자동적으로 따라온다는 사실을 모르고 지낸다는 점이다.

이런 점을 보면 육체적인 질환이 있는 사람이라면 벌써 수년전부터 마음의 병이 발생했다는 점이다. 그래서 육체의 병을 고치려면 "심보를 바로 써야 한다."는 속담이 나온 것이다. 옛말은 소홀히 들을 것이 하나도 없는 것 같다.

아이들은 자신의 미래를 향한 독립을 준비하는 시간 동안 그러니까 아이들은 항상 유년 시절이기에 질병이 발생할 수가 없다. 왜냐하면 학교라는 집단에 가면 또래의 양기덩어리들과 어울리기에 질병이 발생할 수가 없다.

그러나 부모들은 중년이 되면서 서서히 양기 없는 생활로 접어들고 있다는 점이다. 즉 벌써 생활의 저변에서 음 기운이 양 기운을 억누르고 있다는 점이다. 이런 시점에서 양기를 모으는 것은 부부간의 대화와 사랑을 나누는 일뿐이다.

부부간의 사랑과 대화가 부족하면 어디선가 자신의 건강을 위해서 찾아 나서게 된다. 때로는 직장에서 때로는 동창모임에서 등 여러 분야에서 자신의 미래 생명활동을 이어가기 위해 양기를 찾는다.

일부에서는 불륜(不倫)이라고들 말을 하지만 부부간의 사랑과 웃음이 부족한 것은 절반의 잘못이라고 할 수 있다. 그래서 부부간의 문제는 아무도 알 수 없다고 말을 한 것이다. 간통(姦通)사건이 발생하면 어느 편을 들 수가 없다. 서로가 잘못이 없다고 하기 때문이다. 아니다. 잘못은 50%씩 이다. 그래서 외국에서는 부부간의 잘잘못을 다루는 간통죄를 폐지한 이유가 있는 것이다. 우리나라도 2015년 2월에 간통죄는 위헌이라는 대법원 판결이 내려진 것이다.

이런 문제가 발생하게 된 원인에는 각자의 잘못이 있다는 점을 인정하고 서로 '내 탓이오'라고 하는 마음을 갖고 화합하려는 마음을 가져야 함에도 서로 '너 때문이야' 하는 마음이라면 마음의 상처가 깊어만 간다.

이렇게 살다보면 중년이 되면서 서서히 마음의 병이 들기 시작하고 어느 땐가 육체의 병이 발생하기 시작하여 생활의 불편함을 주기 시작한다.

그때서야 나는 잘못한 것이 없는데 '왜 내가 병이 들었나.' '왜 내게 이런 몹쓸 병을 주셨나이까?'하고 눈물로 후회하면서 병원을 다니지만 이미 늦은 것이다. 그리고 육체의 병을 고치려 하는 것보다 병발생의 근원이 된 '마음의 병'을 고치려해야 함에도 육체적인 병만 고치려하니 평생을 약과 함께 병원을 친구삼아 살다가 노년을 맞이하는 것이다.

노년기에는 자식들도 가정을 꾸리고 살다 보니 부모를 돌볼 시간과 여유가 별로 없다. 그렇다고 배우자가 돌보는 것도 힘들다. 배우자도 노년이 되면서 몸이 여기저기 아프기 시작할 나이가 됐기 때문이다.

노년이 되면서 마음이 병들기 시작하면, 우울증이 깊어지고 이것이 육체적인 병으로 더 빨리 진행된다. 육체적인 병이 들면 배우자도 자식들도 모두가 멀어지기 시작한다. 효도를 받기는커녕 자식들한테 짐이 되지 말아야하지 하면서 외롭게 홀로 지내시는 경우가 내부분이다.

1) 노년 건강을 위한 조건과 자식들에게 효도 받으면서 즐겁게 사는 방법을 몇 가지를 소개한다.

① 하나는 죽을 때까지 돈을 양손에 움켜쥐고 있어야 한다는 점이다.
내가 돈을 가지고 있으면 자식들이 찾아오지만, 내가 돈이 없으면 자식들도 찾아오기를 꺼린다. 용돈 드려야 하고 이것저것 약값이며 병원비며 하다 보니 점점 멀어지게 되고, 결국에는 자식들이 이것저것 정리해서 요양원에 입소시키고 만다. 생각만 해도 슬픈 일이다.
그리고는 월 단위 비용만 지불하면 그만이다. 돈이 없으면 이렇게 쓸쓸한 노년을 보내게 된다.
돈 한 푼 없이 쓸쓸한 노년을 보내지 않으려면 자식들에게 재산을 물려주면 안 된다.
자식에게 재산을 물려주고 나면 결국은 거지처럼 외롭고 쓸쓸하게 독거노인으로 살다가 외로운 죽음을 맞이하게 된다.
누가 말했던가, 노년무전은 인간 3대 망조 중의 하나라고~~~~~~

② 두 번째는 내가 건강하면 자식들에게 효도 받으며 살 수 있다.
병원비며 약값을 보태달라고 하지 않아도 된다. 노령 연금으로 살아갈 수 있기 때문에 자식들이 왕래가 있다. 등산, 경로당, 여기저기 다니시면서 노년을 보낼 수 있다. 자식에게 손 안 벌리고도 얼마든지 살아갈 수 있다. 그러나 아프면 이중 삼중으로 버림받다가 외롭게 홀로 저세상으로 갈 수밖에 없다.

③ 노년을 멋있게 보내려면 돈도 있고 건강하면 되는 것이다.

이렇게 살아가려면 자식들에게 모두 투자하지 말라는 것이다. 25세까지 대학 공부시키고 나면 이제는 스스로 사회와 맞짱 뜨면서 살아가게 둥지를 떠나게 해야 한다.

나이가 30~40이 될 때까지 부모가 자식들의 뒷바라지를 하는 사람들을 보면 노년이 불쌍하다.

25세까지 번 돈을 자식들을 위해 투자하고, 이제부터 남은 일할 수 있는 시간들은 자신을 위해서 돈을 번다면 여유 있는 노년을 멋있게 살다가 갈 수 있을 것이다.

문제는 노년까지 어떻게 건강하게 살아갈 수 있느냐 하는 점에 고민을 해야 한다.

건강한 노년을 위해 어떻게 해야 하는지 하나씩 파헤쳐 본다.

인생을 살아가면서 두 가지 원인으로 인해 질병이 발생한다.

하나는 식습관이고 하나는 생활 습관이다. 이 두 가지를 개선할 수 있다면 평생을 건강하게 살아갈 수 있다.

이 두 가지 방법을 세부적으로 알아보면 건강하게 사는 방법은 세 가지다. 다음에 말하는 세가지중에 어느 하나라도 꾸준하게 실천하면 건강하게 살아갈 수 있다.

초년	중년	노년
가족의 따스한 사랑 1:1맞춤식 체질생식	가족의 따스한 사랑 부부의 따스한 사랑 1:1맞춤식 체질생식	1:1맞춤식 체질생식 내 건강이 기본 가족의 사랑
	부항사혈(혈전제거)	부항사혈(혈전제거)
		발 관리(정상 체온유지)

세 가지란 개인별 1:1맞춤 체질(오행)생식을 먹는 것과, 주기적인 부항사혈을 실시하여 혈관 내 혈전을 제거하여 혈액순환을 원활하게 만들고, 꾸준하게 발 관리를 실천하여 정상 체온을 유지하는 건강법이다.

인생을 살면서 건강한 사람과 병든 사람, 젊은이와 노년의 차이는 한가지다. 혈액순환이 잘되면 젊고 병 없이 건강하게 살아갈 수 있고, 혈액순환이 잘 안되면 몸이 병들고 아픔을 가지고 삶의 질이 저하된 채로 살아가는 것이 다른 점이다..

문제의 해결은 혈액순환을 어떻게 활발하게 만드는가에 있다.

2) 혈액순환을 활발하게 하는 방법을 소개한다.

① 혈액을 맑게 하여 혈관 속을 잘 흐르게 하면 된다. 그러나 혈액이 흐르고 있는 한, 아무리 맑은 혈액을 공급한다 하더라도 세포들이 맑은 혈액을 공급받고 에너지로 전환하고 나면 찌꺼기가 발생하게 된다. 이 찌꺼기가 바로 혈전(血栓)이다. 즉 피떡이다.
동양의학적으로는 어혈(瘀血: 병든 피)이라 하는 것이다. 어혈 생성을 적게 하기 위해서는 맑은 피를 생산하는 원료를 먹는 것이 좋다. 바로 자신의 체질에 맞는 생식(生食)을 하는 것이다. 즉 어려서부터 하루 한 끼는 생식을 한다면 별다른 아픔 없이 건강한 인생을 살아가는 기초공사를 튼튼하게 하는 것이기 때문이다.

② 내 몸 안의 혈관 속에 있는 이 혈전들을 빠르게 제거하는 것이다. 주기적으로 부항사혈을 실시하여 체내의 찌꺼기를 배출하는 것이다. 몸을 따뜻하게 하여 혈전 생성을 아예 차단하는 것이 좋다. 혈전이 생겼다면 가능한 빠른 시간 안에 배출하도록 하는 것이 좋다.

③ 몸을 따뜻하게 하는 것이다. 몸이 차가우면 혈액이 굳어 혈전은 자동적으로 만들어지기 때문이다. 몸을 따뜻하게 하는 방법 중에 최소한의 노력으로 최대의 효과를 얻는 것이 바로 발을 자극하는 것이다.

앞서 알아본 세 가지 조건들을 해결할 수 있다면 항상 건강한 채로 즐거운 인생을 살아갈 것이다. 좀 더 알아본다.

- 어려서부터 하루 한 끼 1:1 맞춤식 체질(오행)생식을 하자.

어려서부터 개인별 1:1맞춤식 체질(오행)생식을 하는 식습관을 가지는 것이다. 생식을 하는 이유는 혈당을 서서히 오르게 하여 혈관내의 혈액 점도를 서서히 오르고 서서히 내리게 하여 호르몬의 변화를 최소화 하는데 있다. 즉 항상 맑은 혈액을 공급하고 유지할 수 있는 장점이 있기 때문이다. 어려서부터 1:1맞춤식 체질(오행)생식을 먹어야 하는 이유다.

- 주기적인 부항사혈을 생활화하자.

혈액이 순환하는 동안은 남녀노소 누구나 혈전(血栓)을 생성된다. 이러한 혈전이 혈관내에 많은 사람일수록 심각한 질환에 걸리고, 적은 사람은 가벼운 병에 걸리는 것이다.

심각한 병이라 함은 암, 고혈압, 당뇨병, 고지혈증, 치매, 급성 심근경색, 중풍, 정맥 혈전증, 협심증, 뇌혈관질환 등 시간을 다투는 질환에도 걸리기 쉽다. 그래서 체내에 있는 혈전을 가능한 빠르게 제거하는 것이 좋다는 것이다. 빠르게 제거하는 방법 중의 하나가 부항사혈 요법이다.

물론 시간을 다투는 질환이 발생하여 병원에 가면 혈전용해제인 약물을 투약해서 혈전을 녹이거나 흡착해서 뽑아내고 또는 약을 먹어 녹이는 방법을 쓰기도 한다.

대체의학적으로 볼 때 주기적인 부항사혈로 혈전을 제거한다면 혈액순환을 원활하게 할 수 있어 시간을 다투는 질환을 예방하거나 치유할 수 있다.

- 몸을 따뜻하게 만들자.

몸이 차가우면 혈전이 잘 생기고, 몸이 따뜻하면 혈전이 적게 생긴다. 그렇다면 몸을 따뜻하게 만드는 방법 중에서 투자 대 효과가 높은 발을 자극하는 생활 습관이 좋다는 것이다.

발 관리(발마사지)나 경침베개를 밟기, 발목 펌프운동도 비교적 빠른 시간 내에 체온을 올리는 방법이다. 물론 족욕이나 반신욕도 좋다.

도표에서처럼 건강하게 살아가려면 가장 바람직한 것은 도표대로 꾸준하게 실천하는 것이 좋고, 아니면 생식을 어려서부터 꾸준하게 실천 하든지, 부항사혈을 하든지 어떤 것 하나라도 꾸준하게 실천 할 때 건강을 유지할 수 있다.

세 가지 중에 하나라도 실천하지 않는다면 반드시 어느 시기에는 혈액순환 장애로 인한 아픔이 발생한다는 점을 알아야 한다.

"나는 아닐 것이다." 하는 안이한 생각은 버려야 할 것이다.

어떤 사람들은 건강에 관하여 쉽게 말을 한다.

'내 몸 안에 있는 의사를 깨워서 활용하라'고 말이다. 그런데 어떻게 내 몸 안에 있는 100명의 잠자고 있는 의사를 깨우는가 말이다.

초년시절에는 항상 100명의 의사가 진료를 하고 있었다. 그러나 나이가 들면서 의사들도 힘들고 지쳐 휴식을 하고 있는 셈이다.

이건 무슨 말인가요? 하고 눈이 휘둥그레 질것이다.

초년시절에는 100명의 의사들이 내 몸속에서 진료를 했다니요? 하고 의문을 가질 것이다. 나도 모르는 사이에 의사가 내 몸을 치료했다니요?

해답은 정상 체온(體溫)을 유지하는 것이다.

체온이 오르면 내 몸속 구석구석에 분포되어 있는 수많은 혈관을 통하여 혈액을 공급함으로써 약 60조개의 세포들이 각자의 할 일을 성실하게 수행하도록 머리 부분에서는 순수하고 맑은 정신을 가진 정신/신경계 전문의가 진료하고, 혈관 속에 혈전이 생기지 않도록 심혈관계전문의가, 뱃속에서는 오장육부가 서로 돕고 도움을 받도록 소화기계/내과 전문의가, 소화 후 찌꺼기 배출은 대장 항문과 전문의와 생식/비뇨기계 전문의들이 쉴 새 없이 진료를 한 결과 아픔 없는 건강한 시간을 보낼 수 있었던 것이다. 즉 젊은 시절에는 우리가 "피가 끓는다."고 표현을 하듯이 몸이 따뜻한 정상 체온을 유지한 상태이기 때문에 수많은 분야에서 질병을 예방하는 역할을 하고 있다는 의미다.

그러나 나이가 들면서 젊은 시절과 나이든 중년이나 노년의 시간을 비교해 보면 두 가지가 차이가 난다.

하나는 마음이요, 다른 하나는 체온의 차이다. 별것 아닌 것 같지만 결과는 무섭다. 건강과 질병의 갈림길에 서있는 것이다.

구분	초년시절	중년/노년시절
마음	비교 /욕심이 적다	비교 /욕심이 많다
체온	정상 체온 유지 (36.5~37.2℃)	저체온 (36.5℃ 이하)
차이점	혈액순환 원활 (맑은 혈액)	혈액순환 장애 (탁한 혈액)
결과	건강	질병 발생

우리는 건강하게 살려면 초년시절로 돌아가야 한다. 먼저 비교와 욕심을 줄이는 것이 건강을 지키는 비결이다.

중년이 되어 내 몸 안의 의사들에게 일을 시키려면 무엇인가 과거와 다른 새로운 동기부여가 필요할 것으로 본다.

예를 들면 보수나 보너스를 올려준다든지, 아니면 근무 여건을 개선시켜 준다든지 아니면 미래를 보장해준다면 휴식하고 있는 의사들이 다시 의욕을 갖고 업무를 시작할 것이다.

이 문제를 해결할 수 있는 것이 바로 화식(火食)을 좋아하는 식습관에서 생식(生食)으로 식습관을 바꾸는 것과 정적(靜的)인 생활 습관을 동적(動的)인 생활 습관으로 바꾸어 주는 것이다.

구분	현재 생활	건강한 미래 생활
식습관	화식/맛 위주 조리음식	1:1 맞춤식 체질(오행)생식
생활 습관	정적(靜的)인 생활	동적(動的)인 생활

현재의 생활이 바뀌지 않고는 중/노년의 건강을 누구도 보장해줄 수 없고 누구나 병들어 죽을 수밖에 없다.

현대 사회의 질병을 보면 과거와 다르다는 것을 알 수 있다. 그 다른 점이란 질병이 잘 낫지 않고 오래가며 죽을 때 까지 관리해야 한다는 점이다.

도표를 통해서 비교해 보면

과거	현재
급성병 /세균침입	만성병/잘못된 식습관, 생활 습관
약으로 잘 치료된다.	약으로 잘 치료되지 않는다.

그러면 과거에 비해 눈부신 의료산업이 발달 되었음에도 불구하고 왜 치료되지 않는가 하는 점을 의심해 봐야 한다.

물론 의료기기도 발전되었고, 약도 눈부신 발전을 하고 있다. 입자의 크기도 나노단위로 연구되고 활용되고 있다. 어쨌든 의료산업이 눈부시게 발전된 점은 인정한다.

의학이 발전했음에도 왜 질병의 종류와 환자는 자꾸만 증가하는 추세인가 하는 것이 의문이다.

과거에는 보기 드물었던 암(癌)이라는 질환이 현대사회에서 사망 1위를 달리고 있는 점도 의아하지만, 의료산업이 눈부시게 발전 했음에도 사망률 1위라는 점도 또한 의아스럽다. 병원에서는 치료보다 '이런 병은 평생토록 약을 먹으면서 관리해야 합니다.'라고 처방을 내린다. 우리가 일반적으로 병이 발생하면 병원이나 약국에서 치료하거나 약을 사 먹으면 모두 낫는 것으로 알고 있는데 현대의 질병은 치료(治療)에서 관리(管理)로 변해가고 있다는 것이다.

그렇다면 병원에서 치료하지 못한다면 누군가는 치료해야 하지 않느냐는 의문을 던지니 해답은 의외로 쉽게 얻을 수 있다.

"내 몸의 병은 내 스스로 고쳐야 한다."는 처방뿐이다. 이것이 자력 치유(自力治癒) 요법이요, 자연 치유인 것이다.

서양의학자들도 같은 소리를 낸다. 자기 몸의 질병은 자기 몸 안에 있는 의사를 깨워서 치료해야 한다고 말을 한다.

평상시 내 몸이 어떤 상태인지를 안다면 예방하거나 쉽게 치유할 수 있을 것이다.

3) 건강하게 살아가려면 먼저 내 몸의 건강상태부터 찾아내는 것이 먼저다. 하나씩 찾아보자.

서양의학적 방법	동양의학적 방법
- 건강 검진 결과 분석 - 홍채 분석	- 음양 /오행 체질 분석 - 신체부위별 반사구 분석 (손, 발, 체형 등) - 사진법(四診法) 분석

① 건강검진 결과를 분석하고 대비한다.

② 홍채분석을 통하여 과거-현재-미래에 현재의 질병, 미래에 발생할 질병을 예측/분석하고 대비한다.

③ 음양오행 체질을 분석해본다.(정신적・육체적 증상을 중심으로)
오장육부의 상생상극이 조화와 균형을 이루도록 조치한다.

④ 우리 몸에 나타나는 신체부위별 반사구의 증상을 분석한다.
(혀, 귀, 얼굴, 손, 발, 냄새, 색깔, 목소리, 진액 등)

⑤ 사진법(四診法)을 통한 우리 몸의 건강상태를 분석한다.

이러한 다섯 가지의 동/서양의학적이나 대체의학적인 방법으로 내 몸의 건강 상태를 정확하게 분석하고 원인을 찾는 것이 치유(治癒)나 치료(治療)의 근본이다.

일부 서양의학만 맹신하는 사람들이나 동양의학만 맹신하는 사람들이나 대체의학적인 면만 맹신하는 사람들 역시 바람직하지 못하다.

어느 방법을 택하든 내 몸의 현재의 상태를 정확하게 진단하고, 원인을 찾아서 제거하는 지혜를 발휘하는 인생이 아름답고 건강하게 살 수 있을 것이다.

4) 이러한 방법을 통하여 찾아내는 근본 이유는 어디에 있는가?

① 질병을 치유하는 우선순위를 결정하는 자료가 되기 때문이다.

② 부위별로 치유나 치료할 것인가 아니면 동시다발적으로 치유할 것인가를 결정하기 위함이다.

③ 어떠한 치유 방법을 활용할 것인가를 결정한다. (음식, 약, 부항, 침 운동 등 다양한 요법 적용)

이러한 과정을 통하여 질병의 경중완급(輕重緩急)을 따져서 순차적으로 치유하는 것이 부작용을 최소화하면서 질병 발생 이전의 건강상태로 돌려놓는 것이 대체의학의 기본이다.

대체의학은 부작용이 없어야 한다는 것이 또 하나의 특징이다.

현재의 내 건강이 우선이기에 앞서 알아본 세 가지의 순서가 바뀌어 실천하는 것도 바람직하다.

5) 지금의 건강을 어떻게 지키는 것이 좋은가?

① 부항사혈로 혈관 내 혈전을 제거하여 현재의 건강을 지키자.
② 개인별 1:1 맞춤식 체질생식으로 혈액을 맑게 하자.
③ 발을 따뜻하게 하여 혈액순환을 원활하게 하여 면역력을 기르자.

우리는 쉽게 "내 몸 안의 의사를 깨워라."라고 말을 하지만 정작 어떻게 내 몸 안의 의사를 깨워야 하는지는 아무도 해답을 내지 못하고 있다. 해답은 **정상 체온을 유지하라!는 것이다.**

6) 내 몸 안의 의사를 어떻게 깨워야 하는지 구체적으로 알아보기로 한다.

① 오장육부의 음양(陰陽), 한열(寒熱), 허실(虛實) 상관관계를 바로 알자.

가) 음양(陰陽)을 바로 알자.
음양을 바로 알자라는 것은 이 세상은 모든 것이 짝을 이루어 존재하기에 음성기운이라면 양성기운을 보충하고, 반대로 양성기운이 있으면 음성기운을 보충하여 음과 양의 조화와 균형을 이루게 하면 된다. 사람을 기준으로 하여 분류하면 마음은 양이요, 육체는 음이니 마음과 육체가 한조가 되어야 한다는 것이다. 즉 마음 따로 육체 따로 말하고 행동하면 병(病)이라는 것이다. 우리 몸은 상하, 좌우, 앞뒤, 안팎이 서로 조화와 균형을 이룰 때 건강하다고 할 수 있다.

나) 한열(寒熱)은 차가워야 할 곳과 더워야 할 곳이 다르다. 즉 차가워야 할 곳이 열이 나면 병이요, 더워야 할 곳이 차가워지면 병이라는 것이다. 예를 들면 머리는 차가워야 하는데 열이 나면 병이요, 발은 더워야 하는데 발이 차가우면 병이 발생한다는 것이다.

다) 허실(虛實)은 장부의 크고 작음에 따라, 또는 기능의 활성도에 따라 제 기능과 역할을 하느냐 못하느냐에 따라 병이 발생하기 때문이다.

우리 몸의 오장육부가 본래의 기능과 역할이 있고, 상생과 상극의 역할과 기능이 원활하지 못하면 병이 발생하기 때문이다.

이렇듯이 오장육부의 음양, 한열, 허실과 역할이 원활하게 가동될 때 우리 몸은 정상적이 체온을 유지할 수 있고, 혈액순환이 원활해지면서 면역력이 보강되어 질병을 예방할 수 있고, 치유할 수 있는 여건이 된다.

이것이 바로 내 몸 안의 의사를 깨우는 한 방법이라 할 수 있다.

② 음양오행의 상생(서로 돕고) 상극(서로 견제하고)의 조화와 균형을 유지하자.

우리 몸은 오장육부가 각자의 하는 기능이 서로 다르면서도 돕고 도와주면서 살아간다. 또한 돕고 도와주면서도 서로 견제를 하기도 한다. 즉 다른 장부보다 많지도 않고 적지도 않게 균형을 유지하면서 살아가기에 내 것도 유지를 해야 하고 다른 것도 유지할 수 있도록 하는 것이 바로 건강이다.

예를 들면 오장육부를 백분율로 표현한다면 각자가 20%씩 유지할 때 건강하다고 한다면 어느 한 장부가 20+, 20-가 되어도 조화와 균형이 깨지면서 병이 발생한다는 것이다. 이런 상태에서 어느 것 하나라도 조화와 균형을 잃게 되면 불편함이 발생하고 이것이 어느 정도 회복의 시간을 이겨내지 못하면 결국 병이 발생하게 되는 것이다.

예를 들면 오장육부가 조화와 균형을 이룬 다는 것은 간장/담낭은 같은 기능을 하되 간장은 혈액을 저장하고 해독기능을 하며 담즙을 생산하지만, 담낭은 간에서 만들어진 담즙을 저장하는 주머니로서 담낭이 없으면 제 기능을 발휘하지 못한다. 그래서 간장과 담낭은 서로 밀접한 관계를 유지해야 한다는 것이다.

이와 같이 심장과 소장, 비장과 위장, 폐와 대장, 신장과 방광, 심포장과 삼초부는 동일한 개념이며, 이들 오장육부가 서로 돕고 도와야 혈액이 정상적으로 순환하면서 정상적인 체온을 유지하고, 면역력이 증강되어 각종 질환의 발생을 예방하고 질병을 치유할 수 있다는 점이다. 이 역시 바로 내 몸 안의 의사를 깨우는 한 방법이라 할 수 있다.

③ 무엇으로 음양오행의 상생상극의 조화를 유지시키는가?

가) 정신적인 면을 알아본다.

서양의학적으로 보면 모든 병을 이야기 할 때는 약방의 감초같이 스트레스라는 말이 꼭 들어간다. 어찌 보면 모든 병 발생의 원인에 스트레스가 한구석을 차지한다는 말이다.

스트레스의 어원을 보면 라틴어 stringere(꽉 조이다, 압력, 영향력)에서 유래되었고, 영어strees(17c, 역경, 고뇌, 억압)라고 하며 캐나다의 한스 셀리(hans seley)가 처음으로 사용했다.

- 몸의 내부에서 발생하는 생리적 불균형이나 외부 환경으로 부터의 자극(현대적 의미)을 의미한다.
- 일상생활을 하는 데 불편하거나 방해가 되는 모든 현상을 의미한다.
- 스트레스반응을 일으키는 유발인자(stressor)를 방어하기위해 각성이 증가되고 있는 고 에너지 상태(열 받은 상태라고 표현)를 말한다.
- 스트레스 요인이 달라도 스트레스를 받으면 몸의 반응이 유사하다.
- 직무스트레스는 직무가 근로자의 능력, 자원, 요구와 맞지 않을 때 나타나는 해로운 정신적 육체적 반응을 의미한다.
- 직무 이외의 스트레스는 개인적, 가정적, 사회적 스트레스 등이다.

동양의 속담에 '속상하면 병이 생긴다.'는 말이 있다. 속이 상한다는 말은 속마음이 즐겁지 못하다는 의미를 내포하고 있다.

동의보감(東醫寶鑑)에 내상정신(內傷精神)이란 말이 있다. "마음이 건강하면 병이 침범하지 못한다."는 말이다. 다시 말하면 "모든 병은 마음에서 시작한다."는 말이기도 하다.

병의 원인에는 내인(內因)과 외인(外因)이 있다.

내인으로는 희(喜: 슬프고), 노(怒: 성내고), 우(憂: 근심하고), 사(思: 생각하고), 비(悲: 슬프고), 공(恐: 무섭고), 경(驚: 무섭고)의 칠정(七情)이 너무 지나치게 흥분되면 속이 상해서 병이 된다는 것이다.

외부적 원인으로는 풍(風), 한(寒), 서(暑), 습(濕), 조(燥), 화(火) 등의 여섯 가지를 외사(外邪: 찬 기운, 냉기, 한기 등)라고 하며, "칠정이 없으면 여섯 가지 외사도 침범할 수 없다"는 것이다.

이 말의 속뜻은 아무리 훌륭한 의사일지라도 환자의 병이 생긴 이와 같은 상황과 배경(마음상태)을 헤아림 없이 진찰을 하면 오진을 하게 된다고 경고하는 말이다. 결국 마음이 건강해야 육체도 건강해져 병이 발생하지 않는다는 것이다. 그러나 현대의 서양의학은 마음을 읽기 보다는 현재 겉으로 나타나는 육체적인 문제의 해결에 중점을 두고 있으니 완벽한 치료가 되지 않는 다는 점이다. 설사 일시적으로 치료가 되었다고 하더라도 반드시 재발하는 특징이 현대의 질병이다.

재발하는 원인에는 그 환자의 마음을 읽어 병 발생의 원인을 제거하지 않은 것이 가장 크다 하겠다. 또 다른 점은 일시적으로 치료가 되었다 하더라도 병이 발생하는 시점의 마음가짐과 식습관, 생활 습관을 완전하게 180도 바꿔야 함에도 과거와 같은 패턴의 생활을 해도 된다는 의사와 환자 자신의 변화가 없는 이상 완벽한 치료는 어렵고 또한 재발은 반드시 발생하게 된다.

재발을 막으려면 모든 것이 변해야 된다는 점을 명심해야 한다.

나) 육체적인 면을 알아본다.

마음의 병으로 인해 발생하는 질병도 있지만, 식습관과 생활 습관의 잘못으로 인해 발생하는 질병도 있다.

사람은 움직이면서 살아가야 한다.

이유는 움직여야 몸에서 열이 발생하여 정상 체온을 유지할 수 있다. 정상 체온을 유지한다는 의미는 서양의학적으로는 혈액순환이 원활하다는 의미이고, 동양의학적으로는 기(氣)와 혈(血)이 잘 흐른다고 표현할 수 있다.

공통적으로는 순환이 잘되면 면역력이 좋다고 말할 수 있어 질병을 이겨낼 수 있는 자생력이 강하여 병이 발생할 수 없는 건강한 상태를 말한다. 물론 질병이 침입했다하더라도 이런 상태를 유지한다면 병을 이겨낼 수 있는 힘이 있어 질병을 물리치는 것이다.

그러나 움직이지 않는 생활을 하면 저체온인 상태가 되어 몸 어딘가에는 혈액순환 장애가 발생하여 병이 발생할 수 있다는 것이다.

그래서 항상 움직이는 생활 습관을 가지라는 것이다.

④ 맛과 색깔에 기초한 식습관을 개선하여 오장육부의 조화와 균형을 유지시켜라.

가) 계절+체질+병증+소식+악이유식(樂而侑食: 즐겁게 식사)+고영양 저칼로리 음식을 먹자.

먼저 '계절에 맞게 먹자'라는 말을 강조하고 싶다.

이 말은 계절에 따라 먹을거리에 영양소가 다르기 때문에 고른 영양소를 효과적으로 섭취하고 하는 말이다.

예를 들면 계절마다 먹을거리들의 영양소가 많은 곳이 다르다.

계절	봄	여름	가을	겨울
영양이 풍부한곳	새싹/새순	잎/꽃	열매/줄기	열매/뿌리

이렇게 우리가 먹는 먹을거리에도 계절마다 영양소가 모두 다르니 계절에 맞게 먹는 것이 바로 올바른 영양소를 섭취할 수 있는 지혜를 가지라는 것이다.

나) 각자의 체질(얼굴생긴 대로)에 맞게 먹자.

건강하게 살아가는 방법이 여러 가지 있겠지마는 비교적 바람직한 식습관으로 본다면 계절에 맞게 + 개인별 체질에 맞게+ 개인이 가지고 있는 질병에 맞게 +고영양 저칼로리 영양식이고 +소식할 수 있는 식사라면 현대의 최고 건강 식사법이다. 특히 순환장애로 인해 발생하는 다양한 질환에는 더욱더 필수음식이라 할 수 있다.

건강을 유지하기 위해서도 기본적으로 가지고 있는 체질을 기초로 하여 음식으로 각 개인별 배합비율을 다르게 하여 섭취함으로써 병이 발생하기 전에 음식으로 병 발생을 예방한다는 것이다. 이것이 바로 상의(上醫)에 해당하는 음식처방이라 할 수 있다.

이렇게 개인별로 치미병(治未病: 병이 오기 전에 미리 알고 예방하는 것)을 할 수 있는 처방은 오직 음식만이 가능하기에 식습관을 개선하는 것만이 건강을 지키는 길이고, 질병을 예방하고 치유하는 길임을 알아야 한다. 건강하지 못한 먹을거리를 먹고 살아가는 현대인에게는 체질에 맞는 1:1 맞춤식 체질생식이야 말로 필수적인 음식섭취 방법이라 할 수 있다.

지금 우리가 먹는 모든 음식들에는 음양 즉 약성(藥性)과 독성(毒性)이 같이 공존하고 있다. 가능한 독성을 줄이고, 약성을 많게 하는 것이 바람직한 식사법이라 할 수 있다.

한의학을 연구하는 학교기관에서는 약재를 약 450여 가지를 취급한다. 이 450여 가지의 약재는 약도 되지만 반대로 독도 된다는 깊은 의미를 갖는다. 그래서 우리는 한 집에서 같이 밥을 먹고 했을지라도 누구는 병 없이 건강하게 살아가고, 누구는 아픔에 시달리면서 살아가는 가장 큰 원인 중에 하나가 체질이 다른데도 불구하고 동일한 식사를 하는 잘못된 식습관이라는 것이다. 이제는 과감하게 식습관을 바꾸고, 과감하게 실천할 때 내 건강은 내가 지킬 수 있을 것이다.

■ 어떻게 하는 것이 개인 체질(각자의 특질)에 맞게 음식을 먹는 것인가?

얼굴 생긴 형태(체질이라 함)에 따라 다르게 먹어야 한다. 왜냐하면 얼굴의 생김이 다르면 각 개인이 가지는 특질(체질)이 다르기 때문이다. 앞서 말했듯이 각자의 고향에서 생산된 음식이라면 더욱 더 좋은 음식이다.

체질에 맞게 먹는 것이란? 아래 도표를 참고하면 된다.

체질	얼굴 생김	자주 먹어야 할 음식	적게 먹어야 할 음식
간장과 담낭의 기능이 좋은 체질	직사각형의 긴 얼굴	단맛, 매운맛의 음식들	신맛의 음식들
심장과 소장의 기능이 좋은 체질	이마는 넓고 턱이 좁은 얼굴	매운맛, 짠맛의 음식들	쓴맛의 음식들
비장과 위장의 기능이 좋은 체질	동그란 느낌이 드는 얼굴	짠맛, 신맛의 음식들	단맛의 음식들
폐장과 대장의 기능이 좋은 체질	정사각형 느낌이 드는 얼굴	신맛, 쓴맛의 음식들	매운맛의 음식들
신장과 방광의 기능이 좋은 체질	이마보다 턱이 넓은 얼굴	쓴맛, 단맛의 음식들	짠맛의 음식들
면역력(심포장과 삼초부)의 기능이 좋은 체질	계란형의 미인/미남형 얼굴	골고루 / 떫은맛의 음식들	

예를 들면 도표에서 보는 바와 같이

- 얼굴이 직사각형으로 생긴 사람은 달콤하고 매콤한 맛의 음식을 자주 먹어야 건강하고 신맛이 나는 음식을 가능한 적게 먹어야 한다.
- 이마는 넓고 턱이 뾰족한 얼굴은 맵고 짠맛의 음식을 자주 먹어야 건강하고 쓴맛의 음식들은 가능한 적게 먹어야 한다.
- 동그란 얼굴은 짠맛과 신맛의 음식을 자주 먹어야 건강하고 단맛의 음식은 적게 먹어야 한다.
- 정사각형의 얼굴은 신맛과 쓴맛의 음식을 자주 먹어야 건강하고 매운맛의 음식은 가능한 적게 먹어야 한다.
- 턱이 넓고 이마가 좁은 얼굴은 쓴맛과 단맛의 음식을 자주 먹어야 건강하고 짠맛의 음식을 적게 먹어야 한다.

이렇듯이 얼굴 생긴 형태에 따라 음식을 다르게 먹어야 함에도, 엄마 입맛을 기준으로 준비를 하여 온 식구가 모여 앉아서 오랜 시간을 같이 먹다보니 어느 식구한테는 보약(補藥)음식이 되는 반면 어느 식구에게는 독(毒)으로 작용하여 다양한 질환이 발생하는 것이다.

예를 들면 엄마가 유방암이 있다면 엄마의 입맛대로 먹고 살아온 식습관과 생활 습관으로 인하여 딸도 유방암이 발생하기 쉽다는 것이다. 얼굴 형태에 따라 다르게 먹어야 함에도, 남이 맛있다고 하니까, 마구잡이식으로 먹어 결국에는 병이 발생하는 것이다. 또한 엄마기준으로 아이에게 음식을 강요하는 것도 바람직하지 못하다.

왜냐하면 혈당(血糖)이 많이 오르는 음식을 먹으면, 우리 몸에서 혈액이 탁(濁)해지면서 노폐물(老廢物)이 누적되어, 다양한 생활 습관병(성인병)이 발생한다.

그러므로 몸 안에 노폐물이 발생하지 않게 하려면 현재 먹고 있는 화식(火食) 즉 지금의 일반식(화식)에서 생식(生食)으로 식생활을 개선해야 한다는 것이다.

또한 몸 안에서 노폐물이 적게 발생한다는 것은 먹은 음식 중에 혈당이 적게 포함되어 있다는 것이며, 혈액이 탁(濁)해지지 않는다는 것을 의미한다. 그런 음식들이 바로 자연의 음식들이고 즉 생식과 야채, 과일들이다.

예를 들면 일반 김치찌개와 생식을 먹었을 때 혈당수치의 비교를 해보면 확연하게 알 수 있다.

구분	생식	일반식사
1시간 후의 혈당	120	180
2시간 후의 혈당	120	140

일반적인 식사인 김치찌개를 먹고 나면 1시간 후의 혈당치가 180, 2시간 후의 혈당은 140이 된다. 그러나 생식을 먹고 나면 1시간이나 2시간 뒤에도 항상 120을 유지한다.

식후에 혈당이 오르지 않는다는 것은 노폐물이 적게 발생한다는 의미이고, 또 다른 의미로는 혈당이 오르지 않는 다는 것은 혈액순환이 잘된다는 것을 의미하기도 한다. 혈액순환이 잘 다는 것은 생활 습관병을 예방 및 치유할 수 있다는 이야기도 된다.

왜냐하면 식사(食事)를 하면 위장(胃腸)이 차가워지기 때문에 팔, 다리, 머리등에 있는 혈액이 위장 부분으로 몰리는 현상이 발생하면서 손발이 차가워지고, 머리 부분의 혈액이 부족해지면 쉽게 피곤해지는 것이다. 예를 들어 과식(過食)을 하게 되면 하품이 나오고 수족냉증이 발생하게 된다. 이렇게 과식(過食)을 하는 식습관으로 인한 혈액순환 장애가 바로 암(癌)이 발생할 수 있는 준비를 하는 것과 같다.

그렇다 보니 혈당(血糖)이 오르지 않는 식습관인 체질에 맞는 생식(生食)과 소식(小食)을 실천하는 사람들에게서는 생활 습관병을 찾아볼 수 없는 것은 당연한 결과라고 말하고 싶다.

물론 생활 습관병이 발생한 후에도 일반식에서 체질생식으로 식습관을 변화시켜야 하는 것은 당연한 일이다. 생식(生食)은 소식(小食)을 실천할 수 있고, 과식(過食)을 피할 수 있으면서, 고른 영양을 공급받을 수 있는 일석삼조(一石三鳥)의 효과를 얻을 수 있는 음식이다.

다) 병증에 맞게 먹는 것이 좋다.

음식이 누구에게나 모두 적용되는 것은 아니다. 왜 그러느냐 하면 누구는 신맛을 좋아하는 반면 누구는 신맛을 입에도 대지 않는 사람이 있다.

또한 누구는 노란색의 과일을 좋아하는 한편 누구는 싫어하는 사람도 있다. 그렇게 보면 음식은 맛과 색깔에 따라 좋아하는 사람과 싫어하는 사람이 있다는 점이다. 이것이 동양의학에서 말하는 체질인 것이다.

도표를 통해서 알아본다.

체질 (얼굴생김)		직사각형 얼굴	역삼각형 얼굴	동그란 얼굴	정사각형 얼굴	사다리형 얼굴
좋아하는	색깔	노란색	하얀색	검은색	푸른색	붉은색
	음식	단맛의 음식	매운맛의 음식	짠맛의 음식	신맛의 음식	쓴맛의 음식
싫어하는	색깔	푸른색	붉은색	노란색	하얀색	검은색
	음식	신맛의 음식	쓴맛의 음식	단맛의 음식	매운맛의 음식	짠맛의 음식

예를 들면 몸에 질병이 발생한 경우는 동그란 얼굴을 가진 사람이 노란색과 단맛의 음

식을 좋아할 수 있다. 얼굴에 따른 싫어하는 음식이나 색깔을 좋아하는 경우는 일시적으로 몸의 조화와 균형이 깨어져 그럴 수 있으나 장시간 그런 현상이 나타난다면 세부적인 진단을 해 보는 것이 바람직하다.

※ 증상별 식이요법이란?

선천적이거나 후천적으로 자신이 가지고 있는 어떠한 오장육부의 불균형으로 인해 발생하는 질환에 대하여 그 증상을 집중해서 개선시키고자 하는 식이요법을 말한다.

질환	적게 먹어야 할 음식	자주 먹어야 할 음식r
간장/담낭 질환	매운맛, 짠맛	신맛, 쓴맛, 단맛,
심장/소장 질환	짠맛, 신맛	쓴맛, 단맛, 매운맛
비장/위장 질환	신맛, 쓴맛	단맛, 매운맛, 짠맛
폐장/대장 질환	쓴맛, 단맛	매운맛, 짠맛, 신맛
신장/방광 질환	단맛, 매운맛	짠맛, 신맛, 쓴맛
심포장/삼초부		골고루/떫은맛

- 정경의 병(발생한 지 3년 이내의 비교적 가벼운 질환)에 해당하는 질환이라면 정상적으로 상생으로 처방하는 것이 좋다. 그러나 기경의 병(기간이 오래 경과한 병)에 해당하는 질환이라면 주식-부식-후식을 질병개선을 위해 집중처방을 하는 식이요법을 말한다.

예 1) 정경의 병으로서 간 기능이 약한 질환이라면(현맥 1~3성인경우) 신맛, 쓴맛, 단맛의 음식을 배합 비율에 맞게 처방한다.

예 2) 기경의 병으로서 간 기능이 약한 질환이라면(현맥4~5성인경우) 주식-부식-후식을 모두 신맛의 음식으로 처방하는 것을 말한다.

- 증상이 개선된 뒤에는 체질 처방을 해야 한다.

위의 도표에서 알아본 것처럼 얼굴 생김과 질환에 따라 색깔과 음식을 다르게 먹어야 함에도 온가족이 모두 동일한 음식을 먹고 살아가기에 나이가 들면서 누구는 아파서 병원에 가야하는 반면 누구는 건강하게 잘 살아가고 있는 사람도 있다. 이것이 바로 체질인 것이다.

그러나 모든 동물은 총 수명의 1/5이 생육기간이다. 사람은 120세를 기준으로 약 24세까지는 특별한 질병이 없이 집에서 온 식구가 같은 식사를 해도 된다.(24세까지는 세포가 생성하나 25세부터는 세포가 노화되기 시작하는 시점임)

그러나 이 기간이 지난 뒤에도 같은 식사를 계속한다면 체질에 맞지 않는 식구는 아픔을 겪게 되는 것이다.

그래서 기초 생육기간이 지나면 독립을 해서 각자의 입맛대로 먹고 살아가야 건강하게 살아갈 수 있다. 그래서 20세 후반이 되면 부모 곁을 떠나 결혼을 하면서 독립적인 생활을 해야 건강한 삶을 살아갈 수 있는 것이다.

이것이 바로 황제내경에 기초한 기미론(氣味論)이다.

사람은 "생긴 대로 입맛에 맞게 먹어야 한다."는 말이다.

그러나 방송이나 어느 의료인들이 말하기를 짜게 먹으면 고혈압이 발생한다고 하는 이야기들을 듣고서 모두가 싱겁게 먹는 식습관을 가진다면 80%의 사람들이 또 다른 병이 발생하는 결과를 가지게 될 것이다.

라) 소식(小食)하라.

모든 병의 시작은 과식(過食)에서부터 시작되기 때문이다. 자연에서 주는 식사와 생식은 맛이 없기에 과식을 할래야 할 수가 없어 자동적으로 소식이 되어 건강함을 유지할 수 있는 식사법이다.

마) 악이유식(樂而侑食: 즐겁게 식사)을 실천하라.

바) 고영양 저칼로리 음식(1:1맞춤식 체질생식)을 먹자.

⑤ 생활 습관을 통하여 오장육부의 조화와 균형을 유지시켜라.

가) 두한족열(頭寒足熱): 우리는 화가 날 때나, 열이 날 때를 말하기를 머리에 뚜껑이 열린다고 말을 한다. 어릴 때는 정말로 화가 나면 머리에 뚜껑이 열리는 줄 알았다. 사실은 아닌데~~~~~

조화와 균형을 유지시킨다는 의미는 다양하고 폭이 굉장히 넓다. 서울에 있는 대학병원 모두가 하려해도 어려운 일이다. 이렇게 어려운 일을 우리 몸 중에서 낮에는 햇빛도 못 보면서 생활하고 있는 발에서 일정 부분을 담당하고 있다.

발은 우리 몸에서 36.5도의 정상적인 체온을 유지하는 데 중요한 역할을 하는 기관이다.

- **조건 개선: 자주 걷는 생활 습관을 가지자.**
- **혈액순환 개선: 가능한 알칼리성 체액을 가지도록 유지하자.**
- **정상 체온 유지: 매운맛과 짠맛의 음식으로 체온을 올리고, 운동하는 습관으로 정상 체온을 유지하자.**

자연이 인간에게 고르게 나누어준 선물인 햇빛 + 공기 +물 + 바람 등 자연을 적극 활용하라.

결국 인간이란 자연과 함께하는 생활을 할 때 건강해지고, 자연과 멀어진 생활을 할수록 건강과도 멀어진다는 자연의 가르침을 명심해야 할 것이다. 내 몸 안의 의사는 자연을 가까이 할 때 임무를 성실히 수행하는 구조로 되어 있다. 자연과 멀어진 생활을 한다면 내 몸 안의 의사는 어느 누구도 임무수행을 하지 않는 것이다.

내 몸 안의 의사를 깨워 내 몸을 건강하게 유지하거나, 치료나 치유를 하게 하려면 자연과 함께하는 길뿐이다.

내 몸 안의 의사는 자연의 명령에만 깨어나고 임무를 수행하기 때문에 자연이 부르기 전에 자연으로 돌아가는 것이 내 몸 안의 의사를 깨우는 길임을 알아야 한다. 약이나 수술을 통해서는 의사를 깨울 수 없음도 알아야 한다.

나는 현재가 중요하다. 현재의 건강을 어떻게 지키는 것이 좋은가?

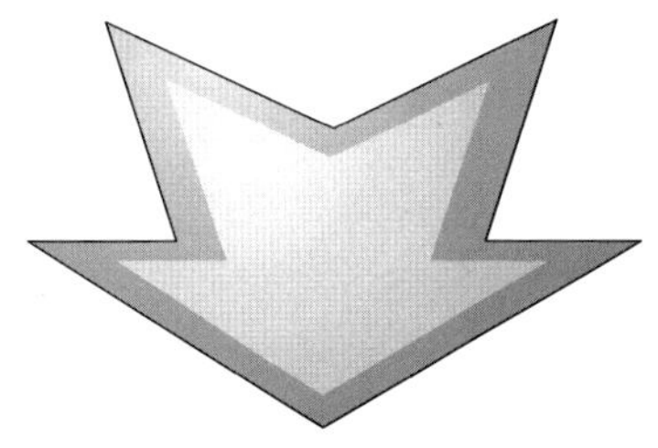

부항사혈	1:1 맞춤식 체질생식	두한족열

02 몸 안의 노폐물을 부항사혈로 제거하자.

혈관 내의 혈전을 제거하는 부항사혈로 체온을 올리자.

부항사혈 또는 사혈부항이라고 하는 요법에 대하여 알아본다. 부항 사혈요법에 대하여 정리하는 이유는 의료인이 아닌 일반인도 민중 의술로서 사람의 생명을 살릴 수 있고, 비교적 효과가 빠르게 나타날 수 있기에 소개한다.

혈액순환 장애로 인한 질병들에는 왜 부항사혈을 해야 하는지 이유부터 알아본다.

우리 몸은 어딘지 모르게 혈액의 흐름이랄까 혈액순환 장애 또는 기혈(氣血)순환이 잘 안되어 막히거나 하여 어혈이 많아진 경우 다양한 성인병이 발생한다. 이런 상태가 되면 우리 몸은 세 가지 증상으로 내 몸에 관심을 가지라고 통보한다.

그것이 바로 발열(發熱), 부종(浮腫), 통증(痛症)이다. 다르게는 신경통이요, 결림이요, 저림 증상 등 다양하게 표현한다. 이러한 몸에 나타난 증상을 가장 빠르게 효과적으로 해소시키는 방법 중의 하나가 사혈 요법이다. 서양의학에서 소염진통제나 스테로이드제를 처방하기도 하지만 일시적일뿐 근원을 제거하거나 오래도록 불편한 증상을 해소시키지는 못한다. 그래서 약은 반복해서 아니 죽을 때까지 약을 복용해야 하는 것이다.

이유는 이러한 불편한 증상이 발현된 원인을 제거하지 않고 외형적으로 나타나는 증상만을 일시적으로 해소시켰기 때문이다. 이러한 증상의 원인도 제거하고, 외부로 나타난 증상도 개선시켜 동시에 두 가지 효과를 거두는 일석이조(一石二鳥)의 효과를 얻을 수 있는 것이 부항사혈요법이다.

1. 부항사혈요법이란?

몸에 불편한 증상이 나타난 곳에 부항기를 대고 인위적으로 공기를 흡착하여 진공상태를 만들어 일시적으로 혈액을 정지시켰다가 흐르게 하는 원리를 이용하여 혈액순환을 유도함과 동시에 혈액의 흐름을 둔하게 하는 원인인 혈관 내의 혈전(동양의학에서는 어혈(瘀血: 병든 피)이라 표현함)을 제거하는 효과를 병행하는 요법을 말한다.

■ 사혈(瀉血)이란?

사혈이라 하면 일반적으로 죽은 피, 즉 사혈(死血)로 알고 있는 사람들이 있는데 여기서 말하는 사혈이란 사혈(瀉: 쏟을 사, 血) "쏟을 사"자로서 몸 안에 남는 것(노폐물이나 찌꺼기 등)이나 활용하지 못하는 피 즉 병든 피 어혈(瘀: 병 어, 血)을 몸 밖으로 쏟아내는 것을 의미한다.

2. 어혈(瘀血: 병든 나쁜 피)이 생기는 이유

1) 스트레스를 받으면 호르몬의 불균형이 발생하면서 혈관이 좁아지고 혈액순환 장애가 발생하면서 어혈이 생기게 된다. 이런 증상은 스트레스를 받으면 어깨가 뭉치는 현상이 바로 혈액이 탁하게 변하는 증상이다.

2) 지나친 흡연도 혈액을 탁하게 만든다.

3) 타박상이나 무리한 운동도 혈액을 탁하게 만든다.

4) 체질을 무시한 과음, 과식, 농도 짙은 식품(영양제)도 혈액을 탁하게 만든다.

5) 콜레스테롤, 중성지방, LDL은 높고, HDL은 낮아도 혈액이 탁해진다.

6) 동물성(육류) 위주 식습관을 가지고 있으되, 소비량이 적을 경우도 혈액을 탁하게 만든다.(에너지 소비 부족)

7) 유전적으로 혈액이 탁한 사람도 있다.

8) 단맛과 쓴맛의 음식을 과식하는 식습관도 혈액을 탁하게 만든다.

9) 매운맛과 짠맛이 부족해도 혈액이 탁해진다.

10) 먹는 것보다 운동이 부족해도 혈액이 탁해진다.

11) 오염물질, 중금속, 화학물질, 방부제등도 혈액을 탁하게 만든다.

12) 항생제, 진통제, 수면제등 약을 남용하는 사람들도 혈액이 탁해진다.

13) 신장과 간 기능이 저하돼도 혈액이 탁해진다.

14) 교통사고나 각종 수술을 해도 혈액이 탁해진다.

15) 장시간 움직이지 않아도 혈액이 탁해진다.

16) 나이가 많아도 혈액이 탁해진다.

17) 암을 비롯한 성인병이 발생해도 혈액이 탁해진다.

18) 피임약을 복용해도 혈액이 탁해진다.

19) 비만자도 혈액이 탁해진다.

20) 오장육부 간의 상생상극이 부조화를 이룰 때도 혈액이 탁해진다.

그러면 우리 몸속에 어혈(瘀血)은 얼마나 있을까?

정상적이라면 나이± 정도 있다고 보면 된다. 예를 들면 50세라면 약 50cc 정도라고 보면 될 것이다. 살면서 혈액이 순환하는 동안은 누구나 혈액순환 장애가 발생하는 요인으로 작용하기 때문이다.

그러나 위의 나열한 사항 중에 해당하는 항목이 많을수록 어혈을 그만큼 많아진다고 보면 된다.

3. 부항사혈요법을 필요로 하는 증상이나 질환

1) 서양의학적으로는 말하면 혈액순환 장애로 인해 발생하는 고혈압, 고지혈증, 협심증, 심근경색증/급성 심근경색(심장마비), 정맥혈전증, 뇌경색, 중풍, 류머티즘 등 다양하게 적용할 수 있다.

2) 동양의학적으로는 수족냉증, 손발 저림, 관절염/류마티스 관절염, 쥐가 잘 나는 사람, 비만증, 몸이 찌뿌듯한 사람, 머리가 맑지 못한 사람, 눈이 침침한 사람, 어깨 뭉침으로 통증이 있을 때, 종아리가 시리거나 퉁퉁 부으면서 아픈 증상이 있을 때 등 일반적으로 볼 때 무엇인지 몸의 상태가 무겁거나 쳐지는 느낌을 가지는 사람들이 활용하면 좋다.

동양의학적으로 본 자가면역질환인 류마티스 관절염의 원인과 치유법에 대하여 간단하게 정리해 본다.

■ 류마티스 관절염이란?

서양의학적으로 류마티스질환이란? 몸의 면역세포에 이상이 생겨 관절, 뼈, 근육, 인대 등에 염증이 생기는 질환이다. 류머티즘 환자의 삶의 질은 0.68로서 암 환자 0.76, 뇌졸중 0.72 보다 낮다. 그만큼 고통과 불편이 심하다는 의미다.

동양의학적 소견을 정리하면, 다른 말로는 백호역절풍(白虎歷節風: 호랑이가 물었을 때 아픔 같은 통증이 있는 질환), 기비(肌痺), 척강(脊强)이라고도 부르는 질환이다.

류머티즘의 발병 원인을 보면, 어혈(瘀血)이 주원인이라 할 수 있다. 여기서 어혈이란

순환장애로 인해 발생하는 병든 피를 말하고, 서양의학적으로 혈전(血栓: 생물체의 피가 혈관 안에서 흐르다가 굳어서 된 작은 덩어리, thrombus)을 의미한다.

의학적으로는 혈액의 응고기전(응고인자)이 활성화되어 혈소판 및 피브린이 모여 응집을 일으킨 암적색을 띠는 덩어리다. 외부에서 응고된 것을 혈병(血病)이라 하고, 체내에서 생성된 것을 혈전(血栓)이라 한다. 어혈이 관절을 감싸고 있는 얇은 활액막에 달라붙어 염증을 유발한다. 이러한 염증으로 인해 관절이 붓고, 관절뼈가 부식되면서 관절의 변형이나 다양한 형태의 통증을 유발한다고 본다.

류머티즘에서 류마란, Rheuma의 의미는 '몸속 여기저기에 독소가 흐른다.'는 의미다. 이처럼 독소들이 몸속 여기저기 다니면서 관절의 활액막에 침착되어 염증과 통증을 일으키는 질환이라는 의미를 가지고 있다.

어혈이 관절을 감싸고 있는 얇은 활액막에 달라붙어 염증을 유발한다. 이러한 염증으로 인해 관절이 붓고, 관절뼈가 부식되면서 관절이 변형을 가져오고 통증이 생기게 되는 것이다.

음양론적으로 보면 어혈(혈전)은 음 기운을 강하게 가지고 있어 우리 몸의 양기가 가득한 관절을 찾아서 달라붙게 된다. 이것이 바로 관절염(關節炎)이다.

주로 이런 어혈들은 관절부위에 모이는 이유가 있다. 관절 부분은 항상 가동하기 때문에 열이 발생할 수 있는 여건을 가지고 있는 신체부분이다. 어혈은 차가워서 발생하는 또 하나의 특징을 가지고 있다.

어혈이 차가움을 녹이려고 하는 노력의 하나로서 자연스럽게 관절주위에 모이게 되는 것이다. 추우면 불이 있는 곳으로 모여드는 것과 같다. 이런 관절 주변에는 항상 열(熱)이 발생하기에 모여드는 어혈을 녹이려다 보니 자연스럽게 수분이 부족해지는 현상이 발생하게 된다. 이런 현상의 반복 때문에 관절염에 가장 부족한 것은 바로 물의 부족이다.

동양의학적으로 보면 우리 몸은 상체는 열이 가득하고, 하체는 열이 부족해지는 상체와 하체가 서로 조화롭지 못하여 혈관 내 혈액의 흐름이 순조롭지 못해 관절가동이 어려워진다.

혈액이 수분을 모두 머금고 있고, 수분 공급은 안 되고, 움직임은 계속되고 하다 보니 관절 부분에 수분이 부족하여 관절 활액막에 수분이 부족해지면서 통증이 발생하게 된다. 이것이 관절염증이다.

관절염을 개선시키고자 한다면 물을 자주 먹는 것이 최선의 치유법이다. 관절염을 좋은 물로 치유하는 외국의 사례를 인용한다.

사례 1) 찰리 라이져의 ≪물의 치유≫에서 관절염은 몸의 탈수신호다. 관절염을 치유하려면 "물을 충분히 먹어라." 하고 강조하고 있다. 그 구조를 피가 끈적끈적하면 혈관이 좁아지고, 이런 구조를 오랜 동안 유지하면 관절이 건조해지고 탈수현상이 발생하게 된다.

연골표면이 마르면서 움직이는 것이 고통스러워지는 데 이것이 바로 관절염 증상이다.

사례 2) 바트만 게리지 박사의 ≪자연이 주는 최상의 약, 물≫에서 무릎 통증이 심한 환자가 2주 정도 물을 마시자 무릎 통증이 처음에는 조금씩 사라지기 시작하더니 마침내 아예 사라졌다. 사실은 물을 섭취하면서 무릎 관절의 부피가 증가했고, 이것 때문에 무릎에 가해지던 스트레스가 완화 된 것이라고 설명하고 있다.

라시드 부타르 박사는 소아 류마티스 관절염을 연구하면서 호주의 한 연구진이 위/장관과 소아 류마티스 관절염과 강직성척추염이 관련이 있다고 밝힌 연구 결과를 찾아내게 된다.

영양과 위/장관의 건강이 전체 건강에 얼마나 큰 영향을 주는지 다시금 깨닫게 해주는 계기가 됐다고 밝힌다.

동양의학적으로 무릎관절은 비/위장 경락과 연관이 있기에 비/위장 기능을 향상시키면 무릎관절염을 개선시킬 수 있는 맥락과 같다.

건강하고 맑은 먹을거리가 건강을 지킨다하면서 여러 해 걸쳐 각기 다른 재배 철(계절)에 맞춰 성장하는 먹을거리들은 토양에서 필수 영양소를 빠짐없이 얻을 수 있고, 이런 건강하게 자란 농산물의 풍부한 무기질은 음식의 영양학적 특성 강화와 전반적인 자연 치유력의 향상을 위한 꼭 필요한 요소라고 강조한다.

영양섭취를 위해 기억해야 할 사항은 ① 방부제가 함유된 음식은 먹지 말라는 것이고, ② 고단백 저탄수화물 음식을 선택하는 것이 가장 순리에 맞는다고 말하고 있다. 그러면서 오늘날 우리가 섭취하는 탄수화물의 양은 실제로 인체에 필요한 것 보다 지나치게 많다고 말하고 있다. 바로 '당(糖)'의 해악 때문이다. 혈액을 끈적끈적하게 만들어 혈액순환장애 발생의 주요 원인으로 작용하기 때문이다. ③ 과일은 통째로 섭취하고 과일이나 채소 주스를 만들 때는 과육을 최대한 많이 사용하고, ④ 단백질은 인체의 기본 구성단위체를 형성하기 때문에 깨끗한 재료에서 얻은 알맞은 종류의 단백질을 섭취하여야 하며, 가능한 먹을거리들은 양식된 것 보다는 자연산을 섭취하라고 말한다.

단 단백질을 섭취할 때는 적당량만을 먹어야 한다는 사실이다. 단백질을 너무 많이 먹으면 질소 불균형을 가져와 신장에 해가 될 가능성이 있기 때문이다.

그런 면에서 보면 콩(오행상 수(水)로 분류하며 신장/방광기능을 향상시키는 음식이다.)은 훌륭한 단백질원이다.

이때 현미밥(오행상 금(金)으로 분류하며 폐/대장 기능을 향상시키는 음식이다.)을 곁들여 먹는다면 건강 유지에 필요한 알맞은 아미노산을 모두 공급할 수 있다고 말하고 있다. 콩이나 현미밥은 동양인에게는 필수 먹을거리중의 하나다. 정리해 보면 음식으로 인해 병이 발생할 수 있고, 음식으로 병을 고칠 수 있다고 강조하고 있다.

동양의학에서도 어혈이 관절 활액막에 붙으면 류마티스 관절염이 되고, 척추인대에 붙으면 강직성 척추염, 근육섬유에 붙으면 섬유근통이라 부른다. 이런 증상들을 통틀어 류마티스 질환이라고 부른다.

치료 방법은 어혈을 제거하는 것이다. 어혈을 제거하여 몸속의 피를 맑게 함으로써 염증과 통증 해소, 관절의 변형을 막으면 된다.

어혈 생성을 최소화하는 방법을 알아보자. 어혈 생성을 가능한 적게 하자는 것이 바로 1:1맞춤식 체질생식이나 생채식을 먹는 식습관으로 바꾸자는 것이다.

- 맑은 혈액을 만드는 좋은 식습관을 가지자.

사계절 자연의 기운을 모두 머금고 있는 생식(生食)을 먹되 각자 타고난 체질과 증상에 맞는 개인별 1:1맞춤식 체질생식을 먹는 것이 가장 바람직한 식습관이라고 할 수 있다.

이런 식습관을 가지면 어혈 생성을 최소화할 수 있기 때문이다.

- 생식은 한 끼 기준으로 약 175~200㎉로서 급격하게 혈당을 상승시키지 않기 때문에 몸 안에 노폐물 생성을 최소화 시킬 수 있는 먹을거리다.
- 매운맛(금생식)과 짠맛(수생식)의 먹을거리들을 자주 먹는 식습관을 가짐으로서 몸 안을 항상 따스하게 만들어 정상 체온을 유지시켜주는 것이다.
- 바다에서 생산되는 먹을거리들을 자주 먹는 식습관이나 천일염을 주재료로 만든 간장, 된장, 고추장, 김장 김치, 젓갈류, 장아찌류 등의 알칼리성 먹을거리들을 먹어 혈액순환을 원활하게 만드는 것이다.
- 발효 음식을 먹어 체내의 유익균과 유해균의 적절한 비율을 맞추는 여건을 마련해 주는 것이 좋다. 소화를 빠르게 진행시켜 체내에서 음식물이 부패하여 발생하는 독소를 빠르게 배출하는 만들어 주는 것이 좋다.
- 소식하는 식습관을 가져 혈액순환을 활발하게 만들어 준다.
- 즐겁게 식사하는 식습관을 가지는 것이 좋다.
- 물론 제철음식을 생식하는 것이 좋고 자연산을 먹는 것이 좋다.

위에 알아본 것만으로 혈액이 맑아지는 것은 아니다. 위에서 여러 가지 알아본 것들 중에서 개인별 1:1맞춤식 체질(오행)생식으로 기본으로 하여, 우리 몸의 오장육부가 서로 돕고 도와주는 상생상극관계가 정상적으로 조화와 균형을 유지할 때 우리 몸은 어혈 생성을 최소화할 것이다.

- 주기적으로 부항사혈을 실시함으로써 체내 어혈을 제거하자.

주 1회 정도 부항사혈을 하여 어혈을 제거하는 것이 좋다. 또한 두한족열(頭寒足熱)의 건강 원칙을 준수하는 생활 습관을 가지는 것이다.

발을 따뜻하게 하는 생활 습관을 가지면 항상 정상 체온을 유지할 수 있어 혈액순환 장애를 예방할 수 있고, 또한 혈전생성을 예방 및 치유할 수 있다.

발 관리, 경침베개 밟기, 발목펌프, 족욕 등 다양하게 자신의 생활 여건에 따라 꾸준하게 실천하는 것이 생성된 어혈을 제거하는 방법이다.

혈액은 우리 몸을 순환하면서 산소와 영양분을 공급함으로써 각 세포들에게 에너지를 생산하여 정상 체온을 유지할 수 있도록 하며, 면역력을 관장하기도 한다.

반대로 보면 혈액으로 인해 혈액순환 장애가 발생하면서 어혈이 발생하고 면역력도 역시 저하될 수 있다.

정리하면 류마티스 관절염과 같은 치료가 어려운 자가면역질환이라 할지라도 근본 원인이라 할 수 있는 어혈(瘀血) 또는 혈전(血栓)의 생성을 억제하거나 제거하는 대책을 강구한다면 류마티스 관절염도 자연스럽게 치유할 수 있는 질환이라 하겠다.

다시 강조하지만 류마티스 관절염과 같은 난치성 질환이 발생한 다음에 치유하고자 대책을 강구할 것이 아니라 평상시에 개인별 1:1 맞춤식 체질(오행)생식을 하는 식습관이나 부항사혈을 하는 생활 습관을 가져 미연에 방지하는 것이 지혜로운 삶이라 하겠다. 이러한 것이 바로 예방이 최고의 치료라는 의미이고, 고대의서에서 말하는 치미병(治未病: 병이 오기 전에 다스리고 예방한다는 의미)이라 하겠다.

4. 부항사혈을 하는 순서와 위치

준비물로는 부항기 세트, 사혈침, 깨끗한 휴지나 솜이 필요하다.

1) 부항사혈을 실시하는 순서에 알아본다.

① 부항 캡을 부항을 떠야 할 자리에 대고 흡착기로 공기를 흡착하여 그곳의 어혈이 얼마나 있는지를 확인한다. 건(乾)부항이라 한다.

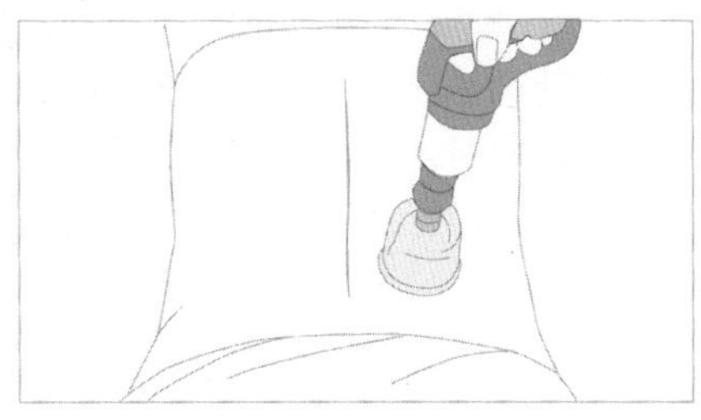

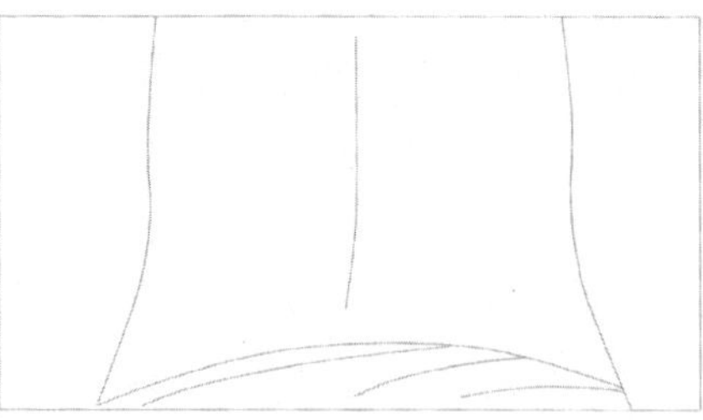

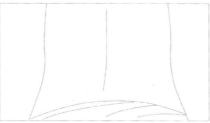

어혈이 많은 상태라면 부항 캡 속의 피부가 검은자색의 피부색이 나타날 것이고 어혈이 적으면 붉은색을 띈다.

② 진공상태를 풀고 부항 캡을 벗긴 다음 사혈침으로 동그란 원이 형성된 원 안을 9회 찌르고 다시 부항 캡을 씌우고 흡착기로 진공상태를 만든다.

(몸 상태가 아주 안 좋은 경우는 15회를 찔러도 좋다. 침을 찌를 때는 양기를 보강하기위해 홀수로 찌르는 것이 좋다.)

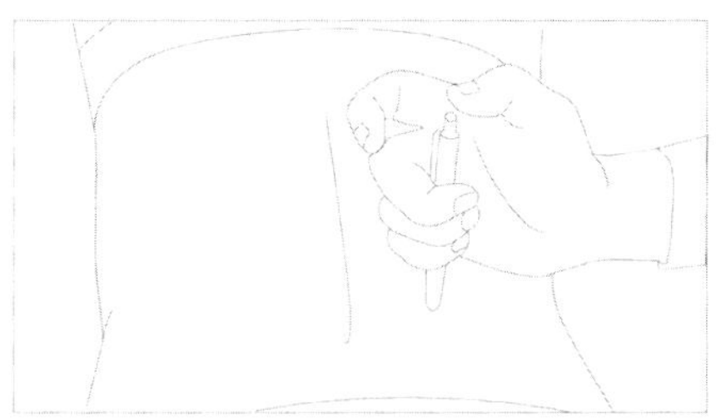

※ 사혈침은 반드시 1회 사용을 원칙으로 한다. 재사용을 금한다.
※ 사용한 부항기는 깨끗하게 세척하여 재활용해도 된다.

③ 부항캡 안에 어혈이 1/3~1/2 정도 나오면 진공상태를 풀고 휴지나 솜으로 닦아낸다. 세균침입을 생각하여 알코올로 닦으면 오히려 휘발성이 날아가면서 체온을 낮게 만드는 효과를 나타내기에 휴지나 솜으로 닦는 것이 좋다. 체온을 올리기 위해 부항사혈을 하는데 체온을 내리는 알코올로 닦는 것은 어리석은 일이다.

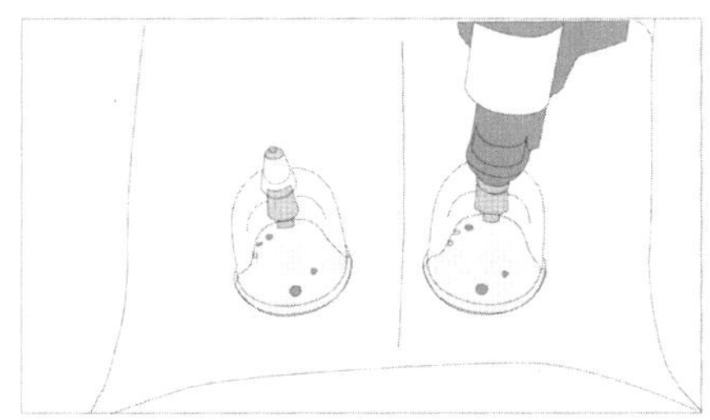

④ ②번과 같이 한 번 더 부항 캡을 씌우고 흡착기로 진공 상태를 만든다. 부항캡 안에 어혈이 1/3~1/2 정도 나오면 진공상태를 풀고 휴지나 솜으로 닦아낸다.

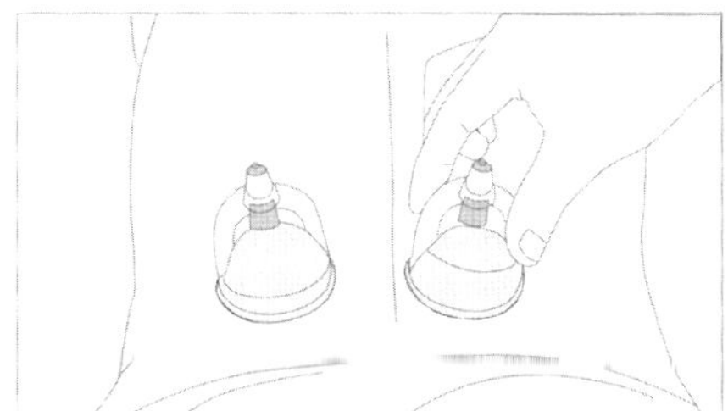

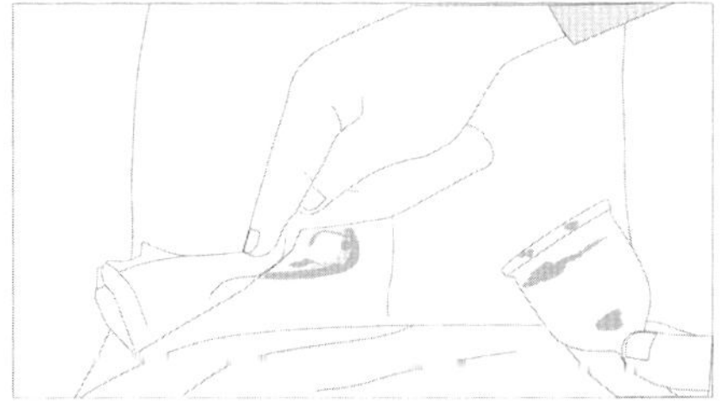

⑤ 마지막에는 ①번과 같이 건 부항을 실시하여 ②~④번을 실시할 때 몸 안에서 사혈침 끝에 묻어 있는 세균과 피부가 손상되면서 세균의 외부침입을 방지하기 위해 싸웠던 면역물질인 백혈구 중에서 수명을 다한 백혈구를 외부로 뽑아내는 단계로서 건 부항을 실한다.

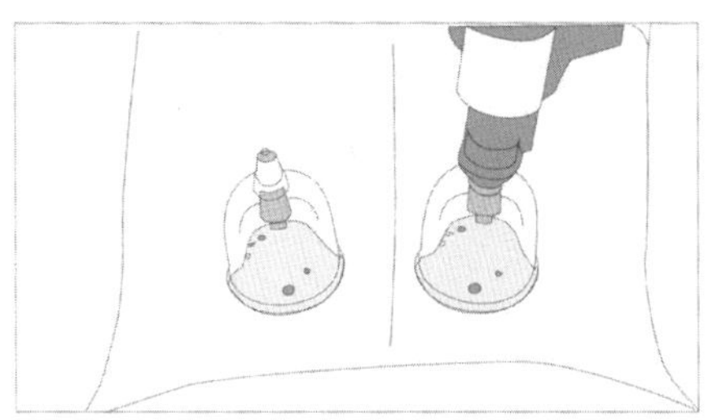

이렇게 네 번째는 건강한 사람이라면 약간 맑으면서 노란 물질들이 사혈침구멍에서 나온다. 이것은 세균과 싸웠던 백혈구의 사체라고 보면 된다.

그러나 건강하지 않은 사람들(일반적으로 면역력이 약한 사람)은 건 부항을 해도 이런 맑은 물질들이 나오지 않는다. 이런 사람은 5회 정도 경과하면서 건 부항을 하면 면역물질이 나오기 시작한다. 그만큼 몸이 면역력이 보강되었다고 보면 된다.

2) 부항사혈을 실시하는 위치를 알아본다.

① 마음을 편하게 하고 누워서 복부 부위에 중완과 단전 부분을 먼저 사혈한다. (협심증이나 폐가 약하면 유방 사이의 단중을 사혈해도 좋다.)

(1) 단중(膻中)

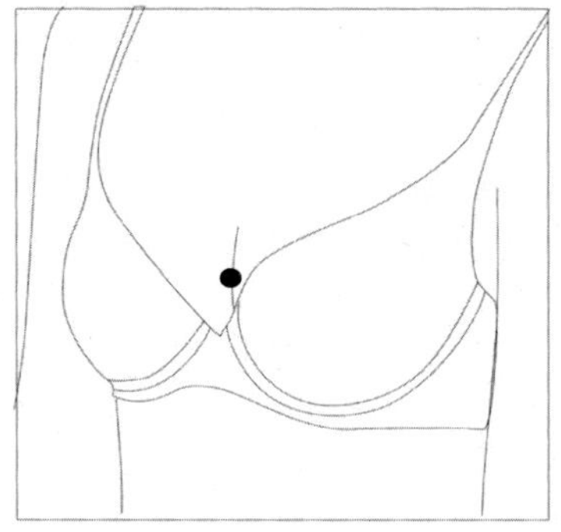

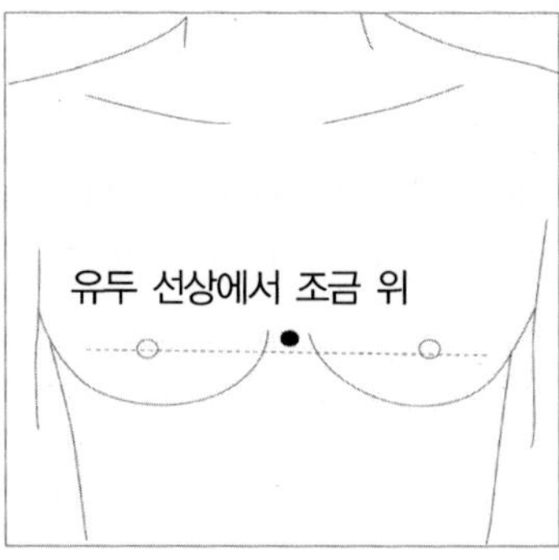

단중사혈점

유두 선상에서 조금 위를 누르면 심한 통증이 있다.

(2) 중완(中脘)

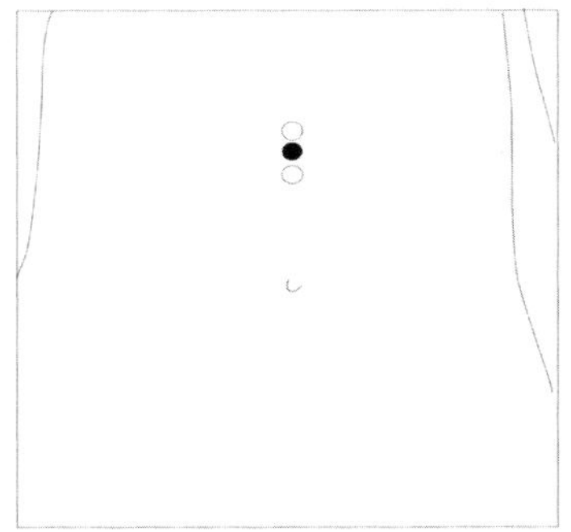

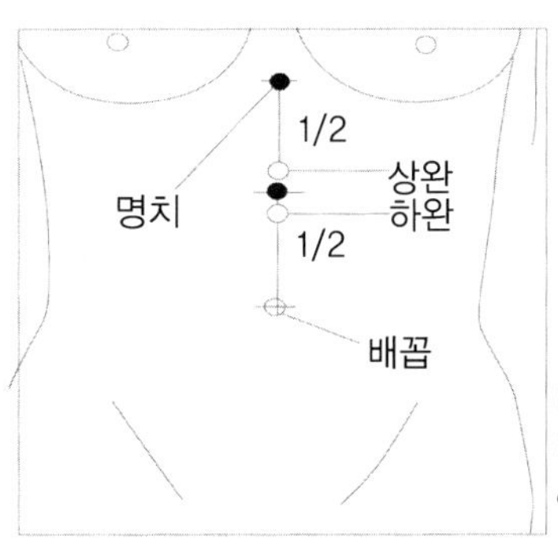

중완사혈점

배꼽과 가슴흠
명치끝의 1/2 정중앙
약 1cm 아래가 하완

(3) 관원(關元)

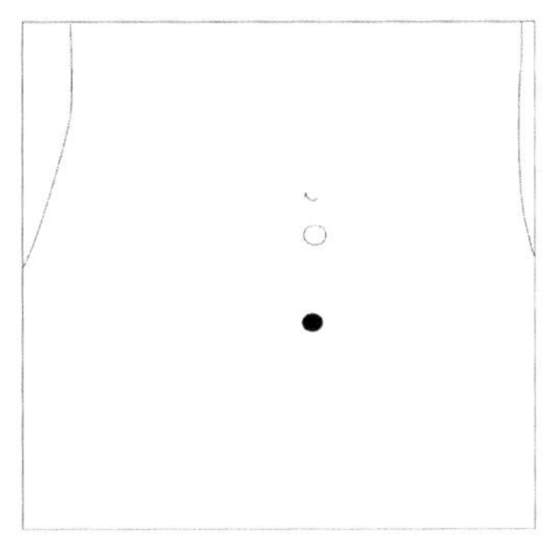

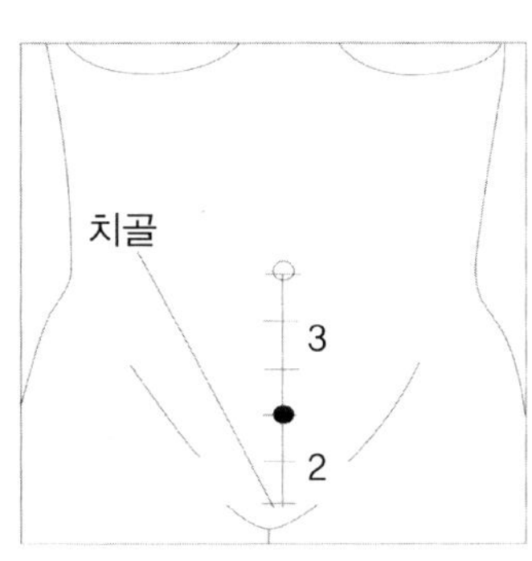

관원사혈점

치골에서 배꼽까지
5등분하고 배꼽에서
3/5에 자리

② 엎드린 상태에서 등에서는 엉덩이 부위의 골반 뼈가 만져지는 좌우측 두 곳(요추 4번 극돌기를 중심으로 좌우로 3~5cm 지점) ➡ 등허리 전체 길이의 1/2 지점에서 위로 3~5cm 윗부분 좌우 두 곳(흉추 7번을 주임으로 좌우로 3~5cm 지점 또는 흉추 9번을 중심으로 좌우로 3~5cm 지점) ➡ 어깨뼈를 좌우로 연하는 선 두 곳(경추 7번을 중심으로 좌우로 3~5cm 지점)(아니면 견갑골 중앙부분 손으로 만지면 쏙들어가는 곳 좌우 두 곳)을 기본으로 사혈한다.

(4) 대저(大杼)

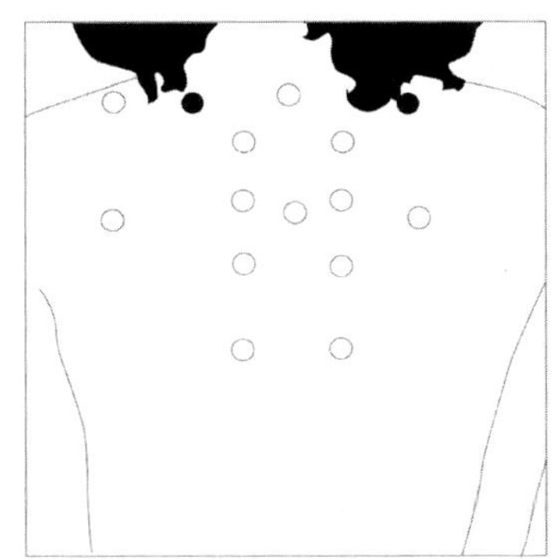

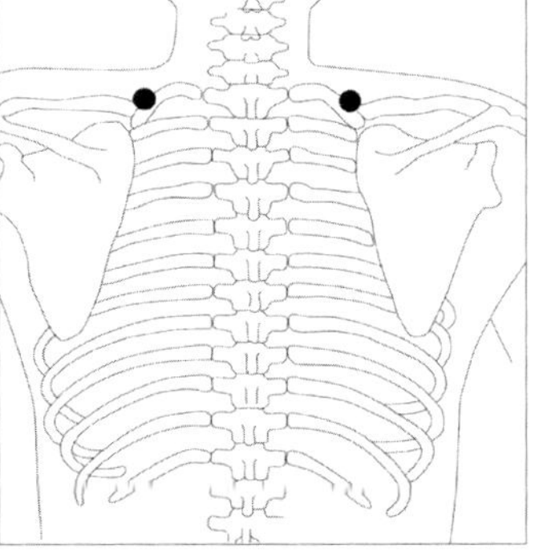

대저사혈점

견비통이 심할 때 고황과
동시 사혈한다.
견갑골 꼭지점에
누르면 아픈 부위이다.

(5) 간유(肝兪)

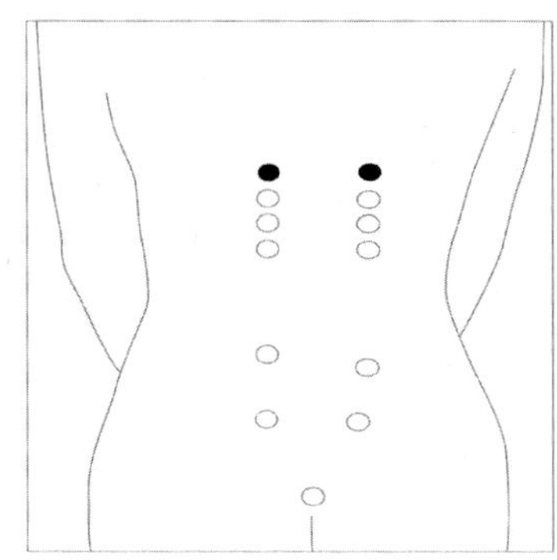

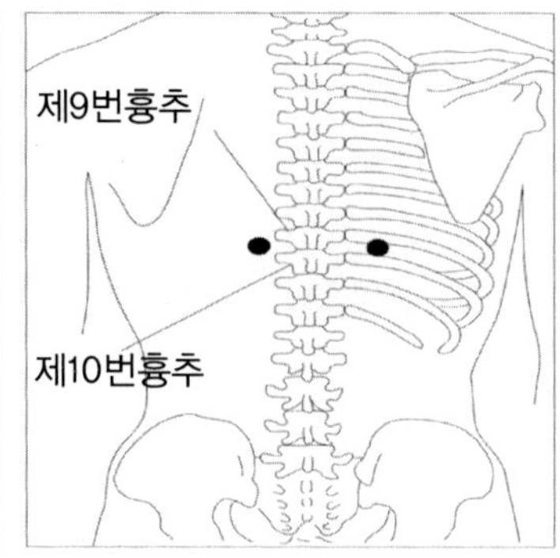

간유사혈점

흉추 9~10번 중간 좌우 약 2.5cm~3cm 높은 부위

(6) 신유(腎兪)

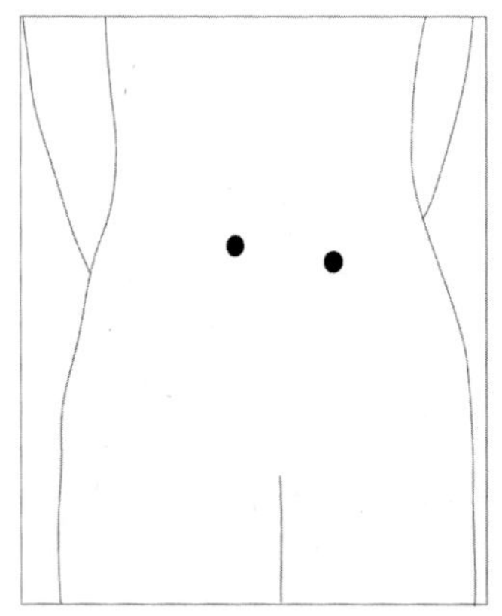

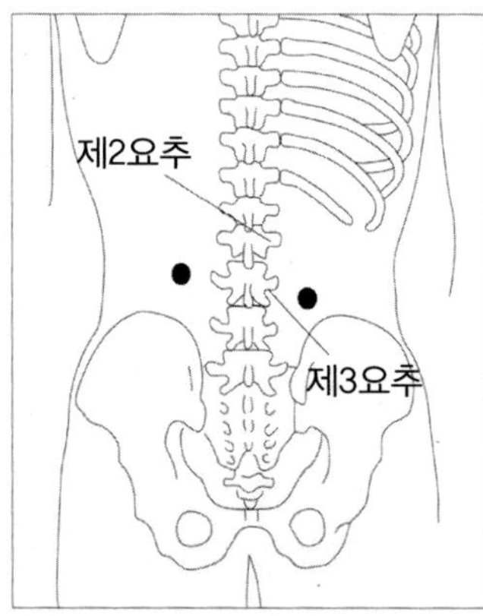

신유사혈점

제 2요추와 제 3요추에서 좌우 약 2.5cm 높은 부위 부황기를 그림과 같이 대고 사혈한다. 오른쪽은 간장이 있으므로(요추 3번~4번에 위치한다.)

(7) 승산(承山)

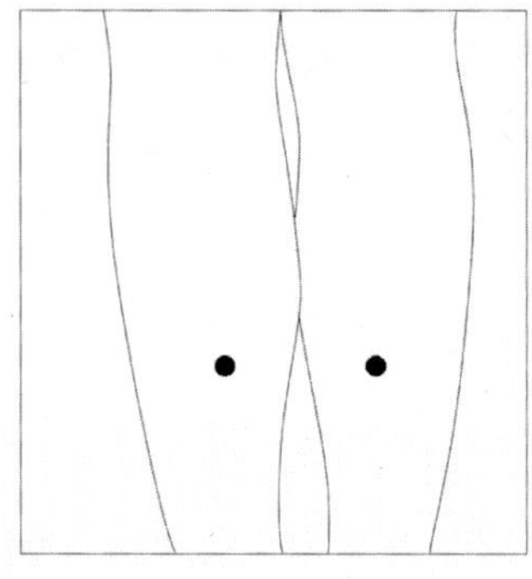

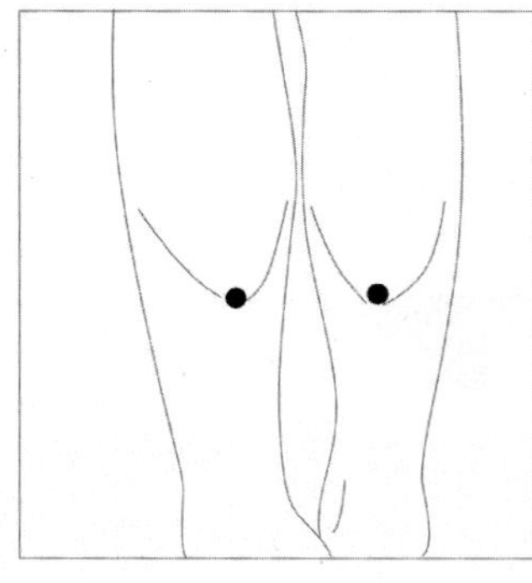

승산사혈점

비곡근의 두 근육이 갈라지는 곳이다.

(8) 용천(湧泉)

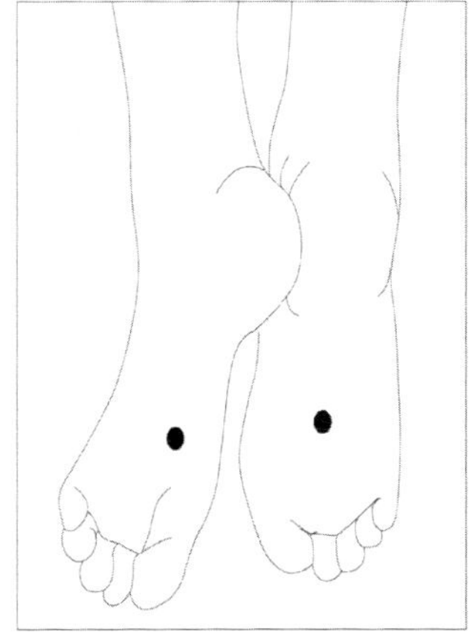

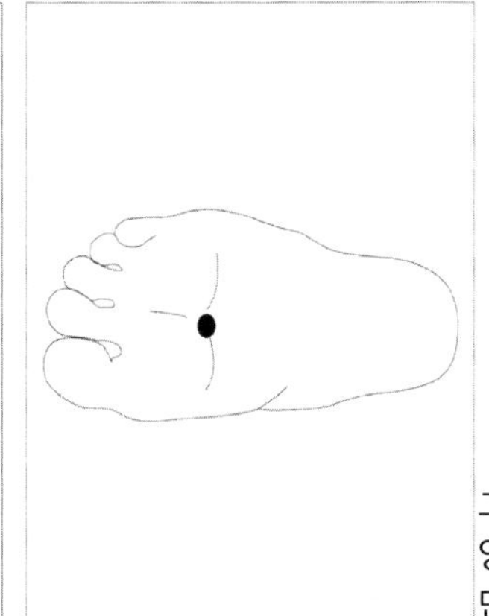

용천사혈점

그림과 같이 발바닥에서 양쪽으로 주름이 잡혀 만나는 곳

③ 엎드린 상태에서 등에서는 엉덩이 부위의 골반 뼈가 만져지는 좌우측 두 곳 ➡ 종아리 중앙 부분 좌우 두 곳 ➡ 발바닥 중앙 용천혈자리를 사혈한다.

※ ②번과 ③번은 번갈아 가면서 실시해야 한다.

부항사혈을 실시하는 주기는 주 1회를 원칙으로 한다.

왜냐하면 부항 사혈을 실시하는 이유는 어혈을 제거한 만큼의 혈액을 스스로 만들 수 있는 시간을 주기 위함이다. 주 2~3회를 실시하다 보면 우리 몸은 스스로 피를 만들려 하지 않을 뿐만 아니라 어혈을 제거하려 하지 않는다.

어혈이 생기면 부항으로 어혈을 제거해주기 때문에 몸속의 세포들이 스스로 어혈을 제거하려는 자생력을 갖지 않기 때문에 자생력을 주기 위해서는 주 1회 실시하는 것이 좋다.

5. 부항사혈을 해서는 안 되는 사람

① 어린아이들이나 침을 무서워하는 사람은 사혈하면 안 된다.
② 생리 중이나 임신 중에는 금한다.
③ 당뇨병이나 노약자는 금한다.
④ 목욕 직후나 음주 후, 식후에 사혈하면 안 된다.
⑤ 각종 수술을 요하는 환자는 사혈하면 안 된다.
⑥ 혈소판 감소증과 같은 혈액 질환이나 쇼크 등의 위험이 있는 사람은 금한다.
⑦ 사혈한 자리에 파스나 소염제를 바르면 안 된다.
⑧ 사혈 후 바로 샤워를 금한다.
⑨ 현재 병/의원에서 치료를 받고 있는 사람 여시 금한다.

※ 건강은 건강할 때 지켜야 한다. 병들면 보험에 가입하고 싶어도 가입하지 못하듯이 건강하지 못하면 부항사혈을 하고 싶어도 못한다. 그래서 건강을 지키려는 것이다.

6. 부항사혈의 효과

우선 머리가 맑아지는 것을 느끼고, 눈이 맑아지는 것을 느끼게 된다. 여기서 눈이 맑아진다는 것은 눈에 분포되어 있는 모세혈관 속의 노폐물들이 제거되어 혈액순환이 잘되고 있다는 증거다. 그렇다면 눈이 있는 모세혈관과 같은 크기의 모세혈관들이 분포되어 있는 곳도 눈이 맑아진 것과 같이 혈액순환이 잘되고 있다고 보면 된다.

모세혈관이 유사한 곳은 뇌혈관, 심장 혈관, 췌장 혈관, 신장 혈관, 생식/비뇨기계 혈관, 손발 끝의 모세혈관들이 유사하다. 그래서 부항 사혈을 하면 눈이 맑아지는 것과 같이 뇌혈관, 심장 혈관, 췌장혈관, 신장 혈관, 생식/비뇨기계 혈관, 손발 끝의 모세혈관 속의 어혈들이 제거되는 효과를 가질 수 있다.

이렇게 어혈이 제거되면 우리 몸속에서 예방할 수 있거나 치유할 수 있는 질환들로서는 다음과 같다.

서양의학적으로 말하면 혈액순환 장애로 인해 발생하는 고혈압, 고지혈증, 협심증, 심근경색증/급성 심근경색(심장마비), 정맥혈전증, 뇌경색, 뇌졸중(중풍), 류마티스 관절염, 암, 치매, 당뇨병 등을 개선시킬 수 있다.

동양의학적으로는 수족냉증, 손발 저림, 쥐가 잘 나는 증상, 비만증, 몸이 찌뿌듯한 증상, 머리가 맑지 못한 증상, 눈이 침침한 증상, 어깨 뭉침으로 통증이 있을 때, 종아리가 시리거나 퉁퉁 부으면서 아픈 증상이 있을 때 이런 증상들을 개선시킬 수 있다.

이런 부항사혈 요법을 평상시 잘 활용한다면 생명을 위협하는 질환인 급성 심근경색이나 정맥 혈전증, 폐동맥 혈전증 같은 시간을 다투는 질환을 예방할 수 있고 치유할 수 있을 것으로 본다.

물론 급한 경우는 병원을 찾아서 서양의학적으로 혈전 용해제를 투여 받거나 혈전을 제거하고, 때로는 막힌 혈관을 뚫는 시술을 받아 급한 생명을 구하는 것이 올바른 선택이다.

이렇게 효과를 볼 수 있는 부항사혈요법이라 할지라도 평생을 부항 뜨면서 살아갈 수는 없다. 부항을 뜨는 근본 원인은 몸속의 어혈을 제거함으로써 혈액순환을 원활하게 만드는 것이기에 어혈이 발생하는 원인을 제게 하는 노력도 병행해야 한다.

※ 혈액순환이 원활하지 않은 사람이 부항사혈을 하면 체온이 오르면서 혈관이 확장하고 혈관 내에 혈액량이 증가하면서 갑자기 감기몸살 증상이 나타날 수 있다. 이런 증상을 잘못하면 감기 몸살 증상인줄 알고 감기약을 먹든지 병원에 가서 항생제를 맞으면 안 된다. 이런 약을 먹거나 주사를 맞으면 혈관이 다시 축소되기 때문이다. 이때는 미역국이나 얼큰한 콩나물국을 먹고 따스한 방에서 푹 휴식을 가지면 2~3일이면 말끔하게 해소된다.

03 개인별 1:1 맞춤식 체질(오행)생식을 먹자.

개인별 1:1 맞춤식 체질(오행)생식요법으로 체온을 올리자.

음양오행(陰陽五行)과 생식(生食)이 결합되어 생긴 오행생식요법은 사람의 체질에 따라 음식을 처방하여 생식하는 것을 말한다.

1. 생식(生食)

몸을 건강하게 하여 자신의 육체 스스로가 질병을 이겨내도록 유도 하는 식사법이며, 동양의학의 경전이라고 하는 황제내경의 식사법을 체계화시킨 자연건강 식사법이라고 할 수 있다.

여기서 생식이란 자연의 기운을 머금고 있는 상태의 먹을거리들을 가능한 조리를 최소화하여 사시사철 먹을 수 있도록 만든 먹을거리를 의미한다.

오행생식요법은 목(木), 화(火), 토(土), 금(金), 수(水), 상화(相火), 표준(標準)의 7가지 체질로 분류하여 각 체질에 맞는 음식물을 섭취하는 것을 말한다.

아울러 신체의 오장육부 중 건강하지 못한 장부를 찾아내어 이를 튼튼하게 해주는 음식을 먹음으로서 건강을 유지하고 체력을 증진시켜 여러 질병 등을 퇴치하는 데 효과 높은 식사방법이다.

1) 체질에 맞는 식사법이란?

본래 타고난 얼굴의 생김생김이 다름에 따라, 즉 얼굴 생긴 것을 기준으로 하여 자주 먹으면 건강해지는 음식과 자주 먹으면 건강을 해지는 음식이 있어 주로 건강을 위한 음식을 찾아 먹도록 하는 식사법을 말한다.

자신의 체질을 잘 모르고 먹어 어떠한 질환이 발생하였다면 자신이 가지고 있는 증상을 개선시키기 위한 음식을 먹는 것 역시 오행생식요법이라 한다.

① 오행생식요법: 음식의 맛 역시 6가지 맛으로 구분하여 자신의 체질과 몸에 나타나는 증상을 개선시키기 위해 음식의 맛을 자신에 맞게 먹는 것 역시 오행생식요법이라 한다.

② 체질별 오행생식요법: 아래 도표에서처럼 얼굴생김에 따라 자주 먹으면 좋은 음식이 있고, 적게 먹어야 할 음식이 있다. 여기서 주의할 것은 남이 좋다고 하여 나에게도 좋은 음식이 아니다.

자신의 체질을 모른 채 남이 좋다고 하여 자주 먹는다면 편식하는 결과를 초래하여 전혀 다른 질환을 발생 시킨다. 자신의 음양오행 체질에 맞게 먹는 것이 체질별 식이요법이다.

식이처방할 때는 상생으로 함을 원칙으로 한다.(전문가와 상담)

단 선천적으로 타고난 체질에 기경의 병(맥상이 4~5성)이 발생했다면 주식-부식-후식을 병증에 맞게 식이처방 하여야 한다. (기경의 병이란 병 발생 후 5년 이상 경과된 병)

예) 직사각형 얼굴은 선천적으로 간장/담낭기능이 활성화되어 건강하지만 어떤 이유인지 모르지만 간장/담낭질환이 발생했다면(현맥 4~5성) 적게 먹어야 할 음식임에도 불구하고 신맛의 음식을 집중해서 처방하는 식이요법이다. 증상이 개선된 뒤에는 체질 처방을 해야 한다.

	체질	얼 굴 생 김	자주 먹어야 할 음식	적게 먹어야 할 음식
1	간장과 담낭의 기능이 좋은 체질	직사각형의 긴 얼굴	단맛, 매운맛의 음식들 (토, 금생식)	신맛의 음식들 (목생식)
2	심장과 소장의 기능이 좋은 체질	이마는 넓고 턱이 좁은 얼굴	매운맛, 짠맛의 음식들 (금, 수생식)	쓴맛의 음식들 (화생식)
3	비장과 위장의 기능이 좋은 체질	동그란 얼굴	짠맛, 신맛의 음식들 (수, 목생식)	단맛의 음식들 (토생식)
4	폐장과 대장의 기능이 좋은 체질	정사각형 느낌의 얼굴	신맛, 쓴맛의 음식들 (목, 화생식)	매운맛의 음식들 (금생식)
5	신장과 방광의 기능이 좋은 체질	턱이 넓은 사다리형 얼굴	쓴맛, 단맛의 음식들 (화, 토생식)	짠맛의 음식들 (수생식)
6	면역력 (심포장과 삼초부)의 기능이 좋은 체질	계란형의 미인/미남형 얼굴	골고루 /떫은맛의 음식들	(상화생식)

예를 들면, 도표의 1과 같이 직사각형의 얼굴을 가졌다면 식이처방이 쉽지만 1+2가 합성된 얼굴이라면 어찌하는가 하는 의문이 생긴다.

이때는 해당하는 얼굴의 많이 차지하고 있는 비율(%)을 고려하여 배합비율을 맞추면 된다.

1번이(직사각형) 70% 정도이고, 2번(이마가 넓고 턱이 좁은 얼굴)이 30%라면 1번에 해당하는 음식을 70% 먹고, 2번에 해당하는 음식을 30% 먹으면 된다. 물론 적게 먹어야 하는 비율도 같다. (오행 체질 전문가에게 상담을 요함)

③ 생식 이름을 예로 들어 설명하면 다음과 같다.

목생식	화생식	토생식	금생식	수생식	상화생식
신맛 음식들	쓴맛 음식들	단맛 음식들	매운맛 음식들	짠맛 음식들	떫은맛 음식들
간/담낭	심/소장	비/위장	폐/대장	신/방광	면역력

가) 목(木)생식은 신맛의 음식들을 주함유량(50%이상)으로 하여 간장/담낭의 기능을 보강하는 효과를 가지는 생식이다.
나) 화(火)생식은 쓴맛의 음식들을 주함유량으로 하여 심장/소장의 기능을 보강하는 효과를 가지는 생식이다.
다) 토(土)생식은 단맛의 음식들을 주함유량으로 하여 비장/위장의 기능을 보강하는 효과를 가지는 생식이다.
라) 금(金)생식은 매운맛의 음식들을 주함유량으로 하여 폐/대장의 기능을 보강하는 효과를 가지는 생식이다.
마) 수(水)생식은 짠맛의 음식들을 주함유량으로 하여 신장/방광의 기능을 보강하는 효과를 가지는 생식이다.
바) 상화(相火)생식은 떫은맛의 음식들을 주함유량으로 하여 면역력을 보강하는 효과를 가지는 생식이다.

④ 증상별 식이요법: 선천적이거나 후천적으로 자신이 가지고 있는 어떠한 오장육부의 질환에 대하여 그 증상을 집중해서 개선시키고자 하는 식이요법을 말한다.

정경의 병에 해당하는 질환이라면 정상적으로 상생으로 처방하는 것이 좋다. 그러나 기경의 병에 해당하는 질환이라면 주식-부식-후식을 질병 개선을 위해 집중처방을 하는 식이요법을 말한다.

예 1) 정경의 병으로서 간장/담낭의 기능이 저하된 상태라면(현맥 1~3성) 신맛, 쓴맛, 단맛의 음식을 배합 비율에 맞게 처방한다.
(정경의 병이란 병 발생 후 5년 이내의 병을 의미함)
예 2) 기경의 병으로서 간장/담낭의 기능이 저하된 상태라면(현맥4~5성) 주식-부식-후식을 신맛의 음식으로 처방하는 것을 말한다. (병 발생 후 5년 이상의 병을 의미함)

증상이 개선된 뒤에는 체질 처방을 해야 한다.

체질		적게 먹어야 할 음식	자주 먹어야 할 음식(생식처방)
1	간장과 담낭의 질환	매운맛, 짠맛 음식들 (금, 수생식)	신맛, 쓴맛, 단맛의 음식들 (목2+화+토+상화+표준)
2	심장과 소장의 질환	짠맛, 신맛 음식들 (수, 목생식)	쓴맛, 단맛, 매운맛의 음식들 (화2+토+금+상화+표준)
3	비장과 위장의 질환	신맛, 쓴맛 음식들 (목, 화생식)	단맛, 매운맛짠맛의 음식들 (토2+금+수+상화+표준)
4	폐장과 대장의 질환	쓴맛, 단맛 음식들 (화, 목생식)	매운맛, 짠맛, 신맛의 음식들 (금2+수+목+상화+표준)
5	신장과 방광의 질환	단맛, 매운맛 음식들 (토,금생식)	짠맛, 신맛, 쓴맛의 음식들 (수2+목+화+상화+표준)
6	면역력이 약한 질환		골고루 /떫은 음식들 (토2+금+수+상화2+표준)

도표에서 보는 것처럼 체질과 병증에 맞게 먹는다면 체질적으로 가지고 있는 질환이나 병증을 개선시킬 수 있는 것이 오행생식요법의 특징이다.

일반적으로 자신의 오장육부 중에서 기능이 저하된 장부의 증상을 알고자 한다면 음양/오행 체질을 연구한 전문가나 건강검진 기록결과, 서양의사들이 실시한 검진결과를 종합하여 크게 오장육부로 분류하여 가장 기능이 저하된 장부부터 우선적으로 기능을 보강하도록 처방하는 것이 좋다.

동양의학에서는 맥상(脈象)을 통하여 오장육부의 기능 저하를 식별하는데 오장육부 중에서 기능이 가장 저하된 장부의 맥상이 가장 크게 식별된다. 그래서 맥상이 크게 촉지되는 대로 처방하면 결국에는 오장육부의 조화와 균형이 맞아지면서 건강을 회복하게 되는 것이다.

※ 각 장부별 기능 저하에 대한 정신적·육체적 증상을 나열하면 다음과 같다.

① 간장/담낭의 기능이 저하 시 나타나는 신체의 관련부위와 정신적·육체적 증상은 다음과 같다.

♣ 간장/담낭의 기능이 저하 시 정신적 증상

본래의 성격 (간, 담이 건강할 때)	병든 성격 (간, 담이 허약할 때)
따뜻하고, 온화하며, 인자하다. 시적이고, 문학적이고, 교육적이다. 생육하고, 발아하고, 색감분별력이 우수하다. 꾀가 많고, 행정적이고, 계획적이다. 문필가이다.	심술부리고, 약 올리고, 폭언하고, 욕하며, 노하기를 잘하고, 폭력적이고, 죽이고 싶고, 무시하고, 비꼬고, 부르짖는다. 한숨 잘 쉬고, 쉽게 결단하고, 결벽증이 있다. 신 것, 고소한 것을 좋아한다. 바람을 싫어하고, 봄과 새벽에 심하다. 신 내, 노린내가 난다.

♣ 간장/담낭의 기능이 저하 시 육체적 증상

☛ 증상이 나타나는 부위: 간장, 담낭, 간경/담경, 대맥, 고관절, 발, 목, 눈, 근육, 손발톱, 편도선 부위에 이상 증상이 나타난다.

- 경맥주행상 통증이 있습니다.
- 팔과 다리에 근육 경련이나 쥐가 잘 나고 자주 저림 증상이 나타난다.
- 아침이나 장시간 앉았다가 일어설 때
  전후굴신(앞으로 굽히고 펴고 하는 동작)이 힘든 요통이 생긴다.
- 새벽녘에 야뇨증이 생기고, 뇨/변폐 증상이 나타나기도 합니다.
- 에어컨이나 선풍기 바람, 또는 차가운 겨울에는 눈에서 눈물이 흐릅니다.
- 눈이 시고, 버겁고, 따갑고(안구건조증) 또한 구토, 설사가 납니다.
- 담석증, 늑막염, 몽유병이 생깁니다.
- 간 부위 통증으로서 우측옆구리와 등 뒤쪽에 따끔거리거나 불편함이 있습니다.
- 입이 쓰고 백태가 끼며, 환도 관절통이 생깁니다.
- 발가락 제 4지가 휘거나 오그라드는 등 이상이 생깁니다.
- 배꼽 좌측의 유동기, 적/취가 생깁니다.

- 손, 발톱에 줄이 가고, 부서지고, 깨지는 등 이상이 생깁니다.
- A/C형 간염에 걸리며,
- 간경화, 간암, 경기, 사시(부등시)형의 눈이 생깁니다.
- 목에 가래가 자주생기고, 콧잔등에 (비주) 파란색이 나타납니다.
- 질이나 음경부위가 가려움증이 생깁니다.
  (음부소양증(陰部搔:긁을 소痒症))
- 피부가 닭살이 되고, 얼굴이 푸른빛을 띠고(파랗게 질리고), 편두통이 생깁니다.
- 편도선 붓기도 하고 목이 자주 쉬고,
- 새벽에 복통, 잠잘 때 잠꼬대를 하고,
- 이갈고, 탈장이 자주생기며, 살이 야위고, 목이 굵어집니다.

☯ 민중 의술로 보는 간장/담낭기능 저하 시 육체적 증상을 알아본다.

- 양 손목을 굽혔을 때 잘 굽혀지지 않는다.
- 코가 좌측으로 휘면 중풍이 들어 있거나 중풍을 치료한 사람이다.
  반면에 코가 우측으로 휘면 신경섬유종이 있다.
  몸에 붉거나 커피색의 반점들이 생길 수 있다.
- 콧등 좌우측에 종기나 뾰루지가 생기면 담석이 생기고 있는 것이다.
- 손 인지(2지)에 푸른 핏줄이 모이면 경기를 하는 것이고 간 기능이 저하된 것이다.
- 손 2지와 3지 사이의 볼록한 부분을 손으로 만졌을 때 속에 유리알 깨진 것 같은 느낌이 촉지 되면 암종(癌腫)을 의심해 본다.
- 손가락을 가지런히 하였을 때 손바닥에서 손가락이 시작되는 부분이 구멍이 숭숭 보인다면 몸이 냉한 것이다. 대책을 강구해야 한다.
- 손바닥에 나있는 굵은 손금3개에 검푸른 색이나 자색의 빛이 나오면 어딘가 암종이 생성되고 있다는 신호일수 있다.
- 인중에 점이나 뾰루지가 생기면 식도에 문제가 생기고 역류성 식도염이 있다.
- 아랫입술과 턱 끝과 중간 오목한곳에 점이나 뾰루지가 있으면 갑상선 질환이 발생하고 있는 것이다.
- 편도선 질환이 있으면 턱이 앞으로 돌출된다.
- 뺨 부위에 거미줄 같은 붉은 모세혈관이 보이면 간경화가 진행된 것이다.
- 발 날이 아프면 간(肝)이 약한 것이다.
- 발바닥 엄지부분의 두툼한 부분에 잘 갈라지는 것은 갑상선이 진행 되고 있는 것이다.
- 눈이 토끼 눈처럼 빨간 것은 갑상선 질환이 있다는 증상이다.
- 손등을 위로가게 하여 앞으로 나란히 자세를 취할 때 손끝이 떨리면 갑상선이 진행되고 있는 것이다.
- 손등을 위로하여 앞으로 내밀어 2지 손가락에 얇은 티슈를(폭 2센티 정도 길이 10센티) 걸었을 때 떨리면 갑상선 기능 항진이다.

② 심장/소장의 기능이 저하 시 나타나는 신체의 관련부위와 정신적・육체적 증상은 다음과 같다.

♣ 심장/소장의 기능이 저하 시 정신적 증상

본래의 성격 (심, 소장이 건강할 때)	병든 성격 (심, 소장이 허약할 때)
명랑하고, 밝고, 환하고, 화려하며 아름답고 환상적이며, 뜨겁고 정열적이며, 체육을 좋아하고, 육감이 예민하고, 예술적이며 예절이 바르고 질서를 잘 지키며 탐구하고 용감하고 희생하며 산화하고 확신한다.	꿈이 많고 야하고, 사치하고 지나치게 웃고 깜짝깜짝 놀라고, 가슴이 두근거리며 신경질적이고 교만하다. 화를 잘 내고 버릇이 없으며 존칭을 잘 안하고, 반말을 한다. 돌격적이고 폭발적이며 사생결단하며 급하다. 딸꾹질을 자주하고, 오전과 여름에 발병하며, 쓴내 /단내가 난다

♣ 심장/소장의 기능이 저하 시 육체적 증상

☛ 증상이 나타나는 부위: 심장, 소장, 심경, 소장경, 독맥, 상완, 혀, 팔꿈치 관절, 얼굴, 피, 혈관, 땀에 이상 증상이 나타난다.

- 경맥 주행상 통증이 있습니다.
- 얼굴이 붓고, 땀이 많이 납니다.
- 심장에 통증 즉 가슴이 아프고 답답합니다.
- 상완통(알통이 생기는 부위)이 아픕니다.
- 목이 자주마르고, 주 관절통(팔 뒤꿈치)이 아픕니다.
- 견갑골통, 양볼이 붉어집니다.
- 하혈을 자주하며, 습관성유산을 하게 되며, 딸꾹질을 하게 됩니다.
- 새끼손가락 부자유스럽거나 휘거나 짧아지고,
- 배꼽상단(명치부분)에 유동기, 적/취(딱딱하게 뭉친 것)가 생깁니다.
- 엉덩이 밑 부분에 좌골신경통이 생깁니다.
- 혀에 이상이 생겨 말을 더듬거나 혀 짧은 소리를 하며,
- 여드름(면종)이 생깁니다.

- 얼굴이 붉어지고, 불임증이 생깁니다.
- 생리통이 생기고, 눈(흰자위)에 핏발이 생깁니다.
- 얼굴이 앞으로 붉어지면서 혈압이 오르는 심장성 고혈압이 생깁니다.
- 명치뼈 바로 밑에 통증이 생깁니다.
- 심장판막증, 심근경색증, 동맥경화증이 생깁니다.
- 심장에 구멍이 있고
- 조금만 경사진 길을 걸어도 숨이 찹니다.

☯ 민중 의술로 보는 심장/소장기능이 약한 육체적 증상을 알아본다.

- 혀끝에 돌기 같은 것이 느껴지면 뇌동맥류가 진행되고 있다.
- 본인을 기준으로 혀끝의 좌측이 열꽃이 피면 뇌혈관장애가 발생하고 있는 것이고, 우측에 열꽃이 피면 심장질환이 발생하고 있다는 것이다.
- 귓불이 빨갛게 부풀어있는 사람은 혈액순환 장애를 겪고 있고, 남자는 발기부전과 고혈압을 병행가지고 있다.
- 귓불에 주름이 생기면 혈압이 상승하고 있다.
- 귓불 부분 안쪽이 딱딱하게 굳어있거나 돌기부분이 두드러져 있다면 치매가 진행되고 있는 뇌혈관 장애가 진행되고 있다.
- 눈 상안검부분(윗눈꺼풀)이 튀어나와 있으면 혈압이 있다.
- 말을 할 때 발음이 부정확하다면 심장질환이 진행되고 있다.
- 눈 흰자에 핏줄이 여러 갈래 보이는 것은 심장이 약해지고 있다는 것이고, 빨갛게 토끼눈과 같이 빨간 것은 갑상선이 진행되고 있는 것이다.
- 가슴이 답답하고 얼굴에 땀이 흐르면 심장마비 증상이므로 지체없이 119를 불러야 한다.
- 중풍이 발생하기 약 3개월 전에는 평소에 안하던 욕을 많이 하고 짜증을 굉장히 심하게 낸다.
- 어느 날 갑자기 앞이 안 보인다고 하면 뇌경색이 발생한 것이다.
- 치매는 단순한 빼기가 안 된다. 11-7에 대한 답을 못 내거나 다른 답을 낸다.
- 뇌일혈(중풍)이나 뇌동맥경화증이 있으면 아픈 쪽의 안구가 아래로 쳐져있다. 반대쪽 눈가에는 주름이 비대칭으로 생긴다.
- 눈동자가 안쪽으로 몰린 사람과 두 눈동자의 크기가 다른 사람은 뇌일혈(중풍)에 걸리기 쉽다.
- 눈동자가 밖으로 벌어진 외사시기가 있는 사람은 암을 주의해야 한다.
- 혀를 내밀어 안쪽이 검은색은 신장 기능이 극도로 저하된 상태이다. (방치하면 죽음에 이른다.)

③ 비장/위장의 기능이 저하 시 나타나는 신체의 관련부위와 정신적·육체적 증상은 다음과 같다.

♣ 비장/위장의 기능이 저하 시 정신적 증상

본래의 성격 (비/위장이 건강할 때)	병든 성격 (비/위장이 허약할 때)
- 모든 일에 확실하고 - 실 셈을 철저히 하고 - 수치와 실제가 정확하고 틀림없다. - 외골수이며 - 하나밖에 모르고 - 일편단심 - 배운 대로만 하고 - 명령대로 시행하고 - 신용 있고 - 직접일하며 모든 것을 직접 확인 한다. - 화합하고 - 결합하여 통일하며 - 단단하게 하고 - 굳건하게 하다.	- 공상하고 허황된 생각을 하며 - 몸을 뒤로 젖히고 망상하고 - 호언장담하여 실수를 하며 신용을 지키지 못한다. - 거짓말하고 - 쓸데없이 생각하여 에너지를 낭비 한다. - 생각이 깊고 - 의심하며 의처증이나 의부증이 생기며, - 안 되는 일도 추진하는 미련함이 있다. - 반복해서 말하고 행동하며 (궁시렁거림) - 확인하고 또 확인하며 - 거추장스럽고 부담스럽다. - 트림을 잘하고 - 단 것을 좋아하고 - 곯은 내 나는 음식을 좋아함. - 정오와 한여름에 심하고 습기를 싫어함

♣ 비장/위장의 기능이 저하 시 육체적 증상

☛ 증상이 나타나는 부위: 비장, 위장, 췌장, 비경, 위경, 충맥, 무릎관절, 대퇴부, 배통, 입, 입술, 유방, 비계 등에 이상 증상이 나타난다.

- 경맥주행상 통증이 생깁니다.
- 무릎이 차고 통증이 생깁니다.
- 앞이마가 차가워지면서 시리고 통증이 생깁니다.
- 발 1, 2지 휘거나(무지(拇指) 외반증) 둘째 발가락이 꼬부라집니다.
- 배에서 출렁출렁하는 소리가 나고,
- 입병 즉 입과 입술이 자주 헐거나 염증이 생기고
- 췌장암/비장암 /위암이 생깁니다.
- 입맛을 모르고 무엇이나 잘 먹어 비만증이 됩니다.
- 백혈구 이상,
- 밥을 먹어도 또는 먹지 않아도 더부룩한 증상이 있습니다.(도포증)
- 위궤양 /속쓰림이 있습니다.
- 배꼽 바로 윗부분 유동기/적/취,

- 발뒤꿈치가 갈라지고,
- 몸이 무겁고 게으르며 만사가 귀찮습니다. 눕기를 좋아함.
- 하치통,
- 전두통이 생긴다.
- 손이 와들와들 떨리는 수전증,
- 피부 빛이 노랗고 개기름이 흐릅니다.
- 얼굴이 누렇게 뜸
- 이마가 검고,
- 대변이 흙처럼 풀어지고 물에 뜹니다.
- 몸 전면에 열이 있습니다.
- 위무력, 위하수,
- 당뇨병/저혈당,
- 구안 와사, -코끝이 빨갛고,
- 입에서 냄새(구취)가 심합니다.

☯ 민중 의술로 보는 비/위장이 약한 육체적 증상에 대해 알아본다.

- 양코옆에 주름이 생기면 위하수가 있고, 양 입가에 주름 심술턱이 생기면 위무력이 있다.
- 양눈의 크기가 다르면 유방의 크기가 다르다. 눈이 크면 유방이 크고, 눈이 작으면 유방이 작다.
- 손바닥 어제혈 부분이 푸른빛이 돌면 위장이 차갑다.
- 손가락 마디마디와 손 끝마디가 주름이 많으면 위장이 약하다. 이런 증상이 나타나면서 손바닥의 굵은 손금부분에 안에서 푸른빛이 비춰 오르면 암이 생성됨을 의심해야 한다.
- 손바닥에서 손가락 3지와 4지가 시작되는 사이에 볼록한 부분에 굵은 모래알 같은 것이 속으로 만져지면 역시 위암을 의심해야 한다.
- 손바닥에서 손가락 4지와 5지가 시작되는 사이에 볼록한 부분에 굵은 모래알 같은 것이 속으로 만져지면 유방암을 의심해야 한다.
- 엎드린 상태에서 허벅지 중앙부위를 손으로 눌렀을 때 역시 모래알 같은 것이 만져지면 암종을 의심해야 한다.
- 손바닥이 노란색이면 위장 질환이다.
- 손바닥이 물에 뿔은 것 같이 잔주름이 쪼글쪼글하면 역시 위장 질환이다.

- 손목부터 손바닥 전체가 노란색을 띄면 이것은 위장 질환이 아니라 피임기구(미레나, 팔에 심는 칩)로 인한 호르몬의 불균형으로 인해 발생하는 부작용이다.
- 콧등에 점이나 뾰루지가 생기는 것은 위장 내에 산도가 맞지 않아 조직이 변하고 있음을 나타낸다.
- 비익(콧망울)이 큰 것은 소화효소를 많이 분비하고 있음을 나타낸다. 즉 과식하고 있다는 증거다.
- 눈 밑에 퉁퉁하게 늘어진 주름은 과식을 하고 있다는 것이고 위장이 늘어진 것이다.
- 발등이 아프면 위장이 약한 것이다.
- 손이 떨리면(수전증) 비장이 약한 것이다.
- 눈 밑이 검은 빛이 반달형인 경우는 위장이 차가운 경우로서 냉한 음식을 과식하고 있고 설사를 자주 한다.
- 머리털이 나는 부위를 빙 둘러 사마귀나 종기 뾰루지가 나는 것은 위장 기능이 약할 때 나타난다.
- 혀가 갈라지는 것은 영양실조로서 보신을 하면 좋아진다.
- 발뒤꿈치 외측에 각질이 생기는 것은 호르몬의 불균형이다.
- 발 2지가 굽는 것은 스트레스가 많고 혈당이 상승되고 있는 것이다.
- 족삼리 혈을 눌렀을 때 압통이 심하면 선천성 당뇨를 가지고 있다.

④ 폐장/대장 기능이 저하 시 나타나는 신체의 관련부위와 정신적·육체적 증상은 다음과 같다.

♣ 폐장/대장의 기능이 저하 시 정신적 증상

본래의 성격 (폐/대장이 건강할 때)	병든성격 (폐/대장이 허약할 때)
– 의리가 있고 – 자존심이 강하다. – 준법정신이 있고 – 획일적이다. – 규칙적인 것을 좋아하고 – 승부욕이 강하다. – 지도력이 있고 – 다스리기를 좋아한다. – 상전/반장/우두머리가 되고자 하며 기상이 있다. – 결실하고 – 정리하며 숙살한다.	– 동정심이 지나치고 – 슬퍼한다. – 눈물이 많고 – 창백한 얼굴이고 표정이 차갑습니다. – 염세적이고 비관하여 자살합니다. – 징징 우는 곡소리(哭)로 말하며 – 독재한다. – 죽여서 다른 것이 되도록 유도한다. – 재채기를 잘하고, – 가을과 저녁에 더하고 – 건조한 것을 싫어한다. – 비린내/매운 것을 좋아한다. – 숨이 차서 헐떡거립니다.

♣ 폐장/대장의 기능이 저하 시 육체적 증상

☛ 증상이 나타나는 부위: 폐/대장, 폐경/대장경, 임맥, 손목관절, 하완, 가슴통, 코, 피부, 체모, 맹장, 항문 질환 등에 이상 증상이 나타난다.

- 경맥 주행상 통증이 있습니다.
- 손가락 1, 2지 이상이 생기고,
- 손목관절이 시리고 아프며 굳어 있습니다.
- 하완통, 견비통, 상치통,
- 코피가 자주 나며, 콧물이 나거나 코가 막혀 찍찍거립니다.
- 피부 알레르기나 비염, 축농증이 있습니다.
- 각종 피부병이 있고 몸에서 비린내가 납니다.
- 대변이 묽거나 설사를 자주 합니다.
- 배꼽 우측유동기/적/취, 변비, 치질(痔漏,치핵)
- 체모가 적거나 없습니다.
- 대장에서 꼬르륵 꼬르륵 소리가 납니다.
- 폐병, 폐결핵, 폐암, 폐 수축
- 대장무력, 대장암, 직장암, 피부암이 생깁니다.
- 기침이나 재채기를 합니다.(해수(咳嗽)/천식(喘息))

☯ 민중 의술로 전하는 폐/대장이 약한 육체적 증상에 대해 알아본다.

- 어제혈(엄지손가락부분)이 탄력이 없으면 폐기능이 저하된 것이다.
- 양손은 엇갈려 깍지를 끼고 안에서 밖으로 뒤집을 때 잘 뒤집어지지 않으면 폐기능이 약하다. 이런 사람은 숨겨진 치질이 있다.
- 항상 입을 굳게 다문사람은 항상 항문이 긴장 되어 있다.
- 항상 입을 헤 벌리고 있는 사람은 항문이 열려있고 항문근육이 느슨하다.
- 우측 관자놀이부분에 핏줄이 구불구불하게 정맥류가 튀어나온 사람은 우측 아랫배부근 맹장부위에 대변이 막혀있는 것이다.
  이렇게 대변이 막혀 있으면 남자는 우측 손발이 마비가 오고, 여자는 좌측 손발이 마비가 온다.
- 발등에 회색빛이 돌며 모래알 같은 작은 점들이 나타나면 안 좋은 경우이므로 정밀검사를 받아야 한다.
- 복통이 심하면서 움직이기 힘들 때 혀가 회색빛이면 장폐색 (대장꼬임)이다.
- 아랫입술 좌측에 검은 점이 생기면 하행결장에 용종이 있는 것이고, 용종을 제거하면 검은 점이 사라진다.
- 좌우측 손등에 1, 2지사이에 검버섯이나 쥐젖이 생기면 폐기능이 저하된 것이다.
- 어깨가 앞으로 굽어지면 폐가 차가워진 것이다.
- 엄지손가락이 있는 통통한 부분(어제혈부분)이 탄력이 없으면 역시 폐기능이 약하다.
- 엄지손가락이 뭉툭한 사람역시 폐기능이 약하다.
- 경추가 틀어진 사람은 흉추 1,2,3번이 틀어져 있고 폐기능이 약하다.
- 얼굴이 좌우가 비대칭인 사람은 경추가 틀어져 있다.
- 부정교합인 사람 역시 경추가 틀어져 있고, 근본적인 것은 골반~척추~경추가 틀어진 것이다.
- 하완 (아랫팔뚝)에 검을 모래알 같은 점이 있으면 어릴 적에 폐렴을 앓은 것이다.
- 발등이 회색이며 모래알 같은 점들이 나타나면 폐기능이 극도로 저하된 상태니 정밀검사를 받아야 한다.
- 몸에 비듬이 잘 생기거나 목욕 후에도 비듬이 생기는 것은 폐기능이 약하다.
- 추우면 두드러기가 돋는 것은 폐기능 저하다.
- 손등에 쥐젖이 돋아나는 것은 폐기능 저하다.

⑤ 신장/방광 기능이 저하 시 나타나는 신체의 관련부위와 정신적・육체적 증상은 다음과 같다.

♣ 신장/방광의 기능이 저하 시 정신적 증상

본래의 성격 (신장, 방광이 건강할 때)	병든 성격 (신장, 방광이 허약할 때)
- 저장성이 있고 - 동면하며, - 지구력이 강하고 - 참고 견디며 - 내성적이다. - 한발 물러서서 기다린다. - 양보하고 - 지혜 있고 - 수학적이고 과학적이다. - 정력이 강하고 - 생식능력이 좋으며 - 발전적이고 - 새로운 의견을 제시하며, - 연구개발 한다.	- 부정적이고 - 반대하며 - 저항하고 - 반항하며 - 개혁하고 - 혁명하며 - 안 될 것을 된다고 생각하고 - 될 것은 안 된다고 생각함. - 핑계 대며 감추며 뒤로 처집니다. - 책임을 전가한다. - 공포증이 있고 - 무서워하며 - 겁이 많다. - 밤과 겨울에 심하다. - 짠 것을 좋아함.

♣ 신장/방광의 기능이 저하 시 육체적

☛ 증상이 나타나는 부위: 신장, 방광, 생식기, 신경, 방광경, 음/양교맥, 발목관절, 허리, 정강이, 귀, 뼈, 골수, 힘줄, 치아, 음부, 머리털, 침 등에 이상 증상이 나타난다.

- 경맥 주행상 통증이 생깁니다.
- 얼굴이 검고 두 뺨에 검은색이 나타나며,
- 하품을 잘하고, 식욕이 없습니다. (소화 장애는 위장기능 저하)
- 신음소리로 말하며,
- 뒷목이 뻣뻣하며 굳는 증상이 나타납니다(후두통).
- 오금(무릎뒤쪽)과 종아리가 아픈 증상이 나타납니다.
- 소변빈삭(소변을 자주 보는 증상)
- 귀울림(이명), 중이염,
- 골, 골수염, 힘줄 병,
- 잠을 잘 때 침을 흘리며, 거리에서 침을 뱉는 증상이 있습니다.
- 허리가 묵직한 요통이 있고,
- 정신이 없고 날뛰며 미친것 같이 되고,

- 적혈구 부족증으로 인한 빈혈증상이 나타납니다.
- 발목관절통 즉 자주 삐끗하거나 시큰거림 증상이 생깁니다.
- 눈알이 빠질 듯 한 증상이 나타납니다.
- 화가 나거나 신경이 날카로울 때 목뒤가 뻣뻣해지는 증상 (신장성 고혈압)
- 몸에서 썩은 내가 나고(입 냄새/발냄새, 몸/겨드랑이), / 발고린내
- 신석증(콩팥에 돌)이 생깁니다.
- 배꼽아래(단전부위)유동기/적/취가 생긴다.
- 전신에 부종이 생기는 증상인 신부전증이 생깁니다.
- 신장암, 방광암, 부종, 부신 피질의 병(에디슨 병)이 생긴다.
- 근시 원시가 생깁니다.

☯ 민중 의술로 보는 신장/방광기능이 약한 육체적 증상을 알아본다.

- 양쪽 손목 안쪽을 부딪쳐 볼 때 깨질듯이 아프면 자궁의 병이다.
- 눈 꼬리가 푸른 기운이 돌면 역시 자궁의 병이다.
- 여자가 잔수염이 자라면 난소에 물혹이 생기고 있는 것이다.
- 손톱이 폭이 좁고 좁은 직사각형이면 결석이 잘 생긴다.
- 치아가 담배를 피우는 사람의 치아처럼 누렇고 회색을 띄면 신장결석이 있다.
- 발뒤꿈치가 아프면 난소의 병이다.
- 발뒤꿈치 중앙에서 발가락 쪽으로 약 3센치 정도 앞쪽이 아프면 자궁의 병이다.
- 발바닥이 아프면 신장기능이 약한 것이다.
- 회색 머리카락은 갑상선 질환이 진행되고 있는 것이다.
- 붉은색 머리카락은 납에 중독됐을 때 나타나는 증상이다.
- 흰 머리카락이 갑자기 검은색으로 변하면 암을 의심하라.
- 머리카락이 별다른 이유 없이 수시로 빠지는 것은 아연이 부족한 증거다. 경동맥이 경화되고 있다는 증거다. 소라/굴을 먹으면 좋다.
- 남자가 앞이마 대머리는 신장병을 앓고 있다.
- 여자가 산발적으로 탈모진행은 신장 기능 저하다. 정수리부위 탈모는 결장염이나 담낭염이 있다.
- 전신에 탈모가 진행되는 것은 호르몬의 불균형이다.
- 손 5지가 짧거나 휘어져 있다.
- 발 5지가 안으로 굽어져 있다.

상안검(윗 눈꺼풀)이 쏙 들어가 있으면 신장 기능이 약하다.

- 상안검이 쑥 들어가 있고 마른 체형이면 골다공증이 있다.
- 귀가 작으면 신장크기가 작다. 이때 신장 기능이 저하된 것은 아니다.
- 귀가 지저분하면 골수병이 있다.
- 생리할 때 입가에 뾰루지가 생기면 신장 기능이 저하된 상태다.
- 턱이 차가우면 신장기능 저하다.
- 귀가 아프면 신장기능 저하다.
- 발 4,5지사이에 무좀이 생기면 신장기능 저하다.
- 어금니만 충치가 생기면 신장기능 저하다.
- 근시/원시는 신장 기능 저하다.
- 어린아이들이 안경을 쓰는 것은 신장 기능 저하다.
- 여자가 수염이 나는 것은 난소에 물혹이 생기고 있다는 증거다.
  또한 검은 빛이 도는 것은 자궁이 차가워지고 있는 것이다.
- 눈 밑에 다크서클이 길게 종으로 검게 보이는 것은 신장기능 저하다.
- 코가 우측으로 휘면 우측 발에 섬유화증(굳은살)이 생기고 있다. 역시 우측 신장기능이 저하되면서 정신질환이 진행되고 있음을 암시한다.
- 유방 안쪽에 종기나 뾰루지, 점이 생기면 신장 기능 저하다.
- 눈알이 빠질 듯이 아픈 것은 방광이 약한 것이다.
- 귀에 점이 생기면 신장에 물혹이 생기고 있다.
- 귀가 우그러져 있으면 신장이 찬 것이다.
- 발바닥에 불이 나는 듯 한 작열감이 있으면 신장 기능이 약하다.
- 새끼발가락이 4지 쪽으로 오그라들면 방광기능이 약하다.
- 콧구멍 크기가 다른 거나 좌우가 수평이 안 맞으면 골반이 틀어져 있다.
- 눈이 쑥 들어가 있고 마른 체형은 골다공증이 진행되고 있다.

⑥ 면역력 기능이 저하 시 나타나는 신체의 관련부위와 정신적・육체적 증상은 다음과 같다.

♣ 면역력이 저하 시 정신적 증상

본래의 성격 (심포, 삼초가 건강할 때)	병든 성격 (심포, 삼초가 허약할 때)
다재다능, 능수능란하고, 임기응변이 좋으며 중재하는 능력이 있으며, 천재적이며 팔방미인이고 차분하며 생명력이 강함. 저항력이 강하며 순발력이 있고 정력적이며 초능력적이고 한열에 대한 저항력이 강하고 중노동에 대한 저항력이 강하다.	불안하고, 초조하며 신경이 예민하며, 우울증이 있고 울화가 치밀고 부끄럽고 수줍고 아니꼽고, 창피하며 요령을 피우고 잔꾀를 쓰며 잘난 척하고 간신질하며, 이간질하고 집중력이 없고, 부산하다. 각종저항력이 없고 피곤하고 무력하다. 변절기에 심하고 흐느끼기를 잘한다.

♣ 면역 기능이 저하 시 육체적 증상

☛ 증상이 나타나는 부위: 심포장, 삼초부, 심포경, 삼초경, 음유맥, 양유맥, 견관절, 손, 임파액, 표정, 감정, 생명력, 저항력, 신진대사 등에 이상 증상이 나타난다.

- 경맥 주행상 통증이 생깁니다.
- 손바닥에 땀나고, 벗겨지고, 저리고 붓고 (주부습진) 갈라집니다.
- 심계항진 즉 맥박이 빠르게 뛥니다.
- 몸 안과 밖의 체온의 불균형이 생깁니다(한열왕래조절불가).
- 흉통(잔중통)이 생깁니다.
- 목에 이물감이 있어 간질간질합니다.(매핵)
- 전립선염,
- 혈소판 부족증과 백혈병이 생깁니다.
- 오줌소태
- 목과 편도선이 붓고, 갈증이 자주 나며,
- 임파액이(쥐마담) 뭉칩니다. (근육 속에 쌀이나 팥알같이 딱딱하게 만져지는 것)
- 미릉골통, 요하통, 꼬리뼈통이 생긴다.
- 소변곤란,

- 생리곤란/불규칙해집니다.(생리양 과다/기간의 변화)
- 신경성 소화불량,
- 얼굴이 울그락 불그락거림 증상이 생깁니다(면홍면황).
- 각종 신경성 질환이 생긴다.
- 손가락 3, 4지 휘거나 굽어 지니다.
- 어깨가 무겁고 손발 저린 증상이 나타납니다.
- 신진대사 불량,
- 협심증, 부정맥,
- 전관절염, 견관절염이 생깁니다.
- 변을 보았는데도 잔변이 있는 것 같은 느낌이 있습니다(후중증).
- 통증이 이동하고, 저린 증상이 여기 저기 돌아다니며 나타납니다.
- 삼차신경통이 생긴다.

☯ 민중 의술로 보는 면역력 저하 시 육체적 증상을 알아본다.

- 이마에 세로 주름이 생긴다.
- 손톱을 입으로 물어뜯는다.
- 신경질을 자주 낸다.
- 좌우 손가락 3지가 4지쪽으로 휜다.
- 몸에 붉은 점이 생긴다.
- 온몸이 여기저기 아프다.
- 성격의 기복이 심하다.(우울–명랑–우울–명랑)
- 눈썹이 얼기설기하게 적다.
- 눈 깜빡임이 심하다.
- 겨드랑이쪽이 뻐근하고 아프다.
- 여자들은 유방 밑 브라자와이어 있는 선을 따라 아프거나 겨드랑이쪽으로 가며 통증이 생긴다.
- 감기 증상이 한 달 이상 지속된다.
- 감기약을 먹어도 낫지 않는다. (콧물이 나고 몸살 감기증상과 유사)
- 목과 겨드랑이 사타구니등 주요 관절부위에 근육 속에 콩알만 한 근육 뭉침이 만져진다. 때로는 등이나 팔에도 생긴다. 서양의학적으로는 피지라 하여 수술하면 노란 기름덩이리가 나온다.
- 생리가 없는데도 임신이 된다.
- 장기간 생리 불순이 생긴다.(3개월, 6개월, 1년 동안 생리를 안 한다.)

- 어깨 밑 팔뚝의 쏙들어간 부분에 통증이 생긴다.
- 원형 탈모가 생긴다.
- 대상포진이 생긴다.

앞에서 보는 바와 같이 오장육부의 기능 저하에 따라 나타나는 증상이 모두 다르다. 그렇다면 기능이 저하된 장부의 기능을 보강해주면 위와 같은 증상들이 개선될 수 있다.

저하된 오장육부의 기능을 어떻게 보강시켜야 하는가 하고 고민이 된다. 하나는 음식으로 보강하는 것이고 다른 하나는 운동으로 보강을 해주면 된다.

⑤ 음식을 중심으로 증상에 따른 처방법

가) 오장육부의 기능을 보강하는 맛을 중심으로 음식처방에 대하여 정리한다.

구분	증상이 심하게 나타날 때	증상이 약하게 나타날 때
간장 /담낭 증상	신맛2+쓴맛+단맛	신맛+쓴맛2+단맛
심장 /소장 증상	쓴맛2+단맛+매운맛	쓴맛+단맛2+매운맛
비장 /위장 증상	단맛2+매운맛+짠맛	단맛+매운맛2+짠맛
폐/대장 증상	매운맛2+짠맛+신맛	매운맛+짠맛2+신맛
신장 /방광 증상	짠맛2+신맛+쓴맛	짠맛+신맛2+쓴맛
면역력이 약할 때	단맛+매운맛+짠맛+떫은맛2	단맛+매운맛+짠맛2+떫은맛

나) 오장육부의 기능을 보강하는 생식처방에 대하여 정리한다.

구분	증상이 심하게 나타날 때	증상이 약하게 나타날 때
간장 /담낭 증상	목2+화+토+상화+표준	목+화2+토+상화+표준
심장 /소장 증상	화2+토+금+상화+표준	화+토2+금+상화+표준
비장 /위장 증상	토2+금+수+상화+표준	토+금2+수+상화+표준
폐/대장 증상	금2+수+목+상화+표준	금+수2+목+상화+표준
신장 /방광 증상	수2+목+화+상화+표준	수+목2+화+상화+표준
면역력이 약할 때	토+금+수2+상화2+표준	토+금+수+상화2+표준

오행생식요법을 잘못 이해하면 병증을 개선시키는 데 중점을 둔 것처럼 보이지만 근본은 건강한 사람이 건강은 유지하는 데 중점을 둔 식이요법이라는 점을 먼저 알아야 한다.

평상시 체질에 따른 오장육부의 불균형을 찾고 조화와 균형을 유지하기 위한 1:1맞춤식 생식(오행생식)을 하는 식습관을 가지면 스스로 건강을 지킬 수 있는 것이 가장 큰 장점이고, 원활한 혈액순환을 통하여 질병을 예방할 수 있는 점 또한 특장점이다.

생식은 건강하고 맑은 혈액을 생산할 수 있는 원료라는 점이 다른 음식과의 큰 차이점이고, 어혈발생을 최소화할 수 있는 기본이 된다.

추가해서 음식의 맛과 오장육부와는 어떠한 관계가 있는지 알아본다.

여기서 음식의 맛, 색깔과 오장육부와의 상관관계를 밝힌다.

■ 오장육부와 음식의 맛과 색깔 관계

구분	이로운 맛(음식/예)		이로운 색깔(예)
	진한 맛	순한 맛	
간장 /담낭질환	신맛(식초)	고소한 맛 노린내 나는 맛	푸른색(부추)
심장 /소장질환	쓴맛(커피)	단내, 불내나는 맛	붉은색(토마토)
비장 /위장질환	단맛(꿀)	향내, 흙내 나는 맛	노란색(호박)
폐장 /대장질환	매운맛 (고추장/가루)	비린 맛, 화한 맛	하얀색(무)
신장 /방광 질환	짠맛(소금)	고린내 지린내 나는 맛	검은색(검은 콩)
면역력 관련 질환	떫은맛	담백한 맛 /생 내나는 맛	(노란옥수수가루)

※ 맛과 색깔이 상충될 시는 맛을 우선시한다.

예) 고추는 붉은색이나 맵다. 이럴 경우는 매운맛을 우선한다.

진한 맛은 효과가 빠르게 나타나고, 순한 맛은 효과가 느리게 나타남을 참고 바란다.

- **간장/담낭질환은 식초와 같은 신맛의 진한 맛을 먹으면 좋고, 병행하여 고소한 맛을 가진 참기름이나 호두 같은 음식이 좋으며, 색깔로는 부추와 같이 푸른색 부분은 간 기능을 보강하는 효과가 있어 좋다.**
- **심장/소장질환은 커피와 같은 쓴맛이 진한 맛을 먹으면 좋고, 병행하여 단내나 불에 탄 냄새가 나는 근대나 쑥갓 같은 음식이 좋으며, 색깔로는 토마토와 같이 붉은색 부분은 심장기능을 보강하는 효과가 있어 좋다.**
- **비장/위장질환은 꿀과 같은 단맛이 진한 맛을 먹으면 좋고, 병행하여 흙내나는 음식이나 곯은 냄새가 나는 맛을 가진 고구마, 인삼 같은 음식이 좋으며, 색깔로는 참외, 인삼, 고구마, 늙은 호박과 같이 누런색 부분은 비/위장기능을 보강하는 효과가 있어 좋다.**
- **폐/대장질환은 고춧가루나 고추장 같은 매운맛의 진한 맛을 먹으면 좋고, 병행하여 비린 맛이나 화한 맛을 가진 바다생선이나 은단 같은 음식이 좋으며, 색깔로는 무나 파뿌리, 마늘같이 하얀색 부분은 폐 기능을 보강하는 효과가 있어 좋다.**

- 신장/방광 질환은 천일염과 같은 짠맛이 진한 맛을 먹으면 좋고, 병행하여 지린내나 고린내 나는 맛을 가진 미역이나 다시마, 콩, 밤 같은 음식이 좋으며, 색깔로는 검은 콩 같이 검은색 부분은 신장 기능을 보강하는 효과가 있어 좋다.
- 면역력이 약한 질환은 떫은맛이 진한 먹을거리를 먹으면 좋고, 병행하여 담백하거나 생내 나는 맛의 옥수수, 양배추 같은 음식이 좋으며, 색깔 구분 없이 골고루 먹는 것이 면역력을 보강하는 효과가 있어 좋다.

※ 증상이 개선되면 체질에 맞는 처방을 해야 한다는 것을 명심해야 한다.

개인별 1:1 맞춤식(오행)생식요법을 정리하면, 자신의 오장육부 불균형에 대하여 동/서 의학적으로 다양하게 진단하고, 그 결과에 따라 음양/오행론에 맞게 음식으로 질환을 개선시키고자 하는 식이요법이다.

또한 자신의 선천적/후천적인 체질과 병증에 대하여 오장육부의 상호 상생상극관계에서 서로 조화와 균형을 이루도록 하여 건강을 유지하고 질병 발생을 예방할 수 있는 식이요법이 바로 오행생식요법이다.

개인별 1:1 맞춤식 오행생식은 어혈 생성을 최소화 할 수 있는 장점을 가진 기초 음식이라 할 수 있다.

혈액순환 장애로 인해 발생하는 모든 질환에 대하여 예방 및 치유가 가능한 자연이 인간에게 내린 최상의 먹을거리라고 강조하고 싶다.

04 두한족열(頭寒足熱)을 생활화하자.

어혈 생성을 최소화하기 위한 두한족열(頭寒足熱)의 건강 원칙을 지켜 정상 체온을 올리자.

두한족열(頭寒足熱)의 건강 원칙을 준수하는 생활 습관은 발을 따뜻하게 하는 운동이나 습관을 가지라는 것이다.

왜냐하면 발이 따뜻하면 발에서 발생하는 따스한 기운을 타고 혈액이 위로 상승하는 효과를 가지기 때문이다. 위로 오른 혈액은 차가워지면 다시 아래로 흐르고 하는 순환활동을 할 수 있는 여건을 만들어 주면 자동적으로 혈액순환이 원활해지기 때문이다.

자동적으로 순환활동이 원활해지는 체온은 36.5~37.2℃다. 발을 따스하게 하는 운동은 경침베개 밟기나 발 관리, 발목펌프, 반신욕, 족욕, 지압발판 밟기 등 다양하게 상반신보다는 하반신을 움직이거나 자극을 줌으로써 발을 따스하게 만드는 생활 습관을 가지면 된다.

1. 경침베개 밟기

경침은 평편한 바닥에 놓고 양손은 넘어지지 않게 잡고 서서 흥겨운 음악에 맞춰 둥근 경침을 미끄러지듯이 발을 번갈아 교차해 가면서 걷는 운동을 말한다. 이렇게 경침을 걷다보면 발바닥에 분포되어 있는 오장육부의 반사구가 자극되어 오장육부의 순환활동이 원활해진다.

오장육부의 순환활동이 원활해진다는 것은 혈액순환이 잘되고 또한 정상 체온을 유지할 수 있다는 점이다. 정상 체온을 유지할 수 있다면 우리 몸이 가지는 면역력 또한 튼튼해져 질환을 예방하거나 치유할 수 있게 된다.

매일 15분에서 20분 정도 경침베개 밟기를 실천하는 생활 습관을 가진다면 면역력이 보강되어 각종 성인병으로부터 벗어날 수 있을 것이다.

2. 발 관리

과거의 발 마사지를 의미한다. 발 관리 역시 발에 분포되어 있는 반사구를 자극하여 오장육부의 순환 활동을 원활하게 하는 요법이다. 몸이 불편한 사람들은 발 관리를 전문으로 하는 곳을 찾아서 발 관리를 받는 것도 좋다.

1) 발 관리의 효과

발 관리를 받거나 발을 따뜻하게 하면 우리 몸은 어떤 효과를 얻을 수 있는지 정리해 본다. 발 관리는 어떤 면에서 보면 건강을 지키기 위해서는 가장 먼저 해야 하고 꾸준히 해야 할 건강품목 중에서 으뜸이라 할 수 있다.

왜 발 관리를 잘해야 하고 발을 따뜻하게 해야 하는지 하나씩 알아본다. 모든 질병이 발에서 온다고 하는 또 다른 이유를 알아본다.

가장 큰 이유는 스트레스라고 할 수 있다.

스트레스(부정적 측면)를 받으면 먼저 신경이 자극되어 각 기관(6장6부= 5장6부+심포장)에 전달되고, 각 기관은 긴장을 하게 됨으로써 생체 에너지가 불규칙하게 과소비되며 산소량이 더 필요하게 된다. 더 많은 산소가 필요하게 됨으로써 호흡이 빨라지거나 고르지 못하게 되어 자동적으로 심장박동도 빨라지거나 불규칙하게 되어 혈액순환이 일정치 않게 되는 것이다. 혈액순환이 일정하지 못하면 모세혈관이 좁아지면서 발이 차가워지고 이어서 발부분에 노폐물이 제대로 배출되지 못하고 쌓이게 된다. 또한 만성적인 스트레스 경우(예: 하이힐 등 맞지 않는 구두착용)는 발의 구조상의 결함을 유발하게 된다.(엄지발가락 무지 외반증, 소지 압절, 굳은살, 티눈, 발가락이 굽는 현상 등) 즉 노폐물의 누적되고 발의 기능고장 등으로 인하여 각 기관에 생체 에너지를 원활하게 공급할 수 없게 되어 장애(질병)를 일으키게 되는 것이다.

사람의 몸은 좌우대칭이 정상이다. 그러나 사지의 작용이 어긋남으로 인하여 골격의 변화를 일으켜 비대칭 체형으로 바뀐다. 문제는 골격의 비대칭화에 있다. 인간의 생명을 조정하는 신경은 척주와 골격에 의해 보호 유지되고 있기 때문에 "비대칭" 즉, 골격의 부정열이 인체에 나쁜 결과를 미친다는 것은 당연하다.

우리 인체의 기초는 발이다. 발(아치 부위)이 잘못되면 우리의 인체의 구조 부분 즉 직립 관절 부분이 수평을 잃게 되어(비대칭화), 모든 관절 부분에 고장이 발생하게 된다.

동양의학적으로는 다음과 같다.

상체	하체
양(陽)	음(陰)

우리 몸을 기준(배꼽을 기준)으로 보면 상체는 양(陽), 발은 몸의 하체에 위치해 있기에 음(陰)으로 분류한다. 동양의학에서는 음(陰)의 병은 원인이 양(陽)에 있고, 양(陽)의 병은 원인이 음(陰)에 있다고 하였다.

예를 들면 상체의 병, 즉 시간을 타투는 급성 심근경색, 머리에서 발생하는 두통, 뇌혈관질환, 뇌졸중, 뇌경색, 뇌출혈, 협심증 등의 원인은 발이 차가운 것에서 원인을 찾으라는 의미다.

그래서 살아가면서 앞서 언급한 심각한 질병을 예방하고 치유하려면 발을 따뜻하게 하는 생활 습관을 가지면 된다는 것이다. 실제로 발이 따뜻한 사람은 시간을 다투는 심각한 질환이 발생하지 않는다. 발이 따뜻한 사람이란 바로 젊은이들이다.

실제로 심각한 질환을 가지고 있는 사람들을 보면 발이 차가운 것이 공통점이다. 그래서 발이 따뜻해야 건강한 인생을 살아갈 수 있다고 강조하는 것이다.

발과 오장육부는 어떤 상관관계가 있는지 알아보면 다음과 같다.

구분	발전체/발날	발등	발바닥
오행 구분	목(木)	토(土)	수(水)
관련 장부	간장과 담낭	비장과 위장	신장과 방광

발 전체와 발날(발바닥과 발등의 경계부분)은 목(木)으로 분류하며 간장과 담낭과 상관관계가 있다. 발등은 토(土)로 분류하며 비장과 위장과 상관관계가 있고, 발바닥은 수(水)로 분류하며 신장과 방광과 상관관계가 있다.

여기서 상관관계라는 것은 관련 장부의 기능이 저하되면 관련 부위에 부종(浮腫)이나 통증(痛症)이나 발열(發熱)이 발생하며 피부 색깔의 변화함을 의미하다.

예를 들면, 발바닥에 뜨겁게 열이 난다거나 아침에 일어나면 발바닥이 아파서 걷기가 힘들다(족저근막염/자궁이나 난소기능 저하)고 하시는 분들 있다. 이런 분들은 신장이나 방광의 기능이 저하되면서 나타나는 증상이라는 것이다.

발등이 아플 때는 위장 기능이 저하될 때나 유방의 기능 저하 시 나타나는 증상이고, 엄지발가락에 통풍이 발생할 때는 간장기능의 저하를 의미한다는 것이다.

하나 더 예를 들면, 일반적으로 무지 외반증이라 하여 엄지발가락이 안쪽으로 심하게 휘어들어가는 증상은 하이힐을 신는 여성이라면 신발의 문제라고 말할 수 있겠지만 평생 편한 운동화나 편한 구두만 신고 사는 남자가 휘어지는 증상을 무어라고 설명할 수 있겠는가? 할 말이 없을 것이다.

이것을 동양의학적으로 설명하면 발은 신체의 하체, 즉 음(陰)의 병이라 할 수 있다. 앞서 음(陰)의 병의 원인은 양(陽)에서 찾으라고 한말을 기억할 것이다. 양(陽)이란 상체 즉 머리 부분에 원인이 있다는 것이다. 바로 스트레스가 무지외반증(엄지발가락이 2지쪽으로 휘는 증상)의 원인이다.

실례를 하나 소개하면, 우리나라의 최고의 스타 유명한 남자 영화배우의(신--) 발을 소개한 신문자료를 보면 이해할 수 있다. 그 원로 배우 분의 발이 아주 심한 무지외반증이시다.

얼마나 많은 스트레스를 받으시면서 그 스트레스를 이겨내시면서 평생을 살아오셨는지 존경스럽다. 이렇듯이 모든 질병은 원인을 찾고, 그 원인을 제거하는 것이 바로 건강을 지키는 일이다.

다시 경락상으로 설명해 보면, 엄지발가락은 간(肝)경락이 흐른다.

또한 엄지발가락은 중심이동의 법칙을 적용받기에 엄지발가락이 손상을 받으면 뛰거나 달리는 행동을 하지 못한다.

우리 몸은 스트레스는 신장(腎臟)에서 받고, 저장은 간장(肝臟)에서 하고, 발산은 심장(心臟)에서 한다.

이렇듯이 오장육부(五臟六腑)가 모두 연관되어 있음을 알 수 있다.

발에 있는 경락을 보면 엄지발가락에 간장과 비장경락이 흐르고, 2지에는 위장경락이 흐르고, 4지에는 담낭 경락이 흐르고, 5지에는 방광 경락이 흐르고, 발바닥에는 신장 경락이 흐른다.

그러다 보니 발에는 오장육부 중에서 3개의 장부가 관여하고 있음을 알 수 있다. 오행상으로 보면 음장부인 3개의 장부가 시작됨을 알 수 있다.

경락 흐름을 분류하면 다음과 같다.

엄지 외측	엄지 내측	2지	3지	4지	5지	발바닥
토(土)	목(木)	토(土)	제2토(土)	목(木)	수(水)	수(水)
음경락	음경락	양경락	양경락	양경락	양경락	음경락
비장	간장	위장	위장	담낭	방광	신장

전체적인 것부터 알아보면 목(木), 토(土), 수(水)는 음(陰)경락으로서 발에서 위로 오르는 기운을 가지기에 발부분이 따스해야 기화되면서 오를 수 있는 기운으로서 역할을 다하게 되는 것이다.

도표에서 보면 음경락도 있고, 양경락도 있고 한 것이 의문일 것이다. 이것은 음경락 중에서도 오르고 내리는 기운을 가지는 음양(陰陽)으로 구분되어 있기 때문이다. 즉 전체는 음(陰)이고 그중에서 음중의 음이 있고, 음중의 양이 있다는 것이다.

음(陰)은 오르는 성질이 있고, 양(陽)은 내리는 성질이 있다는 것을 알면 쉽게 이해 할 것이다. 이세상의 모든 것은 단일 성질을 가지고 있지 아니하다.

반드시 상대성을 가진 것과 함께 짝을 이루어 형성되어 있는 것이 자연의 조화라는 것을 이해하면 된다.

예를 들면 밤이 있기에 낮이 있고, 여자와 남자, 왼발과 오른발, 물과 불 등 서로 필요하면서도 반대로 불필요한 존재가 있다는 것이다.

물이 없으면 불이 무슨 필요가 있는가, 좌측 발이 없으면 우측 발이 무슨 필요가 있겠는가?

엄지발가락에서 흐르는 경락을 보면 음경락인 목, 토, 수의 중요한 3개의 경락이 흐르고 있다. 반면 상체의 경락은 양경락인 화, 상화, 금 경락이 흐른다.

상체에서 흐르는 양경락에서 양 기운(위에서 아래로 내리는 기운)이 잘 흐른다 하더라도 발에 있는 음경락이 음 기운(밑에서 위로 오르는 기운)으로 받아들여 음 기운을 상승시키지 못한다면 아무런 의미가 없다.

위의 도표에서 양경락이라고 하는 것은 상체에서 아래로 내려오는 기운을 가지고 있는 것을 의미하고, 음경락이라고 하는 것은 발에서 상체로 오르는 기운을 가진 경락을 의미한다.

우리 몸의 좋은 기운은 발에서 앞으로 복부를 타고 올라와서 얼굴과 정수리를 중심으로 머리 뒤로 흘러내리는 순환체계를 갖는다. (앞으로 오르고 뒤로 내려간다.)

우리 몸에서 가장 중요한 곳은 양쪽 꼭짓점인 머리의 정수리(백회혈)와 발바닥 두 곳(용천혈)이다. 이 두 곳이 차가워지면서 막혀 혈액순환이 안 되면 갖가지 질병이 발생하기 시작한다.

음(陰)의 대표격인 발바닥에 있는(용천혈) 신장경락은 따스해야 즉 물이 끓어야 기화해서 위로 올라야 하고, 상체의 머리 맨 윗부분 정수리에 있는 부분(백회혈)은 차가워야 내려가는 조건이 되어 순환이 이루어지는 것이다.

자연도 이와 같이 이루어져 있다. 지표면의 더운 기운(사막은 영상50도)으로 인하여 수증기가 되어 하늘로 오르면 하늘에서는(높은 지역은 만년설) 차가워지면서(항공기를 타고 가다 보면 외부기온이 영하 60도라고 표시된다.) 다시 여름에는 비가 되어 내리고 겨울에는 눈이 되어 내리는 것이 바로 자연의 순환체계다. 우리 인간도 자연의 순리대로라면 순환되어야한다.

이런 순환의 첫 번째 조건이 바로 발이 따뜻하여 열이 발생하면서 기화되어 올라야 머리 부분에서는 냉각시켜 내려 보내는 순환관계를 형성하게 된다. 몸이 차가우면 이런 활동이 잘 이루어지지 않는다.

이런 관계를 서양의학에서는 혈액순환이라 표현하고, 동양의학에서는 기혈(氣血)의 순환이라고 표현한다. 또한 건강하게 살아가는 조건을 말하기를 두한족열(頭寒足熱)이 되어야 건강하다고 표현한다. 이 말은 발은 따뜻해야 하고, 머리는 차가워야 한다는 의미다. 자연의 순환체계와 인간의 순환체계가 같은 순환체계다. 그래서 인간은 자연과 같다 하여 자연을 대우주요, 인간을 소우주라고 표현하는 것이다.

다시 우리 신체로 돌아와서 정수리에 있는 백회혈은 살면서 직립보행, 즉 걸어 다니면 열이 발생하기에 정수리가 차가워지는 경우는 드물다. 왜냐하면 걸어 다니거나 움직이면 열이 위로 오르기 때문이다. 이런 상태가 되면 자율신경계에 의해서 자동적으로 순환체계가 가동된다.

그러나 앉아서 생활하는 시간이 늘면서 발의 움직임이 적어지면서 발에서 열이 부족하여 기화의 조건을 만들어주지 못하여 수승화강(水昇火降: 음기는 오르고, 양기는 내린다는 동양의학의 기의 흐름을 의미함)이 되지 못하여 순환이 잘 이루어지지 않는다.

즉 지상에서 열이 발생하면서 수증기가 기화되어 오르는 곳에는 여름에 비가 많이 오고 겨울에는 눈이 내린다. 그러나 이런 기화현상이 발생하지 않는 사막에는 여름에도 비가오지 아니하고 겨울에도 눈이 내리지 않는 것과 같다. 그러다 보니 비가 오고 눈에 내리는 곳에서는 다양한 종류의 인종과 동식물이 살아가지만 사막에는 살아가는 생물이 적다.

우리 인간도 발이 따뜻하면 뼈, 근육, 혈액이나 오장육부가 서로 돕고 도와가면서 건강하게 살아가는 것이고, 발이 따뜻하지 아니하면 사막과 같이 건강하지 않게 살아가는 것이다.

그래서 발을 따뜻하게 하는 다양한 대체요법이나 운동을 강조하는 것이다. 옛날에는 농사를 지어야만 먹고 살 수 있었기에 눈만 뜨면 논밭에 나가서 걷고 또 걸으면서 발을 자극하는 생활을 했기에 지금보다 의료시설도 낙후되었지만 질병의 종류도 적었고 환자수도 적었던 것이다.

그러나 현대는 모든 분야에서 발달하여 과거처럼 움직이지 않아도 리모컨으로 무엇이던지 조작할 수 있기에 발을 움직일 필요가 없다는 것이다. 생활이 편할수록 우리 몸은 혈액순환 장애가 발생한다고 보면 된다.

그러다 보니 자연의 순환체계인 기화열이 오르지 못하고 눈비가 내리지 못하는 사막과 같은 불건강한 상태 즉 다양한 종류의 질환과 환자수가 증가하고 있는 것이다.

정리하면 자연의 순환체계처럼 인간도 순환할 수 있으려면 발이 따뜻해야 한다는 것이다. 건강하게 살아가려면 내가 직접 걷고 또 걷는 것이 최고의 건강법이다.

크게 두 번째로 왜 발을 자극해야 하는지 알아본다.

우리 몸은 앞서도 알아봤지만 60조개의 세포와 수많은 뼛조각과 관절, 혈관, 혈액이 서로 맞물려 어느 것 하나라도 자기의 역할을 수행하지 못하면 우리 몸은 질환이나 불편함을 나타내게 된다. 이것을 전조증상이라 한다.

이러한 수많은 문제들이 발생하는 근원에는 오장육부가 시작점이다. 즉 신체의 모든 부분에는 오장육부와 상호 연관성을 가지고 있기 때문이다. 그러기에 오장육부가 서로 돕고 도울 수 있는 여건을 마련해 주면 우리 몸은 건강하게 살아갈 수 있을 것이다.

그렇다고 몸 안에 있는 오장육부의 상태를 꺼내 보아도 건강여부를 알 수 있는 것도 아니다. 우리 몸은 몸 안의 오장육부의 건강상태를 밖으로 표출한다. 오장육부와 연관이 있는 색깔이나 부위별로 부종이나 통증, 발열을 통하여 이상 신호를 알리게 된다.

발뿐만 아니라 손, 귀, 눈 등은 우리 몸의 축소판이라 하여 우리 몸의 모든 부분들이 축약되어 배치되어 있다. 그러기에 발을 따뜻하게 하는 어떠한 조치를 취한다면 몸 안의 오장육부가 따스함을 가질 수 있을 것이다. 몸 안이 차가우면 수족냉증을 비롯한 다양한 혈액순환 장애가 발생하는 구조로 볼 때 발을 따뜻하게 한다면 혈액순환 장애로부터 발생하는 다양한 질환을 예방하거나 치유할 수 있다는 이론이다.

발을 따뜻하게 하는 방법은 어떤 것들이 있는가? 하고 질문을 할 것이다.

상황과 여건에 따라 다양한 방법을 적용할 수 있다. 시간과 여건에 여유가 있다면 따스하게 족욕이나 반신욕을 하는 것도 좋다.

그렇지 아니하다면 발 관리를 전문으로 하는 곳에서 각 부분에 대하여 자극을 통하여 따뜻하게 할 수 도 있다. 이마저도 여건이 아니 된다면 경침베개를 밟던가 아니면 발목펌프 운동을 통하여 발을 따뜻하게 하면 된다. (발 반사구 도표 참조)

2) 좋은 발 관리법

어떤 발 관리가 좋은지 하나씩 알아보기로 한다.

개인이 질병을 가지고 있어 치료나 치유를 위한 발 관리는 전문가의 도움을 받아 경락을 따라 열을 발생케 하여 건강을 회복하는 것이 바람직하다 할 수 있다.

왜 그런가하면 발에도 오장육부의 반사구가 있어 발을 자극하면 오장육부를 자극하는 것과 같은 효과를 내기 때문이다.

여기서 효과를 본다는 것은 양기(陽氣)를 보충 한다는 것이다. 즉 열을 발생 시키는 효과를 가질 수 있어 정상 체온을 유지할 수 있고, 또한 혈액순환 장애를 개선시킬 수 있어 건강을 지킬 수 있고, 질병을 치료할 수 있다는 이론이다.

쉽게 말해서 우리 몸의 각 부분들이 기능이 항진이 되었거나, 기능이 저하되어 나타나던 전조증상들이 정상적으로 가동되도록 자율신경계가 정상화되었다고 보면 쉬울 것이다.

어떠한 만성질환으로 분류하는 생활 습관병인 암, 고혈압, 당뇨병, 고지혈증, 비만, 골다공증, 관절염 등이 있는 사람들은 먼저 전문가의 도움을 받는 것이 좋다. 왜냐하면 발 관리 전문가의 도움을 받아 스스로가 자생력을 발휘할 수 있을 때까지 도움을 받는다는 것이다.

여기서 자생력을 갖는다는 의미는 ① 계절의 변화에도 스스로 정상 체온을 유지할 수 있어야 하고, ② 정상적인 혈액순환이 이루어져야 하고, ③ 오장육부가 서로 상생 상극할 수 있는 능력을 갖추는 것을 의미한다.

이러한 조건을 갖추게 되면 피부에 광택이 나기 시작한다. 즉 어린아이들은 피부가 탱탱하고 뽀드득 소리가 나고 광택이 난다. 그러나 나이를 먹고 병이 들면 피부가 칙칙하고 광택이 사라진다.

그래서 위의 세 가지 조건을 스스로 갖출 수 없다면 전문가의 도움을 받아 자생력을 갖추는 것이 건강을 지키는 방법이다.

일반적으로 건강을 지키기 위한 방법으로서 발을 따뜻하게 만드는 방법을 알아본다.

① 족욕이나 반신욕을 한다.

발에는 축소된 반사구가 모두 분포되어 있어 손으로 자극하지 못하는 구석구석까지 열을 전달할 수 있는 장점이 있다. 반면에 우리 몸의 건강 상태의 좋고 나쁨에 따라 강약을 주어 열을 발생케 하도록 해야 할 경우에는 부족한 점이 있어 아쉽다.

물을 데워야 하고 일정시간이 지나면 물이 식는 단점이 있다.

물이라는 매개체에 의해서 열을 발생케 하는 간접적인 방법이다.

② 경침(硬枕)베개를 밟고 활용하자.

발바닥의 아치 부분에는 비/위장, 대장, 신장/방광에 대한 반사구가 중점적으로 열을 발생케 된다. 반면 구석구석 열을 발생 시키기 어려운 단점이 있다. 언제 어디서나 장소에 구애받지 아니하고 경침을 밟을 수 있는 장점도 있다. 직접 발을 경침에 대고 움직이면서 부분별로 다양하게 열을 발생케 할 수 있는 직접적인 방법이다.

- **운동 방법: 경침을 평평한 바닥 놓고 양발을 경침에 올려놓고 양발을 교차해서 걷는 형태로 미끄러지듯이 밟으면 된다. 밟을 때 주변에 있는 지지대를 잡고 하면 좋다.**

경침을 밟고 난 후에 경침을 허리에 대고 눕는다. 이렇게 하면 척추기 곧게 펴지는 효과를 얻을 수 있고, 목뒤에 놓고 목을 좌우로 돌리면 경추가 곧게 펴지는 효과도 얻고, 8개의 경락이 밀집한 목 부분이 자극되어 열을 발생케 하는 효과를 부가적으로 얻는다.

또한 경동맥이 탄력성을 가질 수 있어 뇌로 가는 혈관이 튼튼해지면서 치매나 탈모를 예방하거나 치유할 수 있는 효과를 얻는다.

③ 발목 펌프 운동을 하라.

발목 펌프 역시 개인 스스로가 행하는 직접적인 방법이다.

평지에 눕거나 앉아서 발목부분에 경침이나 둥근 홍두깨 같은 나무토막을 놓고 위로 30~50㎝ 정도 다리를 들었다가 자연스럽게 내려놓으면 된다.

내려놓을 때 발목부분 아킬레스건이 나무에 닿도록 하면 된다.

■ **운동 방법: 속도는 1초에 한 번 정도가 좋다.**

오른발부터 25회, 왼발 25회씩 상호교대하면서 실시한다.
※ 한쪽 발을 300회 하고 나서 다른 발을 하는 것은 피로감만 가중된다.

1회에 300~500회 정도하면 적당하고 체력에 따라 수량을 가감할 수 있다. 하루에 2~3회 정도가 적당하다. (매일 한 번씩도 좋다.)

발목 뒤의 아킬레스건을 자극하는 점도 있지만 직장, 치질, 생리 불순, 좌골신경통에 관한 반사구가 있다. 중요한 것은 발목 펌프를 할 때 근육의 파동이 발생하면서 열을 발생 시키는 상승효과를 얻을 수 있다.

운동자세
- 바로 눕거나 앉아서 발을 똑바로 폄

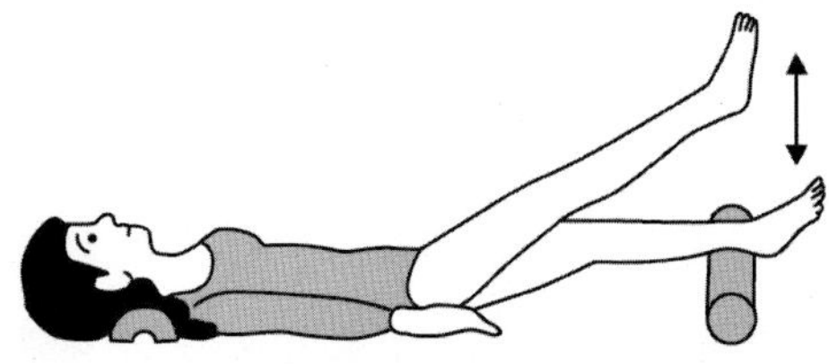

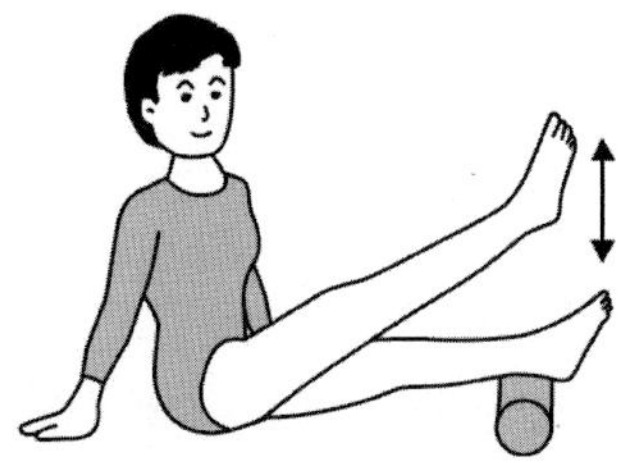

④ 기타 방법: 침, 뜸, 부항사혈, 지압판 밟기 요법 등 다양한 방법들을 활용해서 열을 발생케 하면 된다.

각탕법, 발목 교대욕, 붕어운동, 합장합척(合掌合蹠)운동, 모관운동. 하지유연법, 고전법(股展法), 각신법(脚伸法), 각력법, 발차 올리기, 완력법, 발목 상하운동, 국민보건체조 등 다양한 방법을 자신의 신체조건에 맞게 행하면 된다.

우리 사람은 근육이 수축할 때 열이 발생한다. 예를 들면 무거운 짐을 들고 있으면 무거워서 열이 나는 것이 아니라 근육이 수축하면서 열을 발생하기 때문이다. 사람이 36.5℃를 유지할 수 있는 것은 움직일 때 마다 근육이 수축과 이완을 하면서 열이 발생하기 때문이다. 그러나 발을 활용하지 않는 밤에는 근육의 수축과 이완이 없어 체온이 내려가는 저체온 현상이 발생하는 것이다.

우리 몸의 신체 중에서 가장 하중을 많이 받고 열을 많이 발생 시키는 근육이 바로 발 근육이다. 발의 아치부분이다. 아치 부근에 배치되어 있는 반사구는 간장, 담낭, 심장, 신장, 수뇨관, 방광, 비장, 위장, 십이지장, 췌장, 소장, 상행결장, 횡행결장, 하행결장 등이다.

이렇게 배치된 이유는 음양오행상으로 음장부로 분류하는 목(木: 간장과 담낭), 토(土:

비장, 위장, 대장), 수(水: 신장, 방광) 로서 항상 양(陽)을 필요로 하기 때문에 아치근육을 움직일 수 있도록 배치하였고, 다른 이유는 사람은 크게 분류할 때 움직이는 동물이기에 양(陽) 으로 분류하고(식물은 음(陰)으로 분류) 그중에서도 지상에서 움직이기에 양중의 음으로 분류할 수 있다.

즉 사람은 음성 성질이 있기에 항상 양의 조건을 요구하고 있다. 항상 따스함을 요구하고 있다는 의미다. 사람은 음식을 먹고 살아간다. 대부분의 음식물은 식물이기에 음성 성질이 강하다. 또한 동물이 움직일 때는 양 기운을 가지지만 체내에 들어가면 산성성질을 가지고 음성 기운으로 변한다.

결국 우리가 먹는 음식물들은 모두 음 기운이 강하다고 보면 된다. 이러한 음식물들은 입으로 들어가 제일 먼저 위장을 거치고 소장을 통과하여 상행결장 횡행결장 하행결장을 거쳐 항문으로 배출되는 구조로 되어있다.

공교롭게도 차가운 음성기운을 가진 것들이 지나가는 통로다. 이 부분들이 차가워지면 변비가 발생하게 된다. 변비는 만병의 원인이라 한 것처럼 이러한 차가운 통로를 따스함을 줄 수 있도록 발의 아치 부분에 배치되었던 것이다.

그래서 사람은 "걸으면 살고, 누우면 죽는다."는 말이 나온 것이다. 발을 건드리거나 걷는 행동을 하면 아치가 수축과 이완작용을 하면서 차가운 것들이 지나가는 통로와 연결된 반사구의 장부들이 열이 발생하여 정상적인 활동을 하게 된다.

그래서 몸 안이, 즉 음성기운이 있는 부분들에 대하여 인위적으로 열을 발생케 하여 정상 체온을 유지하여 면역력이 강화되고 혈액순환이 원활해지면서 혈액순환 장애로 인한 각종 생활 습관병(성인병)을 예방하거나 치유할 수 있는 것이다.

그래서 발을 따뜻하게 유지할 수 있는 다양한 방법들을 강구하여 실천할 때 우리 몸은 무병장수의 길을 자연과 함께 걸어 갈수 있을 것이다. 지금 변해야 한다. 알고 있는 것은 아무런 소용이 없다

"1톤의 아는 것보다 1g의 실천이 건강을 지킨다."는 속담을 생각하면서 지금 당장 변해야 한다.

3) 두한족열의 효과

발을 관리하거나 경침베개를 밟아서 두한족열의 조건을 충족시킬 때 우리 몸에서는 어떤 효과를 얻을 수 있는지 알아본다.

발을 자극하면 발뿐만 아니라 몸 내부에 열이 발생하면 기화열의 특성으로 인해 위로 상승하는 수승화강의 순환이 이루어진다.

방바닥이 따뜻하면 열이 오르면서 방전체가 따뜻해지는 것과 같다. 그래서 발을 따뜻하게 하는 운동이나 습관이 건강을 지키는 으뜸이라 할 수 있다.

한 가지 더 고주파에 대하여 예를 들어 알아본다.

대개 암 환자들이나 냉증, 혈액순환 장애로 인한 질환, 또는 통증으로 고생하는 사람들이 병원에서 치료받는 고주파 치료법이다.

이 세상에 존재하는 저주파와 고주파, 특정파장을 알아본다.

저주파란 10khz이하의 주파수가 낮은 파동이나 전파를 말하며, 사람들이 잘 듣지 못하는 20hz 이하를 의미한다.

고주파란 50~60hz보다 높은 주파수를 의미한다.

특정주파수란 3~30mhz의 주파수를 의미한다.

① 먼저 저주파의 소음이 들리면 구토가 난다. 멀미나 귀가 멍하고 울렁증도 있고, 가슴이 벌렁거리는 증상이 나타나기도 하고 아드레날린이 분비된다. 또한 저주파는 신경계를 자극하여 눈 깜빡임 증상과 혈압이 상승하고 두통이 발생하며, 피부와 뼈에 부작용이 발생하여 기억손상이나 혈압상승, 불면증이 발생한다.

② 고주파가 우리 몸에 미치는 영향을 보면 다음과 같다.
우리 몸에 투여된 고주파는 생체에너지로 변환된 고주파 에너지는 조직의 온도를 상승시켜 세포의 기능을 증진시키고, 혈류량을 증가시키는 역할을 한다.
근육이완, 세포의 활성화를 통한 세포간격의 연화로 유효성분의 흡수도를 높인다.

우리 인체조직의 기능 회복 속도는 약 40~50℃가 좋다. 조직의 국소 온도가 40℃이상이면 직접효과에 의하여 동맥이나 모세혈관 확장이 일어나고 혈류량이 증가하여 신체방어 기전이 향상되어 혈액순환 촉진 및 신진대사가 증가한다.

심부열 발생에 의한 모세혈관의 혈류량증가는 휴식시보다 4~5배 증가한다. 또한 산소, 영양물질, 항체, 백혈구 등의 공급이 증가한다. 그러므로 고주파치료는 혈관확장으로 모세혈관의 정수압이 증가되므로 림프순환이 촉진된다.

■ 심부열이란?

고주파 전류는 인체 내에 통전되면 조직에서 열이 발생하는데 이를 심부열이라 한다.

우리 체내의 지방은 약 41℃에서 융해되기 시작한다. 이런 점으로 볼 때 비만자는 산소량이 부족하여 체내 열이 부족해서 발생한다.

일반적으로는 어혈로 인한 통증의 경우 열에 의한 국소 충혈로 통증이 완화되며, 또한 열 자극에 의한 반 자극으로 엔돌핀분비를 촉진시킨다.

발이 차가우면 장수하지 못한다. 장수를 원한다면 스스로 발을 따뜻하게 하는 노력을 하라. 내 건강은 누구도 대신해 줄 수 없기 때문이다.

■ 발 관리(마사지) 효과

- 몸과 마음이 편안해진다.
  긴장된 근육을 이완시키고, 스트레스 해소에 도움을 준다.
- 면역력을 키워 질병을 예방한다. 혈액순환을 원활하게 만들며, 정상 체온을 유지할 수 있다.
- 호르몬 분비를 정상화시킨다. 각 부분별 반사구를 자극함으로써 신경을 지극하여 호르몬 분비를 왕성하게 한다.
- 근육을 이완시켜 체내의 노폐물을 배출함으로써 피로를 해소시켜 통증을 완화시킨다. 효과적인 혈액 공급으로 세포 재생효과를 가진다.
- 뼈를 튼튼하게 하고 관절을 보호한다. 뼈 206개를 보호하기 위한 얇은 보호막(골막)에 혈액순환을 원활하게 하여 골밀도를 보강하고, 신경통을 예방한다. 태어날 때는 약 300개를 갖고 태어나지만 성장하면서 여러 개의 뼈가 합쳐지게 된다. 그래서 모두 성장한 뼈는 206개가 된다. 몸통은 80개, 팔은 64개, 다리는 62개가 된다. 머리뼈는 28개로 구성되어 단단하게 결합되어 있다. 우리 몸의 기둥인 척추는 목, 가슴, 허리, 꼬리와 엉치를 합하여 모두 26개로 구성되어 있다. 손바닥과 발바닥에는 각각 10개의 뼈가 있고, 손가락과 발가락에는 각각 28개의 뼈가 있다.

4) 발 마사지할 때 유의 사항

① 왼발에서 오른발 순으로 하고 기본 반사구부터 진행한다.
좌측의 심장 반사구를 자극함으로써 혈액순환을 원활하게 하기 위함이다. 신장-수뇨관-방광-요도 순으로 진행한다.

② 식후 1시간 이내는 마사지를 하지 않는다.
발마사지가 소화활동을 위한 것에만 소비하지 않기 위함이다.

③ 족욕이나 목욕을 한 뒤에 마사지하면 시너지 효과를 얻는다.
목욕을 하면 발 근육이 이완되고 피부가 부드러워져 마사지 효과가 높아진다.

④ 한곳을 5분 이상 누르지 않는다.

⑤ 심한 상처나 고열이 있을 때, 수술 직후엔 마사지를 하지 않는다.
가) 마사지를 하면 체온이 올라 염증이 덧날 수 있기 때문이다.
나) 수술 후 회복 시는 많은 도움이 된다.

⑥ 임신 조기에는 하지 않는다.

⑦ 생리 중에는 하지 않는다.
혈액순환이 활발해져서 생리 양이 많아져 현기증이 발생한다.

⑧ 편안한 옷을 입고 장신구는 착용하지 않는다.
혈액순환을 위해 느슨한 옷이 좋고, 장신구는 체온을 빼앗기 때문에 하지 않는 것이 좋다.

⑨ 발 마사지 후 술이나 담배를 하지 않는다.
마사지를 하면 노폐물을 배출하는 과정에서 흡연을 하거나 술을 마시면 독소 배출에 방해가 되기 때문이다.
청량음료나 커피, 녹차류도 마시지 않는다.

⑩ 발 마사지를 끝낸 뒤에는 30분 이내 따뜻한 물을 마시는 것이 좋다.
혈액순환이 왕성할 때 물을 마시면 혈액의 농도가 옅어지고 혈액의 흐름이 빨라진다. 그러므로 신장에서 혈액을 정화시킬 때 노폐물이 잘 걸러진다. 마사지를 할 때 소실된 수분을 보충하는 효과다.

※ 결론: 식습관과 생활 습관 개선으로 체온을 올리자.

- **맑은 혈액을 생산할 수 있는 개인별 체질에 맞는 1:1 맞춤식 체질(오행)생식을 먹고, 발을 따스하게 만드는 두한족열(頭寒足熱)의 건강 원칙을 준수하면서 1주에 한번 정도 부항사혈을 하여 어혈을 제거한다면 그야말로 무병장수를 위한 남보다 한 발 앞서 가는 건강한 인생을 살아간다.**
- **부항사혈에 대하여 나쁜 인식을 가지고 있어 멀리하거나 터부시 하는 것도 역시 어리석은 일이라 할 수 있다. 혈액순환 장애로 인해 발생하는, 또는 어혈로 인해 고통을 받거나 생명을 잃을 수 있는 위험상황에 처하기 전에 스스로 건강한 삶을 위한 길을 개척하는 것 역시 지혜로운 삶을 살아가는 것이다. (급성 심근경색, 정맥혈전증 등)**

일부 서양의학을 맹신하는 사람이나 의료인들은 사혈침으로 피부를 찌르면 세균이 침투할 것이라고 하는 의견을 내기도 한다.

아무 걱정할 필요가 없다.

사혈침으로 찌르면 침을 찌른 자리는 순식간에 백혈구가 모여들어 세균을 사멸하고, 부항 캡을 씌운 상태에서는 부항캡 안이 진공 상태가 되기 때문에 몸 안에 있던 세균도 진공상태가 된 곳으로 빨려 나오게 된다. 그래서 부항사혈을 해도 덧나지도 않고, 세균 감염도 없는 것이다. 그래서 걱정할 필요가 없다고 본다.

또 어떤 이는 임의적으로 혈관을 파괴하는 행위라고 하는 의견을 갖기도 한다. 이것역시 걱정할 필요는 없다. 우리 몸은 파괴되거나 손상을 당하면 바로 복원하거나 재생하는 기능을 가지고 있기 때문에 혈관이 파괴되었다면 더욱더 빠르게 복원하려는 노력을 할 것이다.

이런 속에서 복원하기 위해서는 다양한 영양소와 복구하는데 필요한 장비와 재료들을 수송해 와야 할 것이다. 이런 수송의 책임을 가지고 있는 것이 바로 혈액이다.

그래서 혈액순환이 더 빠르고 활발하게 움직이게 된다. 이렇게 혈액이 빠르게 움직이다보면 바로 체온이 상승하게 되고, 체온이 상승하게 되면 혈관내의 노폐물이었던 혈전이 분해되어 땀과 소변으로 배출되어 건강을 되찾게 되는 결과를 얻게 된다.

앞에서 알아본 다양한 증상으로 인하여 생명의 위협을 당하지 말고 평상시 지켜야 할 건강법을 스스로 지킨다면 삶의 질이 향상될 것으로 전망해 본다.

2016. 8 브라질에서 열린 리오 올림픽에서 지금까지 수영 종목에서 22개의 메달을 딴 미국의 수영선수인 마이클 벨프스도 어깨와 등 여기저기 여러 곳에 부항을 뜬 흔적을 가지고 경기에 출전해서 역시 금메달을 하루에 두 개나 획득했다.

멀쩡한 우리나라 수영선수는 꼴찌로 들어왔다. 이게 무슨 일인가

- 일상 속에서 두한족열(頭寒足熱)의 건강 원칙을 준수하여 체온을 올리면 질병이 발생하지 않는다.

무병장수의 꿈꾸고 있다면 '내 건강은 내가 지킨다.'는 마음으로 위에서 알아본 세 가지를 실천한다면 건강하고 멋있는 노년인생을 살아갈 수 있다.

- 체질과 병증에 맞는 1:1맞춤식 체질(오행)생식을 먹자.
- 주기적인 부항사혈로 불필요한 어혈을 제거하자.
- 두한족열(頭寒足熱)의 건강 원칙을 준수하자.

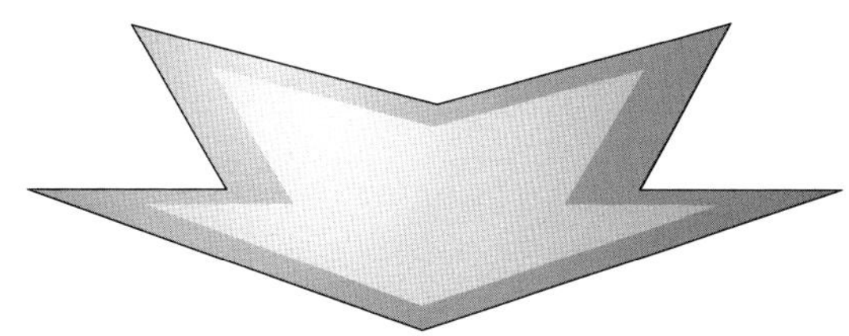

내 몸 안의 의사 100명이 움직이는 지금 나는 병원장이 부럽지 않다

개인별 1:1 맞춤식 체질(오행)생식과 부항사혈로 건강한 인생을 살아갑시다.

파이팅!!!!!!!!

1톤의 아는 것보다, 1g의 실천(實踐)이 더 중요하고, 생명을 살리는 일이라는 것을 명심해야 한다.

이 짧은 글이 아픔을 가지고 살아가는 분들께 작으나마 밝은 희망의 길을 밝혀주는 환한 촛불이 되었으면 하는 바람이다. **건강은 예방이 최고다.**

■ 상담 주요 내용

- 개인별 체질에 맞는 1:1 맞춤 체질별(오행)생식요법
- 홍채분석을 통한 오장육부의 상생/상극관계 해설
- 발 위주 운동과 기타 체질에 맞는 운동법
- 기타 개인별 대체요법 지도

■ 황제내경을 연구하는 교육 진행

- 기초반: 매주 수요일 저녁 18:00~20:00 (2시간)
- 고급반: 매주 목요일 저녁 17:00~19:00 (2시간)

■ 매주 토요일 증상에 관한 식이요법 토의 진행

2, 4주차 토요일 오전 10:00~12:00(2시간)

☎ 010--9430--0393. 02) 3476-2911

이메일: ossm7115@hanmail.net

서울시 동작구 동작대로 25길 52-4. 1층

체질별 식이요법 연구가

중의학 박사 박 수 용

〈부록〉

#1. 병 이런 경우에 발생한다.

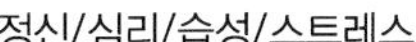

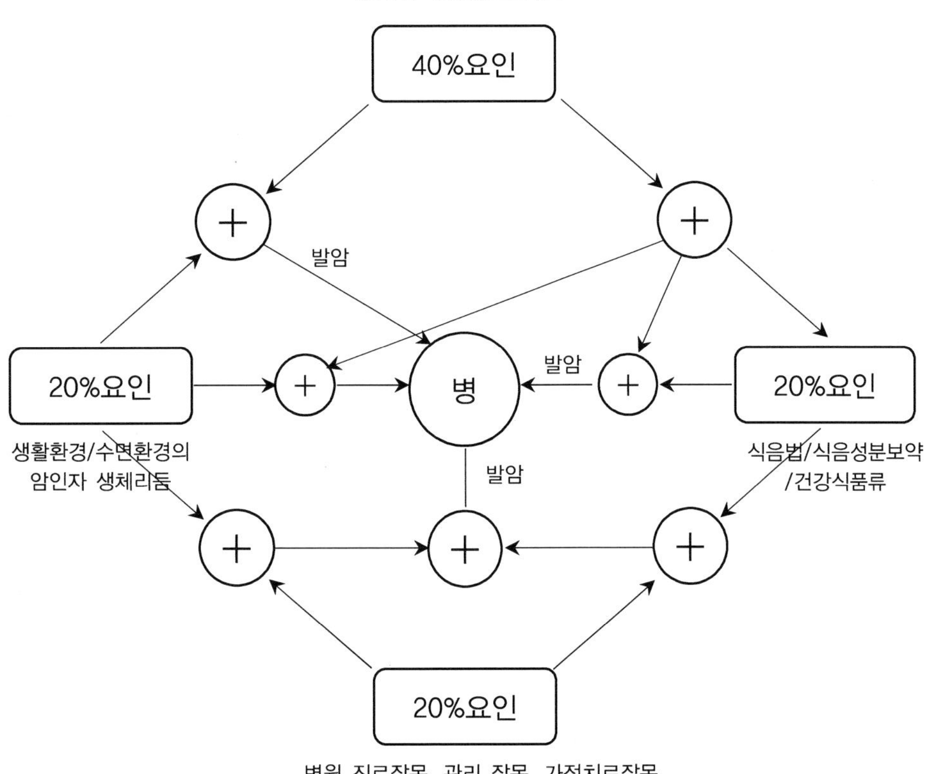

60%가 넘으면 발병하고
70%가 넘으면 진전되고
80%가 넘으면 악성이 된다.

(세계 암 과학자 소사이어티 작성)

세계의 의학자들이 보는 병발생의 원인을 알아본다. 우리는 크게 잘못된 식습관이나 생활 습관이라고 말하고 있다. 세계의 사람들이 말하는 내용을 보면 다음과 같다.

크게 보면 네 가지로 구분한다.(백분율 기준)

① 정신(精神)/심리(心理)/습성(習性)/스트레스(40%)
② 식음법(食飮法)/식음성분(食飮成分). 보약(補藥)/건강식품(健康食品)류(20%)
③ 생활환경/수면환경, 암 인자, 생체리듬 (20%)
④ 병원 진료 잘못, 관리 잘못, 가정치료잘못, 약물 과용/오용, 유전, X-RAY, 암 검사(20%) 등이 발병의 원인이라고 지적하고 있다.

위의 도표에서 보는 것처럼 예를 들면 ①+②, ①+③+④ 등 하나 이상의 복합적인 사항들이 어우러지면 병이 발생한다는 것이다. 숫자로 표현한다면 60%가 넘으면 발병하고, 70%가 넘으면 진전되고, 80%가 넘으면 악성이 된다.

즉 ①+②라면 ① 정신(精神)/심리(心理)/습성(習性)/스트레스(40%) +② 식음법(食飮法)/식음성분(食飮成分), 보약(補藥)/건강식품(健康食品)류(20%)를 합하면 60%를 넘는다. 이렇게 60%를 넘는 상황이 되면 우리 몸에서는 질병이 발생한다는 것이다.

그리고 70%가 넘으면 병이 활성화되기 시작하고, 80%가 넘으면 악성(惡性)이 되든가 아니면 불치의 병 단계로 넘어가는 상태가 되든가 아니면 암이 확산된다고 정리하는 것이다.

이와 병행해서 추가한다면 우리 몸은 체온을 가지고 있다. 몸이 혈액순환 장애가 발생하여 저 체온이 된다면 암을 비롯한 대사 장애가 발생하여 질환이 발생한다는 것도 염두해 두고자 한다.

어떻게 보면 "원인 없는 병은 없다."라고 말할 수 있겠다. 현대의 질병은 단순히 인체에 세균의 침입에 의해서만 생기는 것이 아니다. 게다가 "원인 없는 병은 없다"는 사실을 의사나 환자, 일반인까지도 분명히 알고 있으면서도 그 원인을 제거하지 않은 채 병을 치료하고 있다는 것은 비극적인 일이라 할 수 있다.

현대병은 여러 가지 병의 원인으로 설명할 수 있다. 다만 그 병의 원인을 파악하지 못하고 있기에 적절한 맞춤식 대처방안을 찾지 못하고 있거나, 다른 대처방안을 고려하는 것도 하나의 원인이라 할 수 있다.

이 세상에는 서구의학자나 병리학자, 영양학자들이 말하는 것과는 다른 곳에 발병의 원인이 있을 수 있다는 것이다.

그것이 앞서 말한 크게 네 가지로 나눌 수 있다.

다시 한 번 정리하면 ① 정신 /심리적인 요인 ② 환경적 요인 ③ 대증요법의 오용요인

④ 식음적(食飮的) 요인이라고 정리할 수 있다. 이러한 네 가지가 때로는 한두 가지, 때로는 두개 이상의 요인이 복합적으로 얽혀서 병을 발생 시킬 수도 있다는 것이다.

하나씩 정리해 본다.

① 정신/심리적인 요인: "마음의 병"이라고 하는 말이 있다. 마음먹기에 따라 병이 발생하기도 하고 병이 발생하지 않을 수도 있다는 것이다. 이것은 우리가 마음먹기에 따라서 주변의 모든 것들이 달라질 수 있다는 것이다. "말 한마디로 천 냥 빚을 갚는다."는 말이 있듯이 말이다.

현대사회에서는 질병의 원인을 잘 알지 못할 것 같으면 신경성이네요, 스트레스가 많네요! 하고 뭉뚱그려서 진단하는 경향이 많다.

병의 원인을 잘 모른다는 것이다.

칸델과 슈바르츠는 "격노(激怒)함이 생체(生體)의 모든 생리작용을 2시간 동안 착오시키고, 2시간 동안 온화시켜, 2시간 동안 잉여 산소를 만드는데 이것은 면역능력을 약화시키고, 호르몬 체계에 이상을 초래 한다"고 말하고 있다.

증오심(憎惡心)과 공포심(恐怖心)은 면역능력과 호르몬 체계에 대혼란을 초래한다. 기(氣)막힘(동양의학에서 말하는 따스한 기운이 돌아야 상하순환작용을 하는데 그런 순환활동이 이루어지지 않는 상태를 의미하고, 현대에서 말하는 대사 장애라고 하는 암, 고혈압, 당뇨병, 고지혈증, 비만이 발생하는 원인으로 작용할 수 있다.)과 울화(鬱火: 무엇인가 소통이 안 되고 안에서 막히는 것을 의미)는 생체전자기 체계에 대 혼란을 초래하여 돌연변이적인 체내 화학작용을 유발하기도 한다.

또 미국의 슬론 메모리얼 병원의 의사인 사이몬은 인간관계에서의 스트레스는 갑상선암, 간암, 장암, 위암과 관계가 있음을 밝혔다. 업무에 의한 스트레스는 비타민 체계에 대혼란을 가져오기도 한다.

이와 반대로 사람과 따스한 열성은 면역능력을 높이고, 효소작용체계와 호르몬 신호체계의 정상화를 가져온다. 또한 종교적인 신앙심과 신념도 면역력을 높이고 호르몬 체계를 안정시켜 항암능력을 배가하여 치료의 성공률을 높이는 것으로 밝혀졌다.

그러므로 정신을 평안하고 차분하게 하면서 부드러운 마음을 가져야만 암에 대한 공포로부터 벗어 날수 있고 그래야만 치유가 가능해지는 것이다.

② 환경적 요인: 현대 사회는 역사 이래로 열악한 환경 속에서 살아가고 있다. 시멘트 건물, 정제소금, 각종첨가물, 화학 합성물, 전자 장비, 자동차, 각종 기름과 튀김류 음식들, 의약품, 방사선 노출, 등 모든 것이 인간의 생존을 열악하게 만드는 요인이다.

예를 들면 자동차가 정지 할 때 발생하는 석면가루가 인체에 들어가면 폐에 엄청난 문제를 발생 시킨다. 벽지나 장판, 또는 바닥재 부착 시 활용하는 포름알데히드 같은 발암물질은 기관지나 신장 및 간장을 기능을 저하시키는 요인으로 작용할 수 있다. 그 뒤에 숨어 있는 곰팡이류는 천식, 해소, 두통, 폐 질환 및 폐암을 유발시킬 수도 있다.

환경인자 중에서 발암성이 높은 것으로는 대체적으로 다음과 같은 것들이 있다.

- 전기담요, 전기요, 전기온돌, 휴대폰, 전화기, 가습기 같은 인체와 아주 가까운 거리에서 사용하는 전자파 발생원이다.
- 전자레인지, LNG오븐 같은 조리장치
- LNG보일러, 시멘트 같은 다량의 라돈가스와 방사선의 발생원
- 의료기기와 실험기기에 쓰여 지고 아무렇게나 버려지는 코발트 같은 방사선물질
- 송신소의 고압 이온과 전자레인지의 전자기파 발생
- 머릿속의 온도를 높이는 고주파 발생원과 할로겐 전등
- 혈액순환에 이상을 초래하는3.5헤르츠파
- 췌장에 타격을 주는 15헤르츠파
- 연수, 심장, 신장, 대장에 이상을 주는 정전기
- 안구건조증이나 피부 건조증을 유발하는 실내 전자기파
- 인체면역능력에 손상을 주는 전자기
- 위벽을 파괴 시키는 60데시벨 이상의 소음과 많은 전자기파
- 폐암과 천식을 유도하는 곰팡이
- 폐암을 일으키는 석면 가루를 뿜어내는 자동차 브레이크 라이닝
- 방광암을 유발하는 석유화학가스(벤지딘) 등

이러한 우리가 잘 알지 못하는 모든 것들이 모두 발암 물질이라는 것이다. 이러한 생물학적, 화학적, 전자기적 또는 물리적인 것들이 주변에 있다고 하여 모두가 병이 발생하는 것은 아니다. 다만 그 농도가 더 짙어 갈 때 우리 인간은 병이 발생하는 것이다.

인간이 만든 즉 인위적인 것에서부터 발생하는 것들과 다른 인생을 살아가는 산간벽지나 오지에서 생활하는 소수민족들은 현대화된 사람들과는 다른 질병체계를 가지고 있고, 그들은 어떠한 자연의 약을 가지고도 병을 얼마든지 치유시키면서 건강하게 잘 살아가고 있다.

인간이 살아가면서 원시적인 생활을 하지 않고는 앞서 말한 주변의 발암물질들로부터 자유로워 질수가 없다. 그러나 밖으로는 가능한 인체에 생리적으로 또는 인간중심의 생활환경을 만들고, 안으로는 축적된 발암물질의 독성을 제때에 배출하거나 제거하는 것이 중요하다 하겠다. 인간이 할 수 있는 제거활동으로는 대소변으로 배출하는 것이고, 땀,

호흡조절, 수혈, 각종 요법들(마사지, 대체적으로 민간요법위주의 클리닝이나 약물에 의한 클리닝)이 있지만 가장 효과적이고 부작용이 적고 안전한 것은 인간의 본래 가지고 태어나 생리적 제독의 활용이라 할 수 있다.

③ 대증요법의 오용 요인: 현대 의학은 나날이 발전에 발전을 거듭하고 있다. 불과 40~50년 전부터 현재에 이르기까지 발전한 것이 과거 수백 년에 걸쳐 발전한 것보다 더 발전한 것 같다. 현대는 매일매일이 발전된다고 보면 될 것이다. 아니 오늘의 최고라고 하던 것이 내일이 되면 폐기되고 새로운 치료 방법이 나오고, 매일매일 나오는 치료방법들은 마지막 완성 단계에 있는 것이 아니라 더 보다 나은 치료 방법을 위한 발전하고 있는 단계라고 보면 될 것이다.

즉 병의 근본 원인과는 관계없이 겉으로 나타나는 증세만 치료하는 대증요법에 대한 생각들은 시간이 지남에 따라 다양하게 변화 할 수 있다는 것이다.

다만 아쉬움이 있다면 전문가로 공인받은 의사나 약사 등 의료계 종사자조차 짧은 시간동안에 습득된 의학지식이 빠르게 변화하는 현대사회에 속에서 사람보다는 쥐 같은 동물을 대상으로 학습을 경험 했다는 것이다.

그래도 다행인 것은 2012년 5월에 스웨덴의 잔 스탠슨 교수팀이 발표한 인간 3,681명을 대상으로 소금이 인체에 미치는 영향에 대한 8년간의 추적 관찰 결과들이 지금까지 인간이 아닌 쥐나 동물을 대상으로 한 결과들이 얼마나 잘못된 것인가를 밝혀주어 의료계에 충격을 주었다.

그런데 이 보편화 되고 획일적으로 믿고 있는 의학 상식의 출발은 서양의학에 한정되고 있다는 것이 문제다. 전 세계 60억 인구가 각기 다른 곳에서 각기 다른 먹을거리들을 먹으면서 생명을 유지해오고 있으니 약 처방 또한 모두 각 개인에 맞게 처방하는 것이 가장 효과적인 처방임을 어린아이도 알 것이다. 그러나 요즘은 어느 한곳에서 실험용 쥐나 동물의 실험 결과를 대상으로 발견해낸 치료 방법이 인정되면 거의 동시에 전 세계에 전파되고 전 세계적인 지배 학설로 전파되고 각 개인의 특질인 체질은 무시한 채로 획일적으로 치료하고 있다.

동물을 대상으로 연구 했다면 그것은 수의사들이 동물들을 치료할 때 적용되어야 할 사항인 것들을 사람에 적용하다 보니 부작용 발생하는 것이다.

치료방법도 이러한 동물 치료한 결과로 사람을 치료하다보니 수많은 시행착오를 겼으면서 의료사고가 발생하고 있음에도 의학상식이 없는 일반인들은 속수무책일 뿐이다. 그러다 보니 공공연하게 임상실험을 하는 사례들이 암암리에 진행 되고 있는 것이다.

처방하는 약도 쥐나 동물을 실험한 결과를 가지고 인간에게 처방을 하고 있다. 인간 개개인이 모두 다른데도 불구하고 일괄적으로 처방을 하다 보니 다양한 부작용이 발생할 수밖에 없는 것이다.

그러다 보니 약의 효과와 복용 시 주의사항을 보면 (의학 첨부문서라고 함) 무슨 부작용이 그렇게 많은 것인가. 이렇게 많은 부작용이 발생할 수 있는 것을 어찌 사람이 먹어서 병을 고칠 수 있겠는가 하는 생각이 든다. 예를 들면 한 가지 병을 고치려다 부작용으로 인한 수만 가지 질병을 얻을 수 있는 내용이다.

현대 의학은 국소적인 치료방법중의 하나인 화학적인 방법(약물요법), 외과적인 방법(수술, 방사선 치료)을 주로 시행하는 것에서 시작하여 지금까지 진행되고 있는 치료형태이다. 아쉬운 점은 생물학적이라고 말하는 시간적인 여유와 자연 치유력을 고려하지 않고 있다는 것이 아쉽다.

거의 모든 약물은 부작용을 수반하는데 특히 스테로이드계와 호르몬계통의 것들은 암과 연결되기 쉽다.

예를 들면 당뇨병에 걸려 장기간 치료약을 복용한 사람은 간암으로 진단되기 쉬운데 복용을 중단하고 6개월 후에 검사를 하면 간암이 완쾌되었다는 사례를 종종 볼 수가 있다고 한다.

한약도 마찬가지다. 운반과정, 보관과정에서 각종 화학물질에 오염되어서 순수 약성이 양약에 비해 다소 떨어진다고 볼 수 있다. 이러한 오염된 약은 간장과 신장에 크나큰 문제를 발생케 하는 원인으로 작용된다.

④ 먹을거리 요인: 먹을거리가 병 발생의 원인으로 작용한다는 것은 이제는 모든 이들이 알고 있다. 기후조건이나 토양이나 체질이 모두가 다르다. 크게는 백인, 흑인, 황색인으로 구분될 수 있고, 적도와 극지방 등 모두가 다른 각 지역마다 특색을 가지고 살아가고 있다. 기존에는 각 지역과 그 민족들에 맞게 구성되고, 지켜오는 음식문화가 유지되어 왔다.

현대사회가 세계일일 생활권이네 뭐네 하면서 각 민족 고유의 음식 문화가 변질되어 가는 것이 문제라는 것이다.

선진국에서는 간편성과 편리성, 그리고 식품첨가물로 만든 맛 위주의 음식들이 병 발생의 원인으로 작용되고 있음을 알게 되면서, 먹을거리의 잘못된 선택이라는 점을 인식하고 과거로의 회귀를 시도하고 있는데, 후진국이나 개발도상국에서는 선진국의 과거 간편성과 편리성, 그리고 식품첨가물로 만든 맛 위주의 음식문화를 편의성이나 영양학적 측면 등 또는 새롭다는 이유 등으로 선호하고 있다. 또한 이런 선진국형 음식문화를 즐기는 것이 현대적인 삶을 영위하는 가치와 삶의 질을 높이 평가받는다는 생각과 척도로 까지 여기고 있는데 이제는 우리 고유의 신토불이 먹을거리가 우리 몸을 건강하게 하는 유일한 것이라는 인식을 해야 할 때가 된 것이다.

나날이 복잡해져 가는 생활과 여유 없는 마음, 누적되는 피로와 스트레스가 가득한 생활을 하는 가운데 어떤 특수한 약물이나 보조식품으로 인해서 살아가는 것이 아니라 매일매일 섭취하는 음식에 의해서 살아가는 것이다. 먹고사는 것은 세계 사람들이 다 비슷하지만 그 먹는 것의 재료와 가짓수, 조리방법, 먹는 방식, 계절별 차이나 풍토와 습관들, 그리고 각각의 체질의 차이처럼 모두가 다르다.

전해 내려오는 음식 문화는 시대가 변함에 따라 변화를 가져야 한다. 그러나 근본이 변화해서는 아니 된다는 것이다. 우리나라의 경우를 보면 불과 30년도 안 되는 시간동안에 과거 백 년 동안 서서히 변화한 것보다 더 많은 변화를 가져 왔다. 이런 변화 중에서 가장 큰 변화는 주식이 서구화 되어 가고 있다는 점이다. 즉 곡물에서 육류로 변화하는 것에 따라서 수많은 다양한 질병의 변화도 함께 발생하고 있다는 점이다.

예를 들면 한식은 한국에서 보다 일본을 비롯한 외국에서 더 많은 연구와 발표를 하고 있다. 한식이 인체의 생리 보존을 위해 가장 효과적이고 잘 가꾸어져 있고, 또한 합리적인 조리법과 구조를 가지고 있다는 것이 입증되고 있다. 고기류의 조리법, 물고기 조리법, 채소조리법, 산채조리법, 효소식품 만드는 법, 음식들끼리의 어울림(조화(調和)와 균형(均衡))에 이르기 까지 한식은 생리방재학적(生理防災學的)으로 세계최고의 요리법임이 확인되고 있다.

병을 발생 시키는 요인을 분석해 볼 때 서양의학적이나 식품영양학적으로 보는 관점을 정리하면 다음과 같다.

- 먹을거리가 세균에 오염(汚染)되었을 때
- 인공 호르몬이 들어 있을 때
- 항생제 같은 화학물질이 있는 경우
- 태우거나 튀기거나 연기에 쐬어 생기는 벤조피렌이 있는 경우
- 조리과정에서 생기는 과산화 지질

- 곡물 보관 및 운송방법상 생기는 방사선 조사법에 의한 죽은 씨눈
- 농약이나 식품첨가제의 양이 기준치를 초과 시
- 식품을 상품화하기 위한 방부제가 함유된 경우
- 착색료나 조미료가 과한 경우
- 카페인의 함유도가 높은 음식
- 튀김이나 베이컨처럼 식용유에 열을 가해 먹는 음식
- 맛을 내는 글루탐산나트륨의 양이 많은 국물 음식
- 독성이나 곰팡이가 있는 음식들
- 생선과 김치, 생선과 햄, 소시지, 커피와 주스 등과 같이 함께 먹어 니트로소아민 같은 발암 물질을 생성시키는 음식

- **위장에서 부패를 유발하는 잡식이나 과식**
- **가스가 다량 발생케 하는 다종복합 식음법**
- **급하고 빠른 식사**
- **칼륨이 없는 소금과량 식사법 등**

동양의학적인 관점에서 보는 먹을거리의 문제점을 정리해 본다.

- **황제내경에 기초한 기미론(氣味論)을 무시한 마구잡이식으로 먹는다는 것이다.**

사람뿐만 아니라 이 세상의 모든 존재는 같은 것은 하나도 없다. 아무리 작은 존재물이라 할지라도 각자의 특성은 이 세상에서 필요했기에 존재가치를 가지고 살아가는 것이리라. 이 세상에 존재하는 모든 것들은 서로 돕고, 도우며 살아가면서 존재한다.

예를 들면 움직이지 못하는 식물들은 움직이는 동물의 먹이가 되고, 같은 동물들이라 할지라도 강자가 약자를 잡아먹고 살아간다. 이런 속에서 동물들이 먹고 배출하는 씨앗들이 식물들의 종족을 번식시킨다. 그렇게 자연의 서로 돕고 도우며 살아가고 존재한다.

동물들은 자기가 먹어야 할 만큼만 먹고 필요한 만큼만 먹는다. 그러나 만물의 영장이라고 하는 인간은 자기 몸이 불필요한 것도 먹어치우고, 필요이상으로 과식을 하는 생활습관을 가지다 보니 어딘가 모르게 순환장애를 발생하는 결과를 가지게 된다.

인간은 각자가 가지고 태어난 대로 필요 양큼만 먹고 살아간다면 무병(無病)하게 살아갈 것이다. 본시 인간이 먹고 살아갈 수 있도록 자연은 6가지 맛의 음식들은 주었다. 그리고 이런 음식들은 한꺼번에 주지 않았다.

과식하지 않도록 세 가지 조치를 해두었다.

첫째는 사계절에 나누어 먹을 수 있도록 계절을 나누어 주었고,

둘째는 맛이 없도록 하여 과식을 예방토록 하였고,

셋째는 각자가 먹어야할 먹을거리를 맛으로 구분할 수 있도록 미각기능을 주었다. 자연이 인간에게 준 맛이란 바로 신맛, 쓴맛, 단맛, 매운맛, 짠맛, 떫은 맛 등 이렇게 여섯 가지 맛을 주었다.

이런 것은 동양에서는 각자의 다른 특질을 체질이라고 말한다. 건강하게 살아가려면 계절에 생산되는 먹을거리들을 먹되, 자연의 음식들은 맛이 없기에 과식하려 해도 할 수가 없다. 또한 몸에서 필요한 맛을 골라먹으면 되는 것이다.

다시 정리하면 계절에 생산되는 먹을거리를 입맛에 맞게 소식하면 되는 것이다. 남이 맛있다고 마구잡이식으로 과식을 하면 순환장애가 발생하여 결국에는 병이 발생하는 결

과를 초래하게 된다. 남이 맛있다고 하는 먹을거리들이 내게는 맞지 않는 먹을거리들이기에 순환장애를 발생하게 하는 원인으로 작용하기 때문이다.

먹을거리가 6가지 맛으로 구분 되어 있다면 그것을 필요로 하는 곳도 여섯 가지로 볼 수 있다. 그것이 우리 몸의 오장육부가 음식의 맛과 일치한다. 오장육부는 몸 안에서 하는 임무가 서로 다르지만 서로 돕고 돕지 않으면 기능을 제대로 발휘하지 못한다. 즉 순환장애가 발생한다.

인간들이 잘못을 하고 있는 점이 있다. 그것은 자연의 맛을 인위적으로 훼손시키고 인간들이 인위적으로 만들어 낸 인공화학합성물을 자주 먹는다는 것이다. 화학 합성물은 자연의 맛보다 혀의 미각을 망각시켜 맛을 모르고 과식(過食)을 하게 되는 것이다.

그래서 인공화학 합성물이 들어간 음식을 자주 먹으면 결국에는 병(病)이 발생하게 되는 것이다. 이렇게 인공화학합성물이 들어있는 음식들을 어려서부터 먹어온 어린이들이 어른도 되기 전에 다양한 성인질환이 발생하는 것이다.

어찌 보면 가장 합리적이고 영양학적으로 고르게 먹을 수 있는 음식이 우리나라 사계절에 생산되는 한식음식이라고 말하고 싶다.

계절별로 생산되는 먹을거리들의 재료나 조리방법, 보관방법들이 과학적이고 위생적으로 되어 있음을 알 수 있다. 세계 어느 곳에서도 보기 힘든 우리나라의 발효 음식은 우리 몸속에서 필요로 하는 유산균의 보고(寶庫)일 뿐 아니라 효소를 보충하는 보고의 역할을 한다.

예를 들면 우리나라의 고택들의 전통 음식들을 보면 모두가 장수음식으로 손색이 없다. 몇 가지 예를 들면 다음과 같다.

① 청송 심씨 심부자댁 송이+무+전골, 된장에 짭짤하게 버무린 돼지고기 맥적, 고추 장아찌, 2년 묵은 김장김치 ② 입암종부 양진당의 안동 자반고등어 조림, 대추 죽과 대주과편 ③ 박세당 반남 박 씨 종갓집의 김치 되비지탕, 개성식 보쌈김치, 집장, ④ 석계고택의 가보 340년 전에 기록된 음식디미방(우리나라 최초 한국음식 요리서)에서 전해내려온 석류탕(석류모양을 한 만두)과 잡과편 등 우리나라에서 겨울에 먹는 영양식이고 장수식품으로 평가되는 음식들이다.

이런 겨울철 장수식품들을 보면 겨울철은 운동 부족으로 인한 혈액순환 장애를 예방하고 치유할 수 있도록 체내의 노폐물을 분해/배출하는 효과를 가지는 것이 특징이다. 이렇듯이 우리나라 계절 음식은 우리 신체의 변화에 맞추어 먹으면 무병하게 살아갈 수 있는 과학적이고 합리적인 음식이라고 자랑 할 수 있다.

현대인들은 우리나라 고유의 음식을 멀리하고 인공화학 합성물이 가득한 서구식 식습관을 즐기고 있어 어느 것이 병을 발생케 한 원인인지도 모르는 질병에 시달리며 살아간다.

이처럼 현대의 병은 원인이 다원적이고 복잡하고 미묘하다. 그러나 일단 병에 걸렸다

하면 효과적인 치료를 위해 환자나 의사나 약학자들이 너나 할 것 없이 한 덩어리가 되어 병이 발생하게 된 근본적인 이유를 찾아야 할 것이다.

예를 들면, 성병을 치료할 때 긴 시간을 투자하여 성병 균을 개별적으로 채취하여 임상 배양하여 그 균이 어떤 항생제에 죽는가를 알아내어 치료에 들어가는 것처럼 아무리 어렵고 막연한 것 같아도 발병 원인을 꼭 찾아내야 효과적인 치료에 의한 완쾌를 기대할 수 있을 것이다.

이제는 의학자나 환자나 생각을 바꿔야 한다고 생각한다. 살아오면서 발생한 질병이기에 질병의 원인의 살아온 과정을 역(逆)으로 추적하면서 원인을 찾아가야 할 것이다. 그 중심에 있는 것이 바로 하나는 식습관이고 또 다른 하나는 생활 습관에서 찾아야 한다는 것을 환자나 의사나 생각을 바꿔야 한다는 것이다. 이런 변화를 가지지 않고는 앞으로 닥쳐올 창궐하는 질병에 대항하여 이겨내지 못한다는 것이다.

1) 음식과 암 발생과의 관계

요즘 매스컴에 오르내리는 이야기중의 건강에 관한 뉴스가 많아졌다. 그만큼 건강에 관한 관심이 많아지고 있다는 증거이기도 하고 관심이 많다고 하는 것은 실제 건강이 많이 나빠지고 있다는 것이다.

평균수명이 길어져서 노인들의 복지 문제가 큰 문제가 되기도 하지만 그리 문제될 것이 없다. 건강만 하다면야 무엇이 문제가 되겠는가!

문제는 살아가면서 병이 들어 병원신세를 져야 하는 것 중에 가장 무서워하는 것이 암(癌)이다.

일반적인 사람들의 마음을 보면 암이 발생하면 "나는 그냥 죽는구나!" 하는 생각이 지배적이기에 암을 이겨내지 못하는 것이다.

그런 생각을 가지는 것도 이해가 간다. 신문지상에 발표된 자료를 보면 매년 사망자 중에서 암으로 인한 사망자가 가장 많기 때문이다.

- 암 발생의 원인을 보면 음식, 호흡, 운동, 자연환경, 마음 등 여러 가지가 있으나 이중에서 음식과 암 발생과의 관계를 국한시켜 알아본다.
- 잘못 이해하면 암은 음식과의 관계에서만 발생한다는 오해의 소지가 있을 수 있어 미리 밝혀둔다.

지금부터 알아볼 내용은 ① 암이 어떻게 발생하는지, ② 암이 잘 발생하는 사람은 어떤 사람들인가 하는 이야기를 하고자 한다.

① 우리 몸속의 세포가 어떻게 하여 암세포로 변하는가를 알아본다.

우리는 태어나면서 암세포를 가지고 태어나는 것은 아니다. 그래서 어려서는 유방암이나 간암 같은 암이 발생하지 않는 것이다. 그러다 보니 암세포는 살아가면서 식습관이나 생활 습관의 잘못으로 인하여 발생한다는 것을 어렴풋이 알 수 있다.

우선 일반 건강한 세포가 암으로 변하는 단계를 크게 세 단계로 나누어 알아본다.

가) 제1단계: 건강한 세포를 공격하는 나쁜 물질들이 쌓이는 단계

우리가 하루 세끼 먹는 음식물에 한해서 설명한다. 육류, 불에 너무 탄 음식, 과음과 과식, 흡연을 하면 발암물질을 자극하여 잠에서 깨운다. 이런 음식을 자주 많이 먹으면 간(肝)에서는 "1상 효소"라는 물질이 활발하게 작용을 시작한다.

이것은 발암물질의 전구물질들이 실제 발암물질로 변화하는 것을 촉진하는 역할을 한다. 이때 우리 몸은 이러한 물질들이 생기는 것을 그냥 놔두지 않는다.

간(肝)에서는 "2상 효소"라는 물질을 활성화시켜 "1상 효소"작용을 억제하는 음식을 자주 섭취하면 암 물질 활성화를 억제할 수 있다.

■ **2상 효소란?**

발암물질을 해독하거나 저해, 억제, 분해하는 효소다. 2상효소의 활성화를 위한 음식들로는 마늘의 유황화합물, 엘라직산, 녹차의 카테킨 등이며 이들은 십자화과 식물(양배추, 케일, 브로컬리)이나 비타민-C, 식이섬유에 많이 들어 있다.

정리하면 암을 발생 시키는 물질들을 억제하려면 육류, 불에 너무 탄 음식, 과음과 과식, 흡연을 하지 않는 식습관과 생활 습관을 갖는 것이 제일 좋다. 그러나 어쩔 수 없는 상황이라면 2상효소의 활성화를 위한 음식을 자주 먹는 것이 암 발생을 예방하는 방법일 것이다.

나) 제2단계: 암세포가 본격적으로 발생하는 단계

몸에 나쁜 영향을 미치는 음식들을 과식함으로써 발암물질이 좋은 세포를 공격하여 견디다 못해 암세포로 변화된 상태를 말한다. 말 그대로 암세포가 생긴 것을 의미한다.

이러한 암세포는 세포분열을 활발하게 하여 자신들의 세력을 늘리려고 하고, 덩치를 키우려고 한다. 이러한 암세포의 증식과 분열에 기름을 붓는 것이 바로 활성산소라는 존재다. 이러한 활성산소는 과로나 스트레스 누적 시, 그리고 몸에 해로운 물질을 섭취 시에 더우더 발생하여 암세포의 분열을 조장시킨다. 그러나 세상은 그리 호락호락하지 않

다. 이런 활성산소를 제거하는 물질도 주었다.

활성산소를 제거하는 데 효과적인 성분들은 다음과 같다.

구분	많이 들어 있는 음식들	비고
유황화합물	양배추, 마늘, 양파, 무	체내에서 발효라는 과정을 거치면서 유용한물질로 변화
카로틴	시금치, 당근, 부추, 호박	
비타민-C	딸기, 파슬리, 귤	
비타민-E	참기름, 들기름, 올리브, 현미, 아몬드	
폴리페놀	최근 밝혀진 강력한 항산화제: 적포도주, 생강, 녹차, 참깨	
라이코펜	토마토, 붉은색소가 든 과일류	

다) 제3단계: 암세포가 본격적으로 진행하는 단계

체내에서 발생한 암세포는 지속적인 분열을 하면서 생존하기 위해 안간힘을 쓴다. 이러한 암세포도 우리가 먹는 음식물속의 영양분을 섭취하면서 세력을 늘려간다. 이러한 암세포를 줄이는 방법은 2단계에서 알아본 것처럼 암을 공격하는 음식을 자주 먹어 암세포를 죽이는 방법을 강구하자는 것이다.

그러다 보면 암세포가 견디지 못하고 스스로 고사하던지 아니면 자살을 하는 경우가 발생할 수밖에 없을 것이다. 서양의학 용어로 암세포가 자살하는 것을 '아폽토시스'라고 한다.

암세포가 자살을 하도록 돕는 음식이 또 있다. 이런 것을 보면 암이 발생했다 하더라도 살아날 구멍은 있다는 것이다. 희망을 가지자.

도표를 통해 정리한다.

구분	효과 성분
콩, 된장, 청국장	제니스테인
포도주	라스베라트롤
배추	베타시토스테롤

중요한 것은 암이 발생하기까지 약 20여년이 걸리듯이 암을 고치려 할 때도 이와 같이 꾸준한 음식의 섭생을 통하여 암세포를 사멸시켜야 한다. 일시적인 건강식품이나 보약을 먹고 암을 이기려 하지 말아야 한다.

그러나 상식 밖의 일들이 발생하고 있다.

- 술/담배를 일체 하지 않고 채식만 하는 스님들이 육류를 먹어서 발생한다는 대장암이 발생하는 것은 무슨 조화란 말인가? 이뿐인가!
- 육류를 즐기고 음주/흡연을 일삼는 생활을 했는데도 60~70이 될 때 까지 대장이 깨끗한 사람은 무슨 조화란 말인가?
- 또 항상 같은 량의 음주와 담배를 즐겨도 암이 발생하는 시기가 다른 이유는 무슨 일이란 말인가?

왜 이런 희한한 일이 발생하는가? 하는 의문을 가져 본다. 가천의대 함 교수는 부모 양쪽으로부터 물려받은 유전자 때문이라고 의견을 제시하고 있다.

② 암이 잘 발생하는 사람들

함 교수가 제시하고 있는 암 발생 관련 세 가지 부류의 사람들에 대하여 인용 정리해 본다.

가) 암에 걸릴 확률이 상당히 높은 사람들

사람은 암 관련 유전자를 약 150개 정도 가지고 있다고 한다. 이 중에는 암 유발인자가 100여개, 암 억제 유전자가 50여개로 구성되어 있다고 한다. 그런데 엄마와 아빠의 암유전자가 한 쌍을 이룰 때 암이 발생할 수 있다는 것이다.
즉 양쪽 부모가 모두 암 유전인자를 가지고 있다면 자식들은 암이 걸릴 확률이 상당히 높다.

나) 암에 걸릴 수도, 알 걸릴 수도 있는 사람들

이것은 부모 양쪽 중에 어느 한 사람이 암유전자를 가지고 있으면 50%의 암 발생 확률이 있다는 것이다.
이때 암 발생의 촉매 역할을 하는 술(과음)이나 담배, 고지방식, 또는 화학물질(인스턴트음식이나 인공합성물질/화학합성물질)의 과다 섭취 시 암이 발현할 수 있다.

다) 암에 걸릴 가능성이 낮은 사람들

부모 모두가 암 인자를 가지고 있지 않은 후손들이다. 그러나 암세포를 자극하여 암세포를 발생하게 하는 나쁜 식습관을 지속적으로 가진다면 역시 암이 발생할 수 있다.

이런 유전자의 차이로 인하여 위에서 본 세 가지 유형의 사람들이 똑같은 식습관을 가져도 암 발생 시기가 모두 다르게 나타날 수 있다고 의견을 내고 있다. 대체적으로 일리가 있다고 보는 이론이다.

서울대 병원 암연구소 송용상 교수는 어떤 유전자를 갖든 염색체를 공격하는 나쁜 식습관을 가지면 누구나 암이 발생할 수 있다. 다만 발생 시기가 차이가 있을 뿐이라고 말하고 있다.

암유전자는 조금씩 변화를 한다. 일반 유전자가 암유전자로 발현되기까지는 약 20년이 소요된다.

- **부모 모두가 암 유전인자를 가지고 있다 하여도 올바른 식습관을 가지면 발현시기를 늦출 수 있다.**
- **부모 모두가 암 유전인자가 있는 상태에서 일반적인 식사를 한다면 40~50대가 되면 암이 발생한다.**
- **부모 모두가 암 유전인자를 가지고 있지 않다면 음식을 골고루 잘 먹으면 암 발생 없이 건강하게 살 수 있다.**

■ 도대체 암유전자는 얼마나 가지고 있는 것일까?

양쪽 부모 모두 3대 조상까지 살펴보고, 같은 항렬 친척 중에서 암 환자가 얼마나 있는가를 보고 암 환자가 1명 증가시마다 암 발생 위험성은 몇 배로 증가한다는 것을 알면 된다.

■ 어떤 사람은 20대에, 누구는 50대에 암이 발생하는가?

우리 몸의 세포는 24세까지 성장을 왕성하게 하여 특별한 경우를 제외하고는 큰 질병이 발생하지 않는다. 왜냐하면 세포가 증식하려면 에너지의 사용도 필요하고 하면서 몸은 항상 열기가 가득한 상태이기 때문에 우리의 정상 체온인 36.5℃를 항상 유지할 수 있다.

그러나 24세를 넘기면서 세포가 증식을 마치고 서서히 사멸을 시작한다. 이 시점부터 몸은 서서히 차가워지기 시작한다고 보면 된다. 이때부터 건강관리를 해야 한다. 아니 건강관리는 어려서부터, 즉 24세 이전부터 해야 하는 것이 옳을 것이다.

그러나 우리는 이 나이에는 공부하랴 직장 다니랴 개인의 능력 향상하랴 하는데 정신없이 생활을 하다 보니 건강관리를 소홀히 한 것이다.

그러나 이런 시간들이 약 20년이 지나 40~50대가 되면 여기저기 다양한 질환들이 발생하는 것이다.

암세포는 겉으로 발현되기까지는 약 20여 년이 소요된다고 한다. 여기에는 또 다른 이유가 있다.

20세 중간 정도의 나이가 되면 부모로부터 먹던 식습관을 벗어나서 새로운 식습관을 가지게 된다. 내게 맞는지 안 맞는지도 모른 채 밖에서 외식을 하는 경우가 발생하는 것이다.

더 무서운 것은 얼마 전부터 학교급식을 일률적으로 한다는 것이다. 각자의 체질이 모두 다른데 학교급식을 일률적으로 급식을 하다 보니 앞으로 약 10년이 흐르면 더 많은 젊은 암 환자들이 발생할 것은 자명한 일이다.

또 다른 것은 결혼을 한다는 것이다. 결혼 후 주로 신랑의 입맛에 맞게 음식을 준비하는 경향이 많다. 지나온 시간의 음식이 결혼함과 동시에 신랑의 입맛의 음식으로 바뀌면서 여자들의 음식이 주로 바뀌어진다는 것이다.

이러한 생활의 변화를 겪는 동안에 우리는 다양한 변화를 겪으면서 살아가고 있다. 이런 변화를 누구나가 겪는 현상인데도 암 발생의 시기가 왜 다르게 나타나느냐 하는 것을 알아본다.

- 20~30대에 암이 발생하는 사람들
  - ·부모가 모두 유전인자를 가지고 있으면서 잘못된 식생활을 한 경우
  - ·부모 한쪽이 유전인자를 가지고 있으면서 잘못된 식습관을 가진 경우

- 30~40대에 암이 발생하는 사람들
  - ·부모가 모두 유전인자를 가지고 있으면서 잘못된 식생활을 한 경우
  - ·부모 한쪽이 유전인자를 가지고 있으면서 잘못된 식습관을 가진 경우
  - ·유전인자가 없어도 잘못된 식생활을 한 경우

- 40~50대에 암이 발생하는 사람들
  - ·부모 한쪽이 유전인자를 가지고 있으면서 잘못된 식습관을 가진 경우
  - ·유전인자가 없어도 잘못된 식습관을 가진 경우
  - ·스트레스 누적이나 과로, 과식을 한 경우

- 50대 이후 암이 발생하는 사람들
  - ·부모 한쪽이 유전인자를 가지고 있으면서 잘못된 식습관을 가진 경우
  - ·유전인자가 없어도 잘못된 식습관을 가진 경우
  - ·스트레스 누적이나 과로, 과식을 한 경우
  - ·갑작스러운 생활환경의 변화와 심리적인 변화로 인한 호르몬의 변화

위에서 보듯이 암이 연령대별로 발생하는 것 중에서 가장 크게 영향을 미치는 것은 바로 식생활의 잘못에서 오는 것을 알 수 있다.

내 체질을 알고 체질에 맞는 식습관을 가진다면 혈액순환 장애로 인해 발생한다는 암을 비롯한 다양한 성인질환들을 예방하거나 치유할 수 있는 희망이 보인다.

이제 남은 것은 꾸준한 실천만이 예방과 치유의 선물을 안겨줄 것이다.

식습관으로 인해 어느 사람은 젊은 나이에 누구는 중년 이후에 암이 발생한다니 슬픈 일이다.

평생을 먹고 살아야 하는 음식을 너무나 쉽게 생각한 결과다. 지금까지 내가 어떤 체질이고 어떤 음식을 먹어야 하는지를 소홀하게 생각 아니 무심코 넘겼던 것을 병이 발생하고 난 뒤에 찾으려 하고 있으니 무슨 소용이 있겠는가!

예방의 중요함은 이제야 알다니 무지함을 탓해야 할 것이다. 그러나 지금부터라도 시작해 보라! 자신의 건강에 대하여 생각하고 실천한다면 밝은 희망이 보일 것이다.

2) 암을 예방하고, 이겨내는 방법

연일 암 환자들이 점점 증가하고 있다는 방송 내용은 있어도 암 환자들이 줄어들고 있다는 내용이 없어 가슴 아프다.

얼마 전 KBS "생로병사의 비밀"이라는 방송에서 등록된 암 환자가 100만 명이라고 한다. 등록되지 않은 환자를 합하면 더 많은 수의 암 환자가 있을 것이라 추정하고 있다.

주변에 보면 돌아보기가 무섭게 암 환자가 많다. 특히 요양병원에 가보면 너무 가슴이 아파온다. 대학병원에 가 봐도 암 환자는 넘쳐난다.

어찌된 일인가?

이상한 점이 있다. 현대 의학이 그렇게 발달 했는데도 왜 암 환자는 점점 더 많아지는 것은 이해가 가질 않는다. 도대체 무엇이 문제이기에 과거보다 잘 먹고 잘 사는 것은 확실한데 암 환자는 증가하고 있다니?

가끔은 희망의 메시지를 전달하는 사람들이 있어 다행이다.

"암을 이겨낸 사람들의 이야기다." 이들은 어떻게 암(癌)을 이겨낼 수 있었는가?

암을 이겨낸 사람들을 보면 무엇이 특별한 것이 있는 줄 알지만 아니다. 그냥 자연과 함께하는 평범한 일상이라는 것이다.

① 암을 이겨낸 사람들의 공통적인 내용을 정리해 본다.

가) 항암치료, 방사선 치료, 수술요법으로 치료를 했었다는 사실이다.

나) 서양의학적인 치료를 1~2년 했는데도 결과는 완치를 하지 못하고 이제는 병원에서 더 이상 할 것이 없으니 집에서 잘 휴식하시라는 이야기를 들었던 사람들이다.

다) 부부가 모두 함께 이겨냈다는 것이다.

라) 대도시를 떠나 시골에서 생활을 하면서 암을 이겨 냈다는 점이다.

마) 햇빛, 공기, 물이 좋은 곳을 찾아서 그곳에 왔다는 점이다.
바) 음식은 우리 고유의 토속 음식을 먹고 있다는 점이다.
사) 산야초든 뭐든 발효 음식을 만들어 먹고 있다는 점이다.
아) 자연과 함께하면서 항암, 방사선, 수술을 멀리하면서 부터 서서히 암을 이겨 내고 건강하게 잘 살고 있다는 것이다.
자) 자연과 함께 생활하면서 자연과 대화를 하면서 살아가고 자연의 모든 것에 감사하는 마음을 가지고 살아간다는 것이다.

이들 암 환자들의 이야기를 들어 보면 병원치료를 시작할 때는 금방이라도 완치되어 모두 털고 일어설 것만 같았다고 한다. 어느 누구도 암이 발생한 것에 대한 원인을 이야기 하는 사람은 없고 치료 방법에 초점을 맞추어 시작했다는 점이다.

원인을 덮어두고 외향적인 치료만 했으니 정신도 육체도 힘든 상태에서 인위적인 것은 아무 도움이 되지 못한다는 것을 깊이 깨달은 후에 나는 "자연 치유의 길을 선택했노라"고 말하고 "결국에는 이겨냈노라"고 자연의 위대함에 감사하며 살아간다고 말하고 있다.

자연과 거리가 멀면 멀수록 우리는 병들어 고생한다는 사실을 알아야 한다. 그것이 바로 과학 문명의 혜택을 많이 누릴수록 다양한 질환에 시달리면서 살아갈 수밖에 없다는 것이다.

다시 뒤집어 알아보면, 암을 이겨낸 사람들의 이야기를 주의 깊게 살펴보면 쉽게 답을 얻을 수 있다. 암을 이겨낸 것들이, 암을 예방하는 방법도 된다는 것이다.

가) 항암치료, 방사선 치료, 수술요법으로 치료를 했었다는 사실이다.
서양의학적인 치료나 검사를 받지 않는 것이 암을 예방(豫防)하는 길이다. 조기검진 조기치료하면 무슨 생명 연장이 된다는 것인가? 자연적으로 생겼으니 자연적으로 사라질 수 있도록 내버려 두는 것이 최선의 방법이다. 그래서 자연과 함께 생활한 환우들이 웃음을 얻은 것이다.
나) 서양의학적인 치료를 1~2년 했는데도 결과는 완치를 하지 못하고 이제는 병원에서 더 이상 할 것이 없으니 집에서 잘 휴식하시라는 이야기를 들었던 사람들이다.
이런 이야기를 들으면 가슴이 탁 막힌다는 것이다. 병원에서 치료하면 모두 고치는 줄 알았는데 더 이상 해줄 것이 없으니 나가서 죽으라고 통보를 받으니 오히려 독기(毒氣)가 생기더라는 것이다. 나는 살아야 한다고! 더 겁이 나는 것은 주변에 같이 치료를 하던 환우가 어느 날 갑자기 하늘나라로 떠나는 모습을 보면 더 겁이 난다.

■ 잘 휴식하라는 것, 즐 편안한 휴식은 어떻게 하란 말인가?

- 마음의 편안한 휴식이란?

비교하지 말고 화내지 말자. 자연은 비교하거나 화내지 않는다는 것을 자연과 함께 생활하면서 자연에게서 배우는 시간을 가지라는 것이다. 사람은 타인의 것과 내 것을 비교하면서 불만과 불평, 스트레스가 발생하기 시작한다. 자기에게 주어진 것에 만족하며 살아가는 자연과 대화하고 스트레스 없이 살아가는 방법을 배우는 마음의 휴식을 가지라는 것이다.

- 눈에 관한 휴식이란?

자연은 과시하거나 뽐내거나 하는 과식의 모습을 보여주지 않는다. 각자의 특성을 가지고 있는 그대로의 모습을 보여주고 있다. 자연의 아름다움을 많이 보고 느끼며 살자. 각자의 것에 대해 시기하거나 질투하지 아니하고 작은 햇빛 하나에도 감사하며 살아가는 아름다운 자연의 모습을 눈에 가득 담으면서 생활하라는 것이다.

- 입에 관한 휴식이란?

자연은 맛은 입을 현혹시키지도 않으면 있는 그대로의 맛을 주면서 깊은 맛을 느끼고 과식하지 않게 하는 힘이 있다. 건강을 지켜주는 자연의 맛을 느끼며 감사하게 먹자.

자연이 인간에게 준 자연의 맛을 그대로 느끼면서 거친 음식을 먹으면서 맛을 음미하고 자연과 함께하라는 것이다.

인위적으로 만들어진 식품 첨가물에 찌들지 아니하고 자연의 순순함에 감사하며 먹자는 것이다.

- 코에 관한 휴식이란?

대도시의 공해에 찌든 공기보다는 자연이 주는 숲속의 싱그러운 좋은 공기마시고 자연의 냄새를 마시자. 대도시 수많은 공기의 오염에서 벗어나 자연의 향기가 가득한 시골에서 식물의 내놓는 싱그러움을 마시면서 심신 수양을 하면서 몸과 마음을 정화시켜 면역력을 향상 시켜 건강을 되찾자는 것이다.

- 귀에 관한 휴식이란?

자연이 내는 소리는 인간의 뇌를 자극하지 않는다. 즉 스트레스를 주지 않는다는 것이다. 자연이 부르는 바람소리, 새소리, 시냇물 소리 등의 노래 소리를 들으면서 마음속의 스트레스를 날려버리고 나 자신도 하나의 자연이 되어 자연의 소리를 듣고 대화하며 살자.

위에서 알아본 다섯 가지 휴식을 통해서 얻은 것이 바로 “질병을 이겨내는 것은 자연과 함께하는 일뿐"이라고 잘라 말한다.

다) 부부(夫婦)가 모두 함께 이겨냈다는 것이다.
남편은 남편대로, 아내는 아내대로 살아오면서 서로 소통(疏通)이 되지 않는 생활을 해 왔었다는 점이다.
이제부터라도 서로를 존중하고 대화를 하면서 서로를 이해하고, 아끼고, 사랑하는 마음을 갖는다면 암을 예방할 수 있을 것이다.

예를 들면, 밥을 먹고 소통이 안 되면 변비가 걸리고, 그 변비로 인해서 만병이 발생하는 것을 어린아이들도 다 안다.

그런데 어른이 되면서 서로 미워하고 바쁘다는 핑계로 대화시간도 적어지고 결국에는 별거를 하고 이혼을 하는 사태까지 발생한다. 마음의 소통이 되지 않고 막혀 있느니 육체의 소통인들 제대로 될 수가 있겠는가!

소통될 리가 없다. 그러니 "흐르지 않는 물은 썩기 마련인 것을 마음도 막혀 썩고 육체도 막혀 썩으니 어찌 암이 발생하지 않겠소!

건강할 때 소통하면서 산다면 암 발생을 예방하는 방법이라 말하고 있다.

동의보감(東醫寶鑑)에 보면 "통즉불통(通則不痛) 불통즉통(不通則痛)"이란 말이 나온다.
"막힌 것을 통하게 하여주면 아픈 것이 사라지며, 막혀서 불통이 되면 통증이 생기느니라." 하는 말이다.

통(通) 과 통(痛)은 음은 같지만 의미는 다르다. 통하지 않으면 통증이 생기고, 통해주면 통증이 없어진다는 멋진 표현인 동시에 통증의 본질을 정확하게 갈파(喝破: 정당한 논리로 잘못된 주장을 바로 잡고 진리를 밝히다.)할 수가 없으리라 생각된다.

예를 들면 머리의 혈맥이 원활하지 못하여 빈혈이 되거나 충혈이 되면 두통이 생기고, 창자가 불통이면 복통이 생기고, 마음이 응어리져 불통이면 가슴이 아프게 마련이다.

요즘 놀라운 약의 발달로 통증을 한 번에 멈추게 하는 진통제가 많이 개발 되어 있는 것은 기쁜 일이지만, 통증의 원인을 따져서 근본 치료를 하는 것이 아니라 임시변통으로 아픔만 멈추게 하는 것이 어찌 원인요법이라 할 수 있겠는가.

잘못하면 진통제 중독자만 늘어나게 마련이다. 진통제는 충치라든가 수술 후의 통증처럼 원인이 분명한 경우 외에는 함부로 사용하는 것을 삼가야 한다.

암 환자들을 만나보면 대체적으로 성격이 곧고 남과 타협하지 않는 성격들이 많다. 남과 잘 어울리지 않으려 하고 주고받기를 꺼리는 성격들이 많다. 부부사이에도 앙금이 생기면 서로 대화를 통하여 앙금을 털어버려야 함에도 대화를 통한 소통을 하지 않음으로 인해 작은 모래알 같은 앙금이 콩알만 하고 주먹만 하게 커지고 아무런 소통이 되지 않아 아예 대화의 문을 닫고 빗장을 걸어 버린 지 오랜 시간이 지나면서 가슴의 울화증까지 겹치면서 정신적 육체적으로 다양한 전조증상이 나타나고 있는 것이다.

이런 시간들이 약 8년에서 10년이 경과하면 암이라는 씨앗이 서서히 싹을 틔우기 시작하여 외부로 나타나기 시작하는 것이다. 암을 뿌리 채로 뽑아내기 위해서는 "통즉불통 불통즉통"이란 말처럼 대화를 통하면 암도 사라지는 결과를 얻을 수 있다.

그래서 암이 발생한 부부들이 함께 소통하는 하는 시간이 많으면 많을수록 암을 이겨내고 치유하는 치유율 또한 높은 것이다.

부부가 함께 암을 극복했다는 점에는 일리가 있다.

라) 대도시를 떠나 시골에서 생활을 하면서 암을 이겨 냈다는 점이다. 대도시에는 기본적으로 살아가기에는 편리할지 모르지만 그만큼 보이지 않는 환경 공해 독에 찌들어 살고 있다는 것이다. 전자파, 환경호르몬, 화학첨가물이 가득한 유해음식물 덩어리들, 소음공해 삶의 모든 것들이 암을 발생 시킬 수 있는 원인들이라는 점이다.
그렇다면 대도시를 떠나서 생활하는 것이다.

대도시를 떠날 수 없다면 일주일에 한 번씩이라도 가까운 산행을 하는 것만으로도 암 발생을 줄일 수 있다는 것이다.

우리나라처럼 차를 타고 30분 정도 나가면 어느 곳이든지 산행을 할 수 있는 좋은 조건이 있다는 것은 크나큰 행복이다. 그런데도 밖으로 나가지 않고 집에서 뒹굴고 있다는 것은 게으름의 결과다.

게으른 것은 본인의 잘못이다. 그 결과 나쁜 악성이 다가오는 것이다.

서울대공원이나 학교, 한강변, 국립 현충원, 고궁 등은 내 생활 주변에 널려 있는 자연치유를 위한 보약들인 셈이다. 보약이 꼭 입으로 먹어야만 보약이라는 생각을 버리자.

시골에서 생활을 하다보면 논과 밭에서 나물도 뜯고 산과 들로 다니면서 자연스럽게 흙과 접촉하게 된다.

흙에는 우리가 모르는 비밀이 숨겨져 있다.

영국 요크대학의 연구팀의 연구 결과에 의하면 토양에 있는 다량의 "클로스트리디아"라는 박테리아는 인체에 무해하며 암세포만을 골라 처리 한다는 사실을 확인했다. 이 클로스트리디아는 산소가 부족한 상태에서 살아남은 미생물로서 산소가 부족한 상태에서도 암세포를 파괴한다는 것을 밝혀냈다. 그래서 우리가 알지 못하고 암이 발생하면 시골로 내려가서 산골 생활을 하면서 암을 치유한 사람들이 나타나게 되는 이유일 것이다.

대도시에서는 흙속의 박테리아를 접할 기회가 없으니 어떻게 암을 이겨낼 수가 있단 말인가! 아니 고칠 수가 없다고 보면 된다.

암을 이기려면 시골로 가라고 말하고 있다.

일본의 의학박사인 오카모토 유타카가 쓴 【의사의 90%는 암을 오해하고 있다】라는 책을 보면 **"암을 이기려면 기존의 사고방식과 생활 습관이 바뀌지 않으면 암은 절대 완**

치 될 수 없다"고 강조하고 있다.

대도시의 막힌 곳에서 부부간의 대화도 막혔던 생활에서 벗어나 시골에서 부부가 함께 자연과의 대화로부터 부부간의 작은 대화를 시작으로 소통의 시간을 많이 가진 분들은 암을 극복하고 건강하게 살아가는 이야기들은 얼마든지 들을 수 있다.

소통(疏通)이 바로 암을 극복하는 길 중의 하나라는 것을 알아야 한다.

마) 햇빛, 공기, 물이 좋은 곳을 찾아서 시골로 왔다는 점이다.
대도시는 수많은 건물들로 인하여 햇빛을 보는 시간이 시골 생활보다 적다. 햇빛을 1일 15분 이상 쬐어야 골밀도에 관여하는 비타민-D가 형성되는데 대도시에서의 생활은 그렇지 못하다.
그러다 보니 골밀도가 낮아지면서 뼛속 골수에서 하는 조혈기능이 저하되어 혈액생산량이 줄어들게 되고 이로 인해 혈액순환 장애로 말미암아 저체온증이 발생하면서 면역력저하로 이어지게 되어 암이 발생하게 되는 것이다.
그러니 시골 생활은 집 밖을 나가면 하루 종일 햇빛에 노출되어 비타민-D의 생성여건이 마련되고 걷지 않으면 안 되기에 충분한 운동도 되고 자연스럽게 몸에서 필요한 에너지를 공급하고 발생케 하는 여건이 된다.

두 번째는 맑은 공기는 폐 기능을 좋게 하여 몸 안의 산소량이 풍부하게 하여 몸을 따뜻하게 만들어 주니 면역력이 향상되어 건강할 수밖에 없다. 또한 맑은 물을 먹음으로서 물속에 녹이 있는 용존 산소를 보충함으로써 몸은 자연스럽게 따뜻해지면서 면역력이 오르니 암이 사라져 가는 구조다. 아니 시골 생활을 한다면 암 자체가 발생할 수가 없다.

바) 음식은 우리 고유의 토속음식을 먹고 있다는 점이다.
우리 몸의 암 세포라고 하면 이상세포 또는 정상세포가 변형된 세포라고 표현한다. 이상세포가 왜 발생하느냐를 분석해 보면 된다. 아니 이것 보다는 암 환자와 정상인을 놓고 비교해 보면 쉽다.

체질을 보면 암 환자는 산성도가 높고 정상인은 알칼리성이 높다. 우리가 산성과 알칼리를 구분하는 기준치는 ph 7.35~7.45를 놓고 이보다 낮으면 즉 예를 들면 ph가 6.3이면 산성체질, 반대로 높은 ph가 8.3이면 알칼리성체질이라고 표현한다.

건강한 사람들의 체액을 보면 약 알칼리성이 많고, 암 환자들의 체액을 보면 산성이 많다고 한다면 암 환자들의 체액을 약 알칼리성으로 만들어 주면 된다는 답이 나온다.

그렇다면 음식으로 정리해 본다.

산성을 띠는 음식을 적게 먹고, 알칼리성 음식을 많이 먹으면 된다는 쉬운 결론이다.

산성 음식	알칼리성 음식
유제품, 우유, 육류, 가공식품, 화학합성 첨가물, 청량음료, 스포츠 음료, 백색설탕/아스파탐이 첨가된 식품 등	야채, 과일, 해조류, 천일염, 발효 식품, 염장식품, 장류, 젓갈류

가공식품은 가공식품 정제 과정에서 25가지의 영양소를 제거하고 합성화학물질로 된 비타민, 섬유소, 미네랄, 인터페론 등 5가지를 다시 보충한다. 이 첨가되는 것들은 영양소가 아니라 합성화학 물질로서 방부제 역할을 한다.

예를 들어 아스파탐은 사카린과 함께 가장 논란이 심한 식품 첨가제다. 사실 1980년대 들어서면서 급증하고 있는 주의력 결핍증, 다발성 경화증, 뇌암 등은 아스파탐과 깊은 연관이 있다. 아스파탐은 분명히 체내에서 1급 발암성 물질인 포름알데히드와 디케토피페라진으로 분해되어 지방층에 축적되기 때문이다. 이런 아스파탐이 우리가 먹고 있는 가공 식품들에는 거의 모두 들어가 있다는 사실에 놀라울 뿐이다.

반면 우리 일상생활에서 얻을 수 있는 마늘은 고혈압뿐만 아니라 피로회복, 항암효과, 당뇨병치료, 노화지연 등에도 탁월한 효능이 있다. 게다가 마늘 속에 들어 있는 알리신은 혈액 내 혈소판이 서로 달라붙지 않게 하여 혈전이 생기는 것을 막아주기 때문에 심장질환 예방에 큰 효과가 있고, 또한 페니실린보다 강력한 살균작용과 항균작용을 하기 때문에 감염성 질병이나 상처에도 효능이 우수하다.

고혈압을 예방하기 위해서는 채식을 통해 칼륨과 칼슘, 마그네슘, 섬유소를 충분히 섭취하고 적절히 운동을 유지하는 것이 좋다. 이렇게 마늘과 같은 자연 물질들이 우수한 까닭은 면역체계를 강화시켜주면서도 부작용이 거의 없기 때문이다.

이것이 바로 자연이 인간에게 준 최고의 선물이다. 암과 같은 질병을 예방하는 것은 바로 자연과 함께하는 것이고, 자연이 인간에게 준 선물을 고맙게 받고 자연에 감사하는 마음으로 살아가면 되는 것이다.

사) 산야초든 뭐든 발효 음식을 만들어 먹고 있다는 점이다.
암을 이겨낸 사람들의 공통사항 중에 하나는 무엇인지는 모르지만 자연에서 돋아난 식물들을(약초라고 하는 이름 모를 산야초들) 발효시켜 상복(항상 먹고 있다)하고 있다는 점이다.

발효(醱酵)음식이란, 발효는 넓은 의미로는 미생물이나 균류 등을 이용해 인간에게 유용한 물질을 얻어내는 과정을 말하고, 좁은 의미로는 산소를 이용하지 않고 에너지를 얻는 당 분해과정을 말한다. 부패(腐敗)란 미생물이 유기물을 분해 할 때 악취를 내거나 유독물질을 생성하는 경우를 말한다. 이는 부패균에 의해 일어나는데 발효(醱酵)와 부패(腐敗)는 모두 미생물에 의한 유기물의 분해 현상이지만 발효와 부패의 차이는 인간에게 있어 유용한 경우는 발효라고 부르고, 유용하지 못한 경우에 한하여 부패라고 부르지만, 발효도 넓은 의미에서는 부패에 포함된다.

※ 발효의 종류

- **젖산 발효(젖산균)**
- **알코올발효(효모)**
- **프로피온산 발효(프로피온산 균)**
- **메탄 발효(메탄세균)**
- **수소발효**
- **글리세르 발효**
- **유산균 발효(유산균)**

발효 식품이란, 인간의 조리 음식방법으로 널리 활용되는 기술이며, 인간이 먹는 음식의 1/3은 발효 음식이다. 김치, 장류, 청주, 포도주 등의 각종 주류, 식초, 빵, 치즈, 요구르트, 젓갈류 등이다.

발효 음식이 인간에게 어떤 점이 이로운지 알아본다.

발효 음식이란 어찌 보면 상한 음식이다. 우리는 상한 음식을 먹으면 바로 반사반응을 한다. 하나는 구토하는 것이고, 다른 하나는 설사를 통해 밖으로 배출하고자 한다. 이런 과정에서 우리 몸 내부는 열을 발생하게 된다. 열을 발생케 하는 이유는 세균 번식을 하지 못하도록 하는 치유 반응이고, 이와 함께 혈액순환을 빠르게 진행시켜 정상 체온을 유지시킨다. 이렇게 하면 몸에 저항력이 높아지면서 건강해 지는 구조다. 술도 사실은 썩은 음식이다. 이런 술을 먹으면 몸 안이 열이 발생하는 것과 같다. 그래서 발효 음식을 먹으면 면역력이 올라 질병을 치유한다고 말하는 것이다. 이러한 발효 음식은 효소뿐만 아니라 우리 고유의 간장, 된장, 고추장, 김치, 젓갈류 등이다. 우리 고유의 토속음식들이 모두 최고의 항암 효과를 가졌기에 암을 이겨내는 역할을 톡톡히 한 것이라 하겠다.

아) 자연과 함께하면서 항암, 방사선, 수술을 멀리하면서 부터 서서히 암을 이겨 내고 건강하게 잘 살고 있다는 것이다.

세계적인 일본의 면역학자인 아보도오루 교수는 암 치료를 중단해야 오래 산다고 강조하고 있다. 왜 그런가 하면 약물, 방사선, 수술요법의 부작용을 누구보다 잘 알고 있기 때문이다. 그런데도 우리 나라의사들은 항암치료를 하는 것이 무슨 의사들의 실력을 자랑이나 하듯이 그리고 나라에서는 조기 검진을 부추기고 있는 것도 한심한 노릇이다.

식자우환(識字憂患)이라는 말처럼 때로는 모르는 것이 좋을 때도 있다. 이런 것 중에 하나가 암에 관한 상식이다. 모르면 그냥 사는 데까지 살다가 죽는데 미리 찾아내어 돈은 돈대로 버리고 고생 고생하다가 죽는 결과를 초래하는 것이 오늘날의 의료 현실이다.

우리 몸은 두 가지에 의해서 병이 들고, 병을 치유할 수 있고, 병을 예방할 수 있다.

하나는 내 몸에, 내 체질에 맞게 먹는 식습관을 올바르게 하는 것이고, 다른 하나는 내 몸에 맞게 운동 즉 생활 습관을 올바르게 하는 것이다.

앞서도 말한 바 있지만 방송이나 신문 병원을 드나들면서 또는 오며가며 살면서 들은 병원치료나 대체요법들에 대해서 알고 있는 사항들이 많다. 그러다 보니 어떤 것이 내게 맞고 어떤 것이 맞지 않는 것인지를 선택하기가 어렵다. 그래서 어떠한 뚜렷한 결정을 내리지 못하고 우왕좌왕하는 사이에 병은 깊어만 가는 것이다.

자연과 함께하며 아픔을 이겨내도록 도움을 주는 것 중에 하나가 식이요법이다.

자연과 함께하는 마음으로 음양오행 체질 분류에 의한 1:1 개인별 맞춤식 식이요법은 1년 4계절의 정기(精氣)를 모두 담고 있는 먹을거리를 즉 36가지 이상의 먹을거리(곡식+과일+야채+근과류 포함)를 식사대용으로 만들어 섭생하는 방법이다.

그것이 바로 1:1 맞춤식 체질(오행)생식요법이다.

1:1 맞춤식 체질(오행)생식요법을 알기 쉽게 요약, 정리해 본다.

- **자연의 사계절의 정기를 담고 있는 제철음식이다.**
- **타고난 얼굴, 즉 체질에 맞는 음식을 먹는 것이다.**
- **개인이 가지고 있는 아픔에 대하여 하나는 예방(豫防)을 위해 먹고, 다른 하나는 치유(治癒)를 위해서 먹을 수 있는 음식이다.**
- **과식을 예방하고 소식을 할 수 있는 식사법이다.**
- **몸에서 필요로 하는 고른 영양을 섭취할 수 있는 식사법이다.**

즉 여기까지 사항을 모두 통합한 식이요법이 바로 체질별(오행)생식요법이다.

실천한 만큼만 좋아진다고 하는 진실을 체험해야 건강해진다.

1톤의 아는 것보다 1g의 실천이 건강을 지킨다는 진리를 알아야 한다. 작은 것 하나라도 실천하지 않고는 어느 것도 변화되지 않는 다는 점이다.

가까운 오행 생식원을 찾아서 내 체질이 무엇인지 자세하게 상담한 후에 개인별 1:1 맞춤식으로 생식을 시작하면 좋은 결과를 얻을 수 있을 것이다.

자) 자연과 함께 생활하면서 자연과 대화를 하면서 살아가고, 자연의 모든 것에 감사하는 마음을 가지고 살아간다는 것이다.

우리는 살아오면서 감사하는 마음의 표현을 잘하지 못하는 편이다. 그러니 이제 부터라도 모든 것에 감사하는 마음을 가졌으면 하는 마음이다.

미안해요, 고마워요, 사랑해요! 라는 말 12글자임에도 뭐가 그리도 하기 힘이 드는지!!!!!

수많은 날들을 살면서 모든 것에 감사해야 함에도 이제야 깨달았다는 우둔함에 부끄럽기만 하다.

아침에 눈을 뜨는 것도 감사해야 하고, 숨을 쉬는 것에도 감사해야 하고, 밥을 먹는 것에도 감사해야 하고 등 일상에서 일어나는 모든 것들에 대해서 감사하는 마음을 갖는다면 암이라는 고통은 오지도 않지만 있다손 치더라도 금방 사라질 것이라 확신한다.

왜냐하면 모든 병의 시작은 "마음에서부터 시작되고, 마무리하기 때문이다."

어떤 사람은 암이 완치 되었다가 13년 만에 다시 재발되어 아픔을 겪고 있는 사람이 있다. 이것은 과거의 마음으로 돌아갔기 때문이다.

그래서 암이 발생하지 않으려면, 또한 암이 발생했다 하더라도 변(變)하면 암을 이길 수 있다.

부디 아픔을 이겨내고 건강한 인생을 위한 첫 발걸음이 되었으면 한다.

#2 자연 치유를 위한 상담 진행

어린 시절부터 상담===식습관 /생활 습관/성장 과정

현재의 치료 및 치유과정 토의=====식습관/생활 습관을 중심으로
(건강검진 결과표 참고)

음양오행 체질 상담 및 홍채분석 결과 토의
(정신과 육체 분야)

개인별 1:1 맞춤식 식이요법 /운동방법 = 토의/실천

3개월 단위====진행과정 분석 /토의

변화하는 개인별 1:1 맞춤식
식이요법(食餌療法)/운동방법 결정/실천

#3 체질과 음식과의 상관관계도표

구분		목형체질	화형체질	토형체질	금형체질	수형체질
		얼굴이 긴 사람	이마가 넓고 턱이 좁은 사람	동그란 얼굴	정사각형 얼굴	이마보다 턱이 넓은 얼굴
자주 먹으면 좋은 음식	맛	단맛의 음식	매운맛의 음식	짠맛의 음식	신맛의 음식	쓴맛의 음식
	좋아지는 장부	비장/위장	폐/대장	신장/방광	간장/담낭	심장/소장
많이 먹으면 해로운 음식	맛	신맛의 음식	쓴맛의 음식	단맛의 음식	매운맛의 음식	짠맛의 음식
	나빠지는 장부	비장/위장	폐/대장	신장/방광	간장/담낭	심장/소장

음식의 세부적인 종류와 이름은 #4 체질별 음식 분류표를 참고바람.
※ 음식처방에 관한 세부내용은 필자에게 상담바람.

#4 오행 체질로 분류한 음식 분류도표

〈간장/담낭을 영양하는 식품(신맛의 음식)〉

식품(맛)	신맛, 고소한 맛, 누린내 나는 맛
곡식	팥, 밀, 귀리, 메밀, 보리, 동부, 강낭콩, 완두콩
과일	귤, 딸기, 포도, 모과, 사과, 앵두, 유자, 매실
야채	부추, 신 김치, 깻잎
육류	개, 닭고기, 계란, 메추리알, 동물의 간/쓸개
조미료	식초, 참기름, 들기름, 마가린
차	오미자차, 땅콩 차, 유자차, 들깨 차, 오렌지주스
근과류	땅콩, 들깨, 잣, 호두

〈심장/소장을 영양하는 식품(쓴맛의 음식)〉

식품(맛)	쓴맛, 단내/불내 나는 맛
곡식	수수
과일	살구, 은행, 해바라기 씨, 자몽
야채	풋고추, 냉이, 쑥갓, 상추, 샐러리, 취나물, 고들빼기
육류	염소, 참새, 칠면조, 메뚜기, 동물의 염통/곱창/피
조미료	술, 짜장, 면실류
차	홍차, 녹차, 커피, 영지 차, 쑥차
근과류	더덕, 도라지, 잔대

〈비장/위장을 영양하는 식품(단맛의 음식)〉

식품(맛)	단맛, 향내 나는 맛, 곯은 내 나는 맛
곡식	기장, 피, 찹쌀
과일	참외, 호박, 대추, 감, 단감, 홍시,
야채	고구마 줄기, 미나리, 시금치
육류	소고기, 토끼, 동물의 비장/위장/췌장
조미료	엿기름,꿀,설탕,잼,우유,버터,포도당
차	인삼차,칡차,식혜,두충차,구기자차,대추차
근과류	고구마, 칡, 연근

〈폐장/대장을 영양하는 식품(매운맛의 음식)〉

식품(맛)	매운맛, 비린내 나는 맛, 화한 맛
곡식	현미, 율무
과일	배, 복숭아
야채	파, 마늘, 고추, 달래, 무, 배추, 겨자추
육류	말, 고양이, 조개, 생선류, 동물의 허파/대장
조미료	고춧가루,고추장,후추,박하,생강,겨자,와사비,계피
차	생강차, 율무차, 수정과, 박하차, 신이화차
근과류	양파, 무릇

〈신장/방광을 영양하는 식품(짠맛의 음식)〉

식품(맛)	짠맛, 고린내 나는 맛, 지린내 나는 맛
곡식	콩, 서목태(쥐눈이콩)
과일	밤, 수박
야채	미역, 다시마, 김, 파래, 함초, 톳, 파래, 청각, 각종 해초류, 콩떡 잎
육류	돼지, 해삼, 개구리, 지렁이, 지네, 전갈, 동물의 신장/방광/생식기, 굼벵이, 뱀, 뱀장어, 게불, 새우젓, 명란젓, 조개젓, 기타젓갈류
조미료	소금, 된장, 두부, 간장, 치즈, 젓갈류
차	두향 차, 두유
근과류	마, 하수오, 메꽃뿌리,

〈심포장/삼초부를 영양하는 식품(떫은맛의 음식)〉

식품(맛)	떫은맛, 생내 나는 맛, 아린 맛
곡식	옥수수, 녹두, 조
과일	오이, 가지, 바나나, 토마토, 덜 익은 감, 고염, 생밤, 도토리
야채	콩나물, 고사리, 고비, 우엉, 버섯, 양배추, 우무, 아욱
육류	양고기, 오리/알, 타조, 꿩, 번데기
조미료	된장, 케첩, 마요네즈
차	물, 요구르트,코코아,덩굴차,로열제리,알로에,이온음료
근과류	감자, 토란, 죽순, 당근,

#5 족부 반사구 도표

왼발바닥 반사구

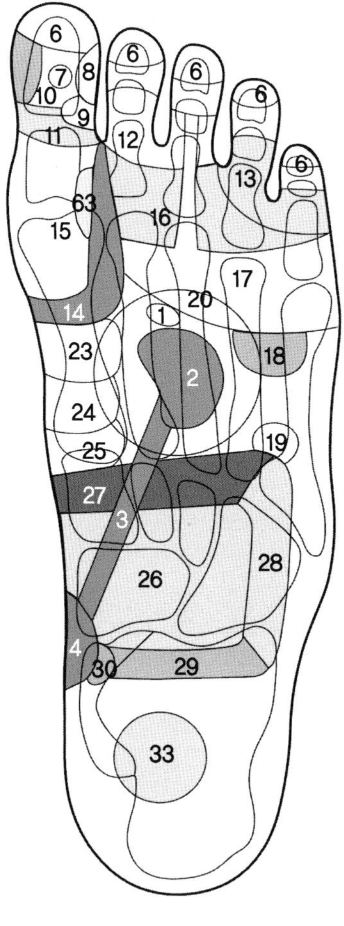

1 부신
2 신장
3 수뇨관
4 방광
5 요도/음도
6 전두동
7 뇌하수체
8 삼차신경
9 소뇌
10 대뇌
11 목
12 눈
13 귀
14 갑상선
15 부갑상선
16 승모근
17 폐/기관지
18 심장
19 비장
20 복강신경총
23 위장
24 췌장
25 십이지장
26 소장
27 횡행결장
28 하행결장
29 직장
30 항문
33 생식선(난소, 고환)
63 식도

오른발바닥 반사구

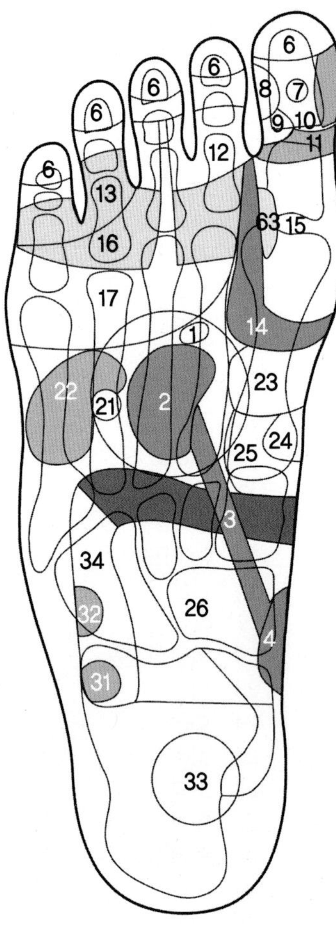

1 부신
2 신장
3 수뇨관
4 방광
5 요도/음도
6 전두동
7 뇌하수체
8 삼차신경
9 소뇌
10 대뇌
11 목
12 눈
13 귀
14 갑상선
15 부갑상선
16 승모근
17 폐/기관지
21 담낭
22 간장
23 위장
24 췌장
25 십이지장
31 맹장
32 회맹판
33 생식선(난소, 고환)
34 상행결장
63 식도

발등반사구

43 상반신 임파선
44 하반신 임파선
45 서혜부
46 코
47 위턱
48 아래턱
49 편도선
50 흉부 임파선
51 성대/인후/기관
52 흉부(가슴, 유방)
53 평형기관
54 견갑골근
55 횡격막
56 늑골근

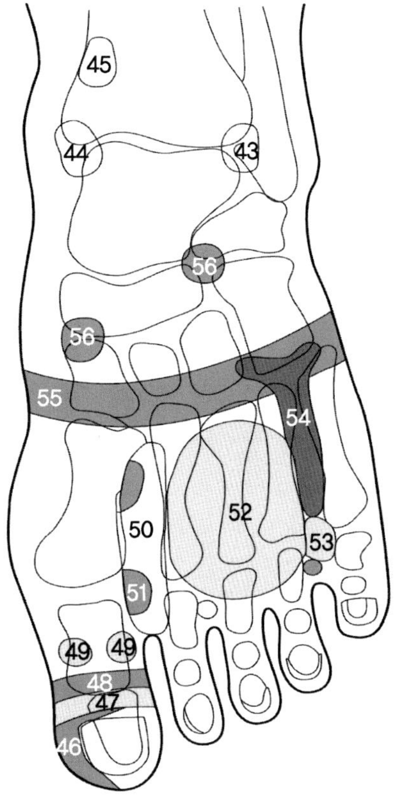

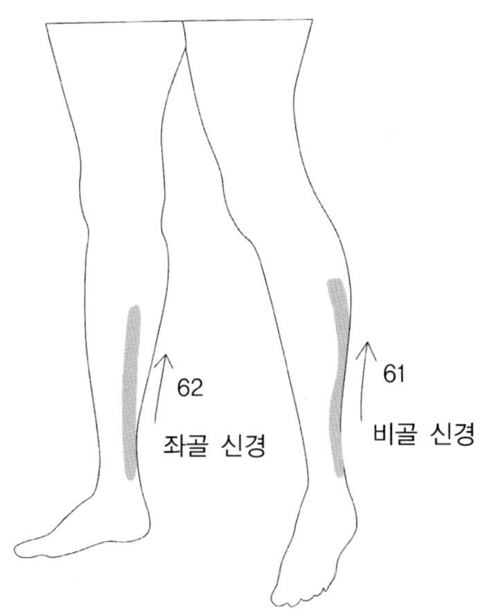

발 바깥쪽 반사구

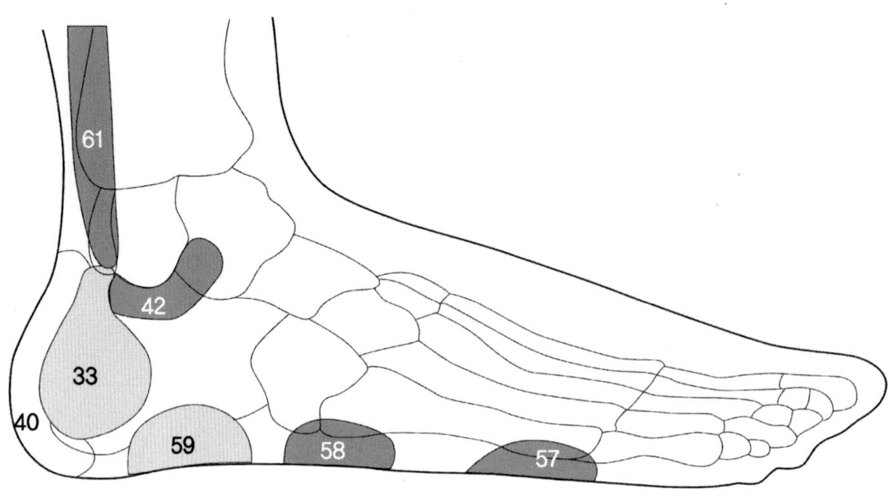

33 생식선(난소, 고환)
40 외미골
42 고관절
57 어깨관절
58 팔꿈치관절 (주관절)
59 무릎관절 (슬관절)
61 비골신경

발 안쪽 반사구

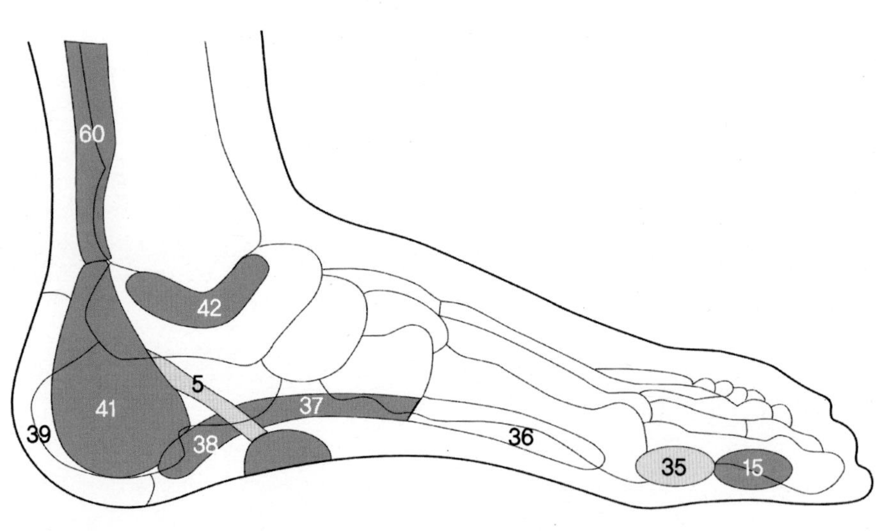

35 경추
36 흉추
37 요추
38 선골/미골
39 내미골
41 생식기(자궁전립선)
42 고관절
60 대퇴신경

참고문헌

- 기적의 발마사지, 김교숙, 삼성출판사, 2009.
- 놀라운 자연 건강법, 배 성권 감수, 이 근영 엮음, 한국자연건강회, 2008.
- 다음"백과사전", 다음 인터넷 자료.
- 동양사상과 서양의학의 접목과 응용, 장 동순, 청홍출판사, 1999.
- 망진, 팽 청화 지음, 이상용/김종석 옮김, 청홍출판사, 2007.
- 병원에 가지 말아야 할 81가지 이유, 허현회, 맛있는책, 2012.
- 병을 치료하는 영양성분 가이드 북, 나가카와 유우조 지음, 정인영 옮김, 아카데미 북, 2005.
- 병이 악화되기 전에 반드시 나타나는 증상만 알아도 병을 고칠 수 있다. 이시하라 유미지음, 이동의 옮김, 전나무숲 출판사. 2009.
- 식품 동의보감, 유태종, 아카데미북, 2009.
- 오행생식요법, 김 춘식, 청홍출판사, 2012.
- 의사를 믿지 말아야 할 72가지 이유, 허현회, 맛있는책, 2013.
- 의사에게 살해당하지 않는 47가지 방법, 고도 마고토 지음, 이근아 옮김, 더난 출판사, 2015.
- 인산의학(월간지) 인산 죽염.
- 자연부항 사혈기법2, 김경배 지음, 상아기획, 2005.
- 중국의학과 철학, 가노우 요시미츠 지음, 여강 출판사.
- 중앙일보 매주 월요일 발행 "건강한 당신".
- 쪼개본 건강 상식, 리규하, 대원 미디어, 1996.
- 체온 면역력, 아보도오루, 중앙생활사, 2008.
- 침구의학 개론, 김동욱/류종훈 공저, 교육 문화원, 2003.
- 한의학 개설, 원광대학교 부설 한국전통의학 연구소, 열림사, 2002.
- 항암제로 살해당하다 1,2,3, 후나세 슌스께, 중앙생활사, 2008.
- 허준의 동의보감, 홍문화, 둥지 출판사. 1991.

지은이 소개

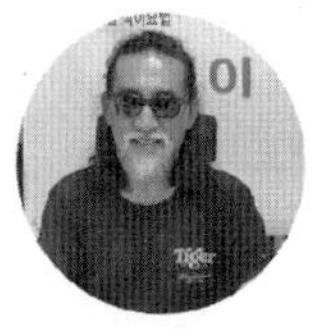

박수용 박사는 고려대학원을 졸업(정치학 석사)하고, 중국 랴오닝성 중의약대학(中醫藥大學)/ 중의연구원(中醫硏究院)을 졸업(중의학 박사)하였다. 中國 鐵路衛生學校 韓國分校와 경기대학교 사회교육원 대체의학 교수를 지냈다.

100세 시대는 돌아오지만 아픔을 이겨낼 방법은 식습관과 생활습관을 바꾸지 않고는 어렵다는 점에 관심을 가지기 시작하여 생활습관병(성인병)을 예방하고 치유할 수 있는 방법 중의 하나인 체질별 식이요법을 집중해서 연구하고 있다.

오랜 경험을 바탕으로 체질별 식이요법(음식으로 못 고치는 병은, 약으로도 못 고친다)을 출간하게 되었고, 무엇보다도 전문 의료인이 아니더라도 일상생활 속에서 내 몸에 나타나는 전조증상을 안다면 병이 깊어지기 전에 예방하거나 치유 할 수 있도록 질병별 전조증상과 자연치유(음식(飮食)을 약(藥)처럼 먹어라)는 책을 출간하게 되었다. 또한 KBS 라디오에 출연하여 (FM 104.9) "박수용의 음식이 보약이다"라는 주제로 3년간 방송을 하였다. (출간 예정1~6권)

MBN TV "활기찬 주말 해피 라이프" 36회 "손쉬운 갱년기 예방, 발바닥의 혈점을 공략하라."에 출연 하는 등 다양한 분야에서 활동하고 있다. 유튜브 "박수용의 건강교실"을 통해 건강을 전파하고 있다.

대학 출강과 LG전자 연구소 등 기업체 강의와 국제 로터리 클럽, 관공서, 농촌진흥청 등에서 "체질에 맞는 식이요법(음식)이 보약이다." 라는 주제로 모든 질병은 잘못된 식습관과 생활습관에서 발생하므로 체질에 맞는 식생활을 개선하는 것이 무병장수를 위한 첫발걸음이라고 널리 전파하고자 노력하고 있다.

또한 "음식으로 못 고치는 병은, 약으로도 못 고친다."는 확신을 가지고 질병 예방을 위해 힘쓰는 야인(野人)의 한사람으로 활동하고 있다.

끝으로 늦은 저녁에 귀가해도 건강이 최고라고 하면서 계란 프라이와 번데기를 끓여주던 사랑하는 아내와 딸 지선이에게 고맙다는 말을 전하며, 저는 딸아이 하나 키우기도 힘든데 어려움 속에서 5남매를 키우시면서 힘든 내색 한 번도 안보이신 어머님께도 감사의 말씀을 올립니다. 언젠가 저희들 키우신 이야기를 들으면서 어머님이야 말로 마음속에 깊게 자리 잡고 있는 진정한 하느님이요, 고귀한 부처님이시라는 것을 느꼈고, 살아계신 아름다운 부처의 모습을 보았습니다. 겉으로는 예수님을 찾고 부처님을 찾는 허식에 맛들인 사람들과는 달리 아름답고 값진 인생을 사신 어머님께 진정으로 무릎 꿇고 감사의 마음을 올립니다.

어머님 사랑합니다. 그리고 존경합니다.

우리 몸의 모든 병도 내상정신(內傷精神)이란 말처럼 "마음이 병들면 육체도 병이 든다."는 것을 느끼는 소중한 시간이 되었다. 모든 것은 마음에 따라 나타난다는 것이다. 육체에 병이 든 사람들은 마음의 병이 깊다는 것을 의미하니 마음의 병을 고치는것이 우선시 되어야 한다는 것이다. 육체의 병을 아무리 잘 치료한다 한들 재발하는 이유는 마음의 병을 고치지 못했기 때문이다. 의료산업이 발달했음에도 질병의 수와 환자수가 증가하고 생활습관병(성인병) 환자가 점점 증가하는 이유일 것이다.

병을 고치려면 자신의 생활을 되돌아보는 시간을 갖는 것이 우선되어야 하고 모든 것이 "내 탓이로소이다." 하는 마음을 가질 때 건강을 되찾을 수 있을 것이다.

동무 이제마 선생이 말씀하신 깊은 중병일수록 "마음부터 고쳐야 하느니라!" 하신 깊은 충고를 되새겨 보면서 오늘도 거울을 본다.

거울은 마음의 창이기 때문이다.